皮肤病的组织病理学诊断

HISTOPATHOLOGIC DIAGNOSIS OF SKIN DISEASES

（第3版）

“十三五”国家重点出版物出版规划项目

皮肤病的组织病理学诊断

HISTOPATHOLOGIC DIAGNOSIS OF SKIN DISEASES

（第3版）

朱学骏　涂　平　陈喜雪　汪　旸　编著

北京大学医学出版社

PIFUBING DE ZUZHIBINGLIXUE ZHENDUAN

图书在版编目（CIP）数据

皮肤病的组织病理学诊断 / 朱学骏等编著. —3 版
—北京：北京大学医学出版社，2016. 10（2020. 9 重印）

“十三五”国家重点出版物出版规划项目

ISBN 978-7-5659-1317-4

Ⅰ. ①皮… Ⅱ. ①朱… Ⅲ. ①皮肤病 – 组织（生物学）–
病理 – 诊断 Ⅳ. ① R751.02

中国版本图书馆 CIP 数据核字（2016）第 014806 号

皮肤病的组织病理学诊断（第3版）

编　　著：朱学骏　涂　平　陈喜雪　汪　旸
出版发行：北京大学医学出版社
地　　址：（100083）北京市海淀区学院路38号　北京大学医学部院内
电　　话：发行部 010-82802230；图书邮购 010-82802495
网　　址：http://www.pumpress.com.cn
E-mail：booksale@bjmu.edu.cn
印　　刷：北京强华印刷厂
经　　销：新华书店
责任编辑：许　立　　**责任校对**：金彤文　　**责任印制**：李　啸
开　　本：889mm × 1194mm　1/16　　**印张**：36.25　　**字数**：1119千字
版　　次：2016年10月第1版　2020年9月第2次印刷
书　　号：ISBN 978-7-5659-1317-4
定　　价：320.00元

第 3 版前言

经过了 15 年的磨炼，《皮肤病的组织病理学诊断》第 3 版终于面世了！

本书第 1 版是在当代杰出皮肤组织病理学家 A. Bernard Ackerman 教授（1936—2008）1982 年于北京讲学录音的基础上写成的，突出了“在扫视下对组织病理结构型式分析的诊断方法”。如果说第 1 版是“引进”，第 2 版是“消化与吸收”，那么第 3 版就是“国产化”，突显了中国特色。

与第 2 版相比，本版有以下变化：

首先，本书匹配了与疾病相关的临床及病理图。这些图基本都来自北大医院皮肤科多年的临床积累，其次，对书的结构做了适度调整，将代谢性及内分泌性疾病，真皮胶原及弹力纤维病，以中性粒细胞、嗜酸性粒细胞及浆细胞浸润为主的皮病及角化性皮肤病分别独立成章，增加了病种，使全书内容更为充实。

本书作者增加了两位新秀，陈喜雪教授及汪旸副教授，她们分别是朱学骏教授及涂平教授培养的博士生，已在我科从事皮肤病理的临床及研究多年。陈大夫分工挑选病理片并照相，汪大夫除协助陈大夫的工作外，还负责总论及淋巴组织细胞增生性疾病、纤维组织肿瘤的撰写。

近二十年来，皮肤组织病理学在我国发展十分迅速，整体水平得到很大提升。皮肤病理的普及又推动了临床皮肤学科的发展。我们希望本书第 3 版的出版能为皮肤病理的发展助上一臂之力！

本书炎症模式图均由我科汪慧君博士绘制。

朱学骏
北京大学第一医院
2016.6

目　录

第一部分　皮肤组织病理学的基本原则

第二部分 炎症性皮肤病的组织病理诊断

第三部分 皮肤肿瘤

第一部分
皮肤组织病理学的基本原则

1 皮肤胚胎学

所有皮肤成分均由外胚叶或中胚叶演变而来。上皮成分如表皮、毛囊、皮脂腺、大汗腺、小汗腺及甲由外胚叶发展而来，黑素细胞、神经及特异的感觉受体由神经外胚叶即神经嵴衍化而来。皮肤的其他成分如 Langerhans 细胞、组织细胞、肥大细胞、成纤维细胞、血管、淋巴管、肌肉和脂肪细胞等则源于中胚叶（即间叶）。

黑素细胞、Langerhans 细胞及 Merkel 细胞是表皮中三种非角质形成细胞。黑素细胞源于神经嵴，它们在胚胎第 8 周时进入表皮，但直到 4 ~ 6 个月时才成为树枝状，合成黑素小体。Merkel 细胞可能源自神经嵴，在胚胎第 16 周时首先出现于手指端、甲床及毛囊漏斗部的上皮中。Langerhans 细胞源自骨髓，至第 14 周时出现在表皮的中间层。

1.1 表 皮 （epidermis）

在胚胎发育的第 3 周，原始表皮仅为单层的扁平上皮细胞。第五周时成为 2 层，内层为基底生发层，细胞呈立方形，有深染的核，外层为稍扁平、富含糖原的细胞，细胞间的连接较为松散，该层细胞称为周皮（periderm）。约 10 ~ 12 周时，表皮中间出现数层较大、富有糖原的细胞，胞浆内有张力原纤维，它们与桥粒相连。桥粒使细胞彼此连接。至胚胎第 5 个月后颗粒层出现，最上层的表皮细胞失去了核，成为角化细胞，周皮细胞变平。约在胚胎第 6 个月时，表皮外层完全角化，周皮细胞大部分脱落，仅有残存碎片。至胚胎的最后阶段，周皮细胞完全脱落，角质层厚度迅速增加，具有了屏障功能。

1.2 皮肤附属器 （skin appendages）

毛胚芽为表皮生发层细胞灶性的向下突出，其下方为一簇间质细胞，毛乳头由此形成。毛胚芽首先在胚胎发育的第 3 个月时出现在颏、上唇和眼睑，以后是头皮。躯干部的毛囊初胚在胚胎第 4 个月时才出现。毛胚芽中的细胞迅速分裂，向下方生长成为实性的上皮柱，末端膨大成为毛球。毛球下部细胞呈半月形排列，它们是毛囊的生发细胞或毛母质细胞，毛母质角化的最终产物是毛干。

毛母质细胞分化、增生、成熟、形成数层同心排列的细胞柱，从内向外依次是毛皮质、毛小皮、内毛根鞘小皮、内毛根鞘 Huxley 层、内毛根鞘 Henley 层及外毛根鞘。毛干包括毛皮质及毛小皮，位于毛囊中央。它随着毛母质细胞不断成熟角化而向外生长。至第 17 周时，第一批细毛出现在眼眉；第 18 周时前额及头皮，至第 20 周时，除掌跖、末节指节、龟头或小阴唇外，整个皮肤表面均被以胎毛。

约在胚胎发育第 16 周时，沿毛囊走行方向毛囊上皮细胞集簇成三个向外的芽状突起。最下方的突起为立毛肌的附着点。立毛肌在胚胎的第 4 ～ 6 个月时出现。最上方的突起将形成大汗腺。中间的突起则形成分叶状的皮脂腺。皮脂腺腺体经一狭窄的管道开口于毛囊。在胚胎发育第 4 个月时，在头面部首先出现皮脂腺。胎儿期皮脂腺的发育由于受母体雄激素的影响，腺体较大，分泌较多，在初生时体表可见一层胎脂。

大汗腺源于毛囊最上方的芽状突起，它向下生长直至真皮深层或皮下脂肪层。最初为实性的细胞索，以后中间出现管腔。大汗腺在皮脂腺导管上方开口于毛囊。少数情况下直接开口于皮肤表面。在胚胎早期可能所有的毛囊均发育出大汗腺，但至胚胎第 5 个月后，大部分腺体萎缩，至出生时仅腋窝、脐周及肛门生殖器等部位存在有大汗腺。

小汗腺在胚胎第 12、13 周时首先出现在手掌及足跖。最初为表皮基底层生发细胞的灶性聚集，然后垂直以细长的上皮细胞柱向下进入真皮，同时向上通过表皮。柱的外层细胞与表皮基底层的生发细胞相连接，内层细胞则与表皮的中间层相连续。当上皮细胞柱向下达到真皮网状层或皮下脂肪时，最下面的部分盘曲成蟠状。至胚胎第 24 周时管腔变得明显，汗液开始分泌。从下至上，一个成熟的小汗腺单位包括盘曲的分泌腺、盘曲的真皮内导管、垂直的真皮内导管及螺旋状盘曲的表皮内导管。

在胚胎发育早期，每一个趾指远端背侧都有一个平滑、四边形的区域，该区域由外层、中间层及生发层所组成。其侧面及近端有一连续的浅沟。第 9 周时一个由生发层及中间层细胞组成的柱从近端斜向下进入真皮一个短的距离，此即甲母。甲母的远端为甲半月。至第 13 周时可以分辨出 4 层细胞即基底层、棘层、颗粒层及角层。第 14 周时，从甲母长出硬的甲板覆盖于近端甲床。甲板是由充分角化的细胞构成。甲板的角化先于其他部位的表皮，也先于毛发形成。至第 16 周时甲板覆盖了甲床的近侧半，至第 20 周时甲床已完全被甲板所覆盖，此时甲床上皮中已无颗粒层。

1.3 真皮及皮下组织（dermis and subcutaneous tissue）

胚胎期真皮中最初为多数星状的间质细胞及含大量酸性黏多糖的基质。之后间质细胞分化成纤维细胞，胚胎第 12 周时出现纤细的胶原纤维，至第 16 周时可见成束的胶原纤维。此时真皮可以分辨出两个部分即乳头层及网状层。

在乳头层真皮中胶原纤维较为纤细，而网状层中的则较为粗大。此后真皮中纤维成分不断增加，而细胞成分不断减少，逐渐具有成熟结缔组织的特点。至第 22 ～ 24 周时弹力纤维出现，它们存在于胶原纤维束之间，由成纤维细胞产生。

皮肤的血管及淋巴管网由间质细胞所形成，在胚胎发育第 3 个月末时出现。肥大细胞亦由间质细胞分化而来，它出现在胚胎发育第 4 ～ 6 个月期间。同时，由骨髓来源的巨噬细胞亦出现于真皮内。在胚胎发育的第 5 个月末，真皮下方的间质细胞开始分化成脂肪细胞，并形成皮下脂肪层。

皮肤的神经来源自外胚叶的神经嵴，首先在第 5 周时出现，不久发展成细致的神经网，包括自主运动神经，它分布至血管、立毛肌、小汗腺及大汗腺，躯体感觉神经和特异的终末感受器如 Vater-Pacini 小体、Meissner 小体及黏膜皮肤终末器。

2
正常皮肤组织学

皮肤由三部分组成，由外而内依次为表皮、真皮和皮下组织（图 2.0-1）。

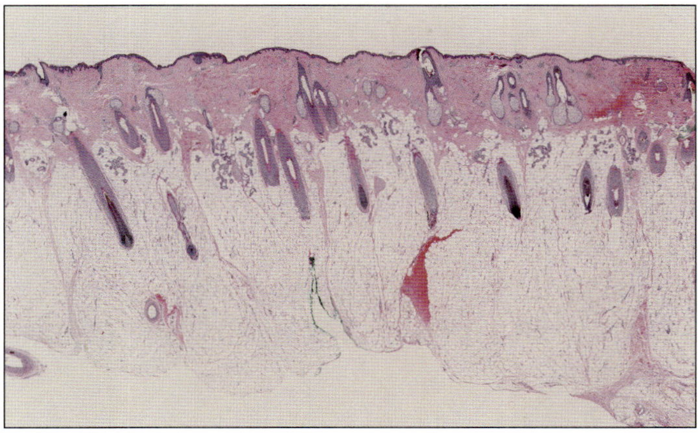

图 2.0-1 **正常皮肤组织**
由三部分组成，由上而下依次为表皮、真皮和皮下组织

2.1 表皮（epidermis）

表皮（epidermis）位于身体的最外层，它是复层鳞状上皮，由四类细胞组成，即角质形成细胞、黑素细胞、Langerhans 细胞和 Merkel 细胞。以角质形成细胞数量最多，Merkel 细胞数量最少。

2.1.1 角质形成细胞（keratinocyte）

角质形成细胞占表皮细胞的绝大多数，角质形成细胞产生角蛋白。根据角质形成细胞的不同分化过程及细胞形态分为四层，即基底细胞层、棘细胞层、颗粒层和角质层（图 2.1-1，图 2.1-2）。

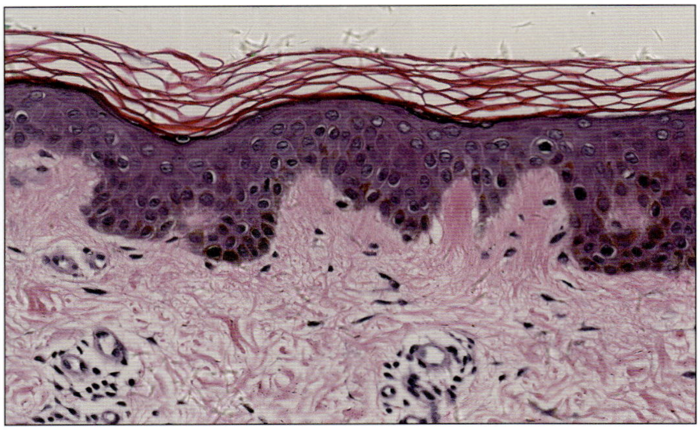

图 2.1-1 **正常表皮**
可见栅栏状排列的基底细胞、多角形多层的棘细胞、嗜碱性的颗粒层，及网篮状的角质层

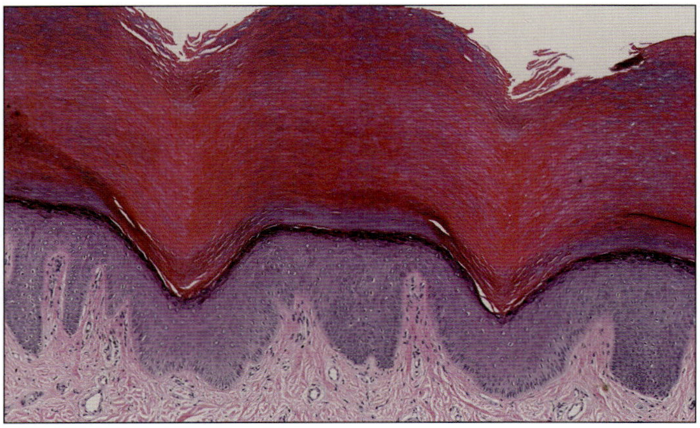

图 2.1-2 **正常表皮**
（足跖部）角质层及颗粒层明显增厚

基底细胞层仅一层基底细胞，它是生发细胞，代谢活跃，不断有丝状分裂，产生子细胞以更新表皮。基底细胞呈长柱状或立方形，核较大，卵圆形，胞浆嗜碱性蓝染。基底细胞呈栅栏状排列于其下的基底膜上。棘细胞层位于基层之上，由 4 ～ 8 层多角形细胞所组成，由于胞浆有多个棘状突起故称为棘细胞。棘层之上是扁平或菱形的颗粒细胞层，由 1 ～ 3 层细胞所组成，细胞内充满着粗大的嗜碱性角质透明颗粒。角质层位于表皮的最外层，为扁平、无核、嗜酸性染的角质化细胞，它们排列紧密，起着重要的屏障功能。在 HE 染色的切片中，角质层呈网篮状。角质层及颗粒层在皮肤经常受到摩擦的部位如手掌、足跖明显增厚。有时在 HE 染色的切片中，角层下尚可见一薄层均匀的嗜酸性带，称为透明带。

角质形成细胞间依桥粒及细胞间黏合物质相互连接。以电镜检查，桥粒部位相邻细胞的细胞膜增厚，胞浆中的张力微丝即终止于此。基底细胞近真皮侧的胞膜上只有半桥粒，它是基底膜的一个组成成分，在连接表皮真皮上起着重要作用。

角质形成细胞的细胞质内含有特征性的中间丝蛋白——角蛋白（keratin），这些角蛋白由位于染色体 17q21.2 的 I 型角蛋白基因家族及位于染色体 12q13.13 的 II 型角蛋白基因家族编码。两个家族一共编码 54 个角蛋白基因。表皮的角质形成细胞因分化程度不同所表达的角蛋白有所不同。角蛋白 5（K5）和角蛋白 14（K14）主要表达在基底细胞上，而表皮生发区域的基底层细胞亦表达角蛋白 15（K15）。基底层上的角质形成细胞主要表达角蛋白 1（K1）和角蛋白 10（K10）。角蛋白 2（K2）主要表达在终末分化的角质形成细胞上，而角蛋白 9（K9）则表达在掌跖部位基底层上的角质形成细胞上。

基底膜带（basement membrane zone，BMZ）位于基底细胞层下方，起着连接表皮与真皮的作用，正常皮肤的基底膜带在 HE 染色组织切片上是见不到的。过碘酸 - 雪夫（PAS）染色下由于 BMZ 中含有中性黏多糖而呈一均匀、纤细的淡紫红色带。电镜下 BMZ 有 4 层，从表皮侧向真皮侧依次为基底细胞浆膜、透明板、致密板及由锚状纤维组成的致密板下带。

表皮内无血管，营养物质等自真皮乳头毛细血管漏出后通过基底膜带而进入表皮。

2.1.2 黑素细胞（melanocyte）

黑素细胞是一种树突状细胞，来源自外胚叶的神经嵴，具有合成黑色素的作用。所合成黑素经胞浆多数树枝状的突起而输送到相邻角质形成细胞，主要是基底细胞中。在 HE 染色的组织切片中，黑素细胞胞浆透明，核较小深染。黑素细胞位于基底细胞层，其核的位置常较基底细胞的核要低。正常皮肤中约每 8 ～ 10 个基底细胞间有一个黑素细胞（图 2.1-3）。不同种族人皮肤中黑素细胞数目大致相同，皮肤颜色的不同系黑素细胞产生黑素数量不同所致。以 Dopa 及银盐染色可清楚地显示黑素细胞。

黑素细胞胞浆内表达的 S100 蛋白在免疫组织化学中是常用的黑素细胞标记。但 S100 亦表达在皮肤的其他细胞，如朗格汉斯细胞、巨噬细胞、施旺细胞及汗腺上，所以并不是黑素细胞的特异性标记。近年来，同样是胞质表达的 Melan-A/MART-1 成为更加特异性的黑素细胞标记。HMB-45 在成人的正常表皮黑素细胞并不表达，仅表达在胎儿皮肤以及成人活化的黑素细胞上。

HMB-45 在一部分黑素瘤细胞上有表达，可以有助于诊断恶性黑素瘤，同时，HMB-45 也在一部分交界痣细胞中有表达，所以并不能成为恶性黑素瘤特异性的免疫组织化学诊断标记。

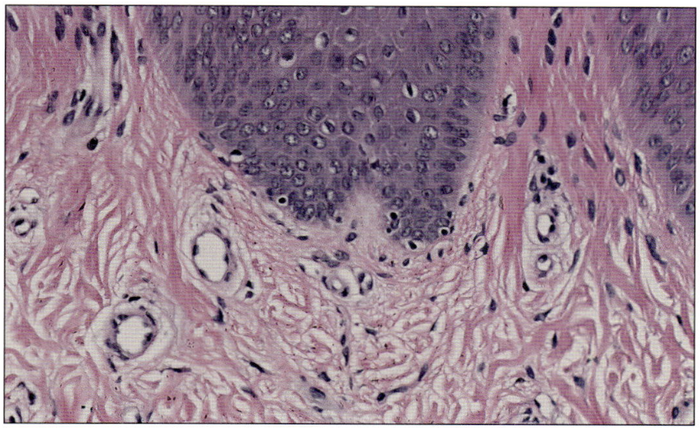

图 2.1-3 正常表皮中的黑素细胞
黑素细胞位于基底细胞层，其核的位置常较基底细胞的核要低，核周有空晕。正常皮肤中约每 8 ～ 10 个基底细胞间有一个黑素细胞

2.1.3 郎格汉斯细胞（Langerhans' cell）

郎格汉斯细胞是表皮中另一种树突状细胞，大多位于棘细胞中上层，胞浆透明，在 HE 染色的组织切片中不易被辨认。电镜检查核呈脑回状有切迹，胞浆内有特征性的网球拍样颗粒即 Birbeck 颗粒，又称郎格汉斯颗粒。该细胞已证实来源于骨髓，属单核巨噬细胞系统，具有摄取、加工并递呈抗原的作用。

细胞表面表达特征性的 CD1a 分子，并具有 HLA—DR 抗原，IgG-Fc 受体等，可以通过免疫组化的方法将其显示（图 2.1-4）。朗格汉斯细胞也同时表达 S100 蛋白及波形蛋白（vimentin）。

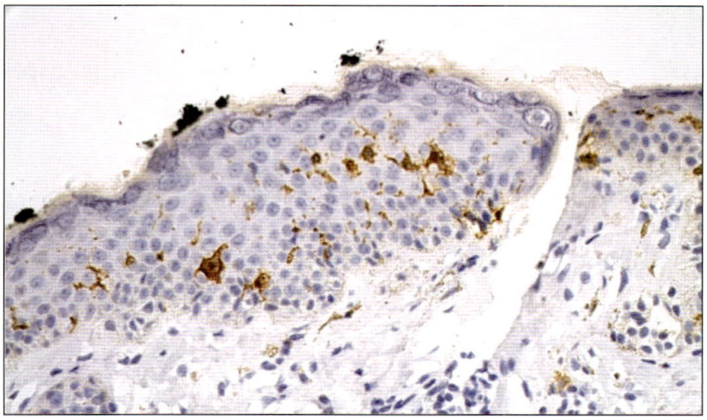

图 2.1-4 朗格汉斯细胞
免疫组织化学 CD1a 染色显示表皮中树突状的朗格汉斯细胞

2.1.4 Merkel 细胞（Merkel cell）

Merkel 细胞是存在于皮肤中的一种神经内分泌细胞，分布在光滑皮肤的基底细胞层及有毛皮肤的毛盘，数量很少，在 HE 染色切片上不能被辨认。电镜下可见特征性的电子致密胞浆颗粒。在银浸染切片中，可见每个 Merkel 细胞基底下部紧贴着一个半月板样的神经末梢，并有一根感觉神经纤维终止于此。目前认为 Merkel 细胞很可能是一个初级的触觉感受器。

Merkel 细胞表达低分子量细胞角蛋白（cytokeratin，CK）8，18，19，20。其中最具特征性的免疫组织化学标记是 CK20。除此之外，Merkel 细胞还表达一些神经内分泌蛋白，如嗜铬蛋白 A（chromogranin A）、突触囊泡蛋白（synaptophysin）等；以及一些神经肽，如血管活性肠肽（VIP）、降钙素基因相关肽（CGRP）、血清素及 P 物质等。这些分子标记结合 CK20 有助于 Merkel 细胞肿瘤的诊断。

2.2 真皮（dermis）

真皮（dermis）主要由结缔组织组成，包括胶原纤维、弹力纤维及基质。神经、血管、淋巴管、肌肉、毛囊、皮脂腺及外泌汗腺均位于真皮结缔组织中。真皮的厚度约为表皮的 15 ～ 40 倍。真皮中有少数细胞成分，它们散在分布，包括成纤维细胞、肥大细胞、组织细胞及淋巴细胞。浆细胞可见于黏膜皮肤交界部位，但并不见于正常皮肤。

真皮有乳头层及网状层之分，两者以浅层血管丛大致分界（图 2.2-1）。乳头层较薄，它向表皮侧呈乳头状的突起，与表皮突相互犬牙交错构成波纹状牢固的连接。乳头层中的胶原纤维纤细、排列杂乱，成纤维细胞数目较多，基质也较丰富，所以在 HE 染色切片上染色较浅，呈淡红色。乳头层中还有丰富的小动脉、毛细血管及小静脉所组成的微循环网。真皮网状层较厚，其中的胶原纤维束粗厚，大多与表皮平行走行，并相互交织在一起，在一个水平面上向不同方向延伸，在 HE 染色切片上，胶原纤维呈红染波纹状，有纵切方向的，有横切方向的。网状层中成纤维细胞、基质及血管成分较少。

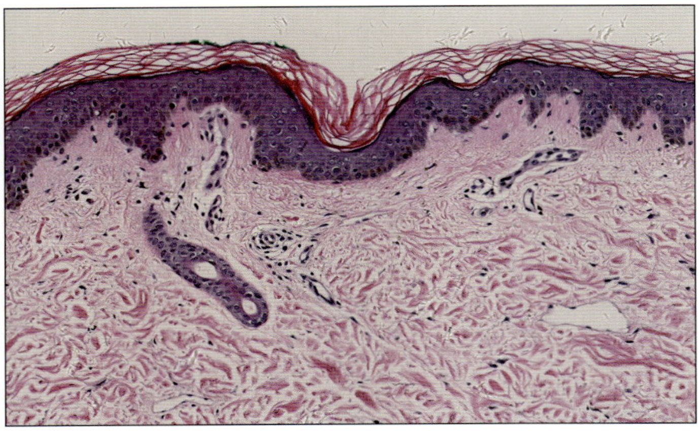

图 2.2-1 **正常真皮**
可分为胶原纤维纤细的乳头层和胶原纤维粗大的网状层

网状纤维是较幼稚、纤细的胶原纤维，它与弹力纤维在 HE 染色的正常皮肤切片上都不能被辨认，只有采用特殊染色才能显示。网状纤维可用 Wilder 染色，弹力纤维可用 Verhoeff 及地衣褐（Acid orcein）染色。在正常皮肤中网状纤维数量很少，主要位于表皮下、毛细血管及皮肤附属器周围。弹力纤维细，呈波浪状，在乳头层中它犹如树枝状伸向表皮方向，终止于基底膜。在网状层中弹力纤维较粗，走行也与表皮平行，在网状层下部分布较多，常与胶原束交织在一起。

基质是一种无定形物质，真皮中各种纤维、血管、神经及皮肤附属器等均包埋于其中。在 HE 染色的正常皮肤切片中，基质是看不到的。特殊染色如阿申蓝（Alcian blue，PH4.5）及胶样铁（colloid iron）等可使其显色。基质由成纤维细胞所产生。酸性黏多糖，特别是透明质酸及硫酸软骨素是基质的主要成分，其他成分有中性黏多糖、蛋白质及电解质等。

2.3 皮下组织（subcutaneous tissue）

皮下组织（subcutaneous tissue）位于真皮下方，又称皮下脂肪层，由脂肪小叶及小叶间隔所组成。脂肪小叶中充满着脂肪细胞，细胞胞浆中富含脂肪，核被挤至一边。小叶间隔将脂肪细胞分为小叶，间隔的纤维结缔组织与真皮相连接，除胶原束外，还有大的血管网、淋巴管和神经。

2.4 皮肤附属器（skin appendages）

2.4.1 毛囊（hair follicle）

全身皮肤除掌跖、指趾末节伸侧、唇红、龟头、包皮内侧、阴唇内侧及阴蒂外均有毛发。胎儿期的毛发色浅称为胎毛，生后毛发有毳毛和终毛之分，前者与胎毛相似，细软色浅，体表大部分的毛发为毳毛，终毛较粗，颜色亦深，头发、胡须、腋毛和阴毛等均属终毛。

毛囊可分为三部分，最上部为毛囊漏斗部，因呈漏斗形开口于皮肤表面故名，其下界为皮脂腺导管进入毛囊的开口。中间为毛囊峡部，上界为皮脂腺导管进入毛囊处，下界为立毛肌附着部位。自立毛肌附着部位至毛囊基底部则为毛囊下段。

所有毛囊的活动均呈周期性，即分为生长期（anagen）、退行期（catagen）和休止期（telogen）。休止期时毛囊下段消失，为一波纹状纤维性结缔组织所代替，直至下一个生长期开始时才重新出现，所以说毛囊下段随毛发的不同生长周期而变化，而毛囊漏斗部及毛囊峡部则基本上无变化。

毛囊漏斗部的上皮与表皮相连接，形态上完全相同，也分为基底细胞层、棘细胞层、颗粒细胞层及角质层。在毛囊漏斗部，特别在面部、头皮及躯干上部的毛囊漏斗部内寄居着一些微生物，如白色葡萄球菌、痤疮棒状杆菌、卵圆形糠秕孢子菌及毛囊虫等。毛囊峡部的组织学所见不同于漏斗部，角质层呈致密红染，而不呈网篮状，无颗粒层，棘层细胞苍白淡染，故又名苍白细胞（Pale cell），其下为基底细胞层（图 2.4-1）。毛囊下段膨大成毛球，其中有圆形、形态一致、胞浆深嗜碱性的毛母质细胞（图 2.4-2）。它是毛囊的生发细胞，相当于表皮的基底层细胞。但与表皮基底细胞不同，前者分化只产生棘层细胞，而毛母质细胞则向不同方向分化，它形成三层同心排列的内根鞘及三层同心排列的毛发本身。从外向里是：

(1) Henley 层，仅一层，它是最先角化的细胞；
(2) Huxley 层，有两层，以胞浆内有鲜红嗜酸性染的毛透明颗粒为特点；
(3) 内根鞘小皮；
(4) 毛小皮；
(5) 毛皮质；
(6) 毛髓质（胎毛及毳毛无髓质）。其中毛小皮、毛皮质及毛髓质构成了毛发。

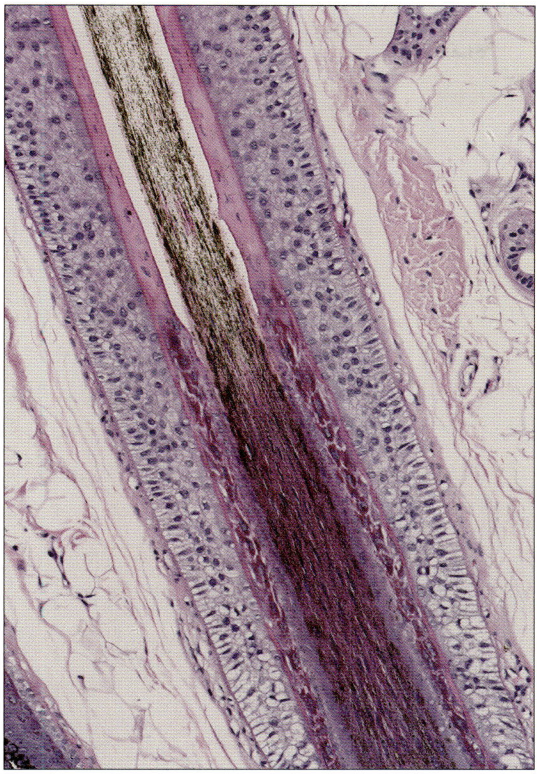

图 2.4-1 **毛囊峡部与毛囊下段交界处**
毛囊峡部角质层呈致密红染，无颗粒层，棘层细胞苍白淡染；毛囊下段可见苍白的外根鞘及其包裹在毛干外侧的内根鞘；内根鞘在毛囊峡部下端开始逐渐解离

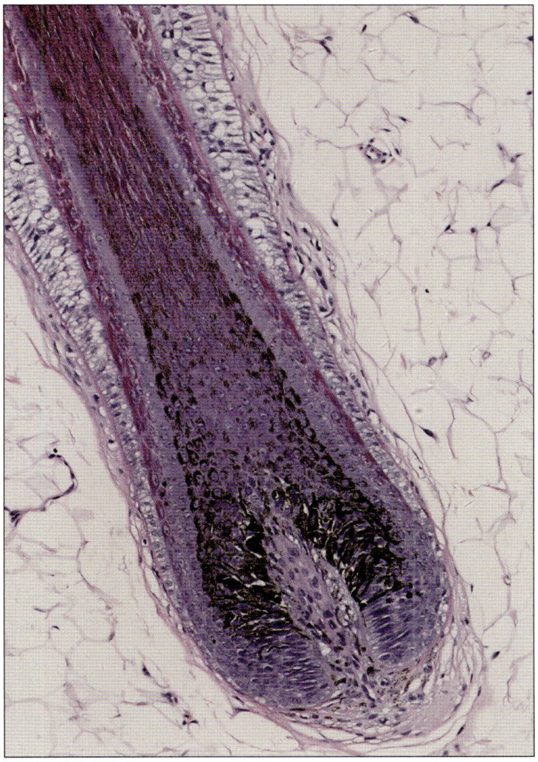

图 2.4-2 **毛囊下段**
可见毛乳头、毛球及其中嗜碱性的毛母质细胞

包绕在这六层外面的是外根鞘细胞，外根鞘相对较宽，细胞内富含糖原，因此染色苍白。毛囊峡部的苍白细胞即为外根鞘细胞。外根鞘细胞是由表皮向下延伸所致。内根鞘则在毛囊峡部下端开始逐渐解离，至毛囊峡部就完全解离消失了。

毛球下部中央有一向内的凹陷，此即毛乳头，相当于真皮乳头，其中有富含毛细血管及神经的结缔组织，该结缔组织与围绕毛囊周围的结缔组织鞘相连续。玻璃膜或透明膜为外根鞘周围一均质的嗜伊红带，在 HE 染色下清晰可见。

2.4.2 皮脂腺（sebaceous gland）

除掌跖、甲床外，全身体表均有皮脂腺。皮脂腺与毛囊关系密切，皮脂腺导管大多开口于毛囊漏斗部（图 2.4-3）。少数皮脂腺与毛囊无关，直接开口于皮肤或黏膜的表面，如颊黏膜及唇红缘的皮脂腺直接开口于黏膜表面——Fordyce 点。此外女性乳晕的 Montgomery 腺、包皮的 Tyson 腺及眼睑的睑板腺（Meibomian 腺），这些特殊的皮脂腺也都直接开口于支肤或黏膜表面。

皮脂腺的发育及分泌活动主要受雄激素的影响，它并不直接受神经的支配。

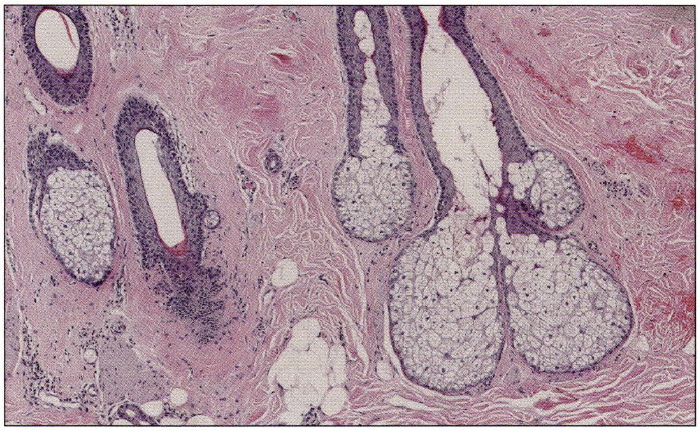

图 2.4-3 **皮脂腺**
开口于毛囊漏斗部

2.4.3 外泌汗腺（eccrine gland）

除唇红缘、包皮内侧、龟头、小阴唇、阴蒂及甲床外，外泌汗腺遍布全身。外泌汗腺由盘曲的分泌腺、盘曲的真皮导管、垂直的真皮导管及螺旋形表皮导管所组成（图 2.4-4）。

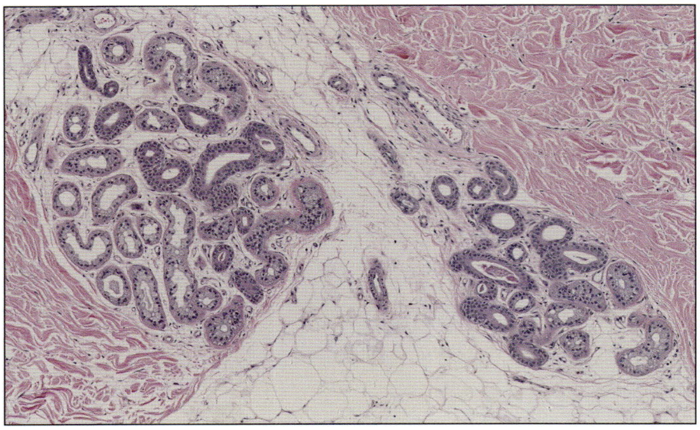

图 2.4-4 **外泌汗腺**
可见由分泌细胞和肌上皮细胞组成的分泌部以及两层嗜碱性立方上皮组成的导管，管腔内衬均一的嗜酸性小皮

分泌腺位于真皮与皮下组织交界处，由两层细胞组成，内层为锥体形的分泌上皮细胞，外层为梭形的肌上皮细胞。分泌上皮细胞依其染色特点可分为两类，一类为暗细胞，胞体小，内含黏多糖，锥形细胞的底面向着管腔；另一类为明细胞，由于胞浆内含多数糖原而淡染，锥形细胞的底面向着周边。明细胞和暗细胞的数量大致相同。在肌上皮细胞外围为基底膜。

真皮导管上皮由两层胞体小、胞浆嗜碱性的立方形上皮细胞所组成，管腔内衬为环状的均一嗜酸性小皮（图 2.4-5）。表皮内外泌汗腺导管呈螺旋形达到皮肤表面，周围的上皮细胞中可见角质透明颗粒，管腔内壁也衬有一层嗜酸性小皮。

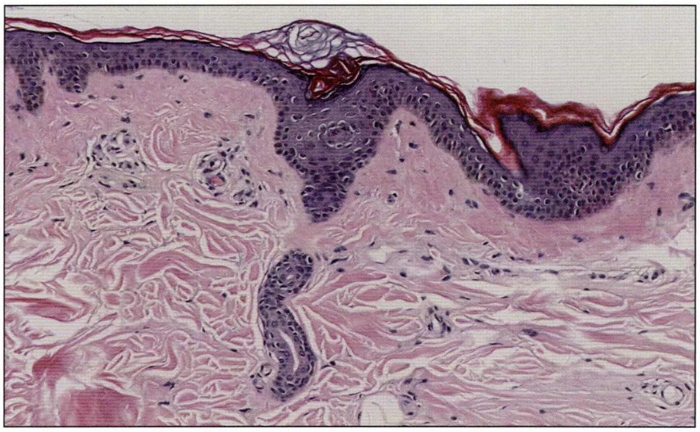

图 2.4-5 **外泌汗腺真皮导管上皮**
由两层立方形上皮细胞所组成，管腔内衬为环状的均一嗜酸性小皮

在外泌汗腺腺体及导管周围包绕着一个富含血管的结缔组织鞘。在腺体周围还有丰富的无髓神经纤维，分泌细胞受交感神经的胆碱能神经纤维所支配，肌上皮细胞则受肾上腺素能神经纤维所支配。

2.4.4 顶泌汗腺（apocrine gland）

顶泌汗腺在人类是一近乎退化的腺体，仅见于腋窝、乳晕、脐周、肛周和外阴部等处，外耳道的耵聍腺、眼睑的moll腺亦属顶泌汗腺。

顶泌汗腺分腺体及导管两部分。盘曲的腺体位于真皮与皮下组织交界处，或皮下组织内。腺腔内衬一层长柱形细胞，核圆，胞浆丰富淡染、嗜酸性（图 2.4-6）。细胞的高度随分泌的不同阶段而不同，分泌越活跃的细胞越高。分泌时细胞胞浆顶端脱落至管腔内，所以称为顶浆分泌或断头分泌（图 2.4-7）。在分泌细胞外绕以一层肌上皮细胞，再外是基底膜及纤维结缔组织。导管组成与外泌汗腺相同，即两层胞体小、胞浆嗜碱性的立方形细胞，管腔内衬一嗜酸性小皮。在形态上，顶泌汗腺导管与外泌汗腺导管完全相同，无法区别。顶泌汗腺导管大多开口于毛囊漏斗部，在皮脂腺导管开口的上方，仅少数直接开口于皮肤表面。

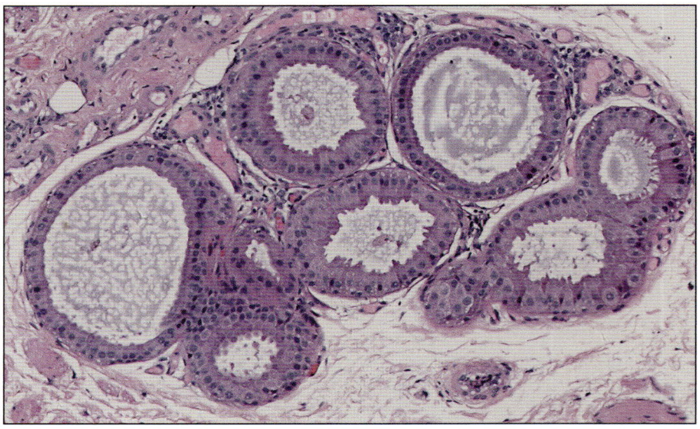

图 2.4-6 **顶泌汗腺腺体**
腺腔内衬一层长柱形细胞，核圆，胞浆丰富淡染、嗜酸性

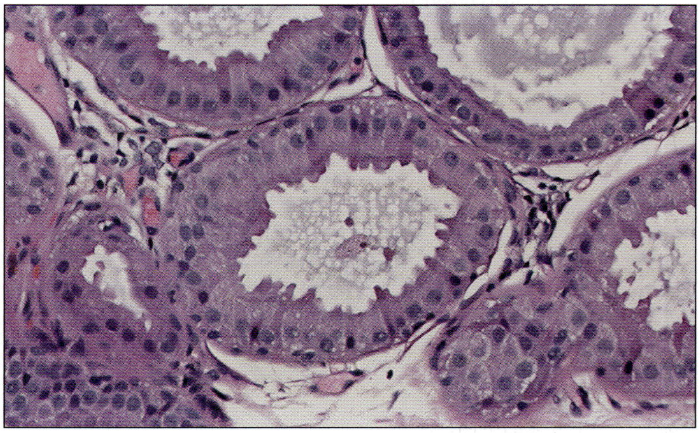

图 2.4-7 **顶泌汗腺腺体**
顶浆分泌

顶泌汗腺的分泌活动主要受肾上腺素能交感神经纤维的支配。

在免疫组织化学中，一些特定的蛋白可以用来鉴定汗腺来源的细胞。外泌汗腺和顶泌汗腺的内腔边缘表达癌胚抗原（CEA）；低分子量角蛋白如 CK7 和 CAM5.2 表达在外泌汗腺和顶泌汗腺的分泌部细胞上；角蛋白 34βE12 表达在外泌汗腺和顶泌汗腺导管部的细胞及分泌部的基底层细胞上；而导管部的基底层细胞表达 p63。S100 通常表达在外泌汗腺的分泌细胞上；肌上皮细胞表达平滑肌肌动蛋白（SMA）。

2.4.5 甲（nail）

甲包括甲板、甲母、甲床及包绕它们的组织。甲板由甲母质细胞产生的硬角蛋白组成。近端甲皱襞的背侧上皮形成甲小皮，腹侧形成甲沟。甲沟的顶部由近端甲皱襞的腹侧构成，底部由甲母质构成（图 2.4-8）。甲母质细胞角化时不形成角质透明颗粒，其基底层由多层生发细胞构成。甲半月（指甲近端一弧形的淡色区）的远端是甲床与甲母的分界线。甲床上皮亦不形成角质透明颗粒，甲床角化时产生角化不全细胞，它们部分进入甲板的腹侧面，并与之相连接（图 2.4-9）。

近端甲母质细胞主要产生构成甲板背侧部的角化细胞，而远端甲母质则主要产生构成甲板腹侧部的角化细胞。甲床的角化细胞与甲板的不同，但它们与甲板以同一速度向前移动。甲板与甲床的黏着十分牢固，在甲板腹侧与甲床间有许多纵行的沟及嵴，使甲床与其下方的真皮结缔组织与甲板牢固地粘着。

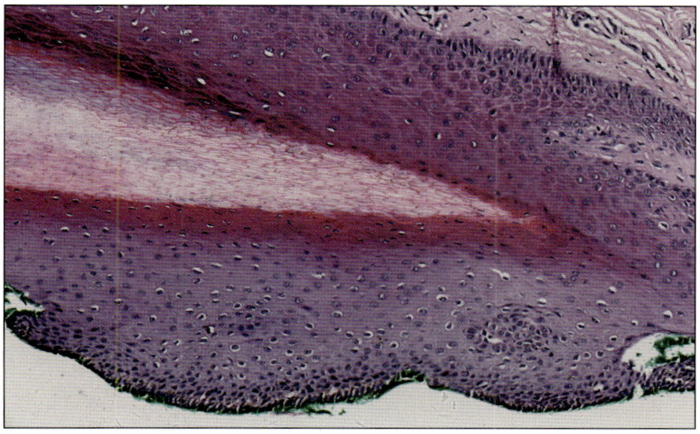

图 2.4-8 **甲沟**
顶部为近端甲皱襞的腹侧，底部为甲母质，中间为甲板；甲母质细胞角化时不形成角质透明颗粒

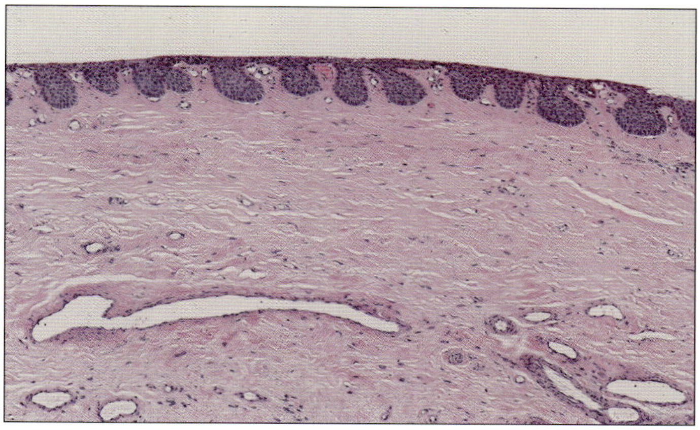

图 2.4-9 **甲床上皮**
甲床上皮角化时亦不形成角质透明颗粒

2.5 皮肤的血管、神经与肌肉（cutaneous blood vessels，nervous system and muscle）

皮肤的血管大致可分为两个丛，即浅层血管丛及深层血管丛，它们均与皮肤表面平行。浅层血管丛位于真皮乳头层及网状层之间，深层血管丛位于网状真皮与皮下组织间。在这两个血管丛间有垂直走行的交通支。自浅层血管丛向乳头方向发出毛细血管襻，其中包括上行的动脉支及下行的静脉支。在皮下组织内有较大的动脉及静脉。

血管内壁均衬以内皮细胞。细小的毛细血管管壁仅数个内皮细胞，外面有薄的胶原纤维或网状纤维鞘所包绕。小动脉内膜为内皮细胞。中膜为平滑肌细胞，外膜由胶原纤维及网状纤维所组成。在稍大一些动脉内皮细胞外有内弹力膜，再大的动脉则还有外弹力膜。小静脉仅由内皮细胞及一薄层胶原纤维组成，随着静脉管腔增大则有平滑肌、弹力纤维及外弹力膜的出现。周皮细胞位于小血管内皮细胞的外层。动脉的管壁厚，管腔小，大多呈圆形（图 2.5-1）；静脉的管壁薄，管腔大，在较大静脉的管腔内可以见到瓣膜（图 2.5-2）。血管内皮细胞表达 VIII 因子相关抗原及 CD31。

在皮肤，特别是四肢末端有动静脉吻合支或血管球。每一个血管球有一动脉段和静脉段，它们直接相连，当开放时，动脉段中的血液能直接进入静脉段，从而使血液加速通过指（趾）端的皮肤。动脉段称为 Suquet-Hoyer 管，有一窄的管腔及厚的管壁，内层为内皮细胞，中层为密集排列的 4 ~ 6 层血管球细胞，它们

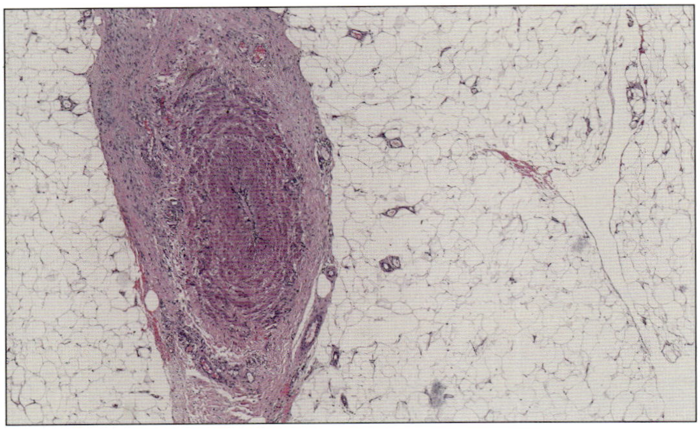

图 2.5-1 **动脉**
管壁厚，管腔小，HE 染色下管壁可见多层平滑肌及胶原纤维包绕

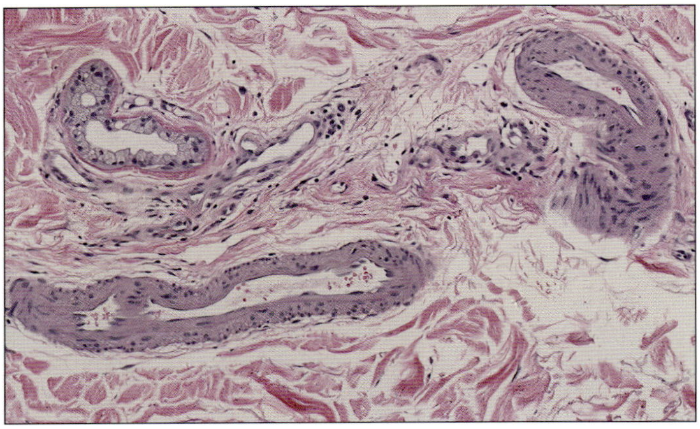

图 2.5-2 **静脉：管壁薄，管腔大，管壁亦可见平滑肌成分**

形态一致，胞体较大，具有圆形或卵圆形的核。静脉段则管腔宽而管壁薄。

皮肤中还有丰富的淋巴管网，它们与主要的血管丛平行走行。与毛细血管一样，淋巴管壁由单层内皮细胞所组成，不同的是淋巴管无周皮细胞，内皮细胞间有较大的间隙，并且无基底膜。在较大的淋巴管中可以见到瓣膜。淋巴管内皮细胞很少表达 VIII 因子相关抗原，但可以被抗体 D2-40 识别。

皮肤是一个重要的感觉器官，有着丰富的神经末梢。有传入的感觉神经纤维，它们接受痛、温、触、压及痒觉，通过后根神经节而传至中枢；有传出的运动神经纤维，通过交感神经系统的自主神经而分布于血管、立毛肌、外泌汗腺及顶泌肝腺等。

皮肤上有着丰富的感觉神经末梢，它们有触觉小体即 Meissner 小体，见于手掌、足跖的真皮乳头内，呈椭圆形或长圆形，内有网状的有髓及无髓神经纤维（图 2.5-3）；压觉小体即 Vater-Pacini 小体，主要分布在承受身体重量的体表，位于真皮下部或皮下，为较大、外有包膜的神经感受器，内为呈同心圆排列的神经纤维，切片上似洋葱状，故又名环层小体；此外还有温度觉及痛觉感受器。Merkel 细胞位于表皮内，很可能与触觉感受器有关。

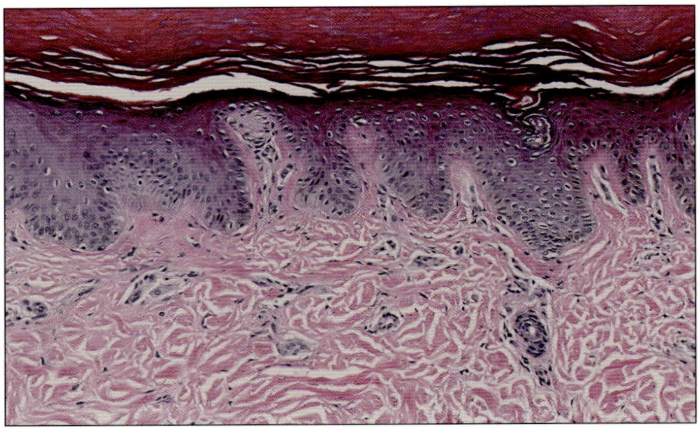

图 2.5-3 **触觉小体**
位于足跖部皮肤的真皮乳头内，椭圆形，由交织的神经纤维组成

神经的基本功能单位是神经纤维，它由轴索（为传导神经冲动的细胞浆突起）及施旺（Schwann）细胞所组成。神经纤维有有髓鞘及无髓鞘神经纤维两种，它们被神经内膜所包绕。多根神经纤维构成神经束，每个束周围有结缔组织称为神经束膜。周围神经干即由多根神经束构成，神经干周围有神经外膜所包绕。神经内膜、束膜及外膜均为结缔组织，其中有成纤维细胞。

在 HE 染色的切片上，轴索是见不到的，在真皮深层可以见到神经束，在皮下有时可见到周围神经。在手掌、足跖等部分，有时可见到 Meissner 小体及 Vater-Pacini 小体。皮肤中的神经纤维及神经感受器 S100 染色通常为强阳性。

皮肤中的肌肉主要是平滑肌，如立毛肌、外生殖器的肉膜以及乳晕部位的肌肉。平滑肌的肌纤维无横纹，核长梭形，两端钝圆，位于肌细胞的中央。横纹肌又称骨骼肌，在皮肤中很少见。口周的口轮匝肌及眼周的眼轮匝肌为骨骼肌，可在皮下组织或真皮下部见到。横纹肌的特点是肌纤维有横纹，核位于肌细胞的周围。

2.6 不同部位皮肤的组织学特点（regional variatious in skin histology）

头皮：特征为有多数终毛毛囊。毛囊大而深，毛球大多位于皮下组织内（图 2.6-1）。

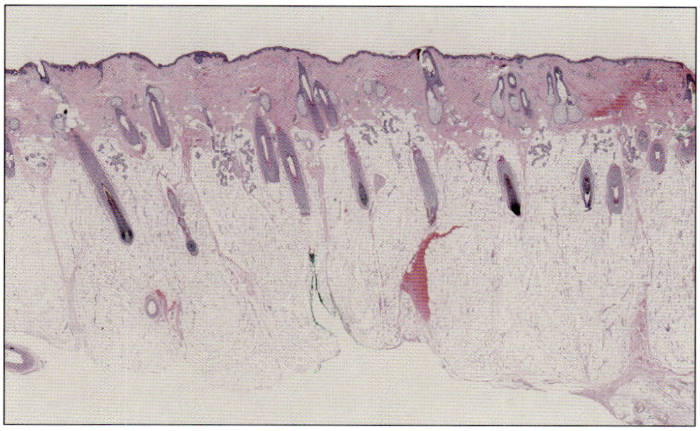

图 2.6-1 **头皮皮肤**
有多数终毛毛囊，毛球大多位于皮下组织内

面中部：有多数皮脂腺，腺体大、分叶多。毛囊为毳毛毛囊，毛囊短小，漏斗部较大，且开口明显扩大。偶尔在毛囊内可见毛囊虫或其他非致病菌。若在真皮下部或皮下组织内见到骨骼肌，则说明取材自眼周或口周（图 2.6-2）。

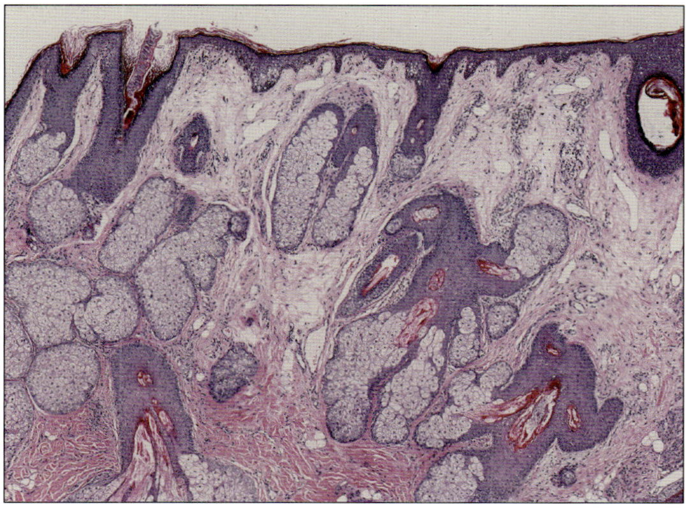

图 2.6-2 **面中部皮肤**
可见多数皮脂腺及毳毛毛囊

眼睑：皮肤全层薄，特别是真皮及皮下，胶原结缔组织较为疏松。若靠近眼眉，尚可见多数毛囊。若靠近睑缘，真皮可见睑板腺（皮脂腺）、Moll 腺（顶泌汗腺）及眼轮匝肌（骨骼肌）成分。

耳轮：皮肤全层薄，有许多毳毛毛囊，汗腺很少，可见软骨（图 2.6-3）。另一个软骨接近皮肤表面的部位是鼻尖部。

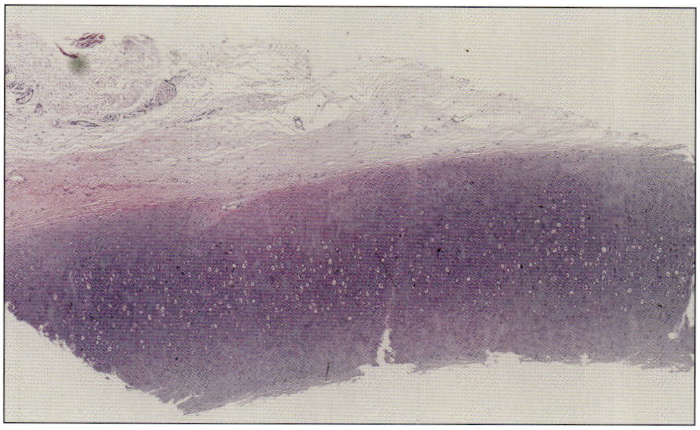

图 2.6-3 **耳轮皮肤**
真皮下可见软骨板

后背及四肢近端：真皮网状层很厚，胶原束粗厚，皮肤附属器组织如毛囊、皮脂腺等较少。由于该部位真皮网状层厚，胶原束粗厚，有时可误认为是硬皮病改变，应予注意。

腹部：组织学特点与后背部相似，真皮网状层厚，胶原束较粗厚。网状层与皮下组织的界限不甚清晰，有时在真皮内可见到集聚的脂肪细胞。

腋窝：表皮呈乳头状。可见多数毛囊皮脂腺及外泌汗腺，以有顶泌汗腺腺体为其特点。

乳晕：表皮呈乳头状，基底层色素明显增多。真皮内可见许多平滑肌束及乳腺导管。

外阴部：表皮呈轻度乳头状。真皮内血管成分多，常扩张。有许多小的神经束。有时还可见平滑肌束。在真皮浅中层可见管壁有平滑肌的较大血管（图 2.6-4）。

手掌、足跖：表皮厚，尤其是角质层厚而致密，无毛囊及皮脂腺，外泌汗腺较多。有时在真皮乳头内可见到 Meissner 小体，在皮下组织内可见到 Vater-Pacini 小体。从手指、足趾背侧取材亦可见表皮角质层明显增厚、致密（图 2.6-5）。

小腿：在成年人及老年人小腿皮肤取材，可见真皮浅层有多数扩张、厚壁的小血管，血管内皮细胞肥大。表皮突与真皮乳头部犬牙交错的波纹状结构可因表皮突变平而不明显。这些改变在小腿远端，尤其是近踝部处更为突出（图 2.6-6）。

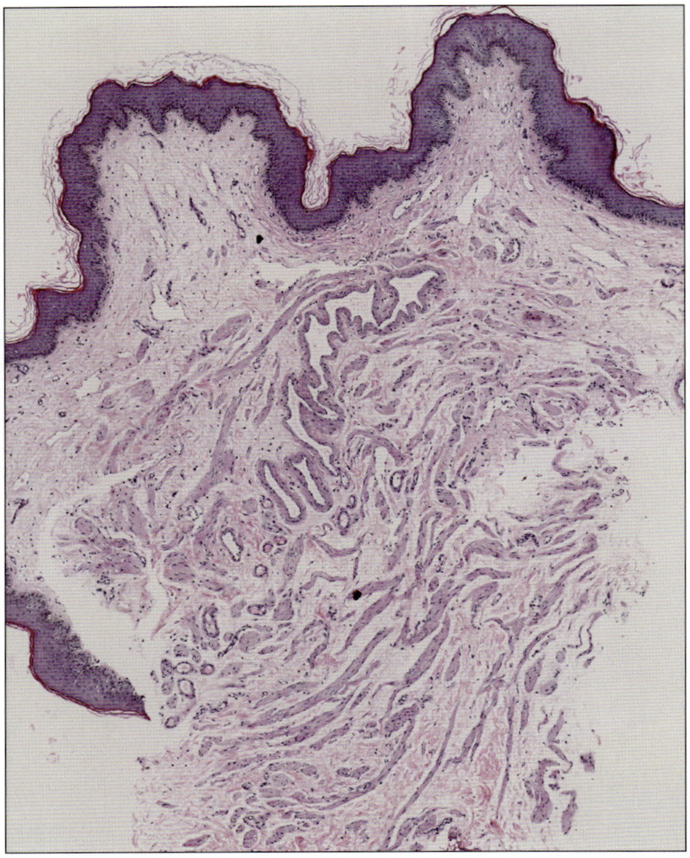

图 2.6-4 **阴囊皮肤**
表皮呈乳头状，真皮内血管增多、扩张，真皮内可见多数平滑肌束

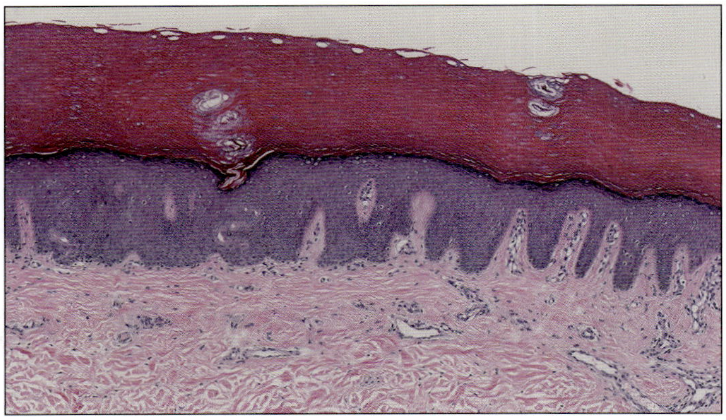

图 2.6-5 **足跖皮肤**
角质层厚而致密，无毛囊及皮脂腺

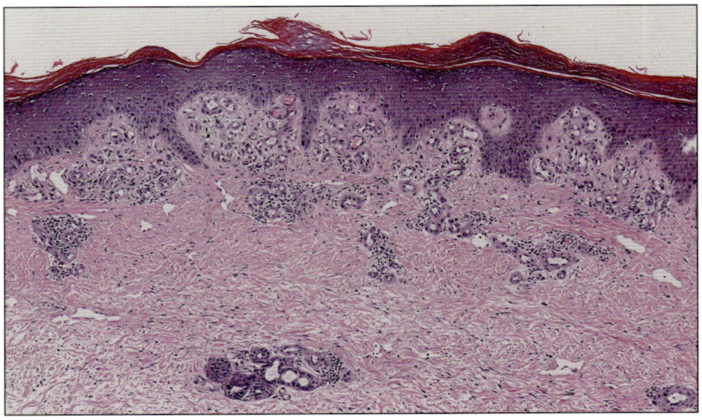

图 2.6-6 **足踝部皮肤**
真皮浅层有多数扩张、厚壁的小血管，血管内皮细胞肥大

口腔黏膜：无颗粒层及角质层。棘细胞胞浆丰富，由于富含糖原而染色浅，呈空泡样。近表面时胞体变小，皱缩脱落（图 2.6-7）。

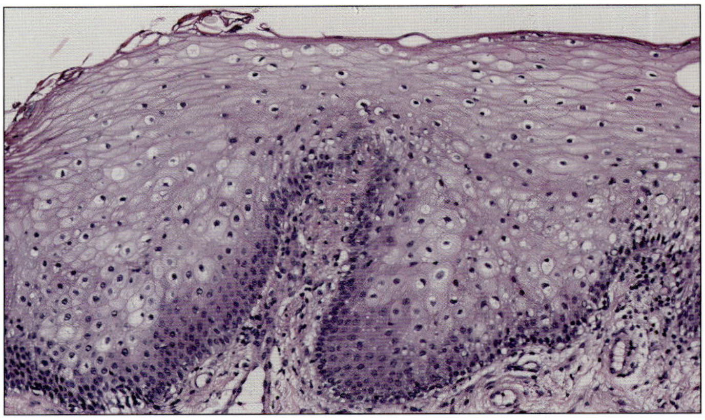

图 2.6-7 **口唇皮肤**
无颗粒层，角质层很薄，棘细胞胞浆丰富，由于富含糖原而染色浅，呈空泡样

3 皮肤组织病理学的基本名词

学习一种语言或一门新学科，首先必须掌握其基本词汇。皮肤组织病理学也有其专门的词汇，本章将介绍皮肤组织病理学的基本名词和术语。

3.1 组织学名词（histology terms）

3.1.1 表皮改变

3.1.1.1 角化过度（hyperkeratosis）：角质层异常增厚。角化过度可以是绝对的，即角质层比同一部位正常角质层明显增厚；也可以是相对的，即由于棘层变薄，使角质层相对增厚。

角化过度或由完全角化的细胞所组成，即正角化过度（orthokeratosis）或角化亢进，也可同时合并有角化不全（角层细胞内有核残留）。

正角化过度有三种形式：

（1）网篮型：角质层呈正常的网篮状，但较正常增厚，如花斑癣时；

（2）致密型：如神经性皮炎时；

（3）板层型：如寻常型鱼鳞病时。

3.1.1.2 角化不全（parakeratosis）：在角化过度的角层细胞内残留有固缩的核。临床上表现为鳞屑。

角化不全是由于表皮细胞的转换速度过快，使细胞未能完全角化便到达角质层，在角化不全下方的颗粒层往往减少或消失。角化不全可见于炎症性疾病（如银屑病）和肿瘤（如鳞状细胞癌）。

正角化过度与角化不全可以在角质层的垂直方向和水平方向上交替出现。如果在垂直方向交替出现，说明在表皮形成或更新过程中有阵发性的病变如脓疱性银屑病。如果在水平方向交替出现，则说明在表皮形成或更新过程中有局灶性病变如玫瑰糠疹。角化不全可以是局灶性的，如点滴状银屑病，也可以是融合性的，如斑块状银屑病。在同一张病理切片上，可以既在垂直方向又在水平方向出现角化不全如毛发红糠疹。

痂屑（指鳞屑——结痂）：是角化不全细胞和血浆（均一的嗜酸性物质）的混合物，偶有白细胞及红细胞。痂屑说明表皮中曾有海绵水肿性改变，如脂溢性皮炎，或可因外伤所致，如表皮剥蚀。

3.1.1.3 角化不良（dyskeratosis）：过早成熟的角化细胞，核固缩深染，胞浆鲜红嗜酸性染。毛囊角化症时的圆体细胞（corps ronds）及谷粒细胞（grains）都是角化不良细胞，角化不良细胞也可见于表皮的恶性肿瘤，如鲍温病及鳞状细胞癌。

3.1.1.4 毛囊角栓（follicular plug）：毛囊漏斗部角化过度，使毛囊漏斗部扩大，其中为栓状角质物所充满。见于慢性盘状红斑狼疮、硬化萎缩性苔藓等。

3.1.1.5 颗粒层增厚（hypergranulosis）：颗粒层细胞数量增加，常伴有正角化过度如扁平苔藓。但有例外，如寻常性鱼鳞病时有正角化过度，但颗粒层反而变薄。

3.1.1.6 颗粒层减少（hypogranulosis）：颗粒层细胞数目减少，如寻常性鱼鳞病及银屑病。

3.1.1.7 棘层肥厚（acanthosis）：棘层细胞数目增加，导致棘层增厚，常伴表皮突的增宽或延长。见于银屑病及慢性皮炎、湿疹类疾病。

由于棘细胞层构成了表皮的主要部分，因此棘层肥厚也导致了表皮增生（epidermal hyperplasia）。

表皮增生有四种主要形式：

（1）银屑病样型：表皮突延长，其长度近乎一致，表皮突与真皮乳头间明显相互交错呈波浪状，如银屑病；

（2）不规则形：表皮突延长，其长度参差不齐，失去了表皮突与真皮乳头间正常的波纹结构，如扁平苔藓；

（3）乳头瘤样或疣状：表皮呈乳头状向外增生，高出皮肤表面。常伴角化过度、颗粒层增厚，如寻常疣。指状增生则是表皮呈手指状向外增殖，可见于日光角化症时；

（4）假上皮瘤样或假癌样：棘层高度增生，且呈不规则形，不但向外，而且向内方向增生，使呈现与鳞状细胞癌相似的改变，但细胞分化好，无核的非典型性，见于慢性感染性肉芽肿性皮炎。

3.1.1.8 棘层变薄：棘层细胞数量减少。

3.1.1.9 表皮萎缩（epidermal atrophy）：

（1）棘层细胞数量减少；

（2）表皮突变平乃至消失，如硬化萎缩性苔藓、老年人萎缩的皮肤。

3.1.1.10 海绵水肿（spongiosis）：棘细胞间水肿，使细胞间隙增宽，细胞间桥拉长，状如海绵故名。在海绵水肿部位，常可见炎症细胞，一般为淋巴细胞。严重的海绵水肿可最终导致表皮内水疱形成，如急性湿疹。

3.1.1.11 气球变性（ballooning degeneration）：棘细胞内水肿，细胞肿胀，体积增大，胞浆苍白。严重的细胞内水肿将导致细胞膜破裂，形成多房性表皮内水疱，称为网状变性，如疱疹病毒性水疱。除水肿外，大而苍白的棘细胞也可由于糖原积聚所致，此改变可见于表皮创伤后及黏膜部位的上皮。

3.1.1.12 棘刺松解（acantholysis）：表皮细胞间的黏合丧失，导致出现表皮内裂隙、水疱或大疱。角质形成细胞当与周围细胞完全分离后称为棘刺松解细胞，其核圆、染色均一、周围绕以嗜酸性浓缩的胞浆。棘刺松解发生在表皮内病变如天疱疮、家族性良性慢性天疱疮、毛囊角化病、灶性棘刺松解性角化不良症、疱疹性水疱、葡萄球菌烫伤样皮肤综合征及各种角层下脓疱病等。少数情况下，棘刺松解细胞可见于真皮乳头脓肿上方的表皮，如疱疹样皮炎时。棘刺松解细胞还可见于日光角化症，假腺样鳞癌等。

3.1.1.13 Kogoj 海绵状脓疱（Kogoj spongiform pustule）：棘细胞上层及颗粒层内的多房性脓疱。角质形成细胞变性破坏，残存的胞膜形成网状，其中有多数中性粒细胞的浸润。此外，浸润的细胞也存在于海绵水肿的棘细胞间。常见于连续性肢端皮炎、脓疱型银屑病等。

3.1.1.14 Munro 微脓肿（Munro's microabscess）：角质层及颗粒层中中性粒细胞小的聚集，见于银屑病时。

3.1.1.15 Pautrier 微脓肿（Pautrier's microabscess）：没有海绵水肿的表皮内三个或三个以上组织细胞、淋巴细胞等的集聚，特征性的见于蕈样肉芽肿。

3.1.1.16 脓疱（pustule）：内含中性粒细胞的水疱或大疱，见于脓疱疮。有时疱内主要含嗜酸性粒细胞，称为嗜酸性脓疱，见于增殖性天疱疮。

3.1.1.17 空泡变性或液化变性（vacuolar degeneration or liquefaction degeneration）：表皮基底细胞内有小空泡形成，这些小空泡相互融合，致基底细胞破坏或坏死，最终导致表皮下疱形成。凡有基底细胞广泛空泡变性的疾病可出现表皮下疱，如扁平苔藓、红斑狼疮、多形红斑等。

3.1.1.18 界面改变：可由于

（1）基底细胞液化变性（liquefaction degeneration），即空泡变性（vacuolar degeneration）；

（2）基底细胞坏死：坏死的细胞均一红染，嗜酸性小体、胶样小体及 Civatte 小体就是在 HE 染色切片所显现的坏死基底细胞；

（3）真皮浅层血管丛周围，尤其是乳头部位致密的炎症细胞浸润；若淋巴细胞浸润致密呈带状，则称为苔藓样浸润。在扫视视野下界面变得模糊不清，称为界面皮炎（interface dermatitis）。

3.1.1.19 裂隙（cleft）：不含液体的空隙，可见于表皮内如毛囊角化症，也可见于上皮细胞与结缔组织间如基底细胞癌。

3.1.1.20 色素增加（hyperpigmentation）：表皮基底层及其上部细胞色素增多，在真皮乳头部也常可见黑素颗粒，如黄褐斑。

3.1.1.21 色素减退（hypopigmentation）：表皮基底层内黑素颗粒减少或消失，如白癜风。

3.1.1.22 色素失禁（incontinence of pigmentation）：基底层细胞及黑素细胞受损后，黑素释至真皮内，部分被位于真皮浅层的组织细胞所吞噬（噬黑素细胞），见于色素失禁症、扁平苔藓等。

3.1.1.23 表皮松解性角化过度（epidermolytic hyperkeratosis），又称颗粒变性（granular degeneration）角化过度：表现为角化过度，颗粒层内多数大而不规则的透明角质颗粒，表皮细胞胞浆皱缩，核周空泡化及表皮松解，详见 9.2.7。

3.1.2 真皮改变（dermal changes）

包括细胞浸润或结缔组织本身的改变。

3.1.2.1 细胞浸润

（1）单一形态细胞浸润；

（2）混合类型细胞浸润：指多于两种类型的细胞浸润；

（3）淋巴组织细胞浸润：指仅有淋巴细胞及组织细胞浸润；

（4）苔藓样：真皮乳头上部与表皮平行带状的炎症浸润，常使表皮真皮界面模糊不清，如扁平苔藓。苔藓样（lichenoid）也用于临床上，指与扁平苔藓时平顶丘疹相似的皮损；

（5）结节性：细胞局限性聚集在一起呈结节状；

（6）白细胞碎裂性：细胞核碎片，特别是嗜中性粒细胞的碎片，主要见于白细胞碎裂性血管炎。

3.1.2.2 结缔组织的改变

（1）胶原变性（collagen degeneration）：胶原结构和着色性的改变。对于胶原之所以用变性而不用坏死，是因为组织学上坏死的概念包括核的改变，而胶原无核。皮肤的胶原变性包括玻璃样变及嗜碱性变。玻璃样变时胶原呈均一、明显嗜酸性红染，如硬斑病、瘢痕疙瘩时。嗜碱性变时胶原纤维呈无定形或颗粒状灰蓝色染，常见于真皮上部，如日光角化症时。

（2）纤维素沉积（fibrin deposit）：又称为结缔组织纤维蛋白样变性（fibrinoid degeneration of connective tissue）：HE 染色下为鲜红嗜酸性染、不规则形或均一的物质，常见于小血管的管壁，也可见于血管周围及胶原束间。现已证实主要系血浆中的纤维蛋白即纤维素沉积所致。当组织变性或坏死时，在 HE 染色下呈现为鲜红嗜酸性染，由于与纤维素沉积所造成的改变相似，有时也称为纤维素样坏死（fibrinoid necrosis）。对于小血管管壁在血管炎时出现的“纤维素样坏死”实质上主要系纤维素在血管壁的沉积所致。

（3）垂直走行的胶原（collagen in vertical streak）：在增宽真皮乳头内见到粗厚、相互平行、与皮肤表面垂直的胶原纤维，见于长期搔抓或摩擦的病变，如肥厚性扁平苔藓、神经性皮炎等。

（4）板层状胶原纤维增生（lamellar fibroplasia）：表皮突下方胶原纤维成层增生，且与其平行。它是对表皮真皮交界部位黑素细胞数目增加（或单个或成巢）的一种反应。可见于黑素细胞良性增生性病变如色素痣，或恶性病变如黑素瘤。

（5）黏蛋白（Mucin）：黏蛋白存在于正常皮肤的基质中。黏蛋白是多个氨基葡聚糖（glycosaminoglycan）连接于一分子的蛋白质肽键上而成。由于在黏蛋白分子中糖分子大于蛋白成分，故有人将其称为蛋白多糖（proteoglycan）。氨基葡聚糖呈酸性又称为酸性黏多糖（acid mucopolysaccharides）。在皮肤的基质中，氨基葡聚糖是透明质酸和硫酸软骨素，以及较小量的 6- 硫酸软骨素和硫酸类肝素。在正常皮肤组织中，黏蛋白的含量很少，HE 染色下是见不到的。在环状肉芽肿、红斑狼疮等病变中，真皮胶原间黏蛋白数量明显增多，HE 染色下为轻度嗜碱性、颗粒状或纤维状的物质。

（6）透明蛋白（hyalin）：在国外皮肤病理学书中不时能看到，hyalin 中文译为“透明蛋白”，hyaline 译为“玻璃的，透明样的”。透明蛋白的概念很模糊，在病理学上是指无定形、不溶性的物质，耐淀粉酶。在 HE 染色的切片上呈粉色，以 PAS 染色可更清楚的显示出来。它常首先沉积在真皮乳头层的小血管管壁及其周围，如卟啉症。在类脂蛋白沉积症，透明蛋白不但沉积在真皮乳头层小血管管壁及其周围，还大片状沉积在真皮乳头。

3.1.3 皮肤组织病理学其他常用的名词（other frequently used terms）

3.1.3.1 坏死（necrosis）：有生命机体内组织或细胞的死亡。组织学上判断坏死是根据核的改变，即核碎、核缩及核溶。坏死细胞的胞浆常肿胀、红染。皮肤的坏死主要有凝固性坏死及干酪性坏死两个类型。凝固性坏死或缺血性坏死时细胞的轮廓仍存在，但细微结构已丧失。干酪性坏死则所有组织结构均丧失殆尽，代之以颗粒状、轻度嗜酸性染的无定形物质，有时其中可见残存的核碎片，见于皮肤结核如寻常狼疮时。目前认为干酪性坏死是凝固性坏死的一个类型。

3.1.3.2 肉芽组织（granulation tissue）：在伤口愈合、溃疡及炎症过程中出现，以富含血管的水肿性结缔组织为特点，有许多新形成的毛细血管，多数成纤维细胞及较为致密的混合类型炎症细胞浸润。

3.1.3.3 肉芽肿（granuloma）：以组织细胞浸润为主的炎症过程，常呈慢性经过。组织细胞源于骨髓，属单核巨噬细胞系统，具有吞噬异物的作用。吞噬了黑素颗粒成为噬黑素细胞，吞噬了含铁血黄素成为噬含铁血黄素细胞，吞噬了脂质成为泡沫状组织细胞。组织细胞可以是多核的，如郎氏巨细胞，Touton 细胞及异物巨细胞。组织细胞可以呈上皮样，上皮样细胞因细胞彼此聚集成团与上皮细胞相似故名。

3.1.3.4 血管炎（vasculitis）：指血管壁及血管周围有炎症细胞浸润，同时伴有血管损伤，包括纤维素沉积、胶原变性、内皮细胞及肌细胞坏死的炎症过程。如果仅有血管扩张、充血或血管壁增厚、内皮细胞增生，并不能诊断为血管炎。

3.1.3.5 炎细胞外渗（exocytosis）：真皮内炎症细胞侵入表皮或表皮附属器，见于海绵水肿性皮炎，即皮炎湿疹类疾病。在 T 细胞淋巴瘤如蕈样肉芽肿时，异常的 T 细胞有侵入表皮的倾向，通常不伴有表皮的海绵水肿，称为亲表皮性（epidermotropism）。

3.1.3.6 肿瘤（neoplasm）：非炎症细胞的增生，一般是不可逆的。有转移倾向的肿瘤为恶性肿瘤，没有转移倾向的肿瘤为良性肿瘤。

3.1.3.7 增生（hyperplasia）：非炎症细胞的增生，是可逆的。如前述的表皮增生就是表皮角质形成细胞，主要是棘层细胞的增生。

3.1.3.8 错构瘤（hamartoma）：是发育上的异常（畸形），其特点是器官中各种组织异常的生长，如畸胎瘤、平滑肌错构瘤等。

3.1.3.9 肥大（hypertrophy）：由于细胞体积增加而造成组织或器官的增大。

3.1.3.10 痣（nevus）：有两种含义，一种是指由痣细胞的集合而成的皮肤损害，如黑素细胞痣；一种是指出生时就已存在，由成熟或近乎成熟的组织结构所组成的损害，如皮脂腺痣、小汗腺痣、鲜红斑痣等。

3.1.3.11 化生（metaplasia）：一个完全分化的组织转变成为另一类型的组织，如钙化上皮瘤的骨化。

3.1.3.12 分化（differentiation）：肿瘤与正常细胞或正常组织结构的相似程度。与正常成熟细胞或结构越相似，分化越好；与正常成熟细胞结构越不相似，则分化越差。

3.1.3.13 非典型性（atypia）或异形性：具有不良分化的细胞，表现为核大小不等，外形不规则，染色质丰富、深染，有不典型丝状分裂象，又称为核非典型性。

3.1.3.14 乳头瘤（papilloma）：由于真皮乳头向上伸展，使皮肤表面呈现乳头状的突起，常伴其上表皮的棘层增生、粒层增生及角化亢进，如脂溢性角化症、表皮痣、寻常疣等。乳头瘤时真皮乳头增厚，其上表皮也可正常甚至变薄，如皮赘及黑棘皮病时。

3.1.3.15 淋巴样细胞、单一核细胞：指具有淋巴细胞组织学表现的细胞，即核单一、圆、深染。一般是指淋巴细胞及单核细胞，这是因为这两种细胞在 HE 染色的组织切片上有时不易分辨，就通称淋巴样细胞或单一核细胞。

3.2 临床名词（皮肤损害的大体病理学）（clinical terms）

3.2.1 原发性损害（primary lesious）

原发性损害指皮肤病理过程所直接造成的损害。有些损害既可由内因也可完全由外因所致。例如，与天疱疮类似的水疱可由斑蝥素所致。粉刺除了见于青年痤疮患者，也可因烃类物质刺激或严重的长期日光性损伤所致。似扁平苔藓的苔藓样丘疹可因摄影显色剂引起。荨麻疹既可由药物所致，也可由压力引起。

3.2.1.1 斑疹（macule）：既不高起也不凹陷，直径小于 1cm 的皮肤颜色改变。

斑疹可因色素异常所致，如雀斑时表皮内黑色素增多，白癜风时则表皮内黑色素减少。瘀点是由于乳头真皮内血管外红细胞所致。红色斑疹如病毒性发疹可由于扩张充血的毛细血管所致。出血斑可因创伤引起，如老年性紫癜。

3.2.1.2 斑片（patch）：直径大于 2cm 的斑疹。斑片形成的原因与斑疹相同。神经纤维瘤病时的咖啡斑是由于表皮中黑色素增加所致。紫斑或瘀斑系血管外红细胞引起。红色斑片如晒斑是由于真皮浅层血管扩张充血所致。

3.2.1.3 丘疹（papule）：隆起皮面的实性损害，直径小于0.5cm。

丘疹可由于：

（1）真皮乳头层中炎症细胞浸润所致，如光泽苔藓的丘疹是由致密的、主要是组织细胞在真皮乳头内浸润，并使其扩张。炎症细胞常侵入表皮，并造成表皮细胞间水肿等改变，如湿疹的丘疹；

（2）代谢物在真皮乳头的沉积，如皮肤淀粉样变的丘疹是由于淀粉样蛋白沉积于真皮乳头；

（3）表皮增生，如扁平疣的表皮增生，传染性软疣时的毛囊漏斗部增生；也可因表皮增厚所致，如神经性皮炎患者，由于长期搔抓出现的丘疹属此类。苔藓样是指与扁平苔藓损害相似的平头丘疹。伴有表皮角化异常的丘疹习惯上称为“丘疹鳞屑性”损害，如银屑病时的丘疹是由于真皮乳头改变及炎症细胞浸润，鳞屑是由于表皮改变，特别是角质层融合性角化不全所致。

3.2.1.4 斑块（plaque）：扁平、隆起皮面、直径大于2cm的实质性损害。

斑块可由于丘疹扩展或融合所致，可见于苔藓性淀粉样变及银屑病等。

3.2.1.5 风团（wheal，hive）：一过性、水肿性、粉红色、隆起皮面的损害，周围常有伪足，在玻片压诊下变苍白。

风团的组织学改变是真皮明显水肿，炎症细胞很少（浆液性炎症）。在皮下组织疏松的部位，如唇和眼睑所发生的巨大风团称为血管性水肿。

风团出现迅速、消退亦快，仅为数分钟至数小时。风团样损害与真正的风团在形态上相似，但在组织学上是有区别的。风团样损害常持续存在数天或数周，组织学上为混合性细胞浸润，并有水肿，可见于某些药疹、疱疹样皮炎、类天疱疮、妊娠疱疹、变态反应性接触性皮炎、白细胞碎裂性血管炎和虫咬皮炎等。这些病变共同的组织学特点是真皮乳头水肿、混合类型炎症细胞浸润，但它们之间的组织学特点还是有明显区别的。

3.2.1.6 结节（nodule）：圆形、隆起性损害，直径大于0.5cm。有时用手触摸更易感觉到。结节常由于真皮中广泛的浸润所致，但也可因皮下脂肪的大片浸润引起。如瘤型麻风时的结节是由于致密、弥漫的泡沫状组织细胞在真皮中浸润。类风湿关节炎时的皮下结节是由于纤维素在皮下沉积所致，而痛风结节则是由于尿酸盐在真皮中的沉积。结节痒疹则是神经性皮炎的一种结节状形式，是由于表皮及真皮乳头增厚所致。

3.2.1.7 肿瘤（tumor）：直径大于2cm的实性或囊性半球形或圆形或不规则形的损害。它是由非炎症性细胞的增生所致，一般是不可逆的。

囊肿（cyst）：内含液体和（或）细胞、四壁衬以上皮的囊性损害。

3.2.1.8 皮肤囊肿（dermatocyst）：囊肿壁几乎都是衬以附属器上皮，如毛囊、小汗腺或大汗腺的上皮。最常见的是漏斗部囊肿，它位于毛囊的最上部，内容物主要是角化细胞。多发性脂囊瘤的内衬上皮与皮脂腺导管上皮相似，囊腔内容物大多为皮脂。

过去曾把皮肤内的某些沉积物也不正确的称为“囊肿”，如“滑液”囊肿或黏液样囊肿，事实上本病是黏蛋白的聚集，而并无上皮的衬壁，所以应更恰当地命名为“局限性黏蛋白沉积症”（focal mucinosis）。

3.2.1.9 水疱（vesicle）：局限性、内含液体的隆起性损害，直径小于0.5cm。可以是表皮内疱，也可以是表皮下疱。

在表皮内充满液体的腔为表皮内水疱，临床上常不易与表皮下水疱相区别。一般说来，表皮下水疱紧张，但表皮内疱的壁也可以是紧张的，如疱疹病毒性疱或疱疹样天疱疮；而表皮下疱也可以是松弛的，如中毒性表皮坏死松解症。

3.2.1.10 大疱（bulla）：直径大于0.5cm的水疱称为大疱。与水疱相似，大疱亦有表皮内大疱及表皮下大疱之分，前者如寻常性天疱疮，后者如大疱性类天疱疮。

3.2.1.11 脓疱（pustule）：为限局性内含脓液（中性粒细胞及其坏死的碎片）的损害。大部分脓疱位于表皮内，但亦可因表皮下疱继发感染所致。脓疱可以是感染性的，也可以是非感染性的。细菌性脓疱见于脓疱病及疖，无菌性脓疱则见于脓疱性银屑病及角层下脓疱病。

3.2.1.12 紫癜（purpura）：皮内出血。瘀点为直径小于0.5cm的出血斑。瘀斑则为直径大于0.5cm的出血斑。血肿为深位于真皮或皮下的出血性损害，常造成肿胀。

3.2.2 继发性损害（secondary lesions）

包括鳞屑、结痂、溃疡及瘢痕等，它们既可由原发损害演变而来，也可因患者搔抓、刺激等人为因素所致。

3.2.2.1 鳞屑（scale）：肉眼可见大小及厚薄不等的灰白色干燥碎片，小的呈糠秕状，大的呈片状。鳞屑大多系角质形成细胞形成加快，细胞来不及完全成熟、角化，在角质层出现角化不全细胞所致。角化不全可以是大片融合性的，如寻常性银屑病；也可以是局灶性的，如玫瑰糠疹、远心性环形红斑等；可以是角化不全及角化亢进同时存在，如毛发红糠疹；还有的鳞屑可完全由角化过度所致，如寻常性鱼鳞病和性联鱼鳞病。

3.2.2.2 痂（crust）：由渗出的浆液及细胞等干涸而成。脓疱疮的痂呈蜜黄色，由浆液及白细胞组成。血痂由浆液、白细胞及红细胞组成。痂可堆积很厚，见于增殖型天疱疮及增殖性脓皮病。在痂中还可见坏死的角质形成细胞、角化不全细胞、纤维素和细菌等。

3.2.2.3 糜烂（erosion）：部分或全层表皮的缺损。典型的糜烂见于寻常型天疱疮，大疱发生在基底细胞层上，疱顶去掉后就成为糜烂。由于糜烂并不累及真皮，若无感染，愈后无瘢痕。

3.2.2.4 溃疡（ulcer）：表皮全部缺损，并常有真皮缺损。许多疾病可导致溃疡发生，如淤滞性皮炎、血管炎（如变应性血管炎时的溃疡）、慢性感染（如皮肤黑热病时的树胶肿样溃疡）以及肿瘤（如基底细胞癌或肿瘤期蕈样肉芽肿时）。溃疡也可以是人为的，可由腐蚀剂、锐器或病人自己的指甲所致。剥蚀可造成糜烂或溃疡，这取决于患者的指甲使用了多大的力量。臁疮常是由β溶血性链球菌感染所致的溃疡。如果溃疡破坏了真皮乳头正常胶原的结构，则愈后必将有瘢痕形成。

3.2.2.5 皲裂（fissure）：皮肤的线状裂隙，可从皮肤表面达到真皮。皲裂常见于皱褶部位的鳞屑性损害上，如发生在掌跖、臀沟的银屑病损害。

3.2.2.6 瘢痕（scar）：正常排列的胶原被纤维化所代替。瘢痕是炎症过程的终末阶段。炎症过程开始于破坏原先存在的细胞，进一步产生肉芽组织。组织学上瘢痕是由平行于皮肤表面走行的胶原纤维、数量增多的成纤维细胞及与表皮垂直走行、扩张的血管所组成。瘢痕疙瘩为增厚、均一嗜酸性染、排列紊乱的胶原纤维束所组成，同时成纤维细胞数量增多。当瘢痕及瘢痕疙瘩累及真皮乳头时，正常皮纹常消失。

3.2.2.7 萎缩（atrophy）：为皮肤实质成分的减少，常由于表皮或真皮变薄，有时可因皮下脂肪变薄所致。萎缩可由于原有胶原束变薄，如老年人皮肤，也可由于显著的炎症或溃疡所致真皮变薄。皮肤萎缩的临床特点是光泽、发白、正常皮纹消失、皱缩及皮肤附属器、特别是毛囊消失，萎缩区域的血管常清晰可见。当萎缩并伴有毛细血管扩张、色素沉着及色素减退时称为“皮肤异色症”。

3.2.2.8 硬化（sclerosis）：皮肤发硬，触诊更易察觉。典型的例子为硬皮病，但硬化亦可见于硬肿病及硬化黏液性水肿。硬化可以是局限性的，也可以是弥漫性的。组织学上硬化是由于胶原增加，呈均一嗜酸性改变所致。

3.2.2.9 苔藓样变（lichenification）：皮肤增厚，为丘疹彼此融合或聚集，伴以正常皮肤纹理增厚，色素沉着，有时有鳞屑。苔藓样变可由于长期搔抓或摩擦所致，典型例子为神经性皮炎时的斑块和结节痒疹时的结节性损害，苔藓样变可在慢性瘙痒性皮炎如慢性接触性皮炎和红皮病的基础上发生，也常见于异位性皮炎时。组织学的特点是真皮乳头增厚，与表皮垂直走行、增厚的胶原纤维，常伴有成纤维细胞数目增多。表皮改变为角化过度、粒层增厚及棘细胞增生。

3.2.2.10 色素沉着（pigmentation）：各种色素所引起的皮肤颜色改变，最常由于黑色素所致。黑色素可引起不同的皮肤颜色改变，如交界痣时在表皮各层包括角质层可以有许多黑色素，呈黑色；蓝痣时痣细胞及噬黑素细胞中的黑色素位于真皮的中部及下部，呈蓝色；咖啡斑的表皮内黑素呈褐色；转移性恶性黑素瘤时真皮内弥漫的黑色素呈灰色；持久性色素异常性红斑时黑色素见于表皮细胞及真皮噬黑素细胞内，呈淡灰色。人类不同的皮肤肤色是由于黑色素数量及分布不同所致。表皮中黑色素丧失可见于白癜风及炎症后色素减退。炎症后色素沉着则是由于表皮中黑色素增多及真皮乳头中的噬黑素细胞。文身则并非由黑色素，而是由其他颜色所致，如银造成灰蓝色，胡萝卜素造成橘黄色，钴造成蓝色，镉造成黄色，汞导致红色、炭黑色及铬绿色等。血色症时的淡褐色改变主要是由于黑色素，而非含铁血黄素所致。

3.2.2.11 隧道（burrow）：寄生虫或其幼虫在表皮、通常是角层或棘细胞上层内造成的通道。典型的例子是疥螨雌虫寄生在皮肤所致的隧道，疥螨在隧道内排卵，并引起局部剧烈瘙痒。钩虫幼虫寄生在表皮的最下层，并在弯曲的隧道内移行。

3.2.2.12 窦道（sinus tract）：内衬上皮的管道，开口于皮肤表面。聚合性痤疮、化脓性汗腺炎及脓肿性穿掘性头部毛囊及毛囊周围炎均可见皮肤窦道，它们是由于毛囊破裂及化脓后上皮再生所致。

3.2.2.13 脓肿（abscess）：脓液局限性聚积。毛囊囊肿破裂可形成脓肿，内含的细菌、酵母、角质细胞及毛发引起中性粒细胞反应。疖是一个毛囊脓肿，通常由金黄色葡萄球菌所致。痈是多个疖融合而成。孢子丝菌病时最早出现的淋巴管炎性损害是真皮及皮下脂肪脓肿。银屑病的微脓肿在表皮内，而腹股沟肉芽肿的微脓肿在真皮内。蕈样肉芽肿的“Pautrier 微脓肿”主要由单一核细胞组成，而非中性粒细胞组成，因此称其为脓肿是不确切的。

3.2.3 其他（other lesions）

3.2.3.1 粉刺（comedo）：为扩张的毛囊漏斗部，其中充满着角化细胞、脂性物质及微生物。粉刺是寻常痤疮的原发性损害，也可继发于被某些物质如油脂堵塞，或长期严重的日晒伤。结节性弹力纤维病的粉刺发生在颧部，为群集，由日光所引起，粉刺周围为明显的变性弹力组织。皮质激素性痤疮是指系统性或局部应用皮质激素后所致。

3.2.3.2 毛细血管扩张（telangiectasia）：皮肤表面可以见到的细小血管，它们是扩张的毛细血管、小静脉和小动脉。毛细血管扩张可在无炎症反应的情况下发生，如慢性日晒伤的皮肤。也可继发于炎症造成的皮肤异色症（包括毛细血管扩张、萎缩、色素减退及色素沉着）。

4 皮肤活体组织检查

组织病理学检查对皮肤病的诊断是至关重要的。对绝大多数皮肤病，无论是炎症还是肿瘤，都能通过活体组织检查达到特异的诊断。

皮肤活组织检查不仅仅是机械地取得一块皮肤组织，而是包括了一系列的步骤，它们包括：

（1）认真选择活体组织检查的部位，可以是一个部位，也可以是多个部位；

（2）选择适当的方法取得皮肤组织标本，并应轻巧地处理标本；

（3）适当的固定并处理标本，制备出高质量的切片；

（4）正确的组织学诊断；

（5）由做活体组织检查的临床医生阅读病理切片。

理想的是皮肤病理医生亦应在取活组织标本前检查患者的损害，但这常常做不到。临床上用肉眼检查及实验室中以显微镜检查是判断皮损性质的两个重要方面。因此为了更好地理解疾病过程并能作出特异诊断，皮肤组织病理学家与临床皮肤科医生的紧密合作是极为重要的。

为了达到正确的诊断，有时还需采用组织化学、电镜、免疫荧光及其他手段。

4.1 皮肤活体组织检查（skin biopsy）

4.1.1 皮肤活检部位选择（Biopsy site selection）

对于炎症性皮肤病，最好选择处于病变发展阶段的原发性损害。许多炎症性皮肤病如疱疹样皮炎、钱币状皮炎及疥疮等，常伴有剧烈的瘙痒，由于患者搔抓，可出现糜烂、溃疡、结痂、渗出，有这些改变的部位不宜选择做活组织检查。同样，也应避免选择有瘢痕及炎症后色素沉着改变的部位。

对于水疱大疱性病变，应选择早期损害如水肿性红斑或新出现的小水疱，而不是大疱。应避免选择陈旧的疱，因为一则疱内很可能有继发感染，二则疱的基底很可能表皮再生，而使组织学的图像复杂化。有些大疱病如寻常型天疱疮及中毒性表皮坏死松解症等，最先出现的损害就可能是水疱或大疱，此时应选择小、内容物清亮的疱完整切除，而不应取已结痂、化脓的疱。若患者皮损仅有大疱时，应取新生大疱的边缘，同时保证疱顶的表皮存在。

对环形的损害如环状肉芽肿、远心性环状红斑等，应自环状边缘取材。对片状损害如硬斑病、类脂质渐进性坏死等应从其活动性的边缘部位取材。

对于皮损形态多样、鉴别诊断较多的皮肤病，有时需多处取材。特别是皮损处于不同发展阶段的病变，如急性痘疮样苔藓样糠疹、白细胞碎裂性血管炎（如过敏性紫癜）时，患者可同时存在许多不同发展阶段的损害，此时就应多处取材。以白细胞碎裂性血管炎举例，若取荨麻疹样、非出血性丘疹，仅可在血管周见到中性粒细胞及核尘，但血管壁上无纤维素沉积，若取出血性丘疹及水疱，则常可见到以上所有的特点。

对于皮肤肿瘤，取材做活组织检查时，要包括肿瘤及肿瘤边缘的正常皮肤。有些肿瘤的诊断，结构型式判断是极为重要的，如角化棘皮瘤、良性幼年性黑素瘤。较小的肿瘤应尽可能将肿瘤全部切除。若肿瘤较大，不可能全部切除，则最好自肿瘤中心至边缘取一楔形标本，其中包括肿瘤边缘的正常皮肤及肿瘤底部的正常组织，以供组织学检查肿瘤性疾病侵袭的范围。对于恶性黑素瘤，曾有人认为活组织检查会促使肿瘤转移，但统计资料并不支持这一观点。事实上，活组织检查对病变的性质、恶性度及深度有了更好的了解，将有助于决定切除的范围及深度。

4.1.2 皮肤活检方法选择（biopsy technigue seletion）

皮肤活组织检查取材的方法大致有 3 种：削法、环钻法和手术切除法。此外，少数情况下可用剪刀剪除或用刮匙刮除，这尤其适于某些带蒂的皮肤肿物如皮赘。

削法（shave）是指用手术刀或消毒刀片与皮肤表面在大致平行的方向上削去病变组织，活检深度至真皮浅层。此法简单、不需缝合，但仅适于个别病变。主要是良性、表浅、向外生长的皮肤肿物或错构瘤，如疣、皮赘、脂溢性角化症等。削法并不能应用于黑素细胞的肿瘤及向内生长的皮肤肿物，也不适于炎症性皮肤病。

环钻法（punch biopsy）是指用环钻钻入皮肤而取材，环钻的大小从 2 ~ 8mm 不等，所用环钻的大小及钻入皮肤的深度需视病变大小或性质而定。一般来说，环钻的深度可达皮下脂肪层浅层；遗留的皮损缺损可二期愈合或缝合。在皮肤活组织检查时，环钻法是最常应用的方法。但环钻法不适于脂膜炎时的取材。因为脂膜炎时，由于皮下脂肪层的炎症改变了皮下脂肪与真皮间的连接，用环钻法取材时皮下脂肪常并不随真皮取出，而使脂膜炎的诊断无法作出。此外，在鉴别结节红斑与硬红斑时，一个重要的方面是皮下脂肪大血管的情况，用环钻法时常因不易取到深部血管而使诊断发生困难，因此对所有的脂膜炎，均应用手术切除法取材。为诊断头皮秃发，取材亦也应达到皮下脂肪，因为在头皮，毛囊球部深，位于皮下脂肪，因此最好亦用手术切除法。也可以应用 4 ~ 6mm 环钻，此时环钻的方向应大致与毛囊走行方向一致。

手术切除法（excisional biopsy）是指用手术刀做梭形切口切除病变组织。为了保证愈合后的美观效果，切口的长轴应与皮肤张力线平行，梭形的长宽比为 3 ∶ 1，顶角约为 30°，若完整切除，切缘应距离肿瘤 2 ~ 5mm。除了上述的脂膜炎及秃发等炎症性病变应用此法外，手术切除更常用于皮肤肿瘤的检查。特别是有些肿瘤如角化棘皮瘤、幼年良性黑素瘤，其组织学上结构形式的全貌是远比细胞学特点为重要的诊断依据，此时用手术切除法切除全部肿物以供组织病理学检查是十分必要的。如果用环钻法取材，由于无法判断病变的结构形式，而仅从细胞学上寻找依据，则常常会导致错误的诊断，可能将角化棘皮瘤误诊为鳞状细胞癌、幼年良性黑素瘤误诊为恶性黑素瘤。手术切除法一则标本可以较大、较完整，二则容易达到所要求的深度。后者对肿瘤，特别是恶性肿瘤也是重要的，因为瘤细胞所达到的深度是判断预后的一个指标。

4.1.3 皮肤活检的注意事项（operational considerations）

（1）对所取下的活体组织标本，应注意切勿用镊子夹，特别是环钻法取材的标本，将标本自环钻中取出时切勿使用镊子，应使用针头挑出所切除组织，否则将破坏整个病变的结构形式，使细胞形态无法辨识，而难以作出病理学的诊断。

（2）其次活体标本最好包括一部分正常皮肤，特别是判断色素沉着或色素减退，需要与正常皮肤进行比较后才能作出判断；此外包括正常皮肤也有助于判断病变的范围及界线。

（3）若做梭形切口进行切除活检，在注射局麻药前应用标记笔画出切口范围，因为注射局麻药后可能导致局部组织水肿而对皮损的界限判断不清。

（4）术前局麻药的注射应该在病变组织的下方或周围，而不应注射于病损中。

总之，在取材前，临床医师必须先对病变的分布、范围及深度作出初步判断，以决定活组织检查所应采用的方法及深度，使病理医生能作出正确的诊断。

4.2 组织标本的处理及染色（speciuen processiong and staining）

4.2.1 皮肤活检组织的固定及常规染色（Fixation and H&E staining of the skin biopsy tissue）

取下的组织标本应立即放入10%中性缓冲的甲醛液中固定。如果取下的组织标本不立即放入固定液中或未能充分浸入其中，将会使标本出现人为的改变。如果在寒冷的季节，为了避免标本冻结，应在固定液中加入10%体积的95%乙醇。如果取下的标本同时需做其他检查，则应放入相应溶液中：

（1）若需作直接免疫荧光检查，则取下标本后将其一分为二，一半放入10%甲醛液中供石蜡包埋HE染色用，一半放入Michel保存液，即硫酸铵55g溶于100ml缓冲液。缓冲液含2.5ml 0.1M N—乙基顺丁烯二酰亚胺，87.5ml蒸馏水，最后以1M氢氧化钾调pH 7.0，或用改良缓冲液：硫酸铵55g，叠氮钠0.05g，蔗糖7g，甘油3ml，酚红0.001g，0.05MPBS（pH 7.0）100ml，最后以1M氢氧化钾调到pH 7.0。标本可在上述保存液中在室温下放置1周。如在取材当日即作直接免疫荧光检查，则可放入生理盐水或0.01M pH 7.0的PBS的缓冲液中。

（2）若需作真菌培养，取下的标本立即放入真菌培养基中。

（3）若需作酶学检查，则应将取下标本放入湿纱布中即送实验室作冰冻切片。

（4）若需作电镜检查，则应将标本根据要求放入相应的固定液中。

固定的时间应足够长，4mm厚的标本至少需要8小时；6mm厚的标本至少需要12小时；大的肿瘤标本，应将其切成小块后固定。然后脱水、去脂、石蜡包埋、切片。切片以4～6μm厚为宜。

组织标本常规以苏木紫—伊红（Hematoxylin Eosin，HE）染色，染色的结果显示细胞核为蓝色，细胞质及结缔组织、肌肉、神经为红色，红细胞为明亮的粉红色。95%以上的组织切片都可以在HE染色下作出诊断，仅少数病例需要作特殊染色。

4.2.2 组织化学染色（histochemistry staining）

组织化学染色，即通常所说的“特殊染色”，是利用某些组织的化学特性，使其与特殊的染料发生化学反应，形成与周围组织不同的颜色或对比，以更清楚的显示特殊的组织学变化。组织化学染色在皮肤病理的诊断中起到重要作用，常用于皮肤沉积物及皮肤肿瘤的诊断。

常用的组织化学染色可以在甲醛固定、石蜡包埋的切片上进行，它们在皮肤组织中的作用见表4.2-1。

表4.2-1 组织化学染色一览表

染色	染色目的	结果
Masson三色	胶原	胶原：蓝色，核：黑色，胞浆、肌肉、神经：红色
Verhoeff-Van Gieson	弹力纤维	弹力纤维：蓝黑或黑色，胶原：红色，细胞质及肌肉：黄色
硝酸银浸染	网状纤维	网状纤维、黑色素及神经：黑色，胶原纤维：紫色，核及胞浆：灰色
Wilder	网状纤维	网状纤维：黑色，胶原纤维：玫瑰红色，其他组织成分：红色
Fontana-Masson（氨化硝酸银）	黑色素	黑色素：黑色，核：粉色
Silver methenamine（环六甲基四胺银）	真菌，Donovan小体	真菌，Donovan小体：黑色
PAS	真菌，中性黏多糖	真菌、基底膜、含中性黏多糖的黏蛋白、糖原、纤维素及网状纤维：玫瑰红至紫红色
阿申蓝（Alcian blue）	酸性黏多糖	酸性黏多糖：蓝色
甲苯胺蓝（Toluidine blue）	酸性黏多糖	酸性黏多糖：异染性紫红色，肥大细胞颗粒：红至紫红色

续表

染色	染色目的	结果
姬姆萨（Giemsa）	肥大细胞颗粒，利什曼原虫	肥大细胞颗粒、酸性黏多糖：异染性紫红色，利什曼原虫、嗜酸性粒细胞颗粒：红色
Fite	耐酸杆菌	耐酸杆菌，如结核分枝杆菌及麻风分枝杆菌：红色
Perl 亚铁氰化钾	含铁血黄素	含铁血黄素：蓝色
Ziehl-Neelsen	耐酸杆菌	耐酸杆菌，如结核分枝杆菌及麻风分枝杆菌：鲜红色
碱性刚果红	淀粉样蛋白	淀粉样蛋白：在偏振光下检查示绿色双折光。普通光镜：淡粉至红色
结晶紫	淀粉样蛋白	淀粉样蛋白：红色，其他组织成分：蓝色
胶样铁	酸性黏多糖	酸性黏多糖：深蓝色，胶原：红色，胞质及肌肉：黄色
Von Kossa	钙	钙：黑色
猩红	脂质	脂质：红色
苏丹黑 B	脂质	脂质：黑色
Badian	神经纤维	神经纤维、核：黑色，髓鞘、肌肉、红细胞：红色
Warthin-starry	螺旋体 Donovan 小体	螺旋体，如梅毒苍白螺旋体，Donovan 小体：黑色
磷木酸苏木紫（PTAH）	肌肉，纤维素	肌纤维素、核、胞质：蓝色，胶原、网状纤维、基底膜：红至棕红色
Gram-Weigert	细菌	阳性菌：蓝色，阴性菌：红色
地衣褐（Acid orcein）	弹力纤维	深棕色
间苯二酚一品红	弹力纤维	紫色

在皮肤的组织化学染色中，最常应用的特殊染色有：

（1）过碘酸-雪夫染色（PAS）：PAS 反应中的过碘酸能使细胞内的多糖乙二醇基氧化成二醛，再与 Schiff 液的无色品红结合，使红色定位于胞浆上。PAS 染色可使某些多糖染色为红色，包括糖原以及含中性黏多糖的黏蛋白。因此，富含糖原的外毛根鞘细胞、小汗腺细胞及黏膜上皮细胞，以及富含中性黏多糖的 Paget 细胞在 PAS 染色下呈阳性反应。PAS 染色还可以显示增厚的基底膜带，如在红斑狼疮的皮损或迟发性皮肤卟啉症中。此外，真菌的细胞壁因为含有纤维素及富含多糖的几丁质，在 PAS 染色下呈现明亮的粉红色。在 PAS 染色前进行淀粉酶的消化可以区分中性黏多糖和真菌细胞壁与糖原的阳性反应。糖原的 PAS 染色在淀粉酶消化后变为阴性，而中性黏多糖以及真菌细胞壁的 PAS 染色反应是耐淀粉酶的。

（2）阿申兰染色：阿申兰染色主要用于显示酸性黏多糖，它可以使酸性黏多糖着色为蓝色。酸性黏多糖在正常皮肤中含量很少，主要分布于真皮的基质中；然而在皮肤黏蛋白沉积症、结缔组织病、乳房外 Paget 病中酸性黏多糖大量增加，阿申兰染色呈现阳性。

4.2.3 免疫组织化学染色（immunohistochemistry staining）

作为组织化学染色的一种，免疫组织化学染色自从 20 世纪 70 年代发明以来，越来越多的运用到皮肤组织病理的诊断中。与组织化学利用人体组织与染料的化学反应不同，免疫组织化学利用放大了的抗原抗体反应，可以显示表达某种特定蛋白质的细胞和细胞成分，从而可以更敏感、更精确的对特定类型的细胞进行定性及定位，常用于皮肤肿瘤的诊断中以明确肿瘤细胞的来源及分化。

大部分免疫组织化学可以在常规的甲醛固定、石蜡包埋的切片上进行，皮肤科常用的免疫组织化学染色抗原见表 4.2-2。

在皮肤肿瘤的诊断中，往往需要多个免疫组化标记的联合应用以确定肿瘤细胞的组织来源。

表 4.2-2　免疫组织化学染色抗原

抗原	来源及定位
细胞角蛋白（Cytokeratin），包括 AE1、AE3、CAM5.2、CK20	表皮及其附属器
Vimentin（波形蛋白）	间质细胞、黑素细胞、淋巴瘤、肉瘤、黑素瘤
Desmin（结蛋白）	肌肉组织（包括平滑肌和骨骼肌）
EMA（上皮膜抗原）	汗腺及皮脂腺，上皮样肉瘤
CEA（癌胚抗原）	汗腺及其肿瘤，Paget 细胞
S100 蛋白	黑素细胞、朗格汉斯细胞、汗腺及其肿瘤、施万细胞、神经组织、交指状网状细胞、软骨细胞、脂肪组织
HMB-45	黑素细胞，一些神经细胞
Chromogranin（嗜铬蛋白）	神经内分泌细胞、Merkel 细胞癌、小汗腺细胞
Synaptophysin（突触囊泡蛋白）	神经内分泌细胞、Merkel 细胞癌
Lysozyme（溶菌酶）	巨噬细胞、粒细胞、髓样细胞
8 因子相关抗原	内皮细胞、血管肉瘤、Kaposi 肉瘤
CD31	内皮细胞
CD34	内皮细胞、骨髓干细胞、隆突性皮肤纤维肉瘤
SMA（平滑肌肌动蛋白）	平滑肌及其肿瘤，肌成纤维细胞
MART-1/Melan-A	黑素细胞、痣、黑素瘤
Factor XIIIa	皮肤纤维瘤，部分纤维组织细胞
CD1a	朗格汉斯细胞
LCA（白细胞共同抗原）	正常白细胞、淋巴瘤、白血病
CD45-RO	记忆性 T 细胞
CD20	B 细胞

4.2.4　其他组织病理学诊断技术（Other histopathology techniques）

近年来，随着生物技术的发展，用于组织病理学诊断的新技术和新方法也层出不穷，有多项技术已经应用于常规的皮肤疾病组织学诊断中，极大地提高了诊断的效率和准确性。

4.2.4.1　免疫荧光检查（immunofluorescence）

免疫荧光技术作为免疫组织化学方法的一种，利用荧光素标记的抗体，较敏感的检测皮肤组织中的抗原抗体反应，广泛应用于自身免疫性皮肤病的诊断中。直接免疫荧光（direct immunofluorescence，DIF）以患者的皮肤或黏膜为底物，利用荧光素标记的免疫球蛋白 IgG、IgM、IgA 或补体 C3，原位检测发生在患者皮损中的抗原抗体反应，常用在自身免疫性疱病、过敏性紫癜、皮肤红斑狼疮的诊断中。如：寻常型天疱疮的患者皮损的直接免疫荧光显示棘细胞间 IgG 及 C3 的沉积；疱疹样皮炎患者的皮损中真皮乳头顶端会有颗粒状的 IgA 沉积。用于直接免疫荧光检查的皮肤活检组织不能用甲醛固定，而应放在 Michel 液中保存和运输。间接免疫荧光（Indirect immunofluorescence，IIF）是以正常的皮肤或黏膜为底物，利用荧光标记的二抗，可以半定量地检测患者血清中循环抗体或补体的量。间接免疫荧光在皮肤科常用于自身免疫性疱病的诊断及病情监测，在此方面最广泛应用的底物是猴食管上皮；对于副肿瘤性天疱疮的检测，最常用的底物是小鼠膀胱上皮。

4.2.4.2　电子显微镜（electron microscopy）

透射电子显微镜因其超高的放大倍数及其对细胞内结构的清晰显示，在组织病理的诊断中也起到重要的辅助作用。

（1）细胞来源不明的肿瘤的诊断：某些免疫组织化学阴性、无法确定来源的肿瘤，在透射电镜下可以看到细胞谱系特异性的微观细胞结构；如表皮来源细胞的细胞间桥，黑素细胞中的黑素小体，朗格汉斯细胞中的

Birbeck 颗粒等，这些细胞结构的确定可以辅助肿瘤细胞来源的判断。

（2）遗传性表皮松解症的诊断：透射电镜下可以通过分辨表皮裂隙形成的层面、特定细胞连接的缺失 / 减少确定遗传性表皮松解症的亚型。如：营养不良型大疱性表皮松解症的表皮裂隙位于致密板下带，可以看到由Ⅶ型胶原构成的锚纤维的数量减少。用于电子显微镜检查的组织需要将新鲜组织放进特定的固定液中固定。

4.2.4.2 基因重排（gene rearrangement）

基因重排主要用于皮肤淋巴瘤的诊断。T 细胞受体（TCR）基因重排用于 T 细胞淋巴瘤的诊断，免疫球蛋白重链（IgH）基因重排用于 B 细胞淋巴瘤的诊断。以 T 细胞淋巴瘤为例，T 细胞在发育分化的过程中，T 细胞受体的 4 条链 α、β、γ、δ 分别是其相应基因中不同组分（V，D，J）随机重排的产物。理论上正常产生的 T 细胞每个细胞的重排方式均不同，而单克隆增生的肿瘤性 T 细胞，因来源于同一个细胞，其 TCR 各链的重排方式是一致的。于是通过 PCR 的方法，利用针对 TCR 基因特定区段的引物，可以通过是否出现均一一致的条带或峰值显示出皮损中是否存在单克隆增生的 T 细胞。常用的 TCR 基因重排引物针对 TCR-β 链或 γ 链。同理，B 细胞在发育过程中要经过免疫球蛋白重链的重排，通过这一重排也可以检测皮损中克隆性 B 细胞的存在。

4.2.4.3 原位杂交（in situ hybridization，ISH）

原位杂交是指以特定标记的已知序列的 DNA 或 RNA 为探针与组织切片中的相应核酸进行杂交，从而对特定的 DNA 或 RNA 顺序进行精确定量定位的过程。在皮肤的组织病理诊断中，原位杂交主要用于诊断特殊感染性疾病或具有特定染色体异位的肿瘤中。如：EB 病毒编码的小 RNA（EBER）原位杂交阳性可以辅助诊断 EB 病毒相关性的淋巴细胞增生性疾病。近年来，利用荧光素标记探针的荧光原位杂交（FISH）成为更加灵敏和用途更加广泛的原位杂交方法。

5
结构型式分析的诊断方法

传统上，对疾病的理解基于诊断、病因及病机三个方面。目前对皮肤病的病因及病机正进行着广泛的研究，尤其是20世纪80年代以来，分子生物学技术的应用，使我们对许多疾病的病因及病机有了更为深刻的认识。尽管如此，许多皮肤病的病因仍不清楚，病机也知之甚少。事实上，由于皮肤位于全身体表，看得见，摸得着，取材做活体组织检查也较方便，因此，在皮肤科学，形态学的观察仍是十分重要的。正确的形态学观察是作出诊断的先决条件，也为研究病因及病机提供了基础。在临床上用肉眼对患者的皮肤作全面检查，利用显微镜对病损的活组织标本作观察，是形态学观察的两个基本方面。

就皮肤组织病理学而言，在阿克曼教授的专著“炎症性皮肤病的组织学诊断”（1978年）问世以前，绝大部分皮肤病理学著作均是按临床皮肤病学的分类，按感染性皮肤病、变态反应性皮肤病、红斑鳞屑性皮肤病、水疱大疱病、代谢病……一个病、一个病的作描述。但这样的讲述并没有反映出组织病理自身固有的规律。就肉芽肿来说，皮肤结核在感染性皮肤病章，环状肉芽肿、结节病在非感染性肉芽肿病章，类脂质渐进性坏死则在内分泌、代谢、营养障碍性皮肤病章，不难看出，同一类组织病理学改变在以往的专著中，放在不同的章节中去描述。因此读者必须一个病一个病的“死记硬背”，结果是事倍功半，花了很大工夫，仍感到组织病理学难以驾驭，不易掌握，这在对炎症性皮肤病作诊断时尤为突出。阿克曼教授在著作中，总结出在扫视倍数（目镜10×，物镜2.5～4.0×）下对病变作结构型式分析的方法，改变了以往按临床皮肤病学的分类对皮肤病理作描述的方法，从皮肤病理学的特点及规律出发，以结构型式分析为中心，对皮肤病变以一个更加合乎逻辑，也更便于记忆的方式作了讲解。因此他的著作及结构型式分析方法一经问世，就迅速风靡学术界，成为皮肤病理学医生较普遍采用的方法。阿克曼教授更是身体力行，致力于教学工作。他雄辩的口才，过人的精力，超常的记忆及对事业的执着，吸引了来自世界各地的学者，尤其是年轻一代，我国也先后有20余位学者在阿克曼皮肤病理室接受了培训。结构型式分析方法的普及使得皮肤病理学得到了普及，反过来又推动了临床皮肤病学的发展。总之，阿克曼教授提出的对病变组织进行结构型式分析的诊断方法为我们提供了皮肤病正确诊断的有效途径，也为学习皮肤组织病理学开辟了一条理想的道路。

5.1 结构型式分析的诊断方法（algorithmic diagnostic methoel based on pattern analysis）

结构型式分析方法主要是利用扫视，使用2.5～4.0倍的物镜，10倍的目镜，首先观察组织病理切片的全貌，并对以下问题作出判断（阿克曼教授认为，为使观察更为客观、病理申请单应该在观察切片后，而不是在观察前阅读）。

首先判断取材的方法，是削法、环钻法还是手术切除法。削法取材的标本较为浅表，一般仅至真皮乳头上部。环钻法取材的标本常呈长柱状，两侧直上直下，从标本横径还可以判断出取材时使用的是几毫米环钻。手术切除法标本常较大，呈楔形，取材亦较深。

第二判断标本取自身体哪个部位。这是很重要的，因为某些皮肤病仅发生在体表的特定部位，如酒渣鼻仅见于面部，结节性耳轮软骨皮炎仅见于耳部，假性斑秃仅见于头皮。有些皮肤病好发于某些部位，如类脂质渐进性坏死及结节性红斑好发于下肢，尤其是胫前，脂溢性皮炎好发于头皮、面部等脂溢部位等，因此判断出标本取材自身体的哪个部位将有助于缩小我们“搜索”的目标，达到正确的诊断。事实上，如同用肉眼观察全身皮肤，可以看到各部位有明显区别一样，在显微镜下不同部位组织学表现也有显著区别。关于各部位的组织学特点已在第 2 章中详述，在此不再重复。

对患者年龄的判断，也可从组织切片上找到线索。如婴儿及年幼者的毛囊及皮脂腺短小，真皮乳头中胶原纤维纤细。老年人，经常受到强烈日光照晒者，可在真皮浅层见到明显的日光弹力变性。由于某些皮肤病仅见于或好发于某一年龄组，因此对患者年龄作出判断，也有助于诊断。

第三判断病理改变是炎症性疾病还是肿瘤。炎症性疾病时病变中的细胞均为炎症细胞，而肿瘤时除了炎症细胞外，主要是肿瘤细胞。

就炎症性皮肤病而言，在扫视镜头下首先应判断发生主要病理改变的部位，是表皮？真皮还是皮下脂肪？还是同时见于上述两个或三个部位？其次判断这个病理改变属于哪一个主要类型。在扫视镜头下，所有炎症性皮肤病大致可分为九大类，即浅层血管周围炎、浅层与深层血管周围炎、结节性和弥漫性皮炎（肉芽肿性炎症）、表皮内水疱及脓疱性皮肤病、表皮下水疱性皮肤病、毛囊炎及毛囊周围炎、纤维性皮炎、血管炎及脂膜炎。根据结构型式及细胞学的特点可再进一步分析属于哪一个亚类……按照这个分析方法，可以对大多数炎症性皮肤病作出特异的诊断（图 5.1-1）。

若是皮肤肿瘤，则首先应在扫视下判断这是良性肿瘤还是恶性肿瘤（判断标准详见第三部分）。其次判断是上皮性还是非上皮性的，上皮性肿瘤的瘤细胞彼此接触、相邻。良性的上皮性肿瘤称为瘤（-oma），如毛发上皮瘤（trichoepithelioma）、皮脂腺瘤（sebaceoma）；恶性的称为癌（carcinoma），如鳞状细胞癌（squamous cell carcinoma）。非上皮性肿瘤的瘤细胞间并不彼此接触，良性的非上皮性肿瘤亦称为瘤（-oma），如神经纤维瘤（neurofibroma）、平滑肌瘤（leiomyoma）；恶性的称为肉瘤（sarcoma），如平滑肌肉瘤（leiomyosarcoma）。命名肿瘤或是按照组成肿瘤的细胞，或是按照肿瘤向着何种组织分化的原则。良性或恶性的上皮性肿瘤可以显示向鳞状上皮、毛囊、皮脂腺、顶泌腺或外泌腺的分化，而良性或恶性的非上皮性肿瘤可显示向神经、肌肉、血管、纤维和脂肪的分化。运用这些原则，我们可以对绝大多数皮肤肿瘤作出特异的诊断。

在皮肤疾病中，炎症和肿瘤占了绝大部分，其余有遗传性皮肤病、代谢性皮肤病等，它们在组织学上均有显著特点，是不难诊断的。

5.2 结构型式分析方法的优点（advantages of pattern analysis）

结构型式分析方法的特点是在扫视下，根据疾病主要病理改变，将其分为不同的类型。以炎症性皮肤病为例，如果炎症细胞的浸润局限于皮肤浅层血管丛周围，就将其归入浅层血管周围皮炎。再根据表皮是否受累进一步分出亚型。如果表皮基本上未受累，就归入单纯性浅层血管周围炎，若表皮受累，则根据病变特点分为海绵水肿性、银屑病样及界面皮炎三个亚型。所以利用结构型式的分析方法，在扫视下，就很容易将不同的疾病分别归入不同的型、亚型，并进而作出特异的诊断。采用这个分析方法，可以使我们对许多原来诊断为“慢性非特异性皮炎”的病变能作出正确、特异的诊断。图 5.2-1 是对结构型式诊断方法的简单小结。

对皮肤病的诊断，形态学观察是最重要的。由于许多皮肤病病因至今未弄清，显然诊断不能完全依赖于对病因的辨认。即便有些病的病因已经搞清，在做组织病理学检查时，我们仍需依赖形态学改变即病理改变的基本型式作出诊断。如病毒性皮肤病，病因均为病毒，但病理改变的基本型式可以是迥然不同的。例如传染性红斑其病理改变的基本型式为单纯性浅层血管周围炎；麻疹为浅层血管周围炎、海绵水肿性；传染性单核细胞增多症为浅层血管周围炎、界面皮炎；疱疹病毒感染为表皮内水疱；扁平疣为表皮增生；寻常疣及尖锐湿疣为表

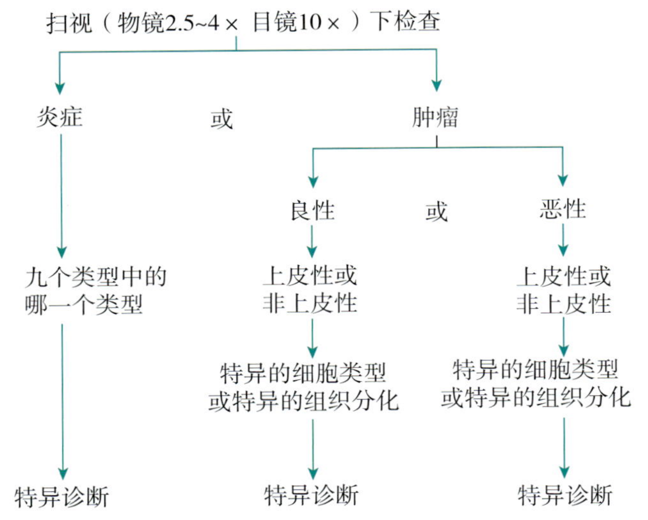

图 5.2-1　**结构型式诊断方法**

皮乳头状增生。因此，我们按病理改变的基本型式作为诊断的基础。对炎症性皮肤病，本书就是按疾病病理改变的基本形式为基础作分类的。

采用这个方法进行分类并作出诊断，适用于绝大多数炎症性皮肤病，但也有例外。如红斑狼疮属浅层及深层血管周围炎，诊断的关键之一是基底细胞的液化变性，但深在型红斑狼疮可以无基底细胞液化变性。变态反应性接触性皮炎属于海绵水肿性浅层血管周围炎，进而可发展为表皮内水疱性皮炎，若表皮内水疱相互融合，并使基底膜破裂则可呈现表皮下水疱的改变。不仅对炎症性皮肤病，在肿瘤时也可以有例外，关于此，将在第三部分中详述。

实践证明，采用这个方法进行分类并作出诊断，能将原来视为复杂的问题简单化，原来认为是非特异性病变的能作出特异性诊断。以往的皮肤组织病理学教科书或参考书大多将疾病按照病因一个一个的予以描述，并大多限于描述处于充分发展阶段皮损即所谓典型病理学改变。Ackerman 教授则按照病理改变的基本形式进行分类，将病理改变基本形式相同的病变（即具有相同最小公分母 Least common denominator 的病变）归入一类，这就使我们对疾病不是一个一个地学，而是一组一组地学，更富于逻辑性，更容易掌握。Ackerman 教授还注意将疾病作为一个过程来进行描述，也就是说，不仅描述在疾病充分发展阶段的病理改变，即通常所说的典型病理改变，同时也描述早期及晚期的改变。我们在切片上所看到的实际上只是疾病过程中某一瞬间的变化，只有熟悉了疾病各个阶段的病理改变，才能对疾病有一个更好的了解，这对于作出特异诊断也是很重要的。请参阅第一部分皮肤组织病理学的基本原则。

早期组织学家的格言是“描述及诊断”。一张经甲醛固定，并经 HE 染色的切片，在显微镜下，每个人所看到的图像应该是完全相同的。但在作观察及描述时，就带有主观判断，至于对所看到现象的解释，则更有主观成分。由于这个原因，对同一张病理切片，不同的病理学家可能会得出不同的结论。当然，“过失”并不在病理切片本身，而在于我们自己。若我们的观察有正确的方法，对病理改变的描述采用大家所公认的语言，又有一个陈述清楚、公认的诊断标准，则将使我们的判断更能反映客观，具有可重复性。这并不意味要否认主观的因素。事实上，要作出判断及结论时不可避免地带有主观成分，独立思考是一种创造性的劳动，不容抹杀。贯穿于本书的方法学及哲学就是试图启发我们去思考，以期对皮肤疾病的诊断建立一个可靠、可重复的方法。

如果能对所看到的病理现象作正确的观察及描述，结构型式分析的方法将使病理医生容易将病变归入一特定的型别。即使他（或她）不能给予一个恰当的皮肤病病名，也将能对皮肤病有一更好的理解。本书的宗旨是希望读者不仅仅能对一张切片作出诊断，更希望能掌握概念，掌握一种逻辑思维的方法。

5.3　应用结构型式分析诊断方法应注意的几个问题（Issues on paalying pattern analysis）

首先，在阅读病理切片前最好不要看临床医生所填写的病理申请单，这样可避免阅片时可能带有的偏见，而使观察更具客观性，并更能发挥个人的创造力。一般说来，病理医生大多可以从组织切片本身作出正确的判断，而无需临床医生的协助。若不能作出判断，这时才应该参阅临床资料。这样做并不意味着低估病理医生与临床医师相互协作的重要性，而是使病理医生在进行观察时避免带有先入为主的印象。若病理医生作出的组织学诊断与临床医生的诊断显然不同，这时病理医生就应直接与临床医生联系、商讨。

阅读病理切片应按照一定的程序，从角质层开始，逐渐向下，从表皮、真皮（包括附属器结构）至皮下脂肪。

应检查每一张切片中的每份标本。若不能达到正确的诊断，则应检查所准备好的每一张切片，必要时要求深切，以阅读更多的切片标本。因为有时病变可能很局限，如毛囊炎、暂时性棘层松解性皮病，需要尽可能多地检查切片标本，才能发现病变所在。为了达到正确的诊断，这样做是病理医生的职责。

即便已经作出了诊断，病理医生还应仔细检查除主要病理改变外，其余的变化，观察这些次要变化将有助于病理医生更好地理解皮肤病变。

并不是每一张病理切片都能作出诊断的。病理医生的职责是根据客观存在的现象去达到合乎逻辑的结论，但不应该超越客观存在的现象勉强去作结论，换句话说，应该使作出的结论或诊断有充分客观依据，“无懈可击”。若不足以作出结论，则可以作描述性的诊断，客观地描述镜下所见。如镜下所见为浅层血管周围皮炎，并有海绵水肿，但尚不能作出一个特异诊断，此时就可作“海绵水肿性皮炎”的诊断。如镜下所见为“肉芽肿性脂膜炎”，但不能作出特异性诊断，此时就可仅作描述性的诊断即“肉芽肿性脂膜炎”。有时可加一个注释，指出可能的诊断和鉴别诊断；亦可进一步作免疫组化，或建议作其他辅助诊断手段如血清学检查、免疫荧光检查等，必要时应再取病变组织做病理检查。

若对自己所作出的组织学诊断没有把握，则应将切片送请其他病理医生会诊，或与临床医师切磋，集思广益，以达到正确诊断。

第二部分

炎症性皮肤病的组织病理诊断

6 浅层血管周围皮炎

在真皮有两个主要的血管丛即浅层血管丛和深层血管丛（图 6.0-1）。浅层血管丛位于真皮网状层及乳头层交界的部位；深层血管丛位于真皮网状层的下部。

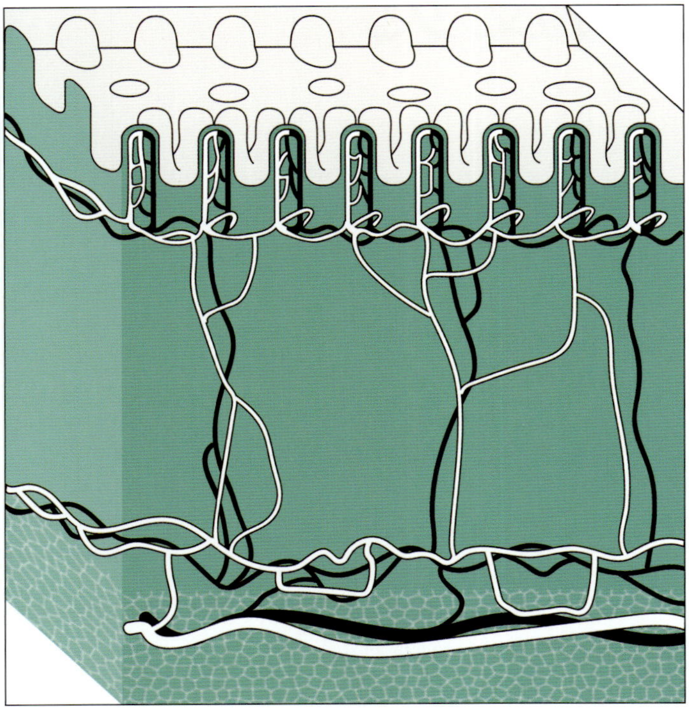

图 6.0-1 **真皮内浅层及深层血管丛**

若炎症浸润细胞限于真皮浅层血管丛周围或真皮上半部就称为浅层血管周围皮炎，这是炎症性皮肤病最为常见的一个类型，也是使病理学家们最困惑的一组疾病。由于这组疾病共同的特点是真皮浅层血管丛周围炎症细胞浸润，如果我们仅仅注意到这一“大同”，而忽略了它们之间的“小异”，就易将这组疾病泛泛地诊断为“慢性非特异性皮炎”。事实上，除了少数病变在组织学上缺乏特征性，从病理上难以确诊外，大多数病变是有其特征性组织学改变，并可据此作出正确诊断的。就如同在临床上可以容易地将多形红斑、远心性红斑、副银屑病、玫瑰糠疹等属于浅层血管周围皮炎的疾病区分来一样，在组织学上也是各有其特点的。只要我们采用正确观察事物及分析问题的方法，是能够对大多数浅层血管周围皮炎作出特异诊断的。

表皮与真皮无论从胚胎学还是组织学上，是迥然不同的。但从生理学角度，表皮与真皮乳头层是密不可分的。表皮有十分活跃的代谢，基底细胞不间断的丝状分裂使表皮角质形成细胞得以更新。但在表皮内并没有血管，表皮代谢所需要的营养物质均靠其下方的真皮乳头来供应。事实上，真皮乳头内有丰富的毛细血管襻，它是由浅层血管丛分支而来，同时真皮乳头内的胶原纤维纤细，纤维间富含基质，这些结构均十分有利于物质的交换。不难看出，表皮与真皮乳头是“相依为命”、密切相关的。因此，真皮乳头层的细小病理改变可影响到表皮，而表皮的病变也必然会在真皮乳头层得到反映。

在扫视下，如果看到炎症细胞浸润仅限于真皮浅层血管周围或真皮上半部，那就可以判定这是一个浅层血管周围皮炎。根据表皮是否受累及表皮病变的性质。可将浅层血管周围皮炎分为以下五个亚型。

1．单纯型（图 6.0-2）：仅有真皮浅层血管周围炎症细胞浸润，表皮大致正常。典型疾病如远心性环状红斑、花斑糠疹。

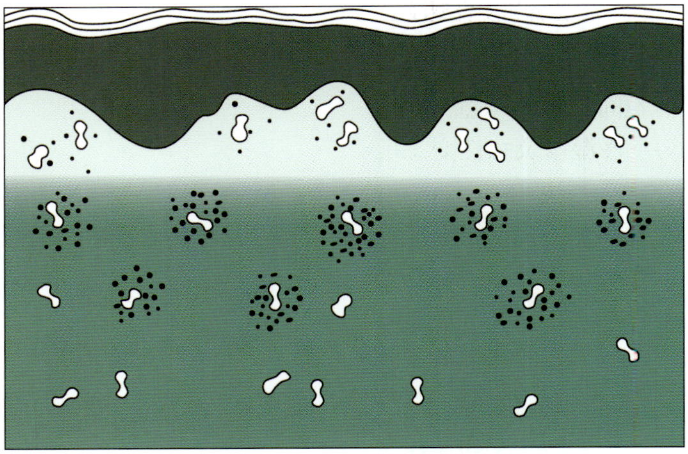

图 6.0-2 **单纯性浅层血管周围炎**

2．界面皮炎型（图 6.0-3）：基底细胞液化变性，真皮浅层有炎症细胞浸润。典型疾病为多形红斑。

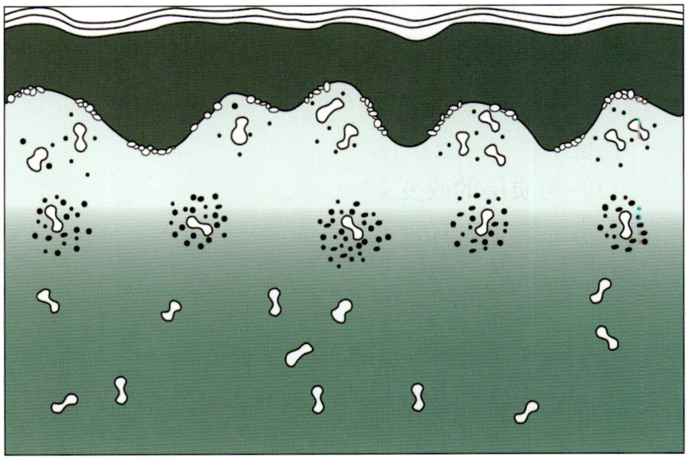

图 6.0-3 **界面皮炎性浅层血管周围炎**

3. 苔藓样皮炎型（图 6.0-4）：真皮浅层炎症细胞浸润致密，呈苔藓样。典型疾病为扁平苔藓。

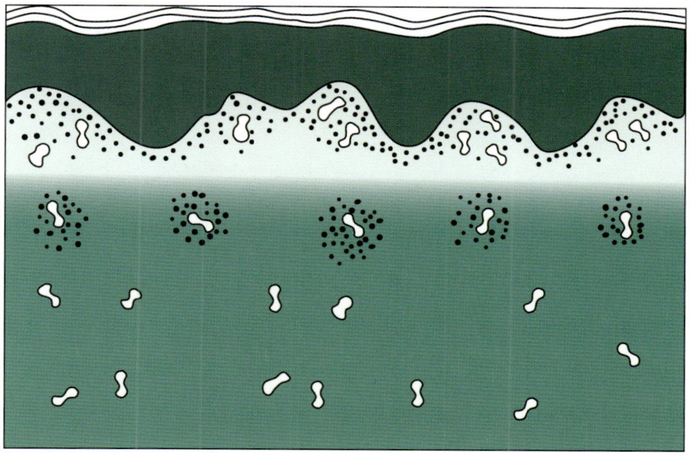

图 6.0-4 **苔藓样皮炎型浅层血管周围炎**

4. 海绵水肿型（图 6.0-5）：炎症细胞浸润使表皮细胞间水肿，细胞间桥拉长，形成海绵水肿 . 典型疾病为急性湿疹及急性变态反应性接触性皮炎。

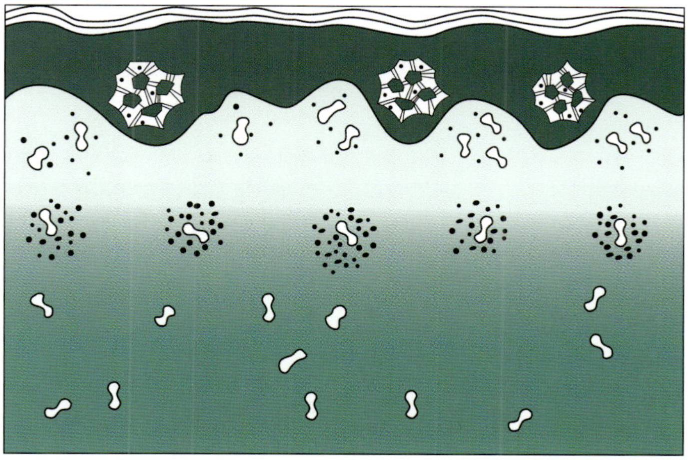

图 6.0-5 **海绵水肿型浅层血管周围炎**

5. 银屑病样型（图 6.0-6）：表皮棘层肥厚，表皮突增宽延长。典型疾病为银屑病。

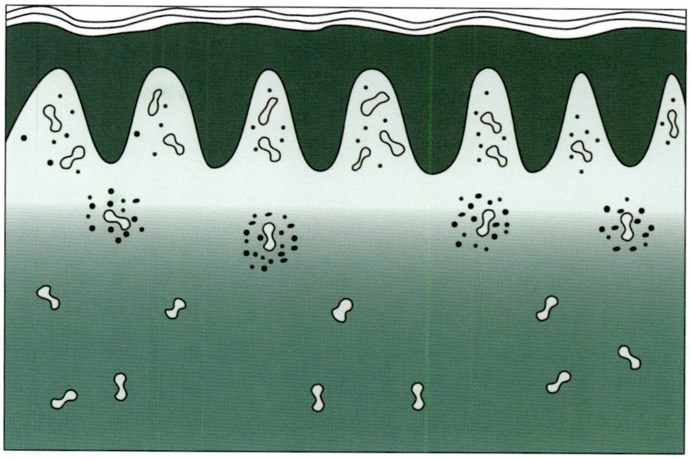

图 6.0-6 **银屑病样型浅层血管周围炎**

在镜下检查这组疾病时，应特别注意以下几个方面：

（1）角质层的改变：角化亢进、角化不全、角质层内有否炎症细胞、有否孢子及菌丝、有否均一红染的物质等。因为从角质层改变本身往往能提供诊断的重要线索，如角质层内有孢子、菌丝表明可能是花斑糠疹或体癣；融合性角化不全中有中性粒细胞集聚（Munro 脓肿）为银屑病，特别是急性点滴状银屑病；角化不全中有均一红染物质表明表皮内曾发生比较著明的海绵水肿，细胞间的浆液随表皮细胞更新而进入了角质层，这是诊断湿疹类皮肤病的有力佐证。

（2）炎症浸润细胞的类型：最常见的是淋巴细胞浸润，其次是包括嗜酸性粒细胞或中性粒细胞等的混合类型细胞浸润，再次是单一类型细胞如肥大细胞浸润。

（3）乳头层胶原的改变：正常乳头层胶原纤细、排列杂乱、稀疏，由于胶原间有较多的基质，因此染色较浅。若皮损瘙痒，患者搔抓的结果可使胶原逐渐变得粗厚、红染。长期搔抓则可使乳头胶原明显粗厚变“硬”，与表皮呈垂直走行。因此从乳头真皮胶原的改变可提供是否是一个瘙痒性皮肤病，特别是慢性瘙痒性皮肤病的佐证。

6.1 单纯型浅层血管周围皮炎（superficial perivascular Dermatitis Witout epidermal changes）

炎症细胞浸润仅限于浅层血管丛周围或真皮上半部，但不侵及表皮，因此基本上无表皮的改变。在扫视镜头下，由于这组病变仅表现为浅层血管周围皮炎而基本上无表皮改变，因此彼此相似，常常诊断为“非特异性皮炎”。如我们熟悉了每个病的标志，不少病理片是可以作出特异诊断的。

6.1.1 远心性环状红斑（erythema annulare centrifugum）

组织病理特点

图 6.1-1，图 6.1-2

- 浅层血管周围轻度至中等密度淋巴细胞浸润，在血管周围的浸润细胞常呈袖套样；
- 真皮乳头可有轻度水肿；
- 表皮大致正常，有时可见轻度局限性海绵水肿及灶状角化不全。

远心性环状红斑为环形或多环形损害，边缘活动，潮红，不断向周围扩大，在活动边缘可稍隆起皮面，其内侧可见有少许鳞屑，而中央消退的部位则可见轻度的炎症后色素沉着。因此在皮损不同部位取材其组织病理学改变是不同的。在活动性边缘取材，可见上面所述的病理改变，有时在表皮除了有灶性角化不全外，还可见灶性轻度海绵水肿。在损害中央取材，仅可见浅层血管周围稀疏淋巴细胞浸润，少许噬黑素细胞，反映了炎症后的色素沉着。

少数病例，活动性边缘的红斑触之浸润较深（深在型），在该部位取材可见炎症细胞浸润不仅在浅层血管周围，而且还在真皮中下部的血管周围。

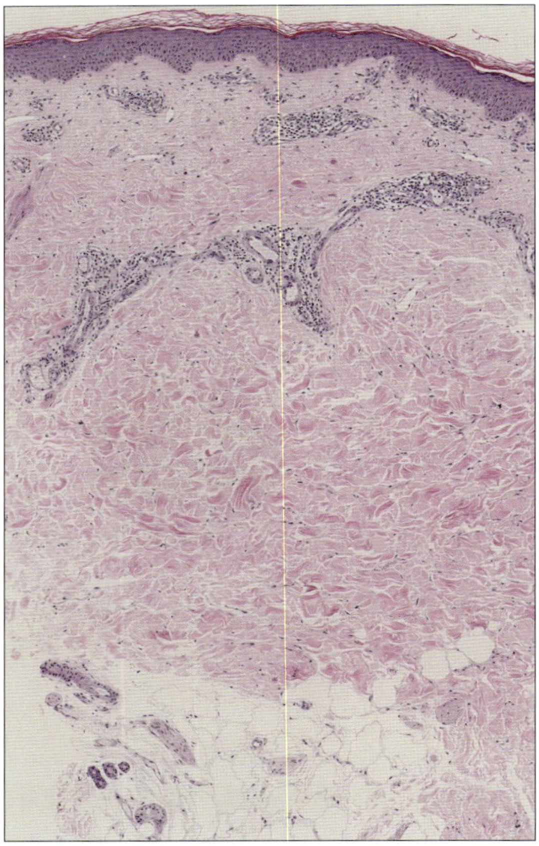

图 6.1-1 **远心性环状红斑**
表皮正常，真皮浅层血管周围炎症细胞浸润

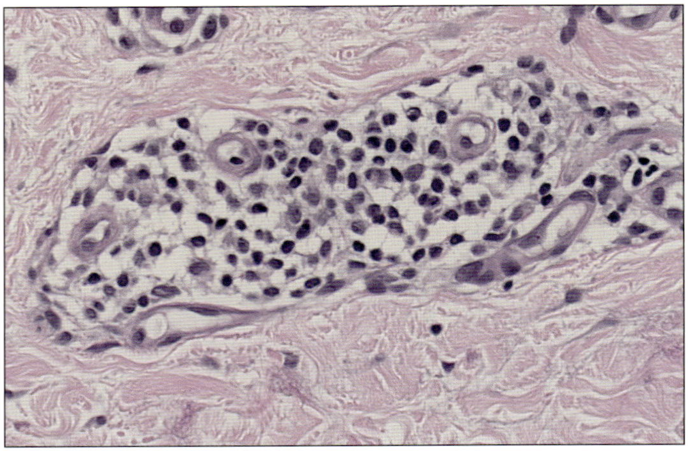

图 6.1-2 **远心性环状红斑**
示血管周围呈袖套样的淋巴细胞浸润

临床特点

初起为淡红斑丘疹，远心性逐渐向外扩大，成为环形或半环形，直径数厘米或数十厘米，边缘潮红（图 6.1-3），稍隆起，在隆起边缘的内侧可见少许鳞屑，中央皮损消退，呈正常皮色或轻度色素沉着。好发于躯干部。患者无明显自觉症状或有轻度瘙痒。本病在夏秋季多见，患者以中青年女性居多。病因不清，有认为与昆虫叮咬有关。

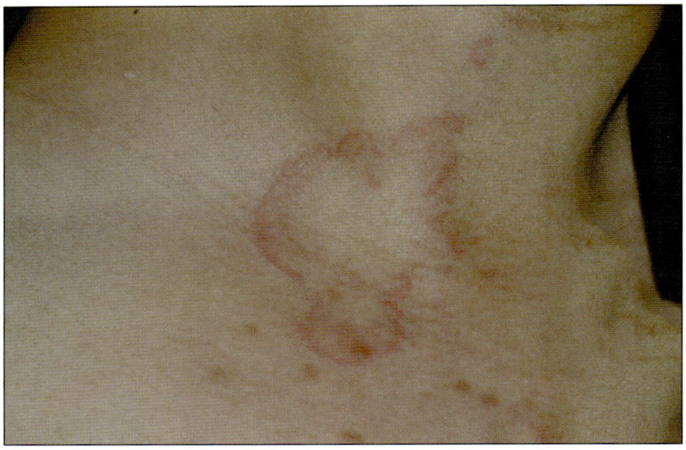

图 6.1-3 **远心性环状红斑**

鉴别诊断

本病需与亚急性皮肤型红斑狼疮鉴别。临床上，二者皮损均呈环形，但远心性环状红斑的皮疹好发于躯干及四肢，数量一般较少，而亚急性皮肤型红斑狼疮的皮疹好发于面部、上胸、上背及上臂伸侧，常常多发。病理上，前者无基底细胞液化变性，炎性浸润仅限于真皮浅层血管周围，后者常有基底细胞液化变性，炎症浸润在真皮全层，真皮中黏蛋白增多。化验检查Ro，La抗体阳性也是亚急性皮肤型红斑狼疮的特点。

6.1.2 进行性色素性紫癜性皮病（progressive pigmented purpuric dermatosis，Schamberg's disease）

组织病理特点

图6.1-4，图6.1-5

- 表皮大致正常
- 真皮浅层血管周围稀疏至中等密度以淋巴细胞为主浸润；
- 浅层血管周围及真皮乳头内血管外红细胞，伴数量不等噬含铁血黄素细胞；
- 由于病变均发生在成年人的下肢，尤其是小腿，加之患者常有程度不等的静脉曲张，因此真皮浅层血管明显增多，管壁较厚。

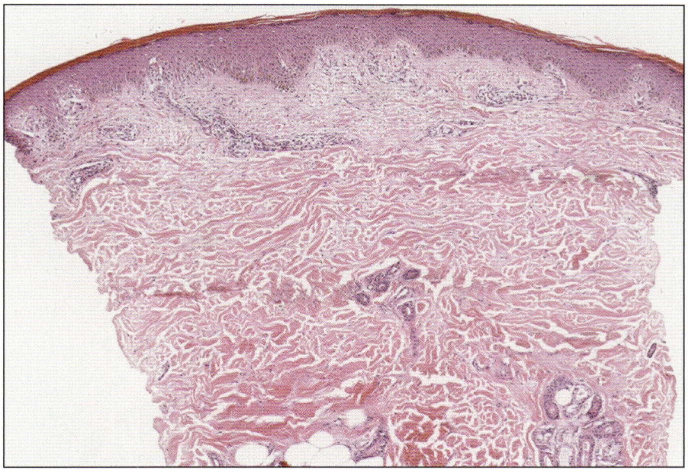

图6.1-4 进行性色素性紫癜性皮病
表皮大致正常，真皮浅层稀疏以炎症细胞浸润

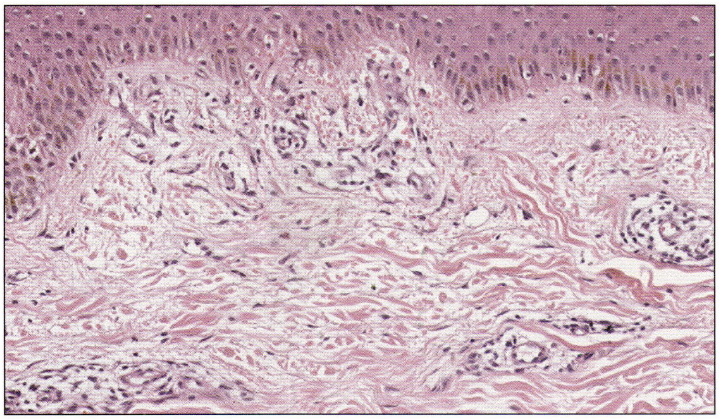

图6.1-5 进行性色素性紫癜性皮病
示真皮乳头内多数血管外红细胞

有认为本病系淋巴细胞性血管炎，早期血管内皮细胞肿胀，血管周围中等密度淋巴细胞浸润，少许血管外红细胞。也有不同意的，因为在血管壁上并无纤维素的沉积。

临床特点

本病多见于成人小腿。初起为针头大鲜红色瘀点，以后渐融合成片，呈棕褐色（图6.1-6）。皮损缓慢向周围扩展，自下向上，可发展至大腿，下腹部等。一般无自觉症状或仅有轻度瘙痒。

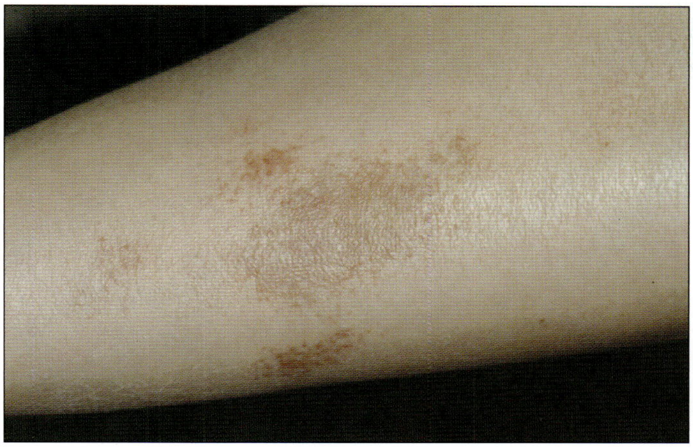

图6.1-6 进行性色素性紫癜性皮病

组织学上，鲜红色的出血点系红细胞逸出毛细血管，至真皮乳头所致。以后红细胞分解，含铁血黄素被组织细胞所吞噬，棕褐色系含铁血黄素所致。若从新出皮损即鲜红色斑点上取材，可见以血管外红细胞为主的改变；若取材自陈旧损害即褐色斑片，则可见以噬含铁血黄素细胞为主的改变。

6.1.3 毛细血管扩张性环状紫癜（purpura annularis telangiectodes）

毛细血管扩张性环状紫癜又称Majocchi病（Majocchi's disease）。

组织病理特点

与进行性色素性紫癜性皮炎相同。

临床特点

本病的基本损害亦为鲜红色或暗红色的针头大瘀

点，但排列成大小不等的环状，在周缘有活动的新出疹，而中央的渐消退（图 6.1-7）。皮疹常始于小腿，渐向上发展至大腿、臀部至躯干。一般无自觉症状。本病较为少见。

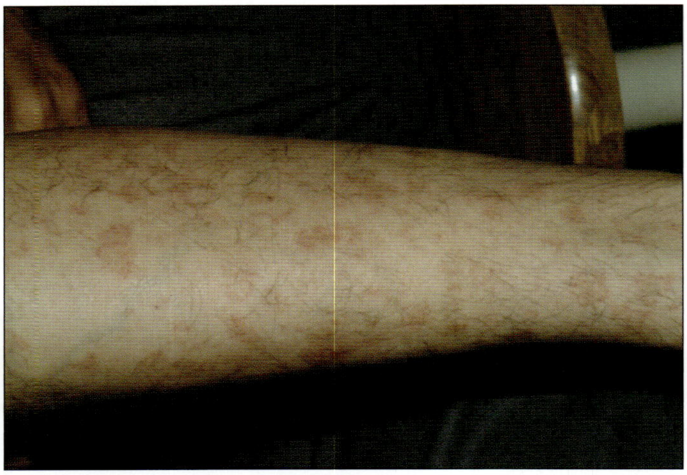

图 6.1-7 **毛细血管扩张性环状紫癜**

色素性紫癜性皮病（pigmented purpuric dermatosis）是一组好发于下肢，以红细胞外渗，继而造成含铁血黄素在真皮浅层沉积为特点的常见皮肤病。包括进行性色素性紫癜性皮病，毛细血管扩张性环状紫癜及色素性紫癜性苔藓样皮炎三个疾病。其中色素性紫癜性苔藓样皮炎的组织病理学特点将在 6.2.14 中讲述。

6.1.4 黑踵（black heel）

黑踵又称足跟瘀点（calcaneal petechiae）

组织病理特点

图 6.1-8

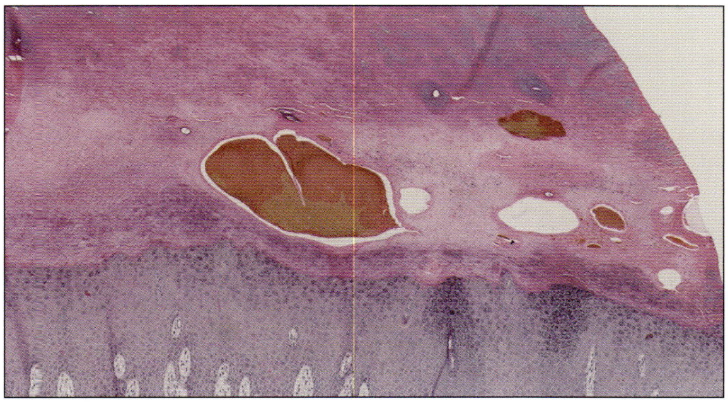

图 6.1-8 **黑踵**
示角层内有片状圆形、无定形、黄棕色的物质

- 真皮乳头内血管外红细胞；
- 角层内有片状圆形、无定形、黄棕色的物质，它们是溶解的红细胞。

临床特点

为足后跟部黑褐色斑（图 6.1-9），压之不褪色，无自觉不适。多见于青少年，穿的鞋较紧，又剧烈摩擦，如踢足球，打篮球所致。患者常因疑为黑素性损害如色素痣，甚至恶性黑素瘤而来就诊。

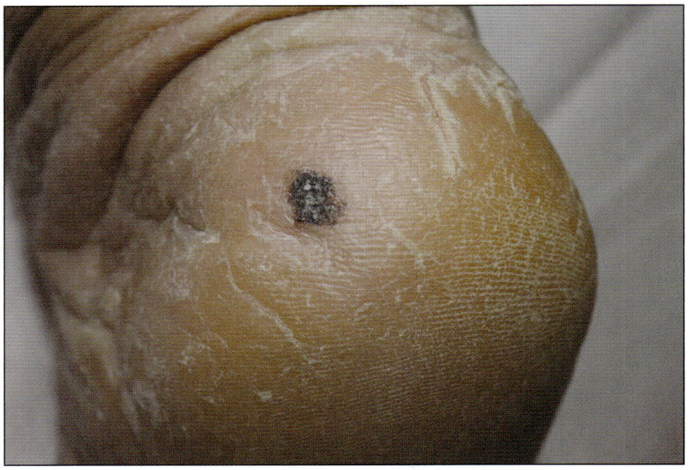

图 6.1-9 **黑踵**

6.1.5 花斑糠疹（tinea versicolor）

组织病理特点

图 6.1-10

- 浅层血管周围稀疏以淋巴细胞为主的浸润；
- 轻度角化亢进，间有灶性角化不全；
- 在角质层内可见多数菌丝、孢子（图 6.1-11）。以 PAS 染色可更清楚的显示（图 6.1-12）。

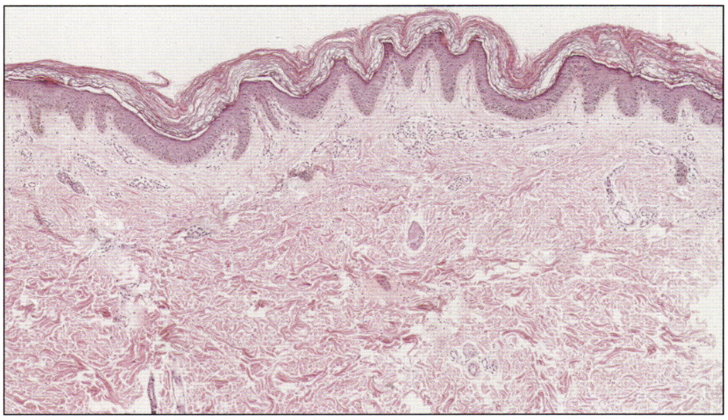

图 6.1-10 **花斑糠疹**
轻度角化亢进，真皮浅层稀疏炎症细胞浸润

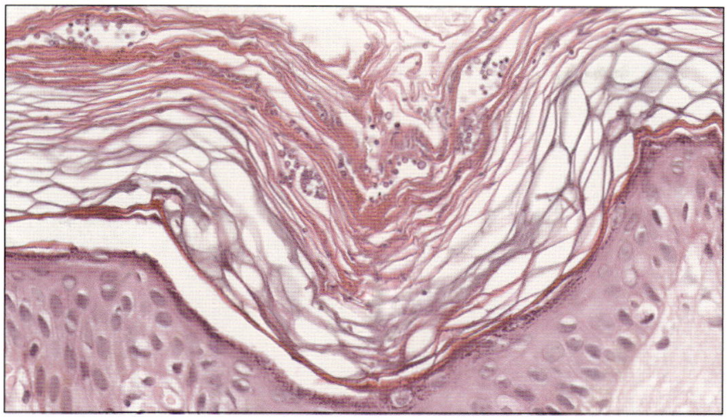

图 6.1-11 **花斑糠疹**
角质层内可见多数菌丝、孢子

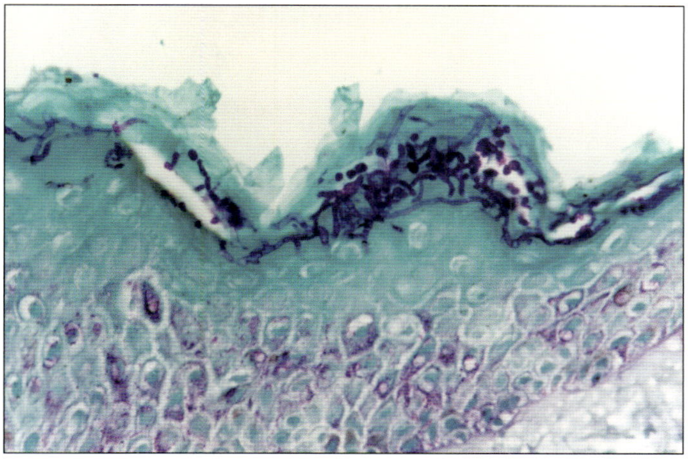

图 6.1-12 **花斑糠疹**
以 PAS 染色更清楚地显示角层内的孢子及菌丝

花斑糠疹的角质层稍增厚但仍呈正常网篮状，其中可见许多短、粗菌丝及圆形孢子，它们是花斑糠疹的病原菌即马拉色菌。在镜下，马拉色菌不同于白色念珠菌，后者的菌丝更粗短，孢子形状更大，在芽生体中可见间隔。

临床特点

典型损害为淡黄或淡褐色的斑疹，上有细小的糠状脱屑（图 6.0-13），好发于胸、背、腋窝等处，夏季多见，两性均可，以男性青壮年居多。无自觉症状或仅轻度瘙痒。

实验室检查

刮取皮损上的鳞屑镜检，可见短而粗、弯曲或弧形的菌丝及成簇圆形孢子（图 6.1-14）。

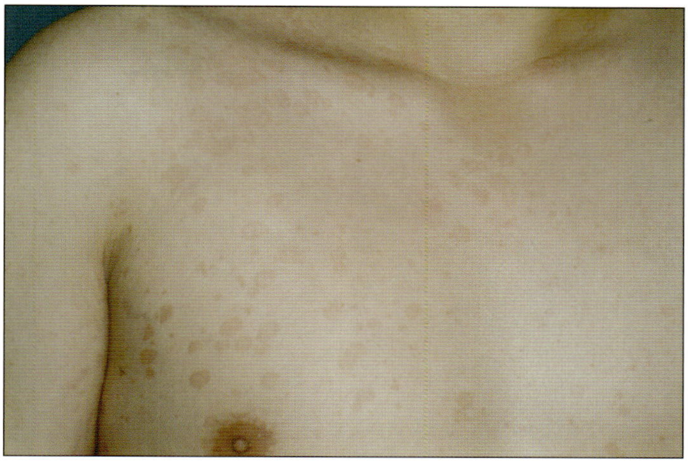

图 6.1-13 **花斑糠疹**

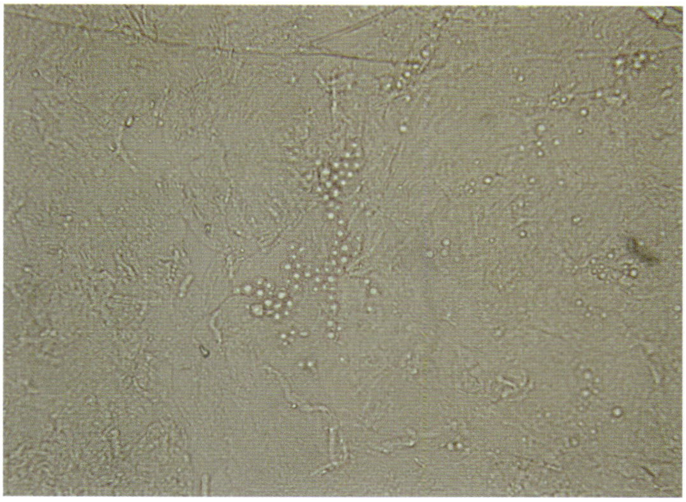

图 6.1-14 **马拉色菌镜检见大量圆形孢子及菌丝**

6.1.6 红癣（erythrasma）

组织病理特点

- 浅层血管周围稀疏以淋巴细胞为主的浸润；
- 轻度角化亢进，其中有嗜碱性的细小杆菌，此即红癣的病原菌微小棒状杆菌。

微小棒状杆菌为革兰阳性菌，以革兰染色可更清楚地显示该菌。

临床特点

为境界清楚、红褐色的斑疹，其上有细碎脱屑（图 6.1-15）。好发于成人的股内侧、腋窝及女性的乳房下等间擦部位。一般无自觉症状。

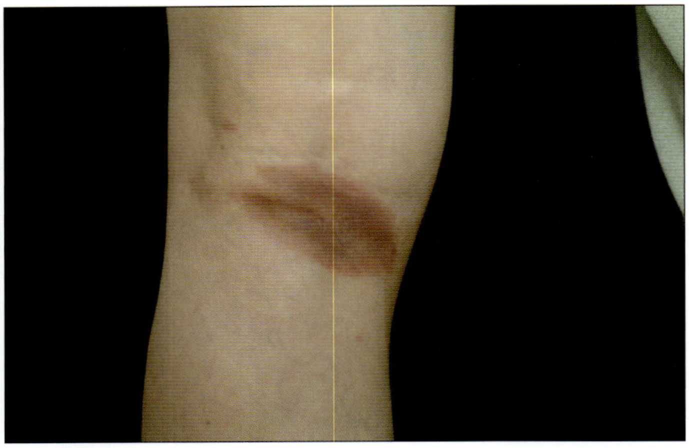

图 6.1-15 **红癣**

实验室检查

取刮屑至油镜下检查可见病原菌。以武德灯照射皮损可见特征性的珊瑚红荧光（图 6.1-16）。

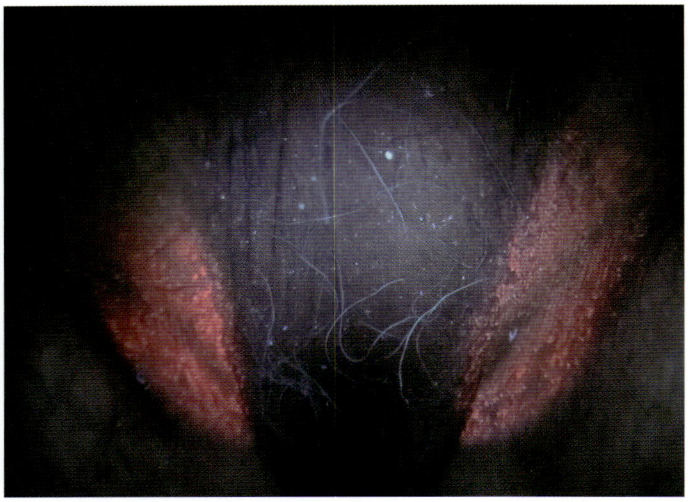

图 6.1-16 **红癣荧光**
（此图由上海市皮肤病医院王宏伟教授提供）

6.1.7 炎症后色素沉着（postin-flammatory hyper pigmentation）

组织病理特点

图 6.1-17，图 6.1-18

- 表皮大致正常；
- 浅层血管周围及真皮乳头中数量不等的噬黑素细胞；
- 浅层血管周围稀疏以淋巴细胞为主的浸润；
- 真皮乳头的胶原纤维可由于先前的炎症而有不同程度的增粗增厚，可见肥大、星状的成纤维细胞。

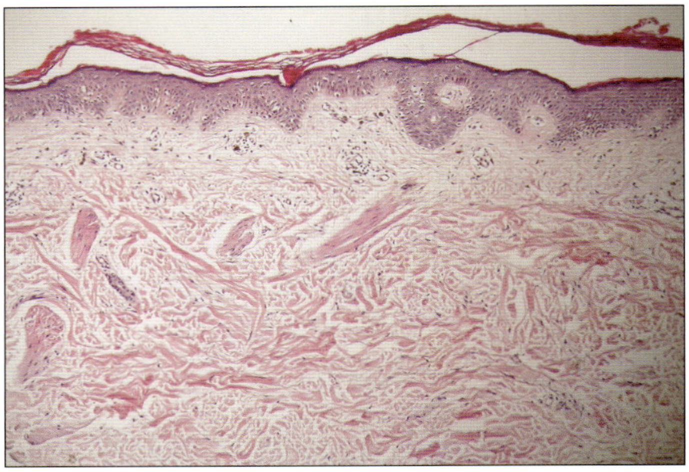

图 6.1-17 **炎症后色素沉着**
示真皮浅层稀疏炎症细胞浸润，血管周围散在噬黑素细胞

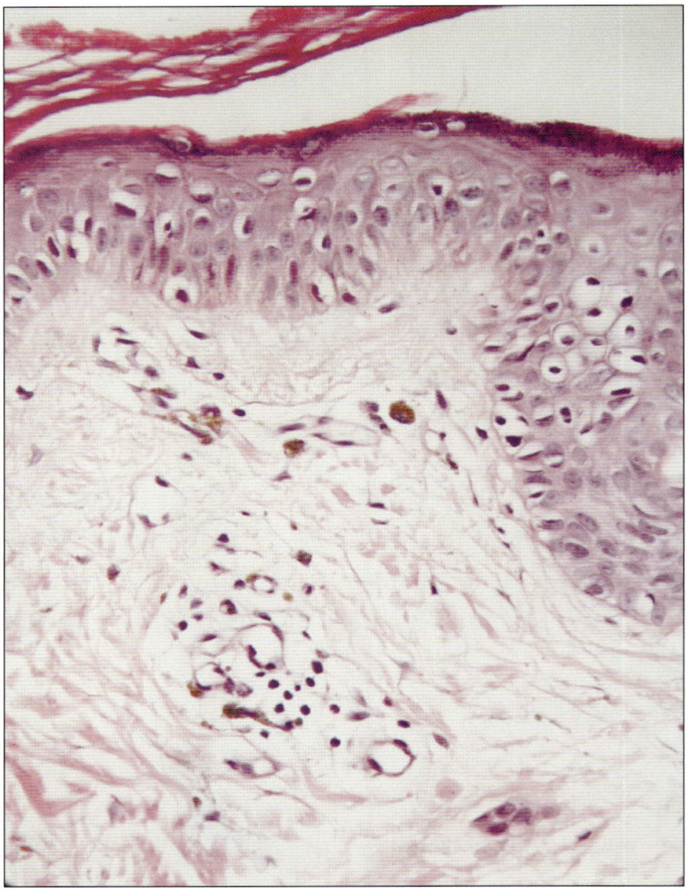

图 6.1-18 **炎症后色素沉着**
真皮乳头及浅层血管周围的噬黑素细胞

临床特点

炎症后色素沉着在临床上十分常见。任何炎症性皮肤病在炎症消退后都可能在皮肤上遗留色素改变，或色素沉着，或色素减退。以色素沉着为多见。色素沉着程

度随炎症的严重度、病变性质而异。如复发性固定药疹可在皮肤上形成深褐色至紫褐色的斑（图 6.1-19），扁平苔藓消退后可遗留褐色斑，皮炎湿疹后则为淡褐色斑，炎症后色沉在病理上表现为真皮浅层的噬黑素细胞，它是组织细胞吞噬了黑素所致，黑素源自位于表皮基底层的黑素细胞，它产生的黑素通过其树枝状的突起而分布于角质形成细胞内。炎症时损伤的角质形成细胞或液化变性的基底细胞，释出黑素，被真皮浅层的组织细胞吞噬，出现临床上的炎症后色素沉着。

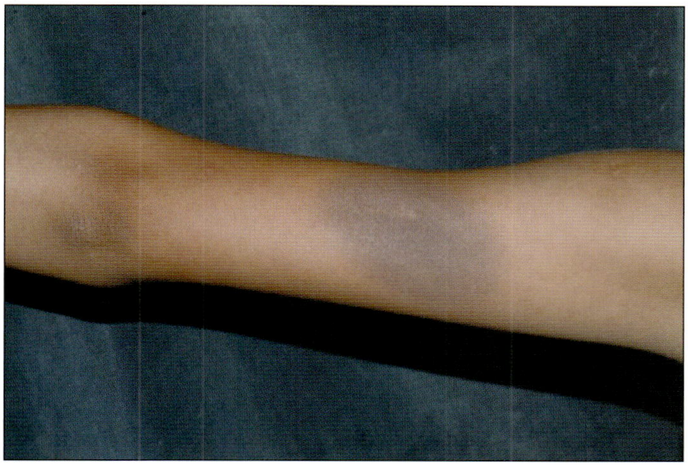

图 6.1-19 **炎症后色素沉着（固定性药疹后）**

在真皮浅层常可见两类噬色素细胞，一类为噬黑素细胞，系组织细胞吞噬了黑素细胞产生的黑素；另一类则为噬含铁血黄素细胞，系组织细胞吞噬了红细胞分解产生的含铁血黄素。噬黑素细胞多见于基底细胞发生液化变性的病变，如扁平苔藓，盘状红斑狼疮等，也可见于炎症后色素沉着性改变。噬含铁血黄素细胞则多见于紫癜性皮肤病。在 HE 染色的切片中，黑素及含铁血黄素均呈黄棕色，不易区分。一般来说，含铁血黄素颗粒的折光性更强些，更显黄棕色。作特殊染色可区别两者，Perl's 染色可使铁呈亮蓝色，氨化硝酸银染色（Fontana-Masson silver）使黑素呈黑色。

炎症后色素沉着是先前炎症终末阶段的表现，是非特异性的。色素沉着本身并不能反映最初皮炎的性质。

在真皮浅层见到噬黑素细胞虽然多见于炎症后色素沉着，但在下此诊断前，应注意黑变病及皮肤淀粉样变的可能。

6.1.8 黑变病（melanosis）

组织病理特点

图 6.1-20，图 6.1-21

- 浅层血管周围及真皮乳头中数量不等的噬黑素细胞；
- 基底细胞液化变性；
- 真皮浅层血管周围稀疏淋巴细胞为主浸润。

诊断黑变病的要点是基底细胞液化变性及真皮乳头中数量不等的噬黑素细胞，表皮大致是正常的。

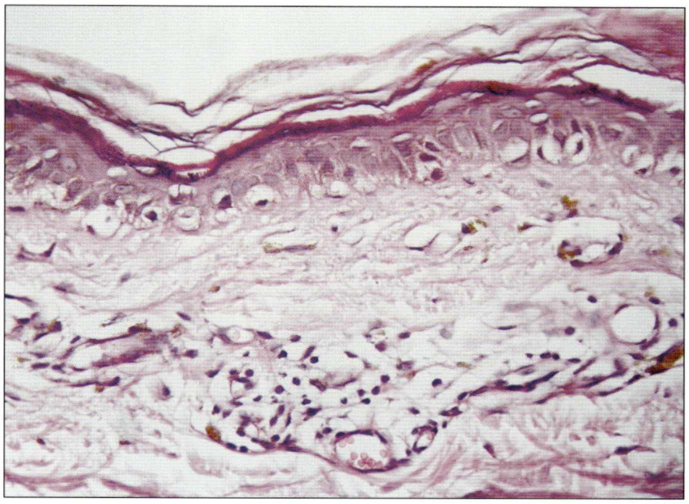

图 6.1-20 **黑变病**

基底细胞液化变性；真皮浅层散在噬黑素细胞

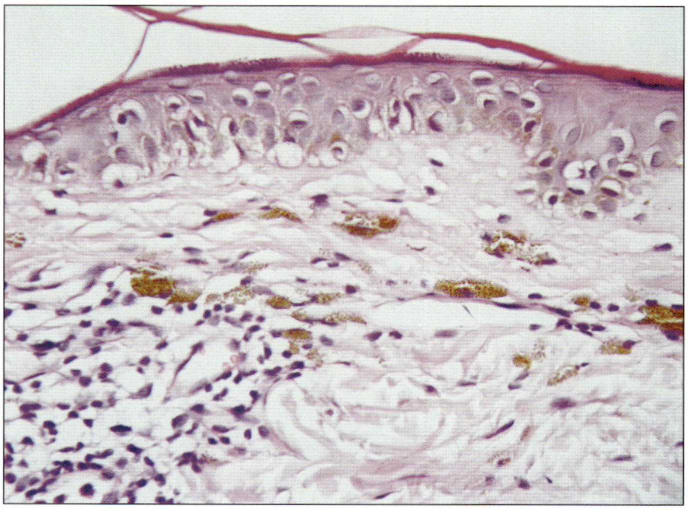

图 6.1-21 **黑变病**

示真皮浅层较多噬黑素细胞

临床特点

面颈部等暴露部位，特别是前额、耳前后出现斑点状或网状青灰色至黑褐色色素沉着（图 6.1-22），一般无自觉症状。患者常有长期接触焦油、机油或生活环境中有长期吸入焦油尘埃等的历史，有的可由于长期使用劣质化妆品，在面部、颈部出现黑变病。患者以中年女性居多。由于焦油所致的黑变病称为焦油黑变病，又称中毒性黑变病。但多数黑变病患者找不出明确的发病原因。

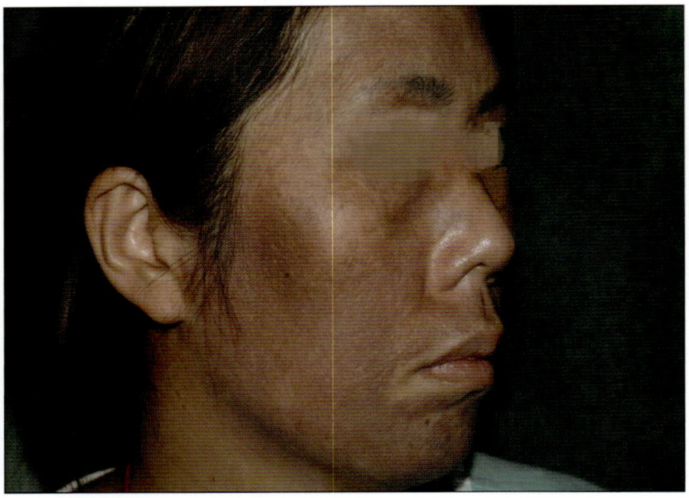

图 6.1-22 黑病变

鉴别诊断

黑变病应与色素性扁平苔藓相鉴别，扁平苔藓的基本病理特点是颗粒层楔形增厚，基底细胞液化变性及真皮浅层呈带状较为致密淋巴细胞的浸润。在色素性扁平苔藓，除基底细胞液化变性外，其余两个特点不太突出。鉴别要点是色素性扁平苔藓真皮浅层浸润淋巴细胞的数量较黑变病时要多。对处于消退阶段的扁平苔藓，临床上为炎症后色素沉着改变，病理上则为真皮浅层散在的噬黑素细胞，炎症浸润细胞部分已经消退，但基底细胞的液化变性有时尚未完全修复，此时与黑变病的鉴别较为困难，要结合临床特点作出正确诊断。

6.1.9 皮肤淀粉样变（cutaneous amyloidosis）

组织病理特点

图 6.1-23，图 6.1-24，图 6.1-25

斑疹型

- 真皮浅层血管周围稀疏淋巴细胞浸润，其间可见噬黑素细胞；
- 真皮乳头顶部可见均一、红染的团块状物。该真皮乳头稍增宽。
- 表皮大致正常。偶可见均一红染、坏死的角质形成细胞

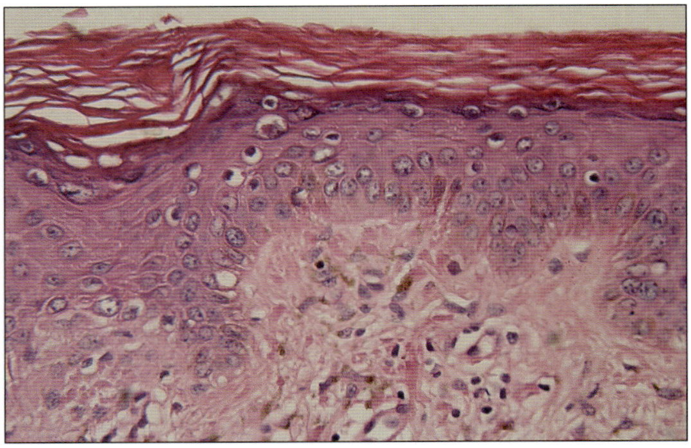

图 6.1-23 皮肤淀粉样变
表皮大致正常。真皮乳头顶部可见均一、红染的团块状物。浅层血管周围可见噬黑素细胞

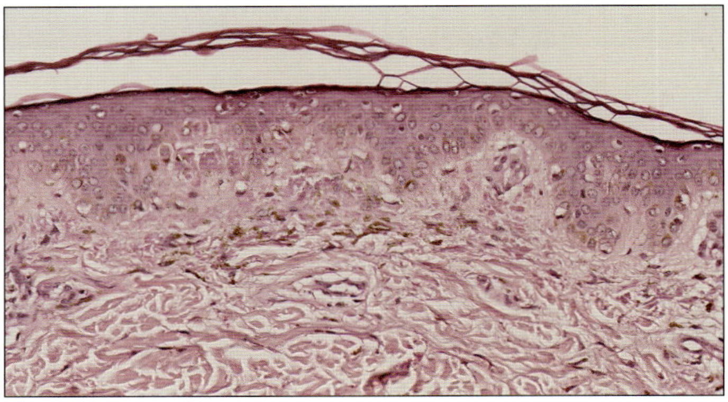

图 6.1-24 皮肤淀粉样变
真皮乳头内可见均一、红染的团块状物。该乳头明显增宽

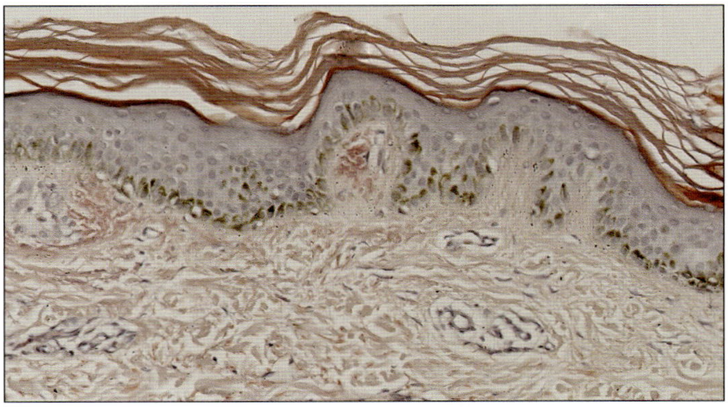

图 6.1-25 皮肤淀粉样变
以刚果红染色清楚显示乳头中的淀粉样物质

苔藓型

- 真皮浅层血管周围稀疏淋巴细胞浸润，伴噬黑素细胞
- 角化亢进，棘层肥厚；
- 真皮乳头内可见均一、红染的团块状物。该真皮乳头常明显增宽。有多数与表皮垂直走向、增粗、红染的胶原；
- 表皮内常可见散在、均一红染、坏死的角质形成细胞

诊断皮肤淀粉样变的线索是真皮浅层的噬黑素细胞，确诊要点则是在乳头内见到均一红染的团块状物。均一、红染的团块状物为沉积的淀粉样蛋白，以结晶紫染色呈鲜明的紫红色，以碱性刚果红染色后以偏振光检查呈浅绿色的双折光，以硫代黄素 T 染色呈黄绿色荧光。

临床特点

皮肤淀粉样变在临床上有许多不同的表现形式，患者多为成年人。斑疹性皮肤淀粉样变多见于上背部，尤其是肩胛间区，皮疹为淡褐色的斑点，彼此聚合成网（图 6.1-26）状。自觉程度不等的瘙痒。另一类为苔藓型，多见于四肢伸侧，尤其是双小腿或前臂伸侧，为角化性坚实的褐色黄豆大半球形丘疹（图 6.1-27），瘙痒剧烈。

图 6.1-26 **皮肤淀粉样变**

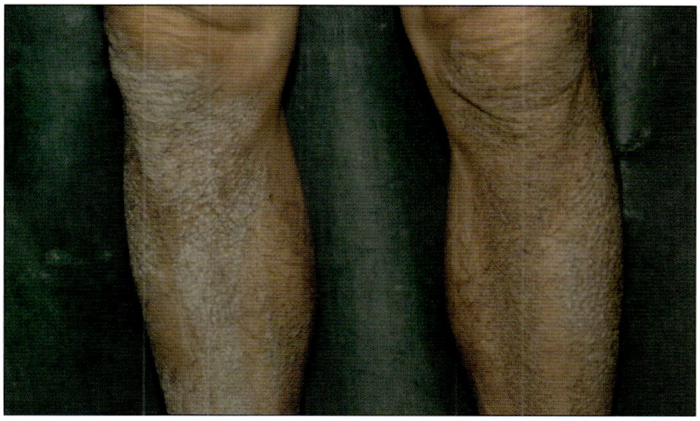

图 6.1-27 **皮肤淀粉样变**

6.1.10 荨麻疹（urticaria）

组织病理特点

图 6.1-28，图 6.1-29，图 6.1-30

- 浅层血管周围稀疏炎症细胞浸润，包括淋巴细胞、组织细胞、肥大细胞，还有少数嗜酸性粒细胞；
- 真皮网状层明显水肿，胶原束间距增宽；
- 血管及淋巴管扩张。

在扫视镜头下，最初给人以正常皮肤的印象。仔细检查则可见浅层血管周围（有时也在深层血管丛周围）稀疏炎症细胞浸润及网状真皮水肿。诊断荨麻疹的线索是真皮中少数的炎症细胞浸润。水肿在 HE 染色切片中易被忽略，乳头真皮的水肿表现为染色苍白，而网状真皮的水肿则表现为胶原束之间距离稍为增宽，所以在组织学改变上，网状真皮水肿较乳头真皮水肿更为细微。荨麻疹的主要水肿部位在真皮网状层。在

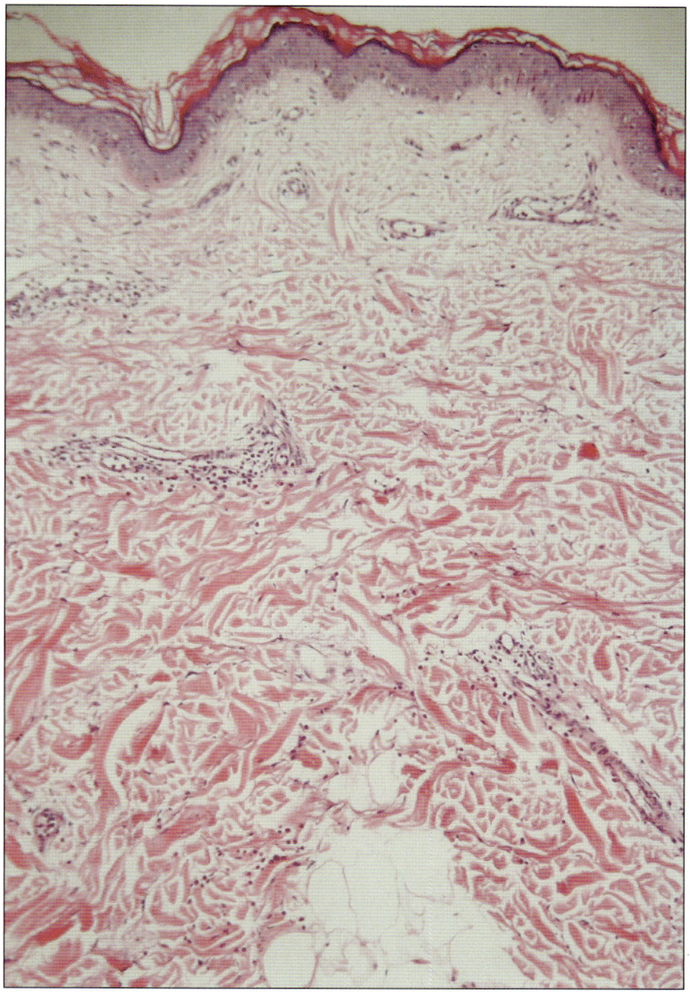

图 6.1-28 **荨麻疹**

表皮正常，真皮浅层血管周围稀疏炎症细胞浸润

巨大荨麻疹或血管性水肿时，在真皮上部常可见血管外红细胞。

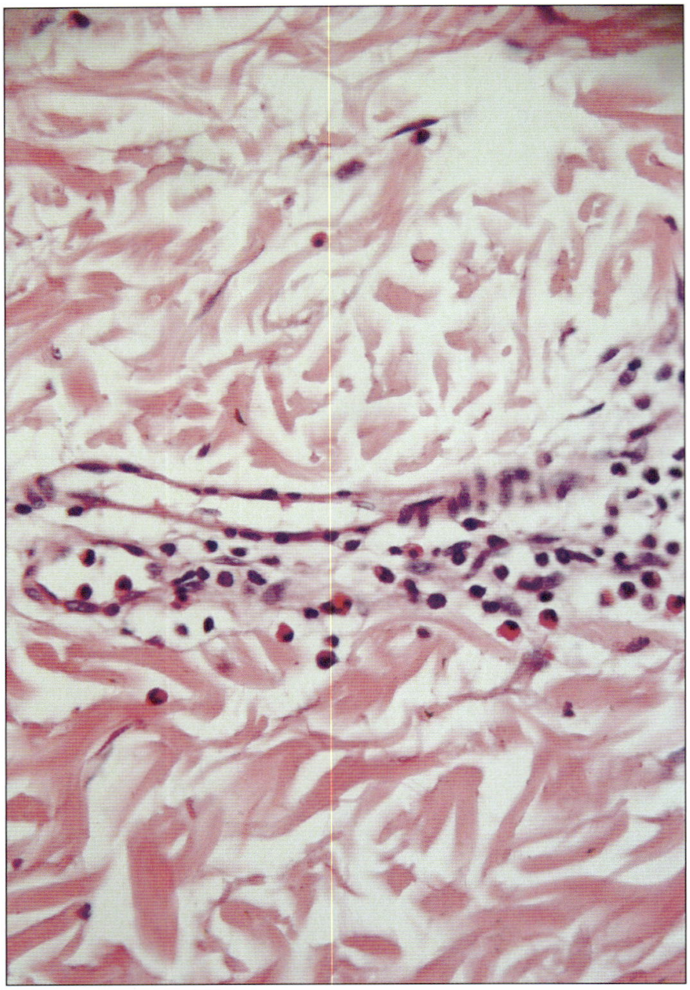

图 6.1-29 **荨麻疹**
血管周围淋巴细胞及嗜酸性粒细胞浸润

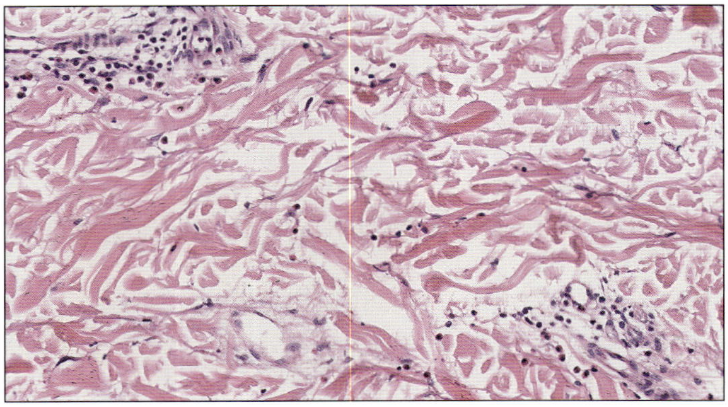

图 6.1-30 **荨麻疹**
真皮网状层水肿，胶原束间距增宽

临床特点

基本损害为风团，迅速出现又很快消退，消退后不留痕迹（图 6.1-31）。自觉瘙痒。若风团持续存在 24 小时以上，消退后遗留色素沉着，则是荨麻疹性血管炎（详见 12.1.1.8）

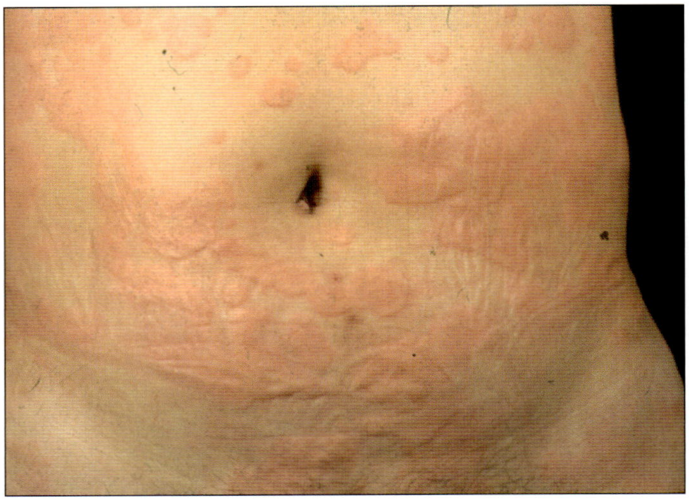

图 6.1-31 **荨麻疹**

6.1.11 虫咬皮炎（dermatitis caused by insect bite）

组织病理特点

图 6.1-32

- 真皮内炎症细胞浸润呈上宽下窄的楔形分布，有淋巴细胞、嗜酸性粒细胞等，浸润细胞不仅在血管间，还在胶原束间；

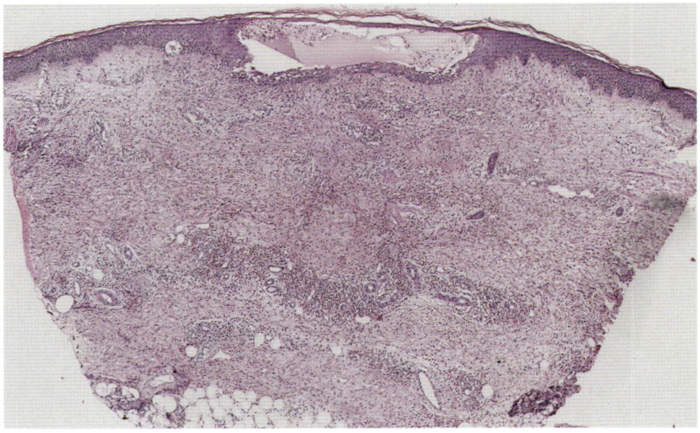

图 6.1-32 **虫咬皮炎**
真皮浅中层灶状及散在淋巴细胞及嗜酸性粒细胞浸润

- 真皮乳头水肿，常有血管外红细胞；
- 表皮内有灶性海绵水肿。

临床特点

虫咬皮炎的组织学改变视叮咬昆虫的不同、叮咬部位及个体反应的不同而有很大的不同，常见的是浅层及深层血管周围炎，且常有表皮改变，将在下一章（7.3.1）中详述。有的人对虫咬的反应很轻，仅表现为稍为肿起的淡红斑及丘疹（图 6.1-33），病理上呈上述改变，即浅层血管周围及间质中混合类型炎症细胞浸润。

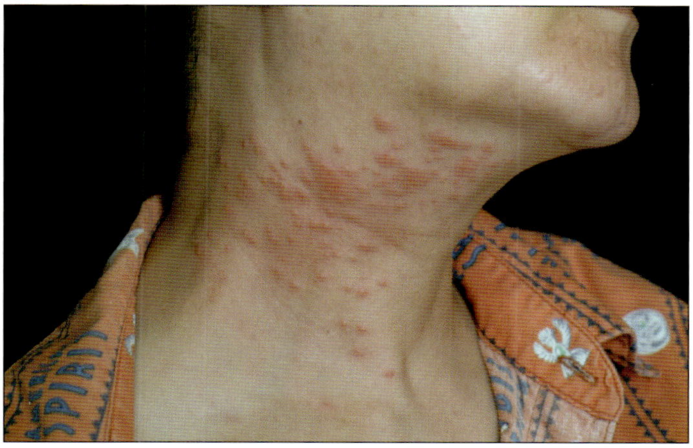

图 6.1-33 虫咬皮炎（丘疹性荨麻疹）

6.1.12 妊娠丘疹性皮炎（papular dermatitis of pregnancy）

组织病理特点

- 真皮浅、中层中等致密淋巴细胞、组织细胞及嗜酸性粒细胞浸润；
- 真皮乳头轻度水肿；
- 表皮偶见轻度海绵水肿。

临床特点

妊娠丘疹性皮炎是发生在妊娠期妇女的瘙痒性皮炎，为红斑、丘疹，有的可彼此融合成大片，瘙痒较剧（图 6.1-34）。皮疹在分娩后可自行消退。

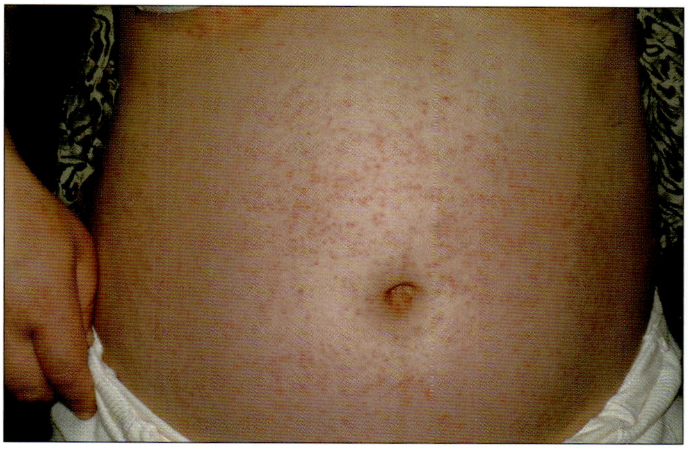

图 6.1-34 妊娠丘疹性皮炎

6.1.13 白细胞破裂性血管炎（leukocytoclastic vasculitis）的早期损害

组织病理特点

图 6.1-35，图 6.1-36

- 浅层血管周围中性粒细胞为主浸润，多数核尘。还有淋巴细胞及少许嗜酸性粒细胞；
- 浅层血管管壁有红染的纤维素沉积；
- 血管壁及间质中有血管外红细胞。

白细胞碎裂性血管炎是以组织病理改变特点而命名的一组变应性皮肤血管炎，将在血管炎一章中详述。临床上常见的过敏性紫癜就属于这一类。

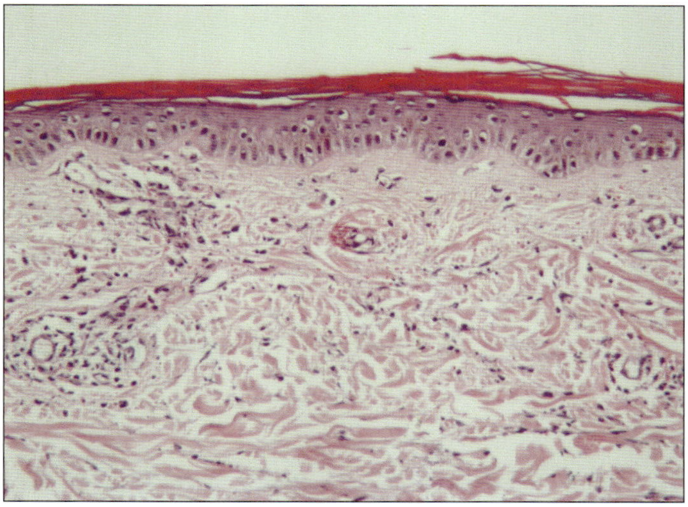

图 6.1-35 白细胞碎裂性血管炎
表皮大致正常，浅层血管周围中性粒细胞为主浸润，可见核尘

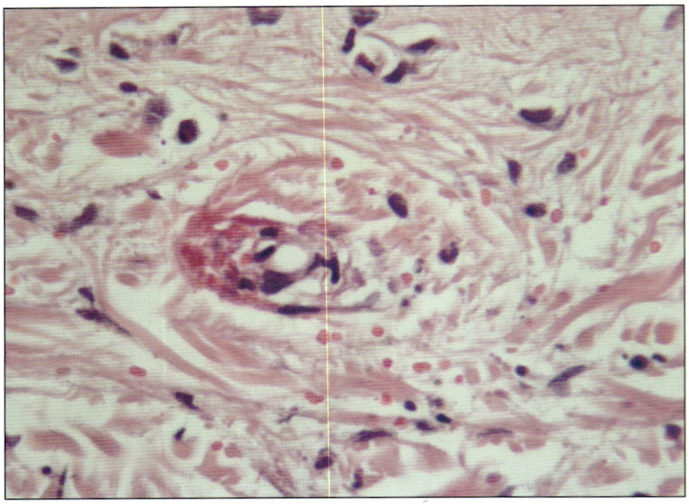

图 6.1-36 **白细胞碎裂性血管炎**
示浅层血管管壁有红染的纤维素沉积；血管壁及间质中有血管外红细胞

临床特点

好发于下肢，偶可泛发全身。皮疹呈多形性，有斑疹、丘疹、风团、紫癜（图 6.1-37）、乃至水疱等，可伴发热、关节痛、腹痛及肾损害等。患者以儿童及中青年女性较为多见。

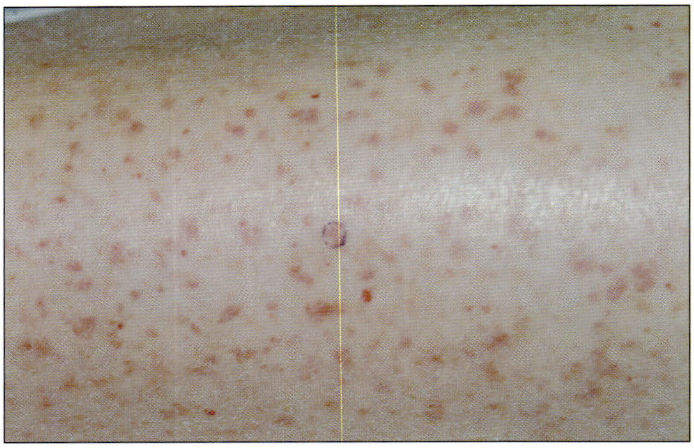

图 6.1-37 **过敏性紫癜**

6.1.14 色素性荨麻疹（urticaria pigmentosa）

组织病理特点

图 6.1-38，图 6.1-39

- 浅层血管周围以肥大细胞为主的浸润，并有少许淋巴细胞及组织细胞；
- 真皮上层毛细血管扩张；
- 若在取材前用力摩擦了皮损，则血管明显扩张充血，血管周围可见嗜酸性粒细胞；
- 以 Giemsa 染色或甲苯胺蓝染色可清楚显示肥大细胞胞浆内的异染颗粒。

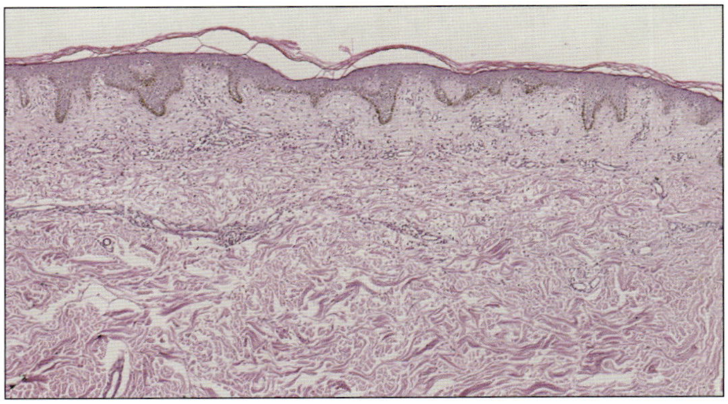

图 6.1-38 **色素性荨麻疹**
表皮正常，基层色素增多；真皮浅层血管周围炎性细胞浸润

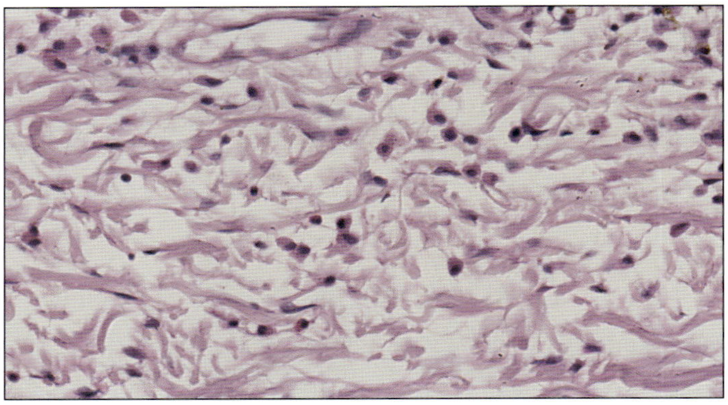

图 6.1-39 **色素性荨麻疹**
真皮浅层血管周围的肥大细胞为主浸润，可见少许嗜酸性粒细胞

色素性荨麻疹是皮肤性肥大细胞增生病中最常见的一种类型。组织学上的共同特点是以肥大细胞为主的浸润，一般在真皮上半部。

在扫视下，若见真皮上部血管扩张，血管周围及胶原束间有单一形态细胞浸润，且细胞境界清楚，有深染且圆形的核，则应考虑本病。若高倍镜下证实这些单一形态的细胞为肥大细胞则可确诊。在 HE 染色的切片中，肥大细胞有特征性的细胞学表现：具有深染、圆形或卵圆形核及丰富、粉紫色的胞质，其中含细小的异染颗粒。以甲苯胺蓝或姬姆萨染色可进一步证实为肥大细胞。

依临床表现的不同，色素性荨麻疹在组织学上亦表现各异。对结节性损害，可见真皮上部及乳头内密集肥大细胞的浸润；大疱型除多数肥大细胞外，还有嗜酸性粒细胞浸润，真皮乳头高度水肿，形成表皮下疱；对常见的斑疹型如见于成人的持久性发疹性毛细血管扩张性斑疹，则表现为真皮乳头及浅层血管丛周围稀疏肥大细胞的浸润，有时需作姬姆萨染色方能确诊。肥大细胞正常存在于皮肤浅层血管丛周围，但数量很少。若每个高倍视野大于 5 个肥大细胞则可确诊。摩擦色素性荨麻疹的损害，斑疹及丘疹将成为风团。若取摩擦后出现的风团做活组织检查，则可见明显扩张充血的血管，血管周围可见嗜酸性粒细胞。多数肥大细胞脱去了颗粒。这是由于肥大细胞受到刺激后，释放出胞内富含组胺的颗粒，使血管扩张充血，同时嗜酸性粒细胞趋化因子吸引嗜酸性粒细胞的浸润。

临床特点

典型的为圆形或椭圆形，淡褐色斑疹，境界清楚（图 6.1-40），一般无自觉症状。经摩擦后发红、成为风团（图 6.1-41），自觉瘙痒是其特点。色素性荨麻疹在临床上有不同的表现形式，在儿童还可见结节及大疱型，在成人则多见丘疹及斑疹型，后者损害为棕黄色的斑疹及丘疹，其间有毛细血管扩张，故又称为持久性发疹性毛细血管扩张性斑疹（telangiectasia macularis eruptiva perstans，TMEP），皮疹好发于躯干部（图 6.1-42）。

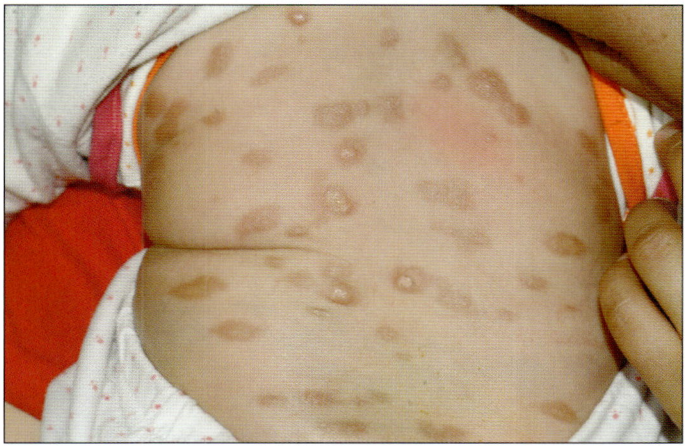

图 6.1-40 色素性荨麻疹

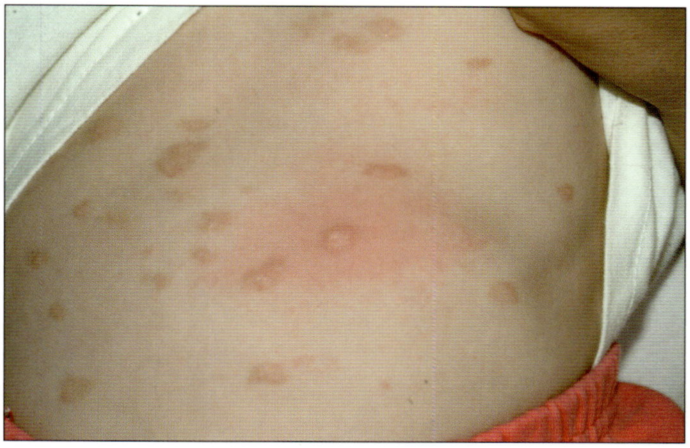

图 6.1-41 色素性荨麻疹（Darier 征）

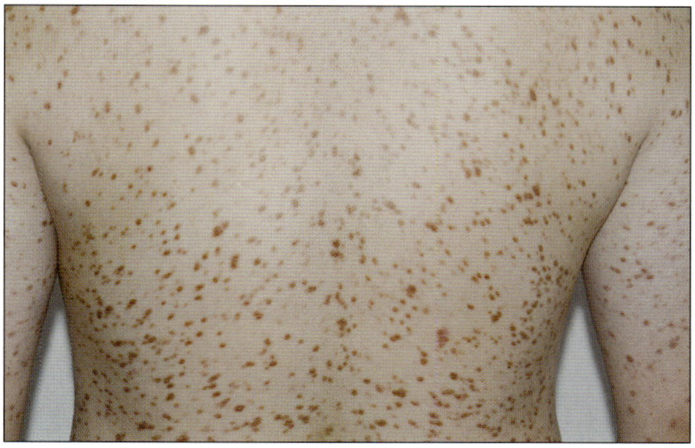

图 6.1-42 色素性荨麻疹

6.1.15 白癜风（vitiligo）

组织病理特点

- 表皮基底层无黑素细胞；
- 表皮细胞内无黑素颗粒；
- 在活动损害的边缘，真皮浅层可见稀疏淋巴细胞浸润。

有时需采用特殊染色如氨化硝酸银或多巴胺来确定黑素细胞的存在。

临床特点

境界清楚，瓷白色的斑，大小不一，上无皮屑（图 6.1-43）。无自觉症状。

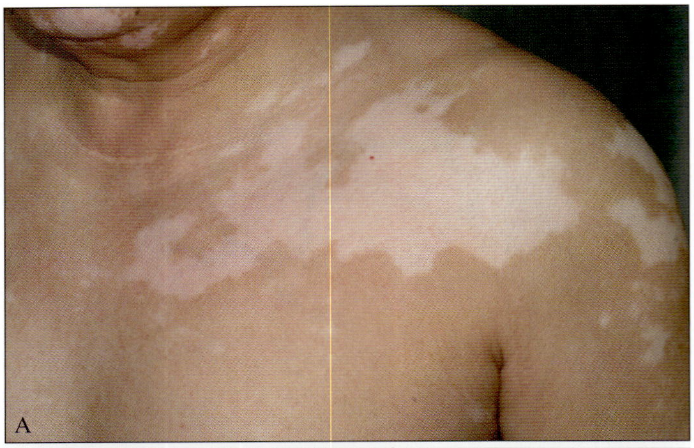

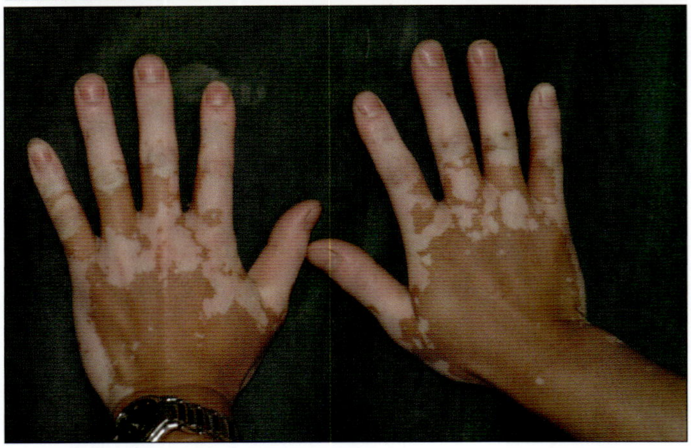

图 6.1-43 **白癜风**

6.1.16 自身免疫性大疱病的早期损害（early lesion of bullous diseases）

取获得性大疱病的早期损害即红斑性皮损或大疱附近的“正常”皮肤，病理切片上并无水疱，主要表现为浅层血管周围炎。

大疱性类天疱疮（bullous pemphigoid）的早期损害

组织病理特点

图 6.1-44，图 6.1-45

- 真皮乳头及浅层血管丛周围淋巴细胞及数量不等嗜酸性粒细胞浸润；
- 真皮乳头血管扩张，高度水肿，淡染。

临床特点

大疱性类天疱疮的早期，临床上可表现为大小不等水肿性的红斑（图 6.1-46），不易消退，自觉瘙痒，此时取材并不能见到表皮下疱，而是如上的组织改变，此改变虽非特异性，但有很大辅助诊断价值，患者应进一步做直接及间接免疫荧光检查，或血清学检查患者的自身抗体以确诊。

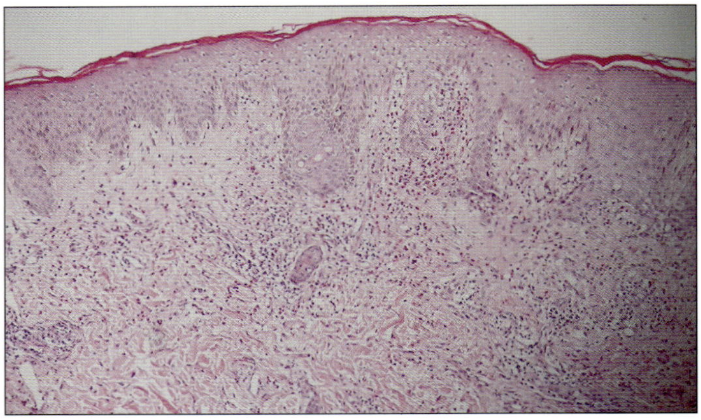

图 6.1-44 **类天疱疮**
表皮大致正常，真皮浅层血管周围淋巴细胞及嗜酸性粒细胞浸润

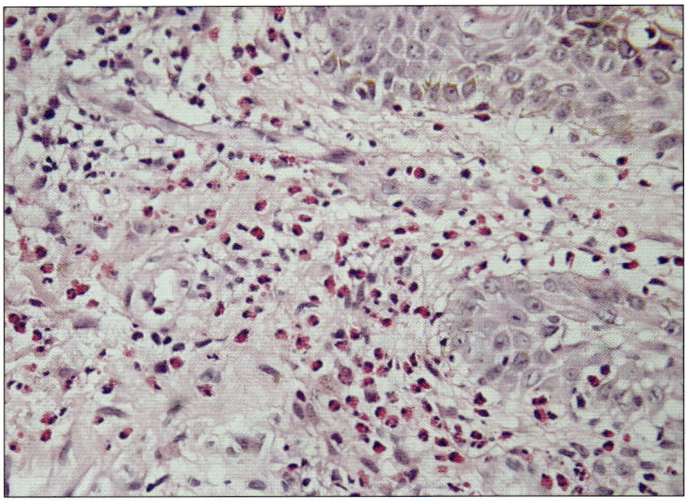

图 6.1-45 **类天疱疮**
真皮乳头及浅层明显嗜酸性粒细胞浸润

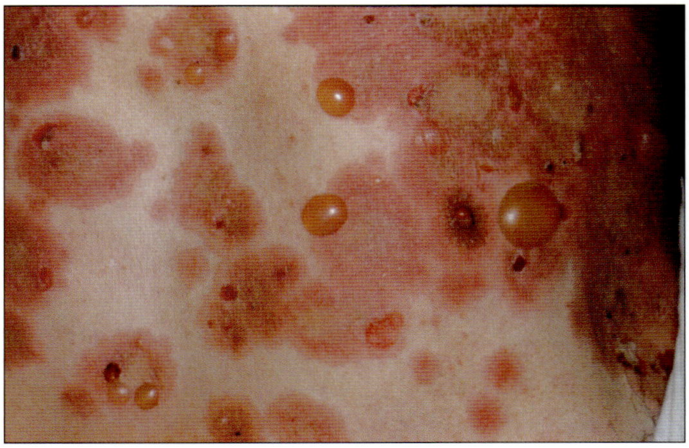

图 6.1-46 **大疱性类天疱疮的张力性大疱及水肿性红斑**

鉴别诊断

不易消退的水肿性红斑，临床上可误诊为多形红斑或药物性皮炎。对50岁以上者，建议应做病理检查，以除外大疱性类天疱疮的可能。

若真皮浅层血管丛周围有嗜酸性粒细胞浸润，伴表皮嗜酸性海绵水肿，则应考虑类天疱疮的可能。

若在真皮乳头顶部，紧挨基底膜部位出现中性粒细胞浸润，应考虑有否线状IgA皮病、疱疹样皮炎或获得性大疱性表皮松解症的可能。若中性粒细胞还出现在浅层血管丛周围，且有核尘及血管炎的改变，则应考虑大疱性系统性红斑狼疮的可能。

以上是单纯型浅层血管周围皮炎所包括的主要病种。在镜下检查时，如何一步步地分析以达到正确、特异的诊断呢？

当炎症细胞浸润仅限于真皮浅层，且无明显的表皮改变时，首先应问：①炎症细胞浸润是仅限于血管周围，还是同时在血管周围及间质；②浸润细胞是以淋巴细胞为主，还混合有中性粒细胞及嗜酸性粒细胞，甚至核尘，还是肥大细胞？

如果炎症浸润仅限于血管周围，且以淋巴细胞为主，若浸润细胞呈袖套样，首先应考虑远心性环状红斑。若不是，就应寻找有否血管外红细胞、噬含铁血黄素细胞或噬黑素细胞。若有血管外红细胞及噬含铁血黄素细胞，则是色素性紫癜性皮肤病，如色素性紫癜性皮炎及毛细血管扩张性环状紫癜。若有噬黑素细胞，则应检查在真皮乳头顶部有否均一红染的团状物，若有则为皮肤淀粉样变；其次检查有否基底细胞液化变性，若有而表皮其余各层大致正常，则可诊断为黑变病；若无上述改变，则可诊断为炎症后色素沉着。角质层的检查也十分重要，注意有否菌丝及孢子，若有则是皮肤真菌病或花斑糠疹；若有局灶性角化不全，则应考虑远心性环状红斑，玫瑰糠疹或点滴状副银屑病（详见下述）的可能。若上面的情况均已除外，则应考虑红斑发疹性疾病如某些病毒疹或药疹。

若炎症浸润同时在血管周围及间质，浸润细胞除了少数淋巴细胞外，还有嗜酸性粒细胞，真皮胶原间因水肿而距离加宽，则应考虑荨麻疹。若为中等密度混合类型细胞浸润，嗜酸性粒细胞主要散布在真皮网状层的胶原束间，且浸润细胞呈上宽下窄的楔形分布，则应考虑虫咬皮炎的可能。若浸润细胞主要是淋巴细胞及嗜酸性粒细胞，伴轻度表皮海绵水肿，除虫咬皮炎外，还应考虑妊娠丘疹性皮炎。若浸润细胞以中性粒细胞为主，且有核尘及血管壁纤维素沉积，有血管外红细胞，则为白细胞碎裂性血管炎。

在少数情况下，某些大疱性皮肤病早期的组织学改变可仅为浅层血管周围皮炎。若真皮乳头，特别是乳头顶部有中性粒细胞浸润，则可以是疱疹样皮炎、线状IgA大疱性皮病、获得性大疱性表皮松解症或大疱性系统性红斑狼疮的早期改变；若浅层血管周围及真皮乳头中有嗜酸性粒细胞浸润、则应考虑大疱性类天疱疮的可能。

若浅层血管明显扩张充血，血管周围有嗜酸性粒细胞浸润，则应注意有否单一形态细胞浸润，有深染且圆形核的肥大细胞浸润，考虑色素性荨麻疹的可能。

通过以上系统地、逻辑地分析，可以看出，对大部分单纯性浅层血管周围皮炎我们是能够作出特异诊断的。若经过上述分析，仍不能达到特异的诊断，则病理报告可仅作描述，同时加上一个注释，指出可能的诊断及鉴别诊断，并可以对进一步的检查提出建议，包括再一次取材做病理检查。临床医生做病理的目的是希望得到一个特异的诊断，我们应尽量避免做慢性非特异性皮炎的诊断。

6.2 界面皮炎型浅层血管周围皮炎（superticial perivasclar dermatitis with interface dermatitis）

界面（interface）是指表皮真皮的交界面，正常时表皮突与真皮乳头相互犬牙交错呈波纹状，两者间依靠基底膜相互连接。在HE染色的切片上，基底膜是看不到的，仅当PAS染色后，才被显现出来。界面改变可由于：①基底细胞液化变性（liquefaction degeneration），即空泡变性（hydropic degeneration）；②基底细胞坏死：坏死的细胞均一红染，嗜酸性小体、胶样小体及Civatte小体就是在HE染色切片所显现的坏死基底细胞；③真皮浅层血管丛周围，尤其是乳头部位致密的炎症细胞浸润；若淋巴细胞浸润致密呈带状，则称为苔藓样浸润。在扫视视野下界面变得模糊不清，称为界面皮炎。在界面皮炎，由于基底层角质形成细胞及黑素细胞的破坏，细胞内丰富的色素小体释出，可以在真皮浅层见到游离的黑素颗粒及噬黑素细胞，这在病程较长的病例较为突出。在界面皮炎，由于炎症破坏了在连结表皮真皮中起着重要作用的基底膜，而使表皮真皮的连接变得十分脆弱，容易发生分离，成为表皮下疱，可以见于病情进展迅速的病例，如大疱性多形红斑、大疱性扁平苔藓等。

下面将以基底细胞液化变性为主的“液化变性型浅表血管周围炎”（图 6.0-3）及真皮浅层致密炎症浸润为主的“苔藓样型浅表血管周围炎”（图 6.0-4）两部分论述。前者的典型疾病是多形红斑，后者的典型疾病的扁平苔藓。

液化变性型浅表血管周围炎

6.2.1 多形红斑（erythema multiforme）

组织病理特点

图 6.2-1，图 6.2-2，图 6.2-3，图 6.2-4，图 6.2-5

- 基底细胞液化变性，细胞体积增大，胞内有空泡形成；
- 表皮中可见均一红染、坏死的角质形成细胞，有时在毛囊漏半部的上皮中亦可见坏死角质形成细胞，后期表皮呈大片坏死、红染；
- 浅层血管丛周围稀疏至中等密度淋巴细胞浸润；
- 真皮乳头水肿，有血管外红细胞；
- 表皮轻度细胞间水肿（海绵水肿）及细胞内水肿（气球变性）。

以上为红斑丘疹型多形红斑组织学改变的特点。随着病情进展，表皮内坏死角质形成细胞数量增多，坏死的细胞渐融合，最终发展成细胞大片坏死，此时表皮大片红染，结构不清，其间可见核溶、核缩及核碎；在坏死表皮下方，可见中性粒细胞浸润（注意：凡坏死的组织，都对中性粒细胞具有趋化作用）。表皮基底细胞液化变性表现为细胞体积增大，胞内有空泡形成。水疱大疱型时多数基底细胞发生液化变性，使表皮真皮分离，最终发展成表皮下疱。在少数病例，表皮可有明显的棘细胞间水肿（即海绵水肿）及细胞内水肿（即气球变性），甚至导致表皮内水疱形成。但水疱大疱型多形红斑的水疱绝大多数系表皮下水疱。在重症型多形红斑，在病变早期就可见大片状表皮细胞坏死，基底细胞严重液化变性、坏死，表皮下水疱形成。多形红斑时，真皮浅层及乳头内可见稀疏至中等密度以淋巴细胞为主的浸润，由药物引起者，可见嗜酸性粒细胞浸润。

多形红斑的病程呈急性经过。

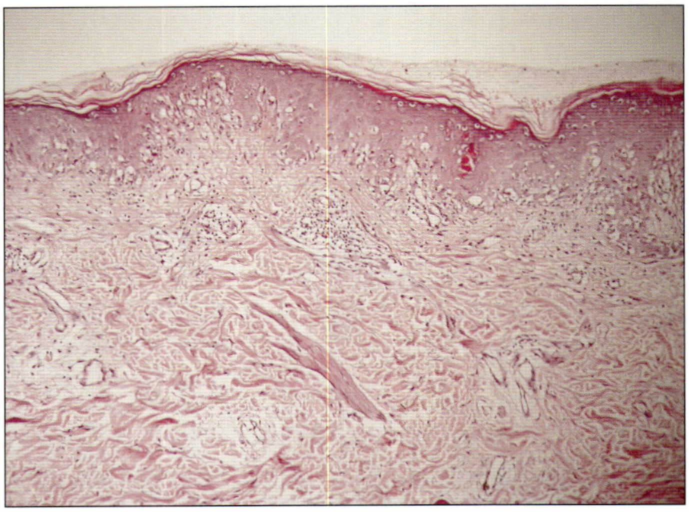

图 6.2-1 多形红斑
早期可见基底细胞液化变性、表皮中个别坏死角质形成细胞，真皮浅层稀疏炎症细胞浸润

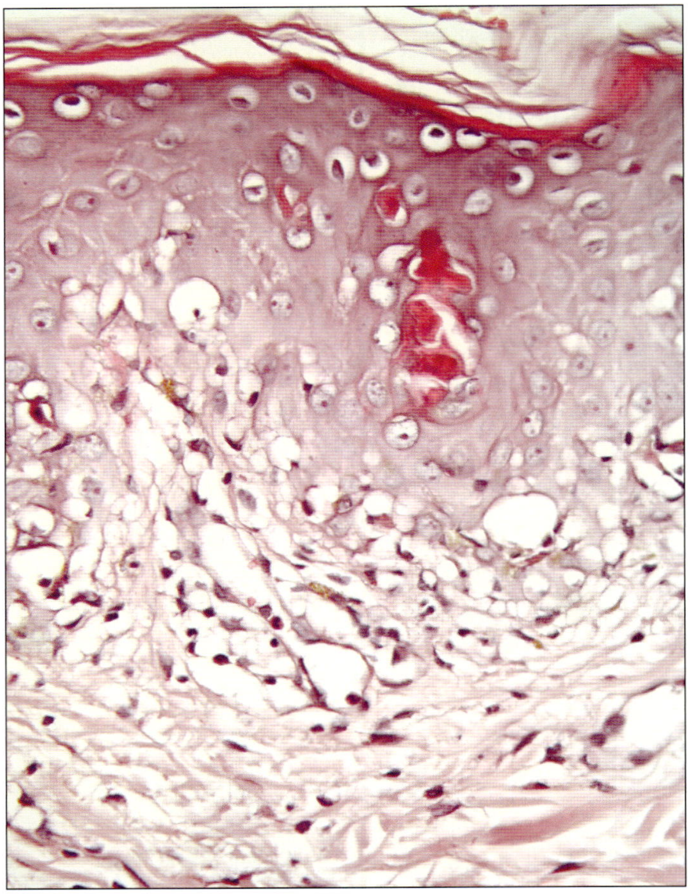

图 6.2-2 多形红斑
示表皮中红染、坏死的角质形成细胞，真皮乳头中可见噬黑素细胞

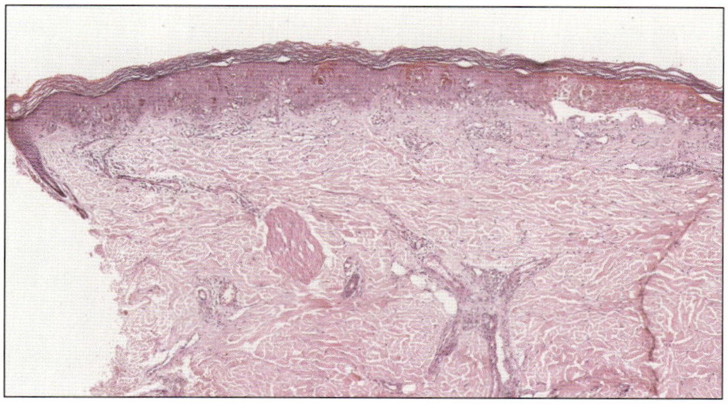

图 6.2-3 **多形红斑**
切片左侧示表皮中散在、多数坏死的角质形成细胞，右侧则为大片、融合的坏死

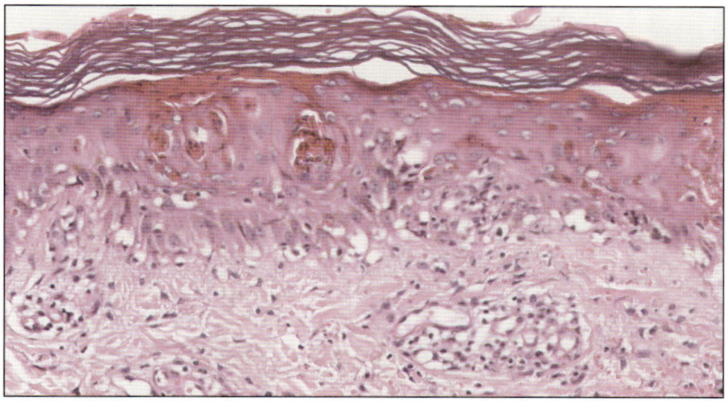

图 6.2-4 **多形红斑**
示表皮中多数坏死的角质形成细胞，真皮乳头内可见血管外红细胞

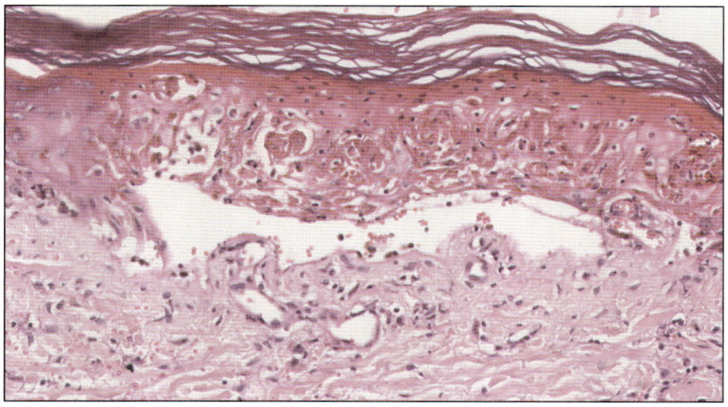

图 6.2-5 **多形红斑**
示表皮中融合、坏死的角质形成细胞，可见表皮下裂隙

对于急性炎症性皮肤病，在组织病理学的改变上均可以有以下共同点：

- 由于病变进展迅速，角质层尚未发生变化，而呈现正常的网篮形；
- 棘细胞层既无萎缩，也不增生，大致呈正常厚度；
- 真皮浅层血管扩张、充血，血管周围水肿，有数量不等炎症细胞浸润；
- 真皮乳头水肿，苍白、淡染；
- 乳头真皮的胶原纤细；
- 有时可见血管外红细胞。

在多形红斑时可以见到以上的急性改变，但它们对诊断并不具特征性。诊断多形红斑的特征性组织改变是：

（1）基底细胞液化变性；

（2）真皮浅层以淋巴细胞为主浸润；

（3）表皮中散在及融合的坏死角质形成细胞。

临床特点

皮疹呈多形性，有红斑、丘疹、大疱等，有的皮疹可呈靶形。以四肢远端较为多见（图 6.2-6，图 6.2-7），重者皮疹可泛发全身，有发热、乏力等全身症状，并可

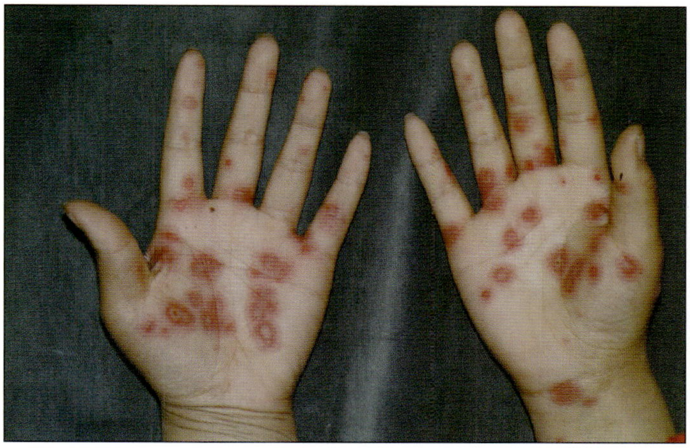

图 6.2-6 **多形红斑**

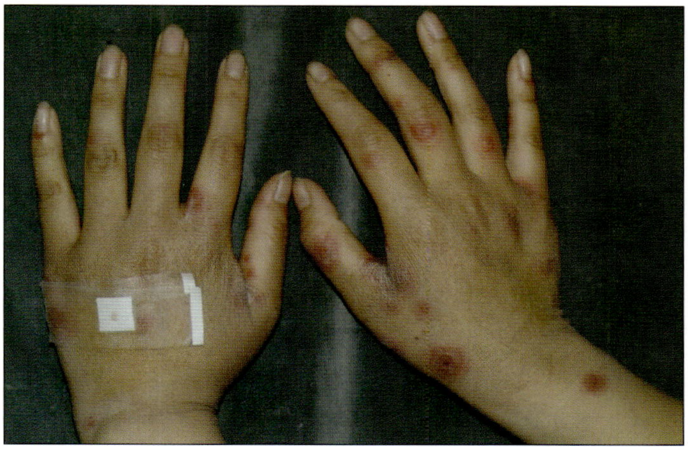

图 6.2-7 **多形红斑**

出现黏膜损害，主要是眼、口腔及阴肛部黏膜受侵。根据皮疹分布及特点，本病可分红斑丘疹型、水疱大疱型和重症型（Steven-Johnson 综合征）。患者以青年居多，女性多于男性，好发于春秋季，病程急性。部分病例的发病可能与单纯疱疹病毒（HSV）感染有关。部分病例，尤其是重症型则系药物过敏所致。

鉴别诊断

临床上容易误诊为多形红斑的有两个病。一为荨麻疹型药物性皮炎，由于皮疹常呈环形、弧形及匐形，易误诊为多形红斑。但这两个病在组织学上是不同的。荨麻疹型药物性皮炎炎症浸润为混合型，常有嗜酸性粒细胞浸润，无基底细胞液化变性及界面改变。另一个易误诊为多形红斑的病变是大疱性类天疱疮红斑阶段的皮损，但大疱性类天疱疮无论在临床上还是组织学上均不同于多形红斑，前者皮疹为持续存在的水肿性红斑，好发于躯干部，而且患者大多为50岁以上的老年人，在组织学上真皮浅层可见数量不等的嗜酸性粒细胞浸润，而多形红斑时一般并无嗜酸性粒细胞浸润。此外，大疱性类天疱疮疱顶的表皮是完整的，无坏死角质形成细胞，而多形红斑表皮内有坏死角质形成细胞。如果鉴别有困难，则应作免疫荧光检查。

6.2.2 中毒性表皮坏死松解症（toxic epidermal necrolysis，TEN）

组织病理特点

图6.2-8，图6.2-9，图6.2-10

- 表皮角质形成细胞大片融合性坏死，呈红染，细胞结构消失，可见核溶、核缩及核碎；
- 角质层仍呈正常网篮状；
- 基底细胞液化变性；
- 表皮下疱；
- 真皮浅层水肿，血管周围稀疏淋巴细胞，组织细胞及嗜酸性粒细胞浸润。

中毒性表皮坏死松解症与重症多形红斑都系药物过敏所致，常见的过敏药物为解热镇痛药、磺胺药及青霉素、苯妥英钠等。这两个病的临床及组织学改变相仿，只是程度上中毒性表皮坏死松解症发病更快、病情更重、更急，表皮坏死更为突出。由于中毒性表皮坏死松解症大多系药物所致，它又称为大疱性表皮松解萎缩坏死型药疹。

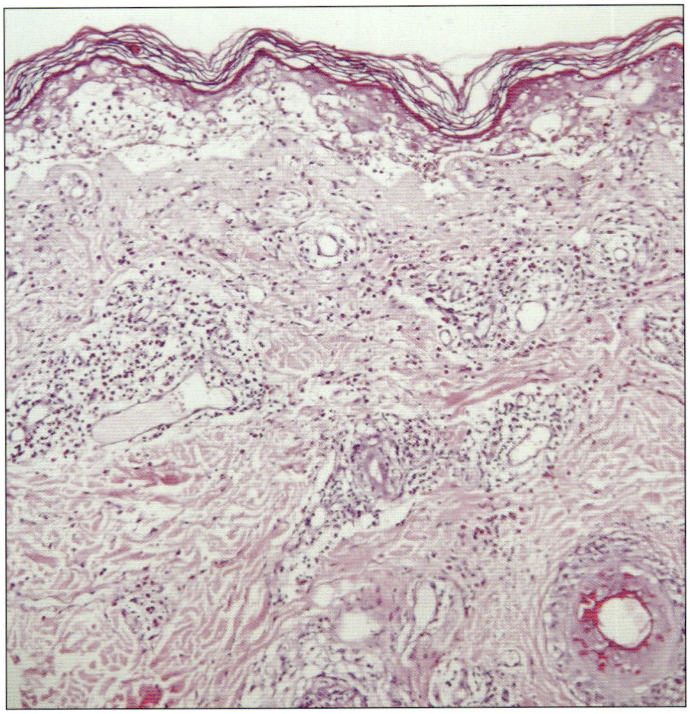

图6.2-8 中毒性表皮坏死松解症
表皮角质形成细胞大片融合性坏死，真皮浅层血管周围炎症细胞浸润

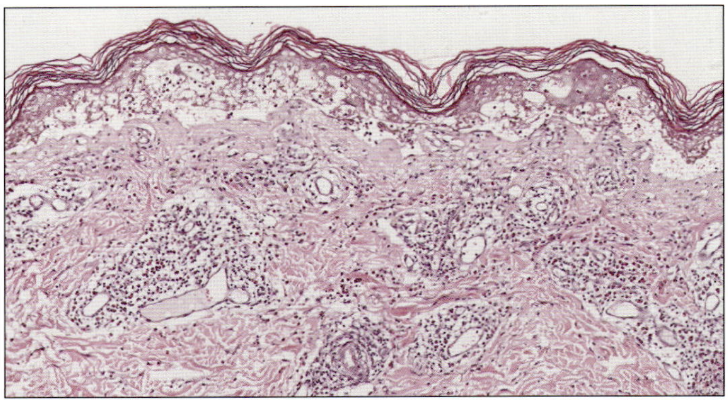

图6.2-9 中毒性表皮坏死松解症
表皮大片坏死，红染，细胞结构消失，可见核溶、核缩及核碎；角质层仍呈正常网篮状

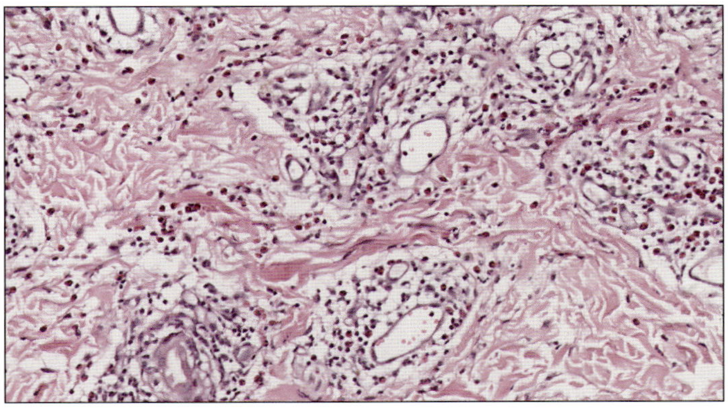

图6.2-10 中毒性表皮坏死松解症
真皮浅层血管扩张，管周淋巴细胞及嗜酸性粒细胞浸润

临床特点

发病急骤，患者高热。初起皮肤潮红有针扎样感，迅即呈暗红色或紫红色，大片融合，表皮松解（图 6.2-11），可用手指推动，尼氏征阳性，皮肤上水疱、大疱及大片状糜烂面。眼、口腔、阴肛部及消化道、呼吸道黏膜亦出现大片坏死。肝肾等内脏常受累，如不及时处理，可导致死亡。患者大多为成人。

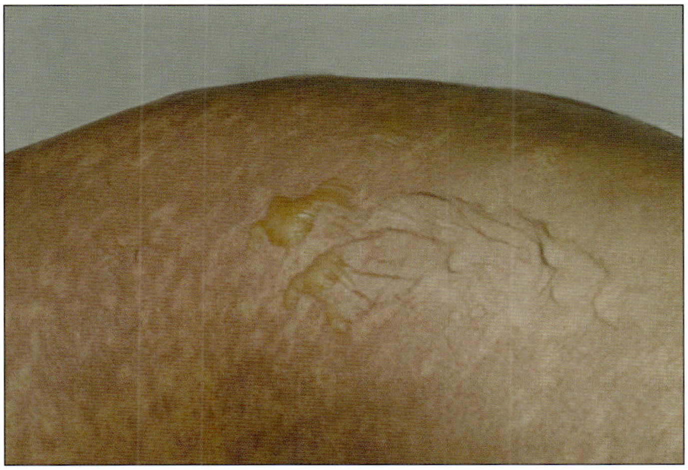

图 6.2-11 **中毒性表皮坏死松解症**

鉴别诊断

金黄色葡萄球菌性烫伤样皮肤综合征（staphylococcal scalded skin syndrome，SSSS）：本病是由于金黄色葡萄球菌感染所致，大多发生在婴幼儿，由于临床上急性发病，在泛发红斑基础上发生大片状表皮松解、大疱，可与上述药物所致中毒性表皮坏死松解症（TEN）相混淆。两者的鉴别诊断要点见表 6.2-1：

表 6.2-1 鉴别要点

	TEN	SSSS
病因	药物过敏	金黄色葡萄球菌感染
组织病理学	表皮全层坏死	表皮浅层坏死
	基底细胞液化变性，表皮下疱	颗粒层松解，表皮内疱
患者年龄	主要是成人	大多为婴幼儿
治疗	糖皮质激素	大剂量抗生素

6.2.3 皮肌炎（dermatomyositis）

皮肤损害的组织病理特点

图 6.2-12，图 6.2-13，图 6.2-14

- 基底细胞液化变性；
- 真皮浅层血管丛周围及真皮乳头中稀疏至中等密度以淋巴细胞为主的浸润；血管扩张，充血；
- 真皮上层胶原束间数量不等黏蛋白的沉积；
- 真皮上层可见噬黑素细胞及程度不等的水肿；
- 病程长的病例可见基底膜带增厚，表皮突及真皮乳头变平。

皮肌炎皮肤损害的组织病理学改变具有特征性，结合临床表现，大多是可以作出诊断的。组织学上，可与炎症浸润仅限于真皮上部的盘状红斑狼疮（discoid lupus erythematosus，DLE）早期损害相似，此时两者鉴别较为困难。有助于盘状红斑狼疮的鉴别诊断的要点是：

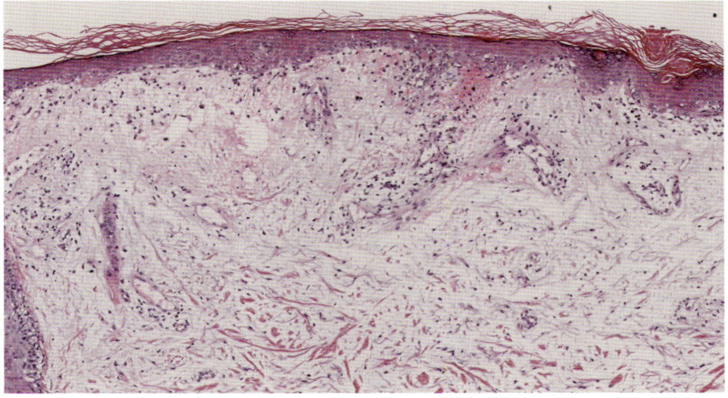

图 6.2-12 **皮肌炎**

基底细胞液化变性；真皮乳头水肿，乳头内稀疏炎症细胞浸润；血管扩张，充血

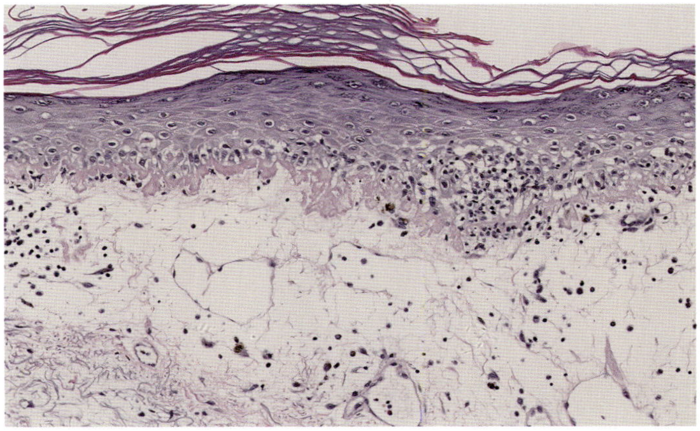

图 6.2-13 **皮肌炎**

示基底膜带增厚

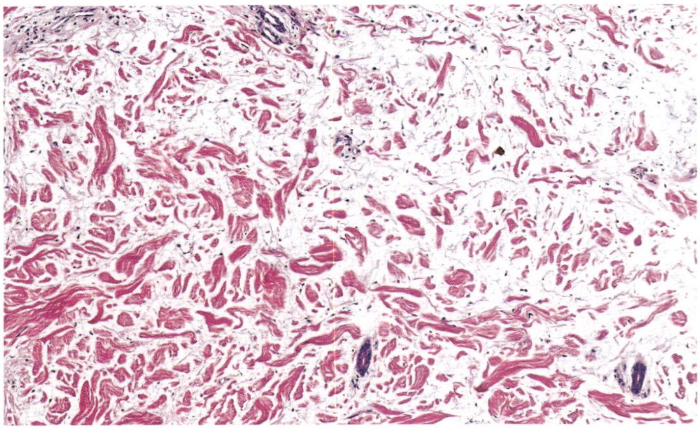

图 6.2-14 **皮肌炎**
真皮上层胶原束间数量不等粘蛋白的沉积

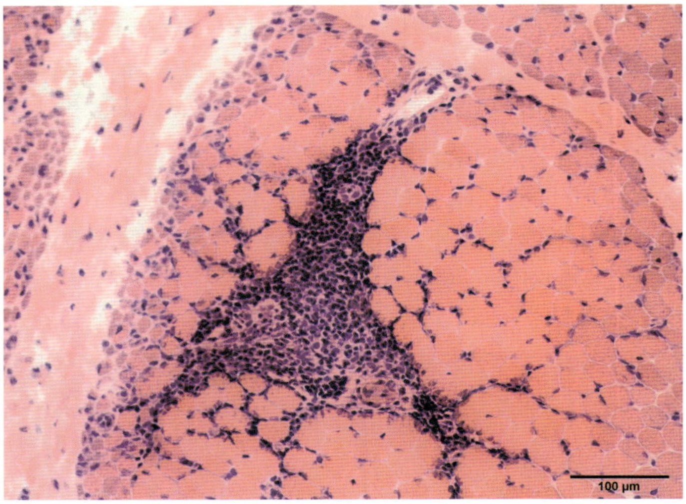

图 6.2-16 **皮肌炎**
肌纤维内明显淋巴细胞及浆细胞浸润（本图由北大医院神经科袁云教授提供）

（1）炎症浸润较深，不仅在浅层血管丛周围，也在中、深层血管丛周围及附属器周围见到炎症细胞的浸润；

（2）炎症浸润细胞较为致密。

肌肉损害（图 6.2-15，图 6.2-16）：

- 肌纤维肿胀、横纹消失、肌浆呈玻璃样变；
- 血管周淋巴细胞及少许浆细胞浸润；
- 有时可见肌束中的肌纤维断裂，呈颗粒状及空泡变性；
- 病程长的病例可见肌纤维被胶原组织所替代，可出现钙化区域。

肌肉活检应自四肢近端，有肿胀压痛的肌肉部位取材，取材应深，用手术切除法。

临床特点

包括皮炎及肌炎。皮肤损害的特点是外露部位、尤其是面颈部弥漫性红斑、毛细血管扩张，早期以双上眼睑皮肤水肿性紫红斑为特点（图 6.2-17）。在手背及肘膝关节伸侧有红斑角化性损害（图 6.2-18）。躯干部如上胸、后背及上臂伸侧也可出现紫红斑。肌肉损害的特点是以四肢近端肌肉为主的肿胀、疼痛及无力，出现抬手、抬腿困难等运动障碍。严重时心、肺、肝、肾等亦受累，可致死亡。皮肌炎可与恶性肿瘤伴发，因此对皮肌炎患者，特别是年迈者，应注意作全身体检。

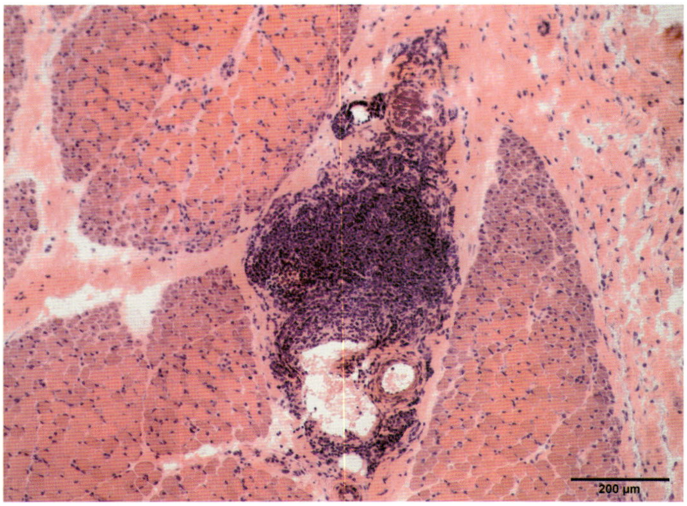

图 6.2-15 **皮肌炎**
肌束间明显淋巴细胞浸润（本图由北大医院神经科袁云教授提供）

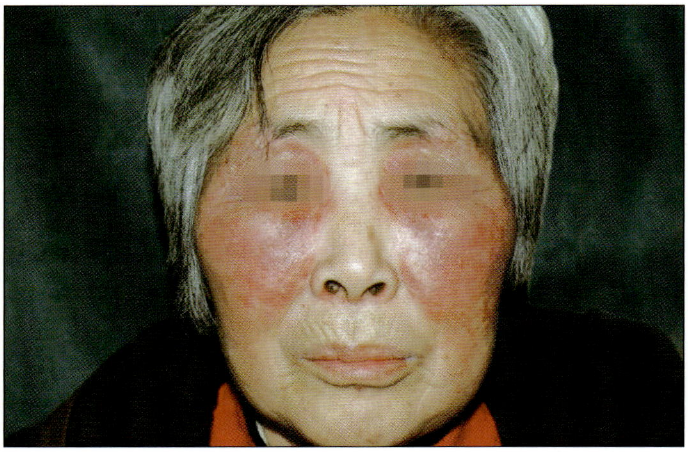

图 6.2-17 **皮肌炎**

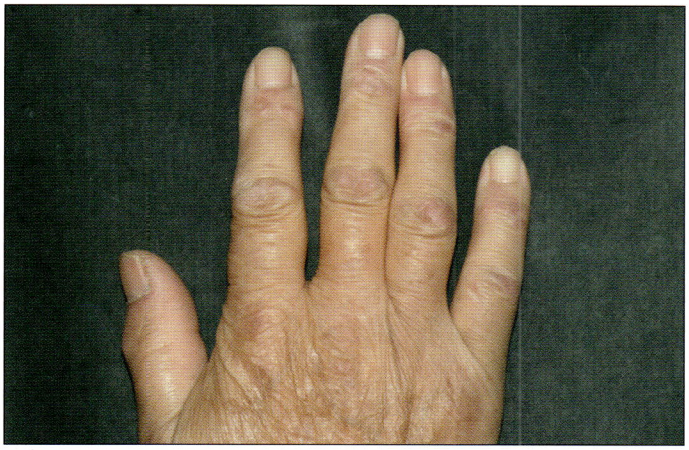

图 6.2-18 **皮肌炎**

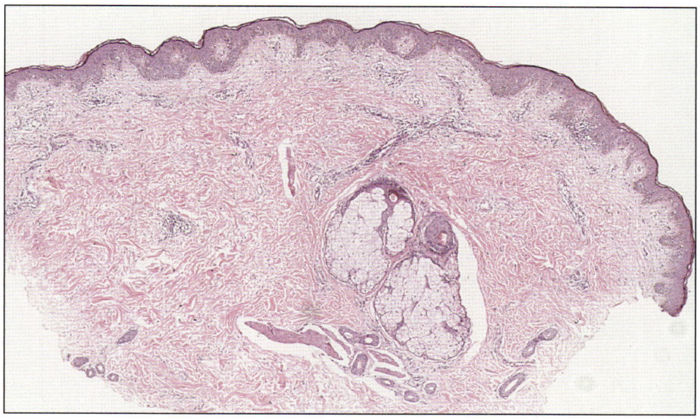

图 6.2-19 **持久性色素异常性红斑**
表皮大致正常，真皮浅层血管周围稀疏炎症细胞浸润

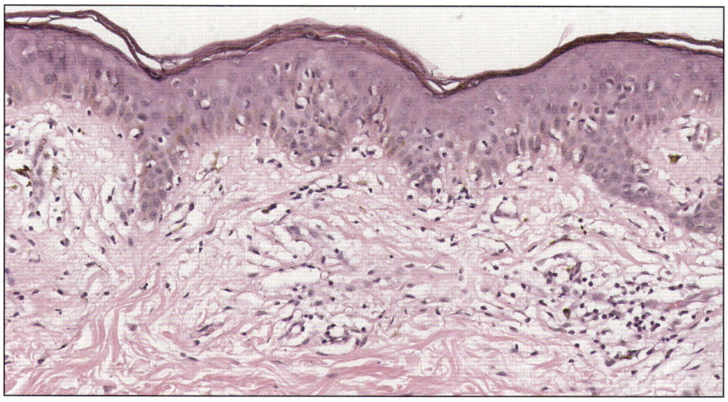

图 6.2-20 **持久性色素异常性红斑**
基底细胞轻度液化变性；真皮乳头内可见游离黑素及噬黑素细胞

鉴别诊断

盘状红斑狼疮（DLE）的基本组织学改变是浅层及深层血管周围以淋巴细胞为主的浸润及基底细胞液化变性（详见 7.2.1）。在病变早期即斑疹阶段，炎症浸润细胞可仅限于真皮上部，此时的组织学改变与皮肌炎皮肤的病理改变相似，很难区分。但结合临床及实验室检查，这两种病的鉴别是不困难的。

实验室检查

血清酶如肌酸磷激酶（CPK）、乳酸脱氢酶（LDH）及醛缩酶（ALD）可显著增高。肌电图、24 小时尿肌酸、肌酐检查亦有诊断意义。

6.2.4 持久性色素异常性红斑（erythema dyschromicum perstans）

组织病理特点

图 6.2-19，图 6.2-20

- 浅层血管周围稀疏以淋巴细胞为主的浸润；
- 基底细胞液化变性，界面改变；
- 真皮乳头内游离黑素增多，可见噬黑素细胞；
- 表皮突与真皮乳头的连接变平。

早期活动性损害即皮损边缘的红斑处取材，在真皮乳头可见轻度苔藓样浸润。陈旧、不活动的损害，则仅见界面改变，而无明显炎症细胞的浸润。有时仅可见色素改变。

临床特点

典型损害为淡红至灰色、灰棕色的椭圆形斑疹或斑片（故本病又称为“灰皮病”Ashy dermatosis）（图 6.2-21），长轴常与皮纹一致。其上无鳞屑。边缘活动，潮

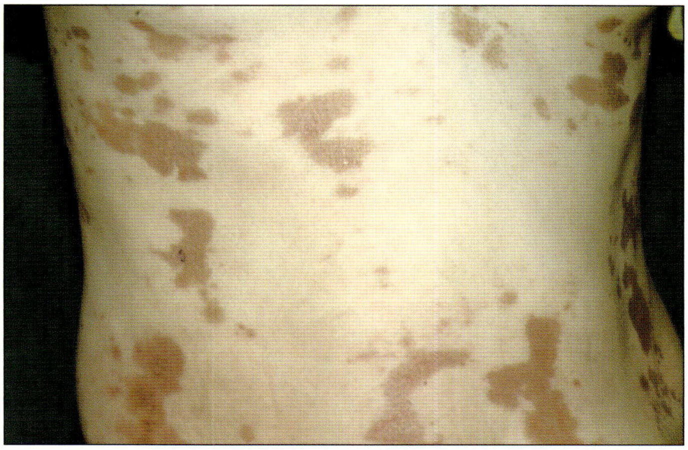

图 6.2-21 **持久性色素异常性红斑**

红。一般无自觉不适。病程慢性，逐渐增多，好发于颈部、躯干及四肢，偶见于面部。患者以中青年居多。

6.2.5 皮肤异色症（poikiloderma）

皮肤异色是指皮损内同时有毛细血管扩张、萎缩、色素增加或减退，表现为皮损上有红、白、黑三色相间。

组织病理特点

图 6.2-22，图 6.2-23

- 表皮萎缩，表皮突变平，表皮与真皮间波纹状交错的结构消失（白）；
- 基底细胞液化变性；浅层血管周围有噬黑素细胞（黑）；
- 浅层血管周围稀疏至中等密度淋巴细胞浸润；
- 真皮乳头毛细血管扩张（红）。

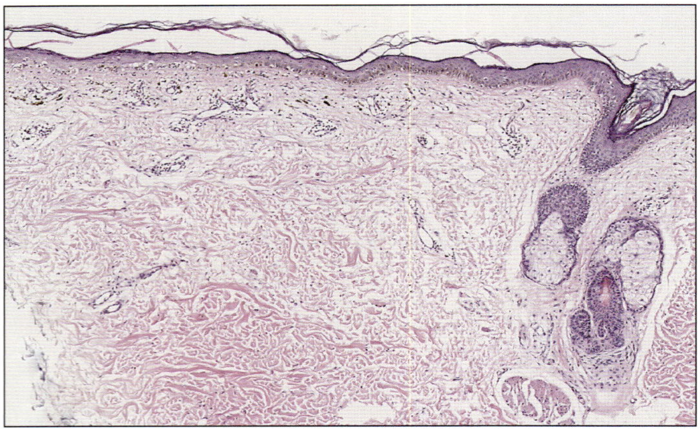

图 6.2-22 皮肤异色症
表皮萎缩，表皮突变平，基底细胞液化变性。真皮浅层血管扩张，稀疏炎症细胞浸润

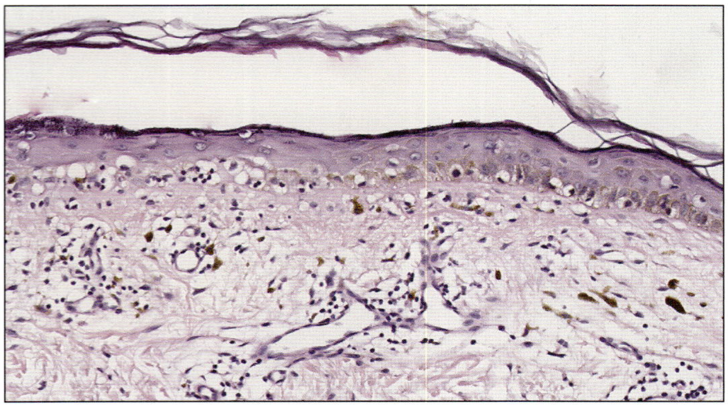

图 6.2-23 皮肤异色症
示基底细胞明显液化变性。真皮浅层游离黑素及噬黑素细胞

临床特点

皮肤异色症并不是一个独立的疾病，而是代表了一种特征性的临床表现，可出现在不同皮肤病变时，大致有以下几类：

（1）血管萎缩性皮肤异色症，它是蕈样肉芽肿斑片期的一个类型）；

（2）胶原病：主要见于异色性皮肌炎（图 6.2-24），偶见于系统性红斑狼疮；

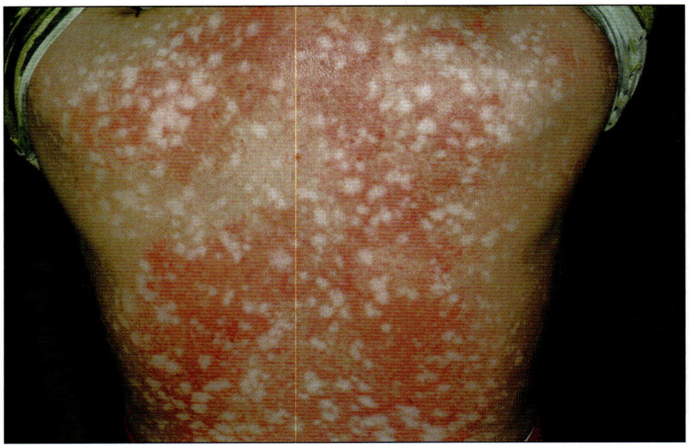

图 6.2-24 异色皮肌炎

（3）先天性皮肤病，包括先天性皮肤异色症（rothmund-thomson syndrome），先天性毛细血管扩张性红斑（Bloom' s syndrom）及先天性角化不良症（Dyskeratosis congenita）；

（4）其他：如慢性放射性皮炎等。因此，组织学上除了上述共同的改变外，还有原发疾病的特征性改变，如蕈样肉芽肿时真皮浅层中度致密单一核细胞浸润，它们单一或成巢地侵入表皮；异色性皮肌炎时界面的空泡改变或基底膜带的增厚（详见 6.2.3）；慢性放射性皮炎时纤维化、硬化，真皮中大、形状奇特、有时呈多核的成纤维细胞。有时原发改变不明显，就难以作出特异的诊断。

6.2.6 硬化性苔藓（lichen sclerosus）

组织病理特点

炎症期（图 6.2-25，图 6.2-26，图 6.2-27）

- 真皮乳头高度水肿、增厚；
- 基底细胞液化变性，有时可见表皮下裂隙；
- 水肿的乳头层下浅层血管血管扩张，有中等密度以淋巴组织细胞为主的浸润；

- 表皮萎缩变薄，表皮突变平。

硬化期（图 6.2-28，图 6.2-29）

- 真皮乳头明显均一化、硬化，其中毛细血管扩张；
- 浅层血管周围稀疏淋巴组织细胞浸润；血管周噬黑素细胞；
- 基底细胞液化变性，有时可见表皮下裂隙；
- 表皮变薄，表皮中黑色素减少，表皮突变平；
- 角化亢进，毛囊角栓。

本病的主要组织学改变在真皮乳头层，早期为高度水肿、增厚，下方的浅层血管丛周围中等密度淋巴细胞为主的浸润。后期为真皮乳头硬化、增厚，为大片红染、均一的胶原组织，炎症浸润细胞减少。界面有空泡改变。由于界面破坏，黑素释放至真皮上层，所以在乳头层中可见噬黑素细胞。在硬化的乳头真皮中弹力纤维明显减少、甚或丧失。

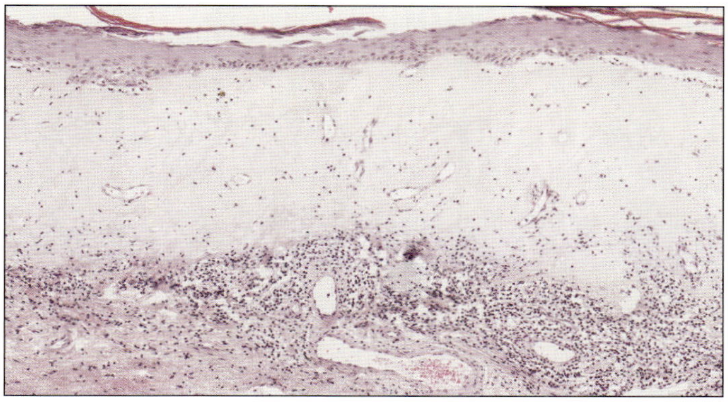

图 6.2-25 **硬化性苔藓，炎症期**
表皮萎缩，基底细胞液化变性；真皮乳头水肿、变厚，下方可见较为致密炎症细胞浸润

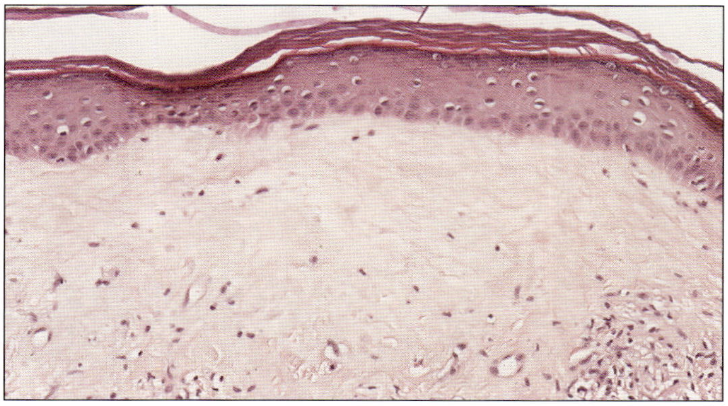

图 6.2-26 **硬化性苔藓，炎症期**
示真皮乳头水肿，增厚

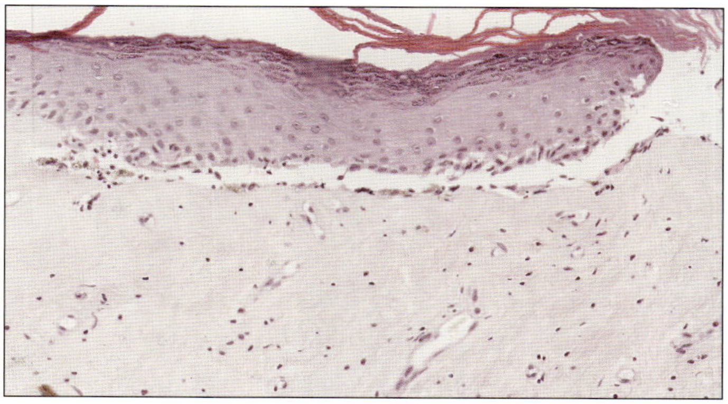

图 6.2-27 **硬化性苔藓，炎症期**
示基底细胞液化变性，表皮下裂隙形成

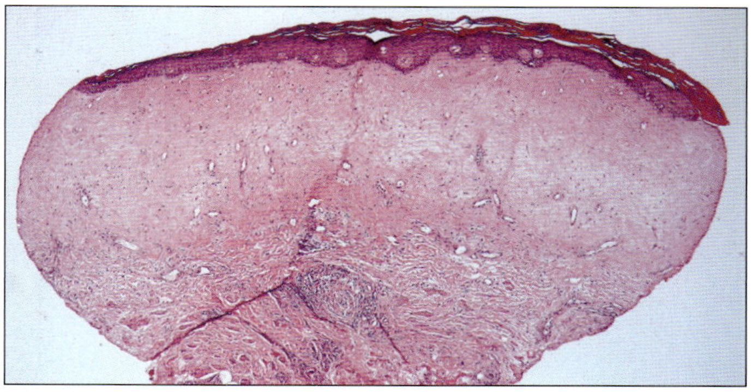

图 6.2-28 **硬化性苔藓，硬化期**
表皮萎缩，表皮突变平；真皮乳头胶原红染，炎症细胞稀少

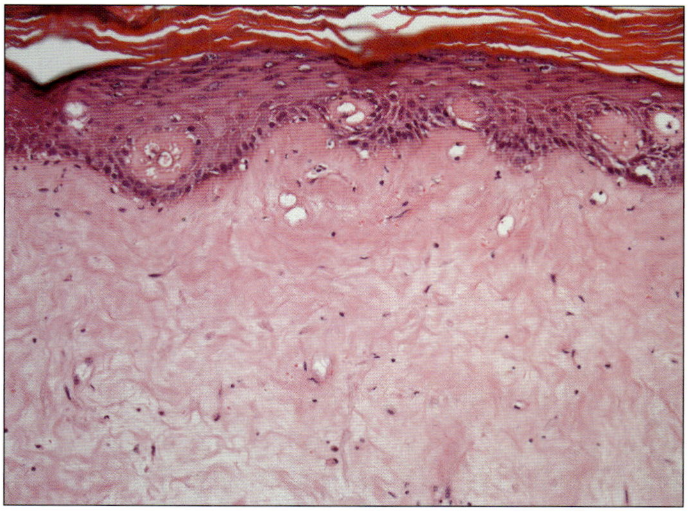

图 6.2-29 **硬化性苔藓，硬化期**
真皮乳头胶原红染，有均一化趋势

临床特点

早期为周围绕以红晕的扁平白色丘疹，常多个紧密排列。后期皮疹融合成为界限清楚的白色萎缩硬化性斑片，周围可见典型的瓷白色丘疹（图 6.2-30）。本病可发生在身体的任何部位，以躯干及外阴部较为好发，患者以中青年女性居多。发生在女性外阴者又称为女阴干枯（Kraurosis vulva），常自觉瘙痒。长期搔抓，皮损增厚；至硬化萎缩阶段，女阴干枯萎缩，故名女阴干枯，此时大小阴唇、阴蒂均可萎缩硬化，少数患者可继发鳞癌。发生在男性龟头包皮的又称为干燥性闭塞性龟头炎（Balanitis xerotica obliterans）（图 6.2-31）。病程长的也可发生鳞癌变。

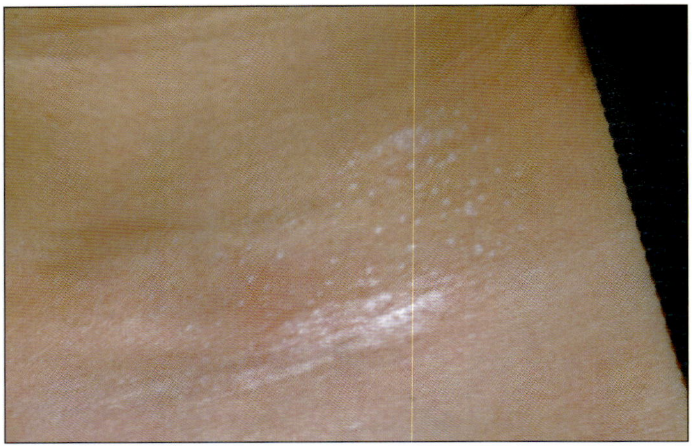

图 6.2-30 **硬化性苔藓**

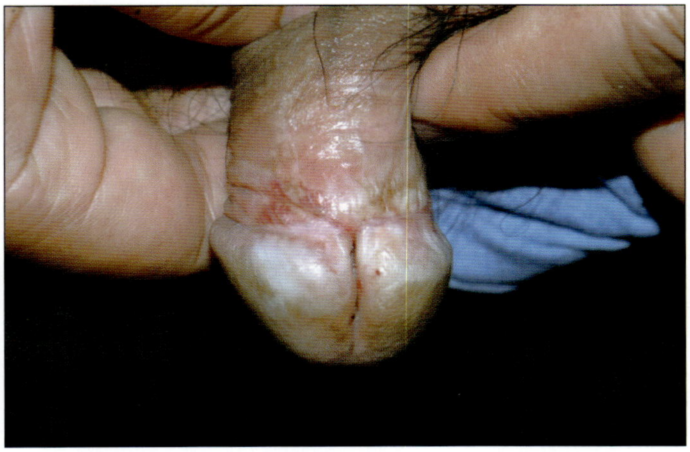

图 6.2-31 **干燥性闭锁性龟头炎**

6.2.7 慢性放射性皮炎（chronic radiation dermatitis）

组织病理特点

图 6.2-32，图 6.2-33

- 真皮上部硬化，有大、形状奇特、有时多核的成纤维细胞；
- 基底细胞液化变性，界面明显空泡改变；
- 浅层血管丛周围有数量不等的淋巴细胞、组织细胞及噬黑素细胞；
- 在界面及浅层血管周围有纤维状嗜酸性物质（纤维素）的沉积；
- 表皮变薄，有时有角化亢进，糜烂或溃疡；
- 皮肤附属器消失；
- 真皮上层血管扩张，深层有些血管纤维化，有些血管腔由于内膜增厚和血栓而堵塞。

以上这些改变中，以在硬化真皮中见到具有大、多形核、形状奇特的成纤维细胞最具特征性。

临床特点

为皮肤异色改变，在萎缩硬化（发白发黄）的基础上，有毛细血管扩张（发红）及棕黑色或棕褐色色素沉着斑点。皮肤干燥少汗（图 6.2-34）。在皮损部位易发生溃疡，且不易愈合。在放射硬化部位的表皮中，有时可见到角质形成细胞和（或）黑素细胞核的非典型性。少数病例可在放射皮炎的基础上发生基底细胞癌、鳞状细胞癌（图 6.2-35）或恶性黑素瘤等。

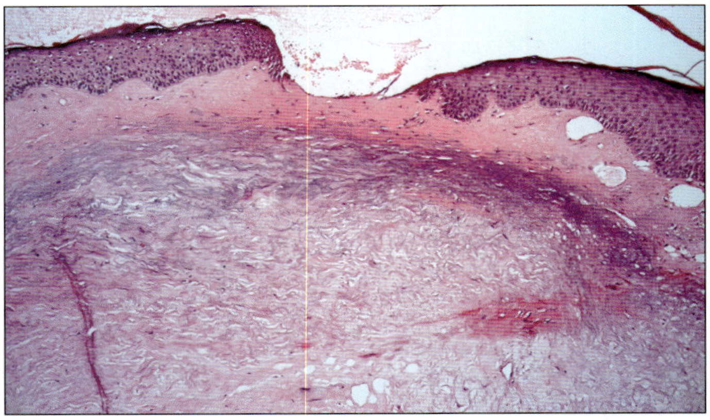

图 6.2-32 **慢性放射性皮炎**

真皮乳头均一化、红染，可见扩张的毛细血管

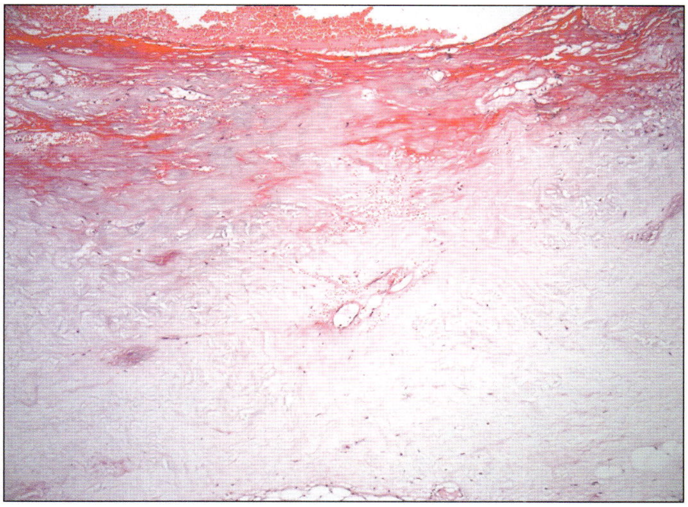

图 6.2-33 **慢性放射性皮炎**
在浅层血管周围有纤维状嗜酸性物质（纤维素）的沉积

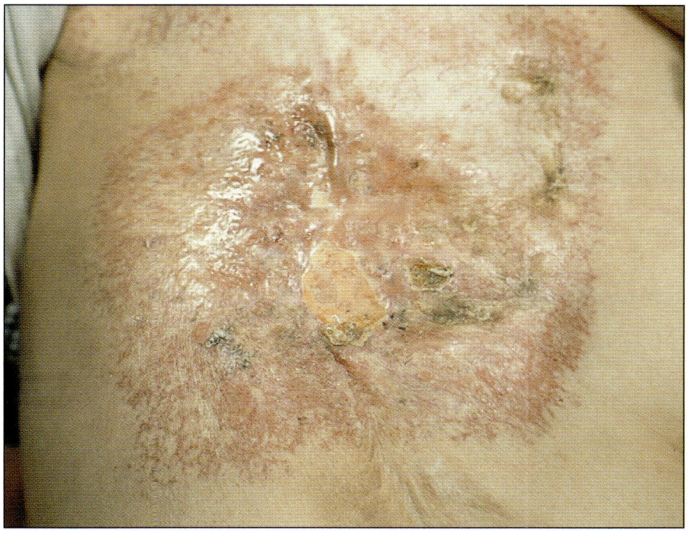

图 6.2-34 **放射性皮炎**

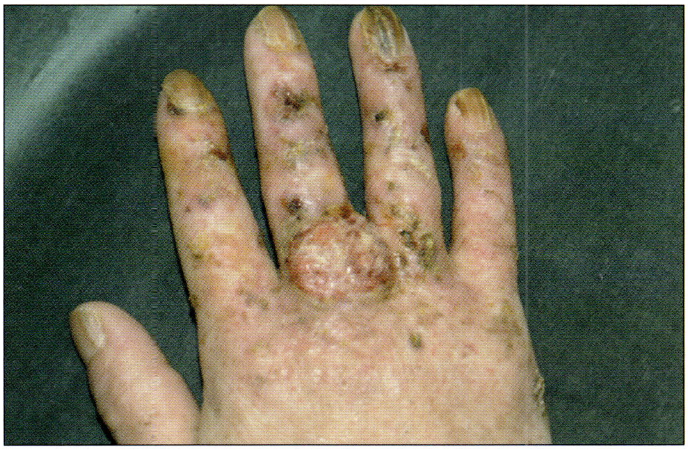

图 6.2-35 **在放射性皮炎基础上继发鳞状细胞癌**
长期在放射线下接骨，而没有防护

鉴别诊断

放射性皮炎组织学改变早期为乳头水肿，慢性期为硬化，但它与硬化性苔藓不同：①在硬化区内有形状奇特、大的成纤维细胞；②在表皮下常有纤维素，许多血管壁上也有纤维素，有的还在管腔内造成栓塞。

6.2.8 移植物抗宿主病（graft-versus-host disease，GVHD）

组织病理特点

急性期（图 6.2-36，图 6.2-37）

- 基底细胞液化变性，偶可见表皮下疱；
- 真皮浅层稀疏以淋巴细胞为主浸润，有的浸润细胞进入表皮；
- 表皮可见角化不良或坏死的细胞，它们有深染、皱缩的核及均一、嗜酸性染的胞浆，在这些细胞周围常有一个或数个淋巴细胞，该现象称为卫星样细胞坏死，是颇具特征的改变。

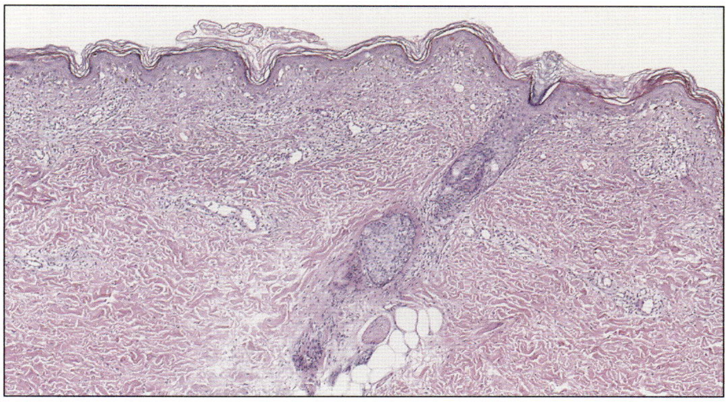

图 6.2-36 **移植物抗宿主病（急性期）**
表皮萎缩，基底细胞液化变性；真皮浅层炎症细胞浸润

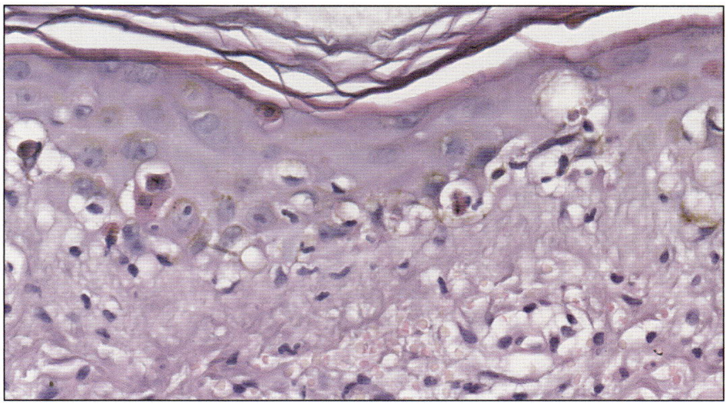

图 6.2-37 **移植物抗宿主病（急性期）**
表皮可见角化不良或坏死的细胞。真皮乳头内可见血管外红细胞

亚急性期

- 角化亢进，棘层肥厚；
- 表皮内可见卫星样细胞坏死；
- 基底细胞液化变性；
- 真皮浅层带状淋巴组织细胞浸润；
- 真皮乳头内可见胶样小体及噬黑素细胞。

慢性期（图 6.2-38，图 6.2-39）

- 角化亢进，表皮萎缩，表皮突变平消失；
- 真皮上部硬化，胶厚束增厚，玻璃样变，皮肤附属器减少乃至消失；
- 基底细胞液化变性，真皮内炎症浸润细胞少。

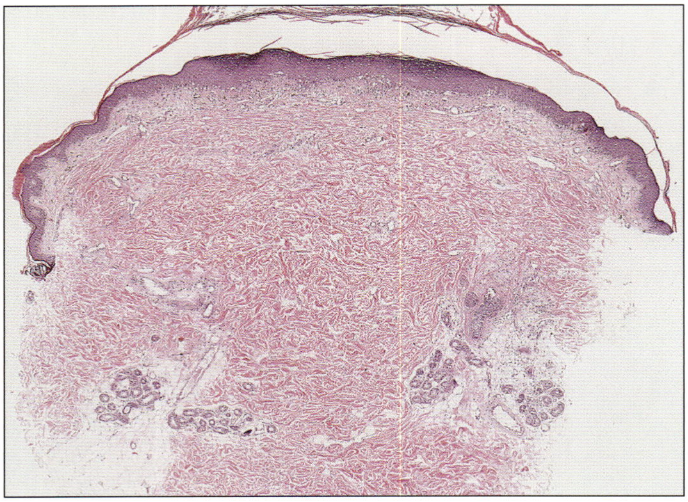

图 6.2-38 **移植物抗宿主病，亚急性期**
颗粒层楔形增生，基底细胞液化变性

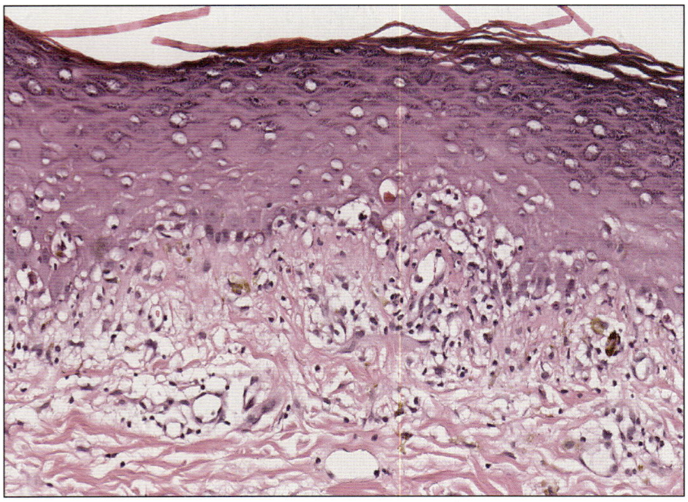

图 6.2-39 **移植物抗宿主病，亚急性期**
可见胶样小体及噬黑素细胞

临床特点

本病系移植物的抗宿主反应所致。急性期改变常发生在移植后 7 ~ 30 天，初为弥漫性红色斑疹或丘疹，以后可泛发成大片融合斑，严重时出现水疱大疱，可能与中毒性表皮坏死松解症相似。亚急性期为扁平苔藓样皮疹，与扁平苔藓相似，为紫红色多角形斑丘疹。慢性期改变发生在移植 100 天以后，为硬皮病样皮疹，呈限局性或弥漫性硬皮病样改变（图 6.2-40，图 6.2-41）。

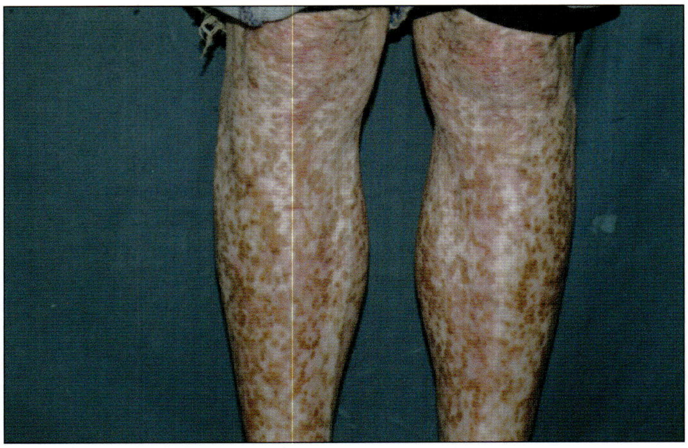

图 6.2-40 **皮肤移植物抗宿主反应**

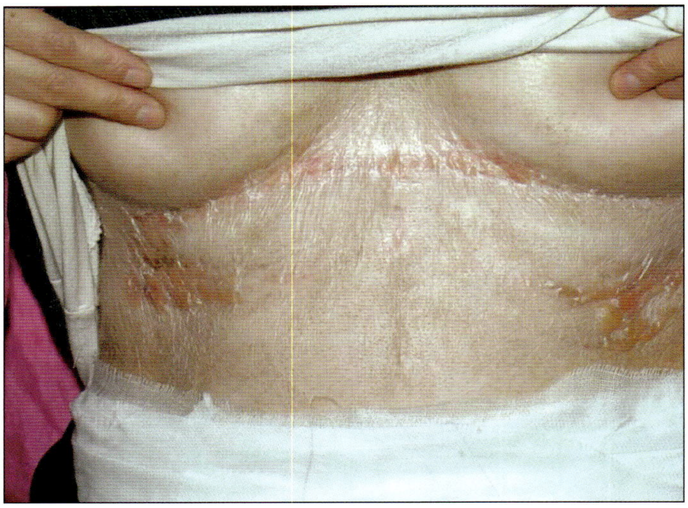

图 6.2-41 **骨髓移植后皮肤移植物抗宿主反应**

鉴别诊断

急性期应与多形红斑、亚急性期应与扁平苔藓相鉴别，要点是 GVHD 时表皮内可见特征性的卫星样细胞坏死。慢性期应与硬皮病相鉴别。与硬皮病的鉴别要点是本病的硬化以真皮上部为主，表皮萎缩，而硬皮病以真皮下部为主，表皮无明显改变。综合病史及临床特点鉴别是不困难的。

6.2.9 扁平苔藓（lichen planus）

组织病理特点

图 6.2-42，图 6.2-43，图 6.2-44

- 浅层血管周围及真皮乳头有致密、呈带状的淋巴组织细胞浸润，并使界面模糊不清，有噬黑素细胞；
- 基底细胞液化变性，严重时形成表皮下裂隙乃至大疱；
- 表皮不规则增生，表皮突呈锯齿状；
- 颗粒层呈楔形增生；
- 致密的正角化亢进。

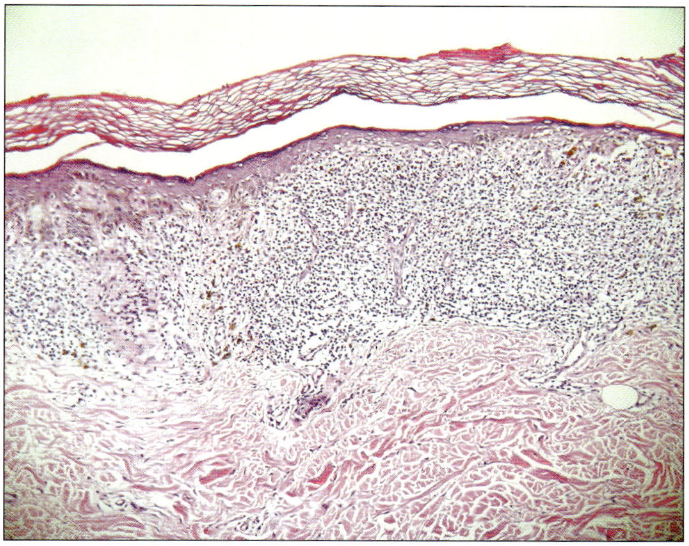

图 6.2-42 **扁平苔藓**
表皮萎缩，基底细胞液化变性；真皮浅层致密呈带状的淋巴细胞浸润，有噬黑素细胞

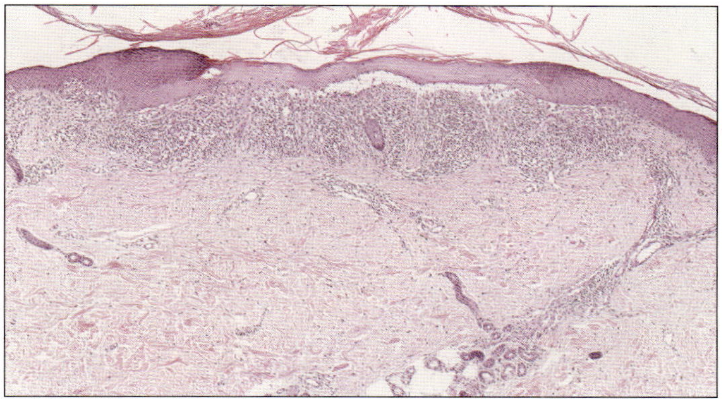

图 6.2-43 **扁平苔藓**
角化亢进，颗粒层楔形增生；真皮浅层带状炎症细胞浸润

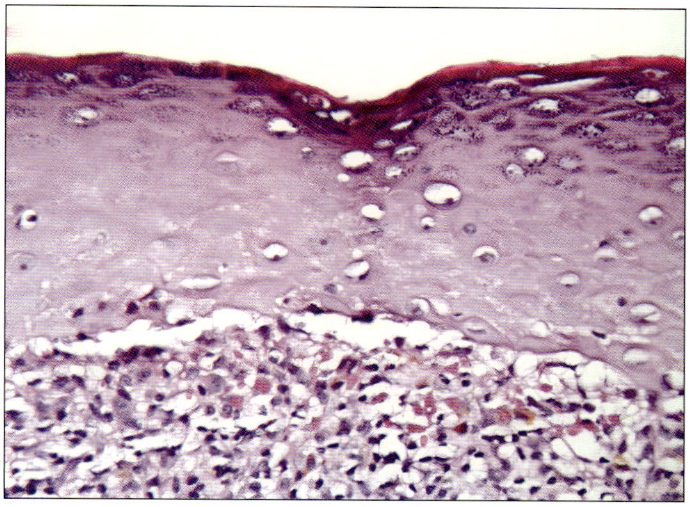

图 6.2-44 **扁平苔藓**
示颗粒层楔形增生，基底细胞液化变性，可见表皮下裂隙

此外，真皮上层血管扩张、数目增多，管壁中度增厚；在真皮乳头层、表皮真皮交界处及表皮内可见均质的嗜酸性小体（又称胶样小体，Civatte 小体），这些小体是坏死的角质形成细胞所致。

扁平苔藓有许多不同类型，它们都具有扁平苔藓组织病理学的基本改变，同时又有其各自的特点

肥厚性扁平苔藓（图 6.2-45）：表皮棘层肥厚，呈不规则增生；真皮乳头增厚，增宽，有与表皮方向垂直走行的粗厚胶原纤维。肥厚性扁平苔藓是患者长期搔抓皮损的结果，常见于小腿胫前。组织学改变的特点是扁平苔藓加上了慢性单纯性苔藓（即神经性皮炎）的改变。

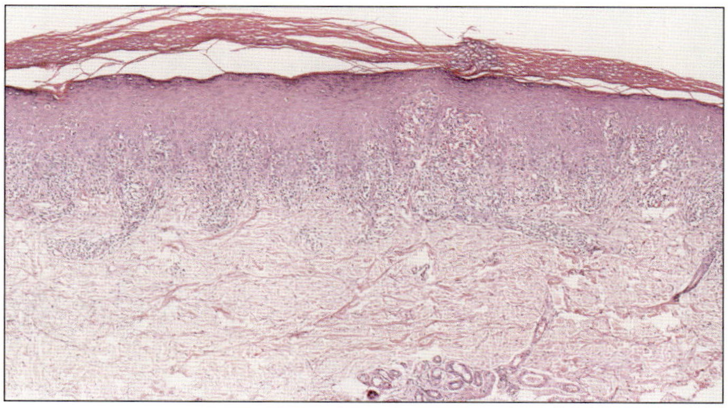

图 6.2-45 **肥厚性扁平苔藓**
角化亢进，粒层增厚，棘层不规则增生

萎缩性扁平苔藓：是消退阶段的扁平苔藓，此时真皮乳头层带状的细胞浸润已为增厚的纤维化所代替。表皮变薄，表皮突消失，表皮真皮间犬牙交错的连接变得

平坦。真皮乳头层可见噬黑素细胞。临床上为紫褐色或褐色的轻度萎缩性斑疹。

色素性扁平苔藓：以真皮乳头层具有多数噬黑素细胞为其特点（图 6.2-46，图 6.2-47），乳头层及浅层血管丛周围呈稀疏带状分布的细胞浸润。表皮基底细胞可见液化变性及坏死、红染的细胞。色素性扁平苔藓在东方人中较为多见。

大疱性扁平苔藓：由于病理变化发展迅速，常见不到明显的角化亢进及楔形增厚的颗粒层，突出的病理改变是浅层血管丛周围及真皮乳头有致密、呈带状的淋巴组织细胞浸润、界面明显的液化变性，并导致小的裂隙乃至表皮下水疱形成。

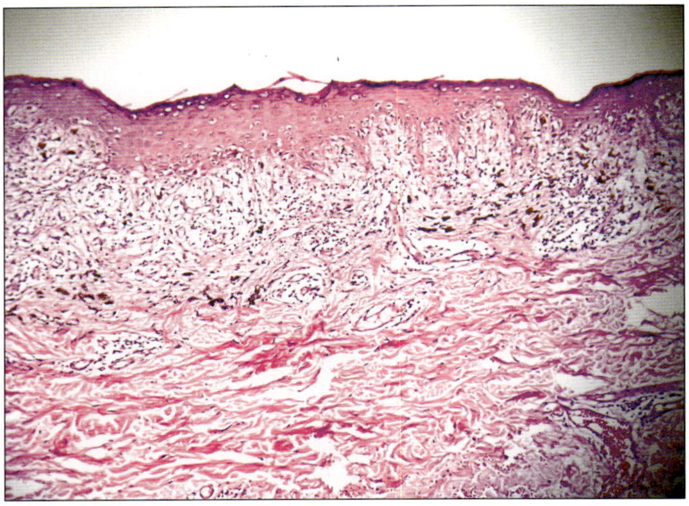

图 6.2-46 **色素性扁平苔藓**
在真皮乳头层可见多数噬黑素细胞

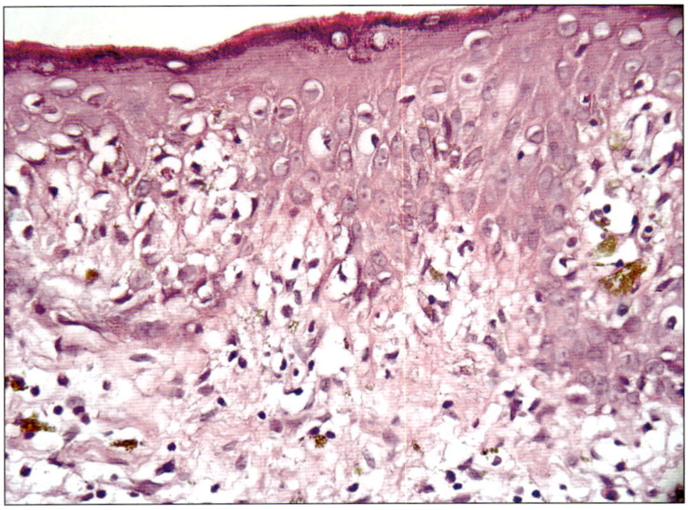

图 6.2-47 **色素性扁平苔藓**
基底细胞液化变性，多数噬黑素细胞

毛囊性扁平苔藓：为发生在毛囊的扁平苔藓，又称毛发扁平苔藓。病变发生在头皮，早期为与毛囊开口一致的紫红色斑，后期可造成永久性秃发，称为假性斑秃。组织学上除扁平苔藓的基本组织学改变外，可见毛囊周围明显以淋巴组织细胞为主的带状浸润及界面改变。详见 11.2.1（毛囊炎及毛囊周围炎）。

临床特点

典型损害为稍高出皮面，呈紫红色的扁平斑丘疹，直径 0.5 ~ 1.0cm 大小，多角形或椭圆形。表面无鳞屑（图 6.2-48，图 6.2-49）。有的皮疹表面有一层蜡样薄膜，以石蜡油涂擦后可见其上有网状白色条纹（系颗粒层的楔形增厚所致）。皮疹可局限或泛发，可见于皮肤的任何部位和口腔黏膜、龟头（图 6.2-50）及外阴黏膜。发生在头皮可造成永久性脱发，自觉有程度不等的瘙痒，患者以中青年居多。

凡在真皮浅层有带状细胞浸润者均在临床上呈现不同程度的紫色。

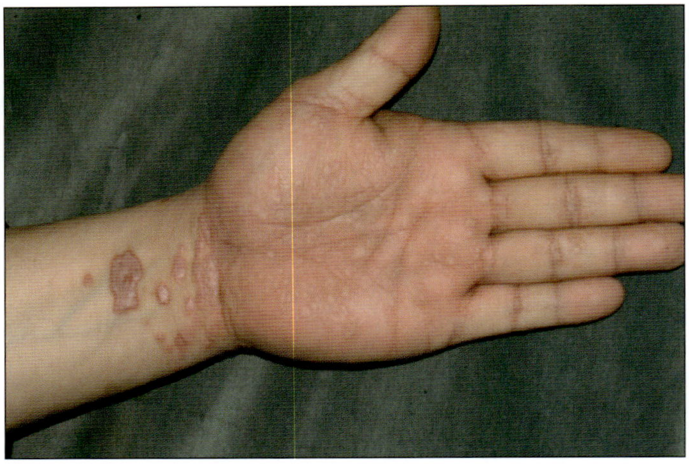

图 6.2-48 **扁平苔藓**

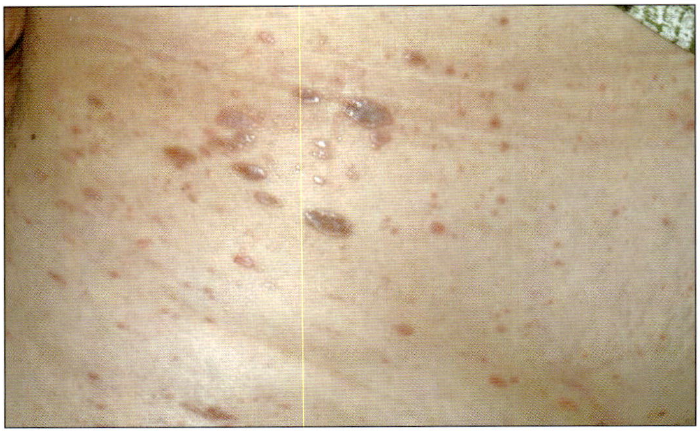

图 6.2-49 **扁平苔藓**

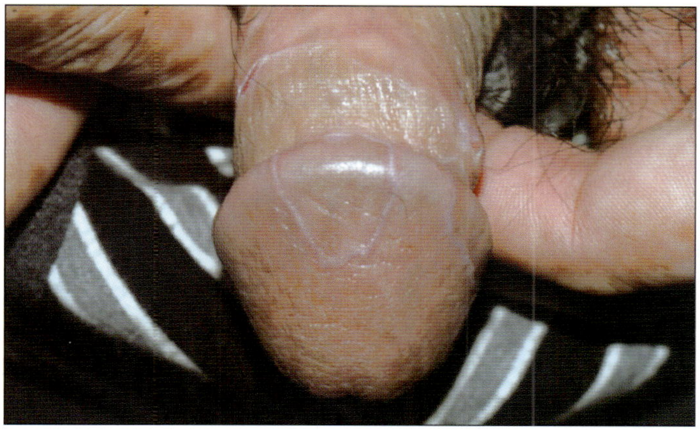

图 6.2-50 **龟头扁平苔藓**

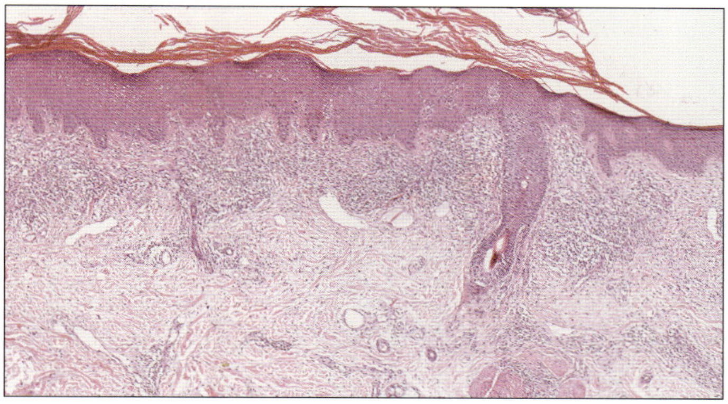

图 6.2-51 **苔藓样角化症**
角化亢进，真皮浅层带状炎性浸润

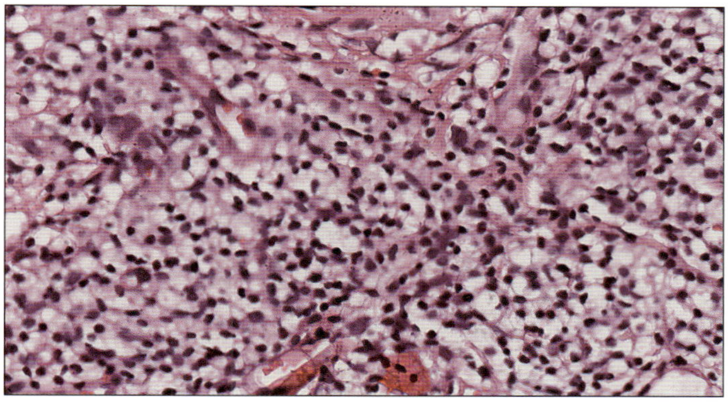

图 6.2-52 **苔藓样角化症**
炎症浸润除淋巴组织细胞外，偶可见浆细胞和（或）嗜酸性粒细胞

鉴别诊断

扁平苔藓应注意与盘状红斑狼疮相鉴别，二者的主要区别：

（1）扁平苔藓时角化亢进，很少出现角化不全，而红斑狼疮除了角化亢进外，还常有限局性的角化不全；

（2）扁平苔藓时颗粒层呈楔形增厚，而红斑狼疮时无；

（3）扁平苔藓时细胞的浸润限于真皮上层，且致密呈带状，而红斑狼疮时细胞的浸润不只在真皮浅层还在深层，浸润的细胞主要在血管周围及皮肤附属器周围；

（4）红斑狼疮有时可见基底膜带增厚，在真皮浅层胶原束间有黏蛋白的沉积，而扁平苔藓时无。尽管这两个病的以上不同点，但有时鉴别仍十分困难，特别是红斑狼疮的炎症细胞浸润仅限于真皮上层时。或扁平苔藓的炎症细胞浸润出现在真皮中下层时，同时作皮损的直接免疫荧光检查可有助于鉴别，盘状红斑狼疮时在基底膜带常有免疫球蛋白 IgM、IgG 及补体 C3 的沉积，而扁平苔藓则无。

6.2.10 苔藓样角化症（lichenoid keratosis）

组织病理特点

图 6.2-51，图 6.2-52

- 真皮乳头带状致密的炎症浸润，除淋巴组织细胞外，偶可见浆细胞和（或）嗜酸性粒细胞，可见噬黑素细胞；
- 基底细胞液化变性；
- 角化亢进，并有灶性角化不全；
- 颗粒层局灶性的增厚或变薄，但一般不呈楔形。

临床特点

本病见于中老年人，好发于外露部位，但亦可见于非暴露部位。皮损一般单发，直径 5 ~ 20mm，为红褐色至棕色的斑丘疹，表面平滑或轻度疣状（图 6.2-53）。无自觉症状。由于病理上真皮乳头带状致密的炎症浸润，本病又称扁平苔藓样角化症（lichen planus-like keratose，LPLK）。

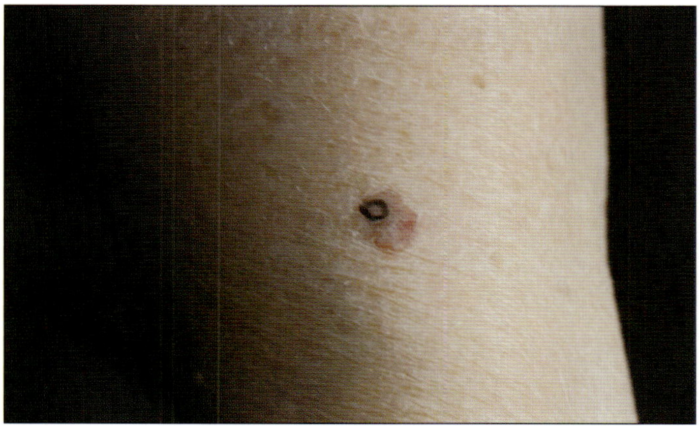

图 6.2-53 **苔藓样角化症**

鉴别诊断

应与扁平苔藓（LP）相鉴别：

（1）苔藓样角化症除正角化亢进外，还有灶性角化不全，而 LP 时无角化不全；

（2）苔藓样角化症的粒层无楔形增厚；

（3）苔藓样角化症的浸润细胞中偶可见浆细胞和（或）嗜酸性粒细胞，LP 时无；

（4）苔藓样角化症时真皮上层有时可见日光弹力变性，LP 时一般无。

6.2.11 线状苔藓（lichen striatus）

组织病理特点

图 6.2-54，图 6.2-55

- 浅层血管周围中等密度淋巴组织细胞浸润，较扁平苔藓的浸润要轻；
- 表皮全层可见角化不良细胞；
- 灶状海绵水肿及细胞内水肿，其上方有轻度角化不全。棘层厚度一般正常。

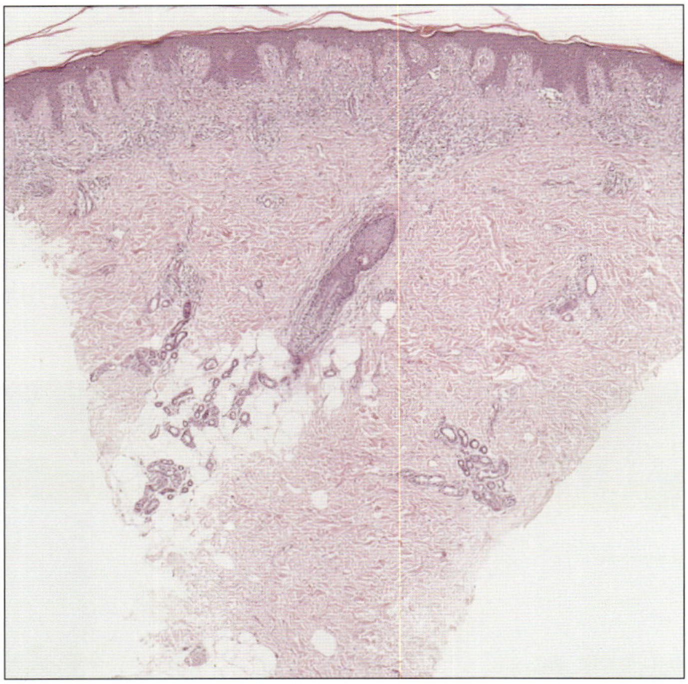

图 6.2-54 真皮浅层中等密度炎症细胞浸润

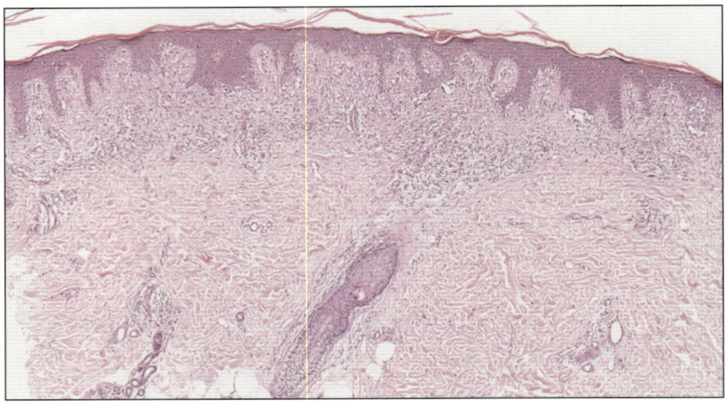

图 6.2-55 轻度基底细胞液化变性，真皮乳头胶原红染

临床特点

多见于儿童，成人亦可发生。常位于一侧上肢或下肢。呈线状排列，由扁平红色或褐色丘疹融合而成（图 6.2-56），上附少许鳞屑。可有轻度瘙痒。皮疹通常在一两年内自然消退。

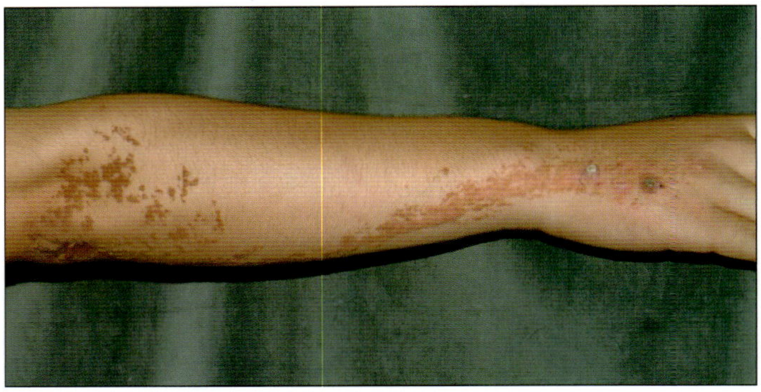

图 6.2-56 线状苔藓

鉴别诊断

线状扁平苔藓当发生在四肢时，皮疹亦成线状分布，与线状苔藓相似，但组织学上有扁平苔藓的特征性改变，即真皮浅层带状浸润、界面改变及颗粒层的楔形增厚。而线状苔藓一般无界面改变，亦无颗粒层的楔形增厚。

6.2.12 光泽苔藓（lichen nitidus）

组织病理特点

图 6.2-57，图 6.2-58，图 6.2-59

- 病变一般仅限于一个真皮乳头，在增宽的真皮乳头内有较为致密淋巴组织细胞浸润，偶可见多核组织细胞；

- 乳头两侧的表皮突如钳子似的向内环抱浸润的细胞；
- 该乳头部位的基底细胞液化变性，其上表皮变薄。

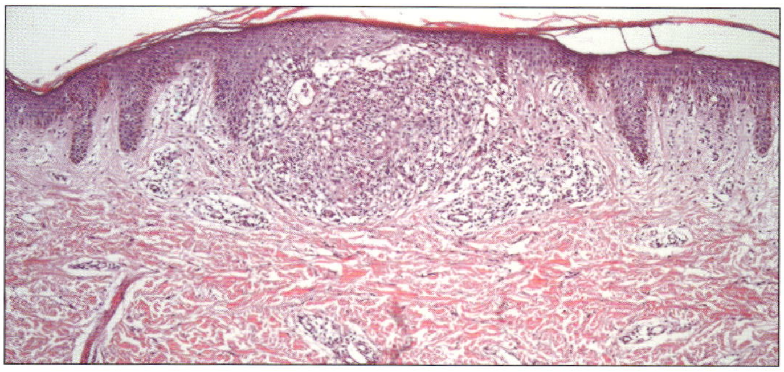

图 6.2-57 炎症细胞限于一个真皮乳头内

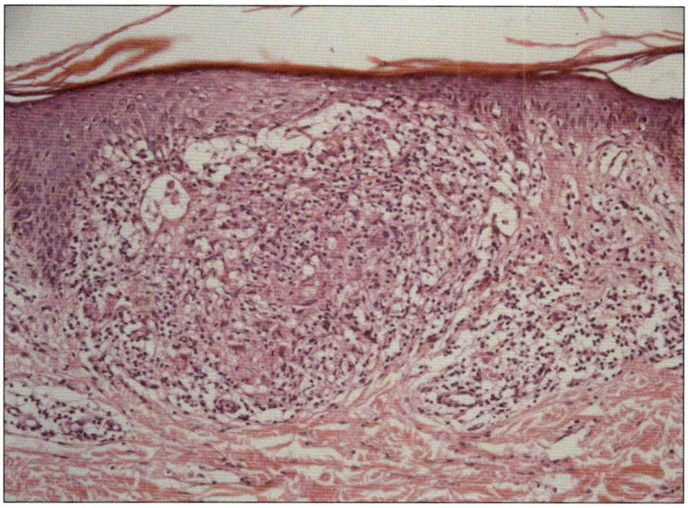

图 6.2-58 淋巴细胞及组织细胞浸润，偶见多核巨细胞

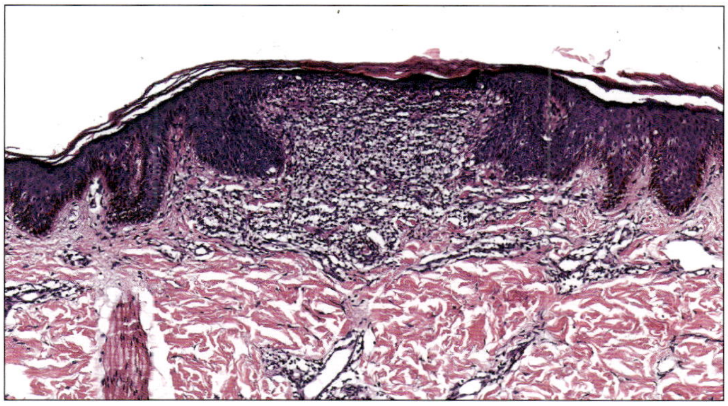

图 6.2-59 乳头两侧的表皮突如钳子似，向内环抱浸润的细胞

临床特点

光泽苔藓好发于四肢、肩胛部、阴茎、龟头等，以儿童及青壮年多见。皮疹为孤立而又群集的一堆米粒大半球形丘疹，皮色，因略带光泽故名（图 6.2-60，图 6.2-61）。从组织病理学的检查表明每个丘疹相当于一个增宽的真皮乳头，其中为以淋巴组织细胞为主的浸润。

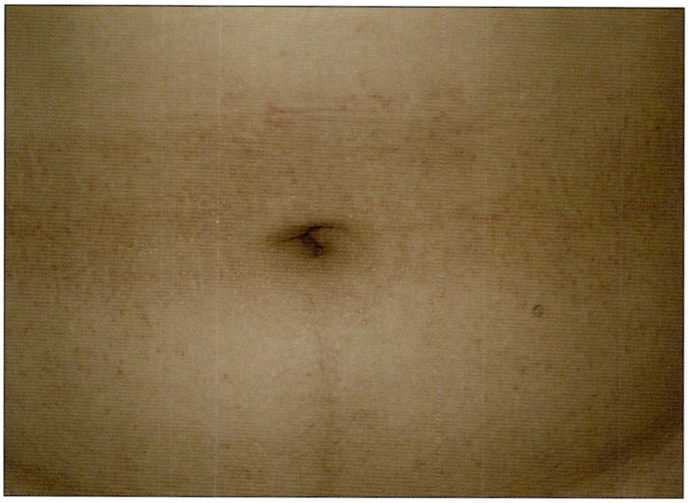

图 6.2-60 光泽苔藓

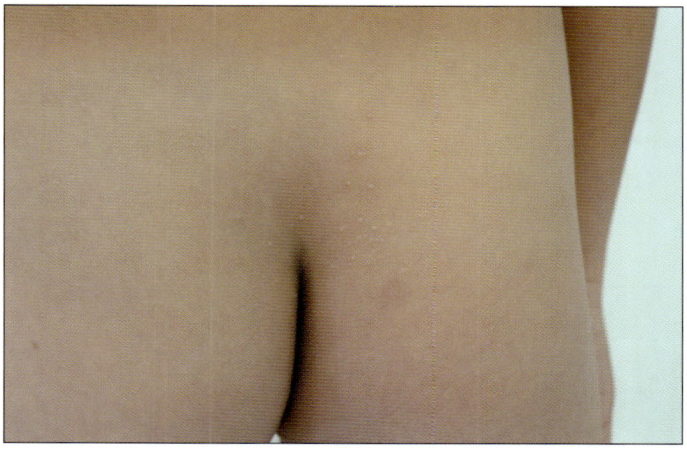

图 6.2-61 光泽苔藓

6.2.13 苔藓样药疹（lichenoid drug eruption）

组织病理特点

图 6.2-62，图 6.2-63，图 6.2-64

- 乳头真皮带状致密炎症浸润，主要为淋巴细胞、组

织细胞，间有嗜酸性粒细胞；
有时可见浆细胞。

- 基底细胞液化变性；
- 局灶性角化不全，粒层减少或消失，表皮局灶性变薄；
- 炎症细胞浸润可不但在浅层，还可达到深层。

临床表现

与扁平苔藓相似，但鳞屑较为显著，愈后有明显色素沉着（图 6.2-65）。引起这类药疹的药物有金制剂、砷剂、抗疟药及噻唑类药等。

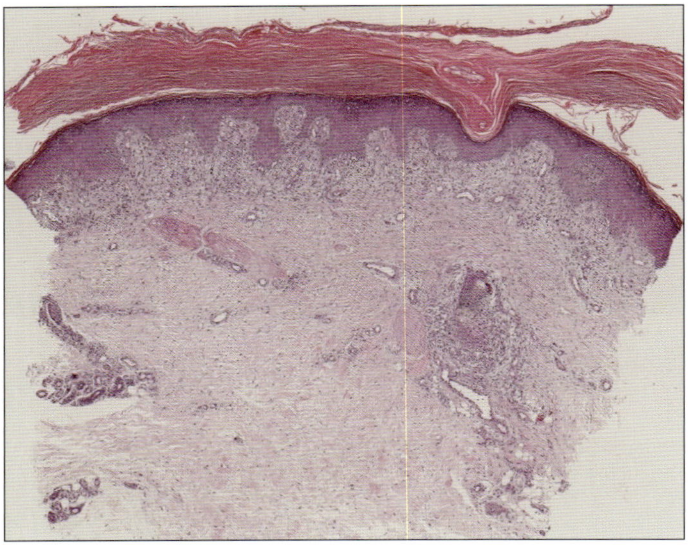

图 6.2-62 苔藓样药疹
取材自足背，角层明显增厚，真皮乳头内可见多数血管

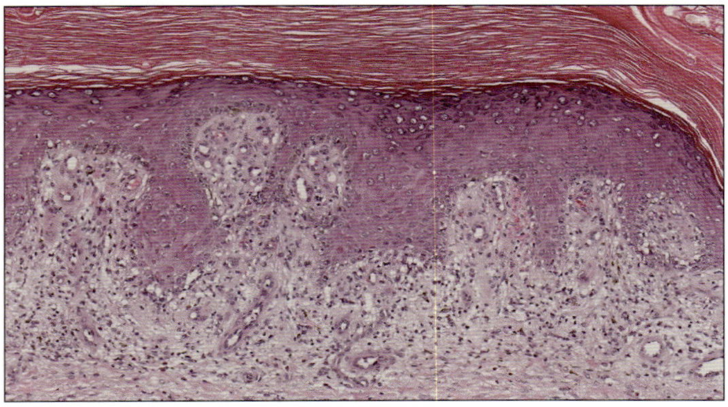

图 6.2-63 苔藓样药疹
基底细胞液化变性

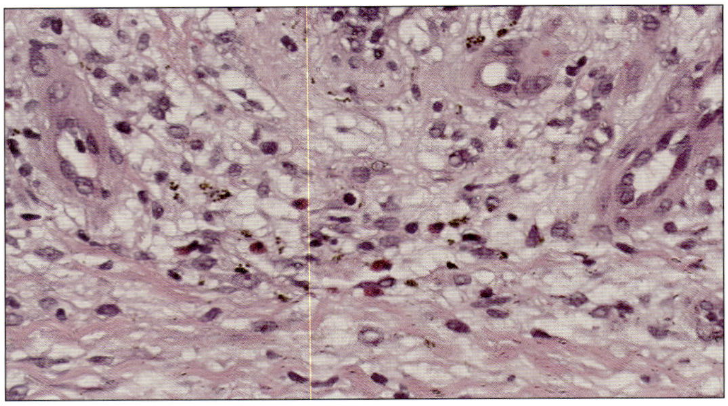

图 6.2-64 苔藓样药疹
真皮乳头内嗜酸性粒细胞浸润，可见黑素及噬黑素细胞

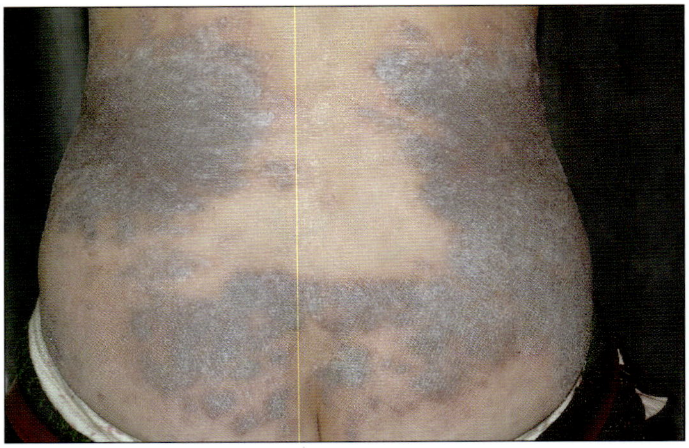

图 6.2-65 苔藓样药疹

鉴别诊断

应与扁平苔藓相鉴别，本病的鉴别要点是：

（1）浸润细胞中除淋巴组织细胞外，还有嗜酸性粒细胞；

（2）浸润细胞不只有浅层，还可达深层；

（3）有局灶性角化不全；

（4）无颗粒层的楔形增厚。

6.2.14 色素性紫癜性苔藓样皮炎（pigmented purpuric lichenoid dermatitis，Gougerot-Blum disease）

组织病理特点

图 6.2-66，图 6.2-67，图 6.2-68

- 乳头真皮带状致密的淋巴细胞及组织细胞浸润；

- 基底细胞轻度液化变性；
- 乳头真皮中血管外红细胞和（或）噬含铁血黄素细胞；
- 表皮轻度增厚，棘层肥厚，表皮突下延；
- 真皮乳头增厚，胶原纤维增粗、红染；
- 有时可见浸润的淋巴细胞及血管外红细胞进入表皮下层，造成表皮灶性海绵水肿及灶性角化不全。界面由于炎症细胞的浸润而模糊不清。

由于本病多见于成人小腿，因此在皮肤标本上常可见浅层血管数量增多，管壁增厚。

临床特点

好发于中老年人的小腿远端，皮损以紫红色带铁锈色的苔藓样斑块为特点，有少许鳞屑（图 6.2-69），自觉瘙痒。

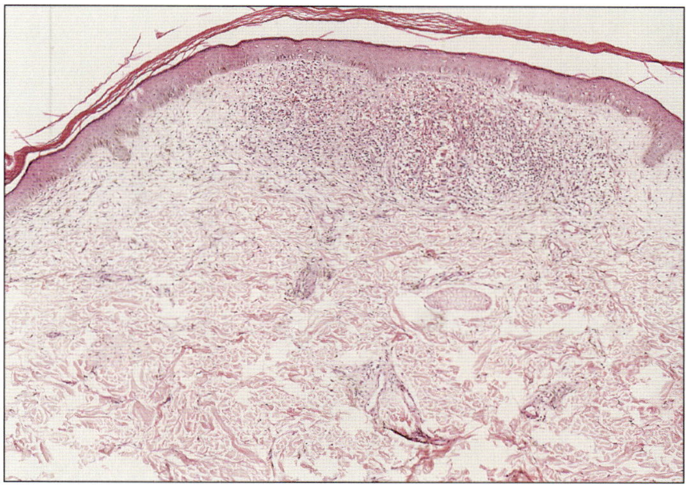

图 6.2-67 **色素性紫癜性苔藓样皮炎**
炎症细胞间有多数红细胞，无血管炎改变

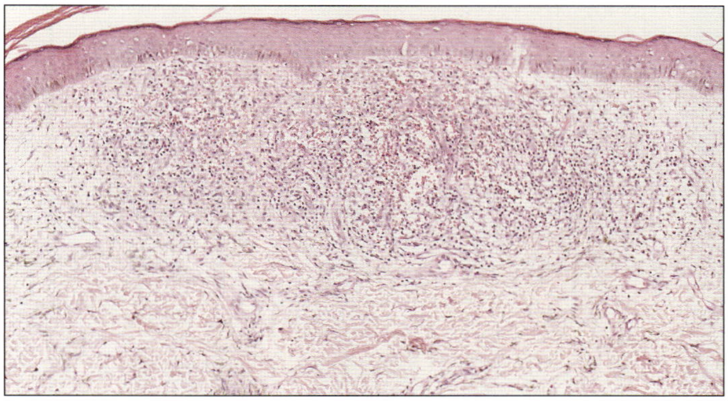

图 6.2-68 **色素性紫癜性苔藓样皮炎**
后期血管外红细胞为噬含铁血黄素细胞所替代

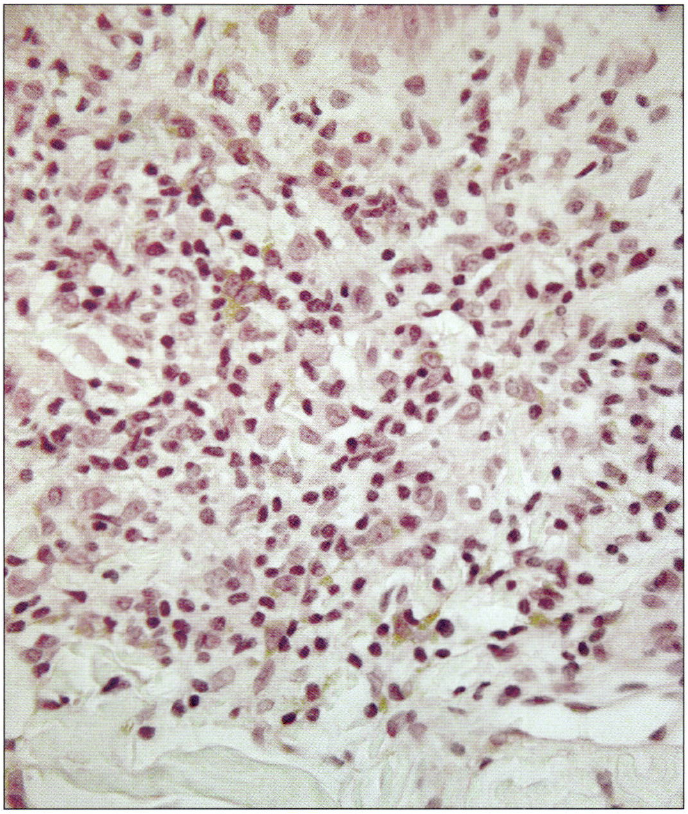

图 6.2-66 **色素性紫癜性苔藓样皮炎**
真皮乳头致密炎症细胞浸润伴噬铁血黄素细胞

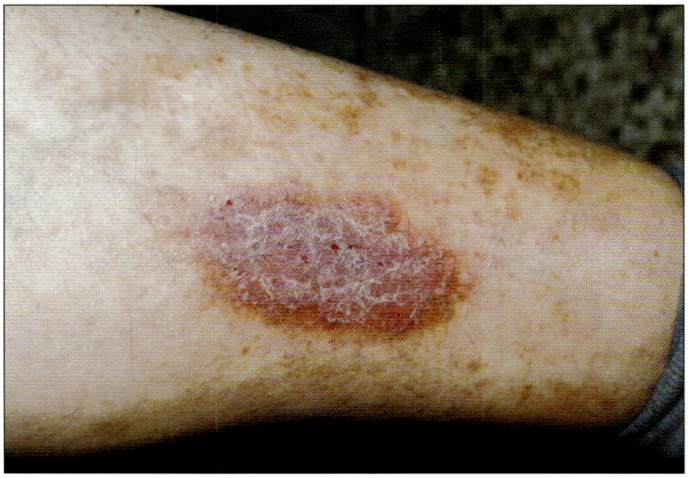

图 6.2-69 **色素性紫癜性苔藓样皮炎**

鉴别诊断

本病与扁平苔藓相区别的要点是：

(1) 真皮乳头中可见血管外红细胞；

(2) 角层有角化不全；

(3) 无颗粒层楔形增厚。

本病与淤滞性皮炎相区别的要点是：

(1) 本病炎症较为浅表，仅限于真皮乳头层，而淤滞性皮炎的炎症较深，不但在真皮乳头层，而且还在真皮的中下层；

(2) 噬含铁血黄素细胞及游离的含铁血黄素颗粒在淤滞性皮炎时见于真皮全层，而且数量多；

(3) 淤滞性皮炎时表皮的改变更为突出，有棘层肥厚，海绵水肿，角化亢进及角化不全等；

(4) 淤滞性皮炎患者有较为严重的静脉曲张，因此在真皮全层可见多数管壁增厚的血管。

6.2.15 急性痘疮样苔藓样糠疹 (pityriasis lichenoides et varioliformis acuta，PLEVA，Mucha-Habermann disease)

组织病理特点

图 6.2-70，图 6.2-71，图 6.2-72，图 6.2-73

- 浅中层血管周围中等密度淋巴组织细胞浸润，浸润的细胞可侵入表皮；
- 基底细胞液化变性，偶可见表皮下水疱；
- 坏死角质形成细胞早期见于基底细胞层，以后可散布于全层表皮；
- 表皮内细胞间水肿；
- 局灶性角化不全，其中常有中性粒细胞；
- 浅层血管扩张，在真皮乳头及表皮内可见数量不等的血管外红细胞。

基本的组织病理学改变有两种，即真皮浅层苔藓样淋巴细胞为主浸润及基底细胞液化变性，与盘状红斑狼疮（DLE）不同，本病炎症细胞的浸润在真皮浅层较为致密，成苔藓样，浸润的细胞不但造成了界面的模糊不清，而且还侵入至表皮中，造成表皮的细胞间水肿及细胞内水肿。炎症过程剧烈，不仅可因基底细胞液化变性导致表皮下疱，还可因表皮细胞间及细胞内水肿导致表皮内疱。本病的炎性浸润一般在真皮浅层，较为浅表，但也可以在真皮中层及深层见到炎症细胞的浸润。

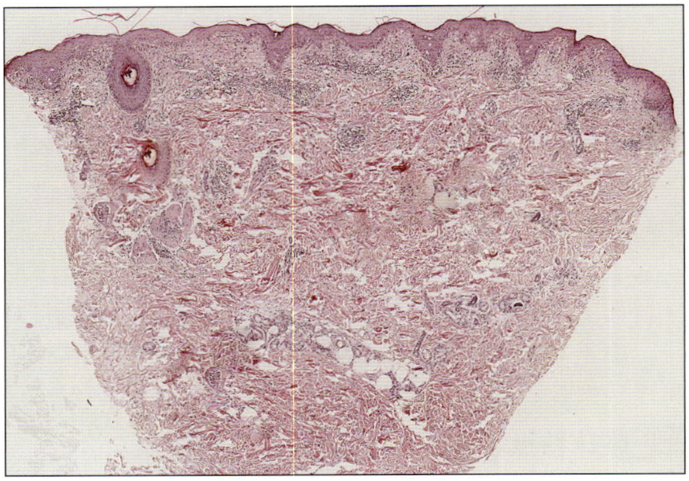

图 6.2-70 急性痘疮样苔藓样糠疹
浅、中层血管周围中等密度炎症细胞浸润

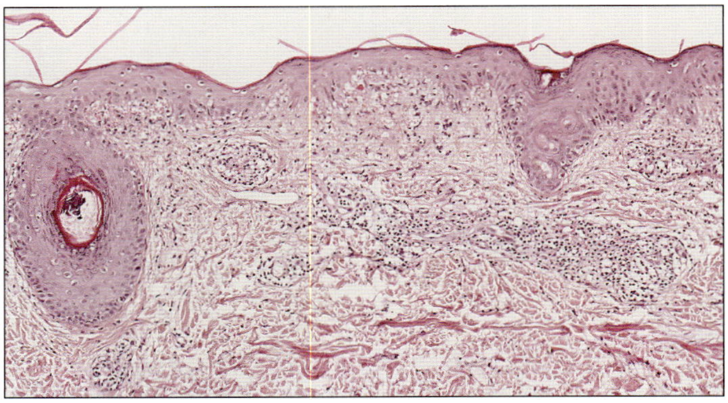

图 6.2-71 急性痘疮样苔藓样糠疹
示基底细胞液化变性，乳头内血管外红细胞

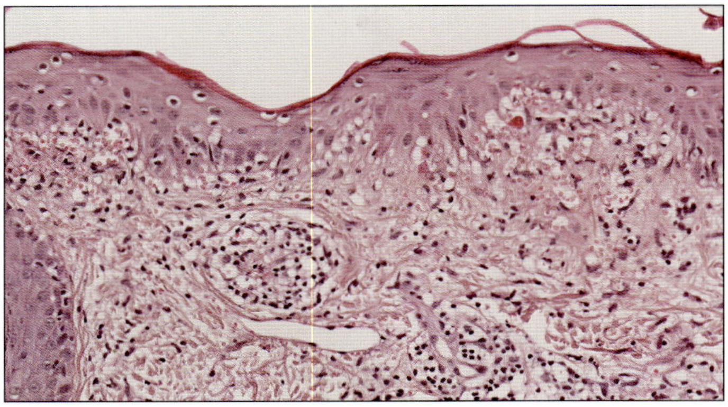

图 6.2-72 急性痘疮样苔藓样糠疹
红细胞入表皮内

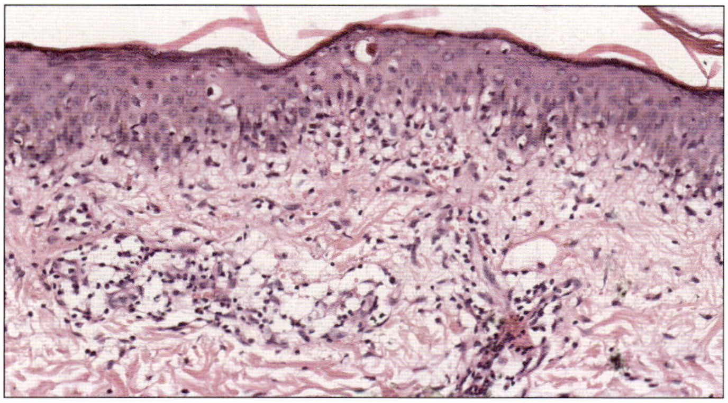

图 6.2-73 **急性痘疮样苔藓样糠疹**
表皮内坏死角质形成细胞，血管周围淋巴细胞为主浸润

本病病程呈急性经过，故而早期损害表皮可呈正常的网篮状。有鳞屑的皮损则示角化不全，有时其中可见均一红染（或粉红染）的浆液，这是由表皮细胞间水肿或表皮内水疱上升至角层所致。乳头内血管外红细胞可见于所有的急性炎症皮肤病，如急性点滴状银屑病、接触性皮炎、急性湿疹、玫瑰糠疹等，并不具有特征性，但血管外红细胞进入表皮，则是有一定诊断意义的。

部分病例在血管壁上可见纤维素的沉积及淋巴细胞浸润，血管内皮细胞肿胀，管周有红细胞，这是一种淋巴细胞性血管炎的改变。它主要见于皮损严重的病例，而并不见于所有病例。关于本病是否系血管炎目前尚无定论。

以上组织病理学改变是在疾病充分发展阶段时的特点。可以预料，若在疾病的不同阶段取材，其组织病理学改变也是不同的。

初起的丘疹及斑丘疹：角层可无改变，基底细胞液化变性，真皮炎性浸润仅限于浅层，乳头水肿，少数血管外红细胞等。

出血性斑丘疹：真皮浅层炎性浸润致密，呈苔藓样，真皮乳头及表皮内较多血管外红细胞，表皮中个别坏死的角质形成细胞，基底细胞液化变性显著。

中心出现水疱：基底细胞液化变性演变为表皮下水疱，疱内可有多数红细胞。由于可出现水疱，故本病在“急性苔藓样糠疹”中加入了“痘疮”，称为“急性痘疮样苔藓样糠疹。”

轻度色素沉着斑：真皮浅层有散在噬黑素细胞，仅稀疏炎症细胞浸润，界面改变可有可无。在此时难以作出特异的诊断，而为炎症后色素沉着的表现。

总之，如同本书所详细描述的扁平苔藓、湿疹、盘状红斑狼疮等一样，我们应该将疾病作为一个过程来理解。对于炎症性皮肤病有急性期、亚急性期及慢性期之分，每个时期病变的组织病理学改变既有其共同的特点，又由于病期、病变的严重性甚至取材部位的不同而有不同的表现，这样，就能使我们能更好地分析每一张切片的镜下所见，不仅能作出特异诊断，还可以推断目前病变所处的阶段、它的临床特点等。

临床特点

患者以青少年居多，发病较急，以同时存在有不同阶段的皮疹为其特点。皮疹包括初起的淡红色、直径约 0.5cm 大小丘疹、斑丘疹，上附少许鳞屑（图 6.2-74）；有的可呈出血性，有的中央可出现水疱；有的则坏死、结痂；皮疹消退遗留的轻度色素沉着或色素减退斑。好发于四肢屈侧（图 6.2-75），严重时可泛发全身，但头面部皮疹很少。无明显自觉不适。一般皮损在半年至一年内可自然消退，也有少数发展成慢性的。

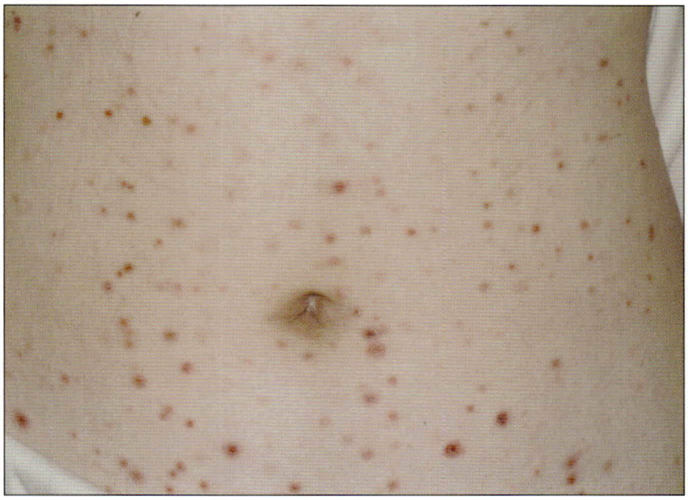

图 6.2-74 **急性痘疮样苔藓样糠疹**

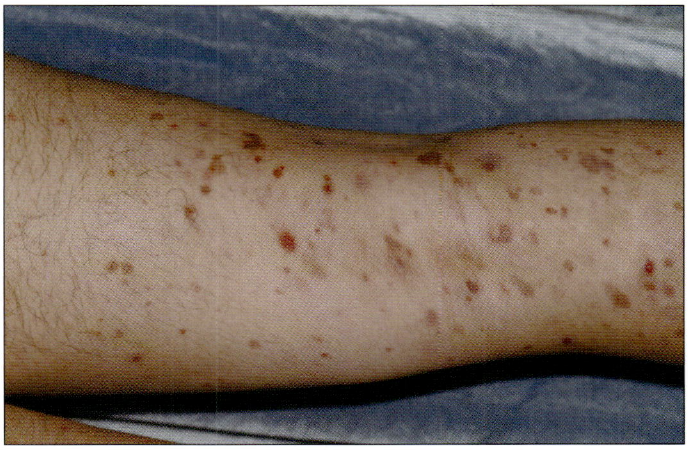

图 6.2-75 **急性痘疮样苔藓样糠疹**

6.2.16 慢性苔藓样糠疹（chronic pityriasis lichenoides，CPL）

组织病理特点

图 6.2-76，图 6.2-77，图 6.2-78

- 表皮轻度棘层增生，轻度海绵水肿；
- 灶性角化不全；
- 可见局限性基底细胞液化变性；
- 真皮浅层稀疏淋巴组织细胞浸润，可有少许噬黑素细胞。

苔藓样糠疹（pityriasis lichenoides）有急性型及慢性型。急性型是上节陈述的急性痘疮样苔藓样糠疹，慢性型则是本节的慢性苔藓样糠疹。

临床特点

为上附鳞屑的红棕色丘疹或斑丘疹，约 0.5 ~ 1.0cm 直径。分布于躯干及四肢屈侧（图 6.2-79）。一般无自觉症状或感轻度瘙痒，病程慢性。

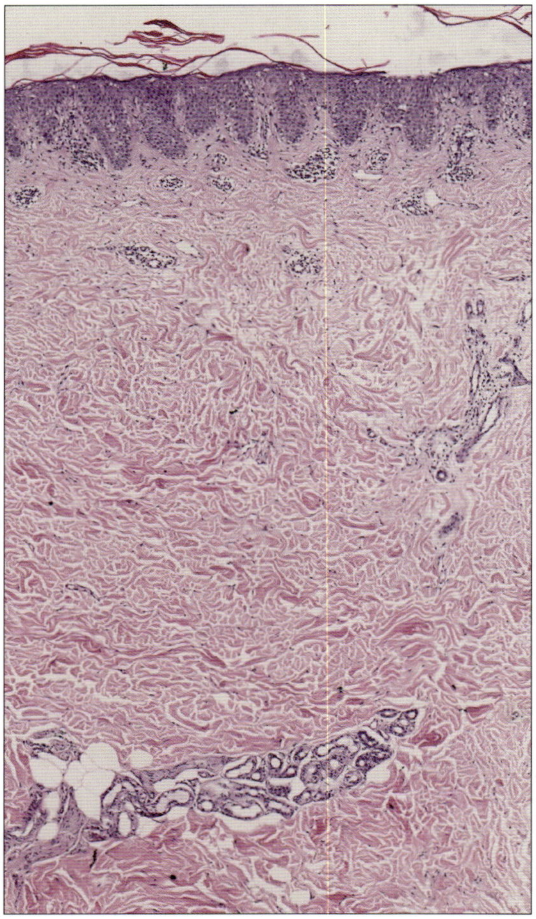

图 6.2-76 **慢性苔藓样糠疹**
轻度棘层增厚

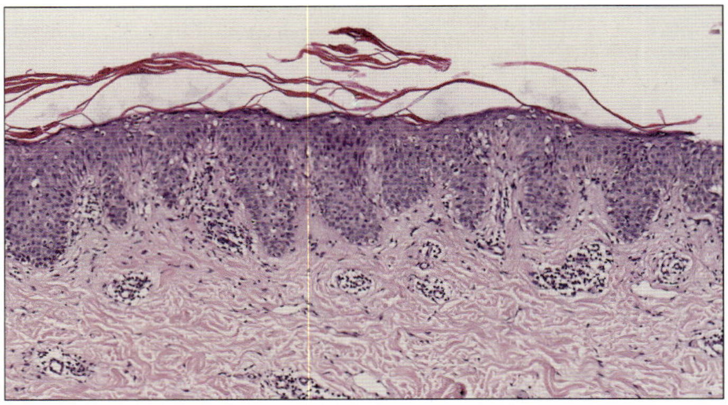

图 6.2-77 **慢性苔藓样糠疹**
示灶性角化不全

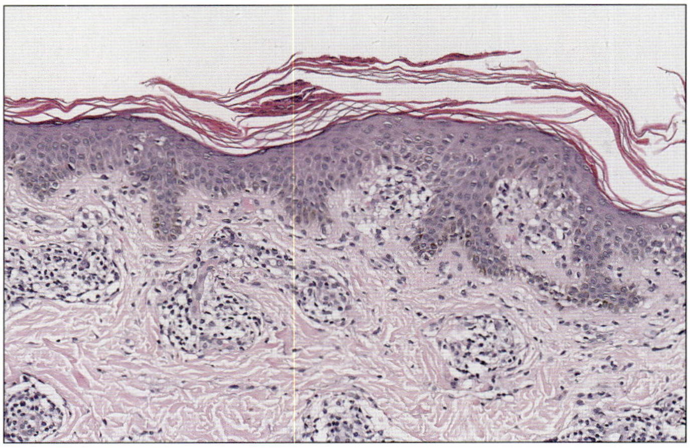

图 6.2-78 **慢性苔藓样糠疹**
灶性角化不全，浅层血管周围炎症细胞浸润

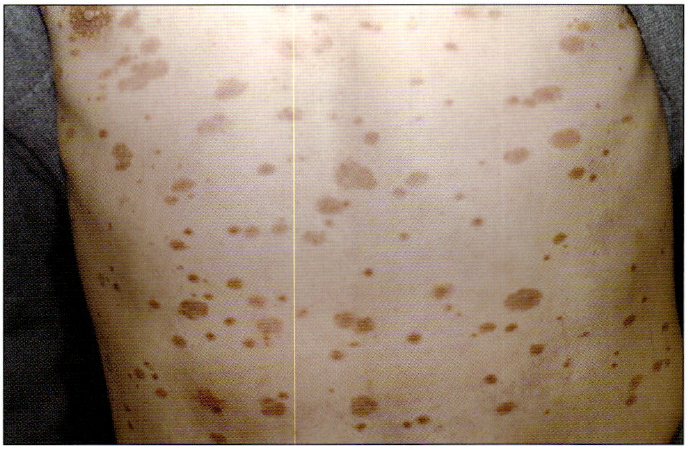

图 6.2-79 **慢性苔藓样糠疹**

6.2.17 斑片状副银屑病（large-patch parapsoriasis），即蕈样肉芽肿，斑片阶段（mycosis fungoides, plaque lesions）

组织病理特点

- 真皮浅层血管周围稀疏的以淋巴细胞为主的浸润，真皮乳头有时轻度水肿；
- 表皮内有单个或小的聚集的淋巴细胞浸润，伴有轻度海绵水肿，但无海绵水肿性微水疱形成；
- 淋巴细胞核通常是正常的，有时可呈非典型性；
- 角化不全及呈网篮状或板层状的角化亢进；
- 轻度棘层肥厚，颗粒层大致正常；
- 真皮乳头增厚，胶原纤维粗厚，排列不规则。

临床特点

为淡红色或红褐色的鳞屑性斑片，大小不等（图6.2-80），多见于躯干、四肢，无明显自觉症状或自觉轻度瘙痒。患者以中老年居多。有的皮损表面萎缩变薄，伴有毛细血管扩张及色素改变，间有色素沉着及色素减退斑点，此时就称为血管萎缩性皮肤异色症，本阶段皮损常持续多年乃至十余年，以后可发展成斑块期损害。

蕈样肉芽肿是一种皮肤T细胞淋巴瘤，由于它在组织学上与炎症性皮肤病相似，易于混淆，故在此描述。对早期斑片阶段蕈样肉芽肿的诊断，最基本的是要有单个或成巢淋巴细胞 存在于表皮、附属器上皮、主要是毛囊上皮内。细胞核可以是典型的，也可呈非典型性，数量不等。有关蕈样肉芽肿，将在25.2.2中详述。

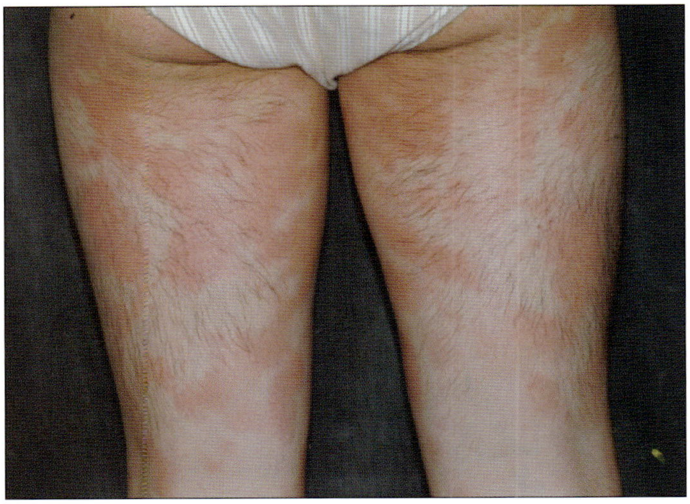

图6.2-80 斑片状副银屑病

6.3 海绵水肿型浅层血管周围皮炎（superficial perivasurlar dermatitis with spongiotic dermatitis）

这型皮炎的特点是真皮浅层血管周围炎症细胞浸润并伴有表皮的海绵水肿（图6.0-5）。海绵水肿是细胞间水肿。在HE染色切片上表现为细胞间距加宽，细胞间桥拉长，有少许炎症细胞，主要是淋巴细胞，有时有嗜酸性粒细胞，偶见中性粒细胞的浸润。

海绵水肿性皮炎具有以下共同的特点：

1．早期浅层血管扩张、充血，血管周围炎症细胞浸润，常伴有真皮乳头水肿。在临床上表现为红斑基础上的丘疹。

2．海绵水肿进一步发展，细胞间液体（一般是浆液）积聚，导致细胞间桥断裂，出现镜下可见的微水疱。以后邻近的微水疱彼此融合，成为肉眼可见的水疱。临床上表现为丘疱疹，或在水肿性丘疹的顶端出现水疱。若炎症继续，表皮内水疱进一步增大，最后可涨破基底膜，使表皮内疱成了表皮下疱。

3．由于表皮细胞的不断更新、上移，细胞间的浆液可上升至角层，成为均一、嗜酸性、红染的物质。同时，由于炎症造成表皮细胞更新加快，常在角层出现角化不全。这种均一、嗜酸性物质常在灶性角化不全的角层中。临床上表现为痂（为渗出的浆液）屑（为角化不全）。有时，在组织切片上，棘细胞间并不见细胞间的水肿，但在角层角化不全灶中见到均一、嗜酸性、红染的物质，这意味着表皮棘细胞间曾发生过细胞间水肿。

4．如果炎症持续，急性期海绵水肿将逐渐消退，代之以慢性期的表皮增生。组织病理上，海绵水肿性皮炎将逐渐转化成以棘层肥厚为主的银屑病样皮炎。

海绵水肿性皮炎的典型病变是变态反应性接触性皮炎、特应性皮炎与湿疹。汗疱疹及疹性反应的组织学改变与变态反应性接触性皮炎大致相同。

6.3.1 湿疹（eczema）与变态反应性接触性皮炎（allergic contact dermatitis）

组织病理特点

急性期（图6.3-1，图6.3-2，图6.3-3，图6.3-4）

- 表皮海绵水肿，其间有淋巴细胞及嗜酸性粒细胞浸润。海绵水肿可进一步发展成表皮内水疱；

- 真皮浅层血管扩张充血，真皮乳头水肿，偶见血管外红细胞；
- 表皮厚度大致正常，角质层仍呈网篮状。
- 浅层血管周围淋巴细胞浸润，并可见数量不等的嗜酸性粒细胞（亦可完全无嗜酸性粒细胞浸润）

亚急性期（图 6.3-5，图 6.3-6）

- 表皮棘层轻度增生，灶性海绵水肿，灶性角化不全，角质层中可见均一、红染的物质（浆液）及炎症细胞；
- 真皮乳头水肿，真皮乳头中的胶原纤维增粗、红染；
- 浅层血管周围中度致密混合类型细胞浸润，包括淋巴细胞、组织细胞，偶见浆细胞及数量不等的嗜酸性粒细胞；

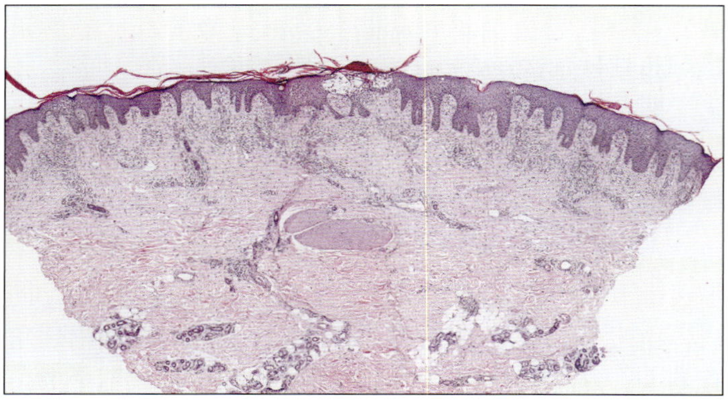

图 6.3-1 **湿疹，急性**
浅层血管周围炎，伴表皮海绵水肿

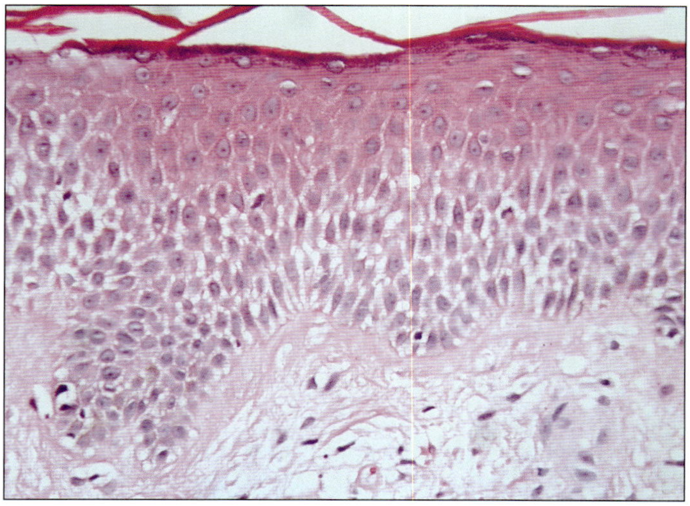

图 6.3-2 **湿疹，急性**
示早期海绵水肿

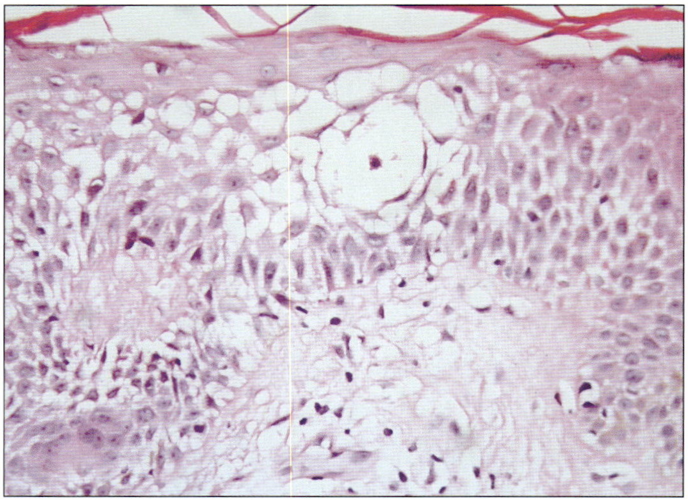

图 6.3-3 **湿疹，急性**
示海绵水肿，微水疱形成

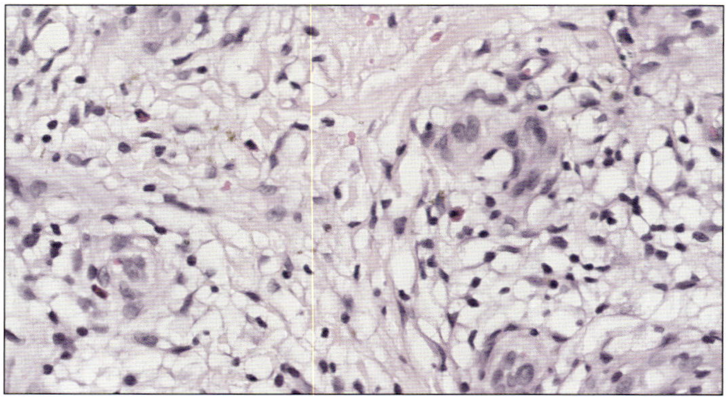

图 6.3-4 **湿疹，急性**
乳头水肿，血管周淋巴细胞及嗜酸性粒细胞浸润

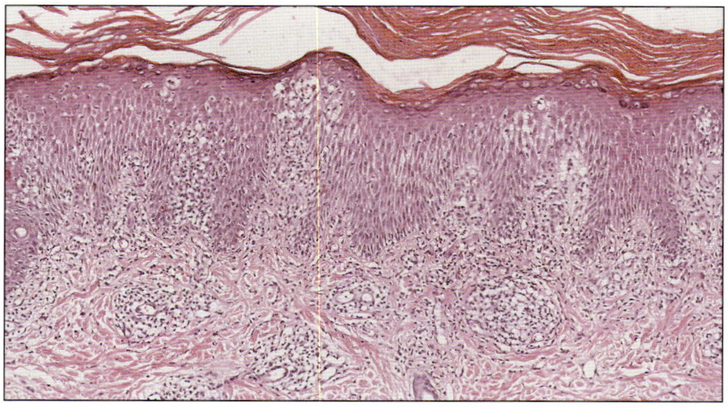

图 6.3-5 **湿疹，亚急性**
棘层轻度增生，海绵水肿

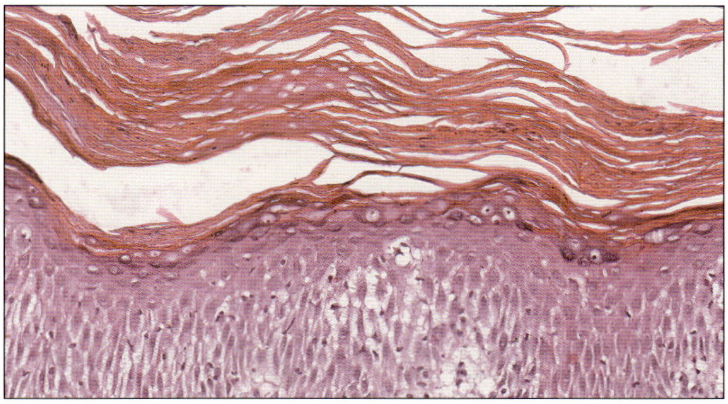

图 6.3-6 **湿疹，亚急性**
示海绵水肿，灶性角化不全

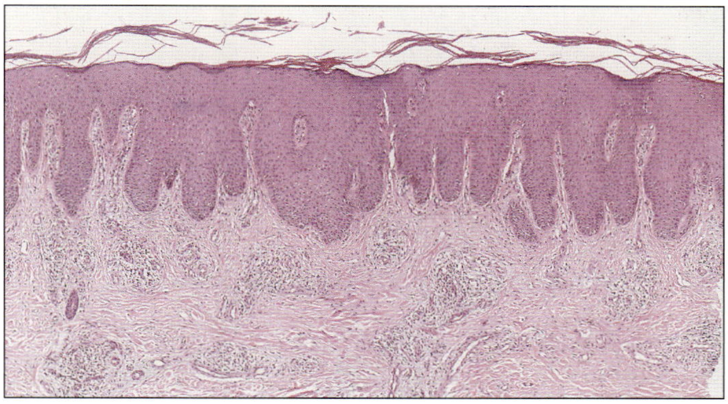

图 6.3-8 **湿疹，慢性**
示海绵水肿，灶性角化不全，真皮乳头粗厚红染胶原

慢性期（图 6.3-7，图 6.3-8）

- 表皮呈银屑病样增生，棘层明显增厚，表皮突下延；
- 角化不全及角化亢进，在角化不全下方的颗粒层减少或消失；
- 真皮乳头层不同程度增厚，可见与表皮垂直走行粗厚、红染的胶原；
- 表皮的海绵水肿可有可无，若有，亦较轻。
- 浅层血管丛周围中等密度淋巴组织细胞的浸润，间有噬黑素细胞及嗜酸性粒细胞。

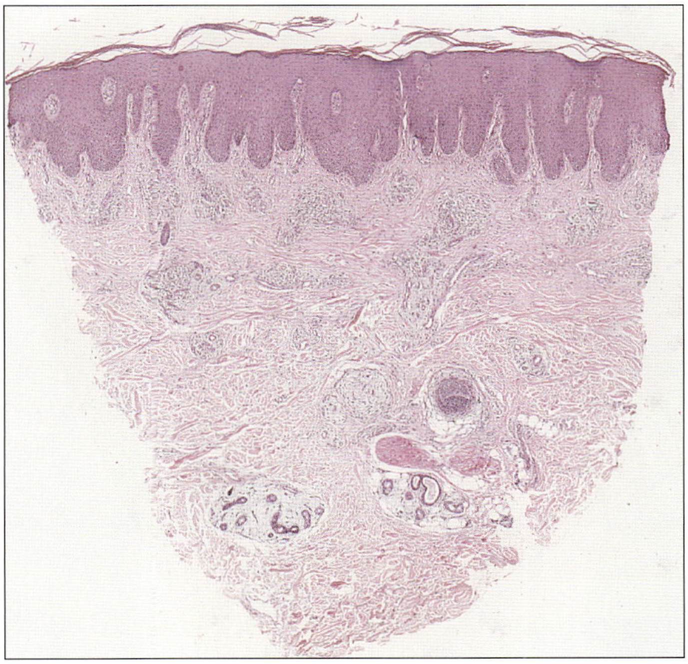

图 6.3-7 **湿疹**
示慢性棘层明显增生，无明显海绵水肿

湿疹及接触性皮炎在临床上十分常见，与任何疾病一样，也经历着一个疾病过程，即急性期、亚急性期及慢性期。

急性期的皮疹为红斑、丘疹、丘疱疹，乃至水疱，疱破裂后有糜烂、渗出、结痂，患处肿胀，自觉疼痒及灼热.这时的基本病理改变：①表皮海绵水肿或由此发展而来的表皮内水疱；②浅层血管周围皮炎。皮损呈急性改变，病理上具有急性期的共同特点，a. 网篮状的角质层；d. 表皮无增生改变，大致为正常厚度；c. 真皮浅层血管扩张、充血；e. 乳头水肿，胶原纤维纤细等。若炎症继续，海绵水肿进一步发展，则导致表皮内水疱的形成。疱液一般清亮，为浆液。若炎症剧烈，有较多血管外红细胞，则亦将进入表皮，成为血疱。若皮损继发感染，在真皮浅层及疱液内有多数中性粒细胞的浸润，则成为脓疱。若水疱破裂，成为点状糜烂，其上的结痂将随疱液内容物而异：若为浆液，则为均一、红染的物质；若为血疱，则为血痂；若为脓疱，则为脓痂。

若致病原因不能消除，炎症持续，则将进入亚急性期。此时潮红肿胀、渗出将逐渐减轻，皮疹以丘疹、鳞屑、结痂为主，并趋于融合增厚。在组织学上，不仅可见到急性期的海绵水肿，也逐渐出现慢性期的特点银屑病样增生，表现为棘层肥厚，表皮突增宽延长，真皮乳头逐渐增厚，胶原纤维变粗，红染。所以在亚急性期的组织学特点是海绵水肿性 - 银屑病样皮炎改变。在该期，由于炎症刺激表皮增生，角质形成细胞更新周期缩短，来不及完全角化，因此在角层出现角化不全，它们中融进了表皮海绵水肿或水疱中的浆液，就成为临床上见到的痂屑。

慢性期皮损以苔藓样变为特点，皮肤革化肥厚，色素沉着，上有鳞屑。瘙痒剧烈。组织学上表皮呈银屑病样增生，角化亢进及角化不全；真皮乳头增厚，胶原粗厚红染，与表皮垂直走行；浅层血管壁增厚。在此阶段表皮内的海绵水肿可有可无，若有也较轻微。有时表皮内无海绵水肿，但在角化不全中，可见均一、粉红染的物质，则提示不久前曾发生过海绵水肿。嗜酸性粒细胞仅偶见慢性期皮损中。

总之，在湿疹及接触性皮炎的病程中，组织病理学的改变最初为海绵水肿性皮炎，以后成为海绵水肿性 - 银屑病样皮炎，最后则成为银屑病样慢性单纯苔藓的改变。

实际工作中，我们常常见到湿疹患者由于病因不明，加之机体内在因素，皮疹常反复发作；接触性皮炎患者，有时致敏原虽然明确，但患者无法严格避免，也导致皮疹反复发作，在慢性病程中经常有急性发作。造成在同一患者，甚至同一片皮损中，既有银屑病样增生的慢性期改变，也有海绵水肿的急性期改变。因此它们的组织病理学改变就如同临床上皮疹的多样化一样，也呈现出许多变化。我们掌握了上述的规律，就能从纷繁的现象中得出合乎逻辑的结论。

临床特点

变态反应性接触性皮炎：为与接触物接触部位一致、境界清楚的皮损，初为红斑、丘疹，之后出现丘疱疹、水疱（图 6.3-9），并可融合成为大疱。破裂后有糜烂、渗出及结痂。以外露部位较为多见。自觉程度不等的瘙痒。病程有自限性，一般于致敏原因解除后就可逐渐消退。但若致敏原因不能解除，将发展为亚急性、慢性皮炎。

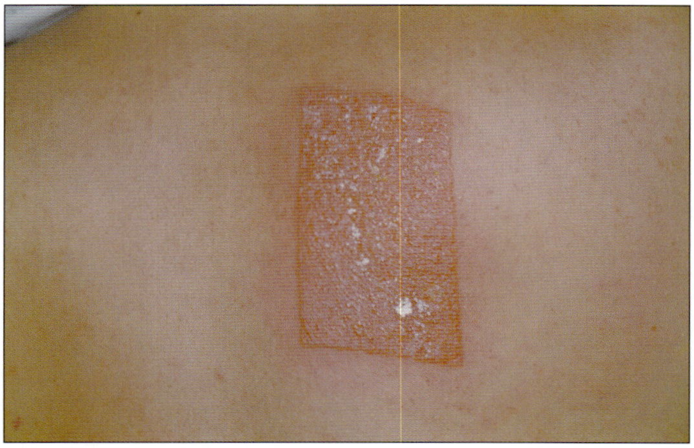

图 6.3-9 **变态反应性接触性皮炎**

湿疹：皮疹呈多形性，急性期以红斑、丘疹、水疱及渗出为主（图 6.3-10），慢性期以革化肥厚、苔藓样变（图 6.3-11，图 6.3-12）、色素改变为主。由于瘙痒剧烈，长期搔抓可致抓痕、血痂、点状剥蚀等。病程慢性，常反复发作 . 病因较为复杂，常与多种过敏因素有关。

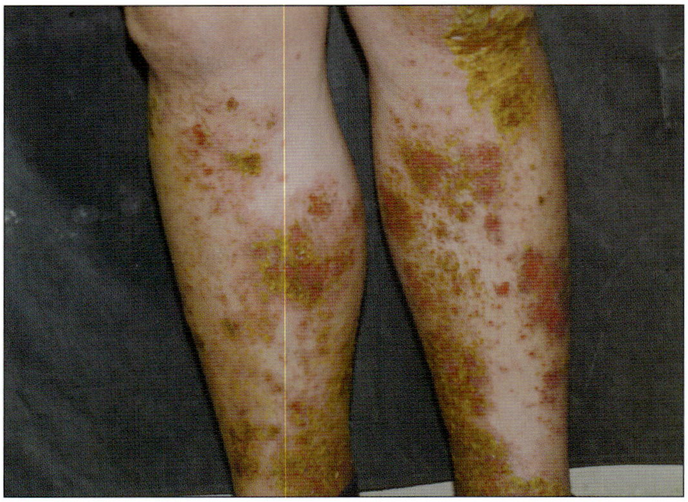

图 6.3-10 **急性湿疹**

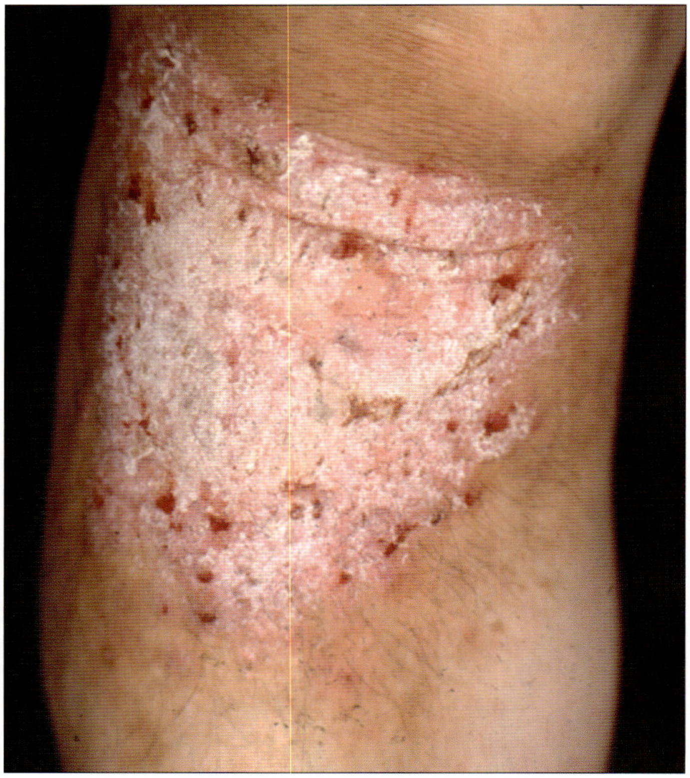

图 6.3-11 **慢性湿疹**

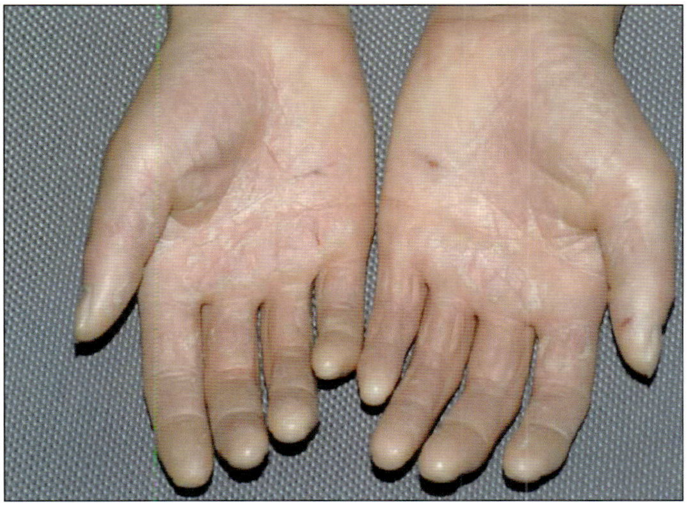

图 6.3-12　手皲裂性湿疹

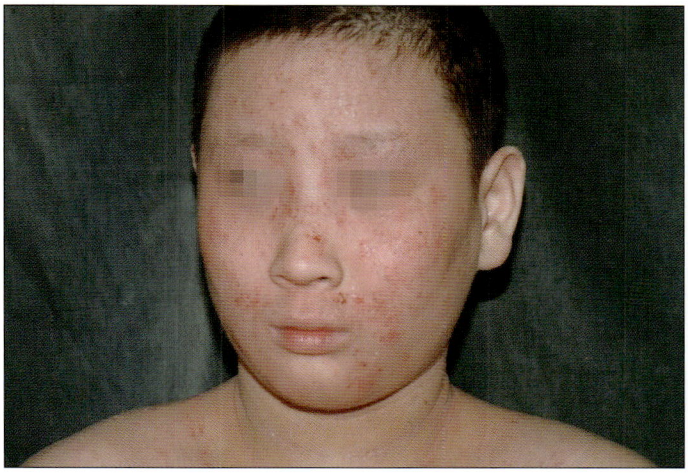

图 6.3-14　特应性皮炎

6.3.2　特应性皮炎（atopic dermatitis）

组织病理特点

同上述湿疹、接触性皮炎大致相同。

临床特点

以有家族遗传过敏史（哮喘，过敏性鼻炎及皮炎史），皮疹、剧烈瘙痒、病程慢性为特点，本病可分婴儿期、儿童期及青年、成人期三型，各个时期皮疹的分布及疹型有其特点（图 6.3-13，图 6.3-14，图 6.3-15）。

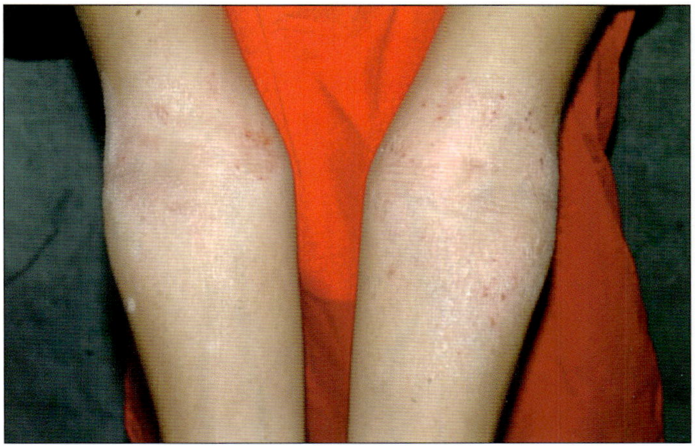

图 6.3-15　特应性皮炎

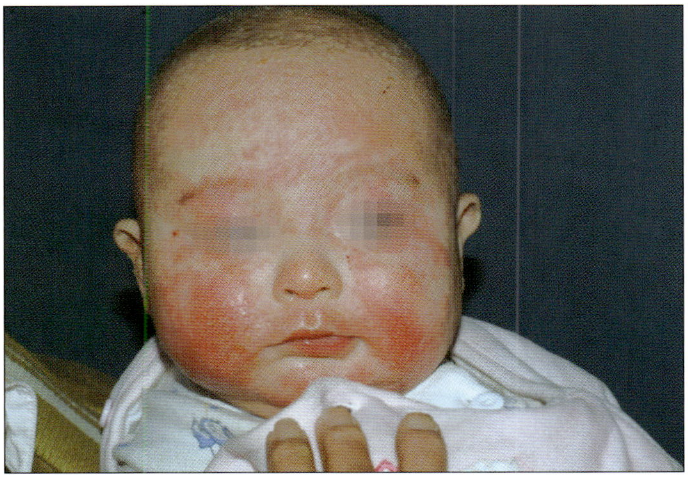

图 6.3-13　特应性皮炎

6.3.3　原发刺激性接触性皮炎（irritant contact dermatitis）

组织病理特点

- 棘细胞广泛的细胞内水肿即气球样变，伴轻度海绵水肿；
- 程度不等的表皮坏死，可造成糜烂及溃疡；
- 浅层血管丛周围中性粒细胞、淋巴细胞和组织细胞的浸润；
- 真皮乳头水肿。

原发刺激性接触性皮炎在病理上的改变有很大差异，这主要取决于刺激物的强度及作用时间等因素。若为强刺激物如强酸、强碱，可造成表皮乃至其下组织的坏死；若为弱刺激物如肥皂、洗衣粉，长期刺激所致的慢性刺激性接触性皮炎的组织病理改变，则与上述慢性变态反应性接触性皮炎相仿。

临床特点

为接触了强酸、强碱等具有强烈刺激或毒性物质后发生的皮肤炎症反应。视刺激物的强度、接触时间长短等不同，表现为红斑、肿胀、大疱及坏死等，自觉灼痛。

6.3.4 光变态反应性接触性皮炎及光变态反应性皮炎（photoallergic contact dermatitis and photoallergic dermatitis）

组织病理特点

- 表皮海绵水肿，可致表皮内水疱；
- 表皮内散在坏死角质形成细胞；
- 浅层血管丛周围及胶原间混合类型炎症细胞浸润，包括淋巴细胞、组织细胞、嗜酸性粒细胞及中性粒细胞，有的病例浸润也可出现在深层血管丛周围；
- 真皮乳头水肿，可见少许血管外红细胞。

本病组织学特点与变态反应性接触性皮炎相似，有时很难区分，本病不同点是：

（1）有中性粒细胞浸润；

（2）表皮中有坏死的角质形成细胞。

临床特点

除皮损限于暴露日光部位外，皮疹形态与接触性皮炎相同，光变态反应性接触性皮炎系外用光敏感物质后在接触部位出现的皮炎，光变态反应性皮炎则系内用光敏感物质如药物、食物后，在暴露于日光部位所发生的皮炎（图 6.3-16，图 6.3-17）。

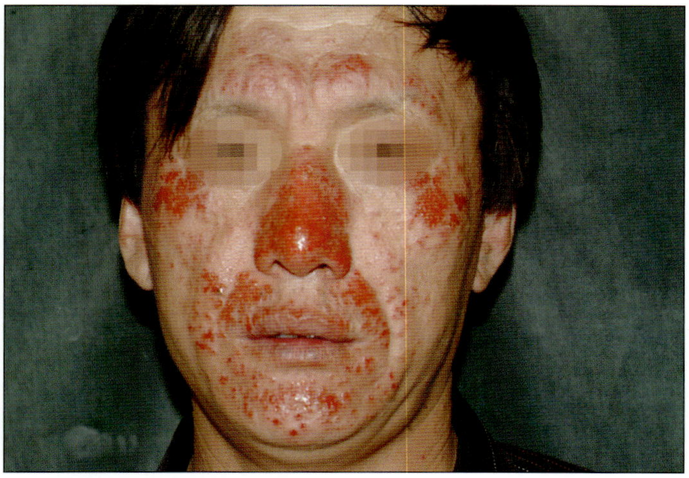

图 6.3-16 光变态反应性皮炎

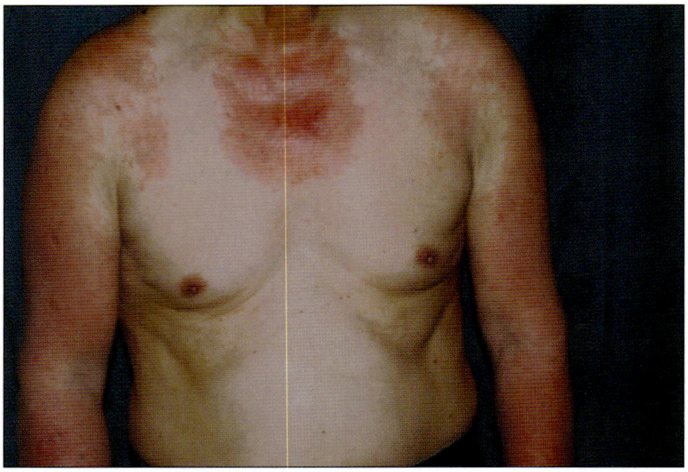

图 6.3-17 光变态反应性皮炎

6.3.5 光毒性皮炎（phototoxic dermatitis）与日晒伤（sunburn）

组织病理特点

表皮中有坏死角质形成细胞，它们的胞浆红染、核固缩，有时还可见核溶及核碎，早期，坏死角质形成细胞散布在表皮上半部，可成簇或融合成片；

- 棘层细胞气球变性、网状变性，可发展成表皮内水疱；
- 坏死细胞对中性粒细胞具有趋化作用，因此可见中性粒细胞浸润；
- 真皮浅层稀疏淋巴细胞浸润，有时可见噬黑素细胞。

本病的组织学改变与上述光变态反应性皮炎不同：

（1）本病为气球变性所致表皮内疱，而光变态反应性皮炎是海绵水肿性疱；

（2）本病皮损中无嗜酸性粒细胞浸润，而光变态反应性皮炎时有。

临床特点

日晒伤系皮肤受到中波紫外线的过度照晒，在暴露部位出现的皮损。轻者为红斑（图 6.3-18），重者出现水疱、大疱，自觉灼痛。

光毒性皮炎系皮肤接触光感物质后，在暴露于日光后局部出现的日晒伤样皮炎。光毒性皮炎与光变态反应性皮炎的关系如同原发刺激性接触性皮炎与变态反应性接触性皮炎的关系。

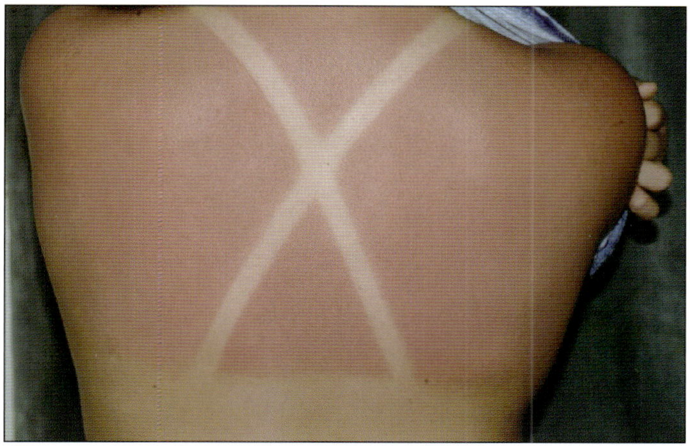

图 6.3-18 日晒伤

6.3.6 白色糠疹（pityriasis alba）

白色糠疹又称单纯糠疹（pityriasis simplex）

组织病理特点

- 浅层血管周围稀疏淋巴细胞浸润；
- 轻度局灶性海绵水肿；
- 轻度局灶角化不全；
- 基底细胞内黑素颗粒数量减少。

临床特点

多见于儿童面部，为圆形或椭圆形的轻度色素减退斑，上附少许细碎鳞屑（图 6.3-19）。无自觉症状。

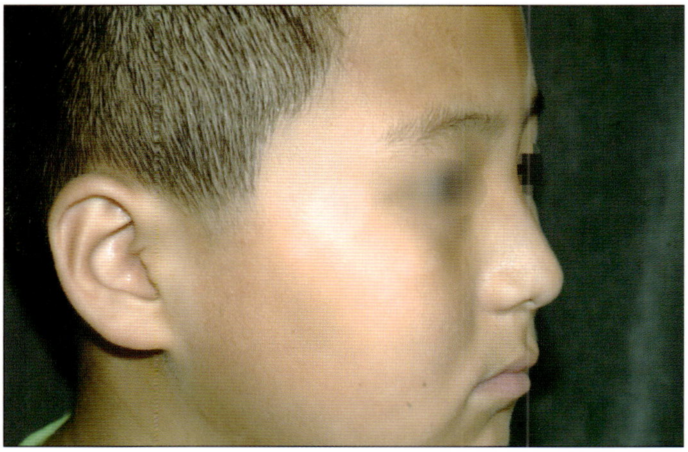

图 6.3-19 白色糠疹

6.3.7 脂溢性皮炎（seborrheic dermatitis）

组织病理特点

急性期

- 在毛囊口的“唇缘”可见角化不全及均一红染的浆液，其中常可见较多中性粒细胞及其碎核；
- 浅层血管周围稀疏至中等密度淋巴细胞、组织细胞浸润，间有少许中性粒细胞；
- 浅层血管明显扩张，真皮乳头水肿；
- 轻度灶性海绵水肿（不发展成表皮内疱）；

慢性期（图 6.3-20，图 6.3-21）

- 表皮棘层肥厚，呈银屑病样增生；
- 毛囊角栓，内有角化不全；
- 灶性角化不全，尤见于毛囊口的“唇缘”；
- 浅层血管扩张；血管周围稀疏淋巴组织细胞浸润；
- 角层内有时可见糠秕孢子菌。

与上述皮炎湿疹相同，脂溢性皮炎的病程同样可分为急性期、亚急性期及慢性期，并同样经历着由海绵水肿性皮炎至海绵水肿 - 银屑病样皮炎至银屑病样皮炎的改变。在脂溢性皮炎病程中，特征性的组织学改变是毛囊漏斗部灶性海绵水肿，毛囊口“唇缘”即毛囊开口两侧表皮的角化不全，其中有均一红染的浆液及中性粒细胞。脂溢性皮炎表皮有海绵水肿，但一般并不发展成表皮内水疱。

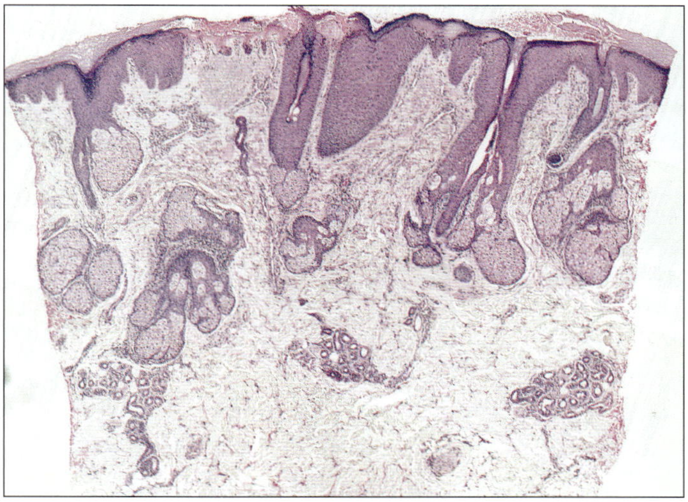

图 6.3-20 脂溢性皮炎

取材自面中部。角层增厚，且有外层表皮坏死，表明搔抓剧烈，有表皮剥蚀

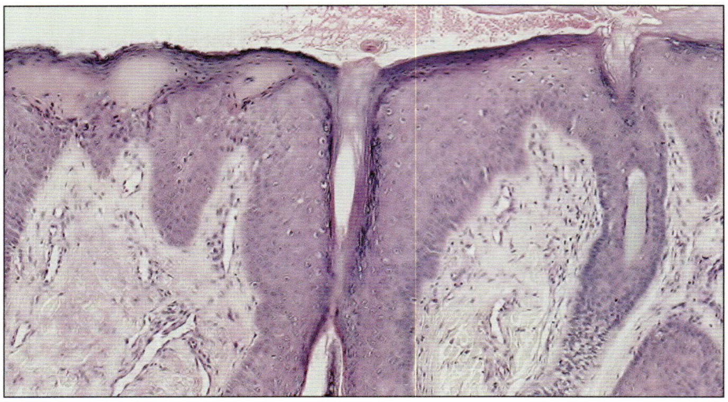

图 6.3-21 **脂溢性皮炎**
毛囊口的“唇缘”可见角化不全

临床特点

好发于脂溢部位，尤其是头皮、面中部（如前额、眼眉、鼻翼和鼻唇沟）、耳郭、耳周、前胸及腋窝等。皮疹为淡黄红色，上附糠状油腻性痂屑的斑疹或丘疹，严重时可有渗出，上附脂溢性的痂屑（图 6.3-22），一般并不出现水疱。自觉瘙痒。

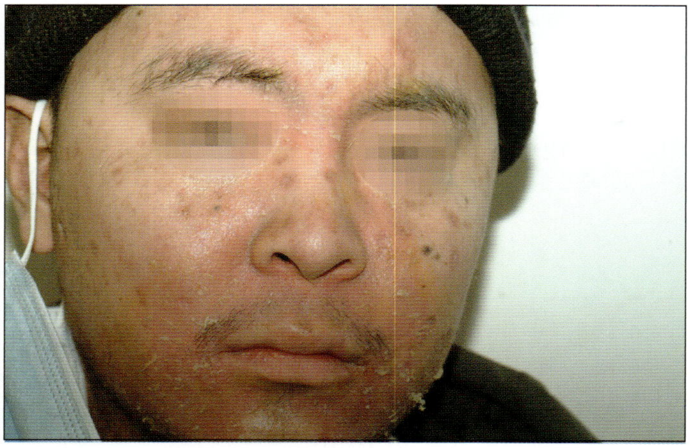

图 6.3-22 **脂溢性皮炎**

6.3.8 淤滞性皮炎（stasis dermatitis）

组织病理特点

图 6.3-23，图 6.3-24，图 6.3-25

- 真皮全层血管管壁增厚，尤其是浅层血管丛的小静脉及毛细血管，血管断面增多；
- 在真皮全层可见多数噬含铁血黄素细胞及血管外红细胞；
- 急性期表皮海绵水肿，慢性期则表皮增生；
- 角化亢进及角化不全；
- 浅层血管周围淋巴组织细胞浸润，可伴有少数中性粒细胞；
- 真皮内胶原纤维数量增多，有程度不等的纤维化。

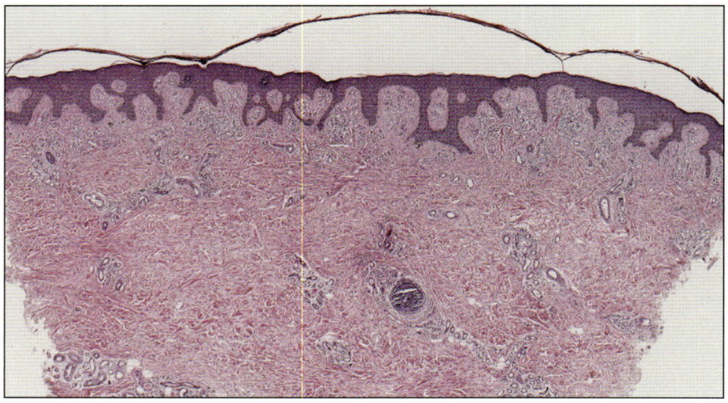

图 6.3-23 **淤滞性皮炎**
取材自小腿。患者有静脉曲张，真皮内血管断面明显增多

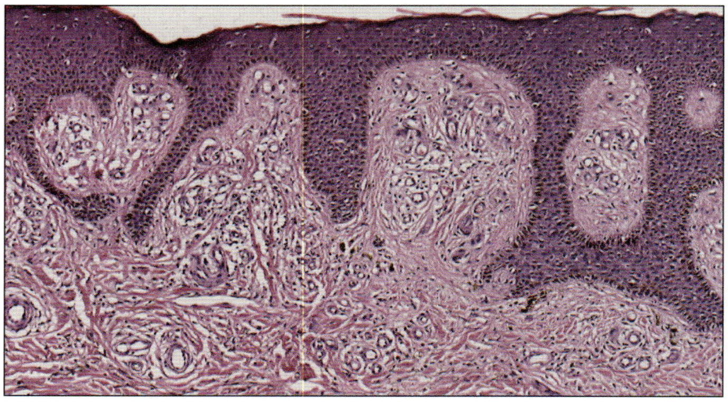

图 6.3-24 **淤滞性皮炎**
真皮乳头内多数毛细血管断面，可见噬含铁血黄素细胞

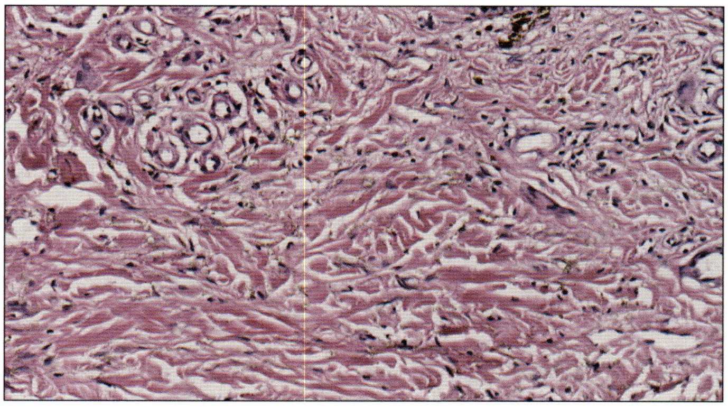

图 6.3-25 **淤滞性皮炎**
真皮全层可见含铁血黄素及噬含铁血黄素细胞

淤滞性皮炎都发生在下肢有静脉曲张的中老年人，组织病理学诊断的要点是真皮全层，尤其是浅层的血管断面明显增多，管壁增厚，可见血管外红细胞及多数噬含铁血黄素细胞。

与上述皮炎湿疹相同，淤滞性皮炎的组织学改变因病期而异，急性期以海绵水肿为主，慢性期则以表皮的银屑病样增生为主．淤滞性皮炎易继发感染，故皮损中常可见中性粒细胞浸润。病程长、病情严重的病例，可发生溃疡。

临床特点

小腿远端、踝部为棕红色、棕褐色至黑褐色的斑状损害（图 6.3-26），有丘疹、水疱及渗出，慢性病例皮肤增厚、色素改变明显．患者常有下肢静脉曲张。

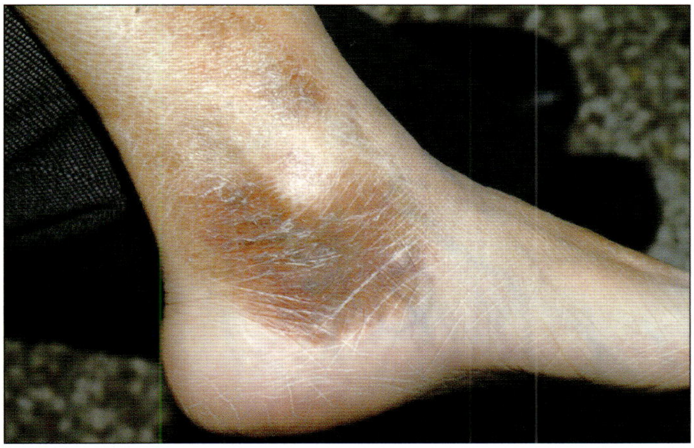

图 6.3-26 **淤滞性皮炎**

6.3.9 玫瑰糠疹（pityriasis rossa）

组织病理特点

图 6.3-27，图 6.3-28，图 6.3-29

- 浅层血管丛周围淋巴组织细胞浸润；
- 真皮乳头水肿，可见数量不等血管外红细胞，且部分进入表皮下半部；
- 表皮灶性海绵水肿，灶性角化不全；
- 若为母斑，可见表皮轻度增生。

玫瑰糠疹可见轻度海绵水肿，但几乎从不发展至肉眼可见的水疱。玫瑰糠疹的组织病理学改变缺乏特异性，但真皮乳头水肿，可见数量不等血管外红细胞，且部分进入表皮下半部，结合表皮灶性海绵水肿，灶性角化不全，是颇具诊断意义的。

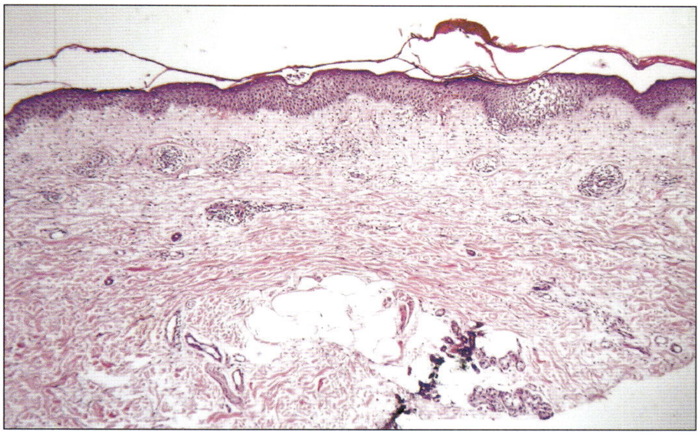

图 6.3-27 **玫瑰糠疹**
浅层血管周围炎，伴局灶性海绵水肿样脱屑

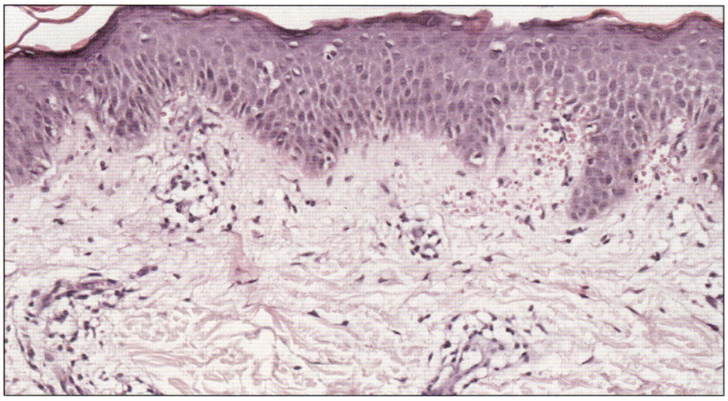

图 6.3-28 **玫瑰糠疹**
多数血管外红细胞，部分进入表皮

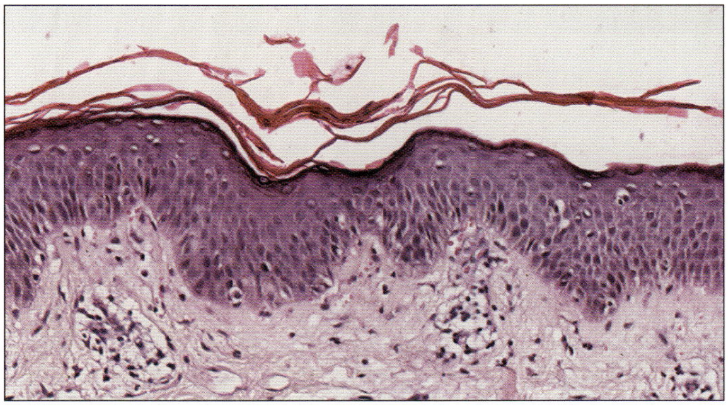

图 6.3-29 **玫瑰糠疹**
示灶性角化不全

临床特点

为圆形或椭圆形斑疹，其长轴与皮纹走向一致，直径 0.5 ~ 2.0cm，（图 6.3-30）色淡红或玫瑰红，在皮疹边缘有呈领圈样的脱屑（图 6.3-31）。好发于躯干及四肢近端，不侵及头面部。无明显自觉症状或仅轻度瘙痒，多见于中青年，以春秋季好发。本病有自限性，一般在 6 ~ 8 周内可自然消退。

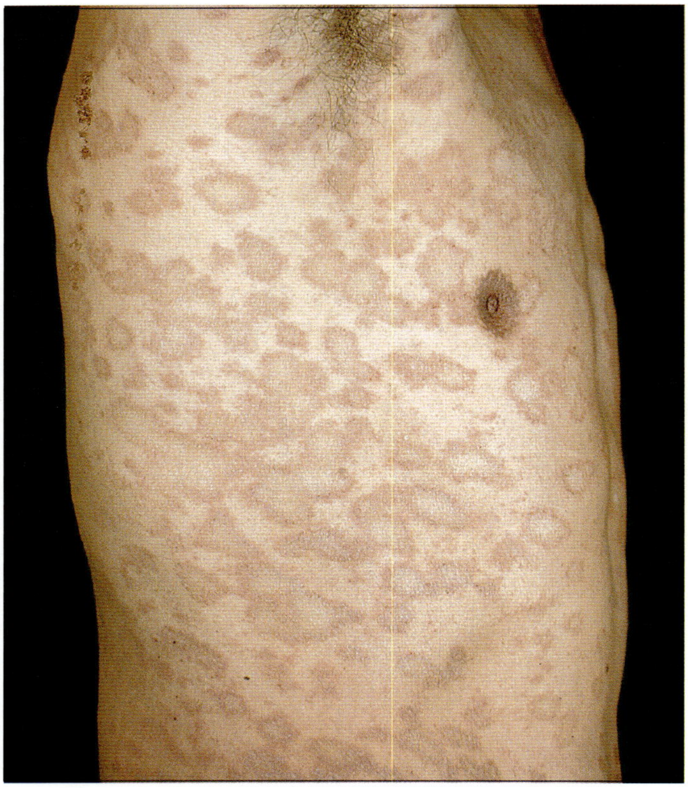

图 6.3-30 玫瑰糠疹

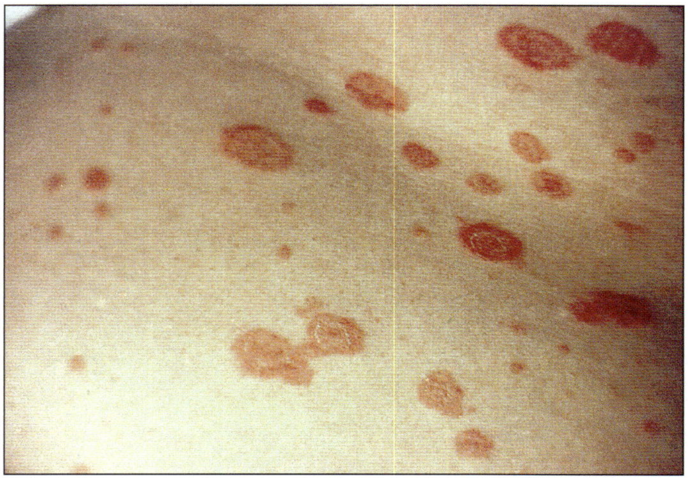

图 6.3-31 玫瑰糠疹，示领圈样脱屑

6.3.10 点滴状副银屑病（guttate parapsoriasis）

组织病理特点

图 6.3-32，图 6.3-33

- 真皮浅层血管周围稀疏淋巴组织细胞浸润；
- 表皮轻度增生；
- 轻度灶性海绵水肿。

组织学上，点滴状副银屑病与玫瑰糠疹的区别是困难的。下述几点将更支持点滴状副银屑病的诊断：炎症浸润细胞更少、海绵水肿轻微、血管外红细胞很少或无。另外，如前节所述，若在真皮乳头有血管外红细胞，且进入表皮，则是玫瑰糠疹的特征性改变。

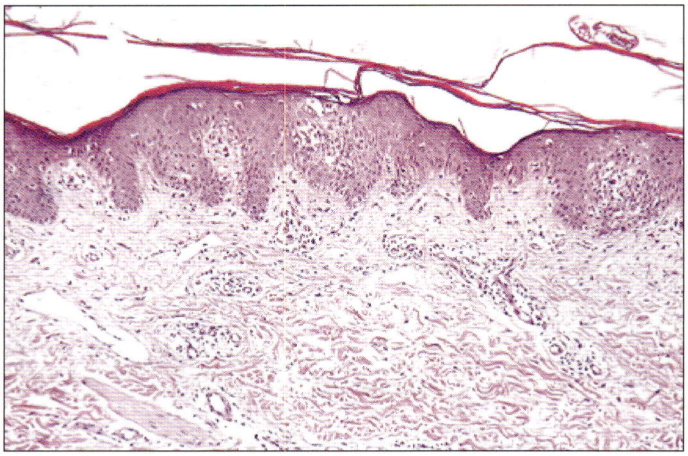

图 6.3-32 点滴状副银屑病
示轻度灶性海绵水肿；真皮浅层稀疏炎细胞浸润

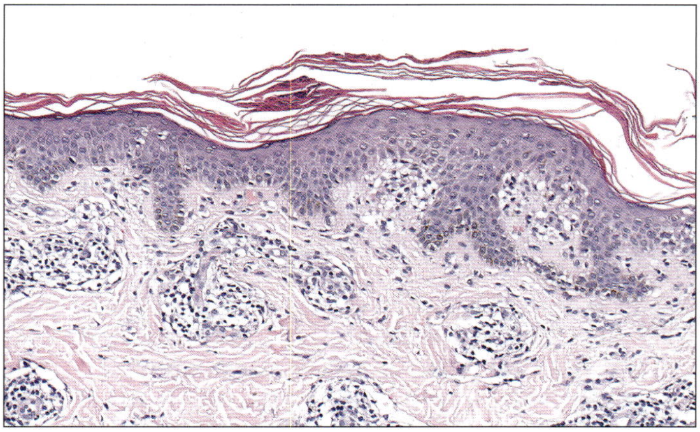

图 6.3-33 点滴状副银屑病
示灶性角化不全

临床特点

为淡红色到淡褐色，0.3 ~ 0.5cm 大小的斑丘疹，上附细薄鳞屑，分布于躯干、四肢（图 6.3-34），自觉轻度瘙痒或无症状。患者以青年人居多。

图 6.3-34 点滴状副银屑病

6.3.11 皮肤癣菌病（dermatophytosis）

系由红色毛癣菌、紫色毛癣菌，石膏样毛癣菌及絮状表皮癣菌等引起的浅部皮肤真菌感染，常见的有手足癣、体股癣等。临床上可有不同类型，以手足癣为例，可分为丘疹鳞屑型、水疱型、角化过度型及趾间糜烂型。组织病理上则主要为水疱型和鳞屑型，前者以海绵水肿为主，后者以正角化亢进为主。

组织病理特点

水疱型

- 浅层血管周围淋巴细胞、中性粒细胞，偶尔有嗜酸性粒细胞的浸润；
- 真皮乳头水肿；
- 表皮灶性海绵水肿，有时可见海绵水肿性水疱；
- 在表皮内、特别是海绵水肿的区域，常可见中性粒细胞浸润；
- 在角层、特别是角化亢进的部位可见孢子及菌丝，以 PAS 染色可更清楚地显示出来。

鳞屑型（图 6.3-35，图 6.3-36）：

- 浅层血管周围稀疏淋巴细胞浸润，偶见中性粒细胞；
- 表皮轻度银屑病样增生；
- 致密的角化亢进，有时可见灶性角化不全；
- 在角化亢进的角层中可见孢子及菌丝。

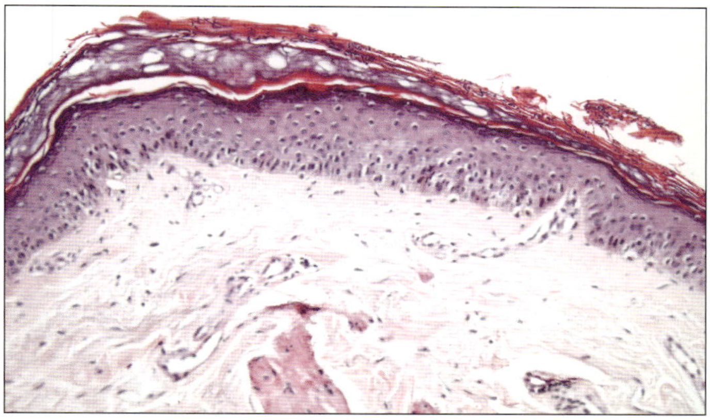

图 6.3-35 皮肤癣菌病
浅层稀疏炎症细胞浸润，角层内真菌菌丝及孢子

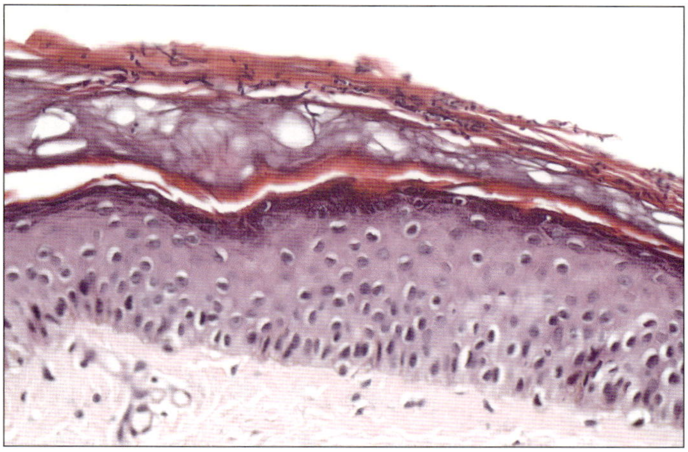

图 6.3-36 皮肤癣菌病
示角层内真菌菌丝及孢子

确诊靠找到孢子及菌丝，它们均存在在角质层中。在 HE 染色的切片中，孢子及菌丝呈乳白色。检查时调节聚光器使光线变暗，这时孢子及菌丝的折光性加强，就易于被发现。若可疑，则以 PAS 及六甲烯四胺银染色可清楚地显示出孢子及菌丝。诊断的线索是真皮浅层及表皮中有中性粒细胞的浸润，若有，则应仔细检查角质层特别是在正角化亢进的部位有否孢子及菌丝。

临床特点

手足癣：病变常始于单侧手掌和足跖，渐波及双手足，为脱屑、水疱，伴明显瘙痒，夏季加重。冬季则以角化增厚及脱屑皲裂为主。体癣为如钱币大圆形皮损，边缘有丘疹、水疱及脱屑。如不及时治疗，将不断向外扩展，可呈同心圆状，中央消退，而边缘活动（图 6.3-37）。体癣发生在股上内侧及臀部时称为股癣（图 6.3-38），股癣多见于男性。部分皮疹外用糖皮质激素后皮疹特征不明显，此时称为难辨认癣（图 6.3-39）。

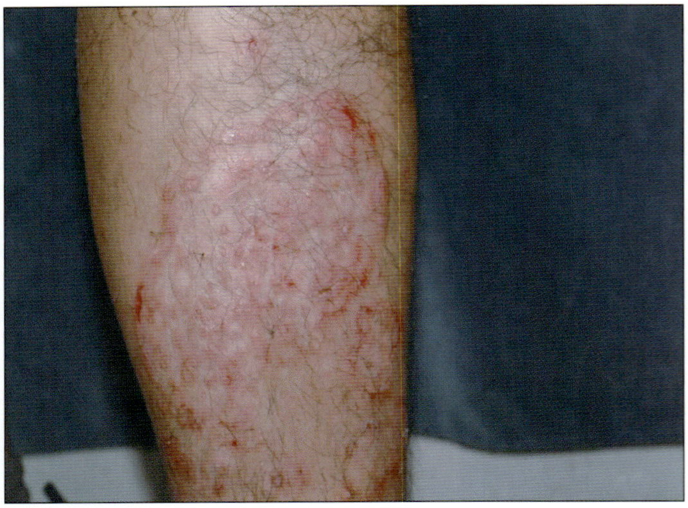

图 6.3-37 体癣

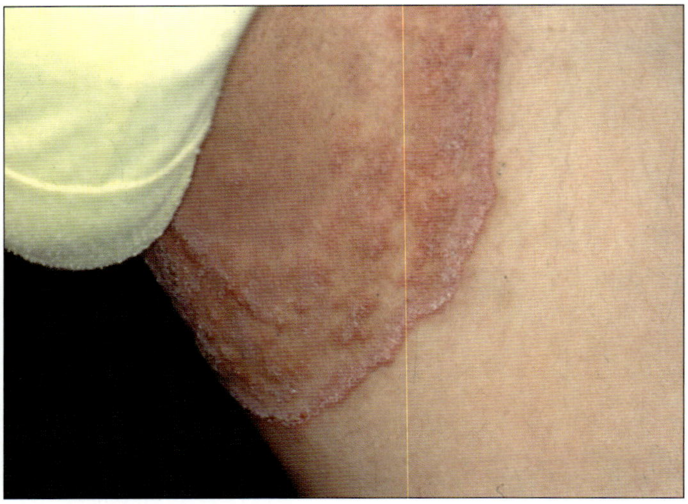

图 6.3-38 股癣

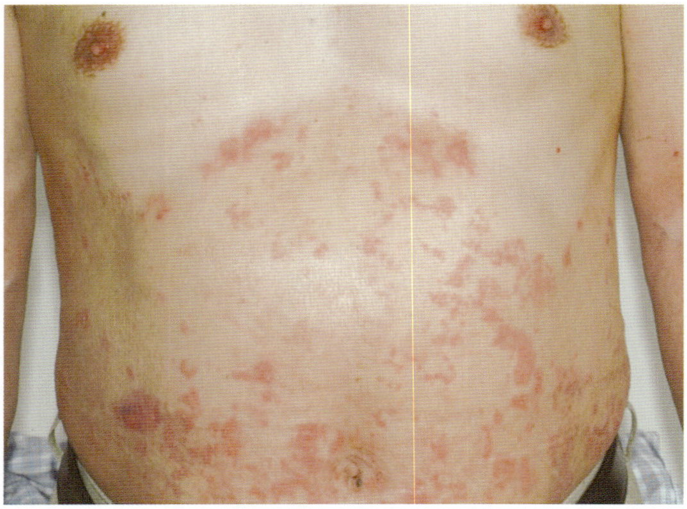

图 6.3-39 难辨认癣

实验室检查

取皮损处鳞屑作真菌镜检，找到真菌菌丝及孢子即可确诊。对体癣及股癣，应从损害的活动性边缘处刮取鳞屑。

6.3.12 色素失禁症（incontinentia pigmenti）

组织病理特点

第一期：红斑及水疱、大疱（图 6.3-40，图 6.3-41，图 6.3-42，图 6.3-43）

- 表皮海绵水肿及表皮内水疱。水疱内多数嗜酸性粒细胞浸润；
- 真皮浅层血管丛周围多数嗜酸性粒细胞浸润；
- 水疱间表皮内常可见角化不良细胞。

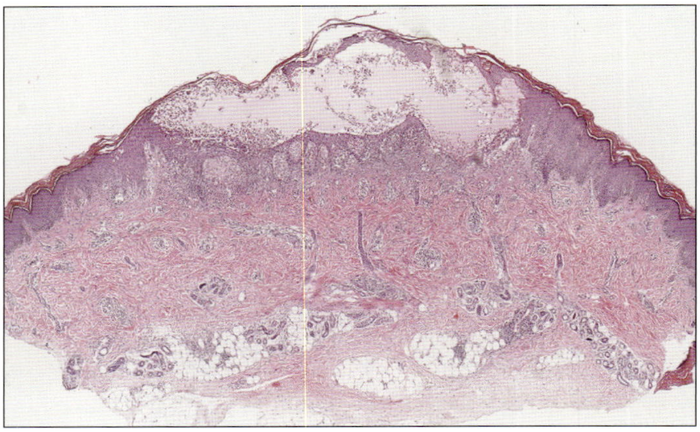

图 6.3-40 色素失禁症
表皮内大疱

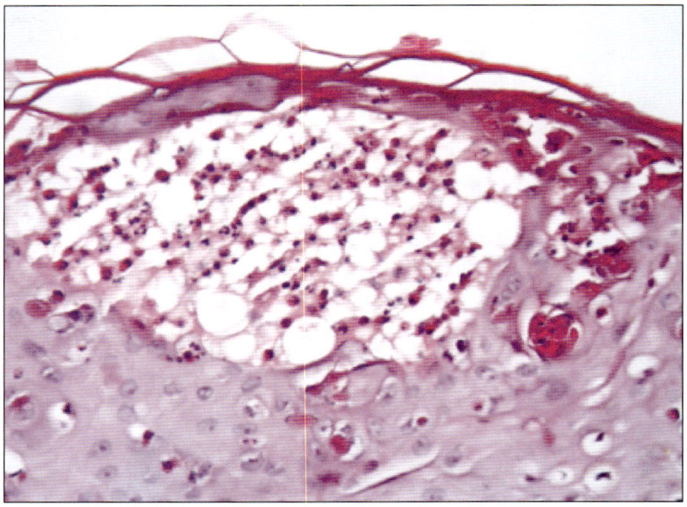

图 6.3-41 色素失禁症
表皮内疱，疱内多数嗜酸性粒细胞

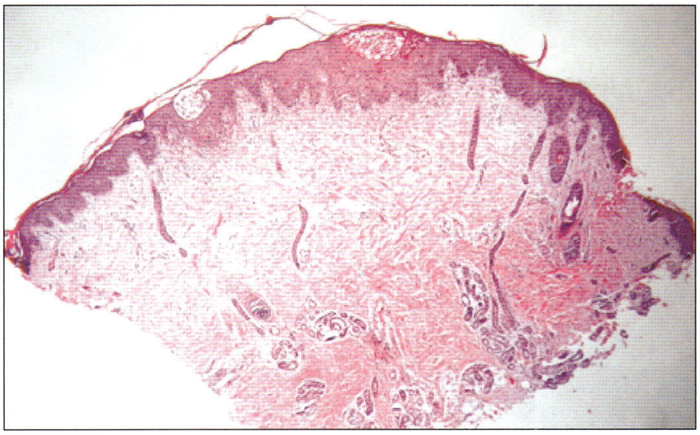

图 6.3-42 **色素失禁症**
表皮内可见核红染的角化不良细胞

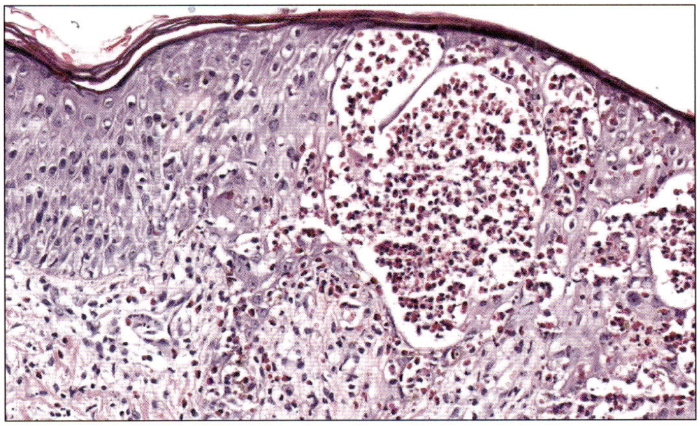

图 6.3-43 **色素失禁症**
除表皮水疱内多数嗜酸性粒细胞外，真皮乳头也有嗜酸性粒细胞浸润

第二期：疣状损害

- 真皮浅层血管周围稀疏淋巴组织细胞浸润，其间有噬黑素细胞；
- 表皮呈不规则形棘细胞增生；
- 在增生的表皮中散有分布有多数大的角化不良细胞；
- 角化亢进及角化不全。

色素失禁症疣状损害阶段皮损的组织病理学改变是独特的，特别是在银屑病样增生的表皮中散在多数大的角化不良细胞，这种改变仅见于色素失禁症，可借此确诊。

第三期：色素沉着

- 真皮浅层多数噬黑素细胞；
- 基底细胞液化变性；
- 表皮厚度渐恢复正常。

临床特点

本病可能是性联遗传性疾病，主要见于女婴。病程分三期，第一期在生后或生后不久出现，躯干和四肢有红斑、水疱及大疱（图 6.3-44），血中嗜酸性粒细胞数目明显增多；第二期为线状疣样损害，为水疱消退后所致，出现在生后 2 个月左右；第三期当疣样损害消退时，出现洒墨水样不规则的色素沉着斑，主要见于躯干部（图 6.3-45）。该色素斑常在数年内逐渐消退。

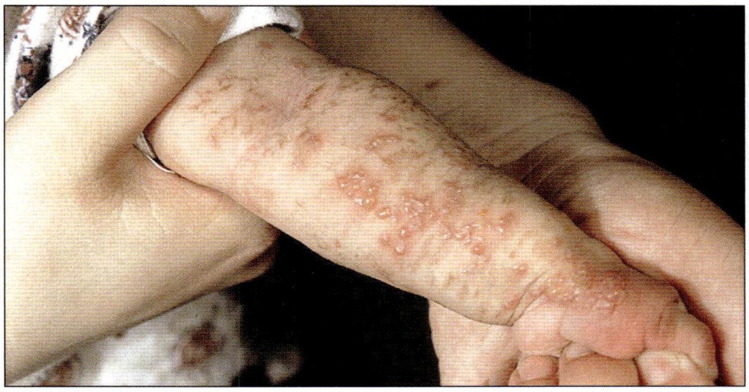

图 6.3-44 **色素失禁症**

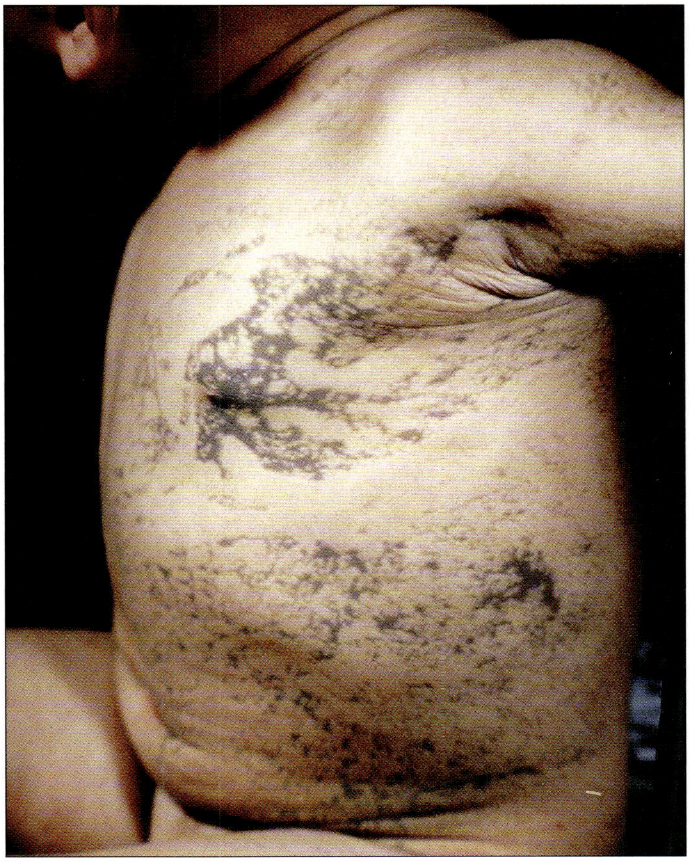

图 6.3-45 **色素失禁症**

鉴别诊断

表皮内出现嗜酸性脓疱是色素失禁症水疱阶段的特征性改变。另一个可以出现表皮内嗜酸性脓疱的疾病是增殖性天疱疮。但这两个病在临床表现上是迥然不同的。从发病年龄看，色素失禁症见于婴儿，而增殖性天疱疮都在成年发病。另一个可能出现表皮内嗜酸性脓疱的病是各类虫咬皮炎，详见 7.3.1。

6.4 银屑病样型浅层血管周围皮炎（superficial perivaswlar dermatitis with psoriasiform dermatitis）

这组皮炎的共同特点是浅层血管周围炎，伴表皮的银屑病样增生，后者是指表皮增生，棘层肥厚，表皮突下延，表皮突与真皮乳头间犬牙交错的波纹更为突出。这一组的典型病变是斑块状银屑病。

6.4.1 寻常型银屑病（psoriasis vulgaris）

斑块状银屑病（图 6.4-1，图 6.4-2，图 6.4-3，图 6.4-4）

组织病理特点

- 表皮层融合性角化不全，其间有时可见散在或聚集的中性粒细胞（Munro 小脓肿），颗粒层减少或缺如；
- 真皮乳头层毛细血管迂曲、扩张，且一直向上伸延至乳头顶部，真皮乳头水肿；
- 真皮乳头上方的表皮变薄；
- 表皮棘细胞明显增生，表皮突下延呈细长的棒槌状，且向下延伸的长度大致一致；
- 浅层血管周围淋巴组织细胞的浸润。

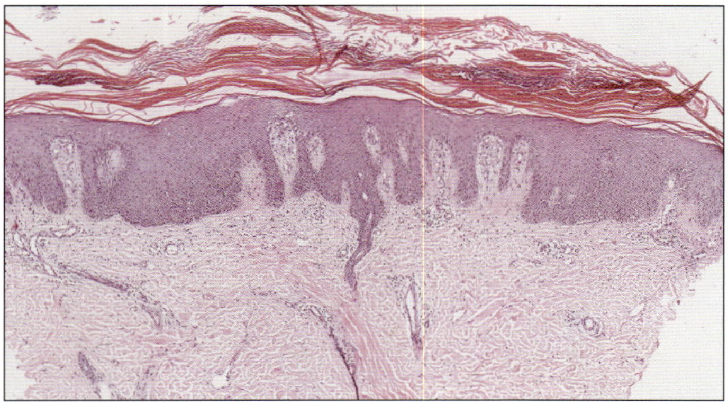

图 6.4-1 **寻常型银屑病，斑块状**
棘细胞增生，表皮突下延呈细长的棒槌状，且向下延伸的长度大致一致

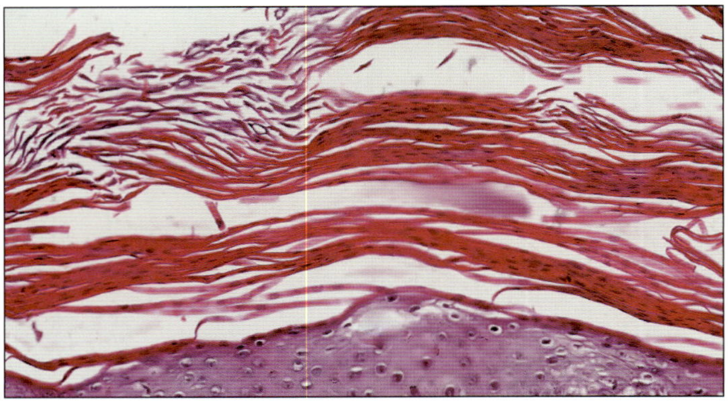

图 6.4-2 **寻常型银屑病，斑块状**
融合的角化不全，颗粒层减少或缺如

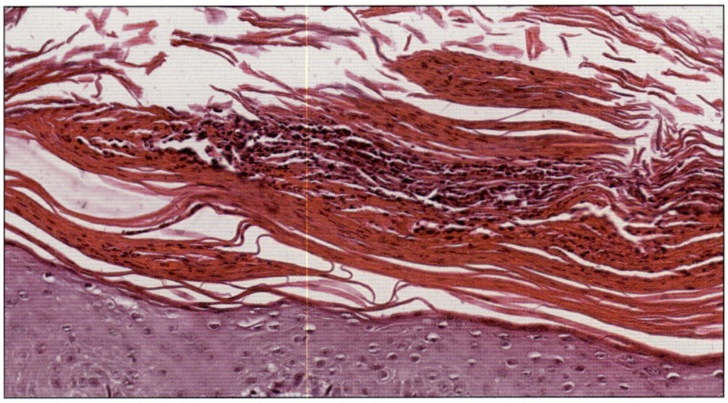

图 6.4-3 **寻常型银屑病，斑块状**
角化不全中聚集的中性粒细胞

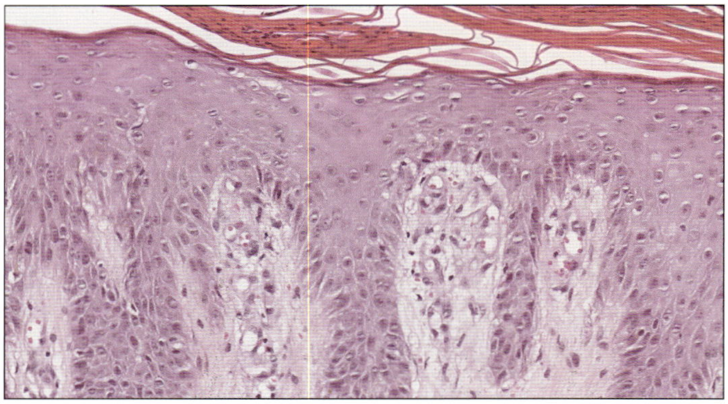

图 6.4-4 **寻常型银屑病，斑块状**
真皮乳头毛细血管迂曲、扩张，向上伸延至乳头顶部；乳头上方表皮变薄

斑块状银屑病的典型皮损为具有成层银白色鳞屑的斑丘疹或斑块。当刮去鳞屑，则渐露出一层红色发亮的半透明薄膜，称为薄膜现象。再刮去薄膜，则出现点状的出血，称为点状出血现象（Auspitz 征）。

这些临床现象都可以从组织病理学的改变上找到根据。成层的银白色鳞屑在病理上为成层融合的角化不全。角化不全的发生是由于表皮角质形成细胞代谢加快，生长加速，表皮细胞更新周期大大缩短，因此角质形成细胞不能完全角化，出现成层的角化不全。而作为完全角化前期的颗粒层，当然也就来不及形成，减少甚或消失了。薄膜现象：去除了成层的角化不全后，露出表皮的棘细胞层，临床上为光滑发亮的半透明薄膜。点状出血现象：由于真皮乳头层的毛细血管迂曲扩张，一直延伸到顶部，而乳头上部的表皮又变薄，因此再刮，去除了乳头上的棘细胞层，就极易暴露出乳头上部扩张的毛细血管，出现点状出血。所以说掌握了组织病理学，将能使我们更好地理解临床上所出现的现象。如果说临床上用肉眼检查看到的是在平面上的变化，那么掌握了组织病理学，将使我们的肉眼具有了“透视”能力，不仅能看到平面上的变化，还可透过角质层，看到在纵深方面的变化。这将大大有助于提高我们对疾病的理解及诊断能力。

急性点滴状银屑病（图 6.4-5，图 6.4-6，图 6.4-7）

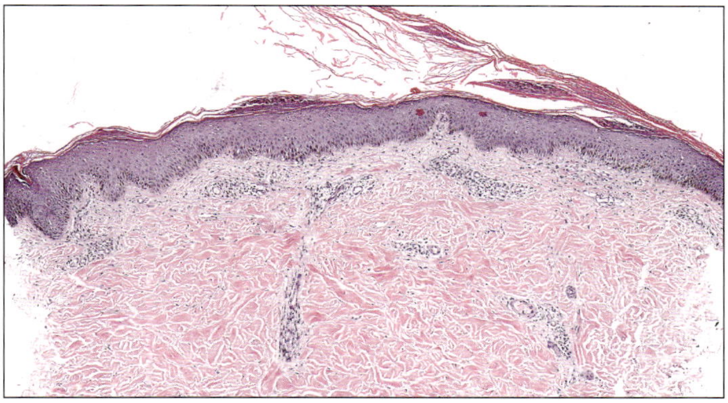

图 6.4-5　**急性点滴状银屑病**
表皮轻度棘层增生，灶状角化不全

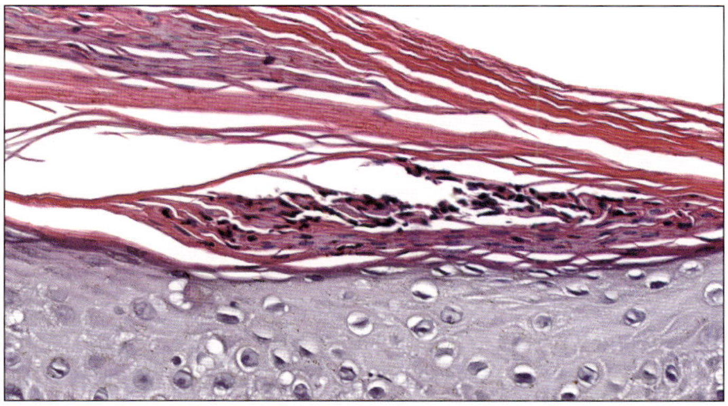

图 6.4-6　**急性点滴状银屑病**
角化不全中有中性粒细胞的集聚，即 Munro 小脓肿

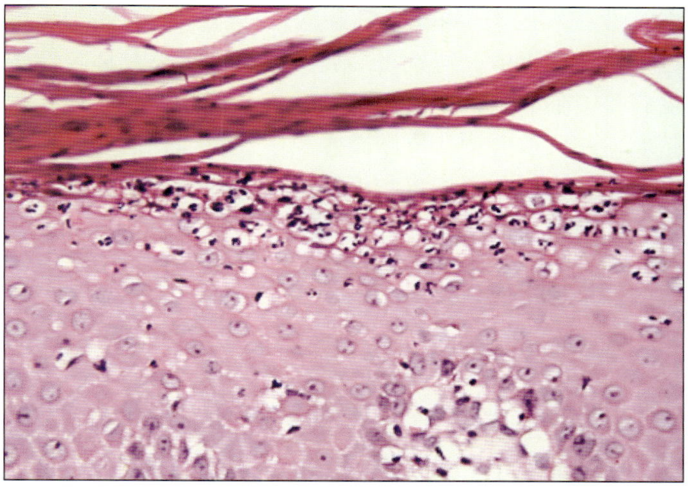

图 6.4-7　**急性点滴状银屑病**
示 Kogoj 海绵状脓疱

组织病理特点

表皮轻度棘层增生

- 表皮全层可见中性粒细胞浸润：在棘层及颗粒层的中性粒细胞浸润造成细胞间水肿、细胞间桥拉长及细胞内水肿、淡染，形成海绵状脓疱（Kogoj 海绵状脓疱）；在角化不全的角层中中性粒细胞聚集，称为 Munro 小脓肿；
- 灶状角化不全，其中有中性粒细胞。在角化不全下方的颗粒层减少；
- 真皮乳头毛细血管迂曲扩张，向上延伸至乳头顶部；乳头水肿，常见血管外红细胞；
- 浅层血管周围混合类型炎症细胞浸润，包括淋巴细胞、组织细胞及中性粒细胞。

中性粒细胞在表皮的浸润是进行期银屑病的特点。中性粒细胞从真皮乳头扩张的毛细血管逸出，向上进入表皮后很快通过棘细胞层而聚积于粒层、角层下或角层内。当在棘层时，多数中性粒细胞散布于角质形成细胞浆膜所组成的支架中，形成 Kogoj 海绵状脓疱。有意思的是中性粒细胞一旦进入表皮，将很快通过棘细胞层，聚集于角化不全的角质层中，形成 Munro 小脓肿。Kogoj 海绵状脓疱及 Munro 小脓肿可见于点滴状银屑病的病理切片中，但临床上并不见到脓疱。在成层融合的角化不全中有 Munro 小脓肿是一个十分具有诊断意义的病理表现，据此大致可作出银屑病的诊断。但它并不是诊断银屑病所必需的，在长期存在的斑块状皮损及消退期皮损中常见不到 Munro 小脓肿。

海绵状脓疱可见于不同的病变，如脓疱性银屑病、连续性肢端皮炎、Reiter 病及疱疹样脓疱病，偶尔也可见于二期梅毒疹，特别是蛎壳疹、卤素皮炎及坏疽性脓皮病等。临床上，大的海绵状脓疱表现为细小、孤立的脓疱，并可彼此融合成脓湖。当中性粒细胞迅速大量地进入表皮，可出现表皮脓疱，这就是脓疱型银屑病。详见表皮内脓疱性皮炎。

消退期银屑病

组织病理特点

- 真皮乳头毛细血管迂曲扩张，直至乳头顶部，乳头上表皮变薄；
- 真皮乳头轻度纤维化，成纤维细胞数量增多；
- 表皮轻度银屑病样增生；
- 致密的角化亢进，间有灶性角化不全；
- 浅层血管周围稀疏淋巴组织细胞浸润。

临床特点

银屑病是一个常见的红斑鳞屑性皮肤病，基本损害为上附成层银白色鳞屑的丘疹或斑丘疹（图 6.4-8），大小可呈点滴状、钱币状、地图状的斑块。分布可局限或泛发。好发于头皮、四肢伸侧及腰骶部，严重时可泛发全身（图 6.4-9）。自觉程度不等的瘙痒。病程慢性，常反复发作。

按病程，可将银屑病的皮疹分为三期：进行期、静止期和消退期。进行期时有多数新出疹，皮疹红，为直径 0.5cm 大小的丘疹，上附少许鳞屑。有的患者在上感或扁桃腺炎后急性发病，成批出现潮红、上附少许鳞屑、点滴状的丘疹或斑丘疹，称为急性点滴状银屑病（图 6.4-10）；静止期时基本上无新出疹，原有皮疹增大增厚，典型的为有成层银白色鳞屑的斑丘疹或斑块；消退期时皮疹渐退，鳞屑减少、范围缩小，完全消退后遗留轻度色素沉着或色素减退斑。银屑病虽然在临床上可以有不同的表现，但它们反映了同一病理过程在疾病不同发展阶段中的不同表现。

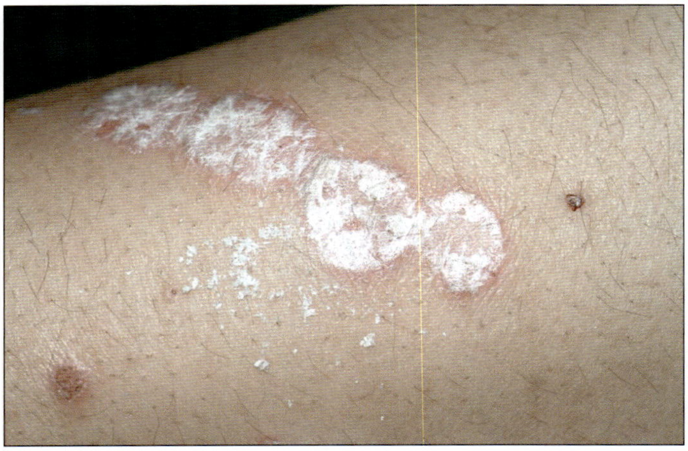

图 6.4-8 银屑病

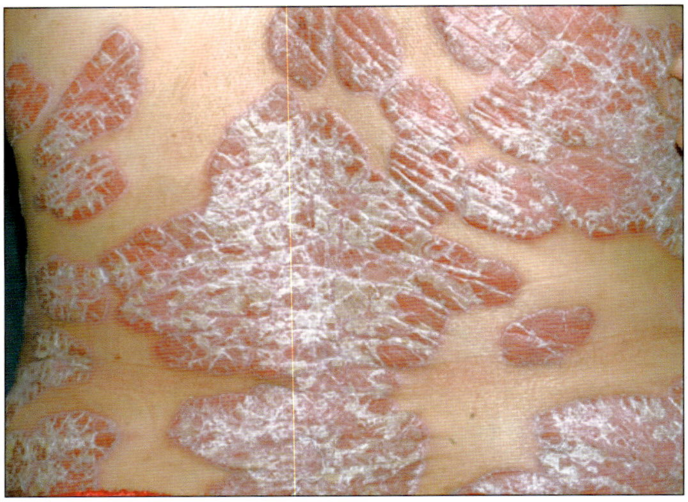

图 6.4-9 银屑病

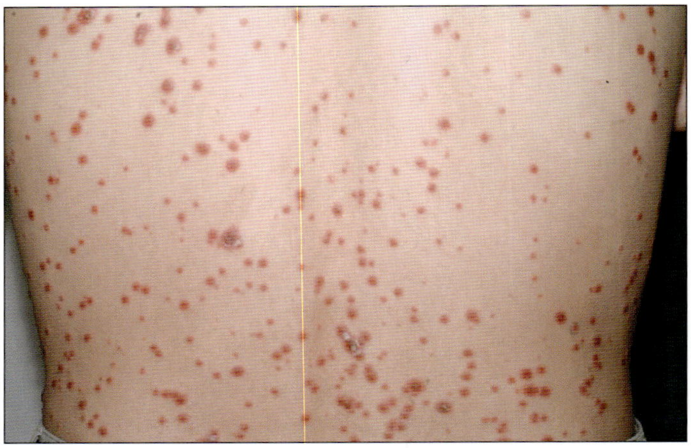

图 6.4-10 点滴型银屑病

随着临床上病期的不同，皮损形态的不同，组织病理学也发生了相应的变化。从以上描述可以看出，对各个阶段银屑病的皮损，最富特征性、共同的组织学改变是真皮乳头毛细血管迂曲扩张，直到乳头顶部。在进行期，血管周围水肿，除了淋巴组织细胞外，还可见中性粒细胞及血管外红细胞。在消退期，血管周围轻度纤维化，淋巴组织细胞浸润，成纤维细胞增多。

所以，当我们在镜下检查一张切片时，虽然见到的图像是静止的，但我们应以动态的观点来分析它。正如总论中所讲的，疾病是一个过程，有它的发生、发展和消亡。作为一个特异的疾病，一般都有其特异的组织学改变。但作为一个发展过程，又会围绕这一特异的组织学改变出现许多变化。要能在镜下正确地诊断，除了要掌握该病的特异性变化外，还应掌握、了解其可能发生的各种变化.这样我们不但在见到“典型”改变时能诊断，就是见到“不典型”改变时也能诊断；不但能对所患疾病作出诊断，还能对疾病所处的时期作出大致的判断。

6.4.2 红皮病型银屑病（erythroderma psoriaticum）

组织病理特点

图 6.4-11，图 6.4-12

具有银屑病组织学改变的基本特点，即融合性角化不全、粒层减少或消失、棘层增生、浅层血管周围炎，乳头血管扩张迂曲并向上延伸至乳头顶部。

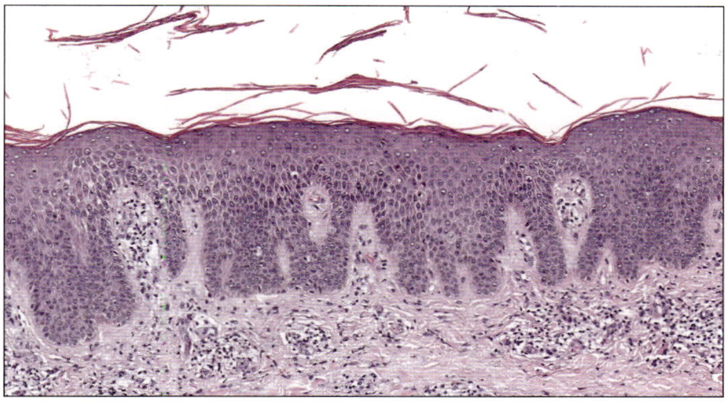

图 6.4-11 红皮病型银屑病
棘细胞增生，融合性角化不全

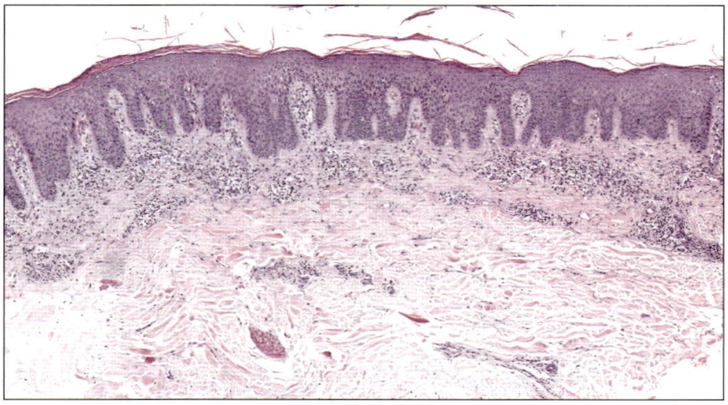

图 6.4-12 红皮病型银屑病
真皮浅层血管周围炎，伴表皮呈银屑病样棘细胞增生

临床特点

若皮损泛发，全身皮肤潮红、脱屑时，称为红皮病型银屑病（图 6.4-13）。

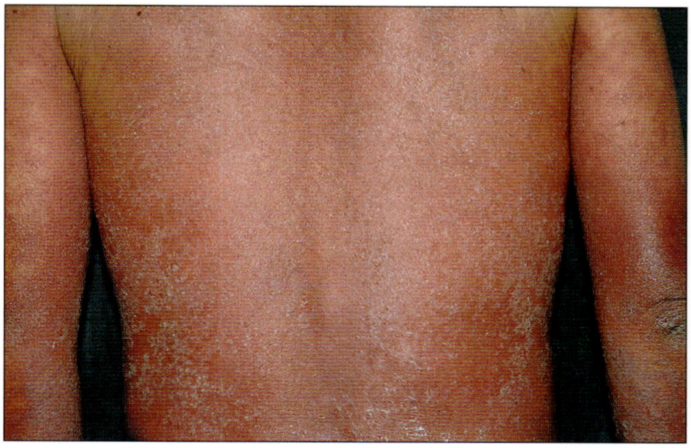

图 6.4-13 银屑病性红皮病

鉴别诊断

严格讲，红皮病（erythroderma）只是一个症候，并不是一个独立的疾病。凡全身皮肤弥漫潮红、脱屑均可称为红皮病，由于有多数脱屑，故又称为剥脱性皮炎（exfoliative dermatitis）。很多疾病可出现红皮病的表现。有些疾病一出现就表现为红皮病，如先天性大疱性鱼鳞病样红皮病（遗传性疾病），泛发性脓疱性银屑病、药物性剥脱性皮炎，落叶性天疱疮（炎症性皮肤病），T 细胞淋巴瘤性红皮病，即 Sezary 综合征（恶性肿瘤），也有些疾病如常见的银屑病、湿疹，开始时皮疹都是比较局限的，但由于处置不当，可导致皮疹泛发全身，成为红皮病。尽管在临床上都表现为皮肤潮红、脱屑，但在组织病理上，常可见原发疾病固有的特征性病理改变。因此，取皮损做组织病理检查，在鉴别诊断上是很有帮助的。

6.4.3 副银屑病（parapsoriasis）

副银屑病是令皮肤科医生感到困惑的一个名词。至今在不同年代、不同版本、不同作者所编写的皮肤病学教科书中对副银屑病的概念、分型可以说是名执一见，较为混乱，没有一个公认、统一的说法。

造成这一混乱还得追溯至 20 世纪初，1902 年法国皮肤科学者 Brocq 首先使用了 Parapsoriasis 这词。他将一组在临床上与银屑病相似的红斑鳞屑性皮肤病统称为副银屑病。国内学者较为熟悉的有点滴状副银屑病（parapsoriasis guttata）、斑块型副银屑病（parapsoriasis en plaques）、苔藓样型副银屑病（parapsoriasis lichenoides），痘疮样型副银屑病（parapsoriasis varioliformis），又称急性痘疮样苔藓状糠疹（pityriasis lichenoid et varioliformis scuta），慢性苔藓样糠疹（pityriasis lichenoid chronica）等。对名词翻译上的不妥又增添了混乱，如 parapsoriasis en plaques 国内普遍翻译为斑块状副银屑病。事实上，法文的 plaque 等于英文的 patch，应该译为斑片状副银屑病。由于这一翻译上的错误，读者就将它与蕈样肉芽肿的斑块阶段混淆了起来。

根据笔者数十年的临床及病理经验，结合国外一些权威的评述，本人认为副银屑病并不是一个单一疾病，而是一组疾病。这一组疾病很可能有不同的病因，是彼此不相关的几个疾病。有些病应独立命名，可不再归入副银屑病的“大旗”下。本书将副银屑病“肢解”为以下几个疾病。

点滴状副银屑病（guttate paraprosiasis）：详见 6.3.10

苔藓样糠疹：有急性与慢性之分，即急性痘疮样苔藓样糠疹及慢性苔藓样糠疹。详见 6.2.15，6.2.16。

指状皮炎（digital dermatitis），又称慢性浅表皮炎（chronic superficial dermatitis）：小斑片状副银屑病（small-patch parapsoriasis），等同于多数书中的 parapsoriasis en plaque（应正确译为斑片状副银屑病）。

大斑片状副银屑病（large-patch parapsoriasis）：即蕈样肉芽肿的斑片期。详见 6.2.17。

6.4.4 指状皮炎（digital dermatitis）

指状皮炎又称慢性浅表皮炎（chronic superficial dermatitis），小斑片状副银屑病（small-patch parapsoriasis）。

组织病理特点

图 6.4-14，图 6.4-15

- 灶性角化不全；
- 灶性轻度海绵水肿；
- 轻度棘层增生；
- 浅层血管周围及乳头内稀疏淋巴细胞浸润。

本病在组织病理学改变缺乏特异性，应结合临床作诊断。

临床特点

以中年男性多见，发病隐匿，病程慢性。基本损害为上附细碎鳞屑的黄红色斑，直径一般不超过 5cm。由于在躯干部的皮损可沿皮纹长轴成椭圆形，如手指压在皮肤上所致的手印，故称为指状皮炎（图 6.4-16）。患者除了感到皮肤稍干、有时轻度瘙痒外，并无明显自觉不适。皮损好发于躯干及四肢屈侧。

慢性浅表皮炎的病因不清，但与蕈样肉芽肿无关，也不会发展为蕈样肉芽肿。

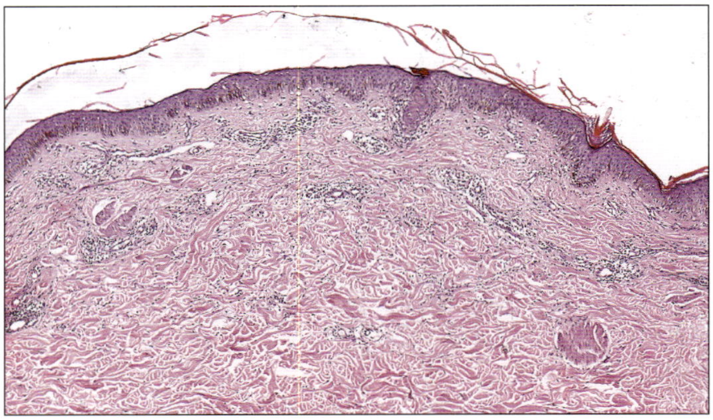

图 6.4-14 **指状皮炎**
灶性角化不全，真皮浅层血管周围稀疏炎症浸润

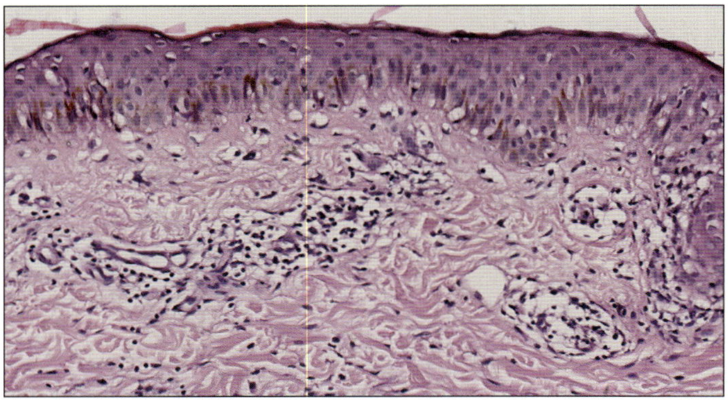

图 6.4-15 **指状皮炎**
浅层血管周围以淋巴细胞为主的浸润

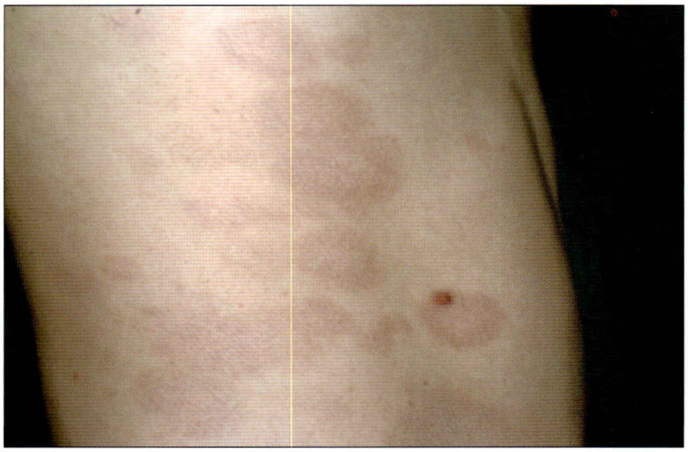

图 6.4-16 **指状皮炎**

6.4.5 肠病性肢端皮炎（acrodermatitis enteropathica）

组织病理特点

- 浅层血管周围稀疏淋巴细胞浸润；
- 真皮乳头毛细血管迂曲，乳头水肿；
- 表皮呈银屑病样增生，其中散在分布有少许角化不良细胞；
- 显著的角化不全。

临床特点

本病多在婴幼儿时发病，以在孔口周围如口周、阴肛周围及肢端出现银屑病样损害（图 6.4-17，图 6.4-18）、慢性腹泻及弥漫性头发稀少为特点。目前认为本病系机体缺锌所致。

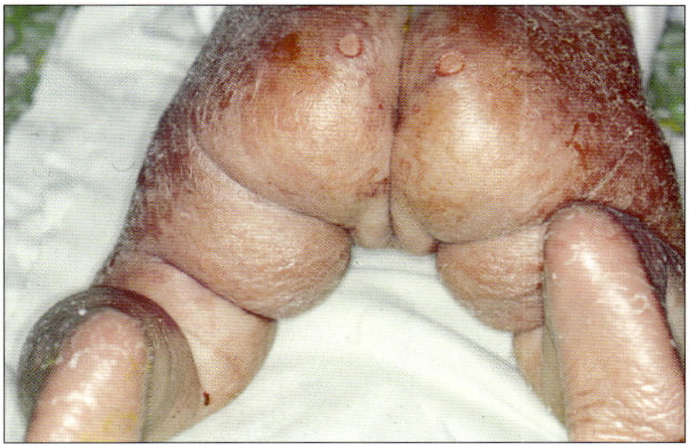

图 6.4-17 肠病性肢端皮炎

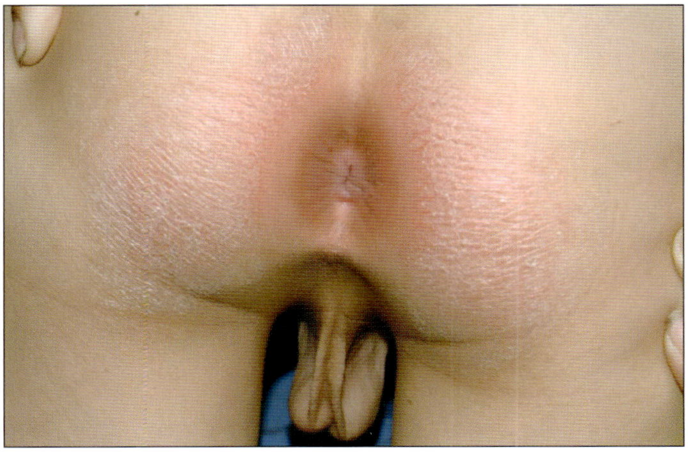

图 6.4-18 肠病性肢端皮炎

6.4.6 毛发红糠疹（pityriasis rubra pilaris）

组织病理特点

图 6.4-19

- 在角质层的水平方向及垂直方向上可以见到交替出现的角化不全及角化亢进；
- 毛囊漏斗部扩张，毛囊口角栓，在角化亢进的角栓中可见点状角化不全；
- 棘细胞增生，表皮增厚，表皮突的长度及宽窄不甚规则；
- 浅层血管扩张，管周稀疏淋巴细胞浸润。

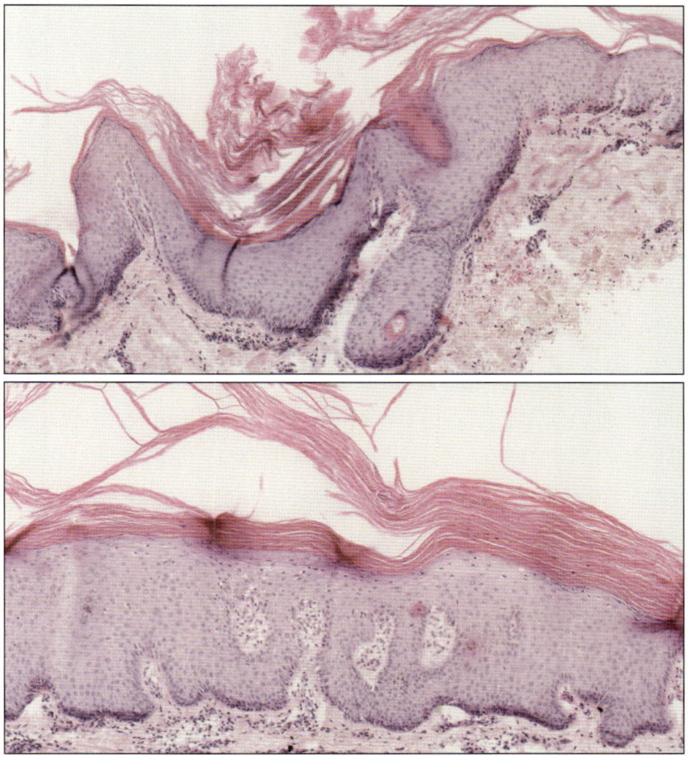

图 6.4-19 毛发红糠疹
示在角质层的水平方向及垂直方向上可以见到交替出现的角化不全及角化亢进

诊断毛发红糠疹的要点是在角质层在垂直方向及水平方向上交替出现角化亢进及角化不全。对患者皮损做活体组织检查时，应该从角化的毛囊部位取材，此时可见毛囊口角栓，在漏斗部开口部位可见点状角化不全及邻近表皮角质层中交替出现角化亢进及角化不全是颇具特征性的改变。

临床特点

典型损害为与毛囊一致的角化性丘疹及上附细碎鳞屑的淡红色或橘红色斑丘疹或斑块（图 6.4-20），面部及头皮潮红，有多数糠状鳞屑，掌跖常角化过度、严重时皮疹泛发全身，在大片皮损区的中间，常可见正常皮肤小岛，为本病的一个特征性表现。自觉程度不等的瘙痒。病程慢性。

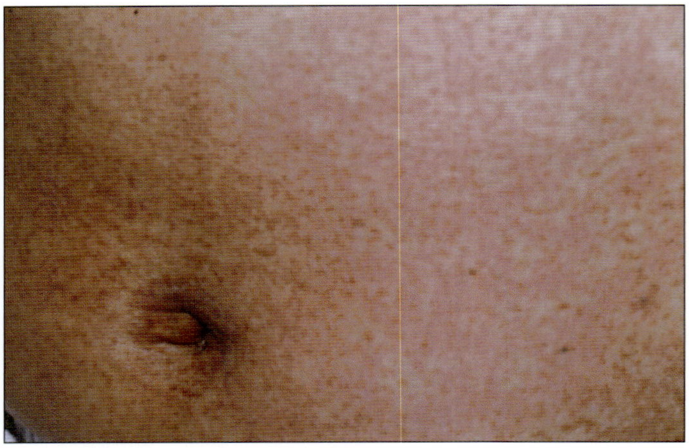

图 6.4-20 毛发红糠疹

鉴别诊断

若取材标本中无毛囊角栓，仅见角质层在水平方向及垂直方向上交替出现的角化亢进与角化不全，同时表皮轻度增生，浅层血管周围稀疏炎症细胞浸润。对这样的组织学改变，应注意与银屑病作鉴别。毛发红糠疹诊断：

（1）角层中有交替出现的角化亢进及角化不全，而银屑病为融合性角化不全；

（2）颗粒层存在，而银屑病时减少或消失；

（3）角层中无中性粒细胞浸润，而银屑病在角化不全中常可见中性粒细胞，甚至 Munro 脓肿；

（4）银屑病时真皮乳头部血管迂曲扩张直至顶部，乳头上表皮变薄，毛发红糠疹时仅见血管扩张。

6.4.7 神经性皮炎（neurodermatitis）

神经性皮炎又称慢性单纯性苔藓（lichen simplex chronicus）

组织病理特点

图 6.4-21，图 6.4-22，图 6.4-23

- 表皮呈银屑病样增生，表皮突增宽、下延，且不一定在同一水平上；
- 角化亢进，间有灶性角化不全，粒层增厚，棘细胞增生；
- 浅层血管周围淋巴细胞浸润，间有噬黑素细胞，浅层血管管壁增厚；
- 真皮乳头层增厚，胶原粗厚红染，成纤维细胞肥大、数目增多。在乳头中可见多数彼此平行、与表皮成垂直走行、增粗的胶原纤维。

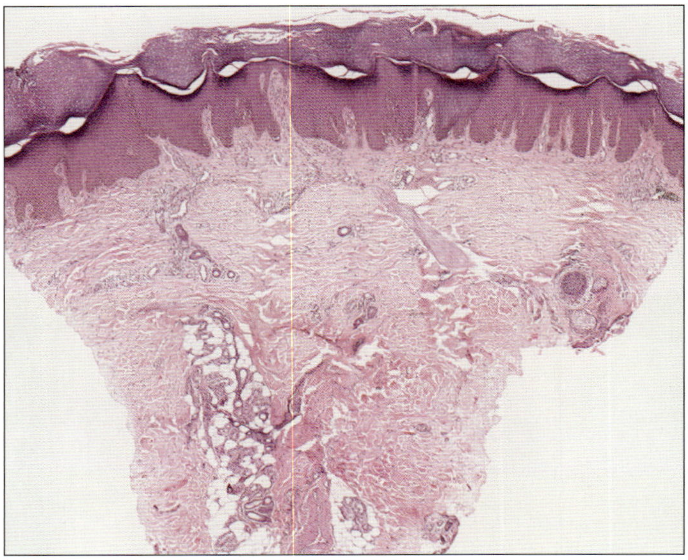

图 6.4-21 神经性皮炎
明显正角化亢进，下方可见毛囊，表明不是从掌跖取材，而是长期搔抓的结果

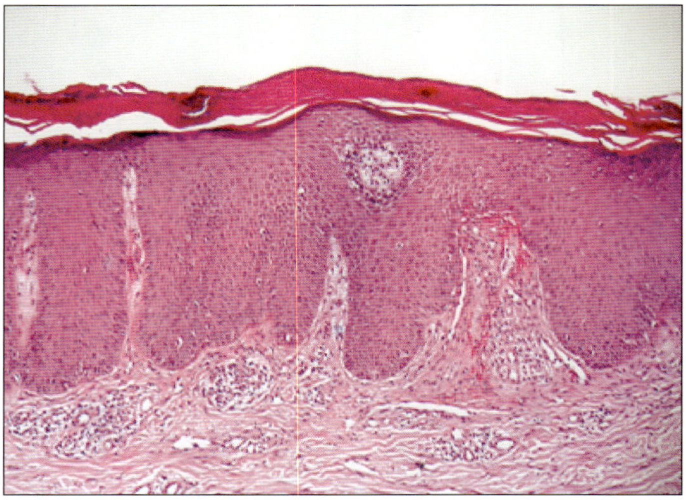

图 6.4-22 神经性皮炎
角化亢进，粒层增厚，棘层增生

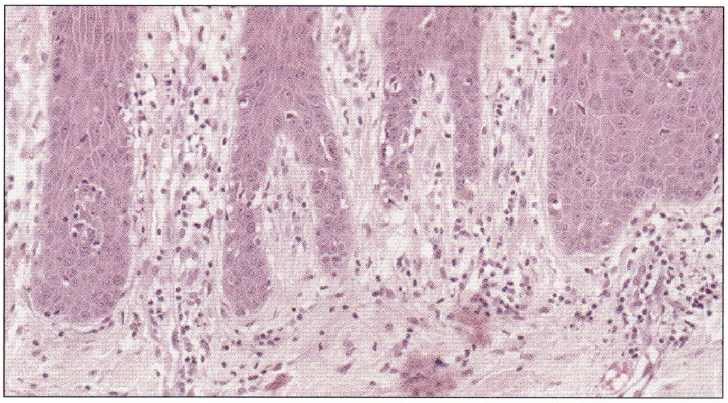

图 6.4-23 **神经性皮炎**
真皮乳头层增厚，胶原粗厚红染，与表皮成垂直走行，是长期搔抓的又一个特点

神经性皮炎的发生是由于患者长期搔抓患处所致，持续的搔抓使表皮全层增厚，真皮乳头增厚。诊断神经性皮炎有两个重要的线索，一是真皮乳头中明显粗厚红染、与表皮垂直走行的胶原纤维，它是长期搔抓引起的特征性组织学改变；二是正角化亢进，亢进的角质犹如掌跖部的皮肤，但仔细检查在真皮内可看到毛囊及皮脂腺。在有毛囊、皮脂腺的上皮，出现明显增厚的正角化亢进，是反映长期搔抓的另一个特征性组织学改变。

瘙痒是许多皮肤病的特点，因此长期慢性搔抓所致的上述组织改变特点不仅见于神经性皮炎，也可见于其他慢性瘙痒性皮肤病，如慢性湿疹、慢性接触性皮炎等。扁平苔藓，特别是发生在小腿的，可因长期搔抓而增厚，成为肥厚性扁平苔藓，此时组织学上既具有扁平苔藓的特点，又具有神经性皮炎的特点。特应性皮炎患者亦常有剧烈瘙痒，长期搔抓导致在原有病理改变基础上又出现神经性皮炎的改变。

临床特点

典型皮损为多数扁平丘疹融合而成的皮肤苔藓样变，革化肥厚（图 6.4-24），可有少许鳞屑。瘙痒剧烈，常呈阵发性。好发于颈项、肘伸侧、胫前及骶尾部，严重时泛发全身。

鉴别诊断

需与慢性湿疹、慢性接触性皮炎、特应性皮炎鉴别：慢性瘙痒性皮肤病损害表皮均呈银屑病样增生。但慢性湿疹等属于变态反应性皮肤病，组织学上，在表皮内可见灶性海绵水肿，或在角层内有均一红染物质。神经性皮炎系精神神经因素所致长期剧烈瘙痒，组织学上一般无海绵水肿，角层以致密的角化亢进为主，而角化不全不明显。

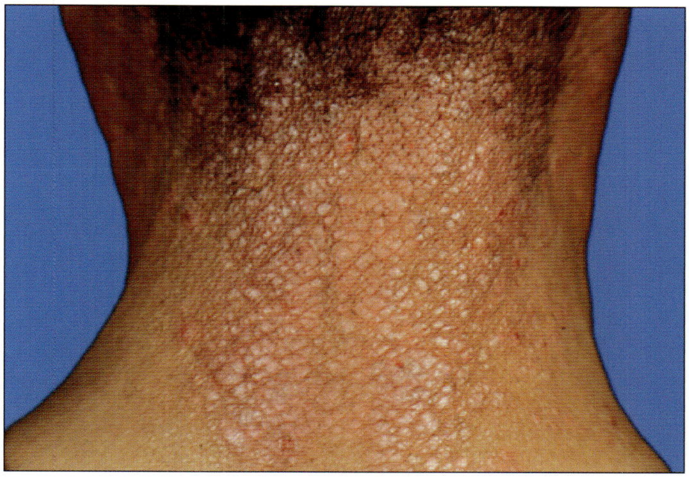

图 6.4-24 **神经性皮炎**

6.4.8 结节性痒疹（prurigo nodularis）

组织病理特点

图 6.4-25，图 6.4-26

组织病理学改变大致与神经性皮炎相同。不同的是皮损呈结节状隆起皮面，表皮突的增宽及下延更无规律，有的表皮突增宽下延明显，特别在皮损中央，有的则不明显，有时在表皮上层可见角质形成细胞坏死红染，结构消失，表面有角化不全及均一红染的物质（痂屑），有时可出现糜烂及溃疡。

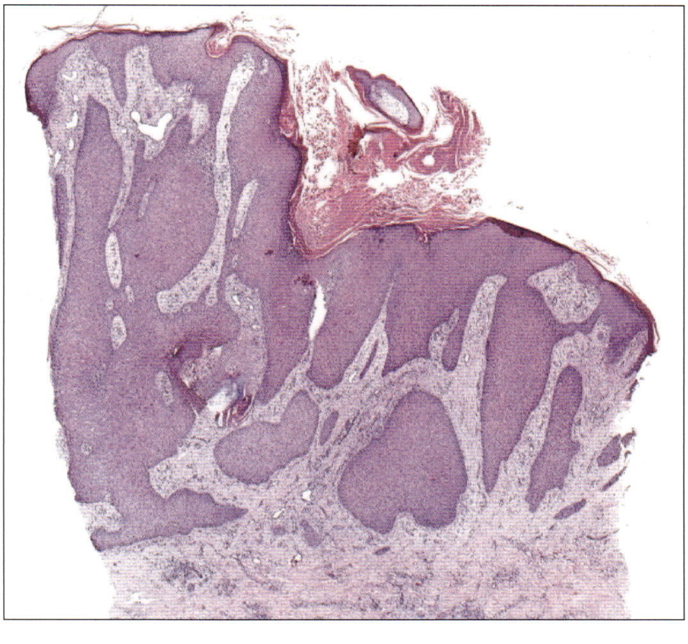

图 6.4-25 **结节性痒疹**
表皮呈不规则增生，表皮突不规则增宽，下延不在同一水平上

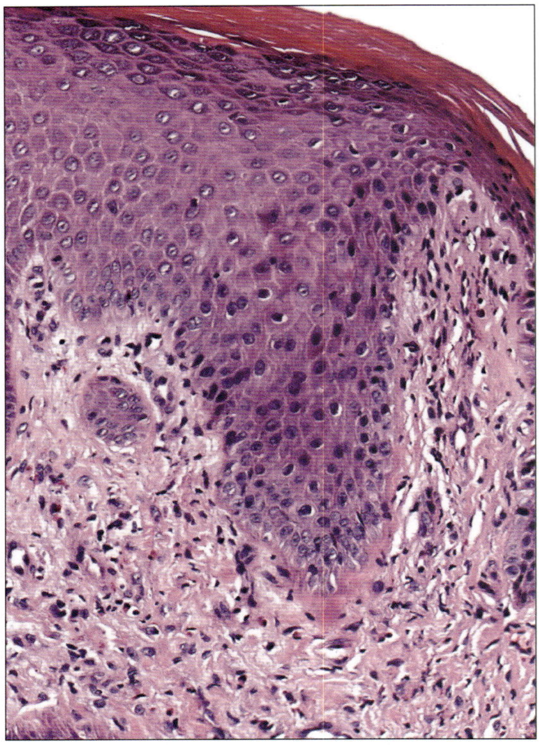

图 6.4-26 **结节性痒疹**
表皮增生，真皮乳头层增厚，胶原粗厚红染，有炎细胞浸润

这种在组织学上的不同反映了结节痒疹患者搔抓的特点。与神经性皮炎以“面”的搔抓不同，结节痒疹以“点”的搔抓为主，导致皮损呈结节状，且表皮的增生呈不规则状．有的患者不但抓，而且抠，造成损害表面剥蚀、甚至溃疡，在组织病理学上，就反映在表皮外层角质形成细胞的坏死。

临床特点

好发于四肢伸侧，严重时可泛发全身。为绿豆至黄豆大小、坚实、半球形隆起皮面的丘疹或结节，灰褐色。有的表面有剥蚀（图 6.4-27）、浆液性痂乃至血痂。有的表面粗糙，轻度疣状，可有少许鳞屑。自觉剧烈瘙痒。

6.4.9 单纯痒疹（prurigo simplex）

组织病理特点

图 6.4-28，图 6.4-29

- 轻度棘层肥厚，海绵水肿，角化不全；
- 有的病例因搔抓剧烈可致表皮缺失，上附结痂；
- 真皮浅层有以淋巴细胞为主的浸润，有时可见少数嗜酸性粒细胞浸润。

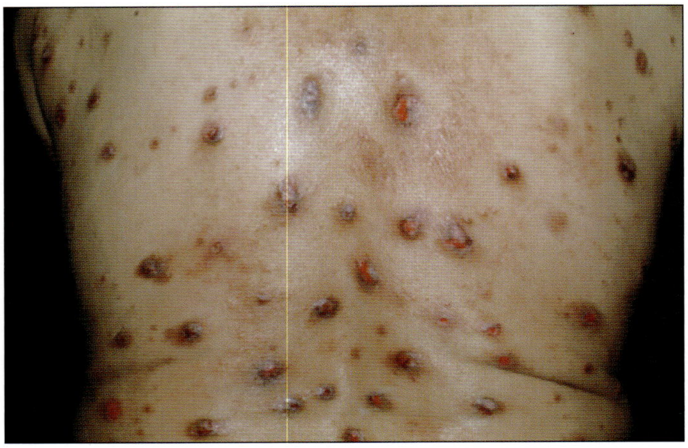

图 6.4-27 **结节痒疹**

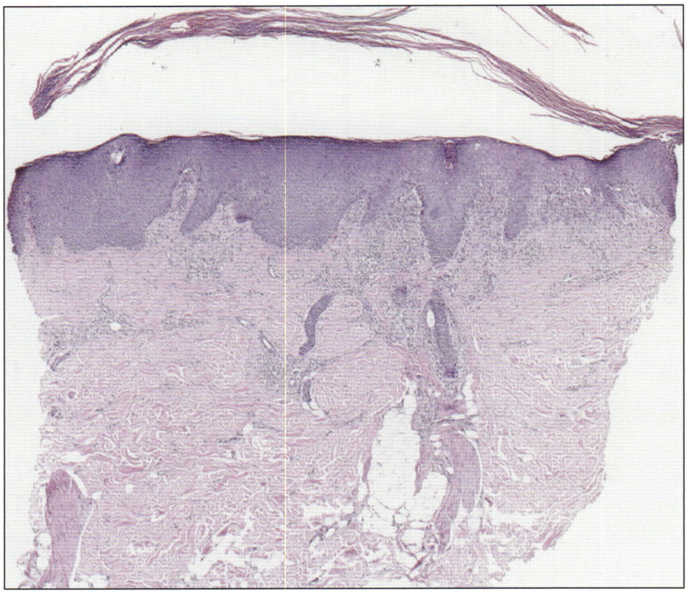

图 6.4-28 **痒疹**
角化亢进，棘层增厚，真皮浅层血管周围炎

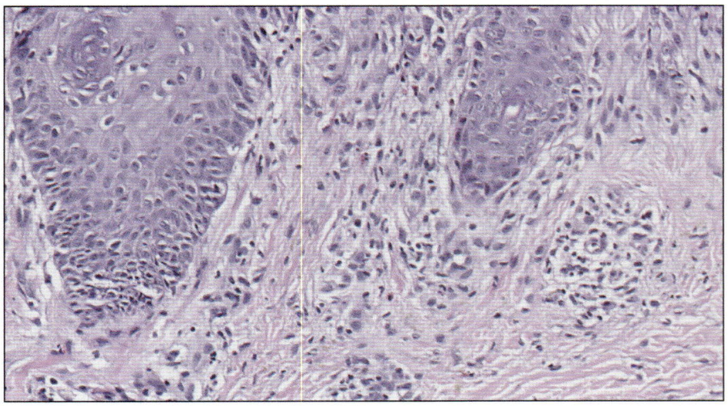

图 6.4-29 **痒疹**
真皮乳头胶原粗厚红染，与表皮垂直。炎症浸润中有少许嗜酸性粒细胞

临床特点

为对称发生的坚实米粒大丘疹，间有剥蚀面及结痂。好发于四肢伸侧及躯干部。患者大多为成人，自觉瘙痒显著（图 6.4-30）。

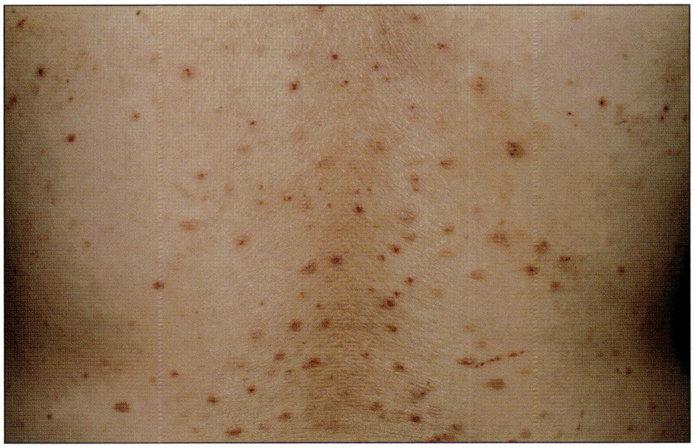

图 6.4-30 痒疹

鉴别诊断

本病与丘疹性荨麻疹（虫咬皮炎）需要鉴别。丘疹性荨麻疹的炎症细胞浸润除了在真皮浅层，还见于深部；除了在血管周围，还见于胶原束之间。浸润细胞中有数量不等嗜酸性粒细胞有助于丘疹性荨麻疹（虫咬皮炎）的诊断。

6.4.10 陪拉格（Pellagra）

陪拉格又称烟酸缺乏症，曾称糙皮病。

组织病理特点

图 6.4-31，图 6.4-32，图 6.4-33

- 浅层血管周围稀疏淋巴细胞浸润；
- 真皮乳头毛细血管扩张，数目增多，有数量不等的血管外红细胞；
- 表皮轻度银屑病样增生；
- 表皮上层角质形成细胞胞内水肿，胞浆丰富、苍白淡染，严重时可成为表皮内水疱；
- 融合的角化不全，其上常为网篮状的角层；
- 表皮、尤其基底层中黑素增多。

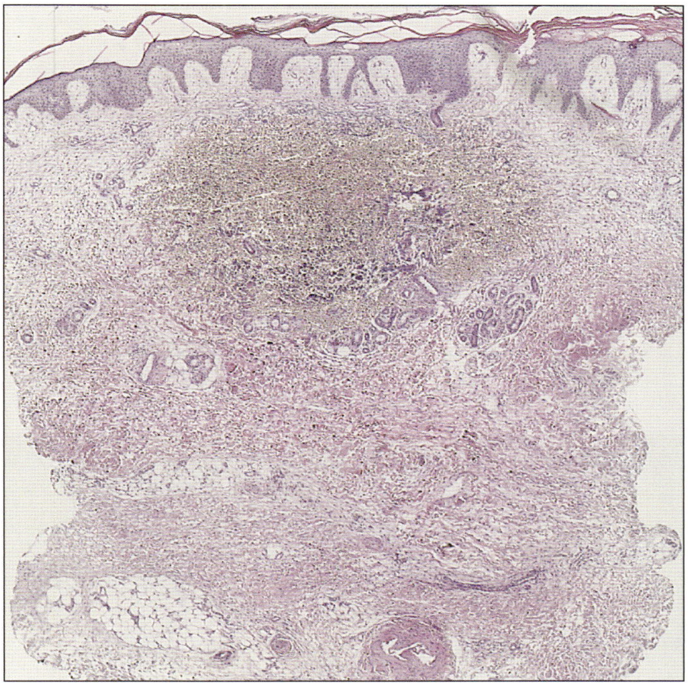

图 6.4-31 陪拉格
表皮轻度银屑病样增生，真皮浅中层可见多数血管外红细胞

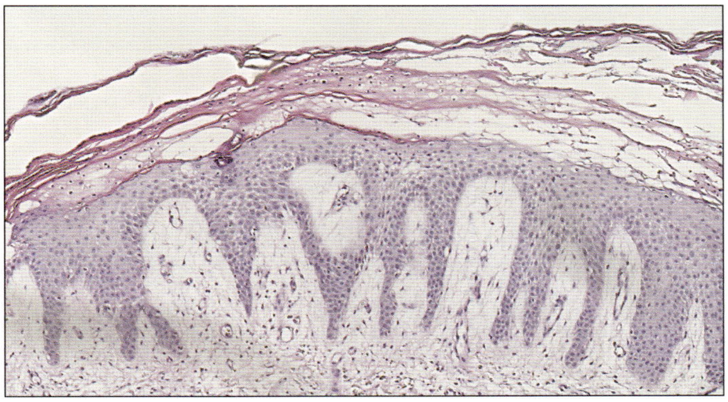

图 6.4-32 陪拉格
表皮上层角质形成细胞胞内水肿，胞浆丰富、苍白淡染

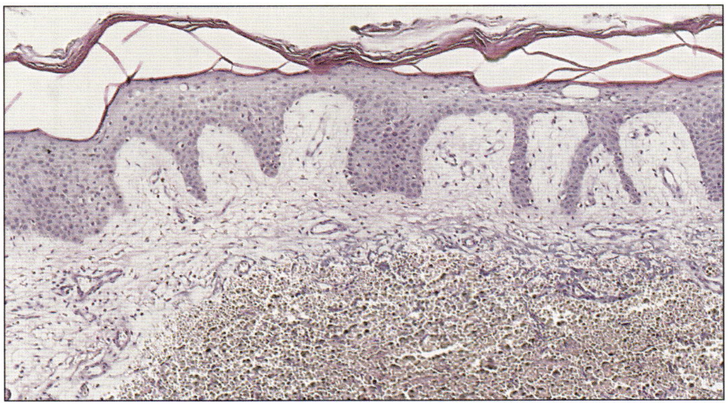

图 6.4-33 陪拉格
乳头水肿，血管扩张，可见多数血管外红细胞

临床特点

本病系烟酸类维生素缺乏所致。典型的临床表现有皮炎、舌炎、腹泻及精神神经症状。皮疹常位于外露部位，尤手背和前臂伸侧，早期呈鲜红色或紫红色的大片状斑片（图 6.4-34），严重时可出现大疱，以后皮疹呈暗红色或棕红色，皮肤增厚，干燥脱屑，境界较为清楚。目前原发性烟酸类维生素缺乏已罕见，但因消化道肿瘤或化疗等，严重影响进食者，可发生继发性烟酸类维生素缺乏。

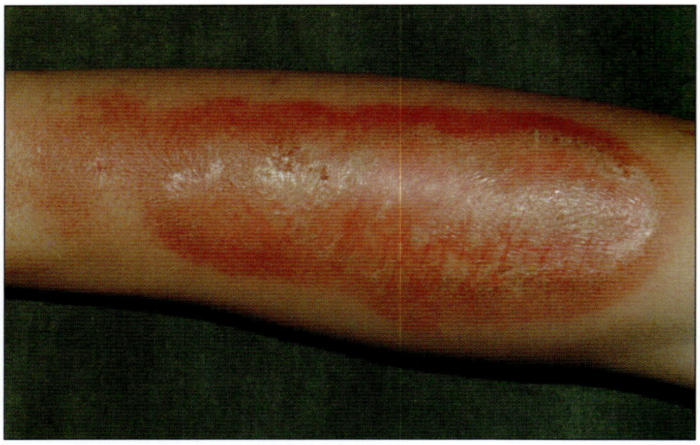

图 6.4-34 **陪拉格（烟酸缺乏症）**

6.4.11 皮肤黏膜念珠菌病（mucocutaneous candidiasis，CMCC）

组织病理特点

急性（图 6.4-35）

- 浅层血管周围淋巴细胞及中性粒细胞浸润；
- 真皮乳头水肿；
- 表皮轻度银屑病样增生；
- 海绵水肿，表皮内多数中性粒细胞浸润时，可见 Kogoj 脓肿样改变；
- 角层内可见念珠菌菌丝及孢子，菌丝有分隔、分枝。以 PAS 染色可更清楚地显示。

慢性（图 6.4-36）

- 浅层血管周围淋巴细胞、组织细胞，有时多核巨细胞、中性粒细胞及浆细胞浸润，有的病例炎性浸润可达到深层血管周围；
- 表皮明显增生，呈乳头瘤样或假上皮瘤样；
- 表皮内有中性粒细胞浸润，海绵水肿；
- 角质增厚，其中有念珠菌菌丝及孢子。

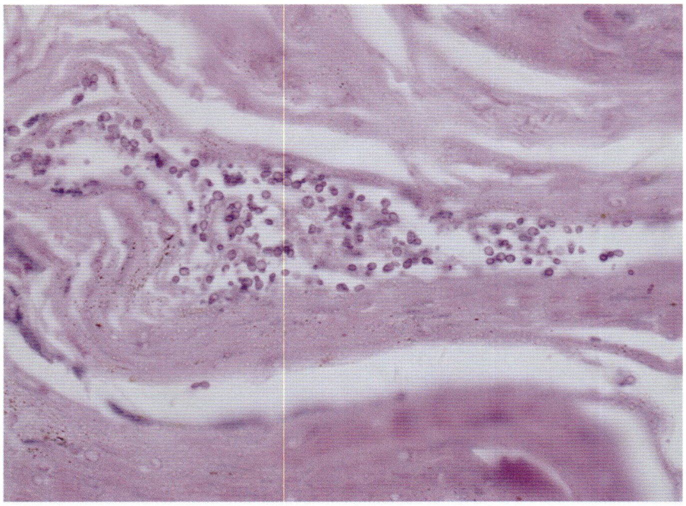

图 6.4-35 **皮肤黏膜念珠菌病**
PAS 染色见大量孢子

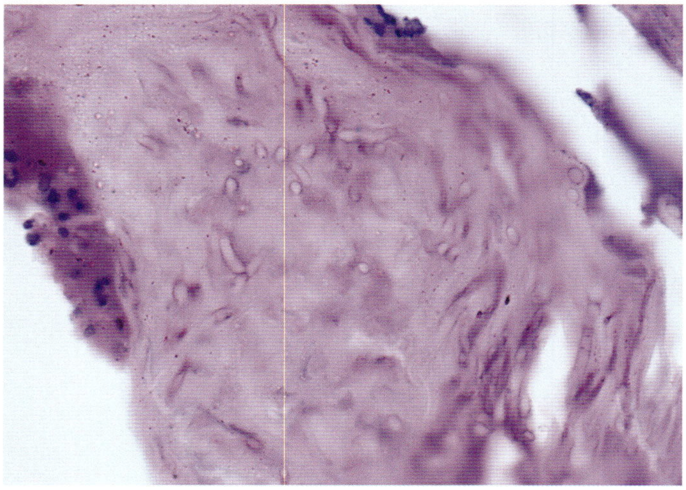

图 6.4-36 **皮肤黏膜念珠菌病**
PAS 染色见多数假菌丝及孢子

临床特点

急性皮肤黏膜念珠菌感染较为常见，可发生在口腔黏膜如鹅口疮（图 6.4-37），可发生在女性外阴及阴道，男性的龟头及包皮内侧，皮肤感染易发生在摩擦皱折部位如腹股沟、腋窝、女性乳房下、指趾间等，患处潮红湿润，上有糜烂及渗出。慢性皮肤黏膜念珠菌病多发生在机体细胞免疫功能有明显缺陷者，皮损常见于面部，也可泛发，为增殖性损害，表面呈乳头瘤样，上附厚的污褐色痂（图 6.4-38）。

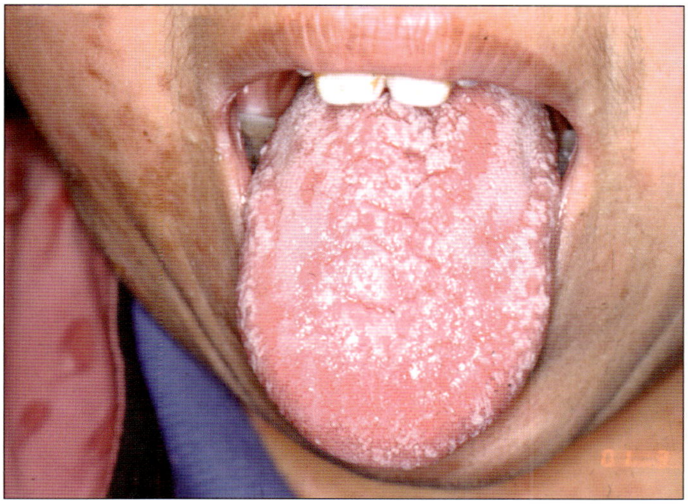

图 6.4-37 **皮肤黏膜念珠菌病**
口腔念珠菌感染

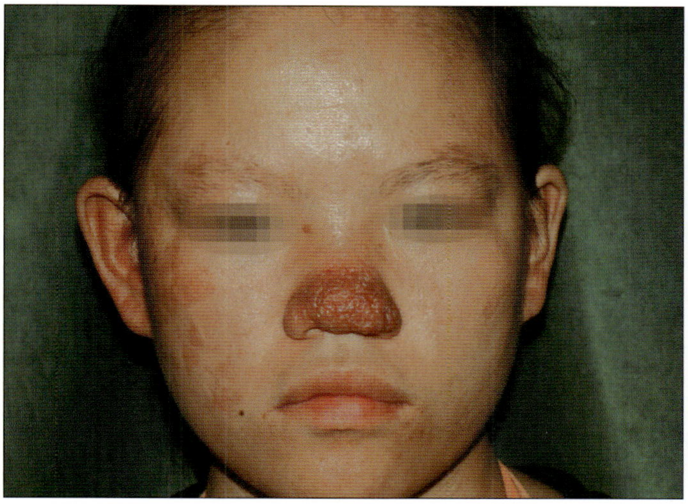

图 6.4-38 **皮肤黏膜念珠菌病**

实验室检查

自损害处刮屑涂片直接镜检见到卵圆形单壁芽孢及有分隔的菌丝则有诊断意义。Gram 染色有助于辨认念珠菌。必要时应作真菌培养。

此外，慢性湿疹、色素失禁症的疣状损害、皮肤癣菌病的鳞屑型等表皮亦呈银屑病样增生，已在上一节海绵水肿型皮炎中详述，在此不再重复。

在结束本节前，需提及两个皮肤肿瘤性疾病，应注意与浅层血管周围皮炎作鉴别诊断。它们是 Kaposi 肉瘤的斑片损害和蕈样肉芽肿的斑片及早期斑块损害。Kaposi 肉瘤早期斑片损害，真皮上部可见形状奇特、成锯齿状的血管腔，衬有内皮细胞，在这些血管腔周有淋巴细胞及浆细胞的浸润，可与浅层血管周围皮炎相混淆。鉴别的要点是 Kaposi 肉瘤时有不规则形状的血管腔（详见 23.1.22）。蕈样肉芽肿是一个皮肤 T 细胞淋巴瘤，在其斑片及早期斑块损害阶段，可见血管周围及真皮乳头中有单一核细胞浸润，此时可与浅层血管周围皮炎相混淆。鉴别的要点是蕈样肉芽肿时浸润淋巴细胞的亲表皮性，有时可见核的异形性，真皮乳头中可见排列紊乱、增粗的胶原纤维（详见 25.2.2）。

7
浅层和深层血管周围皮炎

浅层和深层血管周围皮炎是指炎症细胞的浸润既存在于浅层血管丛周围，也存在于深层血管丛周围的一组皮肤炎症疾患（图 7.0-1）。

与浅层血管周围皮炎一样，根据表皮是否受侵及表皮病变的性质，可进一步将浅层和深层血管周围皮炎分为以下四个亚型。

1．单纯型：仅有浅层和深层血管周围炎症细胞浸润，表皮大致正常，典型疾病为皮肤淋巴细胞浸润。

2．界面皮炎型：基底细胞液化变性或坏死，炎症细胞浸润使表皮真皮界面模糊不清，典型疾病为盘状红斑狼疮。

3．海绵水肿型：炎症浸润使表皮细胞间水肿即海绵水肿，典型疾病为虫咬皮炎即丘疹性荨麻疹。

4．银屑病型：表皮增厚，表皮突增宽延长，典型疾病为二期梅毒。

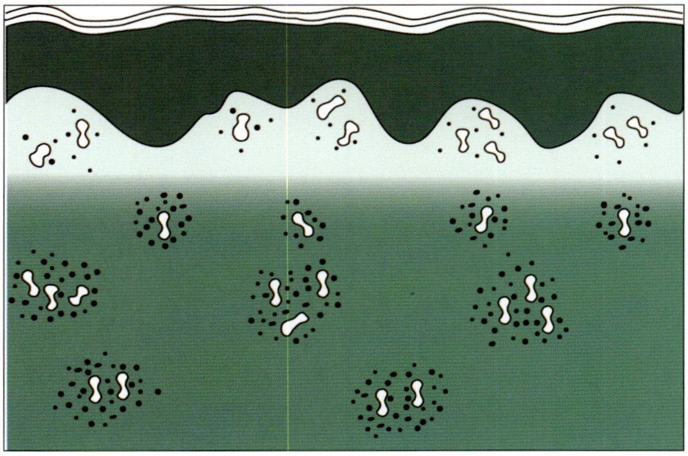

图 7.0-1　**浅层与深层血管周围炎**

7.1 单纯型浅层和深层血管周围皮炎（superficial and deep perivascular dermatitis without epidermal changes）

单纯型浅层和深层血管周围皮炎指炎症细胞浸润仅在真皮浅层和深层血管丛周围，而表皮大致正常。炎症浸润细胞可以淋巴细胞为主如皮肤淋巴细胞浸润；可以中性粒细胞为主如蜂窝织炎；可以嗜酸性粒细胞、淋巴细胞浸润为主如虫咬皮炎。炎症细胞的浸润可限于血管丛周围，也可同时在胶原束间。

7.1.1 皮肤淋巴细胞浸润（lymphocytic infiltration of the skin）

组织病理特点

图 7.1-1 ～图 7.1-3

- 浅层及深层血管丛周围较为致密以淋巴细胞为主浸润；
- 在真皮网状层的胶原束间黏蛋白稍有增多；
- 界面无改变，基底细胞无液化变性；
- 表皮正常，无角化不全及角化亢进，无毛囊角栓。

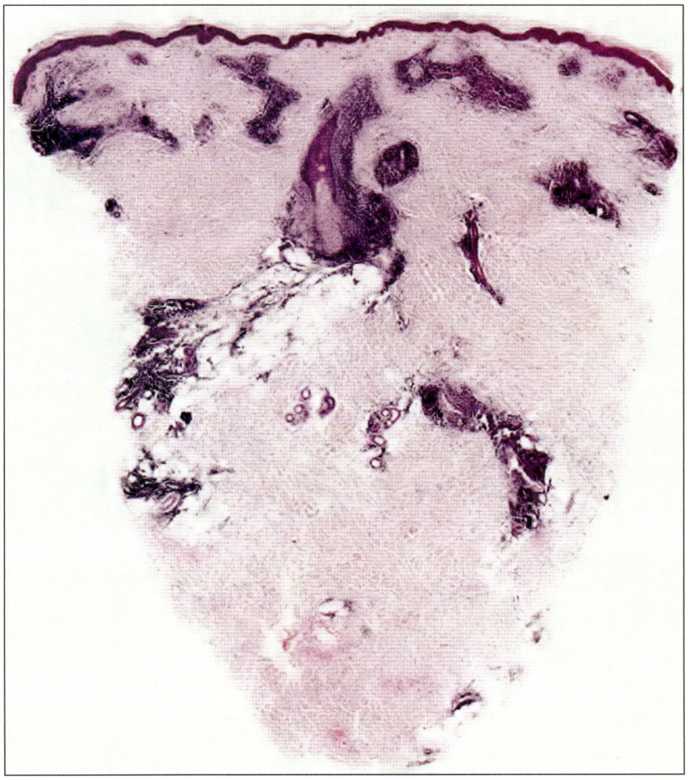

图 7.1-1 **皮肤淋巴细胞浸润**
真皮全层血管周围致密以淋巴细胞为主浸润

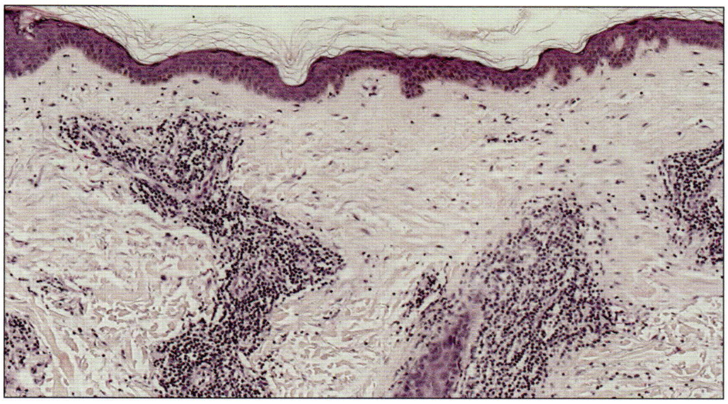

图 7.1-2 **皮肤淋巴细胞浸润**
表皮正常，无基底细胞液化变性；真皮浅层血管周围致密淋巴细胞为主浸润

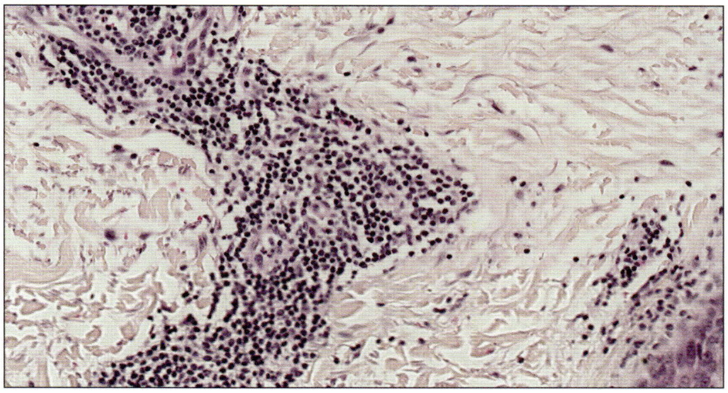

图 7.1-3 **皮肤淋巴细胞浸润**
示真皮深层血管周围致密淋巴细胞为主浸润

临床特点

好发于面部，为红色或棕红色的浸润性斑块（图 7.1-4），表面光滑。无自觉症状。病程慢性，经过良性。实验室检查一般无异常。

鉴别诊断

皮肤淋巴细胞浸润应与盘状红斑狼疮作鉴别。要点是本病无基底细胞液化变性，真皮浅层无噬黑素细胞；狼疮带试验呈阴性结果。对少数一时难以确诊的患者，则应随访。

7.1.2 多形性日光疹（plymorphous light eruption）

组织病理特点

图 7.1-5，图 7.1-6，图 7.1-7

- 浅层及深层血管丛周围中等密度以淋巴细胞为主的浸润，有时有嗜酸性粒细胞浸润；

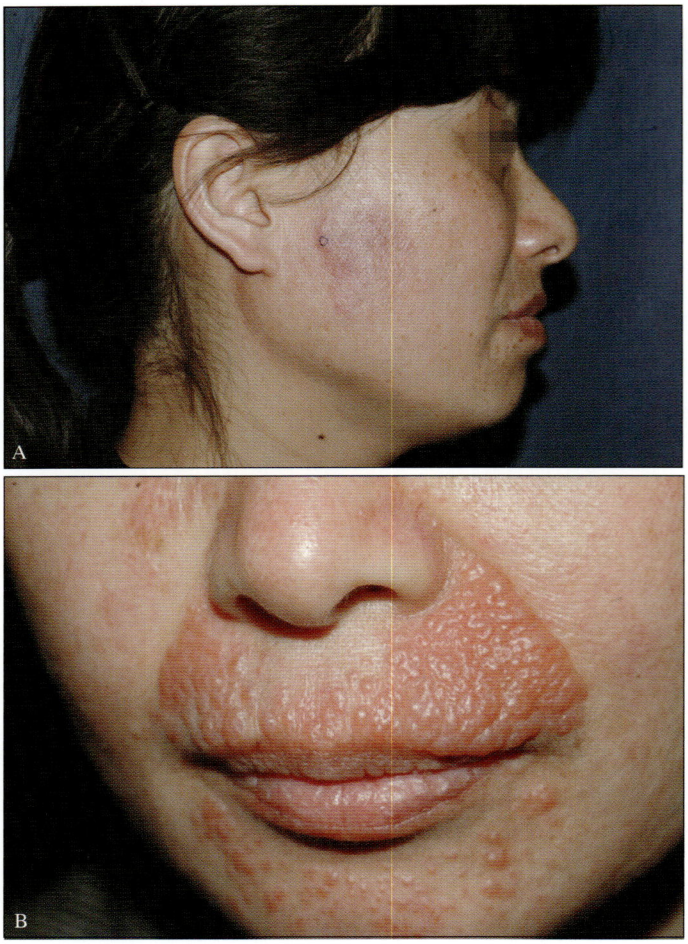

图 7.1-4 **皮肤淋巴细胞浸润**

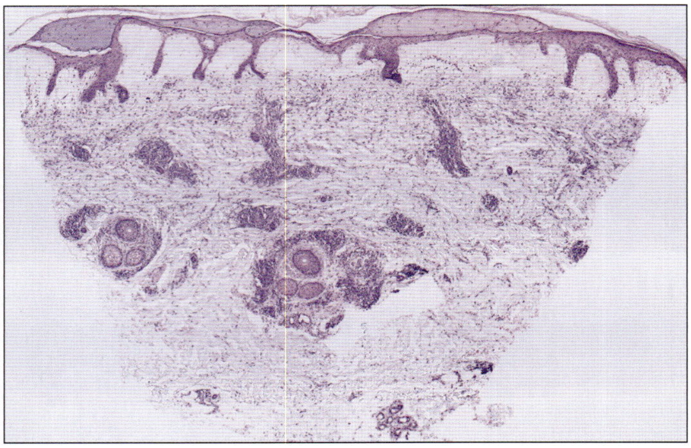

图 7.1-5 **多形性日光疹**
真皮全层血管周围炎症细胞浸润，真皮乳头层高度水肿，苍白淡染

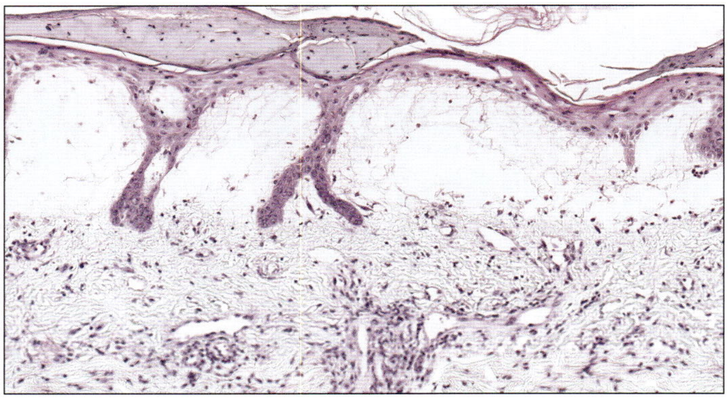

图 7.1-6 **多形性日光疹**
真皮乳头高度水肿，胶原纤维为水肿液所分开成蛛网状；表皮萎缩，有渗出结痂

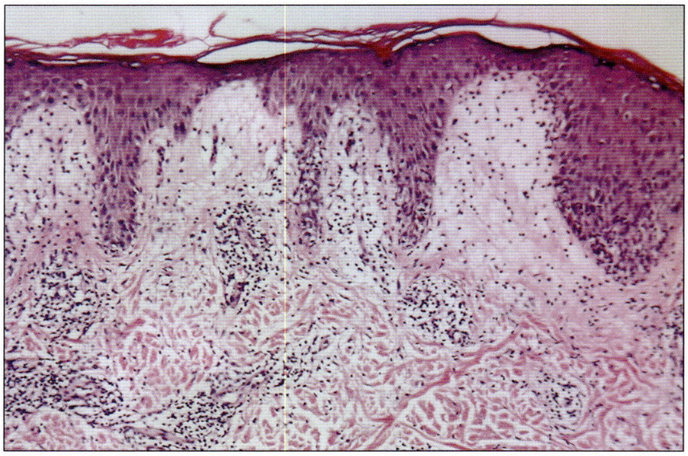

图 7.1-7 **多形性日光疹**
示乳头水肿，血管周以淋巴细胞为主浸润

- 真皮乳头层程度不等水肿，苍白淡染，胶原纤维为水肿液所分开成蛛网状，严重时可造成表皮下疱；
- 真皮浅层血管扩张，可见血管外红细胞；
- 可有表皮改变，包括灶性海绵水肿、灶性角化不全及表皮内有个别坏死的角质形成细胞。

以上前两条，即浅层及深层血管周围淋巴细胞浸润及真皮乳头明显的水肿是多形性日光疹特征性的组织学改变。见到这个组织学变化，可以确诊为多形性日光疹。但这并不是说，这个组织学改变是多形性日光疹所必需。正如临床上多形性日光疹的皮疹呈多形性一样，在组织病理上也变化较多。有的病例炎症细胞浸润可限于真皮浅层或以真皮上部为主。

临床特点

多形性日光疹的皮疹呈多形性。常见为丘疹，可融合成斑丘疹或斑块。个别病例在丘疹顶端可见小水疱，皮损表面可附少许鳞屑。但对某一位患者而言，皮疹形态是较为一致的。皮损好发于暴露日光的部位，以前臂伸侧、面颈部多见（图 7.1-8）。患者以中青年女性居多，春夏季加重，秋冬季可自然缓解。

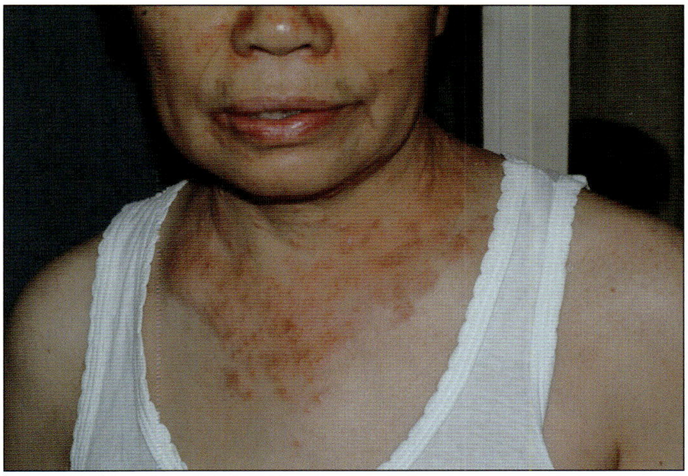

图 7.1-8 **多形性日光疹**

实验室检查

紫外线红斑反应试验常示患者皮肤对紫外线的反应较正常人强烈。

鉴别诊断

本病的组织学改变应与盘状红斑狼疮（DLE）相鉴别。DLE 要点是：

（1）有基底细胞液化变性；

（2）胶原间有黏蛋白沉积；

（3）毛囊周围有明显炎症细胞浸润及界面改变；

（4）表皮角化亢进，表皮萎缩，表皮突变平消失。此外，在病程长的 DLE 病例可见基底膜增厚。取皮损做狼疮带检查，DLE 示 IgM、IgG、C3 在基底膜带的沉积，而多形性日光疹皮损狼疮带试验为阴性结果。本病的组织学改变还应与虫咬皮炎相鉴别，虫咬皮炎的要点是：

（1）浸润细胞中有嗜酸性粒细胞；

（2）炎症浸润不仅在血管周围，还在胶原束间；

（3）表皮内常有灶性细胞间水肿及细胞内水肿。

日光性皮炎是临床上常用的一个诊断，泛指与光敏有关的一组皮炎病变，包括多形性日光疹，光变态反应性接触性皮炎，光变态反应性皮炎，可能还有个别是光毒性皮炎。这是因为光变态反应原难以确定，因此，将出现在日光暴露部位的皮炎统称为日光性皮炎。取皮损做组织病理检查，会有助于确定病变的性质，从而进一步探索病因。

7.1.3 硬皮病（scleroderma）

硬皮病包括了一组以皮肤肿胀、硬化至最后发生萎缩为特点的疾病，临床上分局限性及系统性两型。限局性硬皮病损害仅仅在皮肤，包括硬斑病、线状硬皮病等，系统性硬皮病不仅皮肤，而且内脏亦受累。虽然它们的临床表现不同，但皮肤损害的组织病理改变是大致相同的。现以硬斑病的改变为例说明。

组织病理特点

早期炎症损害（图 7.1-9，图 7.1-10）

- 浅层及深层血管丛周围呈小灶性、中等致密、以淋巴细胞为主的浸润，有时可见少许浆细胞；
- 炎症浸润细胞常达到皮下脂肪，在靠近真皮网状层的脂肪小叶及靠近脂肪间隔的小叶中见到小群淋巴细胞及浆细胞浸润（图 7.1-11）；
- 网状真皮中胶原纤维不同程度肿胀、玻璃样变、红染、排列较紧；
- 皮下脂肪间隔由于新生的胶原而增宽；
- 真皮及皮下组织中血管内皮细胞肿胀；
- 表皮大致正常。

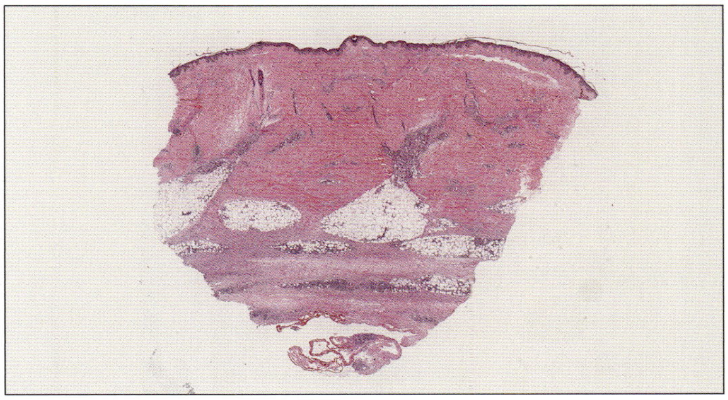

图 7.1-9 **硬皮病，早期**
真皮全层及皮下脂肪间隔灶性炎症细胞浸润，胶原纤维肿胀红染

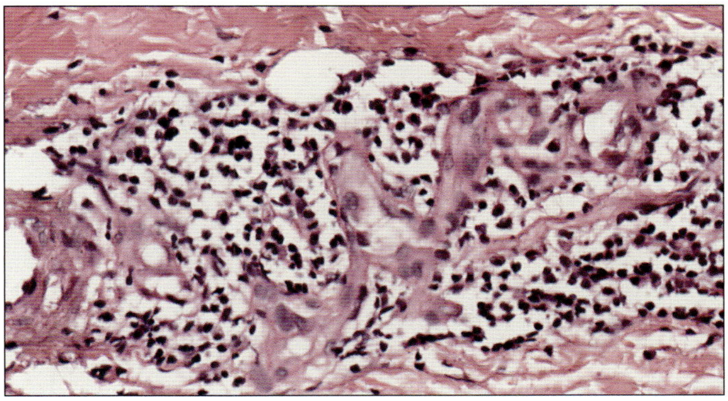

图 7.1-10 **硬皮病，早期**
以淋巴细胞为主浸润，可见少许浆细胞

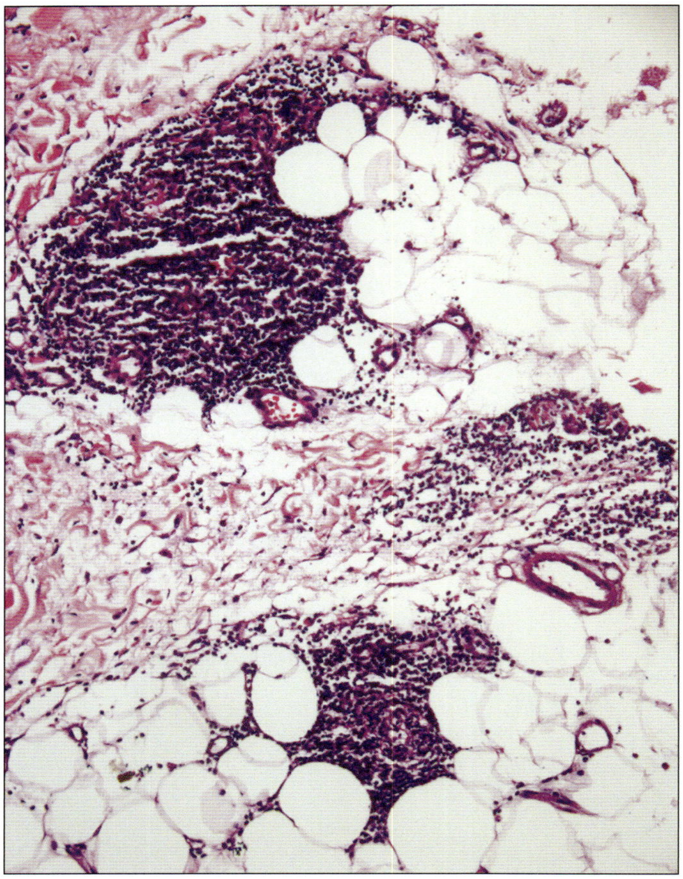

图 7.1-11 **硬皮病，早期**
在靠近真皮网状层的脂肪小叶中可见小灶性炎症细胞浸润

后期硬化损害（图 7.1-12，图 7.1-13）：

- 真皮浅、深层血管周围及皮下脂肪中炎症浸润细胞明显减少；
- 真皮网状层中的胶原明显硬化红染、排列紧密；
- 皮下组织间隔增宽硬化，皮下脂肪小叶亦部分为新生硬化的胶原所代替；
- 皮肤附属器减少，由于皮下组织的纤维化及硬化，使外泌汗腺腺体相对上移；
- 表皮大致正常或变薄；
- 真皮及皮下组织血管管壁亦可发生硬化，管腔狭窄。

硬斑病早期表现为浸润性的斑块，触之硬，周围常有一紫色的晕。组织学上以真皮浅层、深层血管周及靠近网状层的脂肪小叶中灶性淋巴细胞为主浸润为特征。在早期，胶原改变并不明显，并不能见到增厚的胶原。充分发展期皮损呈淡黄色，触之发硬的斑块，周围不一定有紫红色晕。组织学上真皮及皮下组织中仍可见灶状以淋巴细胞为主的浸润，浸润以血管周围为主。此阶段可见真皮网状层胶原纤维广泛的玻璃样变，胶原纤维明显增厚，而成纤维细胞数量减少，胶原束间彼此挤得很紧，几乎已无空隙。这些胶原改变是诊断硬皮病的重要依据。胶原改变在有的病例也见于皮下组织及筋膜，甚至侵及肌肉、骨骼。硬皮病虽然有明显胶原的改变，但弹力纤维染色显示病变部位弹力纤维是正常的。后期损害呈硬化或萎缩的斑片，组织学上已很少或无炎症细胞浸润，唯一突出的改变是真皮网状层及皮下组织中明显增厚、玻璃样变（均一红染、折光性较强）的胶原，排列十分致密，之间几乎无空隙，成纤维细胞数量减少，这是具有特征性的改变。

对硬皮病作组织病理诊断时，还有一点必须提及：当病检组织取自后背皮肤时，应注意勿将背部正常的皮肤网状层胶原纤维误认为硬皮病的改变。正如 2.6. 不同部位皮肤的组织学特点一节所述，“后背及四肢近端真皮网状层很厚，胶原束粗厚，毛囊、皮脂腺等较少。由于该部位真皮网状层厚，有时可误认为是硬皮病改变，

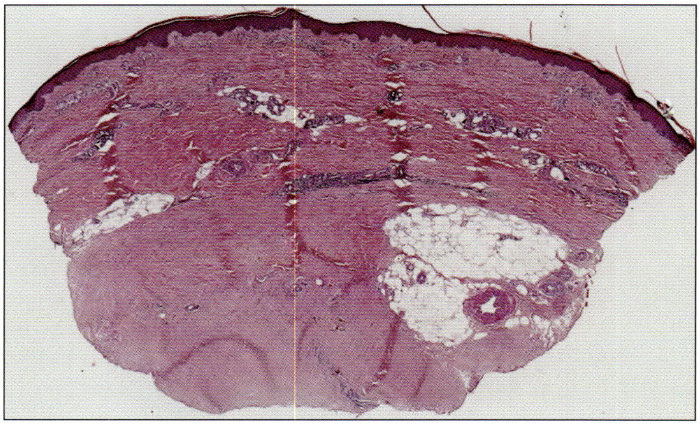

图 7.1-12 **硬皮病，后期**
真皮内炎症细胞明显减少，网胶原明显硬化红染、排列紧密；皮下脂肪部分亦为新生硬化的胶原所代替

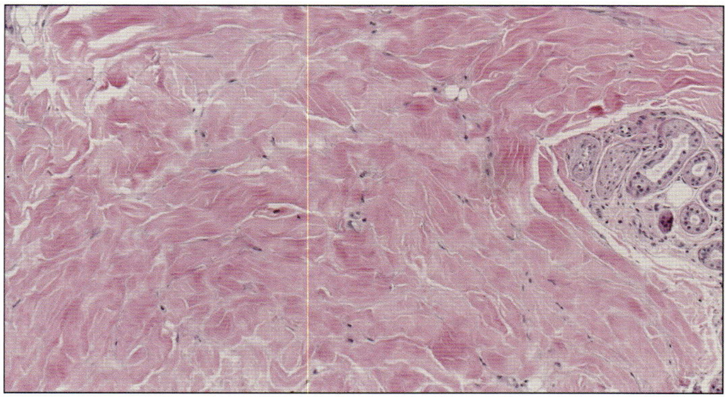

图 7.1-13 **硬皮病，后期**
示胶原明显硬化红染、排列紧密

应予注意”。要点是注意真皮浅深层血管周围是否有炎症细胞的浸润，硬皮病，即便是后期，一般总有稀疏炎症细胞浸润。其次，注意皮下脂肪的间隔有否因纤维化而增宽，若有，则支持硬皮病的诊断。

在硬皮病的组织病理改变中，有时可见真皮乳头层早期高度水肿，炎性浸润，晚期为硬化的胶原纤维所代替，这与硬化性苔藓的改变相似（图 7.1-14、图 7.1-15、图 7.1-16）。一般说来，硬皮病与硬化性苔藓这两种病的鉴别是不困难的。硬皮病的主要改变在真皮网状层、皮下组织、筋膜或更深，而硬化性苔藓的主要改变在真皮乳头层。在临床上，确有同一患者既有硬皮病，又有硬化性苔藓的皮损。

笔者认为硬皮病与红斑狼疮一样，有一个疾病谱。从临床角度，硬皮病有限局性及系统性之分。系统性中有以肢端皮肤硬化为主、预后较好的肢端硬化型硬皮病及 CREST 综合征，有以全身皮肤硬化及内脏损害、预后较差的系统性硬皮病。从病理角度，有以真皮乳头层硬化为特点的硬化性苔藓，可以认为是一个浅表性硬皮病，有以真皮网状层、皮下组织硬化为特点的硬皮病，有以筋膜或更深部位硬化为特点的嗜酸性筋膜炎，可以认为是一个深在性硬皮病。

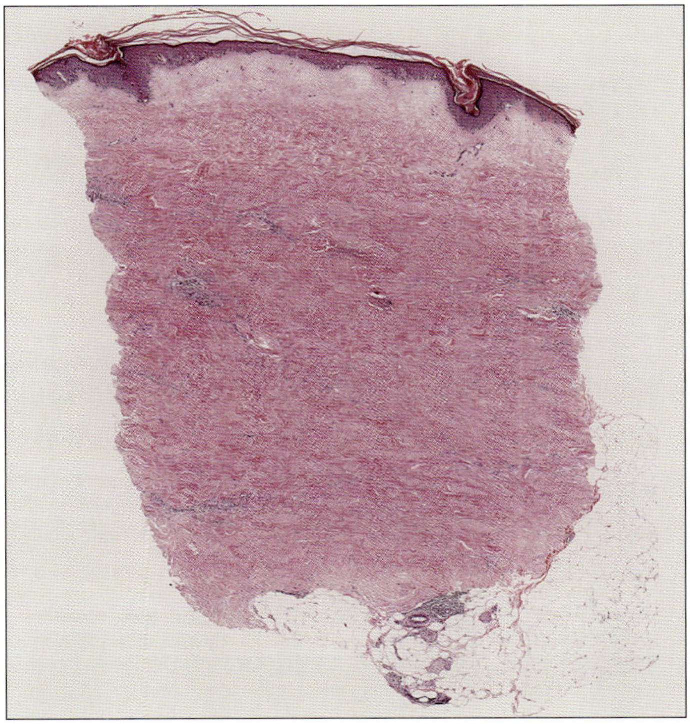

图 7.1-14 **硬皮病合并硬化性苔藓**
示表皮乳头层胶原水肿，均一化。真皮网状层及皮下胶原明显硬化红染

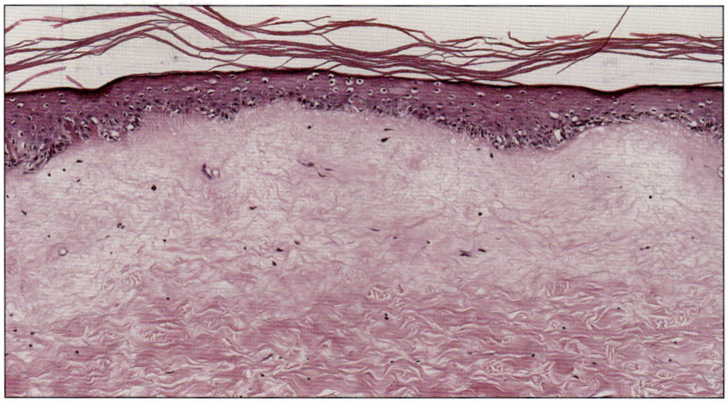

图 7.1-15 **硬皮病合并硬化性苔藓**
示基底细胞液化变性，真皮乳头层胶原水肿

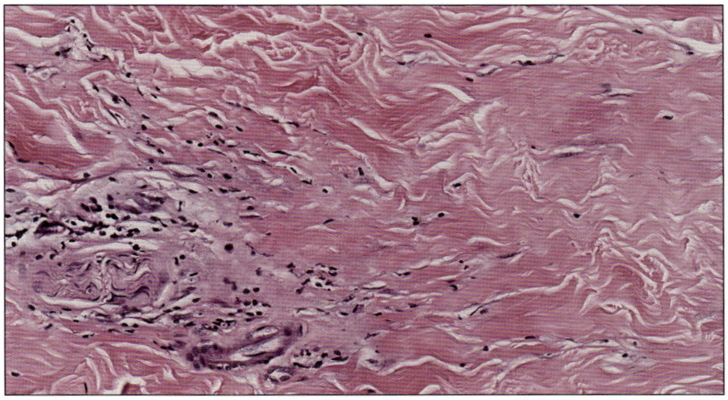

图 7.1-16 **硬皮病合并硬化性苔藓**
胶原红染、硬化，间有少许炎症细胞

临床特点

硬斑病早期炎症阶段的损害为淡红色浸润性斑块，边缘有一紫红色的晕，以后皮损中央渐呈淡黄色，触之发硬，不能捏起，除非发生在关节活动部位，一般无明显自觉不适，硬斑病的皮损可单发或多发（图 7.1-17）。系统性硬皮病时除了皮肤硬化改变外，还可有全身症状，如关节疼痛、吞咽困难（食管受累）、肺弥漫性间质性纤维化、尿蛋白、肾性高血压等，严重时可导致死亡。（图 7.1-18，图 7.1-19，图 7.1-20）

实验室检查

系统性硬皮病患者血沉常加快，类风湿凝集因子阳性，血中有抗 Scl-70 抗体及抗着丝点抗体，抗核抗体示核仁型荧光。胸部 X 线检查可示肺弥漫性间质性纤维化，肺纹理明显粗重。食管钡餐透视示蠕动差，通过时间延长。有肾损害者则尿中有蛋白、红细胞，肾功能可异常。

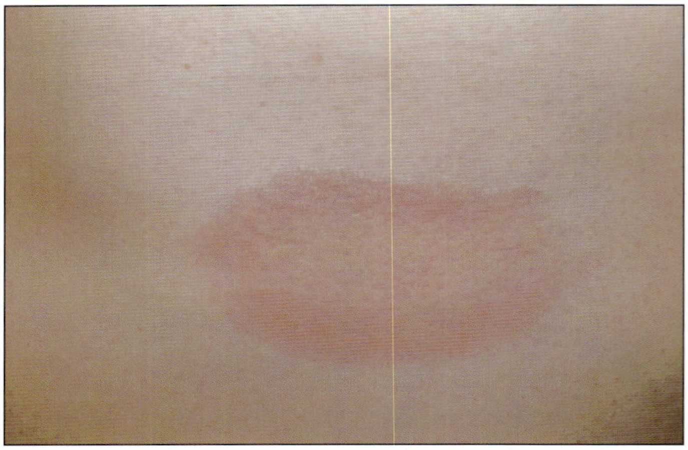

图 7.1-17 硬斑病

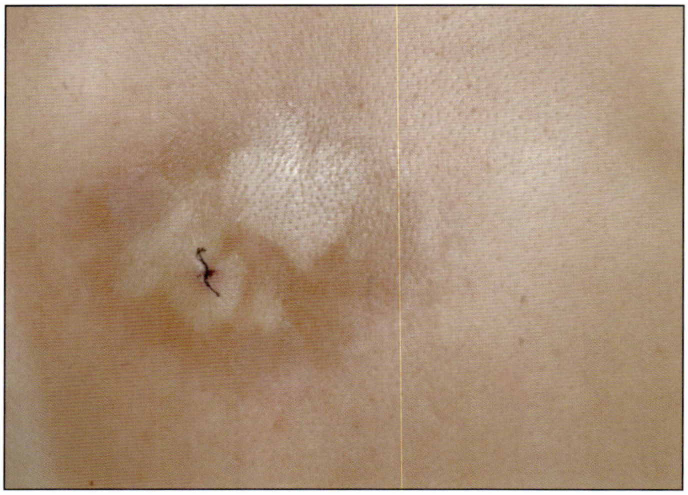

图 7.1-18 硬皮病

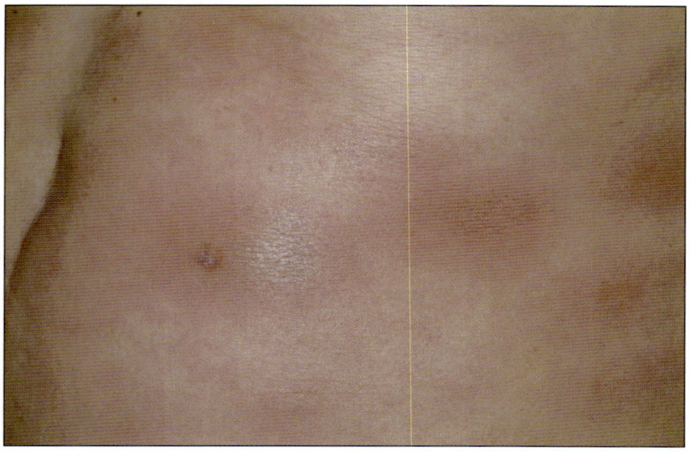

图 7.1-19 多发硬斑病

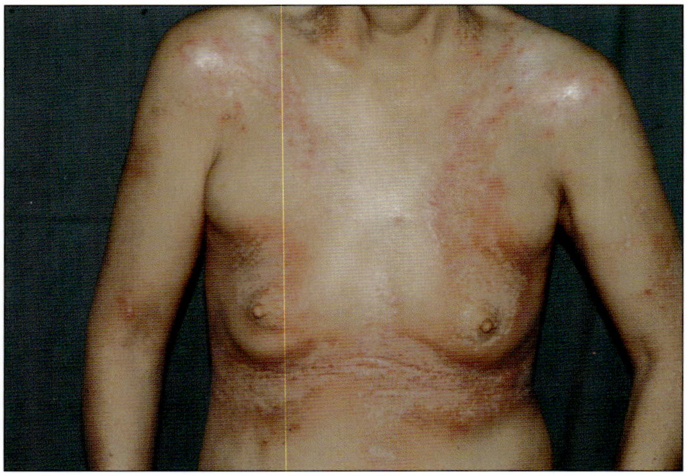

图 7.1-20 系统性硬皮病

7.1.4 未定类麻风（leprosy，indeterminate type）

组织病理特点

- 浅层及深层血管丛周围淋巴细胞和组织细胞的浸润，一般并无肉芽肿改变；
- 偶在皮肤神经束内或其周围可见炎症细胞浸润；
- 这型麻风的组织病理学改变较轻微，且缺乏特异性。麻风的确诊，应能找到麻风分枝杆菌。麻风分枝杆菌在 HE 染色上难以见到，以抗酸染色如 Fite 染色则可清楚地显示，麻风分枝杆菌呈鲜红色，存在于组织细胞、神经末梢内。在未定类麻风，麻风分枝杆菌很少，有的病例则不能找到。

临床特点

为淡红斑疹或浅色斑，表面平滑无浸润，一般也无萎缩。损害大小不等，圆形或椭圆形，一片或数片，可有轻度至中度的感觉障碍。此型麻风的转归视机体免疫力强弱而定，有的患者可自愈，有的转变成结核样型，少数则演变为界线类或瘤型麻风，关于结核样型及瘤型麻风的组织病理改变将分别在下一章结节性皮炎及弥漫性皮炎中详述。

7.1.5 嗜酸性粒细胞增多性皮病（hypereosinophilic dermatoses）

详见 14 章相关内容

7.2 界面皮炎型浅层和深层血管周围皮炎（superficial and deep perivascular dermatitis with interface dermatitis）

若炎症细胞的浸润不仅在真皮浅层及深层血管丛周围，而且还有界面的改变，则称为界面皮炎。与浅层血管周围皮炎一样，界面改变可由于：

1．基底细胞液化变性（liquefaction degeneration）；

2．基底细胞坏死：嗜酸性小体、胶样小体及 Civatte 小体就是在 HE 染色切片所显现的坏死基底细胞；

3．真皮浅层血管丛周围及乳头致密淋巴细胞的苔藓样浸润，在扫视视野下界面变得模糊不清。在界面皮炎，由于细胞破坏，黑素释出，可以在真皮浅层见到游离的黑素颗粒及噬黑素细胞，这在病程较长的病例较为突出。在界面皮炎，由于炎症破坏了表皮真皮的连接，容易发生分离，成为表皮下疱，可以见于病情进展迅速的病例，如大疱性红斑狼疮，大疱性固定药疹等。界面皮炎的典型病变是盘状红斑狼疮。

7.2.1 盘状红斑狼疮（discoid lupus erythematosus，DLE）

组织病理特点

早期损害：斑疹和斑片（图 7.2-1，图 7.2-2）

- 淋巴细胞浸润不但在真皮浅层及深层丛血管周围，还在皮肤附属器如毛囊、皮脂腺周围；
- 淋巴细胞浸润使表皮真皮界面不清，基底细胞液化变性，并可见坏死的角质形成细胞，在界面有胶样小体或嗜酸性小体。
- 真皮浅层血管扩张，乳头水肿，可见数量不等的血管外红细胞，还可见噬黑素细胞；
- 在真皮胶原束间，特别在真皮上部黏多糖的沉积增多，胶原间距加宽，HE 染色的切片上为胶原间淡蓝染的无定形物质；
- 表皮一般变薄，角层可呈正常的网篮状，也可呈致密的角化亢进。

早期 DLE 组织病理学诊断的要点是表皮、真皮界面改变，即基底细胞液化变性及界面的模糊不清。如果没有这个改变，就不能确诊。炎症细胞的浸润不仅在真皮浅层血管周围，还在深层血管周围及毛囊皮脂腺周围。但在病变早期，炎症细胞浸润可仅限于真皮浅层血管周围。

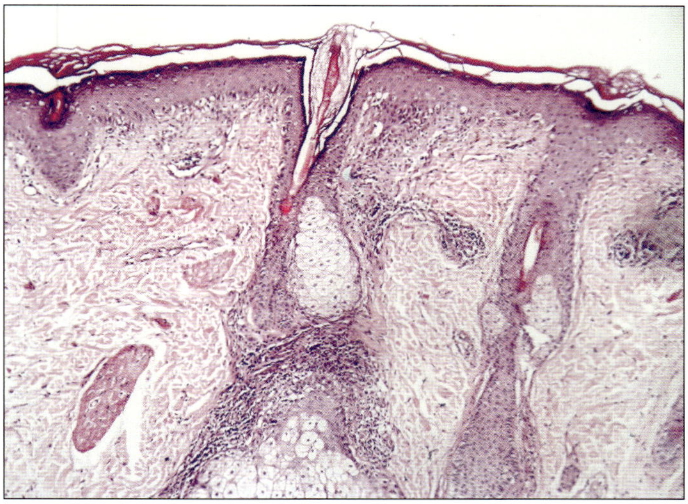

图 7.2-1 **盘状红斑狼疮，早期**
真皮浅中层血管周及毛囊周炎症细胞浸润

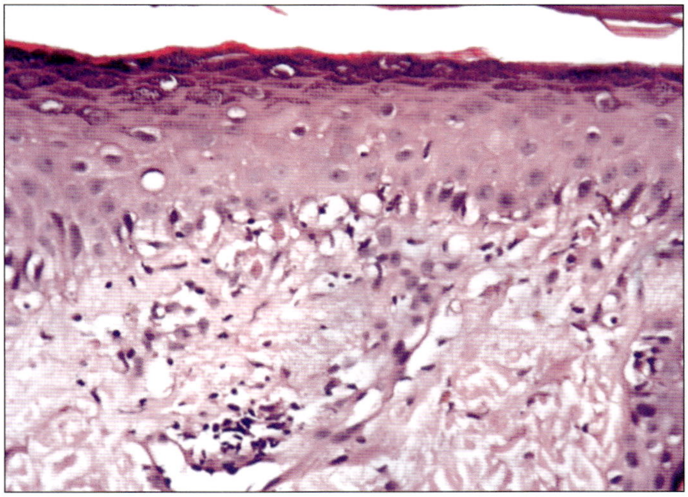

图 7.2-2 **盘状红斑狼疮，早期**
示基底细胞液化变性及噬黑素细胞

充分发展期损害：斑块（图 7.2-3、图 7.2-4、图 7.2-5、图 7.2-6、图 7.2-7）

- 真皮浅层、深层血管丛及附属器周围中等至致密的淋巴细胞为主浸润，可见噬黑素细胞；
- 表皮真皮界面及毛囊漏斗部 - 真皮界面改变，基底细胞液化变性及坏死，有的区域可见基底膜增厚；
- 真皮上部血管扩张，轻度纤维化；
- 表皮变薄，有时可有局灶性增生；正角化亢进，毛囊角栓，毛囊漏斗部加宽。

真皮胶原束间酸性黏多糖沉积的量增多，胶原间距加宽，在充分发展期，浸润的细胞较为致密，在真皮浅层可呈带状苔藓样，与扁平苔藓时的组织学改变相似。DLE 时虽然浅层的浸润呈苔藓样，但密度并不一致，炎性细胞有的区域多，有的区域少，呈斑片状；此外 DLE 的炎症细胞不仅在浅层血管周围，还在深层血管及附属器周围，这也是有别于扁平苔藓的重要特点。关于 DLE 与扁平苔藓的鉴别诊断要点详见 6.2.9。

在充分发展阶段的 DLE，除了浅层、深层血管丛及附属器周围淋巴细胞为主的浸润及界面改变这两个基本的改变外，同时还可见到急性期及慢性期的改变。急性期的如真皮乳头水肿、血管外红细胞等，慢性期的如角层增厚、毛囊角栓、表皮萎缩变薄、真皮乳头层噬黑素细胞、胶原粗厚、纤维化等（图 7.2-8，图 7.2-9）。

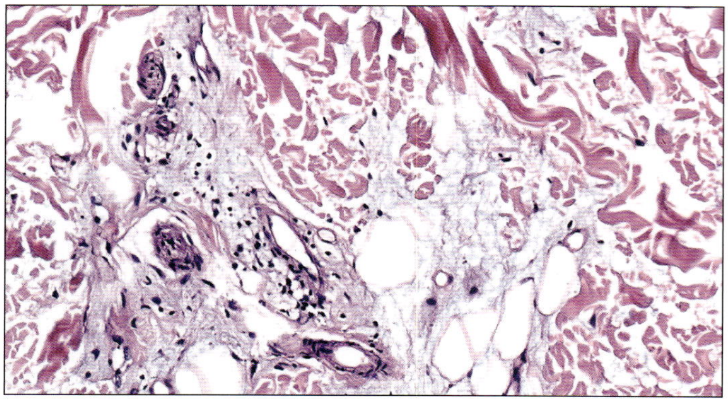

图 7.2-3　**盘状红斑狼疮，充分发展期**
真皮胶原间淡蓝染的无定形物质，示黏蛋白的沉积

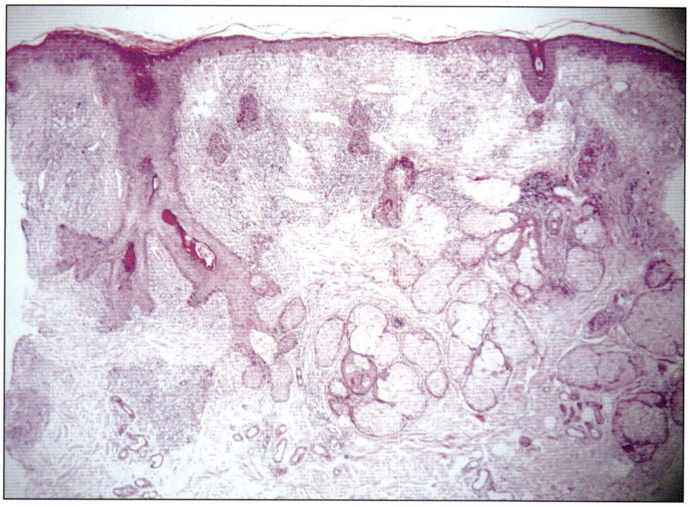

图 7.2-4　**盘状红斑狼疮，充分发展期**
真皮全层血管及附属器周围较为致密炎症细胞浸润

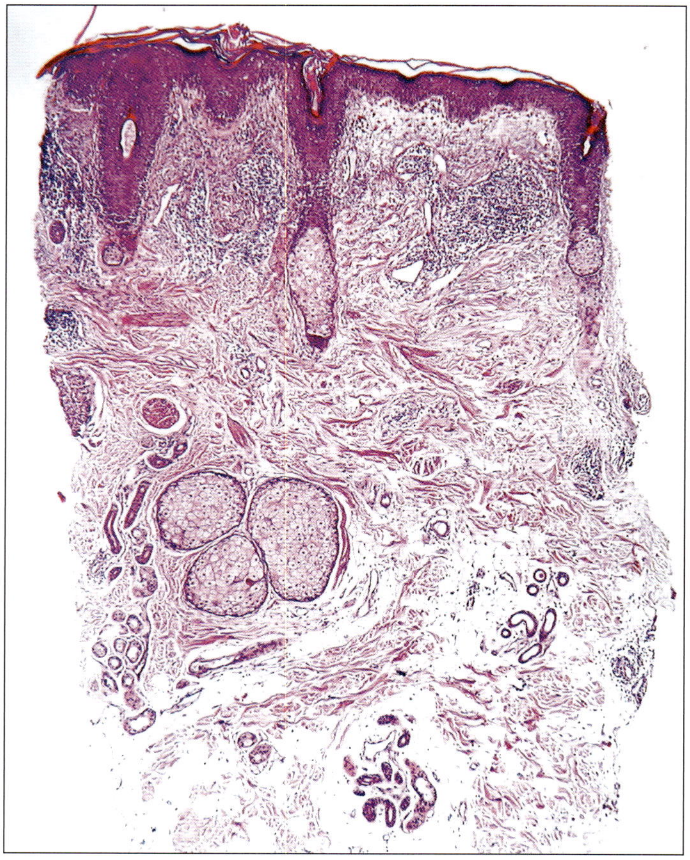

图 7.2-5　**盘状红斑狼疮，充分发展期**
真皮全层血管及附属器周围较为致密炎症细胞浸润

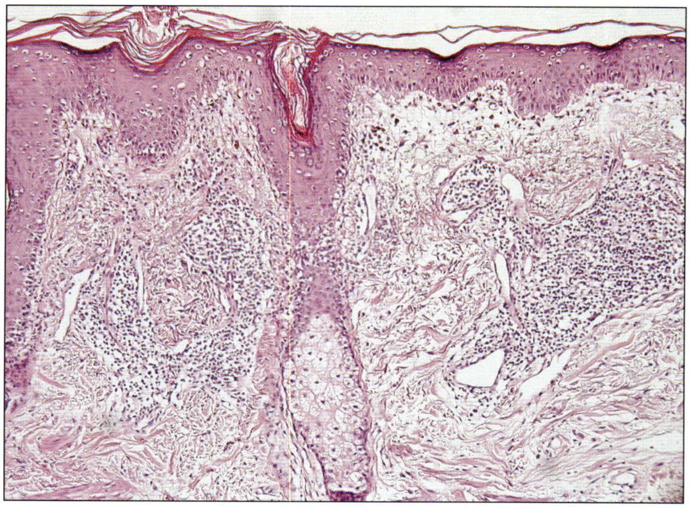

图 7.2-6　**盘状红斑狼疮，充分发展期**
较为致密炎症细胞浸润

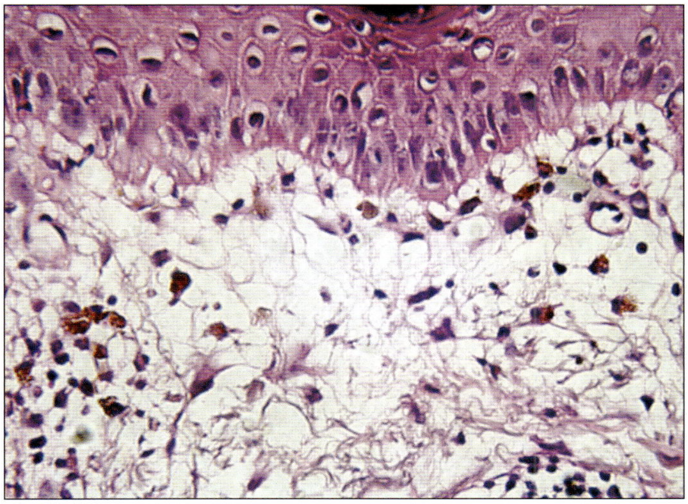

图 7.2-7 **盘状红斑狼疮，充分发展期**
基底细胞液化变性及多数噬黑素细胞

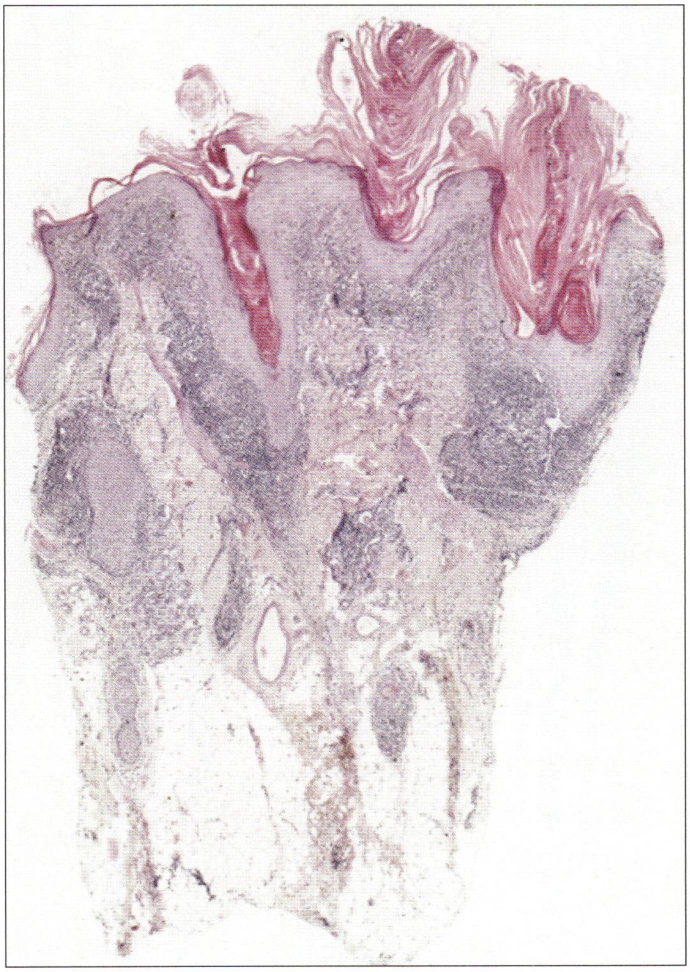

图 7.2-8 **盘状红斑狼疮，充分发展期**
明显毛囊角栓

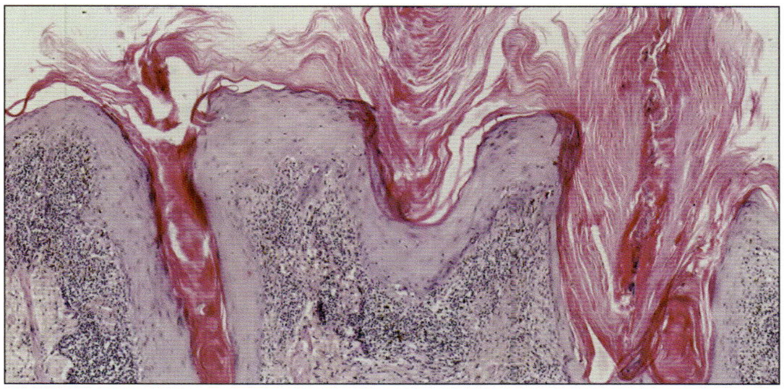

图 7.2-9 **盘状红斑狼疮，充分发展期**
示毛囊角栓，基底细胞液化变性

晚期损害：萎缩性瘢痕

- 真皮浅层、深层血管丛及附属器周围稀疏以淋巴细胞为主的浸润；
- 表皮真皮界面及真皮 - 毛囊漏斗部界面改变，基底膜明显增厚；
- 真皮上部硬化，可见噬黑素细胞及噬含铁血黄素细胞，成纤维细胞数量增加，胶原纤维增多，硬化；
- 表皮变薄，表皮突与真皮乳头间相互交错的波纹消失，致密的角化亢进及毛囊角栓；
- 皮肤附属器萎缩，毛囊少见甚至全部消失；若取材自头皮，则原来毛囊部位代之以纤维化的条索。

慢性期最突出的改变为基底膜明显增厚。基底膜在正常皮肤的 HE 染色切片中是见不到的，当明显增厚时，则在 HE 染色下也能清楚地见到，以 PAS 染色更清晰。明显增厚的基底膜带仅见于两个疾病即 DLE 及异色性皮肌炎，从表皮改变本身常不易将两者区别开，但若真皮深层也有淋巴细胞浸润，有胶原纤维硬化及毛囊破坏，原有毛囊部位纤维化则可确诊为 DLE。异色性皮肌炎的炎症细胞浸润一般仅限于真皮浅层。

毛囊漏斗部扩张、毛囊角栓也是 DLE、特别是亚急性及慢性期 DLE 的常见特点。临床上，鳞屑皮肤面刺状角质突起就是毛囊角栓所致。

由于 DLE 损害常发生在长期暴露于日光的部位，因此，在真皮上部常可见日光弹力变性。

总之，尽管在 DLE 疾病的不同阶段，其组织病理改变各有区别。但作为 DLE，它们都具有共同的特点：①浅层及深层血管丛及附属器周围淋巴细胞为主的浸润；②基底细胞液化变性，界面改变；③真皮胶原间粘蛋白沉积增多，这三条也是诊断 DLE 的基本要点。

临床特点

典型损害是具有黏着性鳞屑的浸润性斑块，色红，境界清楚。小心剥离鳞屑，可见其下扩张的毛囊口，而在鳞屑皮肤面则可见许多刺状角质突起。好发于面部、头皮、手背等暴露于日光的部位（图 7.2-10，图 7.2-11，图 7.2-12）。在疾病初期，可仅为浸润性的红斑，上附少许鳞屑。而在疾病后期，则为萎缩性色素沉着或色素减退斑。

若 DLE 发生在头皮，则由于炎症细胞的浸润导致毛囊破坏，患处头发脱落，至疾病后期，炎症消退后，皮肤萎缩，轻度凹下，造成永久性脱发。由于秃发区一般如钱币状大小，故又称为假性斑秃（详见 11.3.2）

DLE 是皮肤型红斑狼疮，损害限于皮肤，而无系统性损害。

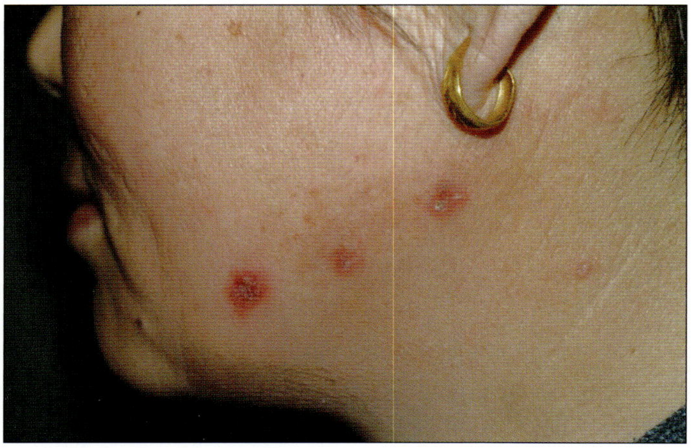

图 7.2-10 **盘状红斑狼疮**

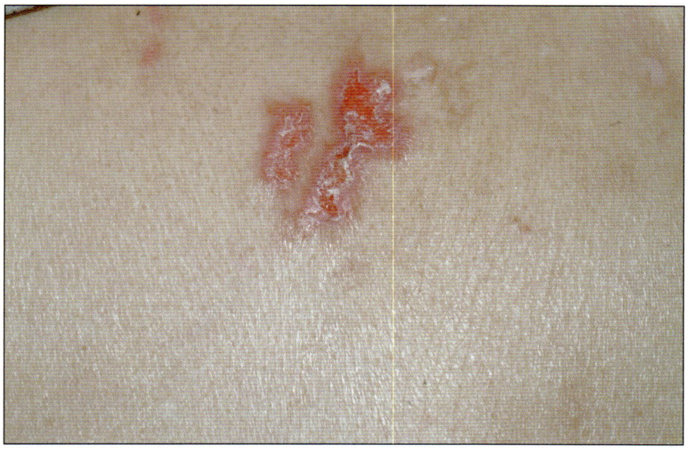

图 7.2-11 **盘状红斑狼疮**

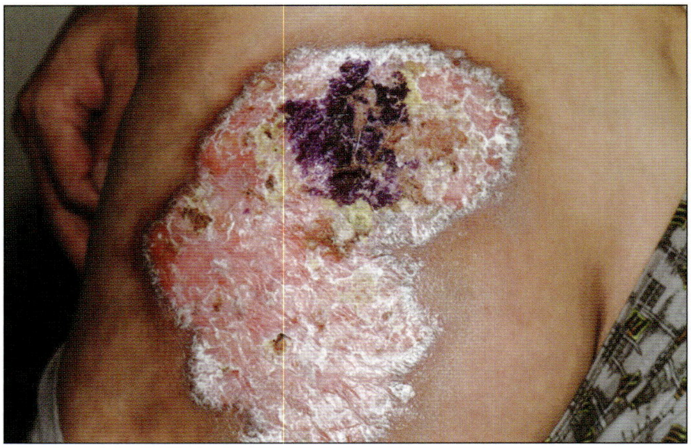

图 7.2-12 **发生在左臀部大片状盘状红斑狼疮 2 年余**

实验室检查

取皮损做直接免疫荧光检查即狼疮带试验（LBT），阳性率为 80% ～ 90%，示在基底膜带有免疫球蛋白和（或）补体的沉积。

7.2.2 亚急性皮肤型红斑狼疮（subacute cutaneous lupus erythematosus，SCLE）

组织病理特点

图 7.2-13，图 7.2-14，图 7.2-15

- 具有 DLE 基本的病理改变。即浅层及深层血管丛及附属器周围淋巴细胞为主的浸润；
- 基底细胞液化变性，界面改变；
- 真皮胶原间粘蛋白沉积增多，胶原间距增宽；
- 但 SCLE 时，一般无表皮角化亢进及毛囊角栓，基底细胞液化变性也不如 DLE 时明显，反映在真皮浅层噬黑素细胞的数量较少。表皮突变平，表皮有轻度萎缩改变，基底膜带并不增厚。而真皮浅层水肿及黏蛋白的沉积则较 DLE 显著，真皮内炎症细胞浸润以浅层血管周围为主。

临床特点

皮肤损害有两型即环状红斑型和丘疹鳞屑型，以环状红斑型多见（图 7.2-16，图 7.2-17），丘疹鳞屑型损害有鳞屑（图 7.2-18），SCLE 皮损好发于面部、胸背上部及上臂伸侧等暴露于日光的部位，女性多见。患者可有低热、关节痛等全身症状，但不侵犯肾脏、中枢神经系统等内脏，预后亦好。

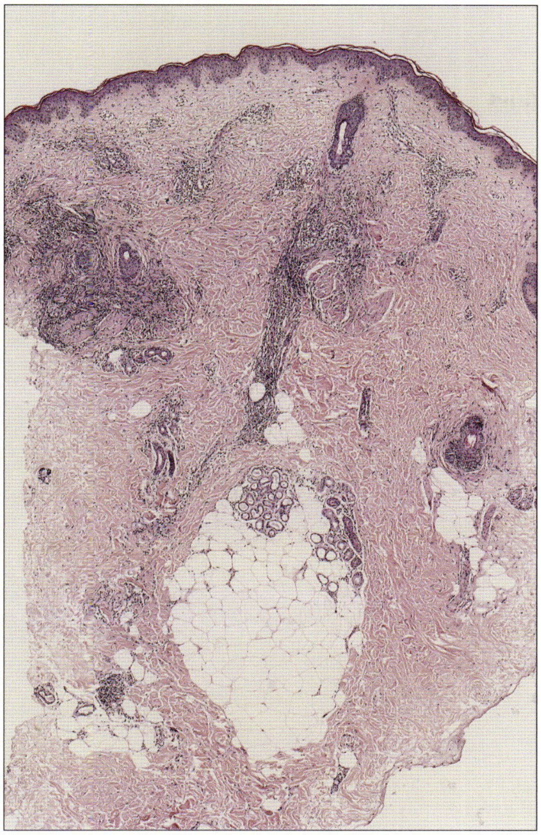

图 7.2-13 **亚急性皮肤型红斑狼疮**（SCLE）
真皮全层血管及附属器周炎症细胞浸润

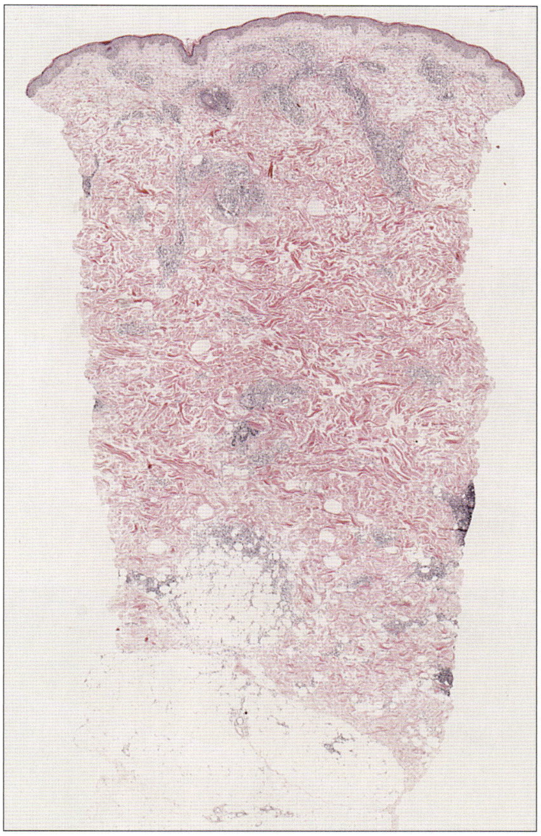

图 7.2-14 **亚急性皮肤型红斑狼疮**（SCLE）
真皮全层血管灶性炎症细胞浸润

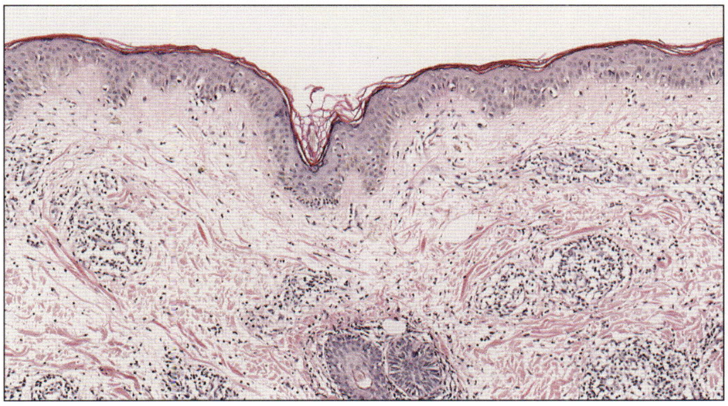

图 7.2-15 **亚急性皮肤型红斑狼疮**（SCLE）
轻度基底细胞液化变性，真皮乳头内可见少许噬黑素细胞，血管及附属器周以淋巴细胞为主浸润

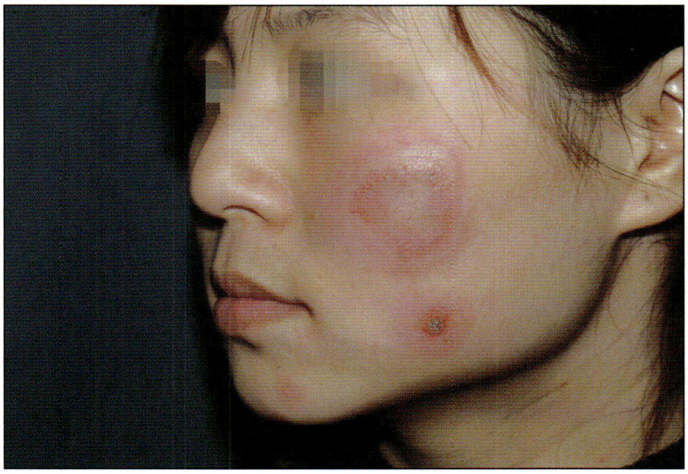

图 7.2-16 **亚急性皮肤型红斑狼疮 环状红斑型**

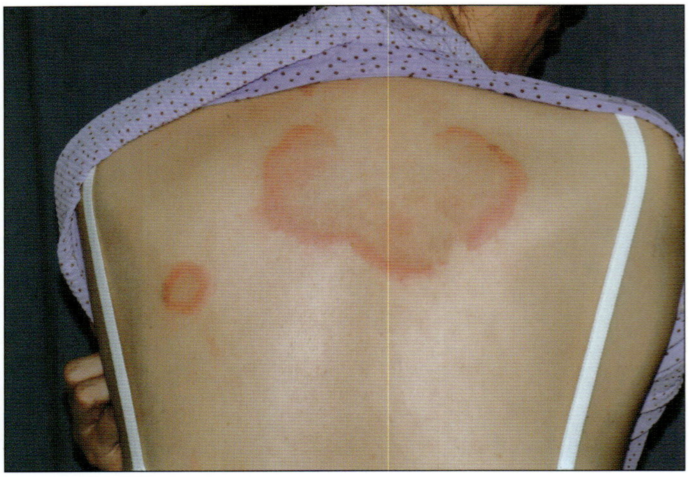

图 7.2-17 **亚急性皮肤型红斑狼疮 环状红斑型**

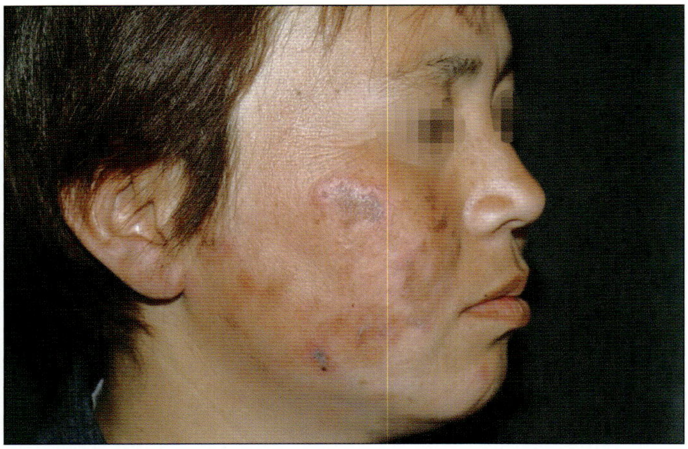

图 7.2-18 **亚急性皮肤型红斑狼疮 丘疹鳞屑型**

病理改变是与临床所见一致的。除丘疹鳞屑型的皮损可有角化不全外，多数 SCLE 的皮疹表现为大小不等的环状红斑，一般没有鳞屑，因此，病理上，表皮改变是不明显的。SCLE 皮损消退后并无瘢痕形成，亦无萎缩改变。

实验室检查

免疫学特点是血清中抗 Ro/SSA 抗体的阳性率较高。狼疮带试验阳性率在 60% 左右。

7.2.3 系统性红斑狼疮（systemic lupus erythematosus，SLE）

患者不仅有皮肤损害，还有内脏如心、肝、肾及精神神经系统方面的损害，严重时可以致命。就皮肤损害而言，除了常见的盘状红斑狼疮皮损外，还可见白细胞碎裂性血管炎、网状青斑、雷诺现象、面部蝶形红斑、甲周毛细血管扩张、脱发、紫癜及大疱性损害等。

组织病理学改变

SLE 的盘状红斑狼疮样损害的组织学改变与前述盘状红斑狼疮的改变相同。

面部蝶形红斑皮损的组织学改变缺乏特征性，仅为真皮浅层血管扩张，乳头水肿及浅层血管周围稀疏淋巴细胞为主的浸润。

在 SLE 的红斑水肿皮损，真皮小血管常可见白细胞碎裂性血管炎的改变，小血管周有中性粒细胞浸润及核尘，有时在管壁有纤维素样红染。结缔组织中亦可见纤维素样物质的沉积，这种嗜酸性红染、均一的物质见于胶原束间或其中，使胶原纤维显得增厚红染。若有浅层和深层血管周围炎，轻度基底细胞液化变性，但在真皮全层有白细胞碎裂性血管炎的改变，则应高度怀疑 SLE 的可能（图 7.2-19 ~ 图 7.2-24），应结合临床及免疫学的检查进一步确诊。实际上，SLE 作为自身免疫性疾病，在患者血中有多数免疫复合物，这些免疫复合物学在小血管的沉积就可造成白细胞碎裂性血管炎。

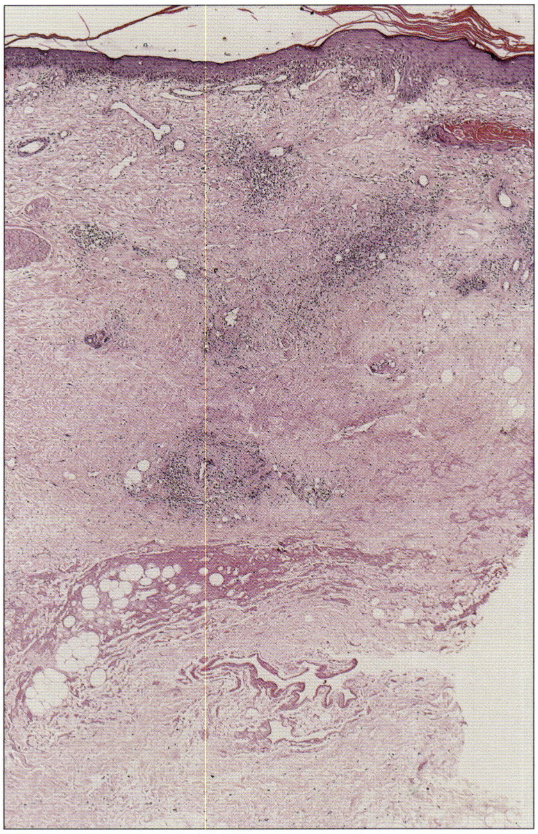

图 7.2-19 **系统性红斑狼疮**
真皮全层血管周炎症细胞浸润

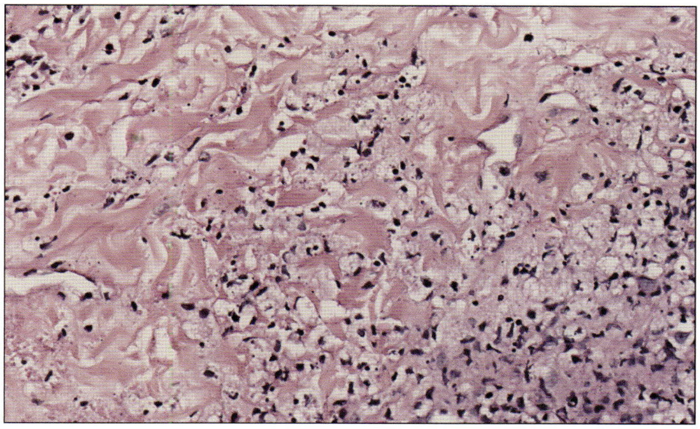

图 7.2-20 **系统性红斑狼疮**
浸润细胞以淋巴细胞为主，还可见中性粒细胞及核尘

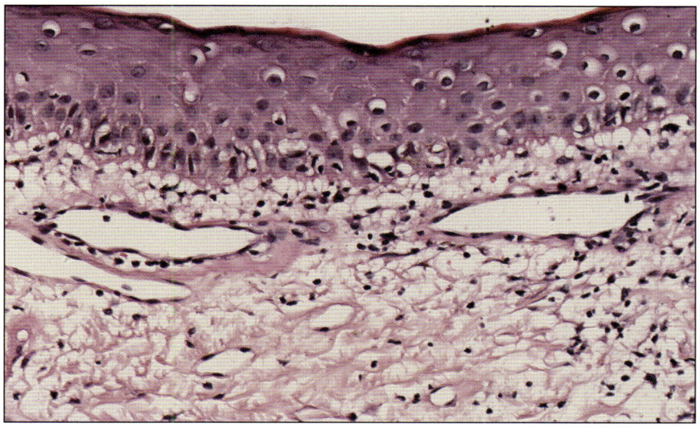

图 7.2-21 **系统性红斑狼疮**
示基底细胞液化变性；真皮浅层血管扩张

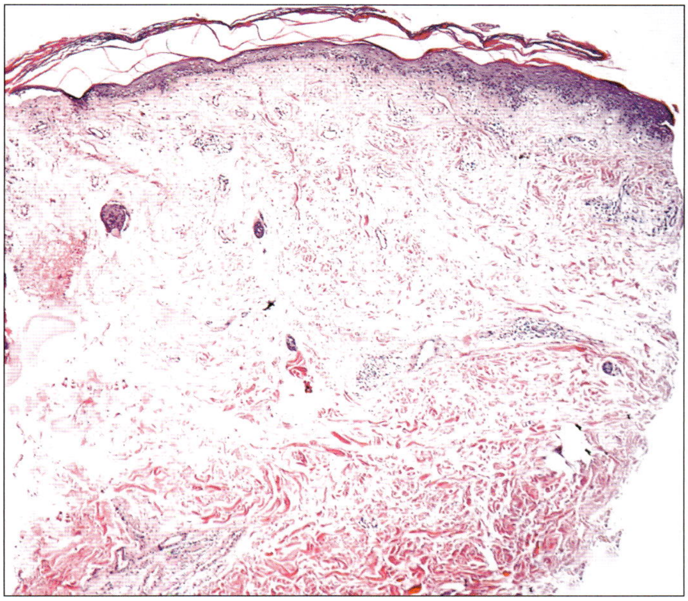

图 7.2-22 **系统性红斑狼疮**
真皮全层轻度炎症细胞浸润，胶原间黏蛋白沉积

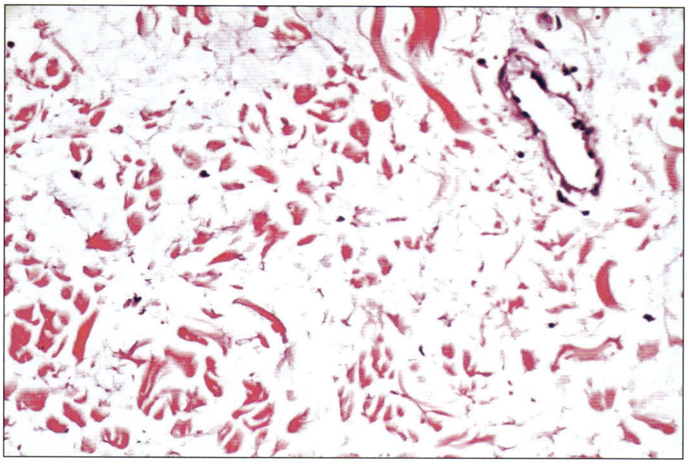

图 7.2-23 **系统性红斑狼疮**
示胶原间无定形淡蓝染的黏蛋白

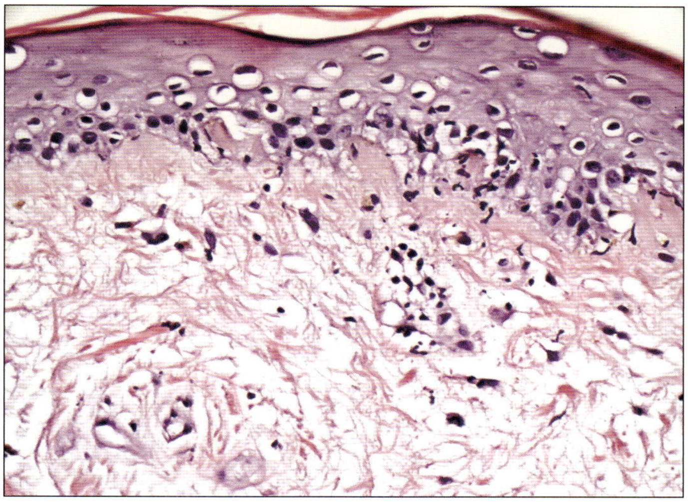

图 7.2-24 **系统性红斑狼疮**
示基底细胞液化变性；真皮乳头内散在核尘

临床特点

典型的皮肤损害为面部蝶形红斑（图 7.2-25），患者常对日光过敏。手足背及指趾端有红斑及鳞屑性红斑（图 7.2-26）。在患者头面部及四肢可以有典型 DLE 的损害。头发稀疏，常有口腔溃疡，雷诺现象。内脏损害常见肾损害、肝功能异常、心电图异常、关节炎、严重时出现精神神经系统症状。患者全身乏力，可有不明原因的高热。

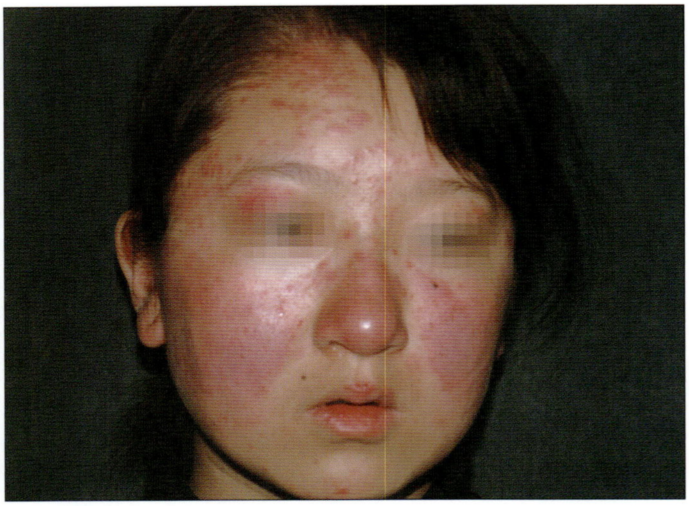

图 7.2-25 系统性红斑狼疮

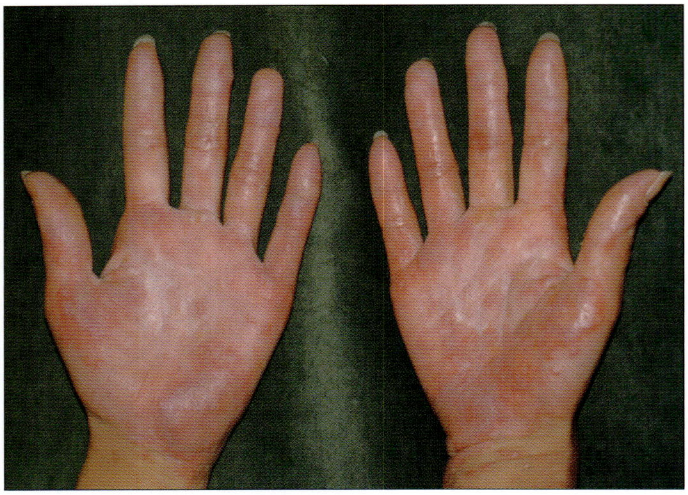

图 7.2-26 系统性红斑狼疮

实验室检查

抗核抗体（ANA）的阳性率在 95% 左右，抗双链 DNA 抗体及 Sm 抗体的特异性高。狼疮带试验，自皮损处取材的阳性率为 90%，非皮损处取材的阳性率为 50% ～ 70%。患者血 WBC 偏低，血沉加快。有肝、肾损害者出现肝、肾功能异常。

7.2.4 大疱性系统性红斑狼疮（bullous systemic lupus erythema-tosus，BSLE）

详见 10.2.3.5

7.2.5 深在型红斑狼疮（lupus erythematosus profundus）

深在型红斑狼疮又称狼疮性脂膜炎（lupus panniculitis）。见 13.2.12。

7.2.6 肿胀型红斑狼疮（lupus erythematosus tumidus）

组织病理特点

图 7.2-27 ～图 7.2-32

- 真皮浅层及深层血管周围较为致密以淋巴细胞为主的浸润。附属器周围无炎症细胞浸润
- 在真皮胶原束间，特别在真皮上部，可见多数黏蛋白的沉积；
- 表皮基本上正常，无或轻度基底细胞液化变性。

肿胀型红斑狼疮属于皮肤型红斑狼疮，一般无系统损害，也很少发展成系统性红斑狼疮。

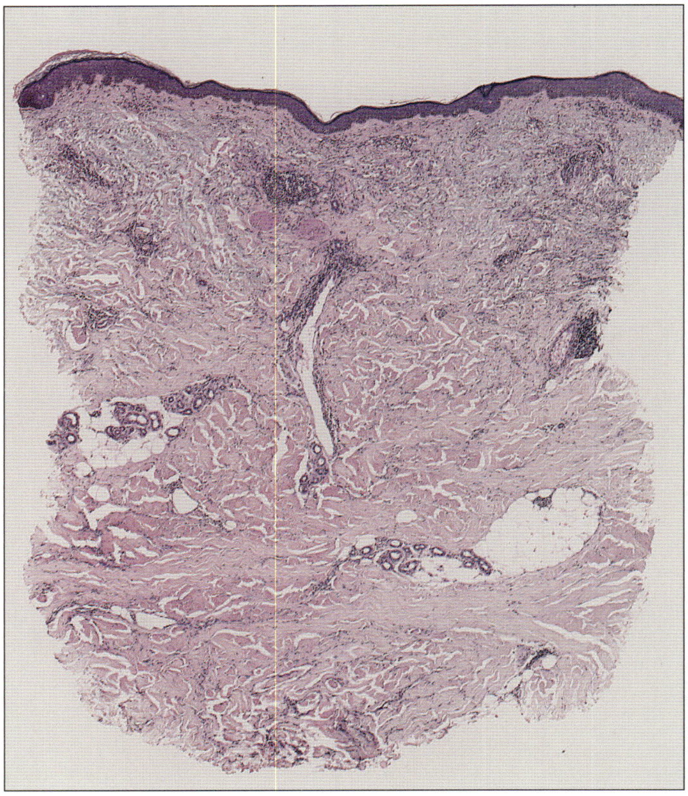

图 7.2-27 肿胀型红斑狼疮
轻度真皮全层血管周围中度以淋巴细胞为主的浸润

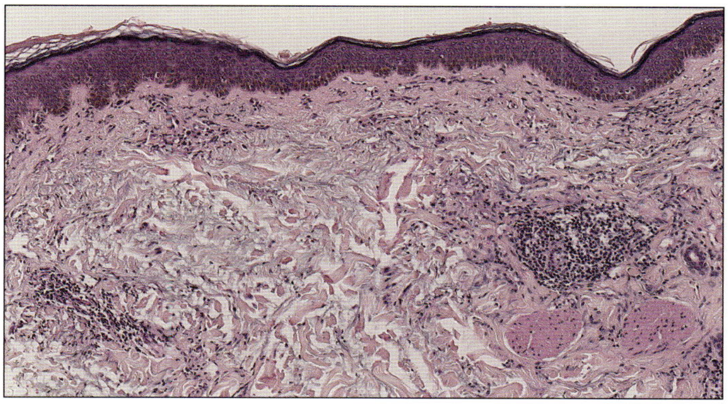

图 7.2-28 **肿胀型红斑狼疮**
真皮胶原束间，特别在真皮上部，可见多数黏蛋白的沉积

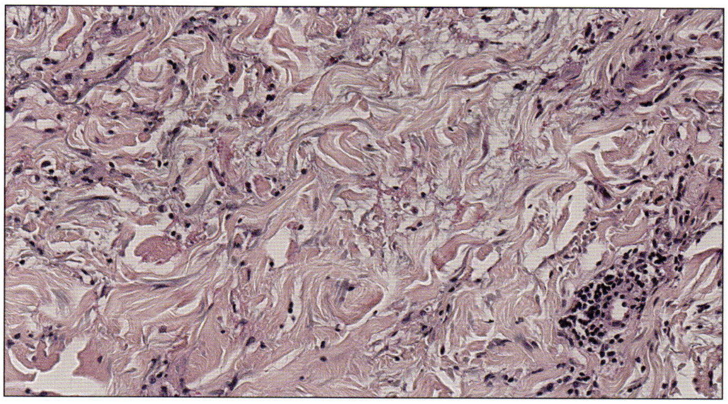

图 7.2-29 **肿胀型红斑狼疮**
示黏蛋白在胶原间的沉积

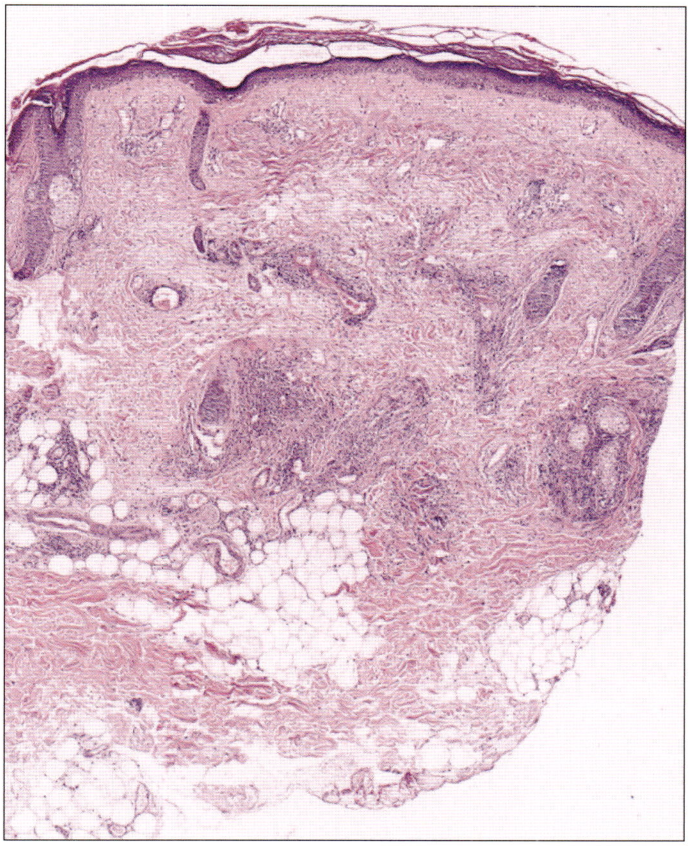

图 7.2-30 **肿胀型红斑狼疮**
真皮全层灶性以淋巴细胞为主浸润

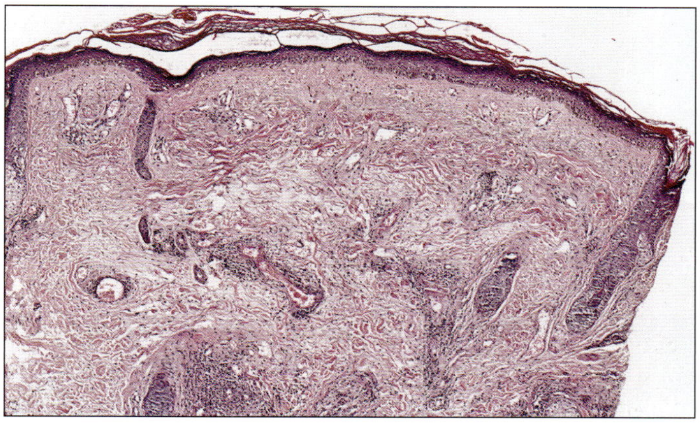

图 7.2-31 **肿胀型红斑狼疮**
基底细胞液化变性，真皮血管周炎症细胞浸润，胶原间黏蛋白沉积

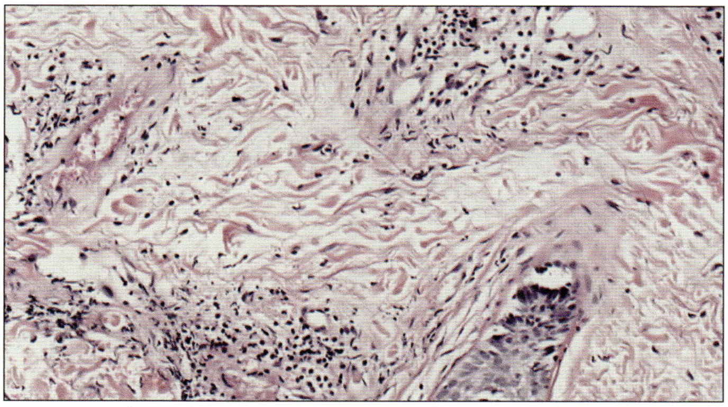

图 7.2-32 **肿胀型红斑狼疮**
血管扩张充血，管周炎症浸润，胶原间黏蛋白沉积

临床特点

图 7.2-33，图 7.2-34

患者大多为青年女性。为肿胀性斑块，淡红，大小不等，直径 2 ~ 5cm。表皮正常，无角化亢进，亦无角化不全。治愈后无明显萎缩改变。好发于面部，也可见于躯干。一般无自觉不适。

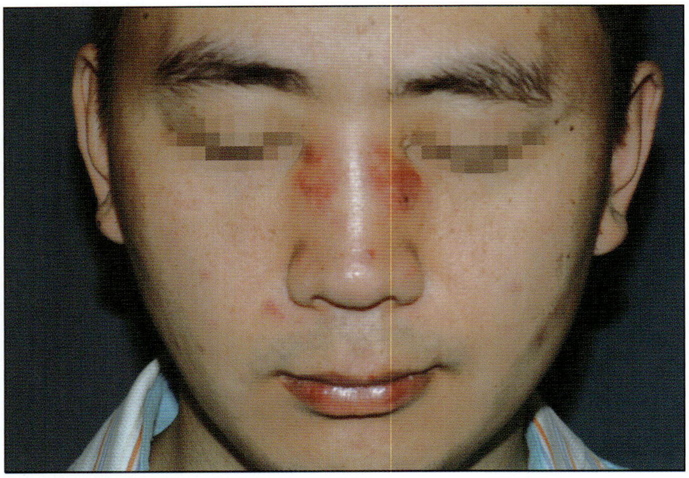

图 7.2-33 肿胀性红斑狼疮

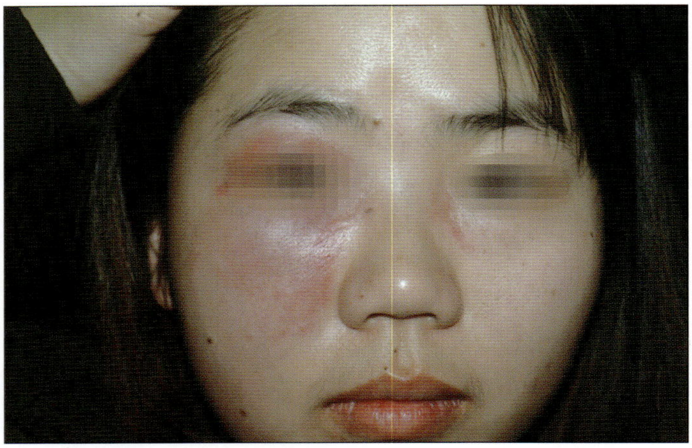

图 7.2-34 肿胀性红斑狼疮

鉴别诊断

本病无论在临床还是病理上，均与淋巴细胞浸润症相似。但本病临床上肿胀更为明显，淋巴细胞浸润更密，更深。病理上可见真皮胶原束间多数黏蛋白的沉积。

实验室检查

血中可检出自身抗体，如抗核抗体。血沉快等。

7.2.7 固定药疹（fixed drug eruption）

组织病理特点

图 7.2-35，图 7.2-36、37、38

- 浅层及深层血管周围中等密度混合类型炎症细胞浸润，包括嗜酸性粒细胞、中性粒细胞、淋巴细胞及组织细胞；
- 真皮浅层可见数量不等的噬黑素细胞，这在急性炎症消退后更为显著。
- 基底细胞液化变性，导致表皮下裂隙乃至表皮下大疱；
- 真皮乳头明显水肿，数量不等的血管外红细胞；
- 坏死的角质形成细胞散布于界面及整个表皮，有时为大片状的表皮坏死；
- 表皮细胞间水肿及细胞内水肿，偶见表皮内疱。

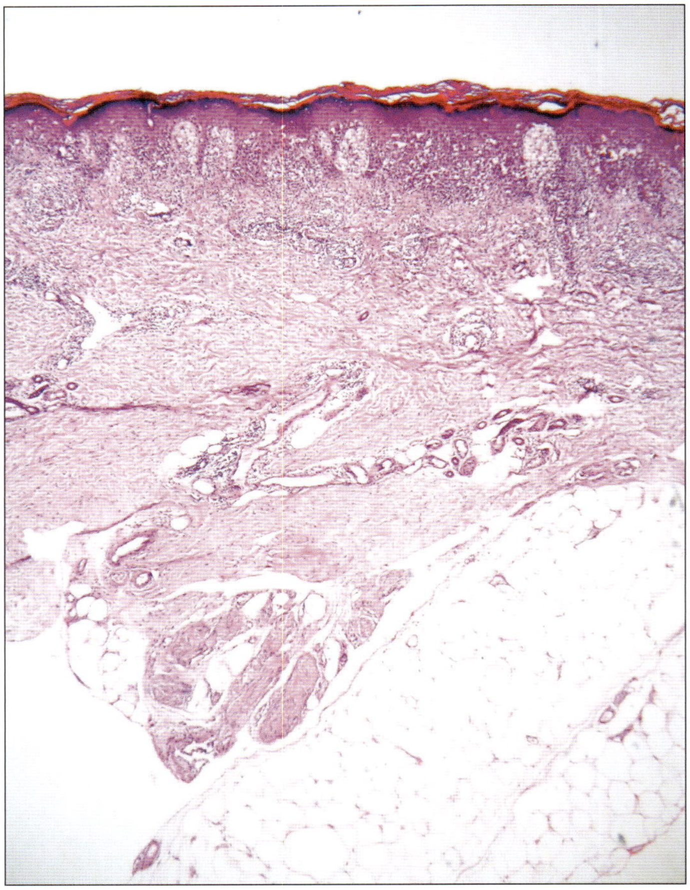

图 7.2-35 固定药疹
真皮浅中层血管周围中等密度炎症细胞浸润，界面改变

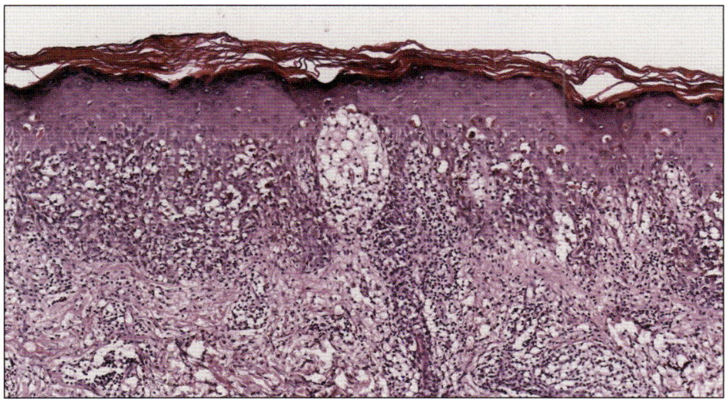

图 7.2-36 **固定药疹**
基底细胞液化变性，真皮乳头炎症细胞浸润

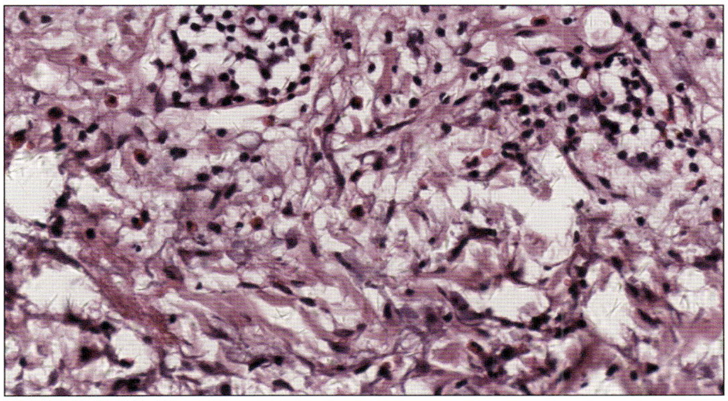

图 7.2-37 **固定药疹**
血管周围混合类型炎症细胞浸润，包括嗜酸性粒细胞

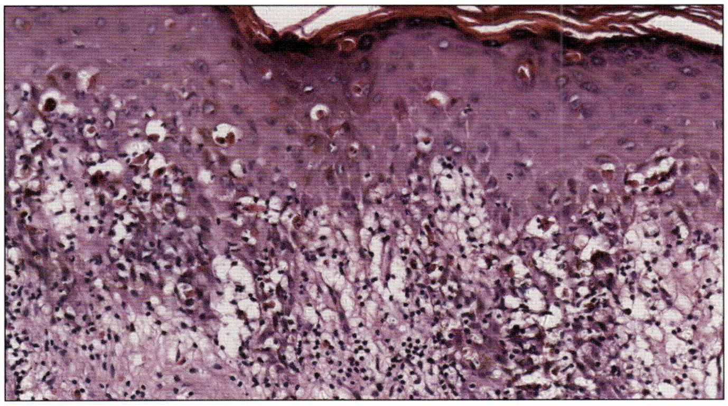

图 7.2-38 **固定药疹**
整个表皮内可见散布的坏死红染角质形成细胞

固定药疹的红斑、水疱消退后，遗留褐色的色素斑，不易消退。此时的组织学改变缺乏特征性，为真皮乳头增厚，血管丛周围稀疏淋巴组织细胞浸润与多数噬黑素细胞，与一般的炎症后色素沉着相同。固定药疹的噬黑素细胞不仅见于真皮乳头及浅层血管周围，且还见于深层血管周围。

药疹的皮损形态多种多样，可模拟多种皮肤病变，在组织学上缺乏特异性。固定药疹则无论在临床上、还是组织学上都具有相当的特征性，并可从临床或组织学改变本身予以确诊。

临床表现

为大小不等紫红色的圆形或椭圆形斑（图 7.2-39），中央出现水疱或大疱。如不再继续服药，数日后红斑渐退，遗留褐色色素沉着斑（图 7.2-40），不易消退。当再次服药，常迅速在原处出现同样皮疹。固定药疹可发生在体表的任何部位，好发于皮肤黏膜交界部位如口唇、外阴部及手足背部。引起固定药疹的常见药物有磺胺药、解热镇痛类药物、四环素及巴比妥类。

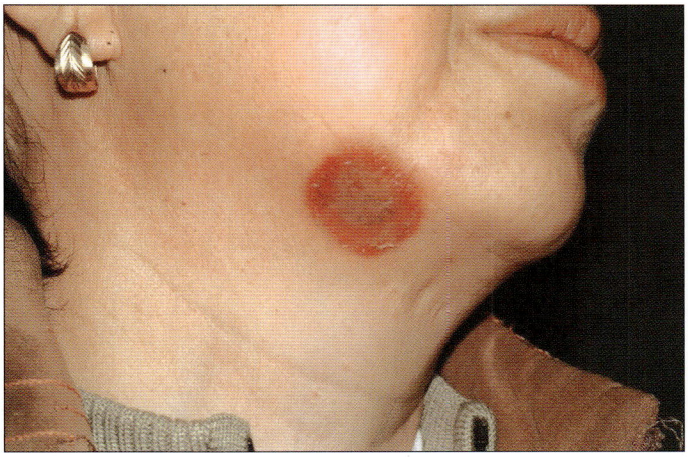

图 7.2-39 **固定疹药（退烧片引起）**

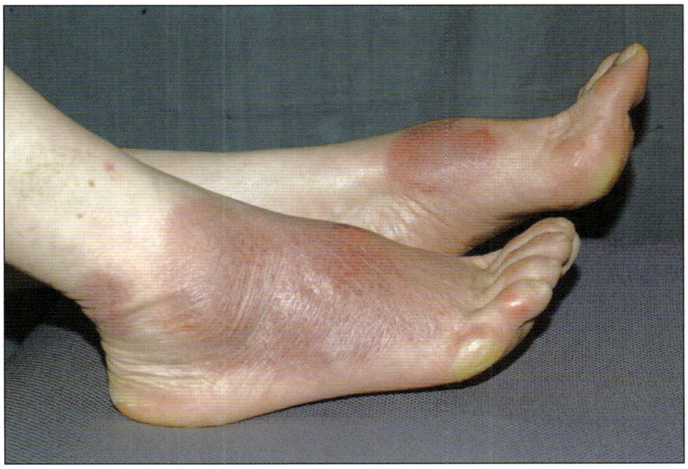

图 7.2-40 **固定药疹（乘晕宁引起）**

鉴别诊断

在红斑期固定药疹的组织学改变应与多形红斑相鉴别。固定药疹炎症细胞浸润不仅在真皮浅层，而且还在深层血管丛周围，而多形红斑的炎症细胞浸润仅在浅层血管周围；固定药疹的浸润细胞中有嗜酸性粒细胞及中性粒细胞，而多形红斑为淋巴组织细胞浸润，很少有嗜酸性粒细胞浸润。

7.3 海绵水肿型浅层和深层血管周围皮炎（superficial and deep perivascular dermatitis with spongiotic dermatitis）

这一组病变的基本组织学改变为浅层和深层血管周围炎症细胞浸润及表皮棘细胞间水肿即海绵水肿。属于这一组的典型疾病是虫咬皮炎（丘疹性荨麻疹）。

7.3.1 虫咬皮炎（dermatitis caused by insect bite），丘疹性荨麻疹（urticaria papulosa）

组织病理特点

图 7.3-1，图 7.3-2，图 7.3-3，图 7.3-4

- 浅层及深层血管周围中等密度嗜酸性粒细胞、淋巴细胞、组织细胞及中性粒细胞的浸润，浸润细胞在真皮中成楔形分布（在真皮浅层浸润细胞多，分布宽，往下则浸润细胞逐渐减少）；
- 浸润细胞不但在血管周围，还在胶原束间；在胶原束间水肿；
- 真皮乳头水肿，严重时可成为表皮下水疱；
- 表皮内灶性海绵水肿及细胞内水肿，重时可形成表皮内疱；
- 真皮乳头数量不等的血管外红细胞；
- 有时因搔抓出现糜烂，则表面可见痂（渗出物）屑（角化不全）。

虫咬皮炎可因蚊子、跳蚤、壁虱、疥螨、蜂、蚂蚁等节肢动物叮咬所致。由于昆虫不同、所释出的毒液不同、虫咬深度、机体对虫咬反应性的不同及取材时皮损的表现，虫咬皮炎无论在临床上、还是组织学上都有很大不同。以上所描述的是对大多数节肢动物如蚊子、臭虫等叮咬后所呈现的组织病理学改变。

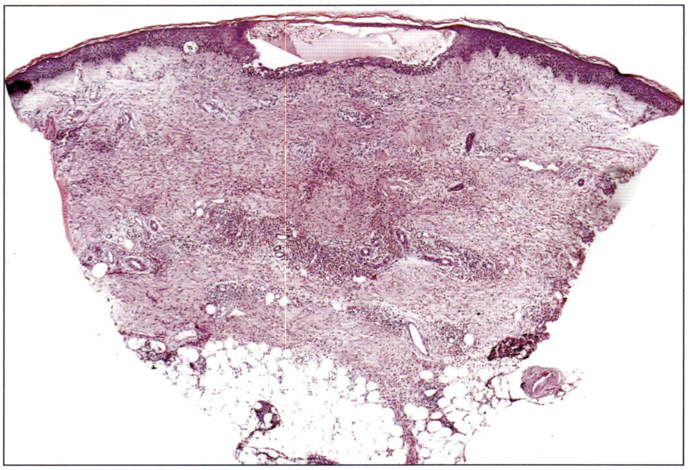

图 7.3-1 **虫咬皮炎**
示表皮内水疱，真皮全层炎症细胞浸润

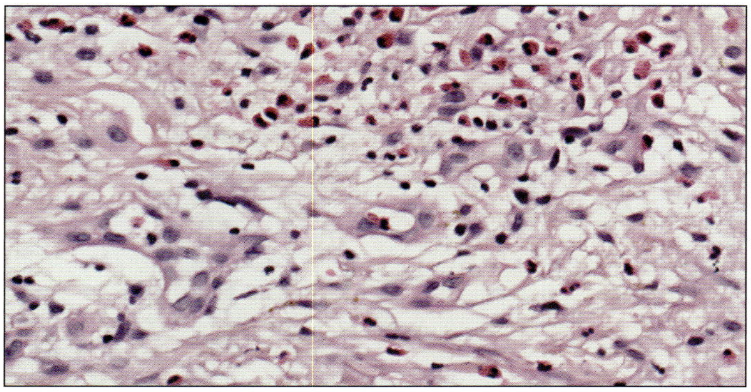

图 7.3-2 **虫咬皮炎**
嗜酸性粒细胞不但在血管周围，还在胶原束间

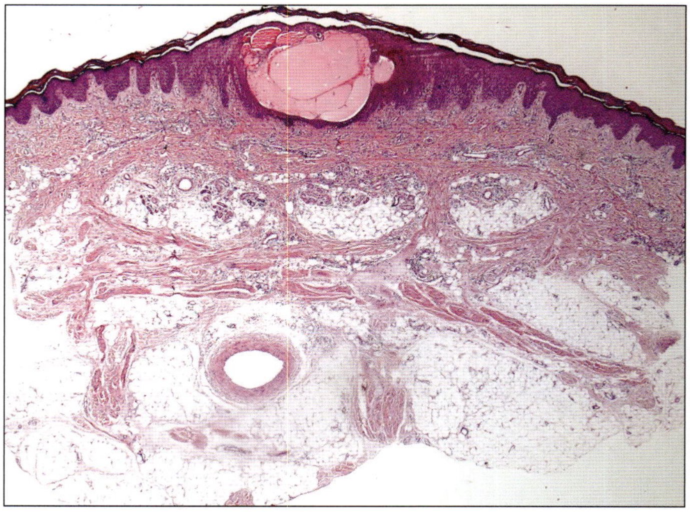

图 7.3-3 **虫咬皮炎**
表皮内水疱

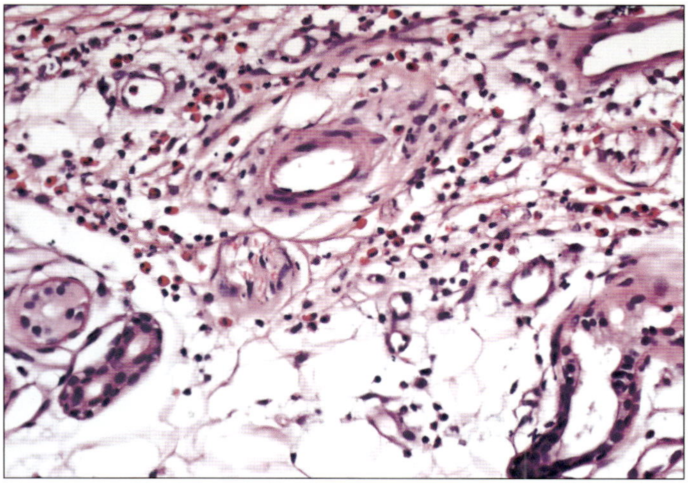

图 7.3-4 **虫咬皮炎**
血管周多数嗜酸性粒细胞及淋巴细胞浸润

在最初的水肿性红斑或丘疹损害，主要为浅层及深层血管周围及间质中包括有嗜酸性粒细胞、嗜中性粒细胞的混合类型炎症细胞浸润。在有的病例，炎症浸润细胞可仅限于真皮浅层。炎症浸润细胞在真皮内的分布常呈上大、下小的倒三角形或楔形，这是因为距叮咬部位越近，所受刺激或对毒素的反应越强，越往下则所受刺激越弱的缘故。在被叮咬的中心，如喙器所进入的部位，表皮内可见灶性海绵水肿及细胞内水肿，相应的真皮乳头可明显水肿，血管扩张，有血管外红细胞。当病变进展，表皮内细胞间海绵水肿及细胞内气球变性日渐加重，最终出现水疱。虫咬皮炎的水疱大多是表皮内疱，少数情况下可由于真皮乳头高度水肿而发展成表皮下疱。临床上则在水肿性红斑或丘疹中央出现水疱或大疱。

虫咬皮炎的炎症细胞是混合类型的，即有嗜酸性粒细胞、中性粒细胞、淋巴细胞和组织细胞等，以那种细胞的浸润为主亦因虫咬的种类、个体反应等而异。蚊子、臭虫等叮咬常可见数量不等嗜酸性粒细胞，它们不仅在血管周围还在胶原束间，在表皮海绵水肿及水疱内。壁虱、跳蚤等叮咬则炎性浸润细胞以中性粒细胞为主，浸润细胞数量较多且深。若叮咬动物的喙器（如壁虱）或利刺（如蜂）留在被螯者的皮内，则还可出现以组织细胞浸润为主的异物肉芽肿反应，或以致密混合类型炎症细胞浸润的假性淋巴瘤改变，疥疮结节就是对表皮内疥虫所产生的一种假性淋巴瘤反应。

临床特点

虫咬后的反应轻者为红斑、丘疹、风团（图 7.3-5），重者中央出现水疱或大疱，也可呈大片状水肿性红斑。在螯咬部位可见到瘀点，出现水疱。自觉痒痛。丘疹性荨麻疹是春夏季节一个常见的瘙痒性皮肤病，典型皮损为约花生仁大、水肿性、潮红斑丘疹或风团样损害，不久中央出现水疱或大疱，自觉瘙痒，好发于四肢，患者以婴幼儿及儿童为多，成年人则以女性居多。丘疹性荨麻疹的主要原因是虫咬。

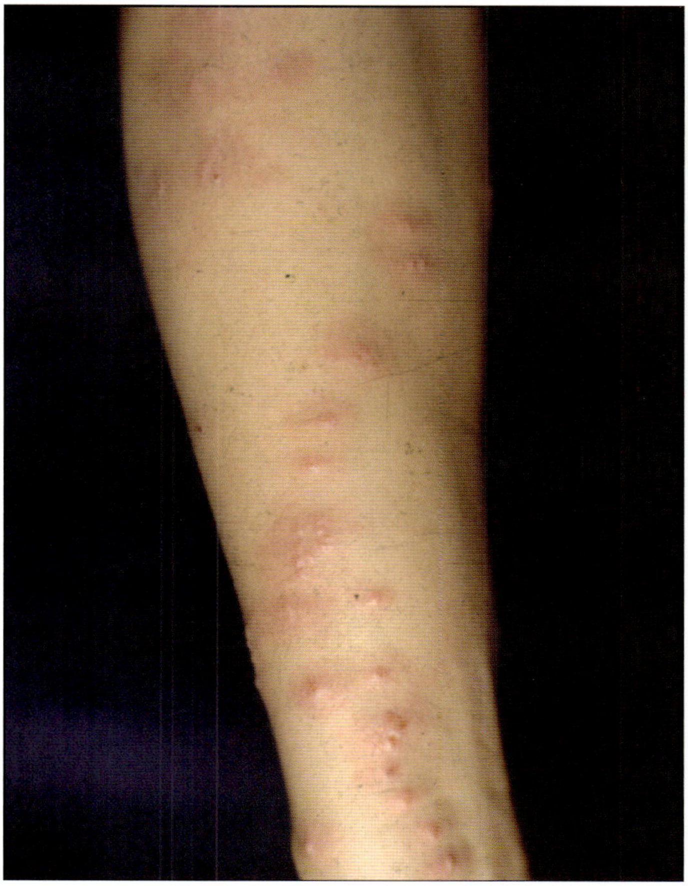

图 7.3-5 **虫咬皮炎**

7.3.2 匐行疹（creeping eruption）

匐行疹又称移行性幼虫疹（larv migrans）

组织病理特点

图 7.3-6，图 7.3-7

- 真皮浅层及深层炎症细胞浸润较为致密，包括淋巴细胞、多数嗜酸性粒细胞、中性粒细胞等；
- 真皮乳头层水肿，真皮网状层胶原束间水肿，其间可见嗜酸性粒细胞浸润；
- 匐行疹的产生是由于寄生虫的幼虫在皮内或皮下

游走，如果在皮损内见到幼虫，诊断就容易作出。但这样的机会很小，这是因为幼虫在皮内移动，呈匐行向前。在取材时，很有可能是幼虫从刀尖“溜跑了”。

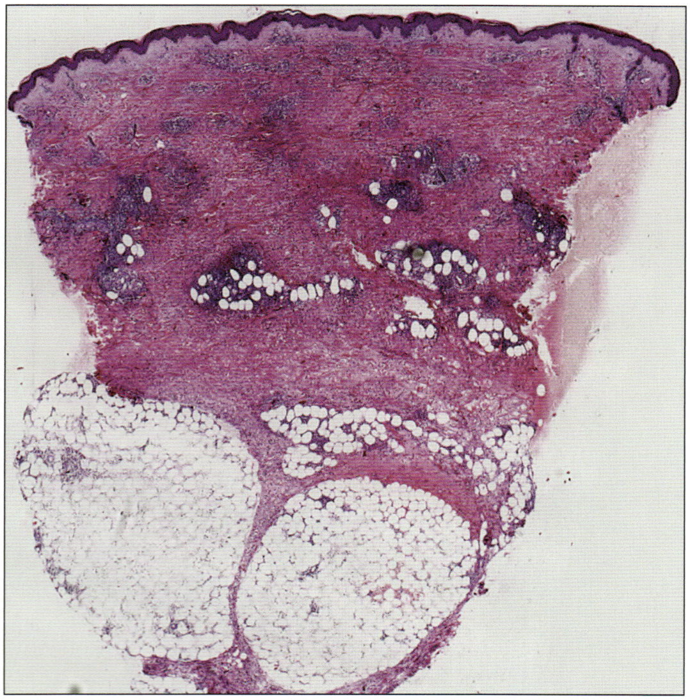

图 7.3-6 匐行疹
真皮浅层及深层炎症细胞浸润较为致密的浸润

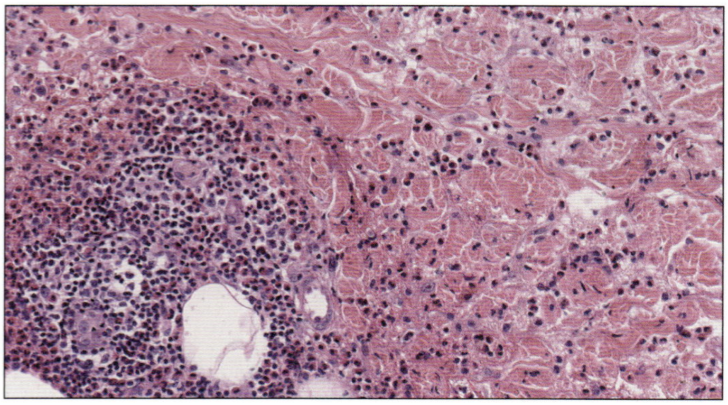

图 7.3-7 匐行疹
真皮血管周及胶原间可见多数嗜酸性粒细胞及淋巴细胞、组织细胞浸润。左下方可能为虫体的组织

临床特点

本病系钩虫、裂口和丝虫等的幼虫钻入皮肤并在其中蜿蜒前进，在皮肤上出现鲜红或暗红色线状损害，多见于四肢远端及躯干。由于幼虫在不停地移动，因此，皮疹亦不断地匐行向前（图 7.3-8）。自觉轻度疼痒。

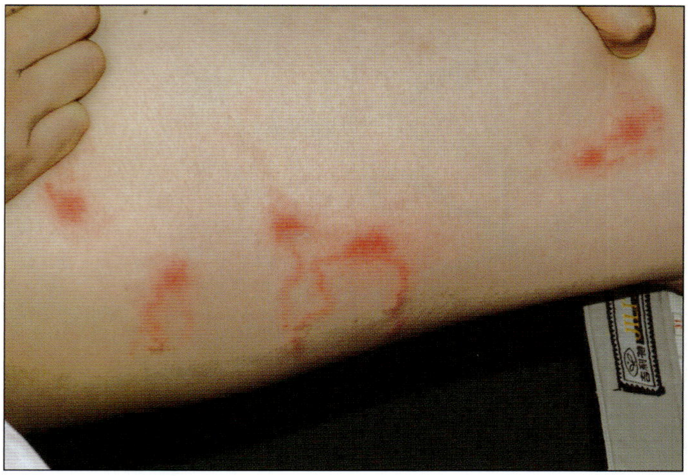

图 7.3-8 匐行疹

鉴别诊断

尾蚴皮炎（cercarial dermatitis）为血吸虫等的尾蚴钻入皮肤后所致的皮疹。因常在水中劳动或游泳时受染，故又称游泳者痒。临床表现为针头大小淡红色的丘疹或丘疱疹，中心有一小瘀点，自觉疼痒显著。皮疹的组织学改变与上述虫咬皮炎相似。若在表皮海绵水肿性水疱内见到尾蚴则可确诊。

7.3.3 疥疮及疥疮结节（scabies）

组织病理特点

图 7.3-9，图 7.3-10

- 真皮浅层及深层血管丛周围及胶原束间有包括嗜酸性粒细胞在内的混合类型炎症细胞浸润；
- 棘细胞层可见细胞间水肿即海绵水肿，偶可见表皮内水疱；
- 角质层内偶可见到疥虫或其产的卵。

雌性疥虫与雄性疥虫在人的体表交配后，雌性疥虫钻入并寄生在角质层内，以便产卵，掘凿隧道的机械性刺激及分泌毒素的刺激造成皮疹，因此在取材的皮肤标本中有时在角质层内可见到雌性疥虫或其产的卵（在隧道顶端取材见到疥虫的概率会大些）。若能找到疥虫或其卵则可确诊，否则无法作出特异诊断，只能下虫咬皮炎的诊断。必要时应作连续切片以检查角质层中可能存在的疥虫。

疥疮结节

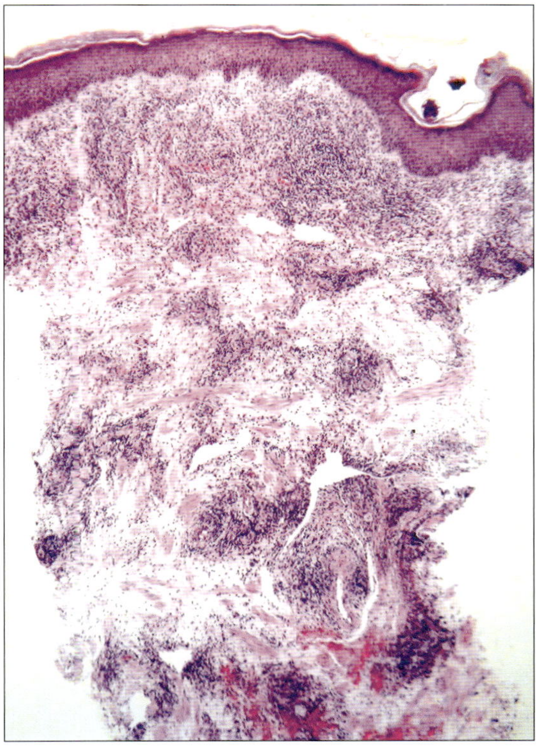

图 7.3-9 **疥疮**
真皮全层炎症细胞浸润。表皮角质层内可见虫体

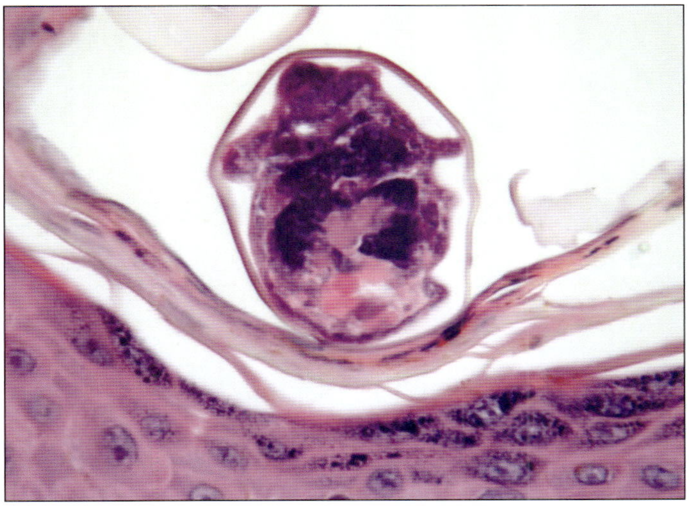

图 7.3-10 **疥疮**
角质层内可见到疥虫虫体

组织病理特点

图 7.3-11 ～图 7.3-13

- 真皮全层乃至皮下组织中血管周围及胶原束间较致密的淋巴细胞、组织细胞，中性粒细胞、浆细胞等混合类型细胞浸润，其中有多数嗜酸性粒细胞，偶可见多核组织细胞；
- 表皮角化过度，棘层轻度增厚，伴轻度海绵水肿；
- 真皮乳头中见到与表皮垂直走行、粗厚的胶原纤维。

临床表现

为针帽大的丘疹及丘疱疹，好发于手指缝、手腕屈侧、腹股沟、阴部等皮肤皱折部位（图 7.3-14）。在指缝有时可见线形匐行疹，这是疥螨所掘的隧道。患者自觉瘙痒，晚间尤甚。在男性的阴囊、阴茎和龟头，常可见如绿豆大小结节性损害，此为疥疮结节（图 7.3-15），瘙痒显著，在疥疮治愈后仍不易消退。

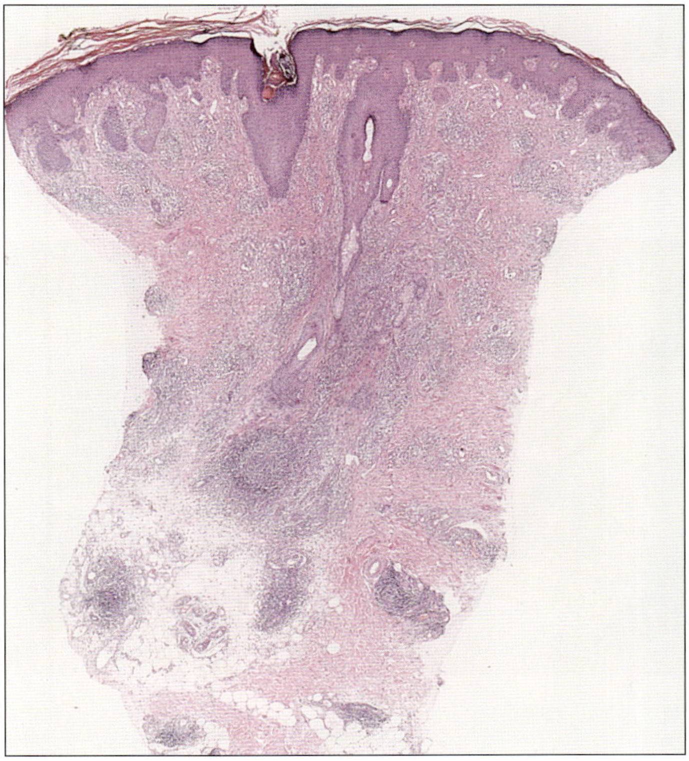

图 7.3-11 **疥疮结节**
表皮轻度增生，真皮全层较为致密、结节状炎症细胞浸润

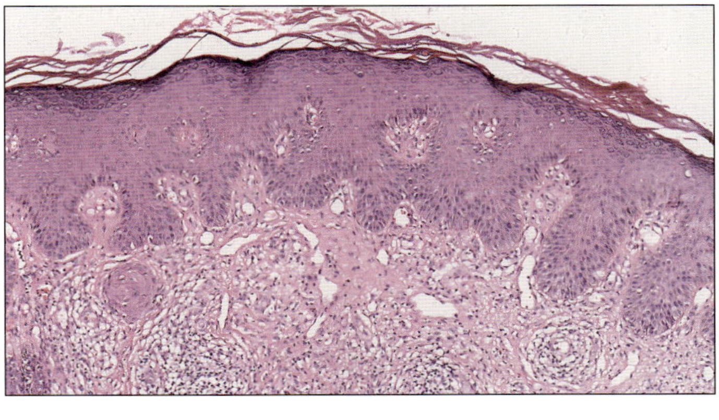

图 7.3-12 **疥疮结节**
轻度角化亢进，表皮增生。真皮乳头胶原增厚红染

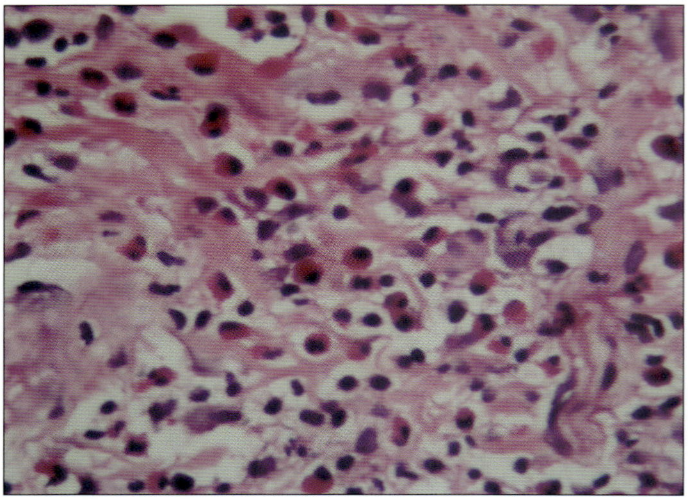

图 7.3-13 **疥疮**
真皮血管周围及胶原束可见多数嗜酸性粒细胞、淋巴细胞等混合类型炎症细胞浸润

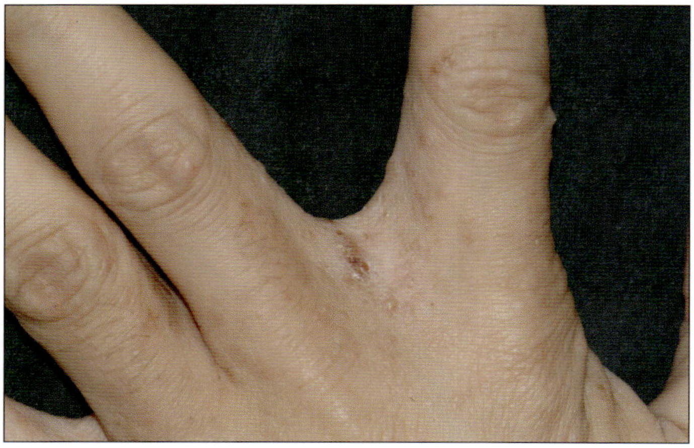

图 7.3-14 **疥疮**

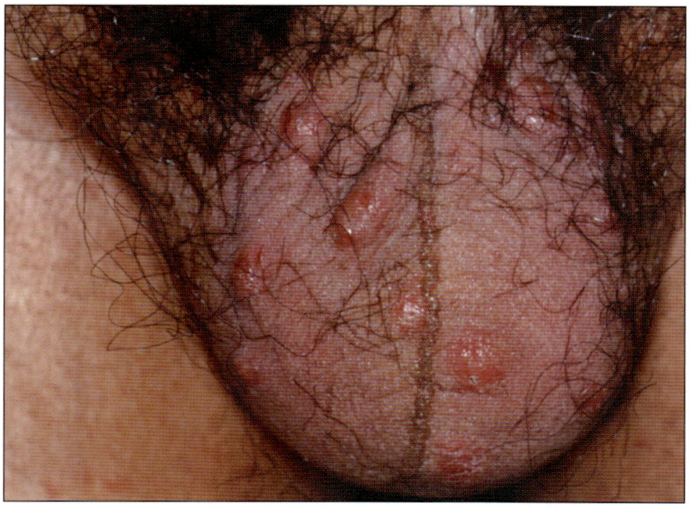

图 7.3-15 **疥疮结节**

挪威疥疮是一种严重的疥疮，发生在身体虚弱者及艾滋病患者，由于在角质层内有大量疥虫，加之长期搔抓，使表皮增生，上附厚层有臭味的痂屑（图 7.3-16）。组织学上为浅层和深层血管周围及胶原束间致密混合类型炎症细胞浸润，表皮呈银屑病样增生，海绵水肿，成层的角化亢进及角化不全，其中很容易找到疥螨及其卵。

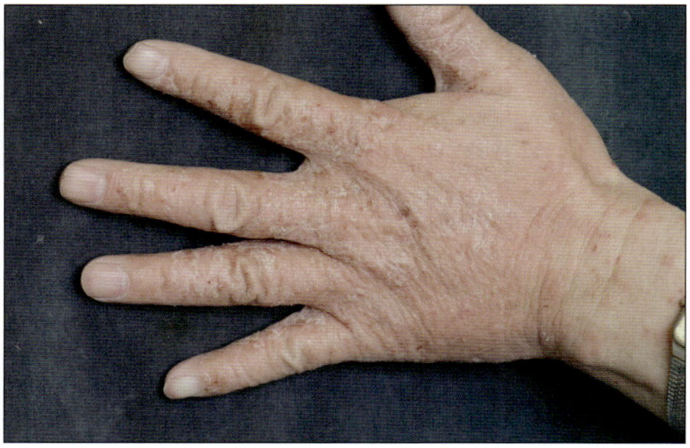

图 7.3-16 **挪威疥疮**

实验室检查

在皮疹中找到疥虫可确诊。从指缝线状损害的末端，用针头挑破皮肤后取材，在镜下检查较易找到疥螨。

7.3.4 慢性游走性红斑（erythema chronicum migrans）及莱姆病（lyme disease）

组织病理特点

- 浅层及深层血管周围及间质中混合类型炎症细胞浸润，有淋巴细胞、组织细胞和嗜酸性粒细胞。有时还可见中性粒细胞及浆细胞；
- 表皮内可有灶性海绵水肿及细胞内水肿；
- 以嗜银染色偶可在真皮上部和表皮真皮交界处找到少量螺旋体。

临床特点

为一呈圆形的红斑性损害，它缓慢地离心扩展，中央消退，而边缘为较宽的红斑（图 7.3-17、图 7.3-18、图 7.3-19），好发于躯干及四肢近端，自觉轻度瘙痒。

慢性游走性红斑的发生可能与昆虫叮咬、特别是蜱的叮咬有关。莱姆病是 20 世纪 70 年代在美国康奈狄克州的 Lyme 地区发现，病因为疏螺旋体感染，由蜱叮咬后螺旋体随蜱的涎液进入人体后所致的疾病。初期在皮肤上表现为慢性游走性红斑，以后，Lyme 病还可出现神经系统、心血管及关节炎的症状。

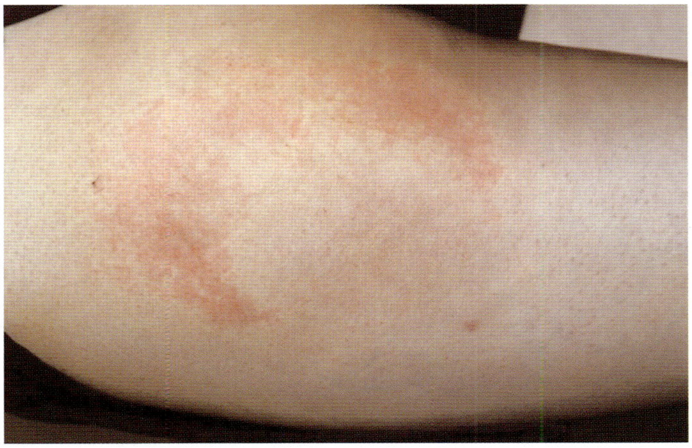

图 7.3-17 慢性游走性红斑

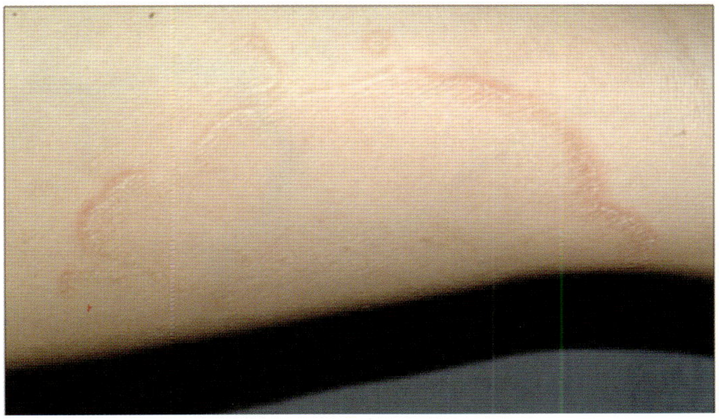

图 7.3-18 慢性游走性红斑

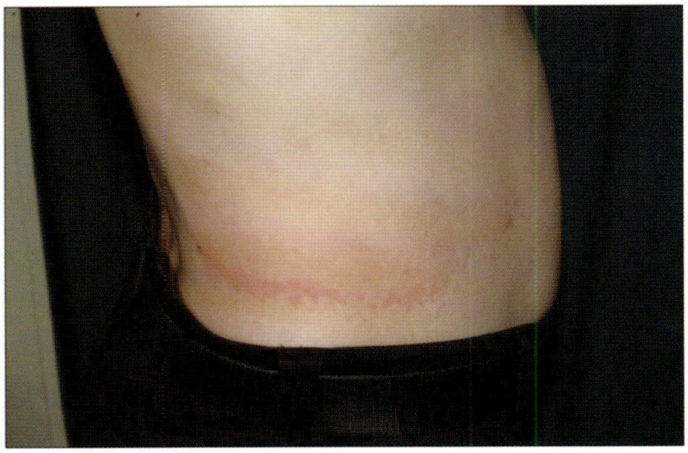

图 7.3-19 慢性游走性红斑

实验室检查

以免疫荧光法或其他方法测定血清中抗螺旋体抗体，以 PCR 检查血液、皮肤中是否有疏螺旋体将有助于诊断。

多形性日光疹，光变态反应性接触性皮炎及光变态反应性皮炎亦可表现为伴表皮海绵水肿的浅层及深层血管周围皮炎，这些病变的组织病理学改变在前面均已描述，在此不再重复。

7.4 银屑病样型浅层和深层血管周围皮炎（superficial and deep perivascular dermatitis with psoriasiform dermatitis）

基本特点是浅层和深层血管丛周围炎症细胞浸润及表皮棘细胞增生即银屑病样增生。这一组的典型病变是二期梅毒疹。

7.4.1 二期梅毒（secondary syphilis）

组织病理特点

图 7.4-1 ～图 7.4-7

- 浅层及深层血管周围淋巴细胞、组织细胞和浆细胞的浸润，浆细胞在真皮深层更易见到；
- 真皮乳头层炎症浸润较为致密，成苔藓样，并造成界面模糊不清，可见灶性基底细胞空泡改变；
- 浅层血管扩张，管壁增厚，内皮细胞肿胀，数目增多；
- 表皮增生，呈不规则性或银屑病样；可有角化不全。
- 对脓疱性损害，在真皮乳头及表皮内有中性粒细胞浸润，个别病例可见表皮内中性粒细胞性脓肿（海绵性脓疱）；
- 以嗜银染色偶可显示病变内的梅毒螺旋体，它们大多在表皮内，少数在真皮乳头的血管周围。

在浸润细胞中有浆细胞是梅毒感染的特点。浆细胞的数量不等。若在真皮中下层血管周围见到浆细胞浸润，伴血管壁增厚，内皮细胞肿胀，则一定要想到梅毒的可能，建议临床医生作梅毒血清学检查。

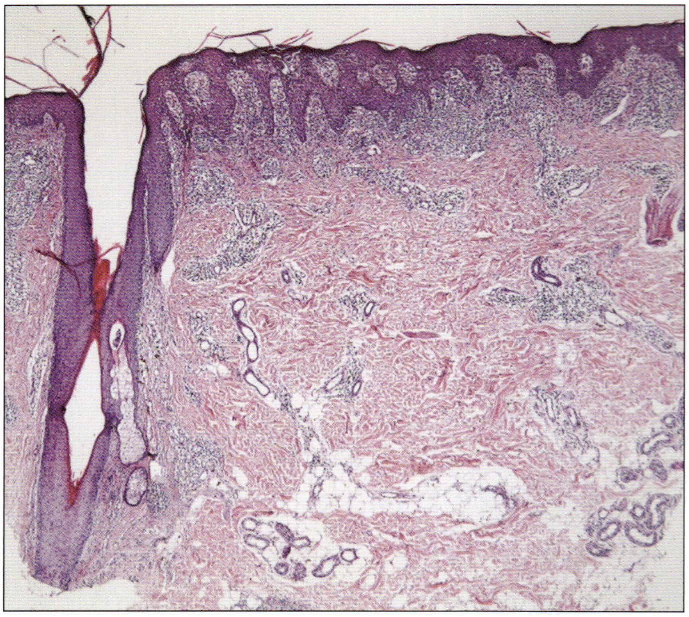

图 7.4-1 二期梅毒
真皮全层炎症细胞浸润

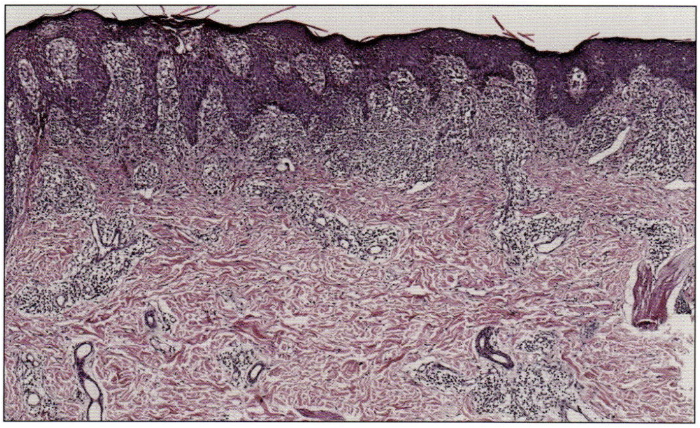

图 7.4-2 二期梅毒
炎症在真皮乳头更为致密，成苔藓样。界面模糊不清

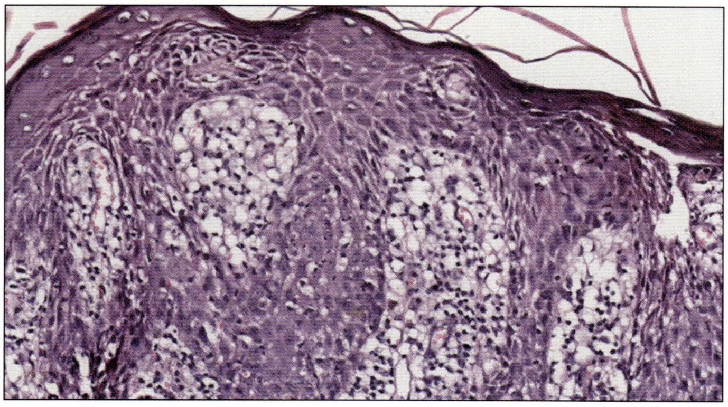

图 7.4-3 二期梅毒
表皮增生，伴轻度海绵水肿

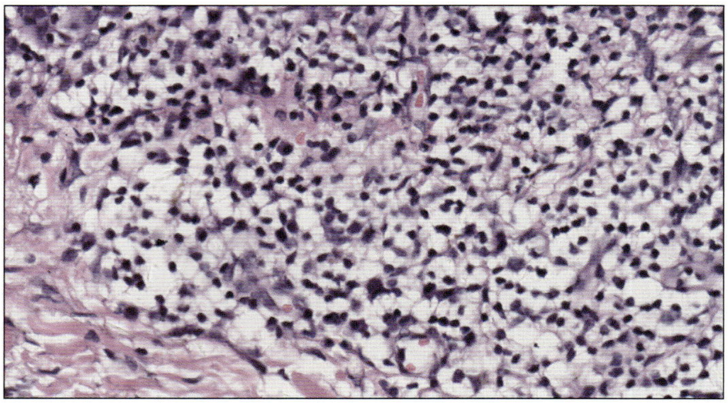

图 7.4-4 二期梅毒
混合类型炎症细胞浸润，可见浆细胞浸润

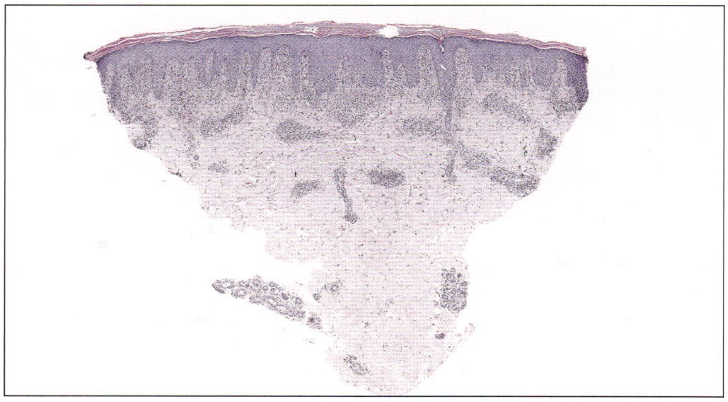

图 7.4-5 二期梅毒
取材自手掌。表皮增生，真皮全层炎症细胞浸润

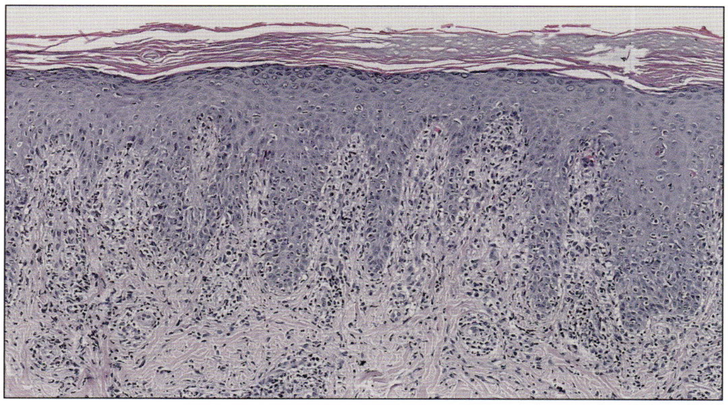

图 7.4-6 二期梅毒
表皮增生，真皮乳头内多数炎症细胞浸润

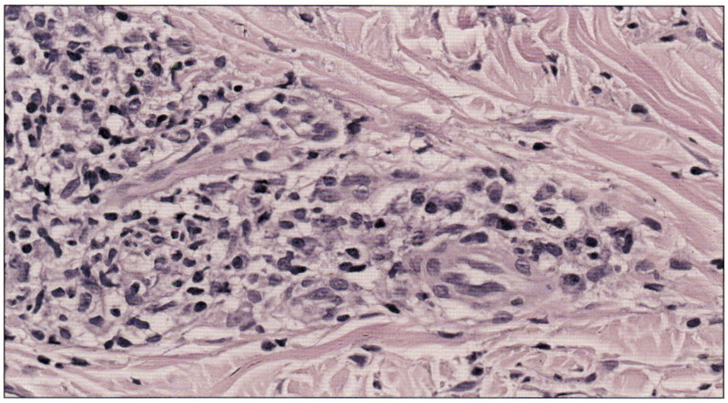

图 7.4-7 二期梅毒
多数浆细胞浸润为二期梅毒特点

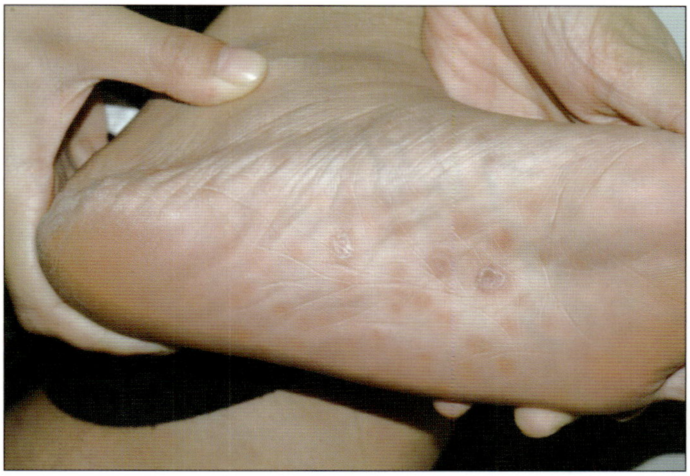

图 7.4-9 二期梅毒疹

临床特点

二期梅毒的皮疹形态多种多样，一般可分为斑疹、丘疹和脓疱疹 3 型。以斑疹最为常见，为直径约 1 ～ 2cm 的圆形或椭圆形淡红斑或铜红色斑，全身泛发（图 7.4-8），特别是手掌、足跖（图 7.4-9），是颇具诊断意义的；其次是丘疹，常见发生在外阴部、肛门周围的扁平湿疣、表面湿润，渗液中含多量梅毒螺旋体；脓疱疹很为少见。二期梅毒疹一般出现在下疳消退后 3 ～ 4 周左右，常无自觉症状。

扁平湿疣（condyloma latum）

组织病理特点

表皮呈乳头瘤样增生
- 棘细胞上层可见海绵状脓疱。棘细胞间水肿，有散在中性粒细胞浸润；
- 真皮浅层及深层血管周围淋巴细胞、多数浆细胞，还有中性粒细胞浸润；

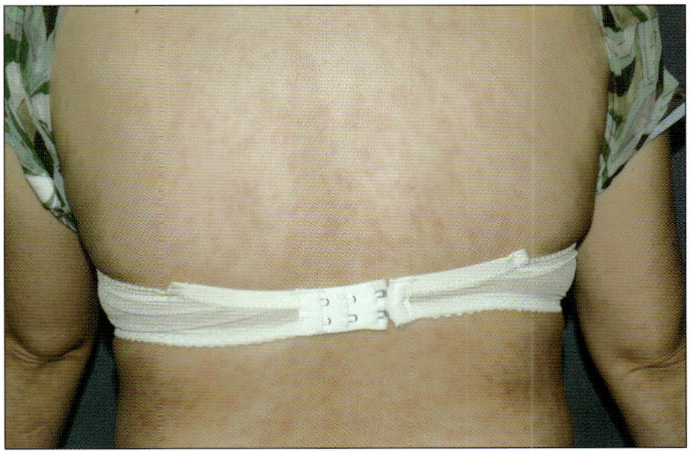

图 7.4-8 二期梅毒

- 以银染色可在皮损，尤表皮内找到梅毒螺旋体。

临床特点

为发生在外阴、肛门周围及皮肤皱褶部位的二期梅毒疹，呈疣状增殖，表面湿润（图 7.4-10），分泌物中有多数梅毒螺旋体，传染性较强。

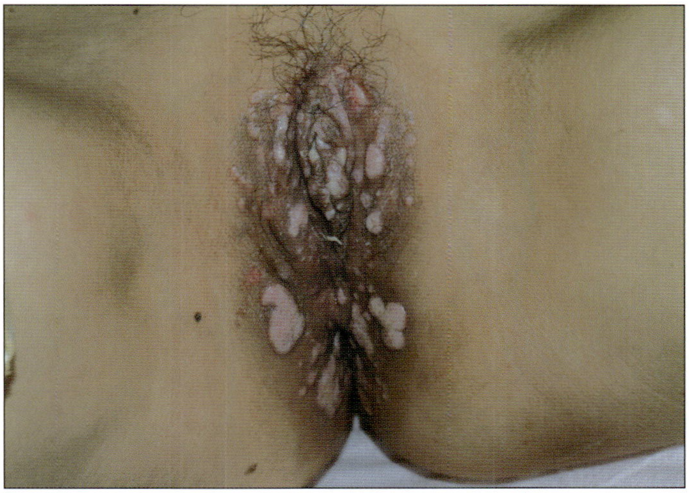

图 7.4-10 二期梅毒 扁平湿疣

各期梅毒皮损组织病理学改变有两个基本特点：

（1）真皮全层血管周围炎症细胞浸润，有数量不等的浆细胞浸润；

（2）血管壁增厚，内皮细胞肿胀。在二期晚及三期梅毒的皮损，还可见以上皮样细胞及多核巨细胞所成的肉芽肿性浸润。二期梅毒疹在临床上的表现多种多样，可类似多种皮肤病。如玫瑰糠疹、扁平苔藓、银屑病（图 7.4-11）、药疹等。与临床表现的多样性一致，在组织病理学的改变上也有很大的差别。如浸润浆细胞的数量就可有很大差别，有的病例炎性浸润细胞中浆细胞很少。有的病例可无血管的改变，此时要作特异诊断是比较困难的。

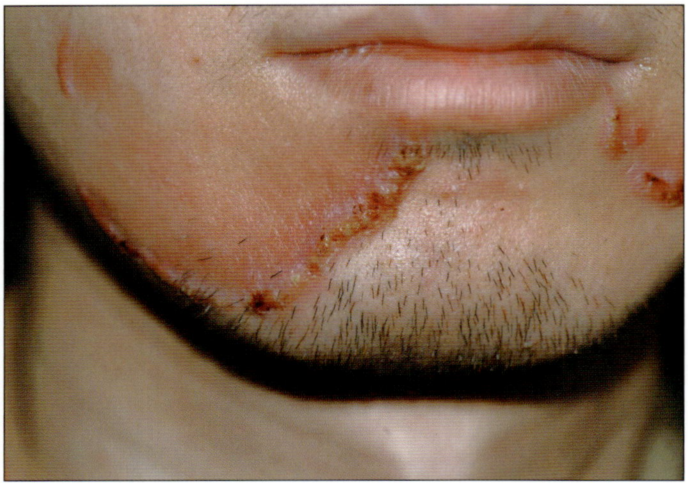

图 7.4-11 二期梅毒

实验室检查

取硬下疳或扁平湿疣表面渗液作印片，置暗视野显微镜下检查，可见到活动的梅毒螺旋体。血清学试验有非特异性的快速过筛试验 VDRL，RPR 等，特异性的 TPHA，梅毒螺旋体荧光抗体吸收试验（FTA-ABS）等。

7.4.2 一期梅毒——硬下疳（syphilitic chancre）

组织病理特点

图 7.4-12，图 7.4-13

- 表皮增生，棘层增厚。皮肤表面常有溃疡形成，邻近上皮则呈假上皮瘤样增生；
- 真皮内为致密、弥漫炎症细胞浸润，有多数中性粒细胞、浆细胞、淋巴细胞、组织细胞，还可见嗜酸性粒细胞；
- 血管扩张、管壁增厚，内皮细胞肿胀、肥大；
- 以嗜银染色，在表皮内及真皮乳头血管周围常可找到梅毒螺旋体。

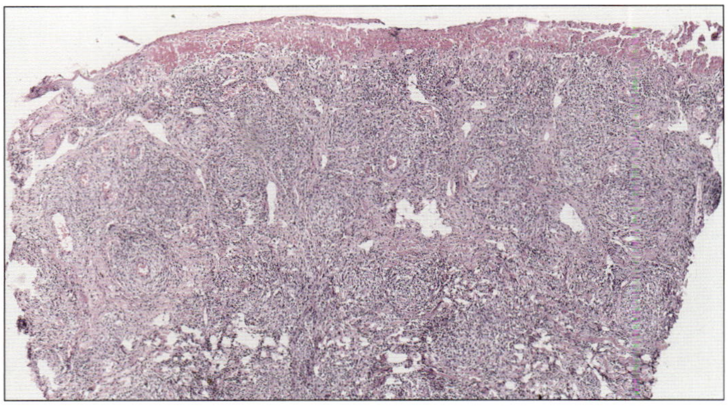

图 7.4-12 一期梅毒
表皮缺失，真皮全层致密炎症细胞浸润

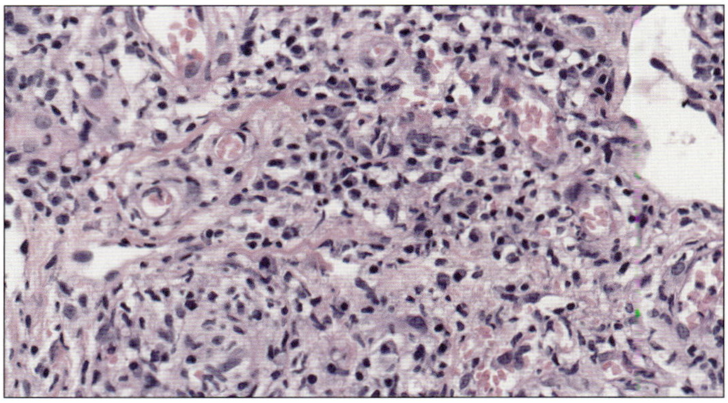

图 7.4-13 一期梅毒
混合类型炎症细胞浸润，可见多个浆细胞

临床特点

硬下疳为后天梅毒的最初表现（一期梅毒），大多发生在外阴部，如男性的龟头、冠状沟（图 7.4-14，图 7.4-15），女性的大小阴唇、子宫颈等。初为水肿性硬结，之后表面糜烂、溃疡，上有分泌物及结痂。损害约 1cm 大小，境界清楚，浸润显著，触之较硬，无疼痛感是其特点。口交者，硬下疳可发生在口唇（图 7.4-16）、舌甚至咽喉部。

实验室检查

取硬下疳上分泌物涂片，在暗视野显微镜下检查可找到呈螺旋状活动的梅毒螺旋体。梅毒螺旋体长约 7 微米，螺旋数目自 6 ~ 24 个不等。在硬下疳损害中，可见到多数螺旋体。

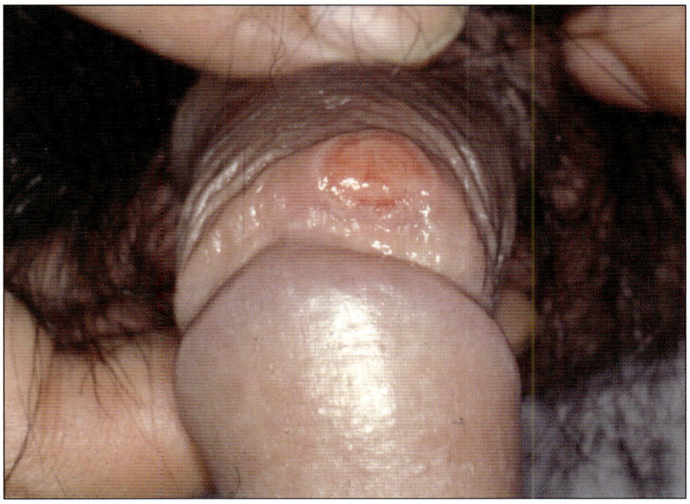

图 7.4-14 一期梅毒 硬下疳

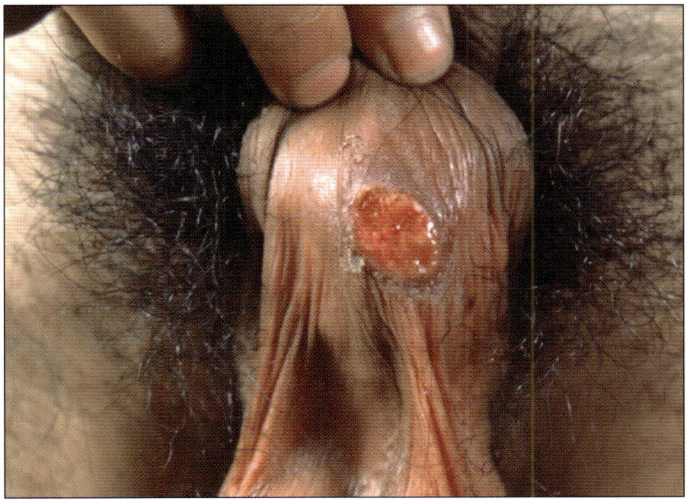

图 7.4-15 一期梅毒 硬下疳

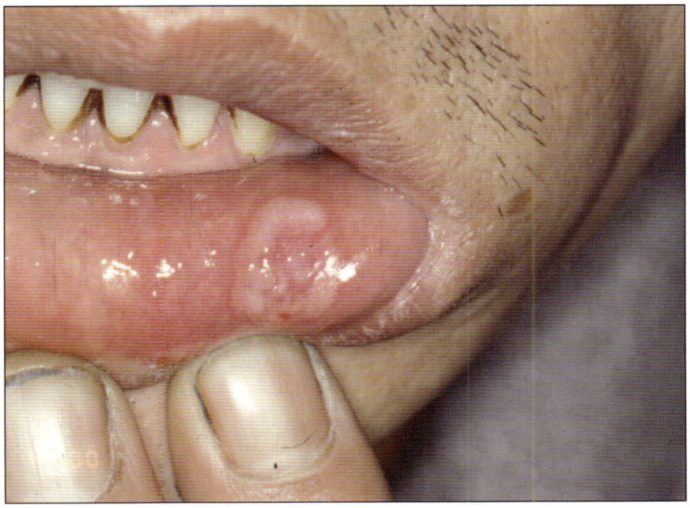

图 7.4-16 一期梅毒 硬下疳

7.4.3 三期梅毒（tertiary syphilis）

组织病理与特点

结节性梅毒疹

- 真皮内可见由上皮样细胞及多核巨细胞组成的肉芽肿性结节，周围有淋巴细胞和浆细胞浸润；
- 结节中央干酪坏死轻微或无；
- 血管壁肿胀，内皮细胞肥大；

树胶样肿

- 真皮及皮下组织内可见结节性或弥漫性的上皮样细胞及多核巨细胞组成的肉芽肿改变；周围有淋巴细胞、浆细胞浸润；
- 结节中央大片干酪坏死；
- 血管壁的肿胀及内皮细胞增生，不仅见于真皮，还见于皮下组织比较大的血管，内皮细胞增生及动脉内膜炎使管腔狭窄，甚至闭塞；
- 表皮正常、或萎缩变薄或有溃疡。

在三期梅毒的肉芽肿性损害中一般是找不到梅毒螺旋体的。

临床特点

结节性梅毒疹为多个粟粒至豌豆大小红色略隆起的结节，集簇成环形或蛇形，愈后留有萎缩性瘢痕。树胶样肿皮损较大，位置更深，开始为皮下硬结，以后中央坏死溃疡，基底凹凸不平，分泌黏稠脓液，状如树胶，故名树胶样肿。好发于头面部及小腿。自觉症状轻微。

二期梅毒可以复发，此时皮疹与结节性梅毒疹相似，组织病理学上也表现为肉芽肿性改变。

鉴别诊断

三期梅毒的肉芽肿应与结核、麻风时的肉芽肿损害相鉴别。这三个病均出现结核样肉芽肿改变。梅毒病特点：

（1）在上皮样细胞结节周围有较多浆细胞浸润；

（2）血管壁肿胀、内皮细胞肥大、数目增多是区别于结核及麻风的要点。

7.4.4 慢性光化性皮炎（chronic actinic dermatitis，CAD）

慢性光化性皮炎又称为“光线性类网织细胞增生症（actinic reticuloid）”

组织病理特点

图 7.4-17，图 7.4-18、图 7.4-19

- 浅层及深层血管丛周围较为致密混合类型炎症细胞浸润，包括淋巴细胞、组织细胞、浆细胞和嗜酸性粒细胞，还有不典型的单一核细胞；
- 真皮乳头层增厚，有与表皮呈垂直走行的粗厚胶原，其间有肥大、星状或多核的成纤维细胞；
- 表皮增生，棘层肥厚，呈银屑病样；可见灶性海绵水肿。
- 轻度角化亢进及角化不全。

临床特点

皮疹发生在暴露部位，主要在面部，为暗红色肥厚性斑块，其上皮肤纹理显著，并有鳞屑（图 7.4-20、图 7.4-21）。患者自觉显著瘙痒。以中老年男性多见。病程慢性，剧烈的搔抓常使皮肤明显增厚。

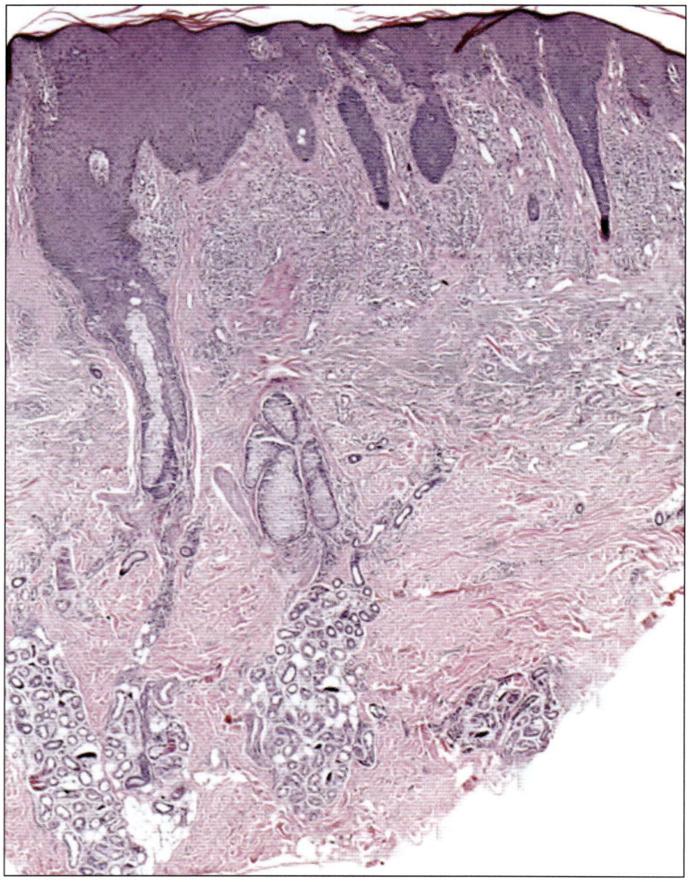

图 7.4-17　慢性光化性皮炎
表皮不规则增生，真皮浅层较为致密炎症细胞浸润，可见日光弹力变性

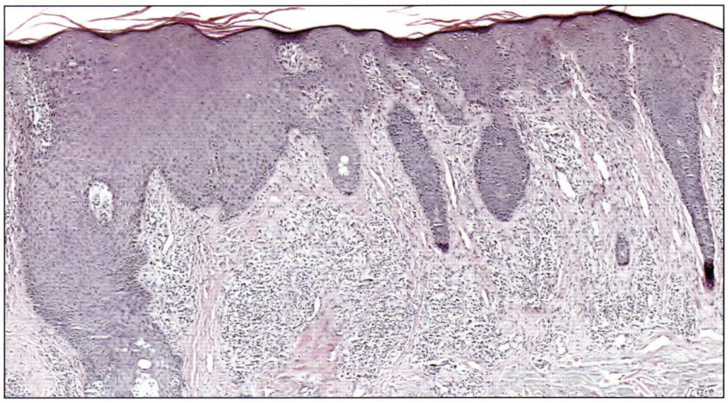

图 7.4-18　慢性光化性皮炎
真皮乳头增厚，有与表皮呈垂直走行的粗厚胶原

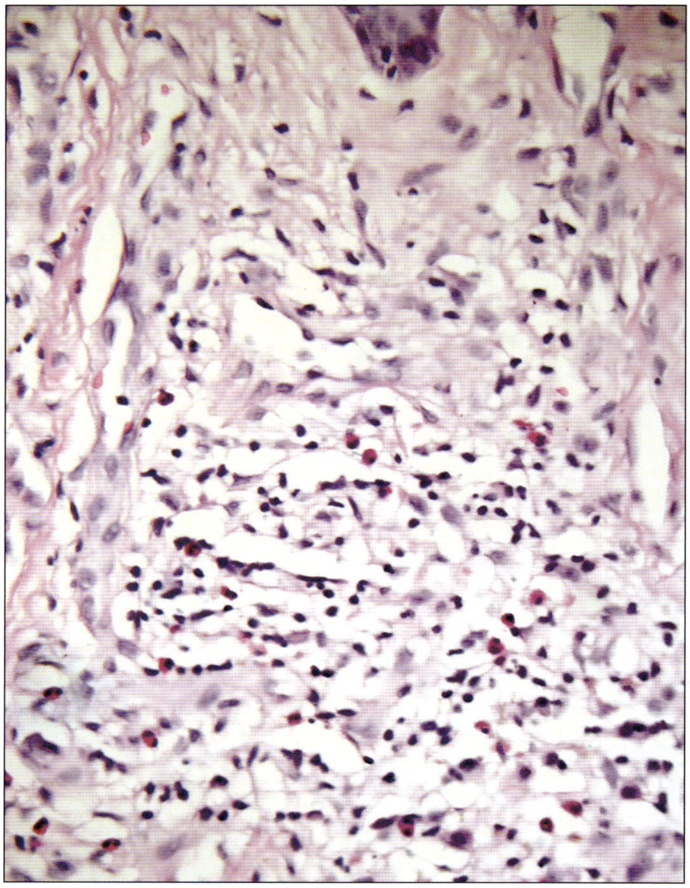

图 7.4-19　慢性光化性皮炎
血管周围淋巴细胞、嗜酸性粒细胞等浸润

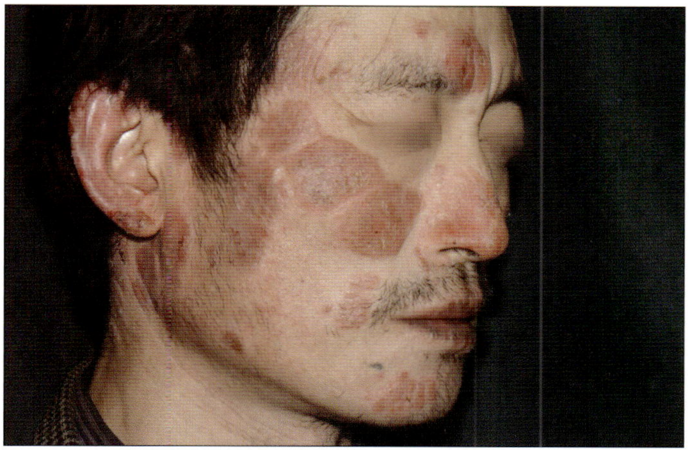

图 7.4-20 **慢性光化性皮炎**

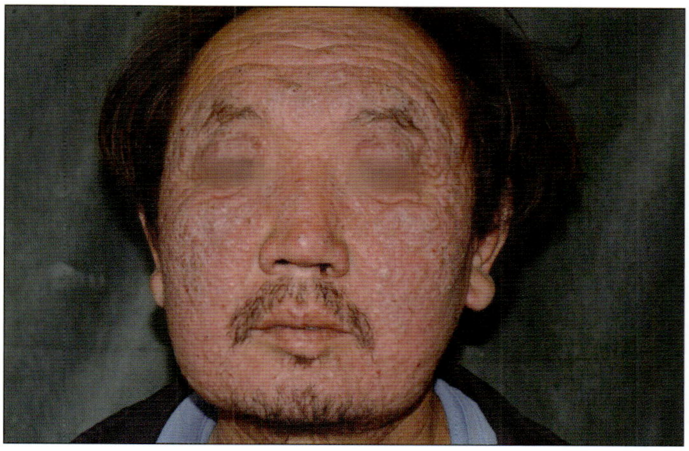

图 7.4-21 **慢性光化性皮炎**

鉴别诊断

组织病理上，本病需与蕈样肉芽肿相鉴别，两者由于均可有真皮全层浸润，特别是真皮乳头层浸润呈苔藓样，有不典型单一核细胞而相似。不同之处是慢性光化性皮炎时真皮浅层常见日光弹力变性，浸润细胞一般并不侵入表皮；而蕈样肉芽肿浸润的细胞有亲表皮性，在表皮内主要是表皮下层可见单个或成巢单一核细胞的浸润。临床上，慢性光化性皮炎的皮疹限于光暴露部位，尤其是面部，而蕈样肉芽肿皮疹常泛发全身，与光照无关。总之，慢性光化性皮炎是一个炎症性皮肤病，与蕈样肉芽肿不相关。

8 肉芽肿性炎症性皮病

肉芽肿（granuloma）是指以组织细胞浸润为主的损害。浸润细胞除了组织细胞外，还可有淋巴细胞、中性粒细胞、嗜酸性粒细胞及浆细胞等，浸润在真皮内和（或）皮下呈结节状或弥漫状。肉芽肿性炎症性皮肤病是在临床上诊断较为困难的一组疾病，皮损常为结节状或浸润性的斑块，病变较深，病程慢性，确诊常需依赖于病损的组织病理学检查。本章在前两版的标题是“结节性和弥漫性皮炎”，本版将标题改为“肉芽肿性炎症性皮病”，强调了皮肤组织病理对肉芽肿性炎症性皮病的重要性。

组织细胞属单核—吞噬细胞系统，该系统细胞均源于骨髓干细胞，进入外周血循环后则为单核细胞，单核细胞形体较大，具有吞噬异物的能力，当游走至组织中就称为巨噬细胞。巨噬细胞在不同的组织中又给予不同的名称，如在肝中的巨噬细胞称为枯否（Kupffer）细胞，在肺中的称为尘细胞，在脾及淋巴结中的为网状细胞（reticulum cell），在中枢神经系统中的为小神经胶质细胞，在皮肤中的则为组织细胞，表皮中郎格汉斯细胞也属于来源于骨髓的单核—吞噬系统细胞。

组织细胞较大，直径约为 15 ~ 25μm（中性粒细胞为 10 ~ 20μm），核大，染色较浅，在 H · E 染色的切片中呈灰蓝色，圆形、肾形、可有深的切迹，也可呈多叶状。胞浆丰富淡染，细胞的轮廓常不甚清晰。

组织细胞在皮肤中主要起吞噬及清除异物的“清道夫”作用，在正常皮肤中仅少量存在。在炎症时，组织细胞数量迅速增加。最初是由血循环中的单核细胞进入皮肤，以后则自行丝状分裂而增殖。组织细胞在肉芽肿性炎症中形态各异，上皮样细胞是指群集的组织细胞，就像上皮细胞那样，一个紧挨一个，这类组织细胞的特点是核长形或卵圆形、空泡状、胞浆丰富、嗜酸性，细胞间的界限不清；泡沫状组织细胞是由于组织细胞吞噬了脂质后，使胞浆呈泡沫状而得名；噬黑素细胞是指吞噬了黑素的组织细胞，黑素一般是来自表皮黑素细胞的产物，若炎症造成了基底细胞的损伤，则常在真皮乳头层见到噬黑素细胞；噬含铁血黄素细胞是指吞噬了红细胞破坏后产生的含铁血黄素的组织细胞，常见于急性炎症或出血性疾患等有红细胞外渗的疾病。为了吞噬异物，组织细胞还可联合起来，融合成多核组织细胞，常见的有 3 种：朗汉斯巨细胞（Langhan's giant cell），核以环形或半环形排列在细胞周缘；异物巨细胞：核以杂乱的方式散布于胞浆中；吐通（Touton）巨细胞：核排列成花环状，环内为均一、两染性的胞浆，而环外则为具有多数泡沫状的胞浆。

对所有肉芽肿性浸润的组织病理检查视需要应作：

（1）偏振光检查以发现具有双折射特性的异物如二氧化硅；

（2）PAS 或六甲四胺银染色以检查有否真菌，常见的是着色霉菌病及孢子丝菌病；

（3）特殊染色如耐酸染色、Fite 染色或 Auramine 染色以发现结核分枝杆菌、非典型分枝杆菌或麻风分枝杆菌；嗜银染色以检查梅毒螺旋体；姬姆萨染色以发现利什曼小体，必要时应同时取组织块作培养。若怀疑有异物，必要时需对活检标本作化学分析，有时还需作电镜检查。结核样型麻风的损害，特殊染色后在光镜下检查常不能找到麻风分枝杆菌，以电镜检查有时可发现。

8.1 结核样型肉芽肿（tuberculoid granuloma）

结核样结节是以上皮样细胞为主组成，周围绕以较为致密的淋巴细胞浸润，结节内可见朗汉斯巨细胞，在结节中央，可见程度不等的红染、无定形的干酪样坏死，但亦可无坏死。

8.1.1 寻常狼疮（lupus vulgaris）

组织病理特点

图 8.1-1 ~ 8.1-3

- 真皮内，尤其在真皮中、上部有结核样结节，其间有朗汉斯巨细胞，周围有较为致密淋巴细胞浸润；
- 结节中央可见干酪坏死，亦可无干酪坏死；
- 由于结节向上压迫，表皮常萎缩变薄。有的病例可发生溃疡，愈合后表皮可向内呈假上皮瘤样增生；
- 在病程长的病例可见明显的纤维化及毛细血管扩张；
- 皮损中很难找到结核分枝杆菌。

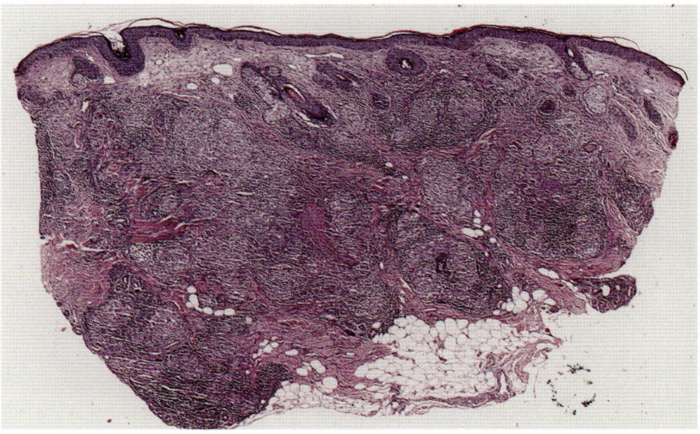

图 8.1-1 寻常狼疮
真皮内结核样结节，中央红染为干酪坏死，包以多数上皮样细胞，间有朗汉斯巨细胞，周围较为致密淋巴细胞浸润

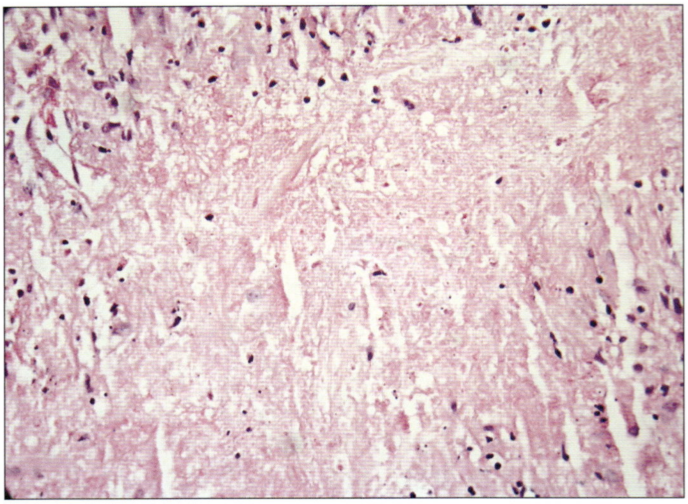

图 8.1-2 **寻常狼疮**
干酪坏死

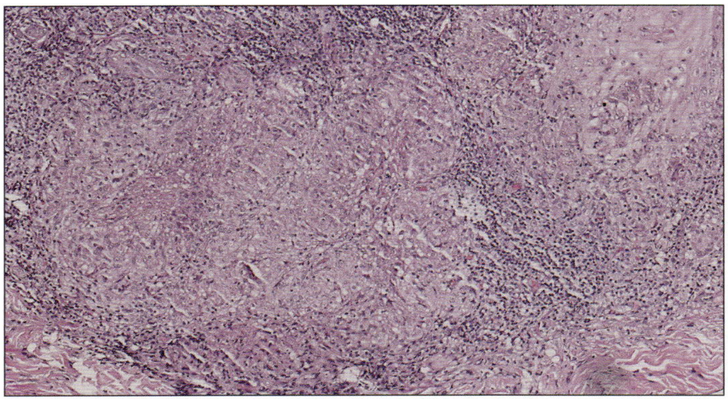

图 8.1-3 **寻常狼疮**
上皮样细胞及朗汉斯巨细胞

干酪坏死是组织的凝固性坏死或缺血性坏死。坏死的组织丧失了结构的轮廓，在 H · E 染色切片中为淡红染的细颗粒，有时其中可见核缩、核碎等。

临床特点

寻常狼疮是皮肤结核中最常见的一型，系结核杆菌从外界或经血循侵入皮肤而发病。临床上特征性的损害是狼疮结节，它是直径约 0.2 ～ 0.3cm、半球形稍隆起皮面的结节，色红褐或棕褐（图 8.1-4）。以玻片压诊，可见中心为淡黄色如果酱，故称为“果酱样结节”。这种果酱样结节是由于紧挨变薄表皮下的上皮样细胞结节所造成的。皮损好发于面颈部，若不及时治疗，结节可彼此融合成为大的红褐色浸润性损害（图 8.1-5），有的可以破溃成溃疡，病程长的病例可造成大片溃疡及萎缩性瘢痕。

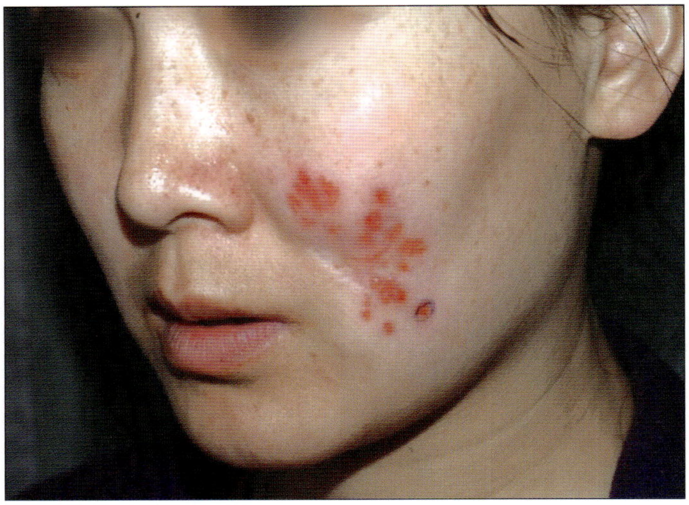

图 8.1-4 **寻常狼疮**

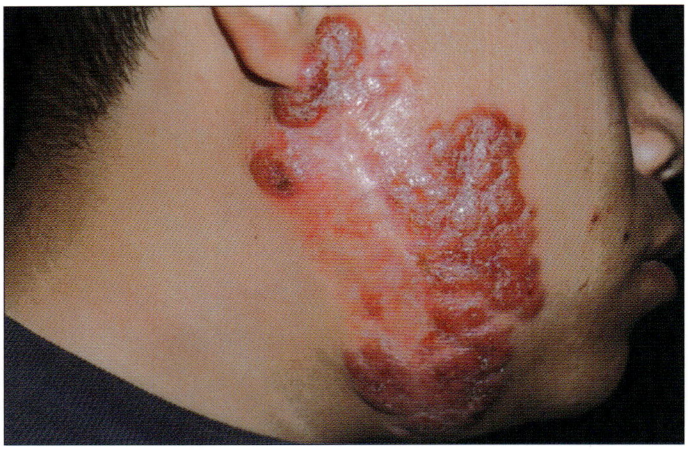

图 8.1-5 **寻常狼疮**

8.1.2 瘰疬性皮肤结核（scrofuloderma）

组织病理特点

- 表皮萎缩或为溃疡；
- 其下真皮及皮下组织内可见结核性肉芽肿，中央为大片的干酪坏死；
- 若取材自溃疡区域，则为慢性炎症改变，可见淋巴细胞及浆细胞浸润，有时可见以中性粒细胞为主的脓肿；
- 耐酸染色在干酪坏死区域常能找到结核分枝杆菌。

临床特点

本病系皮肤下方的淋巴结、骨或关节等的结核病灶直接扩展或经淋巴管蔓延至皮肤而发病。损害初起为枣样大皮下结节，以后结节彼此融合成大的斑块，中央溃破形成溃疡及瘘管。病程慢性，经久不愈。好发于颈、腋及胸上部，患者以青少年居多。

8.1.3 瘰疬性苔藓（lichen scrofulosorum）

瘰疬性苔藓又称苔藓样皮肤结核（tuberculosis cutis lichenoides）

组织病理特点

- 真皮上部毛囊或汗管周围上皮样细胞结节，周围有淋巴细胞浸润；
- 结节中央常无干酪坏死；
- 毛囊角栓，可有灶性角化不全。

临床特点

好发于躯干部，为成簇成片多数与毛囊一致的针帽大丘疹，皮色或淡红色，上覆细小鳞屑。无明显自觉症状。患者常有活动性的结核病灶，本病系一种结核疹。

实验室检查

结核菌素试验阳性。

8.1.4 疣状皮肤结核（tuberculosis verrucosa cutis）

组织病理特点

- 表皮呈乳头瘤样或假上皮瘤样增生，角化亢进及角化不全；
- 表皮内可见中性粒细胞组成的小脓肿；
- 真皮内弥漫炎症细胞浸润，有淋巴细胞、中性粒细胞及组织细胞，浆细胞很少或无；
- 真皮中下层可见上皮样细胞结节，周围有淋巴细胞，构成结核样结节，有朗汉斯巨细胞，结节中央有程度不等的干酪性坏死；
- 程度不等的纤维化。

以耐酸杆菌染色很少能在病变组织中找到结核分枝杆菌。

临床特点

本病系结核杆菌经皮肤外伤直接接种于皮肤而发病，患者都为以往曾感染过结核者。典型损害为表面呈疣状增生、粗糙不平的斑块或结节，四周有炎性红晕。皮损缓慢向四周扩大，中心成萎缩性瘢痕，边缘疣状增生性损害（图 8.1-6，图 8.1-7）。无明显自觉症状。好发于手足背、臀部等。

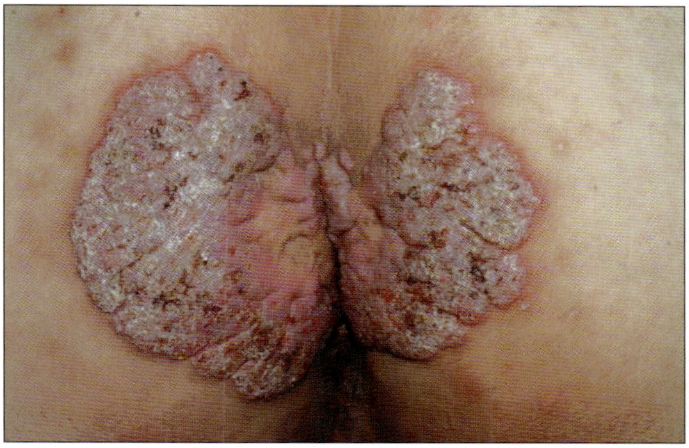

图 8.1-6 疣状皮肤结核

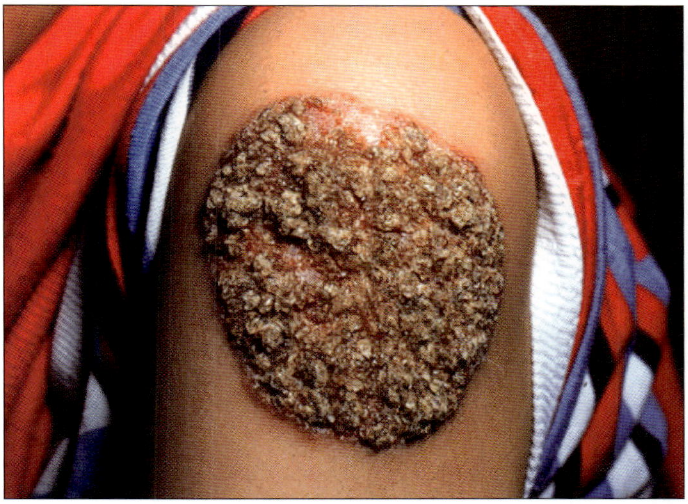

图 8.1-7 疣状皮肤结核

实验室检查

结核菌素试验阳性。

鉴别诊断

本病组织学改变的基本特点与深部真菌病相似，鉴别要点是本病：

（1）可见典型的结核样结节；

（2）浸润内浆细胞数量较少，嗜酸性粒细胞很少或没有；

（3）真菌镜检或培养阴性。

8.1.5 丘疹坏死性结核疹（papulonecrotic tuberculid）

组织病理特点

- 局灶性表皮坏死和溃疡形成；
- 其下方呈V形的坏死，可见组织细胞、多核巨细胞、中性粒细胞及淋巴细胞的浸润，有时在坏死组织周围可见呈栅状排列的组织细胞；
- 血管壁肿胀，内皮细胞肥大，血管周围有淋巴细胞浸润；部分血管壁可见坏死改变。

在病变早期为白细胞碎裂性血管炎改变。发生认为是死的结核菌在末梢血管栓塞，造成皮肤梗死，故病理上常呈上大下小的V形。

临床特点

典型损害为绿豆大丘疹，中央坏死附有黑色固着痂皮，去除痂皮则为火山口样小的溃疡面（图8.1-8），无明显自觉症状。由于病程慢性，反复发生，因此常可见到丘疹、坏死、溃疡及色素沉着斑或不同时期的皮疹。好发于四肢伸侧及躯干部，也可见男性龟头部位（图8.1-9）。

实验室检查

结核菌素试验阳性。

本病与瘰疬性苔藓及硬红斑均为皮肤结核疹，在患者体内大多有活动性结核病灶者，但患者有强的免疫力，结核疹是机体对结核感染的一种反应。

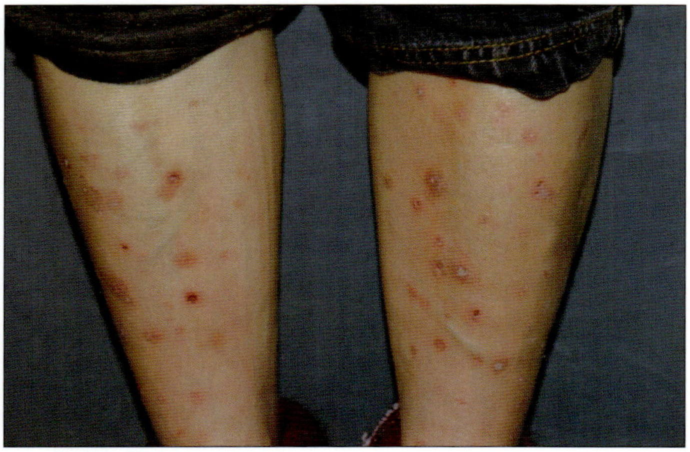

图8.1-8 丘疹坏死性结核疹

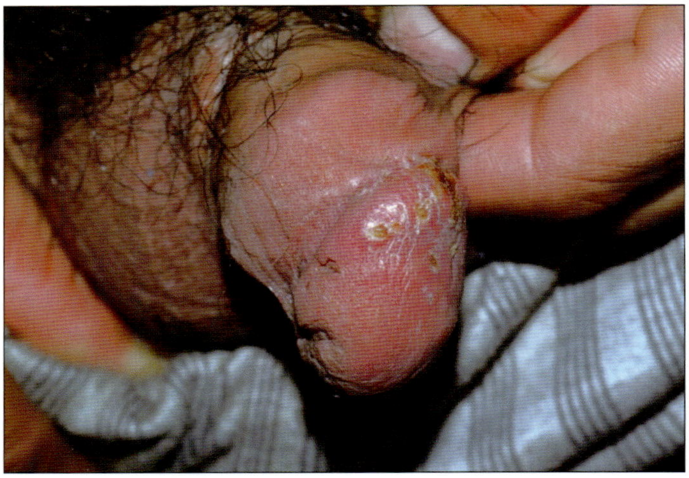

图8.1-9 丘疹坏死性结核疹

8.1.6 颜面播散性粟粒狼疮（lupus miliaris disseminatus faciei，LMDF）

组织病理特点

图8.1-10，8.1-11

- 真皮内，尤其在真皮中、上部可见上皮样结节，少许朗汉斯巨细胞，结节周围有较多淋巴细胞浸润；
- 在结核样结节中心可见干酪坏死；
- 由于本病发生在面部，自鼻周取材可见多数皮脂腺及开张的毛囊口，自眼周取材则可见多数毳毛。

临床特点

典型损害为粟粒大小半球形、略高出皮面的丘疹或结节，色黄红或红褐色（图8.1-12），用玻片压之呈果酱样，此即狼疮结节。皮疹除在面中部外，在下眼睑下方成堤状排列的结节为本病特点（图8.1-13）。愈后遗留点状的萎缩性瘢痕。皮损以耐酸染色不能发现有结核杆菌。本病好发于中青年男性，认为系一种结核疹，但由于患者常找不到明确的结核灶，结核菌素试验可呈阴性，因此对其病因有争论，目前多认为与结核无关。

硬红斑：见脂膜炎（13.2.1）。

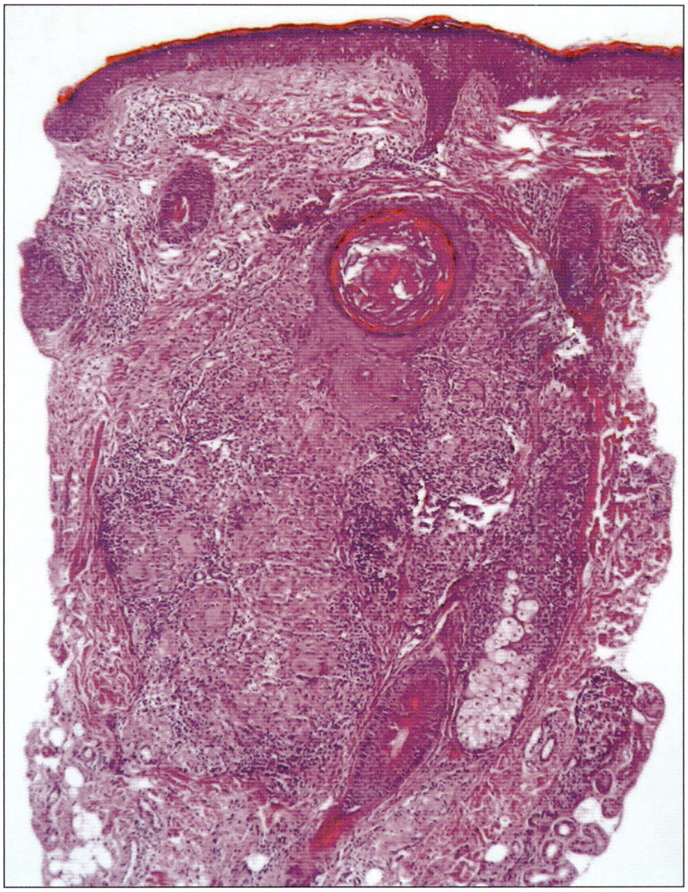

图 8.1-10　颜面播散性粟粒狼疮
真皮内结核样结节，多数上皮样细胞，间有朗汉斯巨细胞，周围为淋巴细胞浸润

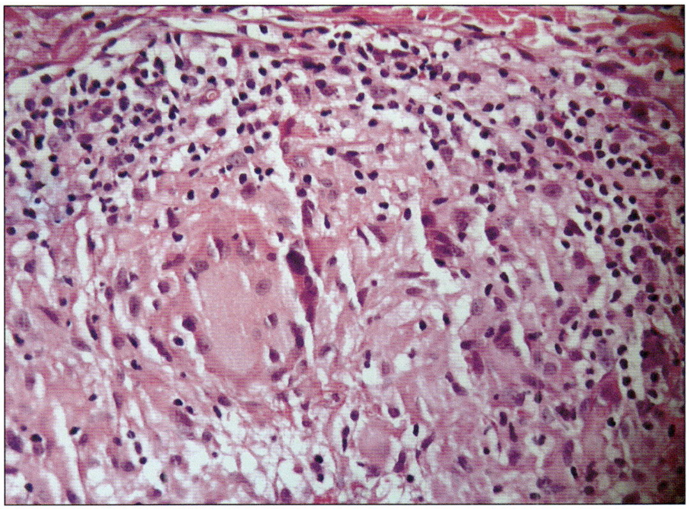

图 8.1-11　颜面播散性粟粒狼疮
结节内上皮样细胞及朗汉斯巨细胞

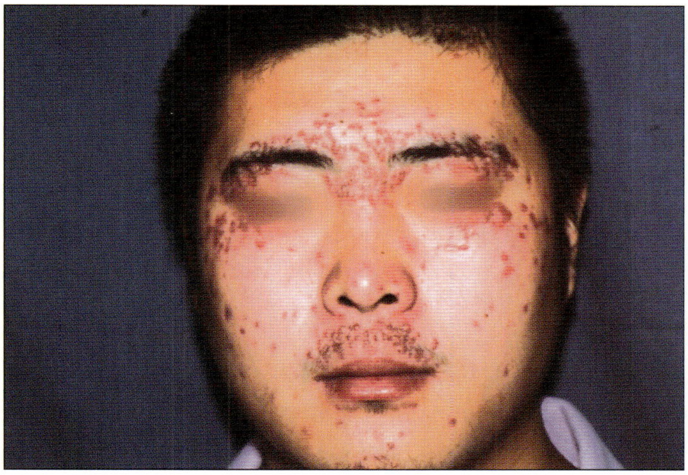

图 8.1-12　颜面播散性粟粒狼疮

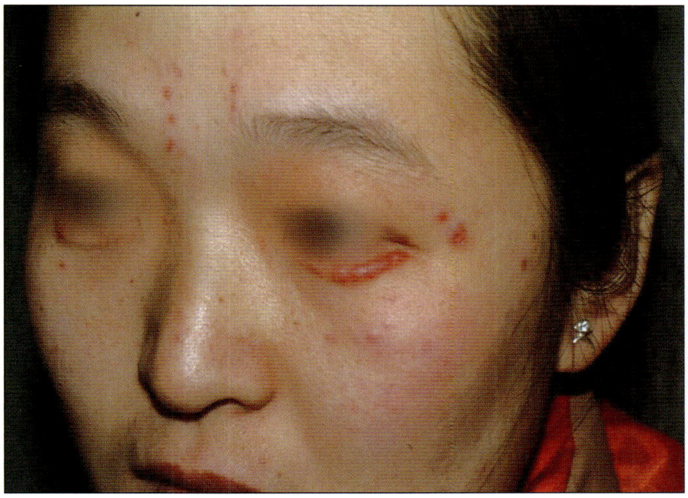

图 8.1-13　颜面播散性粟粒狼疮

8.1.7　非典型分枝杆菌所致的皮肤病（dermatoses caused by atypical mycobacteria）

属于这一组的疾病有慢生长型的非结核分枝杆菌感染如游泳池肉芽肿、瘰疬分枝杆菌的皮肤感染及鸟胞内分枝杆菌感染及快生长型的分枝杆菌感染，如偶发龟及脓肿分枝杆菌感染等，在组织学的表现分为 4 类：

（1）结核性肉芽肿；

（2）结核样肉芽肿（无干酪样坏死）。以上两型可见于海分枝杆菌感染；

（3）化脓性肉芽肿，主要见于快生长型分枝杆菌感染；

（4）感染性肉芽肿改变：可见于各型分枝杆菌感染。下面以游泳池肉芽肿为例说明。

游泳池肉芽肿（swimming pool granuloma）

组织病理特点

图 8.1-14 ～图 8.1-16

早期损害

- 真皮内弥漫以中性粒细胞为主的混合类型炎症浸润，包括淋巴细胞、组织细胞等。以抗酸染色可在组织细胞内找到较结核分枝杆菌长而粗的抗酸杆菌。

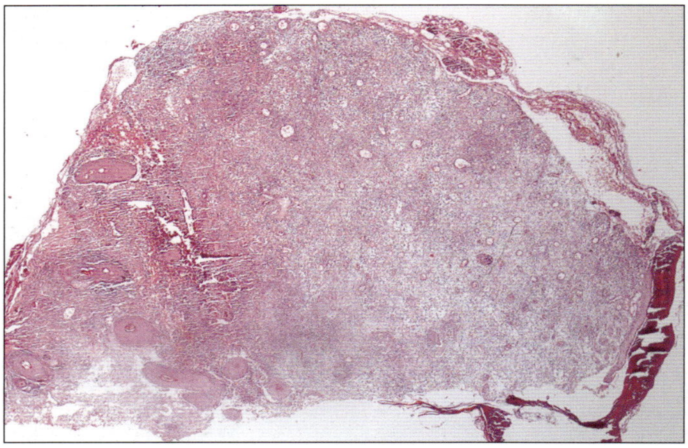

图 8.1-14 **非结核分枝杆菌**
真皮内弥漫的混合类型炎症浸润

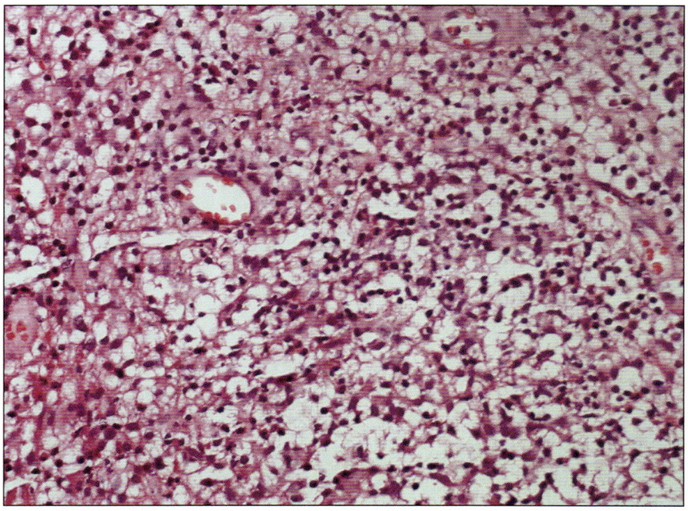

图 8.1-15 **非结核分枝杆菌**
真皮内弥漫的中性粒细胞、组织细胞、淋巴细胞、浆细胞浸润及嗜酸性粒细胞

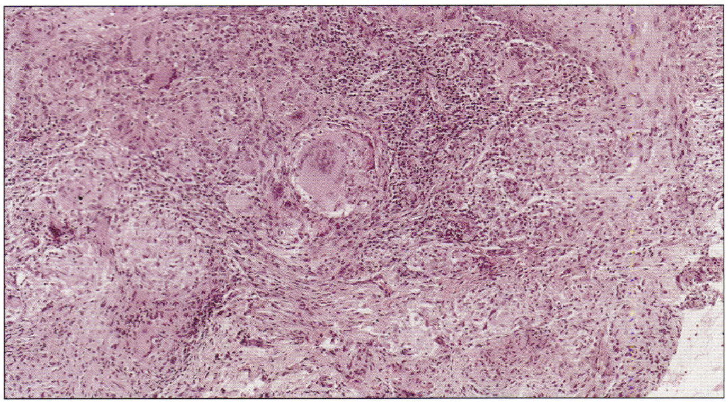

图 8.1-16 **非结核分枝杆菌**
真皮上皮样细胞及多核巨细胞结节，周围有淋巴细胞

后期损害

- 表皮增生，角化亢进及角化不全；
- 不规则增生的表皮内可见中性粒细胞性脓肿；
- 真皮乳头及网状层上部水肿；
- 真皮内弥漫的肉芽肿性炎症浸润，有组织细胞、上皮样细胞、多核巨细胞、淋巴细胞及浆细胞；
- 在真皮下部常可见上皮样细胞结节，周围有淋巴细胞，但结节中央有或无干酪样坏死；
- 真皮内程度不等的纤维化，血管增生。

本病系海分枝杆菌感染所致，它们为耐酸杆菌，以 Ziehl-Neeisen 抗酸染色可显色。

临床特点

红褐色的结节或斑块（图 8.1-17），中央可发生溃疡，病程慢性，无自觉症状。慢性病例色暗红，红肿等炎症改变不明显，其上可有瘢痕或结节形成。好发于手足、肘膝等易受外伤的部位。因常在游泳池或养热带鱼清洗鱼缸时皮肤受到外伤感染而发病（图 8.1-18）。

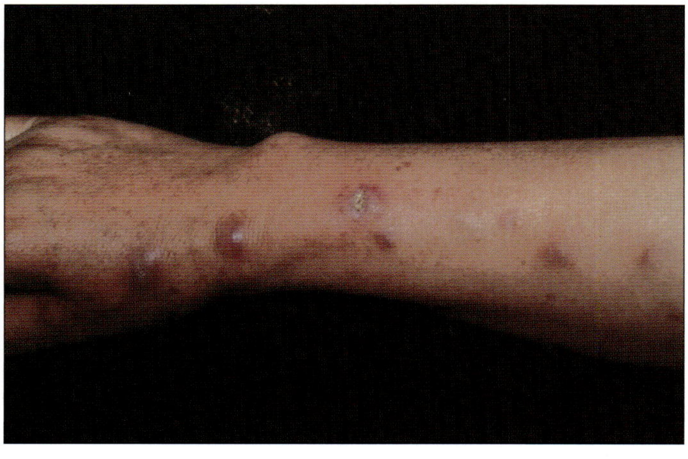

图 8.1-17 **游泳池肉芽肿**

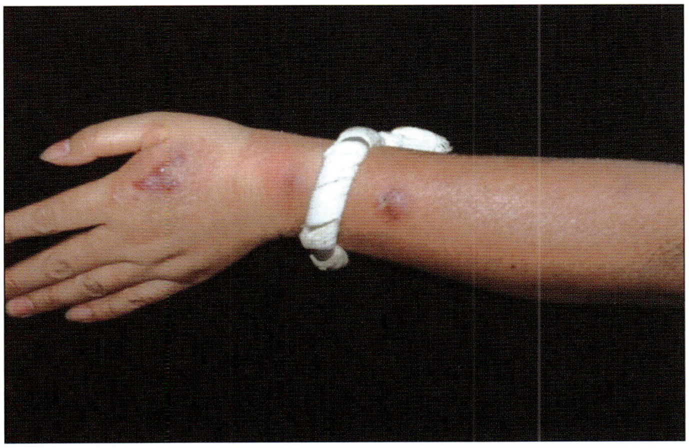

图 8.1-18 游泳池肉芽肿（患者为养鱼者）

实验室检查

急性皮损处涂片作抗酸染色可见耐酸杆菌，细菌培养可确诊。可采用以 PCR 为基础的分子生物学方进行鉴定。

鉴别诊断

若细菌培养阴性或不能发现病原体，则与疣状皮肤结核或孢子丝菌病的鉴别会有困难，此时应综合病史、临床特点及实验室检查综合考虑。

8.1.8 酒渣鼻（rosacea）

组织病理特点

图 8.1-19

- 毛囊周围上皮样结节，中央为上皮样细胞，周围绕以淋巴细胞及浆细胞；
- 毛细血管扩张；
- 上皮样结节也见于真皮上部，而不一定与毛囊毗邻。

以上为酒渣鼻结节性损害组织学改变的特点。酒渣鼻患者早期为面部红斑，出现脓疱、丘疹等。脓疱损害的组织学改变为浅表化脓性毛囊炎，丘疹性损害则为深在性化脓性毛囊炎，以后渐发展成肉芽肿性毛囊炎及毛囊周围炎。至鼻赘期，则为大量皮脂腺增生，伴有大小不等的毛囊漏斗部囊肿，有的囊肿破裂后形成化脓性肉芽肿性炎症及瘢痕。

临床特点

酒渣鼻多见于中年人，特点为颜面中部弥漫性潮红，上有丘疹、脓疱、结节及毛细血管扩张（图 8.1-20）。病程慢性，可分为红斑期、丘疹脓疱期及鼻赘期。

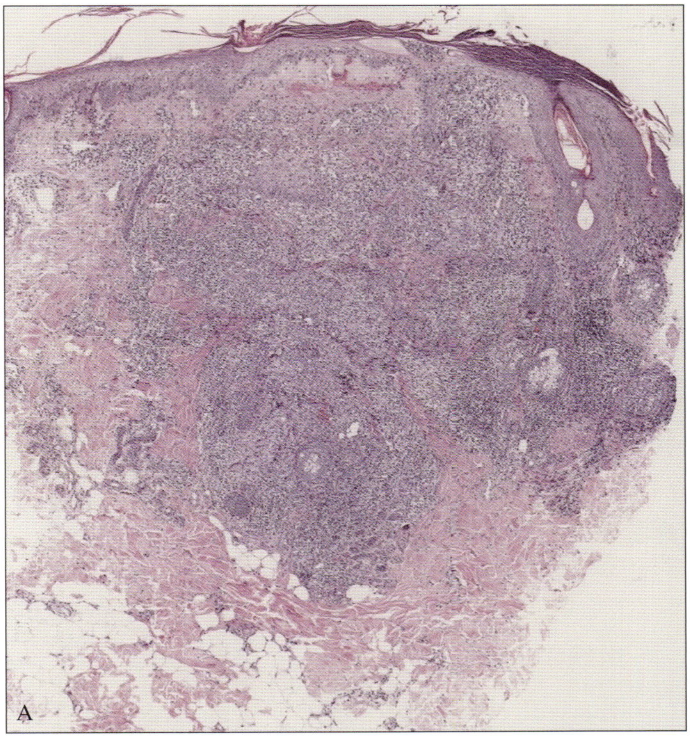

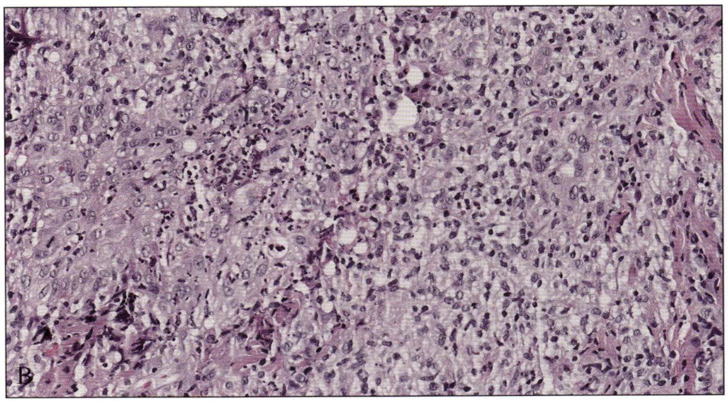

图 8.1-19 酒渣鼻
A. 毛囊周围混合炎症细胞结节状浸润；B. 毛囊周围组织细胞、淋巴细胞、中性粒细胞浸润

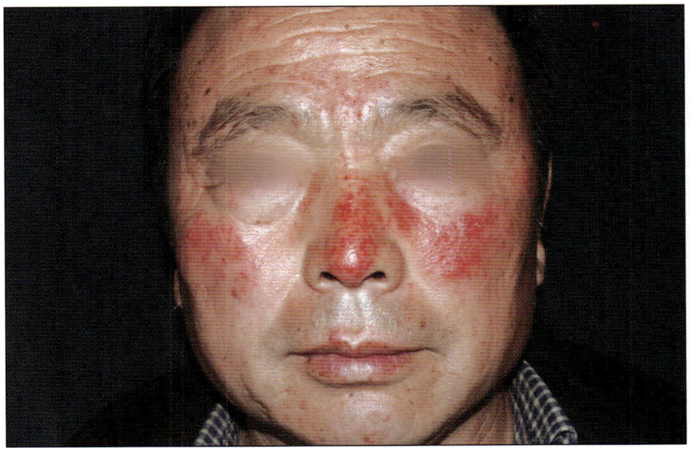

图 8.1-20 酒渣鼻

鉴别诊断

本病的主要特点是毛囊周围上皮样结节。若由于病变破坏了毛囊或由于切片方向，未能显示肉芽肿与毛囊的关系，本病就应与寻常狼疮、结节病等相鉴别。要点是：

（1）酒渣鼻时真皮浅中层血管、尤其是毛细血管明显扩张；

（2）作连续切片，若上皮样结节主要位于毛囊周围则支持酒渣鼻；

（3）酒渣鼻时常可见浅表化脓性毛囊炎，有多数嗜中性粒细胞浸润。

8.1.9 结核样型麻风（leprosy, tuberculoid type）

组织病理特点

图 8.1-21 ～图 8.1-24

- 真皮全层可见结核样肉芽肿，它们常沿血管走行方向，呈椭圆形，浸润以真皮下部更明显；
- 在神经束内及其周围常有组织细胞浸润；
- 在上皮样细胞周围的浸润细胞中除淋巴细胞外，还可见浆细胞。

结核样型麻风的组织学特点是组织细胞沿血管走行方向呈椭圆形的结节，周围有淋巴细胞，偶可见浆细胞；有时可见多核巨细胞，但较皮肤结核时少，且结节中央无干酪坏死。由于麻风分枝杆菌具有亲神经性，应仔细检查神经束内及其周围有否组织细胞的浸润；皮肤的小神经束存在于真皮深层、与皮下组织交界处的血管周围，故麻风的浸润以真皮下部更明显。

以耐酸染色极少能找到麻风分枝杆菌，需检查多张切片。若有，则在活动性损害的周边。

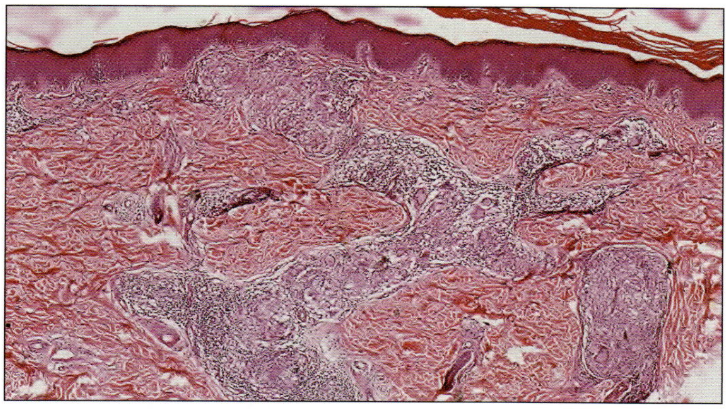

图 8.1-21 结核样型麻风
真皮全层沿血管走行方向、呈椭圆形的结核样结节

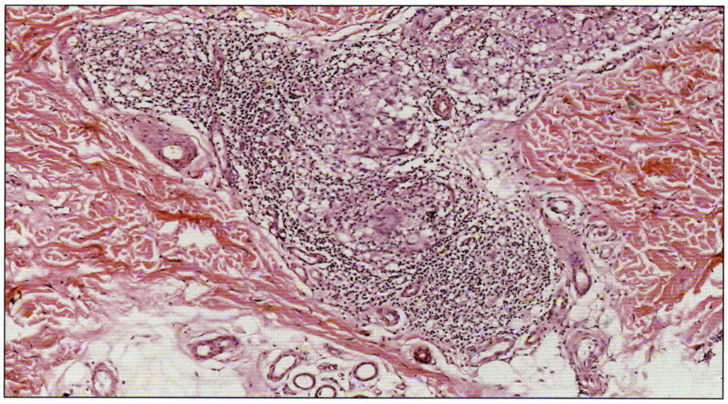

图 8.1-22 结核样型麻风
上皮样细胞，多核巨细胞及淋巴细胞浸润为主

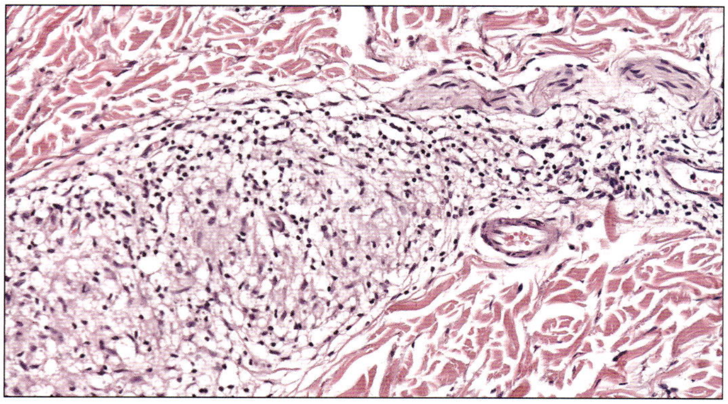

图 8.1-23 结核样型麻风
外周神经周围组织细胞及淋巴细胞浸润

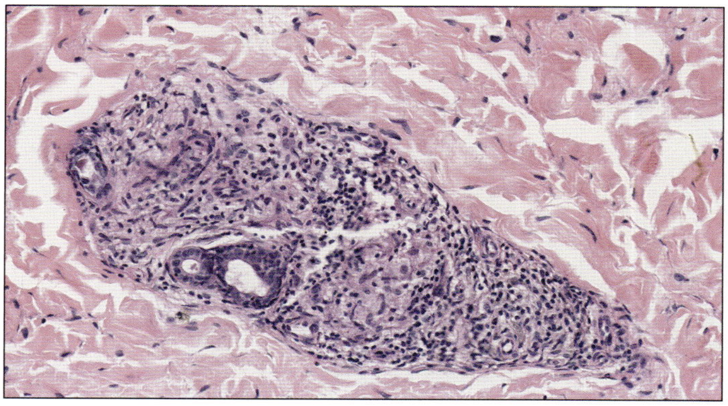

图 8.1-24 结核样型麻风
血管、小汗腺周围组织细胞及淋巴细胞浸润

临床特点

为数片大小不等的暗红色斑疹或斑块，境界清楚（图 8.1-25），表面干燥，有少许鳞屑。伴有明显感觉障碍。好发于面部、肩部、臀部和四肢伸侧易受摩擦的部

位（图 8.1-26）。患者的耳大神经、尺神经、腓总神经等神经常肿大，质硬呈索状。

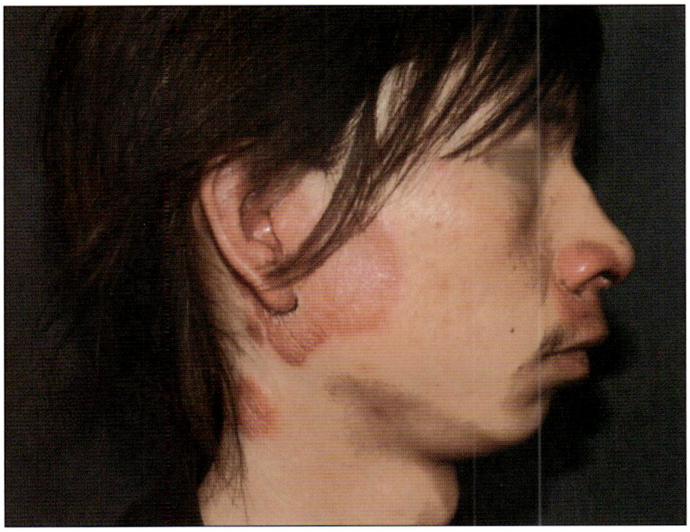

图 8.1-25 结核样型麻风

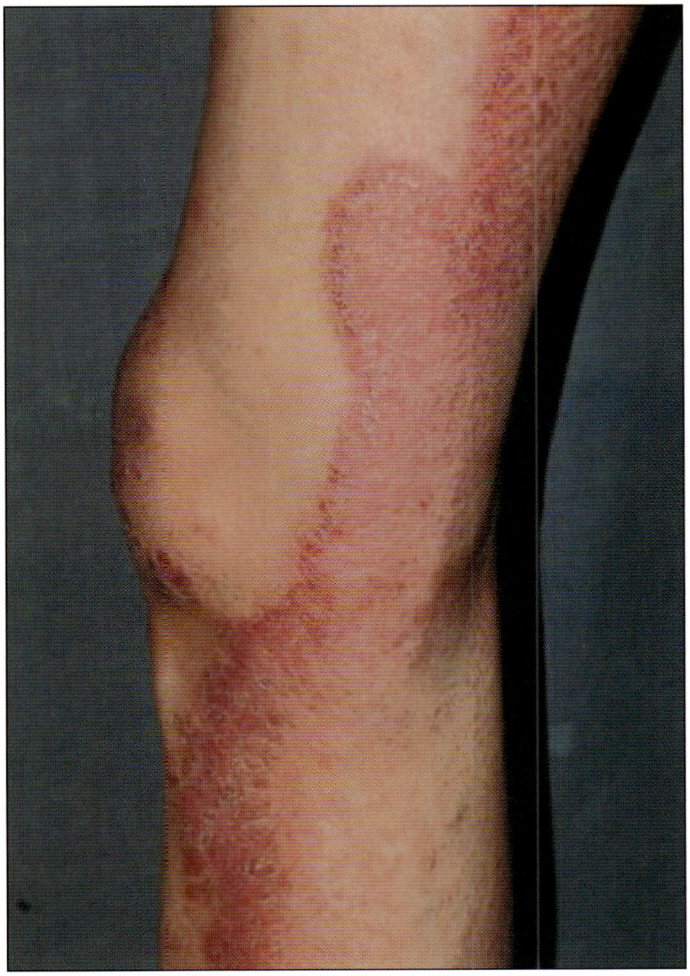

图 8.1-26 结核样型麻风

实验室检查

麻风菌素试验阳性。一般常规查菌为阴性。

鉴别诊断

应与结节病相鉴别。要点是：

（1）结核样型麻风时炎症细胞浸润常侵及神经及立毛肌，而结节病时不侵及；

（2）结核样型麻风时上皮样细胞结节周围有较多淋巴细胞及浆细胞，而结节病时少或无；

（3）结核样型麻风的结节中央无纤维素，而结节病时有；

（4）结核样型麻风的上皮样细胞结节常在血管周围呈椭圆形，而结节病时常为圆形。

8.1.10 瘤型麻风（lepromatous leprosy）

组织病理特点

图 8.1-27 ～图 8.1-29

- 真皮内成大结节状或弥漫性的组织细胞浸润；
- 组织细胞的胞浆呈泡沫状，H · E 染色时为灰色；
- 表皮变薄，表皮突变平消失，表皮与其下方病变间有一窄的正常胶原带；
- 在真皮神经束内有少许炎性浸润。

由于在组织像上有成群细胞质呈泡沫状的组织细胞，容易使人想到黄色瘤。但瘤型麻风时组织细胞呈泡沫状并不是黄色瘤时的脂质，而是由于大量含脂质的耐酸杆菌——麻风分枝杆菌成团地存在在组织细胞中所致。用 Fite 抗酸染色可以清楚地显示这些麻风分枝杆菌（图 8.1-30）。在 H · E 染色的切片上，诊断瘤型麻风的

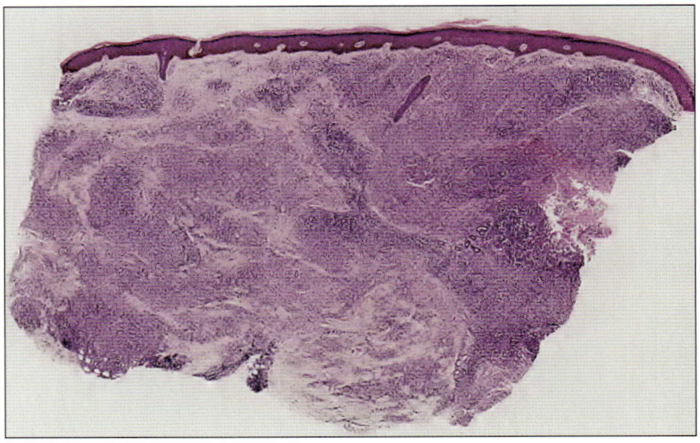

图 8.1-27 瘤型麻风
真皮内成大结节状组织细胞浸润

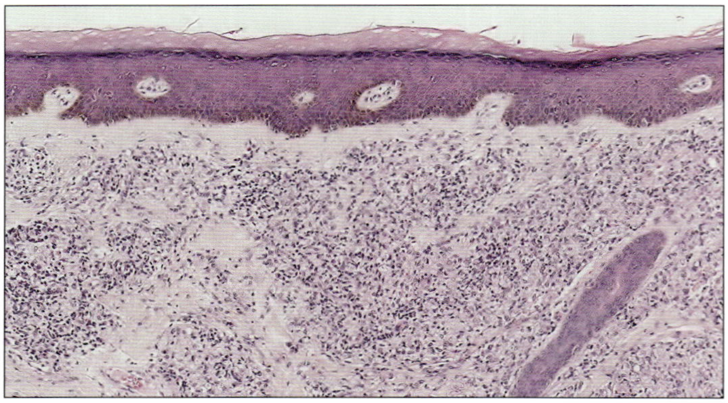

图 8.1-28 **瘤型麻风**
表皮与下方病变间有一窄的正常胶原带

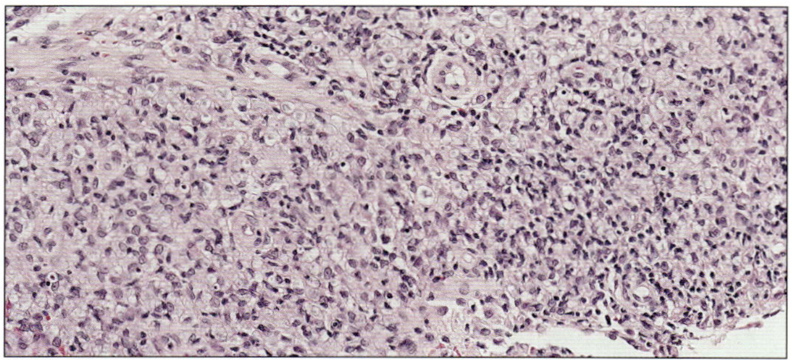

图 8.1-29 **瘤型麻风**
组织细胞的胞浆呈泡沫状

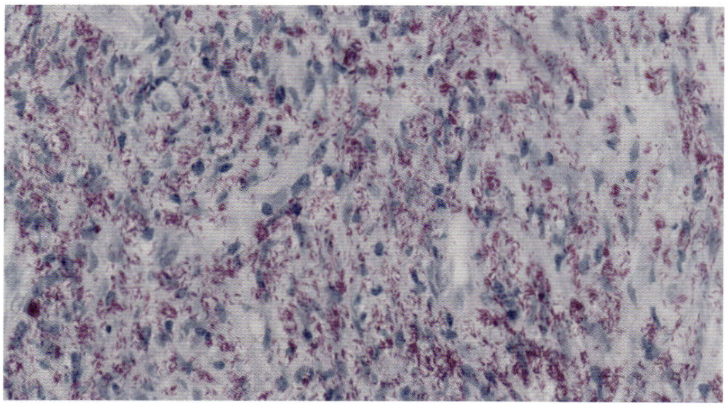

图 8.1-30 **瘤型麻风**
Fite 抗酸染色显示组织细胞内的麻风分枝杆菌

重要线索是泡沫状组织细胞胞浆呈灰色及皮肤神经束内有炎症细胞浸润。以 Fite 染色则可确诊，多数麻风分枝杆菌不仅见于组织细胞内，还见于皮肤的神经束内。

临床特点

典型损害为弥漫性浸润斑块及结节（图 8.1-31），可全身对称分布。在面部可呈现"狮容"，眉毛、头发明显脱落。由于周围神经普遍受累，患者出现感觉障碍及运动障碍。

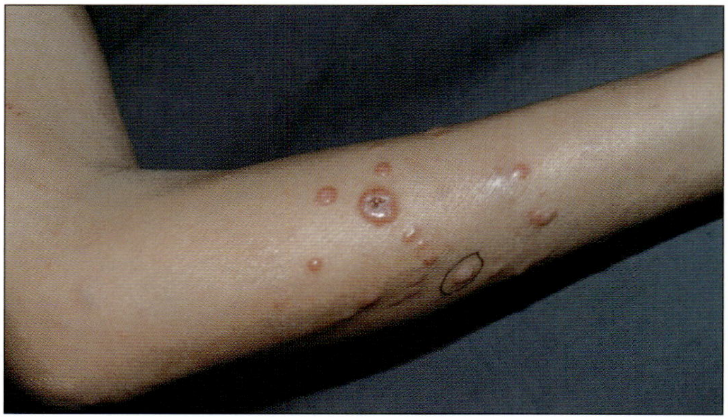

图 8.1-31 **瘤型麻风**

实验室检查

麻风菌素试验阴性。自皮损处涂片可查到大量麻风分枝杆菌。

8.1.11 界线类麻风（borderline leprosy）

组织病理特点

取决它是偏向于结核样型麻风还是瘤型麻风。一般来说，界线类麻风兼有这两型麻风的特点，即既有结核样型肉芽肿，又有泡沫组织细胞，在皮肤神经束中有炎性细胞浸润。以耐酸染色（Fite 染色）在泡沫状组织细胞中可见到麻风分枝杆菌。

临床特点亦取决于偏向哪一型的麻风，或相似于结核样型麻风或相似于瘤型麻风（图 8.1-32、8.1-33）。

实验室检查

从皮肤黏膜常规涂片查菌可见麻风分枝杆菌。

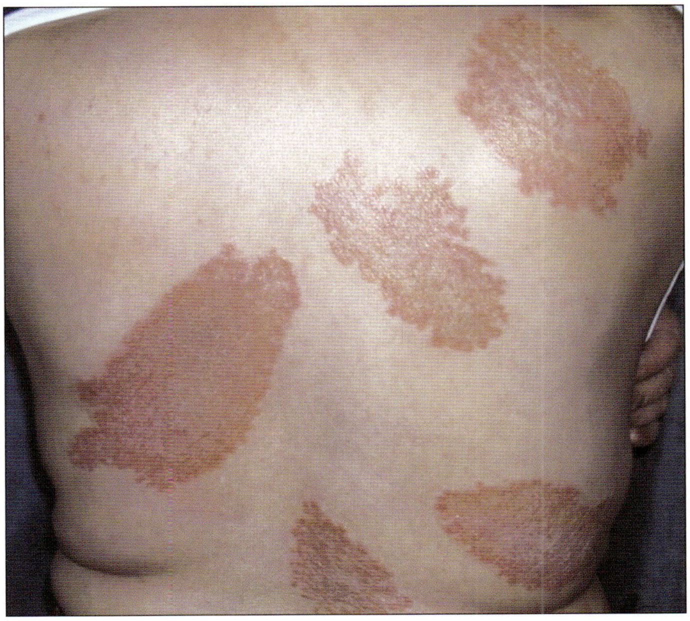

图 8.1-32 界线类偏结核样型麻风

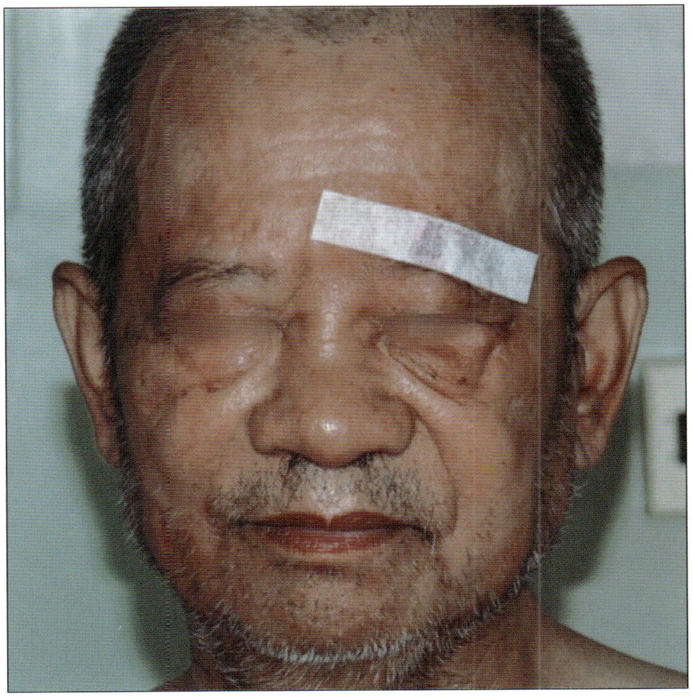

图 8.1-33 界线类偏瘤型麻风

8.1.12 皮肤黑热病（leishmaniasis cutis）

皮肤黑热病又称皮肤利什曼病或东方疖。

组织病理特点

急性期

- 真皮内弥漫的炎症细胞浸润（图 8.1-34），包括淋巴细胞、组织细胞及少数嗜酸性粒细胞、浆细胞等（图 8.1-35）。
- 特征性的表现为内含利杜小体（LD body）的组织细胞及多核巨细胞。在 H · E 染色切片中为 2 ～ 4μm 大小圆形或卵圆性的嗜碱性颗粒。以 Giemsa 染色可更清楚地显示，圆形或椭圆形，有一个紫红或深红色较大的圆形营养核及一个小呈短棒状的副核（图 8.1-36）。

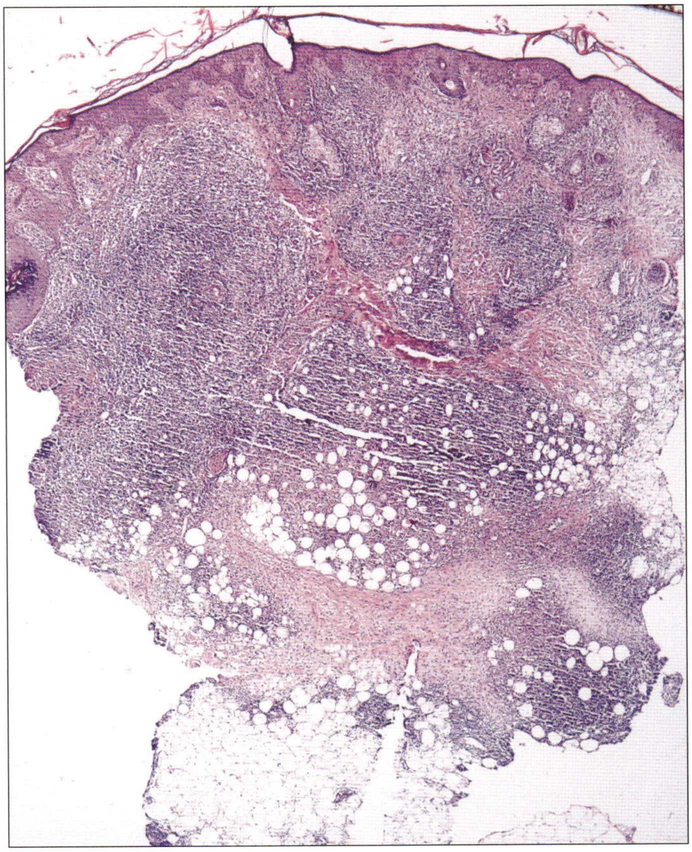

图 8.1-34 皮肤黑热病
真皮内弥漫炎症细胞浸润

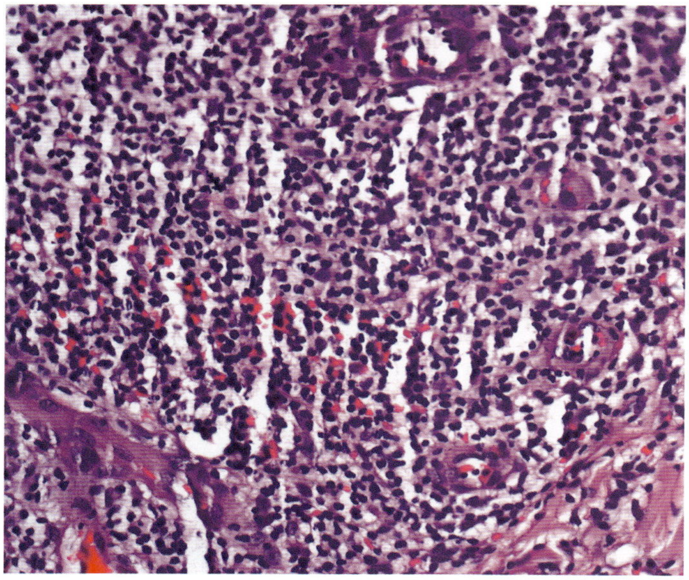

图 8.1-35 **皮肤黑热病**
浸润细胞有淋巴细胞、组织细胞及少数嗜酸性粒细胞、浆细胞等

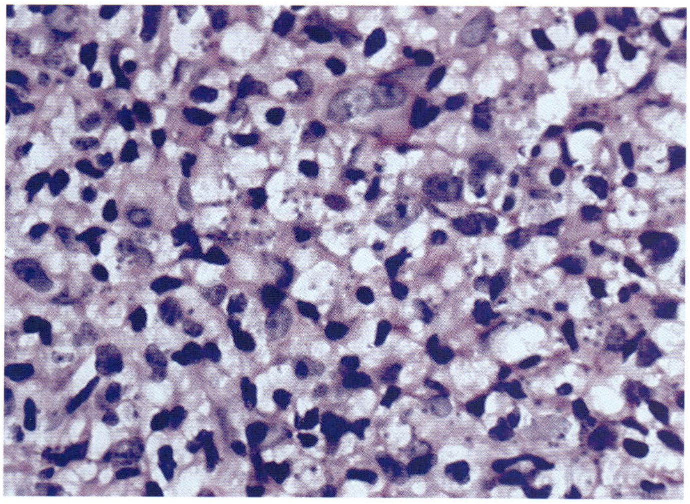

图 8.1-36 **皮肤黑热病**
以 Giemsa 染色显示在组织细胞及多核巨细胞内的利杜小体，可据此确诊

慢性期

- 为结核性肉芽肿改变，以上皮样细胞浸润为主，可见多核巨细胞、周围有淋巴细胞、浆细胞浸润；
- 结节中央无干酪坏死。
- LD 小体的数量明显减少，但仔细检查仍可在组织细胞内见到。以 Giemsa 染色将使检出率增高。

与寻常狼疮的区别是上皮样细胞结节周围有较多浆细胞浸润。确诊靠找到利什曼原虫即黑热病小体（LD 小体）。它存在于组织细胞中，以 Giemsa 染色可清楚显示。在慢性、病程长的病例，有时可找不到病原体。与结核样型麻风的区别是本病不侵犯神经。

临床特点

本病系利什曼原虫侵犯皮肤或黏膜所引起的慢性皮肤炎症性病变，损害常单发，初为丘疹，渐增大成片状浸润性斑块及结节，紫红色或棕红色，可溃破成溃疡，愈后成为萎缩性瘢痕，无自觉症状。少数病例皮损可多发。本病病原为热带利什曼原虫，该型只侵犯皮肤，无内脏损害。利什曼原虫是通过白蛉叮咬而传播，所以好发于暴露部位，如头面部及四肢。本病在我国罕见。国内近年来报告的病例大多为援外的劳务人员，均为男性，在流行区受染后带回国内（图 8.1-37）。

实验室检查

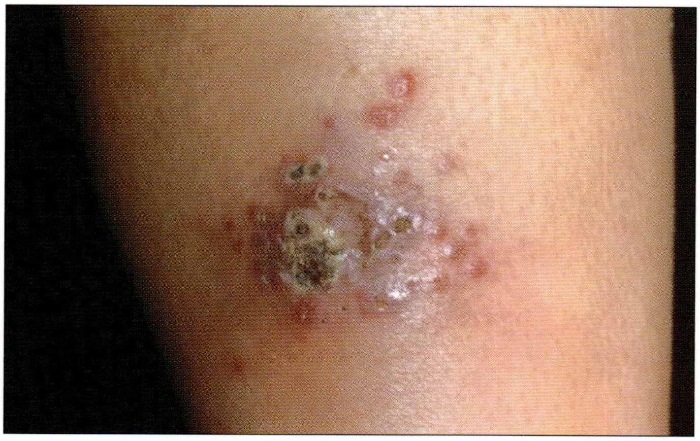

图 8.1-37 **皮肤黑热病**

皮损处刮取组织涂片，以 Giemsa 染色后查到 LD 小体可确诊。

8.2 结节病型肉芽肿（sarcoidal granuloma）

由上皮样细胞所组成境界清楚的结节，周围淋巴细胞很少或无，故结节病型肉芽肿又称为“裸结节”，它与上述结核样型肉芽肿在上皮样细胞结节周围有多数淋巴细胞浸润是不同的。典型病变是结节病。

8.2.1 结节病（肉样瘤病）（sarcoidosis）

组织病理特点

图 8.2-1 ～图 8.2-3

- 真皮全层，有时皮下组织内可见大的，由上皮样细胞所组成的结节，境界清楚，周围很少乃至无淋巴细胞，又称“裸结节”；
- 在上皮样细胞结节中偶见多核巨细胞；
- 在上皮样细胞和（或）多核巨细胞中有时可见嗜酸性的星状体或 Schaumann 体（一种嗜碱性、向心性、多层的钙化环状体）；
- 结节中央无干酪坏死，但常见纤维素。在 H · E 染色切片中，干酪坏死呈淡红染，均一细小颗粒状，纤维素则为淡红染纤维状；
- 表皮一般正常，可萎缩变薄，表皮突减少或消失。

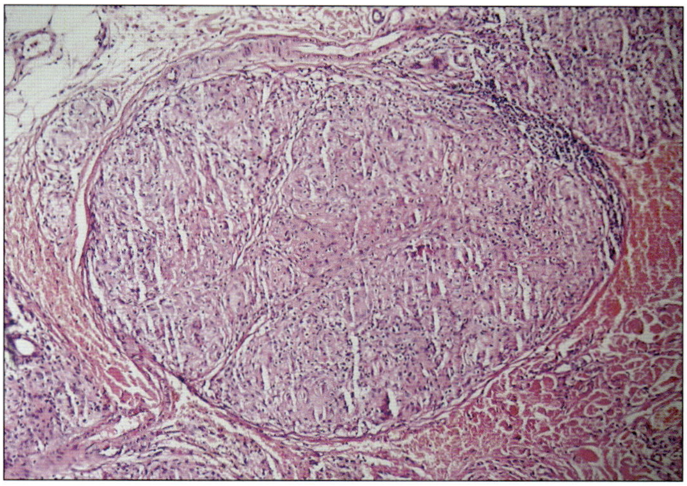

图 8.2-2 结节病
结节由上皮样细胞构成，周围很少甚至无淋巴细胞浸润，故称“裸结节”。结节中央无干酪坏死，周围纤维包绕

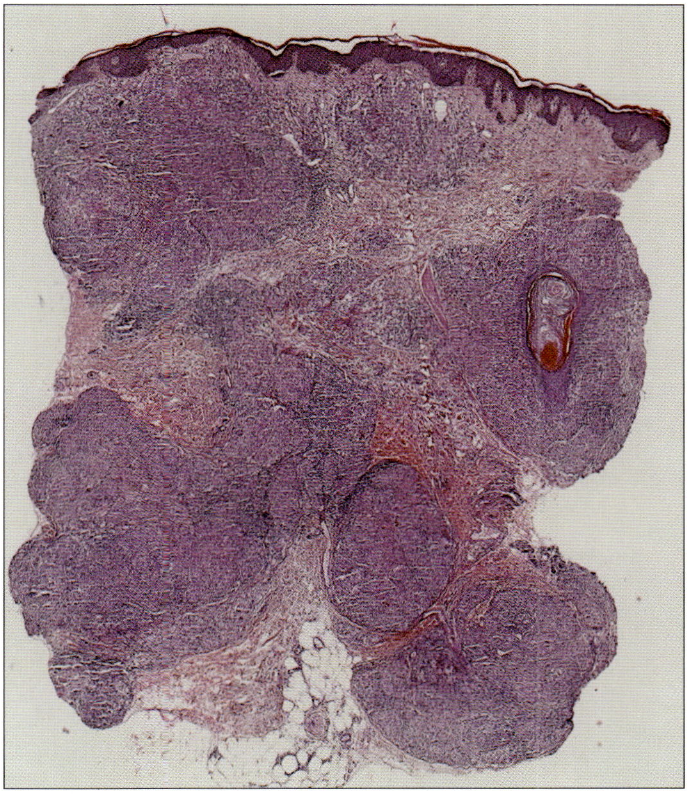

图 8.2-1 结节病
真皮全层多数由上皮样细胞所组成的结节

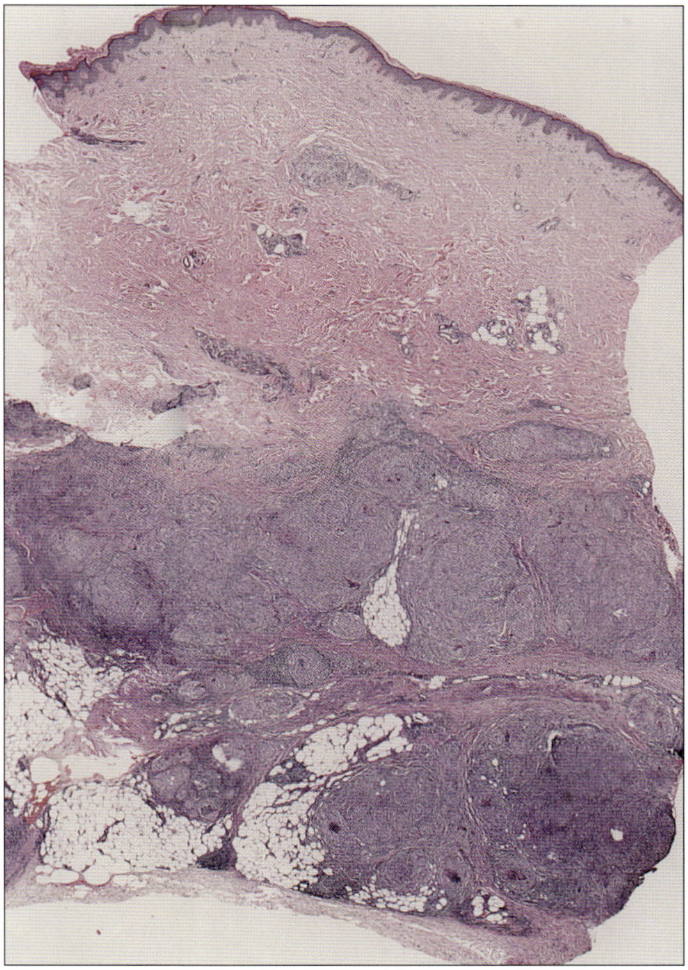

图 8.2-3 深在性结节病
上皮样细胞结节状浸润仅见于真皮深部及皮下

临床特点

结节病是一个系统性疾病，主要侵犯肺及淋巴结。不少患者有皮肤损害。基本损害为丘疹、结节或斑块，自绿豆、蚕豆大或更大，色暗红或紫红色，质硬，无皮屑，不破溃。以面部（图 8.2-4，图 8.2-5）及四肢伸侧（图 8.2-6）较为好发 . 患者以中年人居多，大多无自觉症状。

实验室检查

对结节病患者应常规摄胸片，以检查有否肺门淋巴结肿大，肺纹理粗重。皮肤结核菌素试验一般为阴性。血管紧张素转换酶（ACE）增高。Kvein 试验：以结节病患者病变组织或淋巴结的 10% 生理盐水悬液 0.2ml，注入被试者上臂内侧皮内，6 周后若在注射部位出现结节，则予切除作组织病理学检查，若见到典型的“裸结节”则可确诊为结节病。

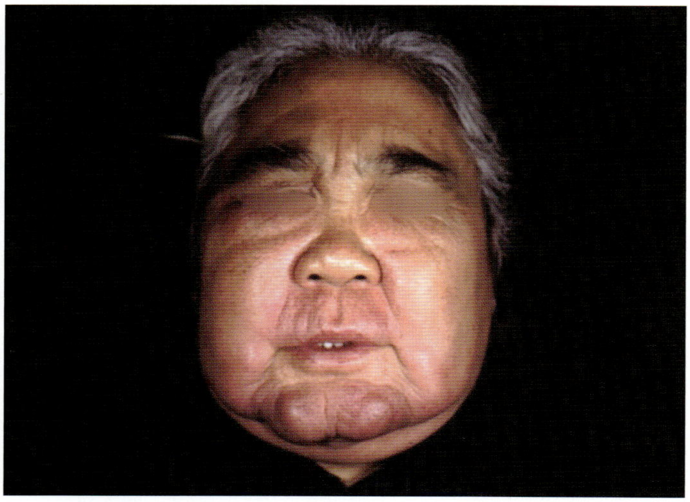

图 8.2-4 结节病

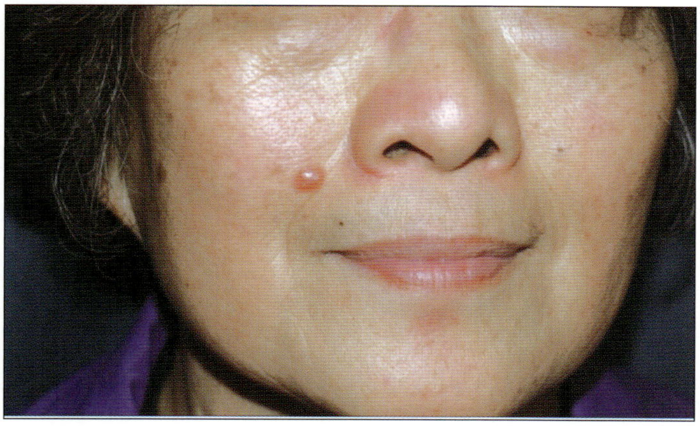

图 8.2-5 结节病

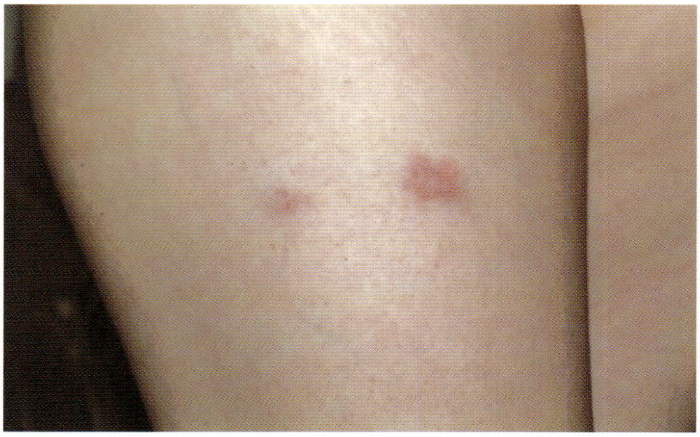

图 8.2-6 结节病

鉴别诊断

若在真皮内见到多个“裸结节”，这对结节病的诊断是很有特征性的。但由矽、铍、锆等进入皮肤后也可造成与结节病相似的组织学改变即裸结节，因此在见到裸结节时应注意除外因矽、铍、锆所致的可能。矽及铍用偏振光检查可见明亮、双折光的物质。锆则要用光谱分析等技术才能发现。

在结节病的上皮样结节周围可以有数量不等的淋巴细胞。当淋巴细胞数量较多时就与结核样型肉芽肿相似，以下两条可有助于鉴别：①寻找结核病灶，若找不到则以结节病的可能性大；②结节中央是干酪坏死还是纤维素，前者呈淡红染、均一细小的颗粒状，后者为纤维状，若为纤维素则为结节病。此外，结节周围见到浆细胞则以结核样型肉芽肿类的疾病可能性大。尽管有以上几条，有时从组织病理学角度鉴别仍十分困难，此时应结合临床及实验室检查特点综合考虑。

8.2.2 矽、铍、锆肉芽肿（silica、beryllium and zirconium granuloma）

组织病理特点

真皮内，有时皮下组织内可见由上皮样细胞所组成的结节，境界清楚，周围很少乃至无淋巴细胞浸润，因此与结节病相似，基本特点是“裸结节”；

- 在上皮样结节中有少许多核巨细胞，有的有吞噬的异物，以偏振光检查可以见到矽的颗粒；锆的颗粒很小，以偏振光检查亦不易发现，而需采用光谱分析；铍的颗粒则只有以光谱分析才能测出；

- 矽、锆肉芽肿的中央无坏死，铍肉芽肿中央常可见明显的坏死；
- 有时在组织切片内可见到刀痕，这是由于在制作切片时，坚硬的异物在切片刀上造成了一个微小的损伤所致。

临床特点

矽（又称硅）肉芽肿系矽的微粒如石英、滑石和石棉等进入皮肤所致；铍肉芽肿系铍的微粒进入皮肤所致，可因荧光灯灯管破裂刺伤皮肤而进入；锆则在去污剂、除臭剂中含有。当矽、铍、锆进入皮肤后有少部分病例将出现肉芽肿反应，局部呈淡红色或褐红色的丘疹或结节，表面皮肤光滑无鳞屑，有轻度压痛，常持久存在。

8.3 栅栏状型肉芽肿（granulomatous palisaded）

指组织细胞围绕着变性的胶原或黏蛋白等物质，成栅栏状排列的损害。属于这一组的病变有环状肉芽肿（中心为黏蛋白），类脂质渐进性坏死（为变性的胶原），类风湿性结节（为纤维素），痛风结节（为尿酸盐）及发疹性黄色瘤（为脂质）。需要指出的是上述病变中组织细胞并不多呈栅栏状排列。事实上，在疾损的组织切片中多数并不呈栅栏状肉芽肿改变，特别是环状肉芽肿及类脂质渐进性坏死，更多见的是组织细胞呈灶性散布于胶原束间。还有一种情况是在同一张组织切片中，既可见组织细胞呈栅状排列，又可见散在于胶原束间，如环状肉芽肿。

8.3.1 环状肉芽肿（granuloma annulare，GA）

组织病理特点

图 8.3-1 ～图 8.3-3

- 组织细胞排列成栅栏状（或环状）或成小的集合散布于全层真皮的胶原束之间，可见多核组织细胞；
- 在成栅栏状排列组织细胞的中央可见颗粒状、纤状、轻度嗜碱性的物质（黏蛋白）；
- 在栅状肉芽肿间有正常真皮的区域；
- 浅层及深层血管丛周围淋巴细胞浸润；
- 表皮一般是正常的。

以上是环状肉芽肿时典型的组织病理学改变，在实际工作中，见到如此典型改变的并不很多。由于切片的方向不同，使各例环状肉芽肿的病理改变有很大区别，但以组织细胞浸润为主是其共同特点。组织细胞的浸润有两种形式：一种是组织细胞呈栅栏状（或环状），中央为黏蛋白的沉积，镜下较易辨认（病理切片恰恰显示了结节的纵切面），另一种是组织细胞散布于真皮胶原间，少数呈集合状，病变部位的胶原束因其间的黏蛋白沉积而彼此有一定间隔（由于切片显示的是结节周边，如果作连续切片是有可能显示典型病理改变的），后一种形式并不少见，但较难辨认。

黏蛋白沉积的数量可多可少，它在 H · E 染色的切片上呈轻度嗜碱性，颗粒状或纤维状。以阿申蓝或胶样铁染色可更清楚地显示黏蛋白。

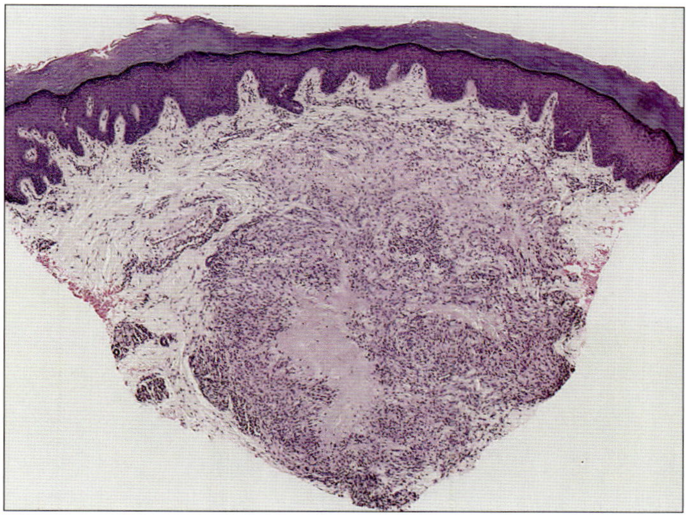

图 8.3-1 **环状肉芽肿**
真皮内组织细胞排列成栅栏状

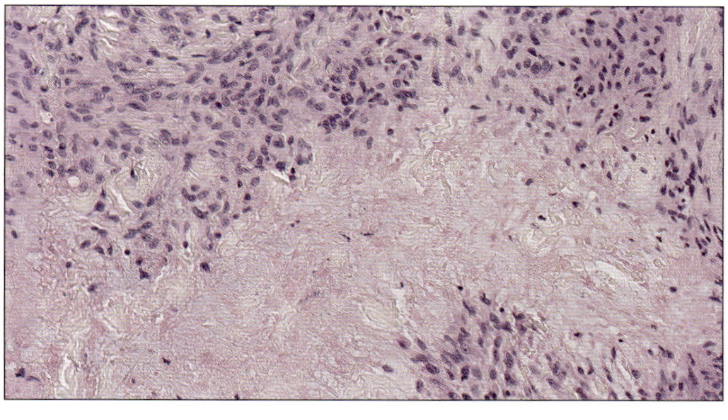

图 8.3-2 **环状肉芽肿**
栅栏状排列组织细胞的中央可见黏蛋白沉积

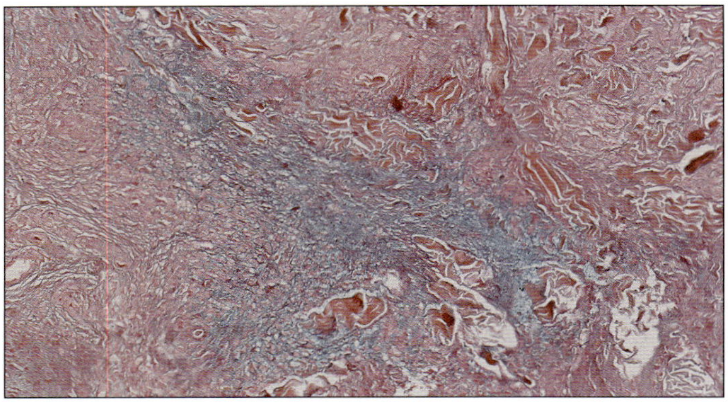

图 8.3-3 **环状肉芽肿**
阿申兰染色：黏蛋白（+）

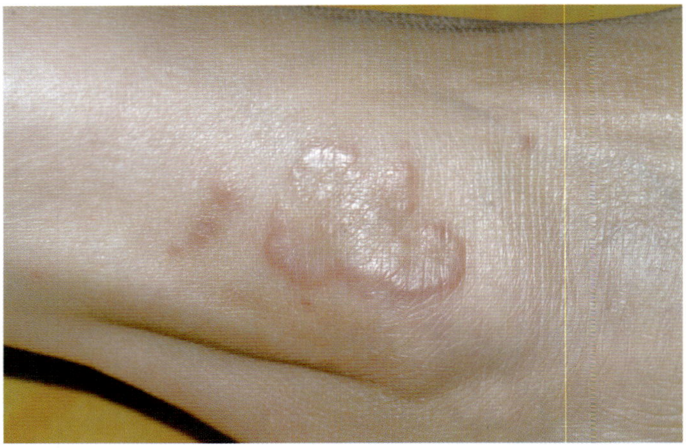

图 8.3-5 **环状肉芽肿**

临床特点

典型损害为皮色或淡红色实性的丘疹或结节，彼此融合或排列成环状，直径自数毫米至数厘米不等（图 8.3-4，8.3-5）。损害单发或多发，好发于手足背，以儿童及青壮年多见。播散型的皮疹较小，直径数毫米，可广泛分布于全身（图 8.3-6），尤其是四肢伸侧。无自觉症状。播散型的患者常患有糖尿病。

鉴别诊断

本病与类脂质渐进性坏死在病理上的鉴别要点是：

（1）GA 的栅栏状肉芽肿呈灶性，灶间仍为正常真皮，而类脂质渐进坏死的病理改变弥漫侵及整个真皮；

（2）GA 的病变一般在真皮上部，而类脂质渐进坏死的病变以真皮下部及皮下组织更明显；

（3）GA 常有黏蛋白沉积，而类脂质渐进坏死时并无黏蛋白沉积；

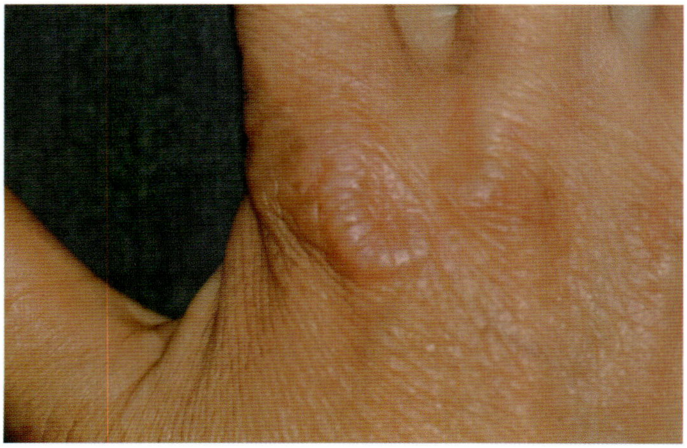

图 8.3-4 **环状肉芽肿**

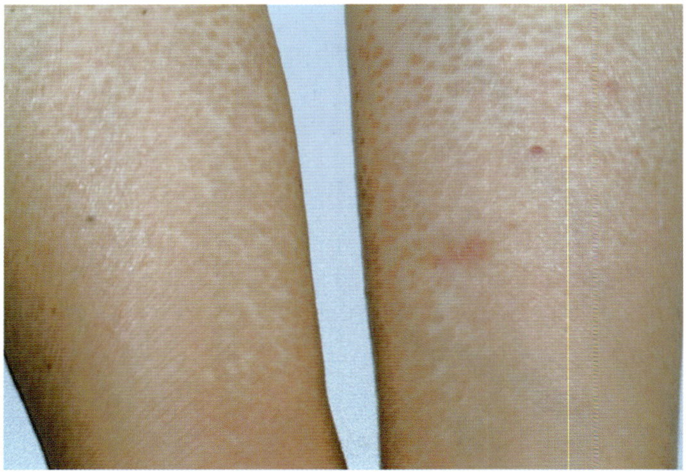

图 8.3-6 **泛发性环状肉芽肿**

（4）类脂质渐进坏死时有以组织细胞浸润为主的肉芽肿性血管炎，血管腔常被堵塞，而 GA 时并无肉芽肿性血管炎；

（5）类脂质渐进坏死时常有浆细胞浸润，在 GA 时则很少见。结合临床所见，鉴别是不困难的。

8.3.2 类脂质渐进性坏死（necrobiosis lipoidica）

组织病理特点

图 8.3-7 ～图 8.3-10

急性期

- 真皮浅层及深层血管丛周围及间质中中性粒细胞、淋巴细胞、浆细胞的浸润，中性粒细胞还见于皮下脂肪、小叶间隔及小叶周围；

- 真皮中下层血管可见嗜中性坏死性血管炎改变，在有的坏死血管中有血栓形成；
- 坏死血管周围的胶原变性，外周有呈栅栏状排列的组织细胞；
- 坏死血管附近的皮肤附属器上皮坏死，有炎性浸润。

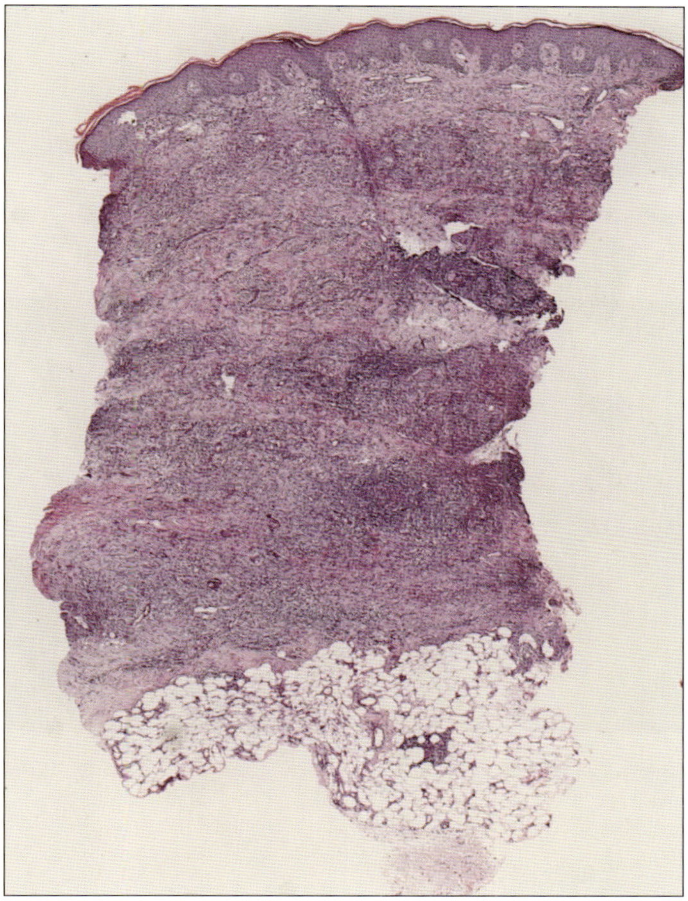

图 8.3-7 **类脂质渐进性坏死 急性期**
真皮全层及皮下脂肪多数炎症细胞呈栅栏状排列

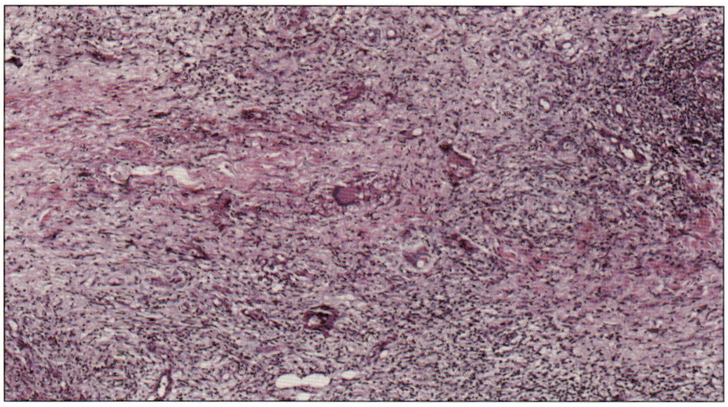

图 8.3-8 **类脂质渐进性坏死 亚急性期**
真皮淋巴细胞、组织细胞栅栏状排列

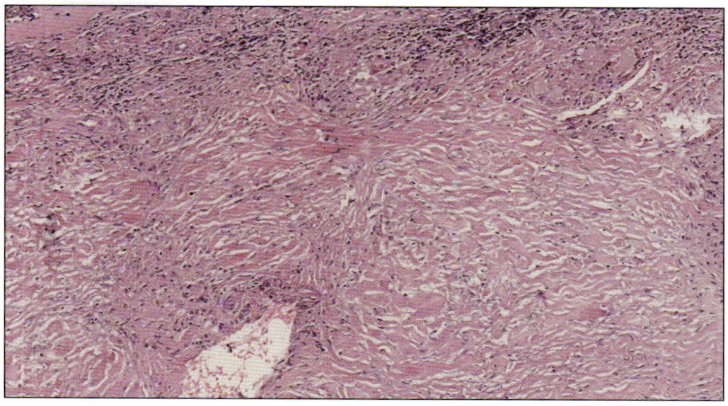

图 8.3-9 **类脂质渐进性坏死 亚急性期**
变性胶原灶的周围有呈栅栏状排列的组织细胞

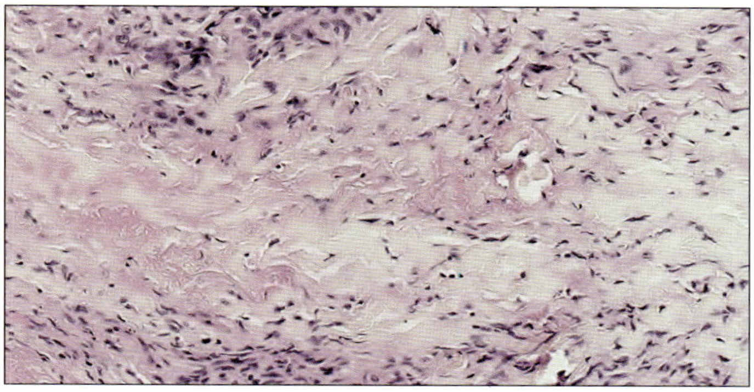

图 8.3-10 **类脂质渐进性坏死 慢性期**
真皮纤维化，周围稀疏炎症细胞浸润

急性期突出的组织学改变是嗜中性坏死性血管炎，主要见于真皮中下层乃至皮下；血管壁及周围可见中性粒细胞为主的浸润，有核尘，管壁纤维素样变性。由于血管坏死、堵塞，导致胶原变性、破坏及所支配区域皮肤附属器上皮的坏死。在临床上表现为浸润性、色红的丘疹或斑块。在做病理检查的切片中，见到以中性坏死性血管炎为主要改变的情况甚为少见，多见的是肉芽肿（亚急性）及硬化（慢性）阶段的改变。

亚急性期

- 真皮浅层及深层血管丛周围以浆细胞及淋巴细胞为主的浸润；
- 肉芽肿性血管炎可见于真皮全层，在血管壁及血管周有组织细胞，有时为上皮样细胞为主的浸润，还可见多核巨细胞，类似浸润也可见于增宽的皮下组织小叶间隔内，成为肉芽肿性脂膜炎；
- 在变性胶原灶的周围有呈栅栏状排列的组织细胞，这在真皮下层尤为突出；
- 表皮变薄，表皮突与真皮乳头间犬牙交错的结构变平。

病变继续发展，中性坏死性血管炎渐被肉芽肿性血管炎所代替，浸润的细胞以中性粒细胞为主渐成为以组织细胞、浆细胞及淋巴细胞为主，在变性的胶原周围出现典型栅栏状肉芽肿的改变。在临床上，皮损成为黄红色，表面光滑、有光泽的斑块。黄红色是由于炎性充血和脂质沉积在真皮上层所致。有的脂质被组织细胞吞噬成为泡沫状组织细胞。

慢性期

- 真皮，特别是中下层纤维化乃至硬化，皮下脂肪间隔亦增厚、硬化；
- 真皮血管由于肉芽肿性浸润及管壁硬化而闭塞；
- 真皮浅层及深层血管丛周围稀疏淋巴细胞、组织细胞及浆细胞浸润；
- 真皮上层毛细血管扩张；
- 表皮变薄，表皮突与真皮乳头间犬牙交错的结构变平、消失。

慢性期的改变以纤维化及硬化为主，实质是为炎症消退后的修复。此时的肉芽肿性浸润逐渐减少，而代之以成纤维细胞。病变组织渐发生纤维化并硬化，炎症浸润细胞则很少了。临床上表现为黄红色、表面平滑光亮的硬化性斑，轻度凹下皮面，其上有毛细血管扩张，边缘呈紫红色，轻度隆起。组织学上，中央凹下为硬化的真皮，其上表皮变薄。硬化在真皮下部尤为显著，由于皮下组织大部为硬化胶原所代替，显得真皮网状层增厚。从皮损活动性周边取材可见下述混合性改变：坏死性血管炎、胶原变性、毛囊及汗腺坏死、血管周围致密浆细胞等炎症细胞浸润、栅栏状肉芽肿、脂膜炎及硬化。浅层真皮血管也常因肉芽肿性炎症及硬化而阻塞。皮损的黄色是由于真皮上层有脂质沉积所致，以油红 O（oil red O）及苏丹黑染色可显示脂质的沉积。

临床特点

本病多见于中年女性，好发于小腿胫前，为黄红色、不规则形的浸润性斑块（图 8.3-11）：病程慢性，皮损缓慢扩大，中心成为淡红色、表面光滑的硬化斑，边缘则为红色或紫红色的活动皮损（图 8.3-12）。患者常伴发糖尿病。

实验室检查

血糖及尿糖，检查有否糖尿病。

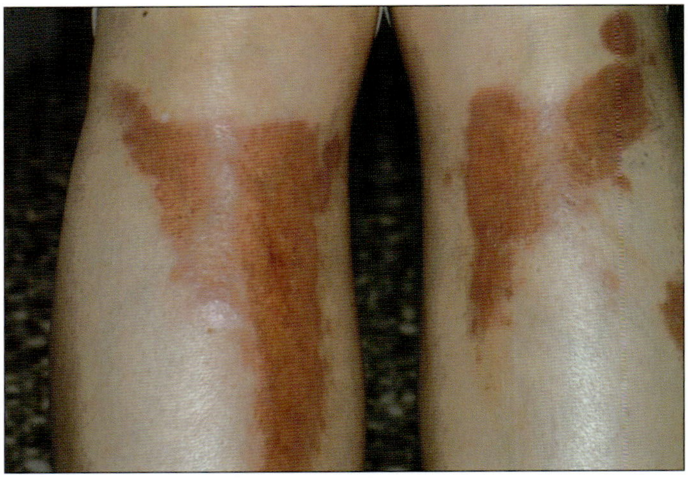

图 8.3-11 类脂质渐进性坏死

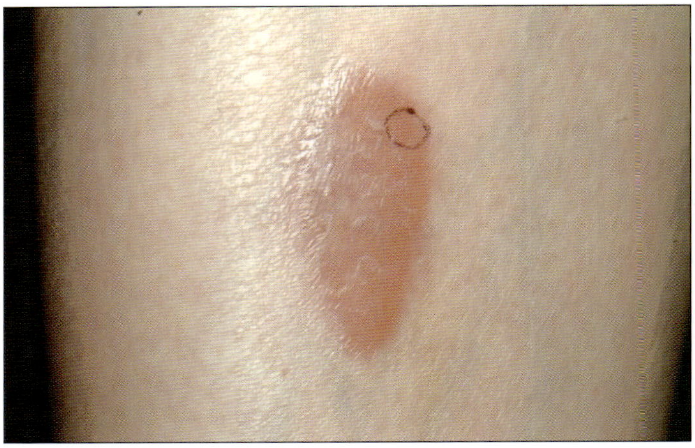

图 8.3-12 类脂质渐进性坏死

鉴别诊断

在大多数病例，从 H · E 染色的组织切片可对本病作出确切诊断。少数病例会与环状肉芽肿的鉴别发生困难。鉴别这两个病的关键是本病的病变侵及真皮全层，而环状肉芽肿时为每个栅栏状肉芽肿灶散布于正常真皮中。环状肉芽肿的主要改变在真皮上部，而类脂质渐进性坏死的病变主要在真皮下部，且皮下组织一般亦受侵。类脂质渐进性坏死时可见广泛胶原变性，黏蛋白沉积很少，而环状肉芽肿时黏蛋白沉积明显，胶原变性则很少。在鉴别困难的病例，作黏蛋白染色如胶样铁、阿申蓝染色，若有多数黏蛋白沉积则为环状肉芽肿，类脂质渐进性坏死时黏蛋白并不增加。临床上，环状肉芽肿在数月后可自愈而不留瘢痕，而类脂质渐进性坏死病程慢性，愈后留下瘢痕。

8.3.3 光线性肉芽肿（actinic granuloma）

组织病理特点

图 8.3-13、图 8.3-14

- 真皮浅层明显的日光弹力变性；
- 真皮浅中层灶状肉芽肿性损害，有组织细胞、淋巴细胞及浆细胞浸润；
- 在肉芽肿的边缘有多核巨细胞，其中吞噬有变性的弹力纤维；
- 表皮正常或萎缩。

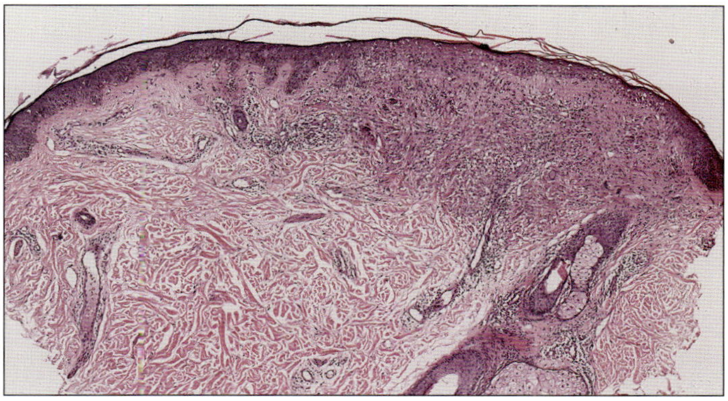

图 8.3-13 **光线性肉芽肿**
真皮浅中层灶状肉芽肿性损害

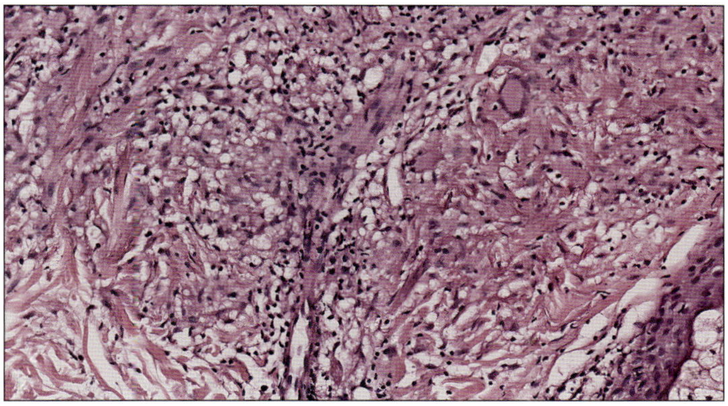

图 8.3-14 **光线性肉芽肿**
可见明显多核巨细胞

临床特点

皮疹好发于日光暴露部位如前额、面颊部、胸上部等，为皮色或淡红色的丘疹或斑块（图 8.3-15，图 8.3-16），斑块边缘常呈堤状隆起，无自觉症状，病程慢性。患者多为中老年人。

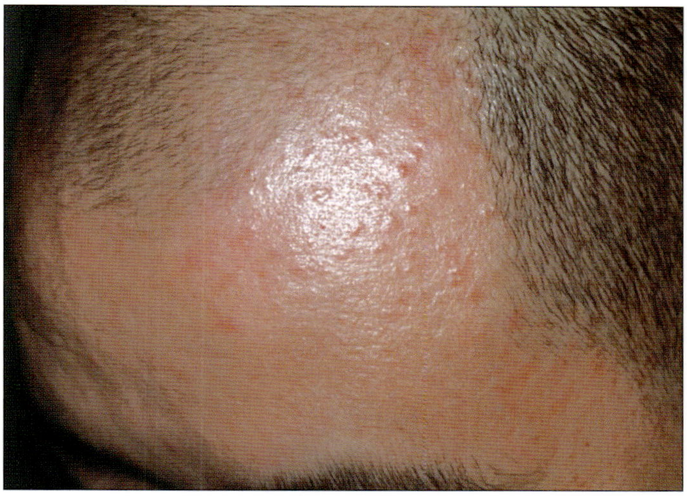

图 8.3-15 **光线性肉芽肿**

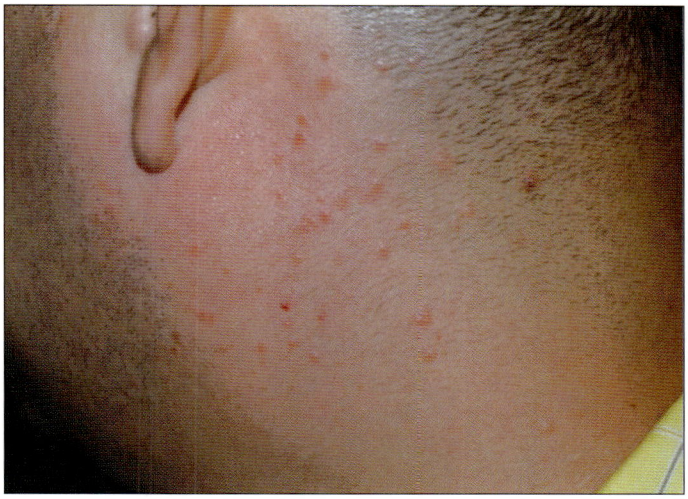

图 8.3-16 **光线性肉芽肿**

鉴别诊断

在病理上需与环状肉芽肿鉴别。本病肉芽肿的组织细胞并不呈栅栏状排列，亦无黏蛋白的沉积。光线性肉芽肿明显的日光弹力变性及多核巨细胞中吞噬有弹力纤维均不同于环状肉芽肿。

8.3.4 类风湿结节及风湿结节（rheumatoid nodule and rheumatic nodule）

组织病理特点

图 8.3-17、图 8.3-18

- 皮下组织和（或）真皮网状层下部较大呈不规则形嗜酸性染、无定形的纤维素样物质；
- 纤维素样物质周围有呈栅栏状排列的组织细胞及淋巴细胞；
- 可见血管增生及纤维化改变。

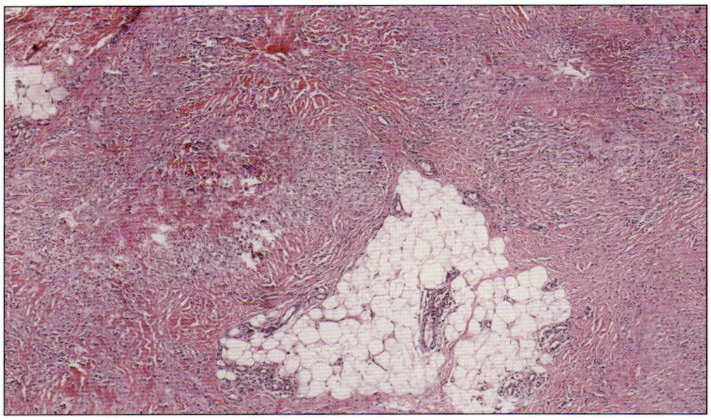

图 8.3-17　**类风湿结节**
皮下组织内栅栏状肉芽肿结节

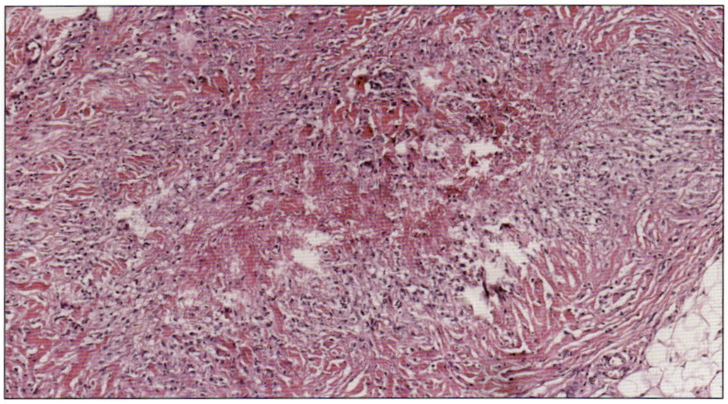

图 8.3-18　**类风湿结节**
结节中心嗜酸性染、无定形的纤维素样物质；周围组织细胞及淋巴细胞为主的浸润

与环状肉芽肿有栅栏状肉芽肿不同，在肉芽肿中心是纤维素样物质沉积，这种纤维素样物质可能是纤维素样变性的胶原，而环状肉芽肿时为黏蛋白的沉积。此外，类风湿结节常位于皮下或真皮下部，而环状肉芽肿的主要病理改变常在真皮上部。

类风湿结节与风湿结节的组织学改变大致相同，无法区别。一般风湿结节的炎症改变更明显，有中性粒细胞浸润，而类风湿结节时胶原变性及纤维化更突出。

临床特点

类风湿结节为半球形隆起、质硬（图 8.3-19）、皮肤颜色的皮下结节，一般无压痛。发生于大关节附近，尤其是肘部。风湿结节亦为质硬的皮下结节，触之不痛，好发于肘、膝关节附近及枕部、前额等骨质隆起部位。

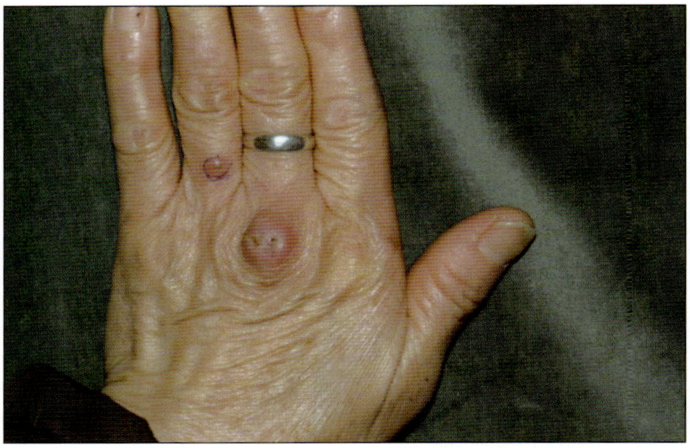

图 8.3-19　**类风湿结节**

实验室检查

骨 X 线检查可见典型类风湿性关节炎的改变，血沉快，类风湿因子阳性。风湿结节患者血沉快，抗“O”高。

8.3.5 痛风（gout）

组织病理特点

特征性所见是尿酸盐结晶所组成的痛风石。以甲醛固定的标本，由于甲醛溶解了尿酸盐结晶，在 H · E 染色的切片上，成为无定形粉红色，具有特征性。在甲醛固定的组织块，以 De Gatantha 染色尿酸盐呈棕黑色。以乙醇固定组织块，则能很好地显示痛风石，为成束致密排列的针形尿酸盐结晶，呈棕褐色。以偏振光检查，尿酸盐有明显的双折光性。

- 针形尿酸盐结晶周围，为排列成栅状的组织细胞及多核的异物巨细胞；
- 在结节长期存在的病例，病变组织发生纤维化，尿酸盐结晶可能发生钙化，甚至骨化。

临床特点

痛风系嘌呤代谢障碍性疾病，由于嘌呤代谢的酶缺乏，血尿酸水平增高，尿酸盐以结晶形式沉积于关节、滑囊、软骨、肾及皮下组织而致病。临床上出痛风性关节炎，关节畸形，肾结石等病变。当尿酸盐沉积于皮下组织而出现的结节则称为痛风石，它是针头至绿豆大、橙红或乳白色的结节（图 8.3-20），好发于耳郭及指趾小关节周围，无自觉症状或有剧痛，疼痛常发生在晚间。患者常伴糖尿病、高血压等。

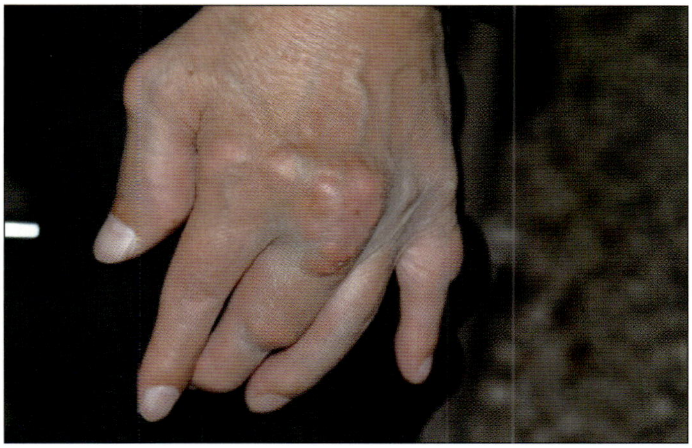

图 8.3-20　**痛风**

实验室检查

血尿酸水平增高，血沉快，关节积液穿刺镜检见针状尿酸盐结晶。

8.4　异物性肉芽肿（granulomatous foreign-body rection）

组织病理特点

图 8.4-1、图 8.4-2

- 最初是急性炎症，可见多数中性粒细胞，还有嗜酸性粒细胞、淋巴细胞浸润；
- 急性炎症消退后，代之以肉芽肿，为多数组织细胞、多核的异物巨细胞、淋巴细胞及浆细胞等浸润；
- 后期成纤维细胞增生，发生纤维化；
- 病变多发生在真皮或皮下组织，可见内生或外来的异物。

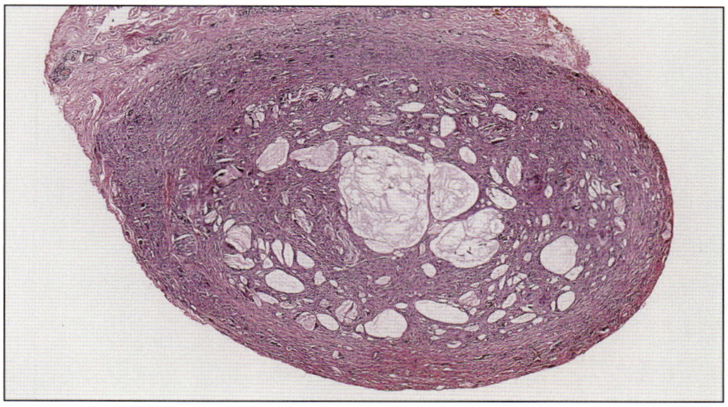

图 8.4-1　**异物肉芽肿**
真皮内囊肿破裂，异物肉芽肿结节

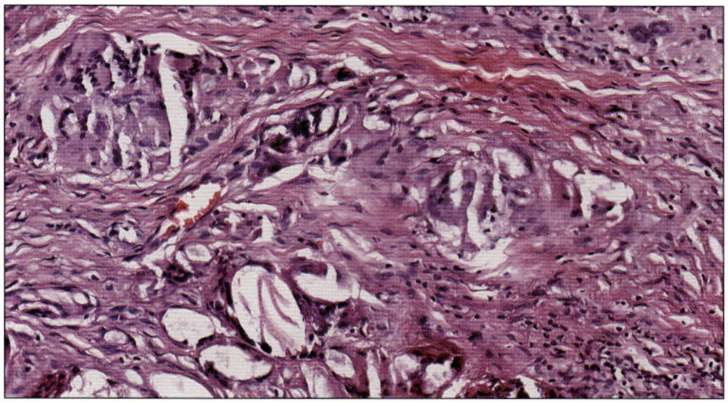

图 8.4-2　**异物肉芽肿**
多核的异物肉芽肿细胞及角质异物

在皮肤，最常引起异物性肉芽肿的是破裂的毛囊囊肿，即毛囊漏斗部囊肿或表皮样囊肿，在毛囊囊肿破裂早期，可见到破裂囊肿的上皮及其内容物，在经过短暂的急性炎症后，出现多数组织细胞及多核的异物巨细胞。囊肿的上皮细胞很脆弱，容易被组织细胞吞噬、破坏，但囊肿的内容物角质物则十分坚硬，不易被破坏。它成为诊断毛囊囊肿破裂所致异物性肉芽肿的一个重要线索：在肉芽肿部位见到红染的角质物，它们或游离存在或在多核巨细胞的胞浆内。

引起皮肤异物性肉芽肿的另一个常见原因是外来的异物，如扎入皮内的木刺、手术时缝合伤口的缝线，前者在镜下为如仙人掌似的纤维，后者为均一、淡黄染的物质，它们被组织细胞或多核巨细胞所包绕或被吞噬，呈典型异物性肉芽肿的组织学改变。如本章开始时所描述，异物巨细胞核的排列常不规则，它可以在细胞内沿周缘呈马蹄状排列，也可在胞浆内杂乱分布。并不是所有的外来异物都引起异物肉芽肿改变，有的异物如硅、铍、锆进入皮肤引起的结节病样反应（8.2.2），有的异物如碳、银、汞、煤渣等（或为文身或为意外事故所致）进入皮肤则可全然不引起炎症反应。

不正常的内源性沉积是引起异物性肉芽肿的另一个原因，如前述痛风结节，就是由于尿酸盐结晶沉积所致的异物反应。另一常见的内源性沉积是钙沉着，它可见于系统性红斑狼疮、皮肌炎、硬皮病如 CREST 患者的皮内，也可见于钙和（或）磷代谢不正常的患者，在皮内或皮下出现钙沉着，可不伴炎症反应，又如毛母质瘤（钙化上皮瘤）破裂后，钙化的上皮引起异物肉芽肿反应。

临床特点

常见的异物性肉芽肿有囊肿性痤疮，它实为毛囊漏斗部囊肿破裂所致。有时色素痣突然隆起，基底潮红、有压痛（这常见于中年人面部的皮内痣），实为色素痣下方的毛囊漏斗部囊肿破裂所致。文身（包括文眉，文唇等）在个别人可出现异物肉芽肿反应（图 8.4-3，图 8.4-4）。

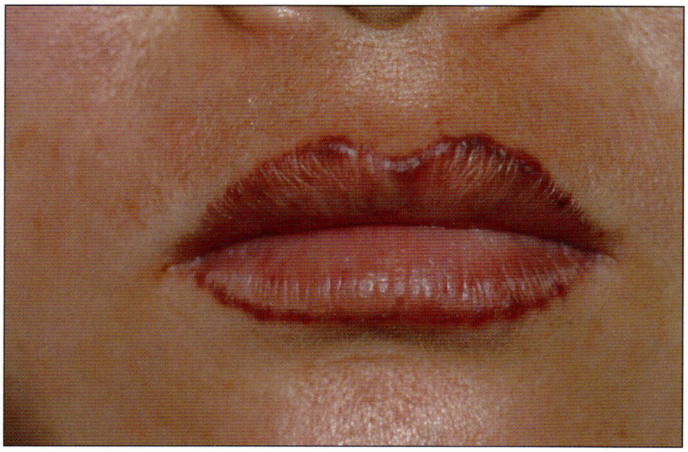

图 8.4-3 **异物肉芽肿（文唇线所致）**

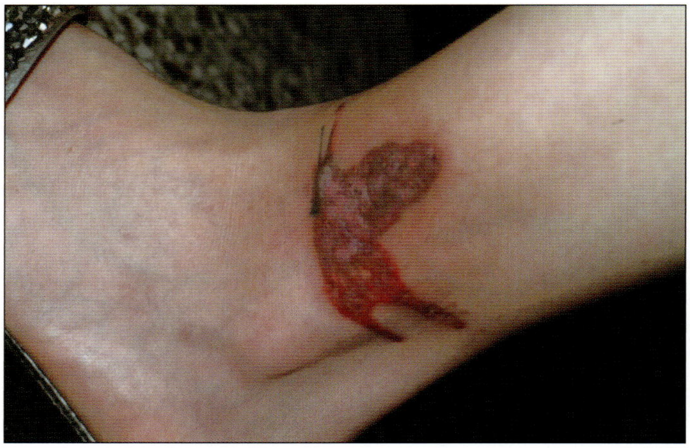

图 8.4-4 **文身肉芽肿**

8.5 中性粒细胞及组织细胞为主的浸润（化脓性肉芽肿性皮炎）（suppurative granulomatous dermatitis）

这组疾病中最常见的是深部真菌病、疣状皮肤结核及慢性感染性肉芽肿等。其他还有放线菌病、足菌肿等。这组疾病的共同特点是病程慢性，间有急性炎症发作，因此在组织相中既可见以中性粒细胞为主的急性化脓改变，又可见以组织细胞、多核巨细胞为主的肉芽肿改变。由于长期的炎症刺激，表皮常增生，或向外呈乳头瘤样增生，或向内呈假上皮瘤样增生，在真皮内可见明显的纤维化。

8.5.1 深部真菌病（deep fungal infections）

深部真菌病主要包括皮下组织真菌病和侵袭性（系统性）真菌病。前者主要包括侵犯真皮、皮下组织和骨骼的真菌感染，如孢子丝菌病、着色芽生菌病等，病原菌通过外伤植入皮肤，病损比较局限。后者常发生在免疫受损宿主，病原菌常为条件致病菌，如假丝酵母菌（亦称念珠菌）、曲霉和毛霉等。患者常通过吸入真菌孢子而发生肺部感染，可以经血行播散到全身器官，包括皮肤。在免疫受损患者，偶尔也可发生浅部真菌侵犯皮下组织，甚至引起系统播散。

皮肤深部真菌病主要包括着色芽生菌病（chromoblastomycosis）及孢子丝菌病（sporotrichosis）。病理学上诊断的线索是表皮不规则增生，或向外呈乳头瘤状或向内呈假上皮瘤样，真皮内可见以组织细胞及多核巨细胞为主的肉芽肿改变，还可见多数浆细胞及少许嗜酸性粒细胞浸润。确诊依靠找到病原体即真菌成分，应该注意在坏死、脓肿的区域和组织细胞聚集、特别是多核巨细胞的胞浆内去寻找。着色芽生菌病的特征性病原体呈棕黑色、厚壁、圆形或卵圆形。孢子丝菌病的酵母细胞也呈圆形或卵圆形。若没有找到真菌病原体而又高度可疑真菌感染，则应作过碘酸锡夫染色（PAS）或六甲烯四胺银染色（GMS），可清楚地显示出真菌成分。凡临床上怀疑为深部真菌病的病例，在取活组织检查时，应采用切除法，切下的组织块一部分作组织病理学检查，一部分放入相应培养基中，以发现有否真菌生长。

深部真菌病的病程慢性，又可继发细菌感染，因此它的组织学所见常因病程长短、有否合并化脓感染、机体的抵抗力等而不同。如在急性炎症阶段，可见多数中性粒细胞及化脓改变，真皮乳头水肿，血管扩张明显，内皮细胞肿胀等。在慢性增殖性损害，可见表皮增生明显，真皮内、尤其是真皮上部明显的纤维化，成纤维细胞数量增多，在纤维化的真皮及皮下组织内可见结节状肉芽肿性浸润，其内可见多核组织细胞、淋巴细胞、浆细胞及少许嗜酸性粒细胞。

8.5.1.1 孢子丝菌病（sporotrichosis）

组织病理特点

图 8.5-1 ～图 8.5-5

- 真皮和皮下组织化脓性肉芽肿性炎症；
- 组织细胞、多核巨细胞、淋巴细胞和浆细胞，偶可见少许嗜酸性粒细胞呈结节状浸润；
- 浸润细胞排列成特征性的 3 层，称为“三带肉芽肿”（three zone granuloma）：中心为慢性化脓层，以中性粒细胞为主，间有少数淋巴细胞和多核巨细胞；其外围绕以结核样层，为多数上皮样细胞及多少不等的多核巨细胞，最外层主要由浆细胞及淋巴细胞组成，称为梅毒样层；
- 组织内很少见到病原体。经淀粉酶消化后再进行 PAS 染色，可见直径 2 ～ 6μm 的圆形酵母细胞，有时银染色可见长约 4 ～ 8μm 的雪茄烟样小体；
- 偶可见到星状小体，即真菌孢子周围绕以嗜伊红物质（Splendore-Hoeppli 物质）所形成。

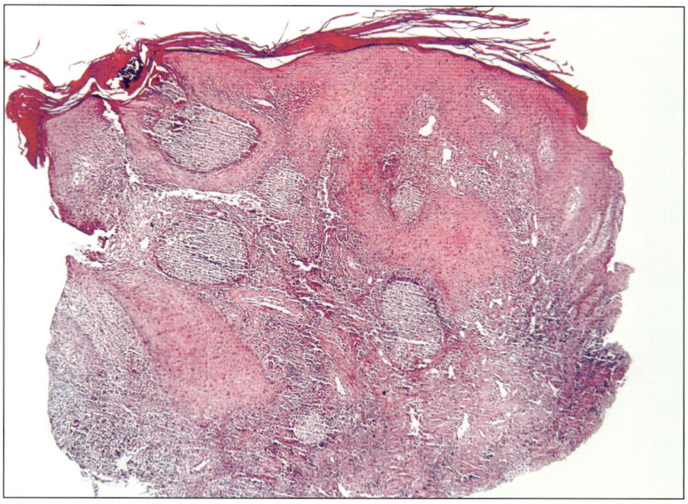

图 8.5-1 **孢子丝菌病**
表皮增生，真皮内致密炎症细胞浸润

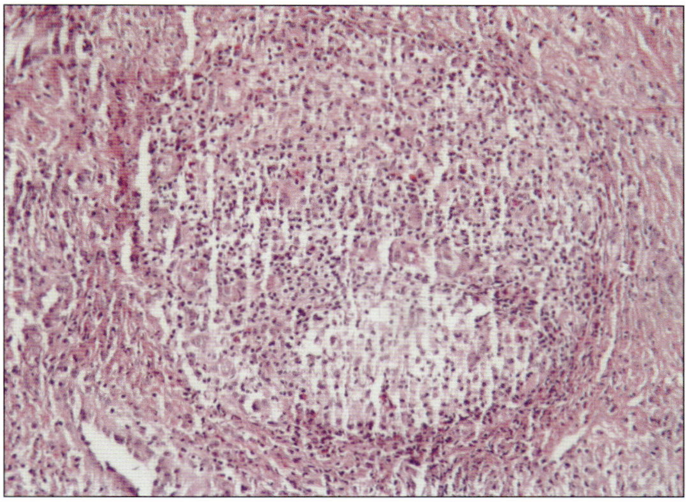

图 8.5-2 **孢子丝菌病**
真皮内混合类型炎症细胞浸润

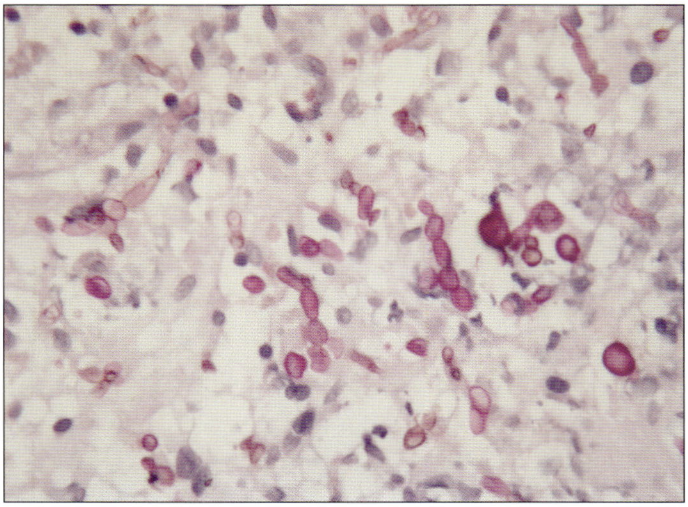

图 8.5-3 **孢子丝菌病**
PAS 染色示圆形或椭圆形孢子，可见出芽

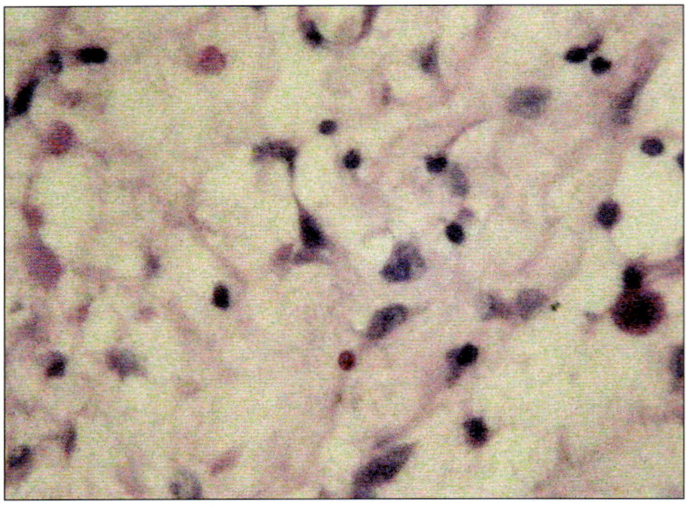

图 8.5-4 **孢子丝菌病**
淀粉酶消化后 PAS 染色示红染的圆形酵母细胞

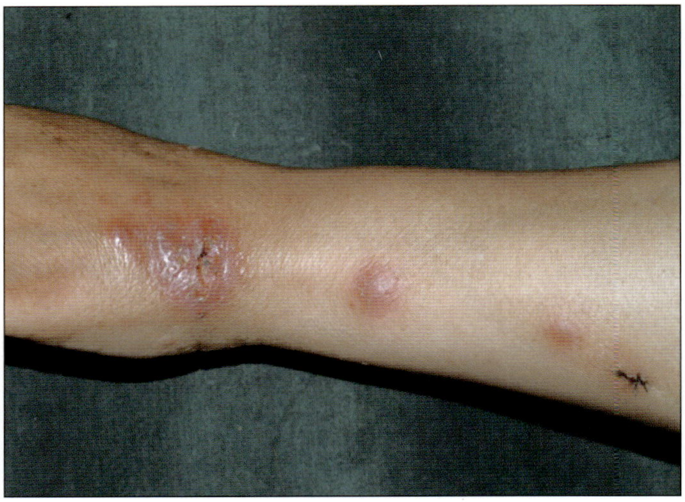

图 8.5-6 **孢子丝菌病（淋巴管型）**

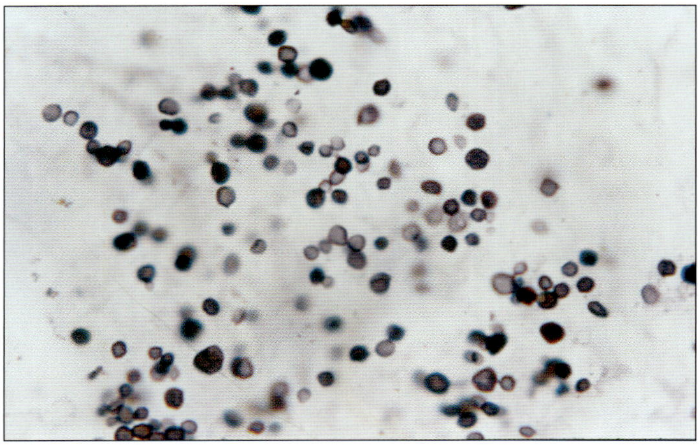

图 8.5-5 **孢子丝菌病**
GMS 染色示大量酵母细胞，呈圆形或椭圆形，可见出芽

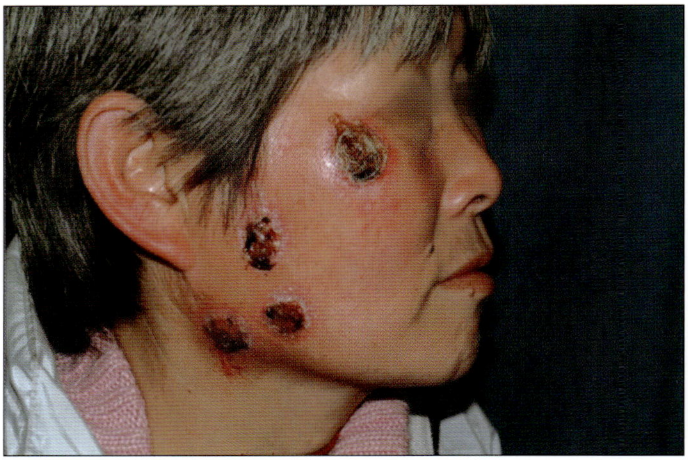

图 8.5-7 **孢子丝菌病（淋巴管型）**

临床特点

本病由双相真菌孢子丝菌引起的皮下组织真菌病。病原菌常由外伤植入。常见固定型和皮肤淋巴管型，前者为原发感染部位的局限损害，后者为病原菌沿淋巴管播散的类型。典型皮肤损害为暗红色浸润性斑块或皮下结节。斑块表面可呈轻度疣状增生，挤压有少许脓性分泌物。皮下结节约如枣大，无压痛，表面可破溃。数周后，病变可沿淋巴管走行方向扩散，出现成串分布的皮下结节和溃疡。皮损好发于面部及上肢（图 8.5-6、图 8.5-7）。

鉴别诊断

孢子丝菌病主要应与非典型分枝杆菌感染和着色芽生菌病相鉴别。由于病原菌在 KOH 和组织病理检查中并不典型，因此脓液或组织的病原菌培养对于诊断十分重要。孢子丝菌培养阳性率很高，呈典型的双相真菌，具有明显的形态学特征。

8.5.1.2 着色芽生菌病（chromoblastomycosis）

组织病理特点

图 8.5-8 ～图 8.5-11

- 表皮不规则增生，可向上呈乳头瘤样增生或向下呈假上皮瘤样增生，其上可附鳞屑结痂；

- 在增生的表皮、毛囊漏斗部及真皮上部可见灶性坏死及脓肿；
- 真皮内致密、弥漫的炎症浸润，有中性粒细胞、组织细胞、多核巨细胞、淋巴细胞，浆细胞及少数嗜酸性粒细胞；炎症可达到皮下组织；
- 脓肿内及多核巨细胞内外可见圆形厚壁分隔的暗棕色小体，类似铜币（6 ~ 12μm），也称为 medlar 小体或者硬壳小体（sclerotic body）。具特征性，有诊断意义；
- 血管扩张，管壁增厚，内皮细胞肿胀，在病程长的病例，真皮及皮下组织可见程度不等的纤维化。

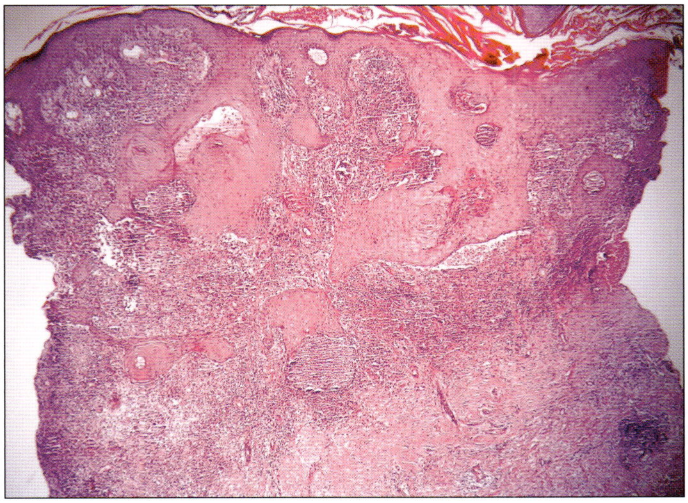

图 8.5-8　**着色芽生菌病**
表皮不规则增生；真皮内致密、弥漫的炎症浸润

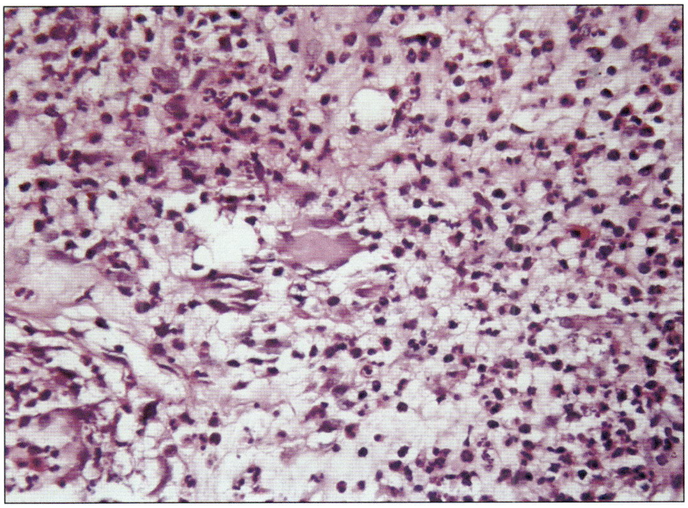

图 8.5-9　**着色芽生菌病**
真皮内多数中性粒细胞、组织细胞、多核巨细胞、淋巴细胞，浆细胞及少数嗜酸性粒细胞浸润

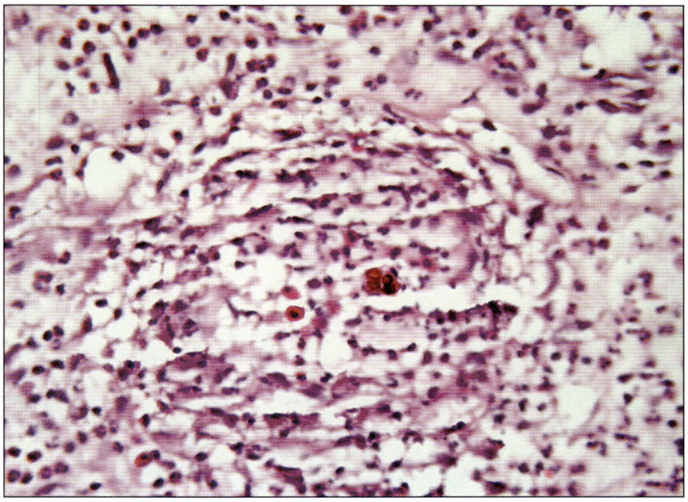

图 8.5-10　**着色芽生菌病**
脓肿内可见棕色硬壳小体（切片中央）

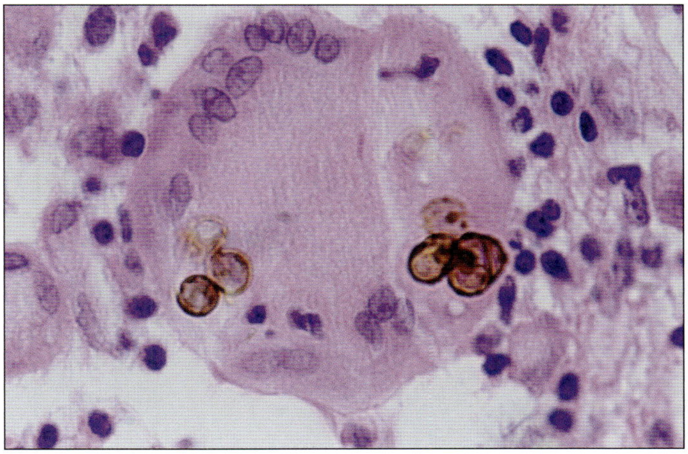

图 8.5-11　**着色芽生菌病**
高倍显示病原体

临床特点

本病是由一组暗色真菌所引起的皮肤及皮下组织慢性感染。好发于四肢等暴露部位。典型损害为表面呈疣状增生的结节或斑块，暗红色或灰褐色，皮损中央消退成瘢痕，边缘进展呈环状（图 8.5-12，图 8.5-13）。表面可破溃、溢脓、结痂，覆有鳞屑。在损害表面可见到黑色点状血痂，内含较多菌体成分，有助于诊断。取痂皮、脓液等滴加 KOH 显微镜检，发现硬壳小体具有诊断意义，同时也可见到菌丝。

致病菌常见的有卡氏枝孢瓶霉、裴氏着色霉及疣状瓶霉，常在朽木或土壤中，通过外伤等途径而感染。病程慢性，迁延不愈，皮损可发展至大片状斑块（图 8.5-14），患者以农民居多，大多为成人。可在长期慢性炎症瘢痕的基础上继发鳞癌。

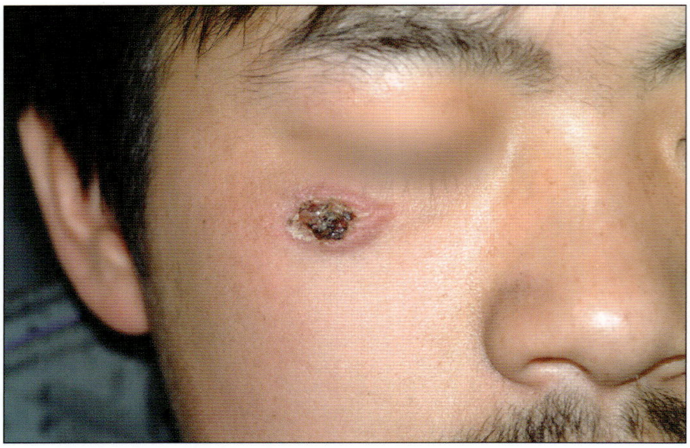

图 8.5-12 **着色芽生菌病**

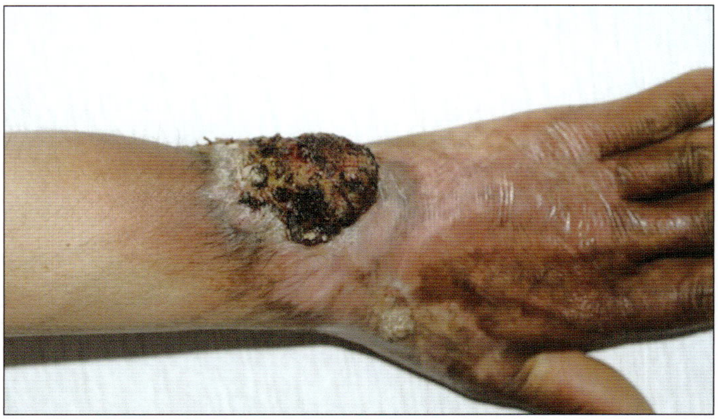

图 8.5-13 **着色芽生菌病**

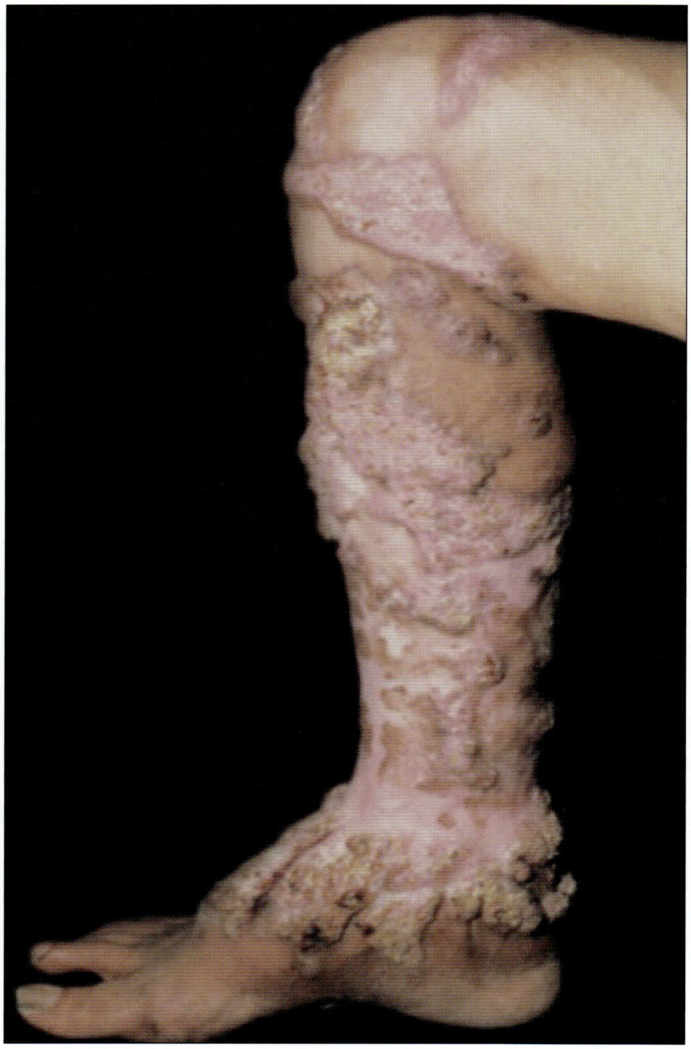

图 8.5-14 **着色芽生菌病**

8.5.1.3 暗色丝孢霉病（phaeohyphomycosis）

组织病理特点

图 8.5-15、图 8.5-16

- 表皮不规则增生，可向上呈乳头瘤样增生或向下呈假上皮瘤样增生，其上可附鳞屑结痂；
- 真皮内致密、弥漫的炎症浸润，有中性粒细胞、组织细胞、多核巨细胞、淋巴细胞，浆细胞及少数嗜酸性粒细胞；炎症可达到皮下组织；
- 可见棕色分隔的菌丝或串珠状菌丝，有时含有厚壁、肿胀的酵母样细胞；
- 损害也可为限局性单发囊肿，有包膜包裹。

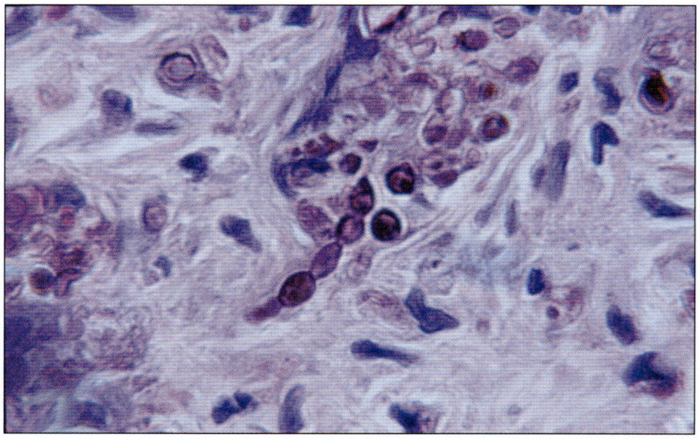

图 8.5-15 **暗色丝孢霉病**
肉芽肿组织中可见串珠状酵母样细胞结构

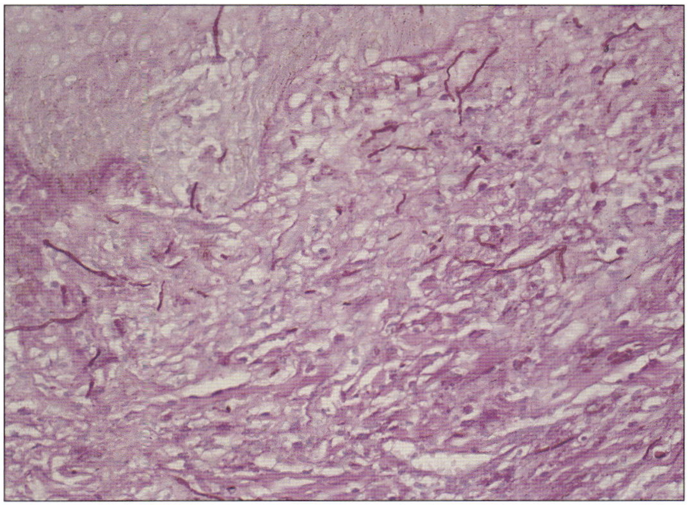

图 8.5-16 **暗色丝孢霉病**
真皮中可见大量真菌菌丝结构

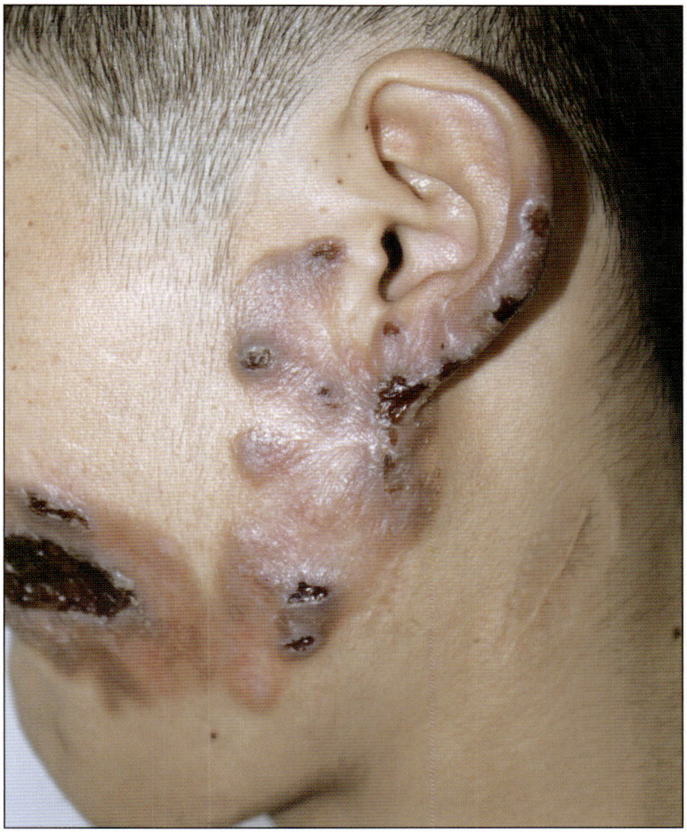

图 8.5-17 **暗色丝孢霉病**

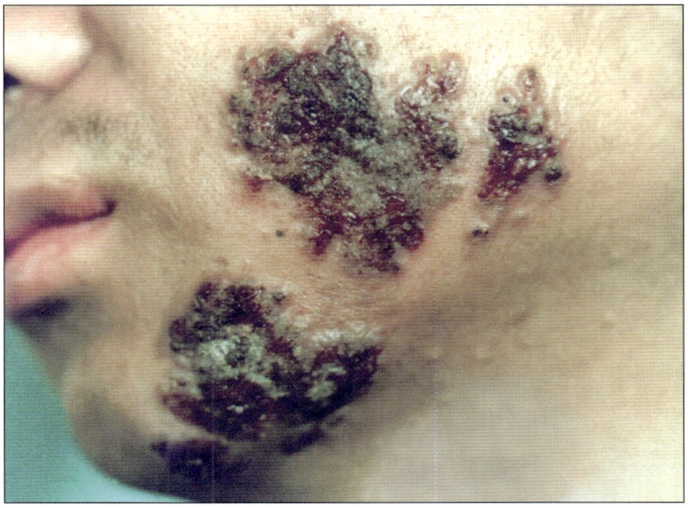

图 8.5-18 **暗色丝孢霉病**

临床特点

暗色丝孢霉病是由多种暗色真菌（dematiaceous fungi）所致的浅表组织、皮肤、皮下乃至深部脏器的感染。与着色芽生菌不同，该病的病原菌在组织中形成暗色的酵母样细胞、假菌丝或菌丝样结构，而非硬壳小体。本病病程慢性，顽固难治，严重的脑部感染常可危及生命。皮肤和皮下组织型暗色丝孢霉病最常见。表现为肉芽肿性结节、斑块、脓肿或囊肿，表面颜色较暗。好发于头面部及四肢暴露部位（图 8.5-17、图 8.5-18）。无明显自觉症状，一般单发，偶有多发。多见于免疫缺陷者。

鉴别诊断

本病应与着色芽生菌病及其他原因所致的感染性肉芽肿性疾病相鉴别。组织病理和真菌学检查是最主要的鉴别手段。直接镜检在标本中可见暗色规则或串珠状菌丝、发芽或不发芽的酵母细胞，而非硬壳细胞。

8.5.1.4 足菌肿（mycetoma）

组织病理特点

图 8.5-19、图 8.5-20

- 表皮不规则增生，可向上呈乳头瘤样增生或向下呈假上皮瘤样增生，其上可附鳞屑结痂；
- 真皮及皮下组织内有广泛的纤维化。
- 脓肿内可见颗粒，系真菌或放线菌集合而成，不同病原菌的颗粒具有特征性；

包裹颗粒（与炎症细胞胞核大小一致）的菌丝，有放线菌性（细，光滑）和真菌性的（厚壁）。以 PAS 染色可显示菌丝。

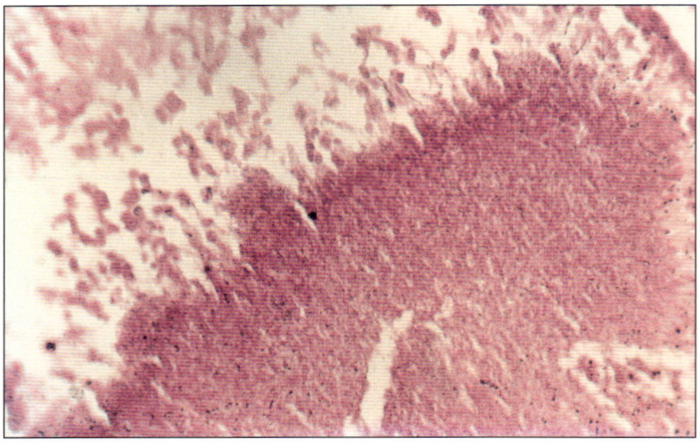

图 8.5-19 **真菌性足菌肿**
颗粒，可见边缘包裹颗粒的真菌菌丝

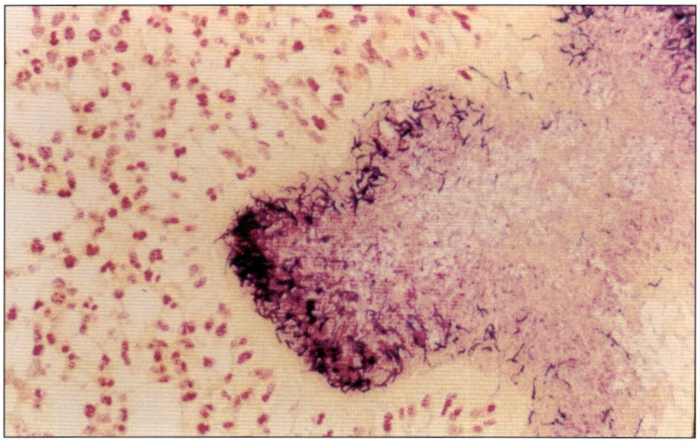

图 8.5-20 **放线菌性足菌肿**
颗粒，可见边缘包裹颗粒的放线菌菌丝

临床特点

本病为多种真菌、放线菌或细菌引起的一个临床综合征。典型损害为暗红色肉芽肿性浸润性斑块，其上有脓肿溃破所致的瘘管和窦道，有颗粒排出。病程慢性，常见于足部，故称足菌肿。患足肿胀，可有结节，溃疡（图 8.5-21）。病程长者可引起关节、骨的炎症，形成死骨及关节畸形。

8.5.1.5 其他

除以上几种常见的深部真菌病以外，其他有类似组织学改变的深部真菌病。

球孢子菌病（coccidioidomycosis），有时在切片中可见大的厚壁孢子，其中含内孢子（图 8.5-22）；

副球孢子菌病（paracoccidioidomycosis），可见单芽或多芽真菌孢子（图 8.5-23）；

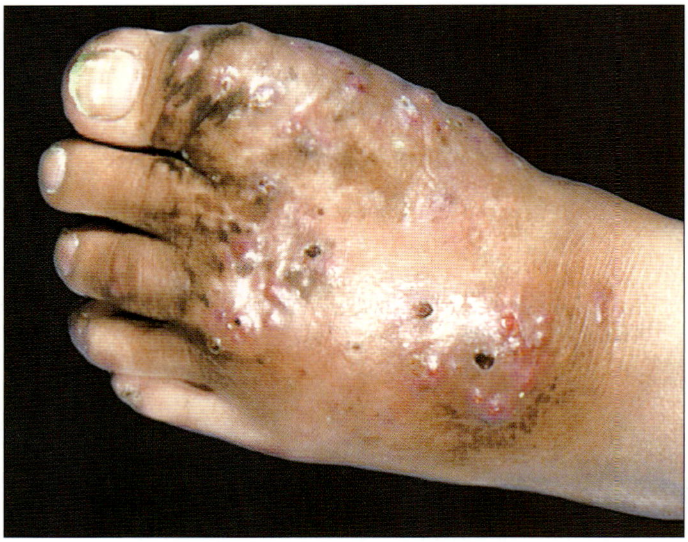

图 8.5-21 **足菌肿**

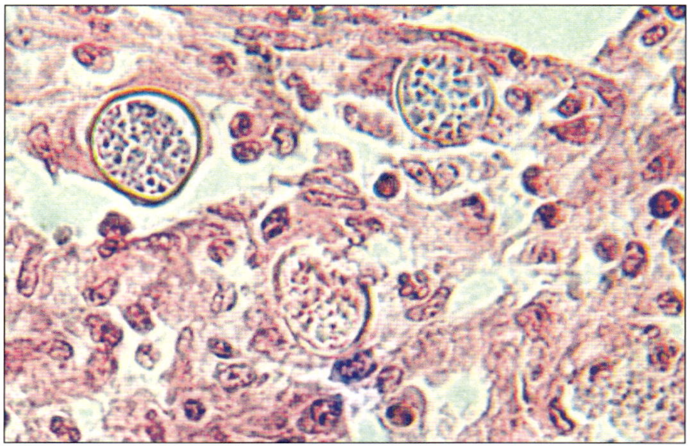

图 8.5-22 **球孢子菌**
厚壁大孢子内含内孢子

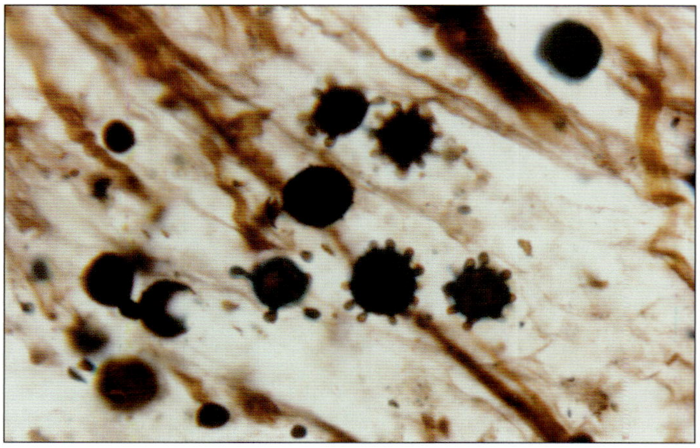

图 8.5-23 **副球孢子菌（嗜银染色）**
单芽或多芽真菌孢子

组织胞浆菌病（histoplasmosis），可见位于巨噬细胞内的酵母细胞（图 8.5-24）；

芽生菌病（blastomycosis），圆形孢子成群或成链排列（图 8.5-25）；

隐球菌病（cryptococcosis），可见包绕厚的透亮荚膜的酵母细胞（图 8.5-26、图 8.5-27）；

念珠菌性肉芽肿（candida granuloma），在切片中可以发现圆形孢子及假菌丝（图 8.5-28）；

曲霉（aspergillosis）：为呈放射状排列的锐角分枝分隔菌丝（图 8.5-29）。

毛霉为具有不规则分枝、无分隔的粗大菌丝（图 8.5-30）。

以上真菌结构以 PAS 染色，有的以银染可显现地更加清楚。

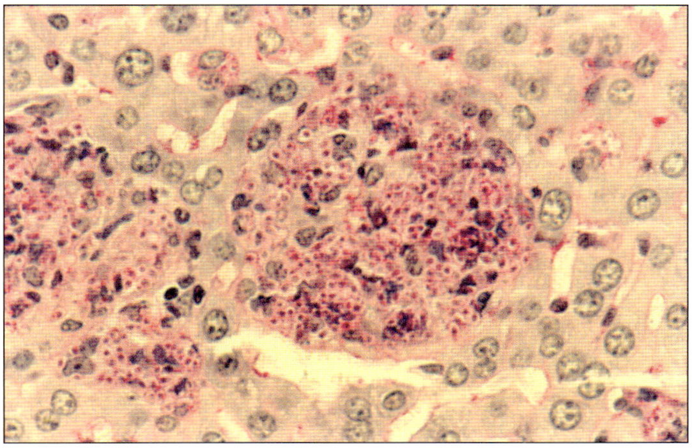

图 8.5-24 **组织胞浆菌（PAS）**
巨噬细胞内酵母细胞

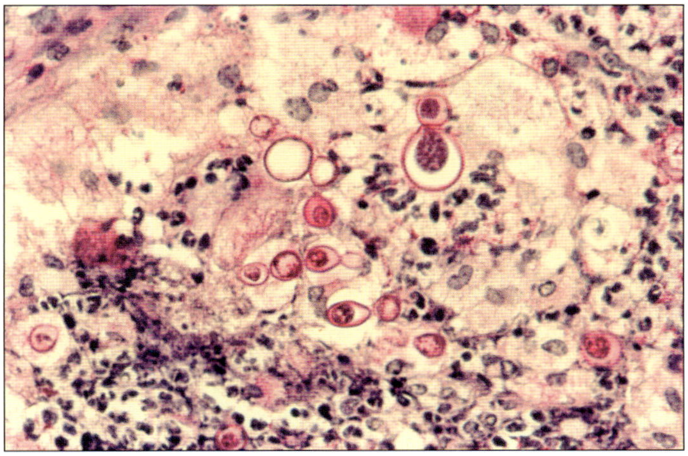

图 8.5-25 **皮炎芽生菌病（PAS）**
圆形孢子成链排列

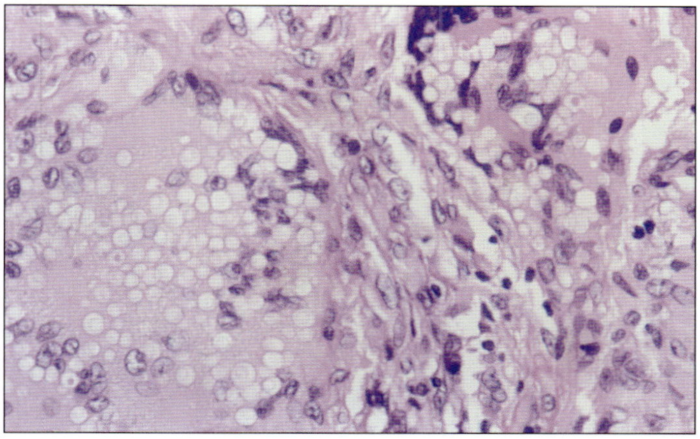

图 8.5-26 **隐球菌（HE）**
只有透亮厚荚膜的酵母细胞

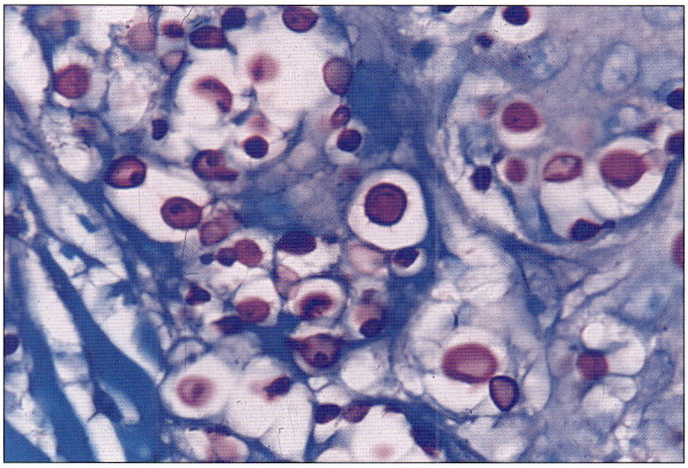

图 8.5-27 **隐球菌（PAS）**
孢子周围厚透亮荚膜

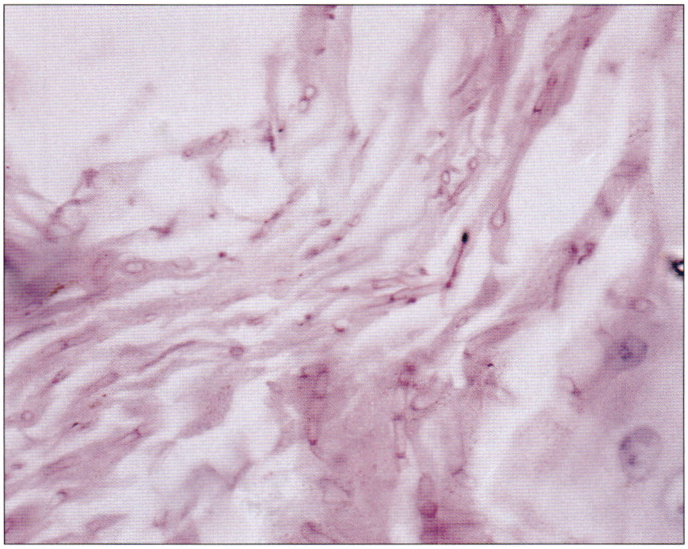

图 8.5-28 **念珠菌性肉芽肿**
角层内可见假菌丝和芽孢

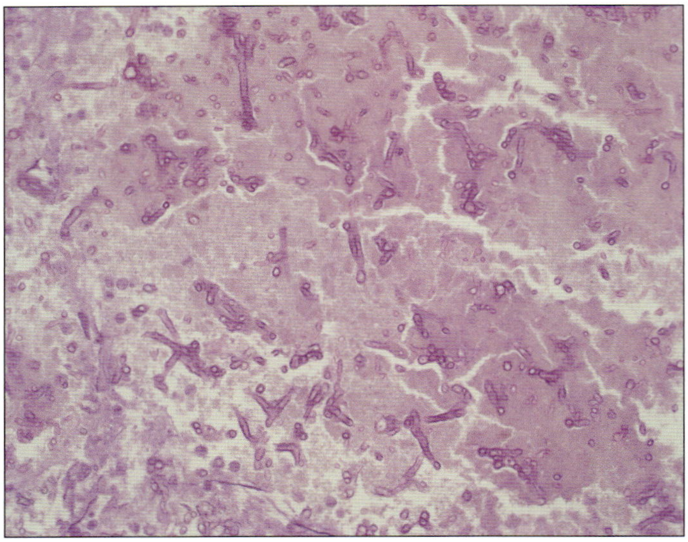

图 8.5-29 **曲霉菌丝**
菌丝较粗大，均匀，有分隔和 45° 角分枝

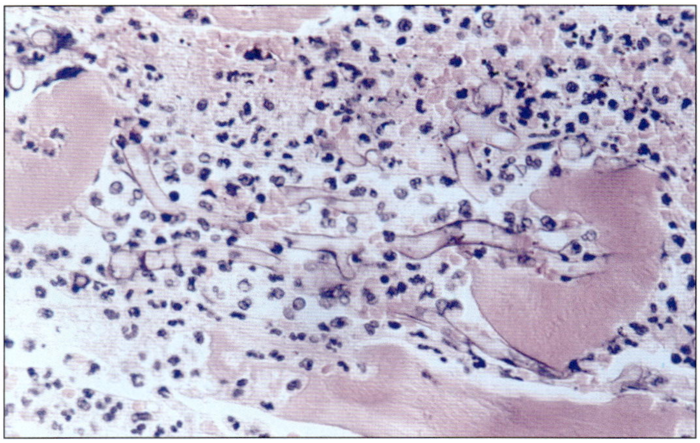

图 8.5-30 **毛霉（HE）**
菌丝非常粗大、不均匀，不规则。没有分隔，有 90° 分枝

8.5.2 慢性感染性肉芽肿（infectious granuloma，chronic）

组织病理特点

图 8.5-31 ～图 8.5-33

- 表皮呈明显的乳头瘤样或假上皮瘤样增生，常有海绵水肿，表面有痂屑或脓性痂屑；
- 真皮内弥漫或结节状混合类型炎症细胞浸润，包括淋巴细胞、组织细胞、浆细胞及数量不等嗜酸性粒细胞；有时可见多核巨细胞；
- 真皮乳头层明显增厚，胶原粗厚，有多数成纤维细胞；
- 在表皮及真皮内均可见小脓肿，有多数中性粒细胞及其碎核；
- 以 PAS、其他特殊染色或培养不能发现病原菌。

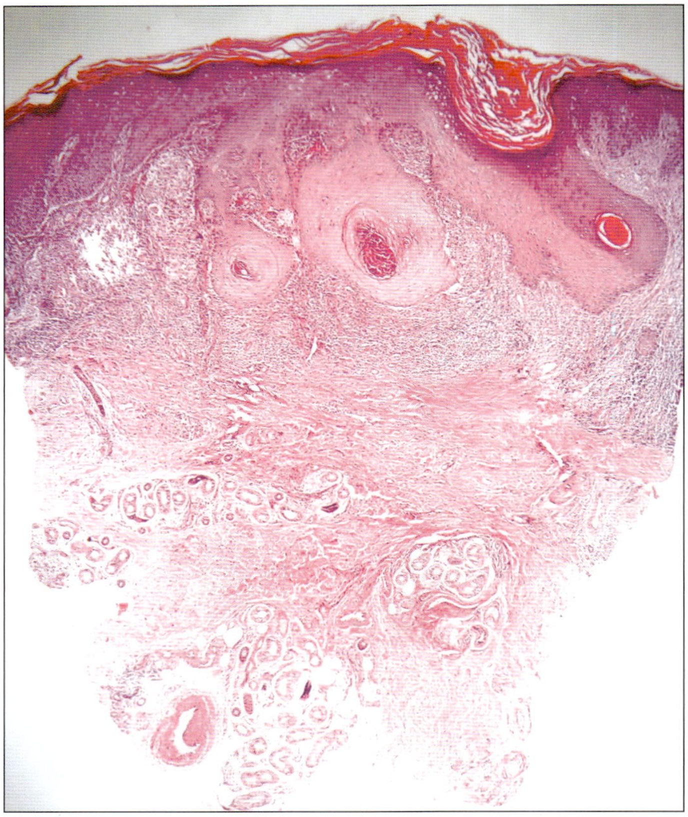

图 8.5-31 **慢性感染性肉芽肿**
表皮明显增生；真皮上层弥漫炎症细胞浸润

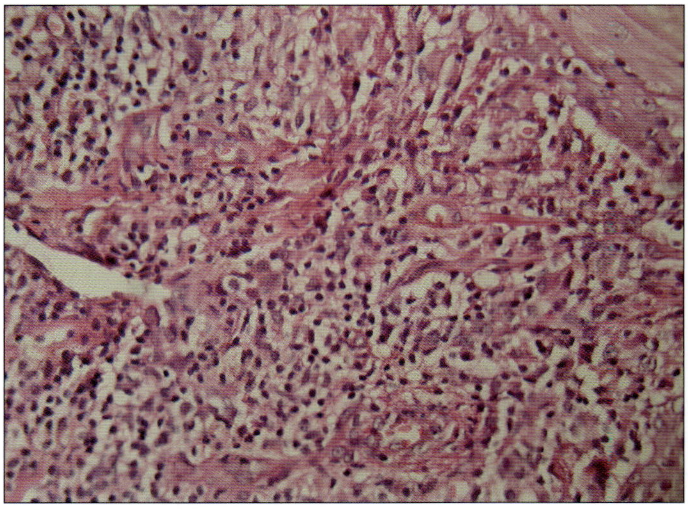

图 8.5-32 **慢性感染性肉芽肿**
血管增生。管周淋巴细胞、浆细胞、组织细胞等混合类型炎症细胞浸润

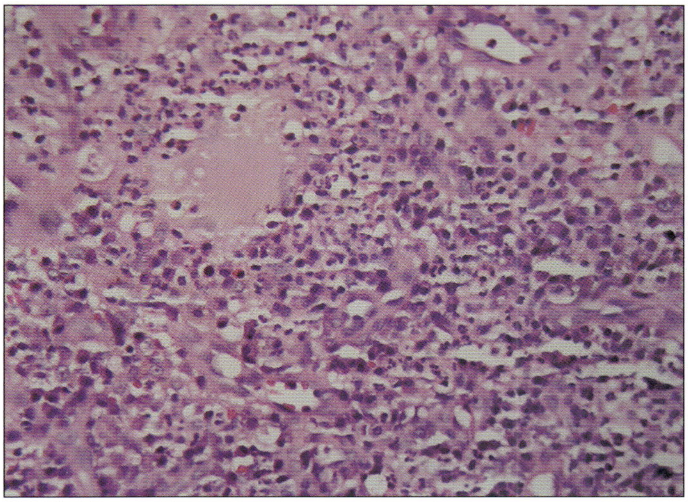

图 8.5-33 **慢性感染性肉芽肿**
脓肿内可见中性粒细胞，嗜酸性粒细胞、浆细胞、组织细胞及多核巨细胞

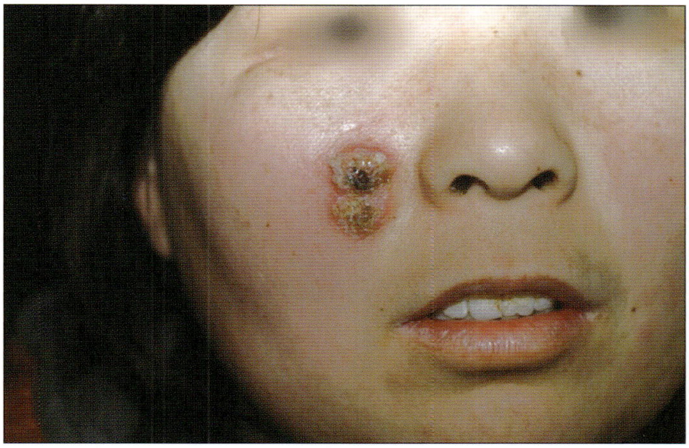

图 8.5-34 **慢性感染性肉芽肿**

临床特点

为半球形隆起皮面的结节或疣状增生性斑块，暗红色，表面可有脓性分泌物及结痂（图 8.5-34，图 8.5-35），单发或多发。好发于面部、手背。病程慢性。

许多慢性化脓性肉芽肿性疾病都具有相似的组织学改变，即往往同时可以见到急性炎症、肉芽肿及纤维化三个不同阶段的改变。慢性感染性肉芽肿的组织病理改变与上述的深部真菌病或疣状皮肤结核相似。这类病例在我科临床上并不少见，考虑系病原菌的感染所致。由于病原菌不同及机体反应性的不同，所造成组织学改变的亦有不同，如疣状皮肤结核时主要是细胞免疫反应，肉芽肿性浸润中有多数淋巴细胞，而很少有浆细胞。多核巨细胞呈核在周边排列的朗汉斯巨细胞，具有特征性。深部真菌病时则既有细胞免疫、也有体液免疫反应，在浸润中有淋巴细胞，也可见到数量不等的浆细胞，在多核巨细胞中或坏死区域常可找致病原菌，从而可作出确切的诊断。具有上述组织病理学改变，但不能找到病原菌时，则我科在病理诊断上，常作出慢性感染性肉芽肿的诊断。相信随着分子生物学技术及其他更为敏感、特异检测手段的出现，将逐渐能作出特异的诊断。

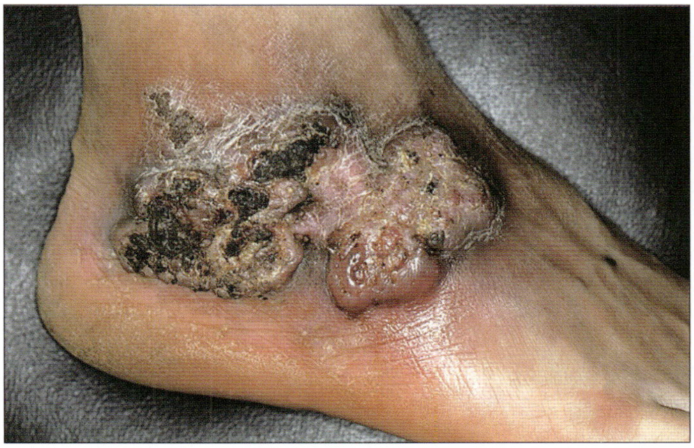

图 8.5-35 **慢性感染性肉芽肿**

8.5.3 放线菌病（actinomycosis）

组织病理特点

- 为真皮下部或皮下被肉芽肿性炎症及纤维化所包绕的脓肿，内有多数中性粒细胞．脓肿常多发；
- 在脓肿中，可见放线菌的集落。在 H·E 染色切片中，该集落中心呈蓝色，而周围呈放射状向外伸展的“蟹足”（为菌丝）则呈红色。放线菌的菌丝为 Gram 阳性染色，抗酸染色则为阴性。PAS 染色阳性，以六甲基四胺银染色呈灰色或黑色；
- 脓肿可向表皮溃破，形成窦道，向外排出硫黄颗粒，窦道旁为肉芽组织。

临床特点

本病为人型放线菌所致的慢性化脓性肉芽肿性疾患，病变常向四周扩展至邻近组织，形成许多排脓窦道，排出坚硬的硫黄颗粒，好发于面、颈部。放线菌经口腔黏膜、龋齿等部位入侵。

8.5.4 奴卡菌病（nocardiosis）

组织病理特点

- 为真皮下部或皮下化脓性肉芽肿性炎症，中央常有脓肿形成，有多数中性粒细胞，周围则为肉芽组织；
- 致病菌主要为星形奴卡菌及巴西奴卡菌。应在脓肿部位找，它在 H·E 染色的切片上见不到，以 Gram 染色可见阳性细长的菌丝，有的呈分枝状。

临床特点

本病常见为肺部感染，系吸入病原菌所致。偶尔病菌可由皮肤外伤处进入，造成慢性化脓性肉芽肿性皮炎改变，表现为链状排列的皮下结节或结核样损害。

8.5.5 皮肤原藻病（protothecosis）

组织病理特点

由原藻属的菌所致皮肤感染，该菌可以在真皮、皮下组织及淋巴结中生长。

在组织切片中病原菌表现为非芽生性孢子，具有特征性分隔。

临床特点

自疣状增生皮炎至溃疡不等。病原体还可进入淋巴管，引起肉芽肿性淋巴结炎。

8.5.6 卤素皮炎（halogenoderma）

组织病理特点

表皮呈乳头瘤状和（或）假上皮瘤样增生，表皮内可见中性粒细胞、嗜酸性粒细胞及坏死角质形成细胞集聚成的脓肿。表皮增生以溴疹时尤为显著。

- 真皮内弥漫、致密以中性粒细胞为主浸润，有数量不等的嗜酸性粒细胞，至后期淋巴细胞及组织细胞数目增加，组织细胞有丰富的胞浆或大的核；
- 毛囊漏斗部明显扩张，其中充满着角质物及中性粒细胞，毛囊漏斗部破裂，在真皮上部出现明显的炎症反应；
- 真皮乳头常水肿，可出现表皮下水疱；
- 真皮内血管数目增多，扩张，内皮细胞增生，可见血管外红细胞。

临床特点

系长期服用卤族元素如碘、溴后所出现的皮疹，即碘疹或溴疹。早期为丘疹脓疱及结节脓疱。好发于面部。

鉴别诊断

应与深部真菌病相鉴别，卤素皮炎诊断要点是：

1. 毛囊的病变突出；
2. 不能找到病原体。

8.6 其他（other granulomatous diseases）

8.6.1 幼年黄色肉芽肿（juvenile xanthogranuloma）

组织病理特点

图 8.6-1 ～图 8.6-3

- 真皮内致密组织细胞，其中许多是泡沫状组织细胞的浸润，还有数量不等的 Touton 巨细胞；
- 在组织细胞间为淋巴细胞、嗜酸性粒细胞和浆细胞的浸润；
- 肉芽肿上方的表皮常因挤压变薄，表皮突消失。在肉芽肿两侧的表皮则增生；
- 在陈旧的损害中可见纤维化。

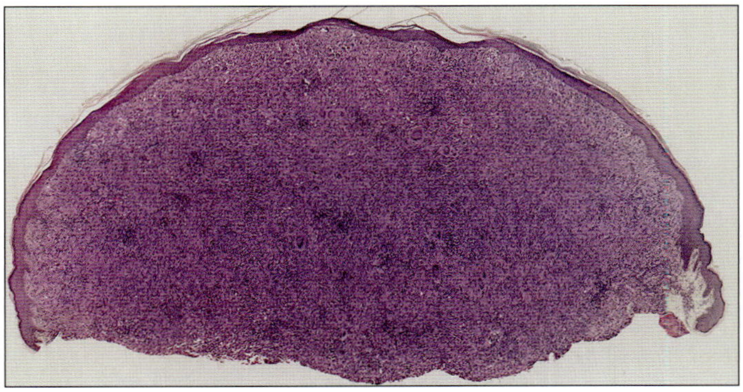

图 8.6-1 **幼年黄色肉芽肿**
真皮内致密组织细胞为主浸润，肉芽肿上方的表皮常因挤压变薄，表皮突消失。在肉芽肿两侧的表皮则增生

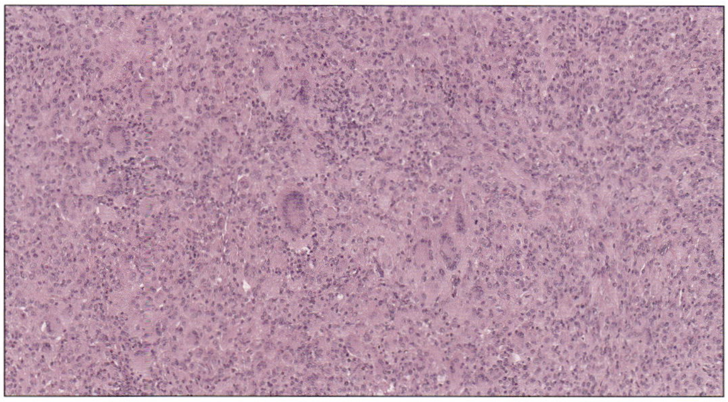

图 8.6-2 **幼年黄色肉芽肿**
泡沫状组织细胞的浸润，还有数量不等的 Touton 巨细胞

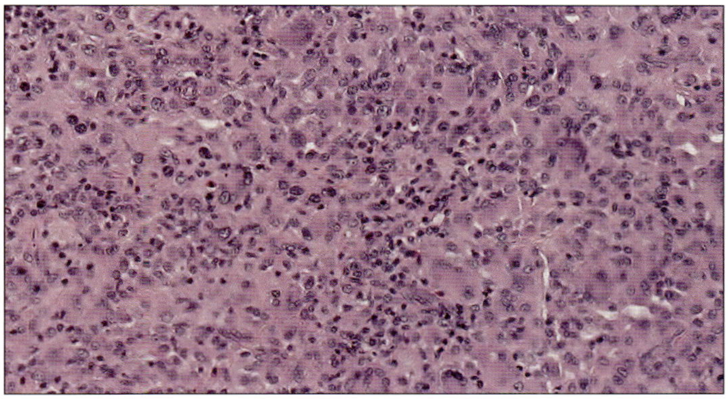

图 8.6-3 **幼年黄色肉芽肿**
组织细胞间为淋巴细胞、嗜酸性粒细胞和浆细胞的浸润

黄色肉芽肿的早期损害主要是泡沫细胞及特征性的泡沫状多核细胞即 Touton 巨细胞：核成花环状排列，环内为均一、两染性胞浆，环外为泡沫状胞浆。晚期损害发生纤维化。

临床特点

图 8.6-4，图 8.6-5

典型损害为黄色或黄红色、隆出皮面的圆形或椭圆形的丘疹和结节，数量自单个至数百个不等，多见于面部及躯干，常在出生后 6 个月内出现，至 1 ~ 2 岁或大些可自然消退。本病除侵犯皮肤外，在眼部可使虹膜弥漫增厚，眼前房出血可造成失明。少数病人可内脏受侵。本病亦可见于成人，与幼年性的不同，成人型损害一般单发，持续存在，且完全限于皮肤。

实验室检查

血脂分析正常。

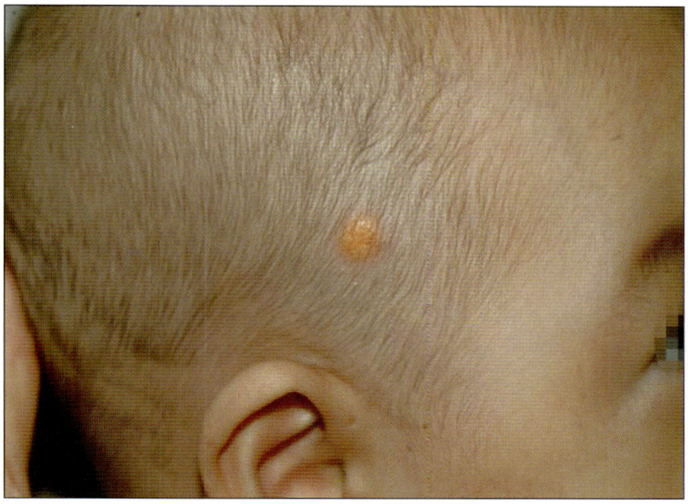

图 8.6-4 **幼年黄色肉芽肿**

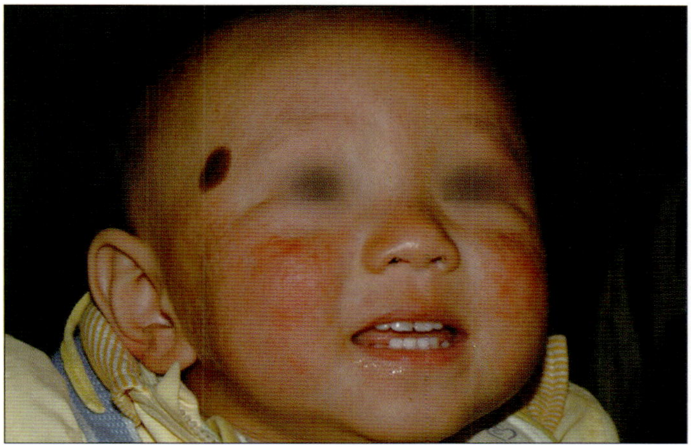

图 8.6-5 **幼年黄色肉芽肿**

8.6.2 网状组织细胞增生症（reticulohistiocytosis）

本病根据临床表现的不同分为两型，一型为多中心网状组织细胞增生症（multicentric reticulohistiocytosis），又称为类脂质皮肤关节炎（lipoid dermatoarthritis）；另一型为网状组织细胞肉芽肿（reticulohistiocytic granuloma）。这两型在组织学上的改变完全相同。

组织病理特点

图 8.6-6

- 在真皮全层可见组织细胞，有些为轻度泡沫状细胞的浸润，有些组织细胞的核具有非典型性；
- 常可见多数多核组织细胞；

- 组织细胞胞浆呈特征性的毛玻璃状：为多数嗜酸性的细颗粒状，在胞浆中央的染色更深；
- 在真皮浅层扩张的血管周围及组织细胞间，有中性粒细胞、淋巴细胞及浆细胞的浸润；
- 表皮变薄，与病变区域间有一窄的正常胶原带。

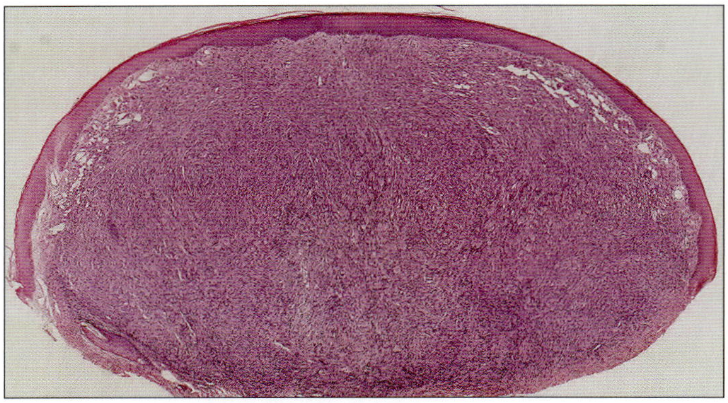

图 8.6-6 **网状组织细胞增生症**
真皮内多数组织细胞，特别是胞浆呈毛玻璃样的巨细胞

临床特点

多中心网状组织细胞增生症：患者大多为成年女性。皮肤损害好发于手背、指间关节伸侧、面部，为棕红或淡黄色的丘疹或结节，关节损害为对称性多关节炎，与类风湿性关节炎相似，致关节畸形和功能障碍。病程慢性（图 8.6-7）。

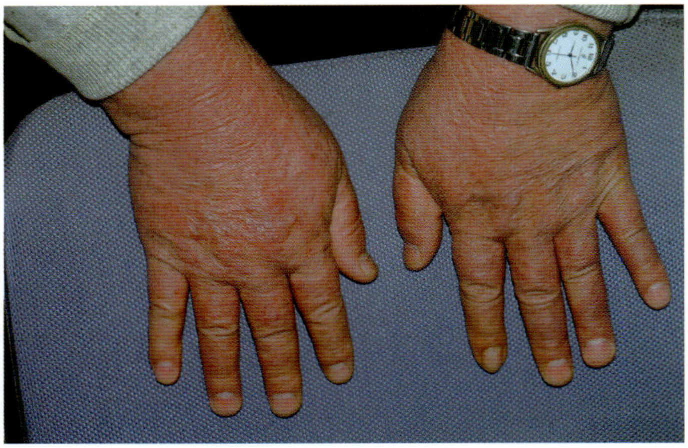

图 8.6-7 **网状组织细胞增生症**

网状组织细胞肉芽肿：好发于成年男性。为单个结节约 0.5 ~ 2.0cm，多见于头、颈部。

实验室检查

类风湿因子阴性。骨关节 X 线检查可见关节面骨质破坏吸收，关节间隙增宽，以后可致关节腔消失。

鉴别诊断

应与黄色肉芽肿相鉴别，本病诊断要点是：
（1）组织细胞具有特征性的毛玻璃样胞浆；
（2）部分具有核的非典型性；
（3）无 Touton 巨细胞。

9 表皮内水疱和脓疱性皮肤病

表皮内水疱可根据发生机制分类（图 9.0-1）：

（1）细胞间水肿（海绵水肿）性水疱；

（2）细胞内水肿（气球变性、网状变性）性水疱；

（3）棘细胞松解性水疱。

有的水疱可兼有两者。如单纯疱疹时的疱可既由细胞内水肿，也由棘细胞松解所致。海绵水肿及气球变性一般都发生在棘细胞层，因此引起的疱也大多位于表皮中层。棘细胞松解则可发生在表皮各层，由此引起的疱可见于表皮各层，常见的是位于表皮深层即基底细胞层上的水疱及表皮浅层即角层下或颗粒层的水疱。

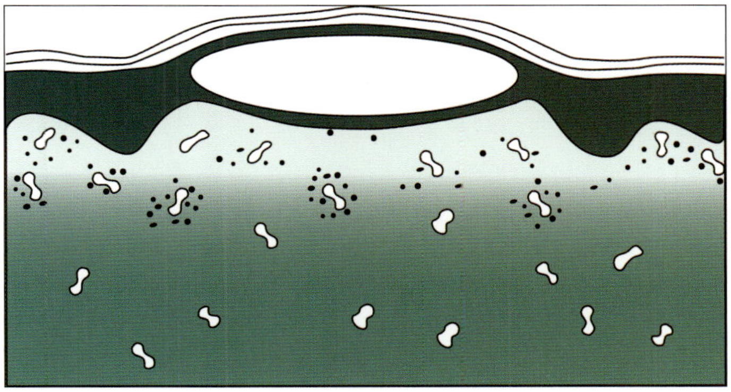

图 9.0-1 表皮内水疱

表皮内水疱还可根据发生的部位分类：

（1）基底细胞层内如单纯性大疱性表皮松解症；

（2）基底细胞层上如寻常性天疱疮；

（3）棘细胞层内如变态反应性接触性皮炎；

（4）角层下如红斑性天疱疮。

9.1 海绵水肿性水疱性皮肤病（spongiotic vesicular dermatitis）

海绵水肿即指细胞间水肿，是炎症导致浆液性的渗出液积聚于表皮棘细胞间，最初造成细胞间距加宽、细胞间桥拉长；以后渗出液进一步积聚，可导致细胞间桥断裂，成为表皮内微水疱；再发展，表皮内微水疱相互融合，就成为肉眼可见的水疱了。

在造成表皮内水疱性皮炎的浸润细胞中，以淋巴细胞最为多见，如常见的变态反应性接触性皮炎、湿疹、汗疱疹、皮肤癣菌病水疱损害、光变态反应性接触性皮炎及光变态反应性皮炎等；其次是嗜酸性粒细胞，如色素失禁症，增殖性天疱疮，虫咬皮炎的表皮内水疱，寻常性天疱疮的水疱前期。再次是中性粒细胞，中性粒细胞性海绵水肿，即 Kogoj 海绵状脓疱，常进一步发展为脓疱，故将在下面的表皮脓疱性皮炎中详述。

9.2 气球变性水疱性皮肤病（ballooning vesicular dermatitis）

细胞内水肿在 H · E 染色的切片上，最初表现为细胞肿胀，胞浆丰富、淡染，状如气球，故称气球变性。进一步发展，细胞膜终因张力过大而破裂。如有多数棘细胞破裂则成为表皮内水疱。刚破裂时，由于细胞膜仍存在，相邻细胞的胞膜交织成网状，所以称为网状变性。出现气球变性及网状变性是表皮因细胞内水肿所致水疱的特点，也是病毒感染所致表皮内疱的特点。

9.2.1 单纯疱疹（herpes simplex）、带状疱疹（herpes zoster）及水痘（varicella）

组织病理特点

图 9.2-1 ～图 9.2-5

- 表皮内水疱，内含棘刺松解细胞及多核上皮巨细胞；
- 棘细胞气球变性，胞浆丰富淡染，核呈钢灰色，边缘浓染；
- 有坏死的角质形成细胞；
- 真皮乳头水肿，可见血管外红细胞；
- 真皮内程度不等炎症细胞浸润。

最早期的改变是气球变性，即棘细胞苍白淡染、核呈钢灰色、边缘浓染。不久，出现多核表皮巨细胞。气球变性进一步发展为网状变性，表皮内水疱形成，疱内可见多数棘刺松解细胞、多核表皮巨细胞及少数坏死角质形成细胞。在疱的周边仍可见到明显气球变性的棘细胞，同时亦可见轻度的海绵水肿。有时，由于表皮内水疱的张力造成基底膜破裂，可出现继发性的表皮下疱。

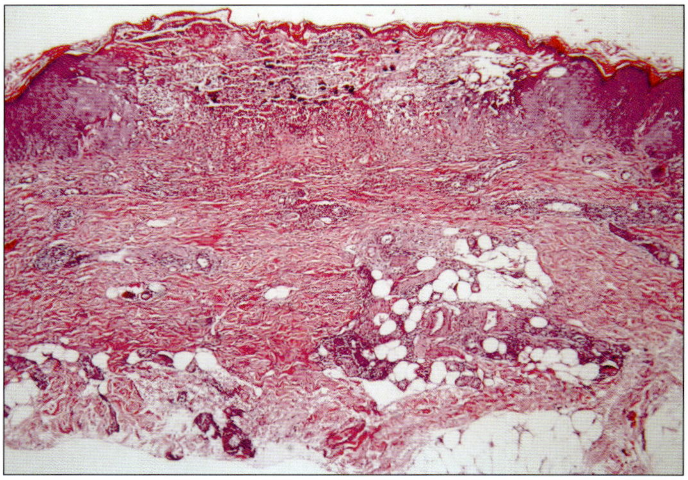

图 9.2-1 **表皮内水疱**
疱内多数炎症细胞及坏死角质形成细胞

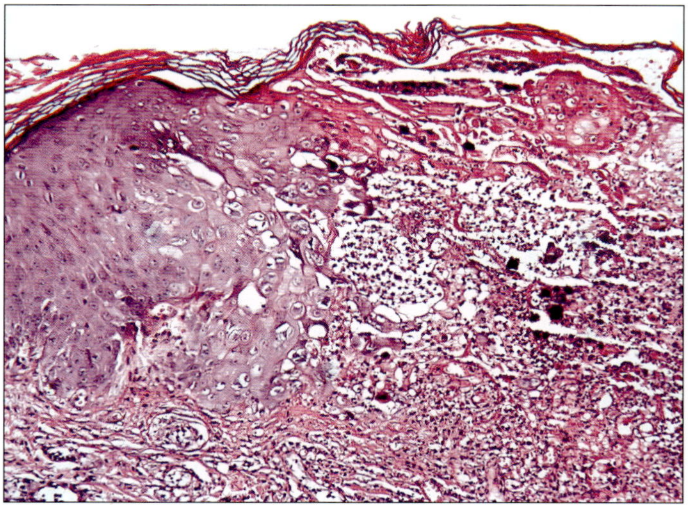

图 9.2-2 **示棘细胞气球变性**
胞浆丰富淡染，核呈钢灰色，边缘浓染

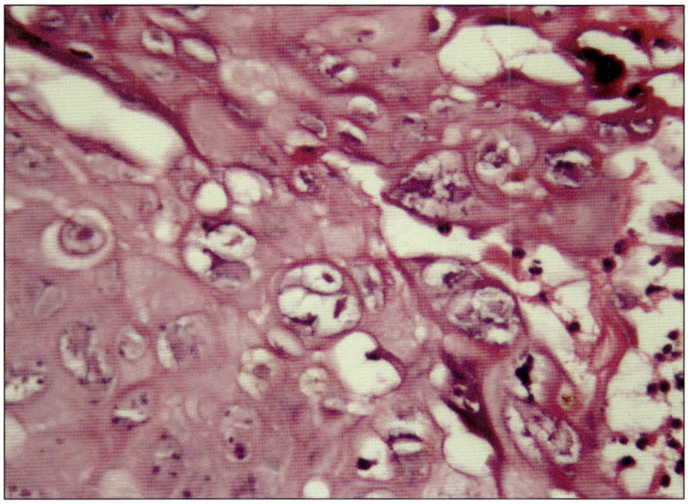

图 9.2-3 **示棘细胞气球变性**
胞浆丰富淡染，核呈钢灰色，边缘浓染

真皮内炎症浸润的程度可轻可重。轻者仅在浅层血管丛周围有中等密度以淋巴组织细胞为主的浸润，重者浸润细胞更为致密，且也存在于深层血管丛周围。在个别单纯疱疹及带状疱疹的皮损内，可见白细胞碎裂性血管炎的改变，部分浅层血管的管壁上有纤维素沉积，有中性粒细胞浸润及核尘，还有多数血管外红细胞。

临床特点

单纯疱疹（图 9.2-6）：为在红斑基础上发生的集簇性小水疱，自觉灼痒。好发于口唇部、鼻唇沟、外阴部等皮肤黏膜交界处。病程约 3 ～ 5 天。发生在手指的单纯疱疹称为瘭疽（图 9.2-7）。疱疹性湿疹即 Kaposi’s 水痘样疹，是一种广泛播散的 HSV 发疹，常见于患特应性皮炎的婴幼儿。特点是在原皮疹部位出现成群水疱、血疱及结痂（图 9.2-8）。

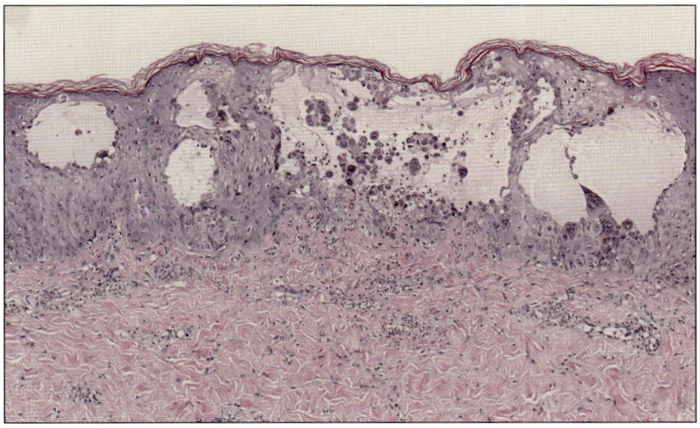

图 9.2-4 **皮内水疱**
真皮浅层轻度炎症细胞浸润

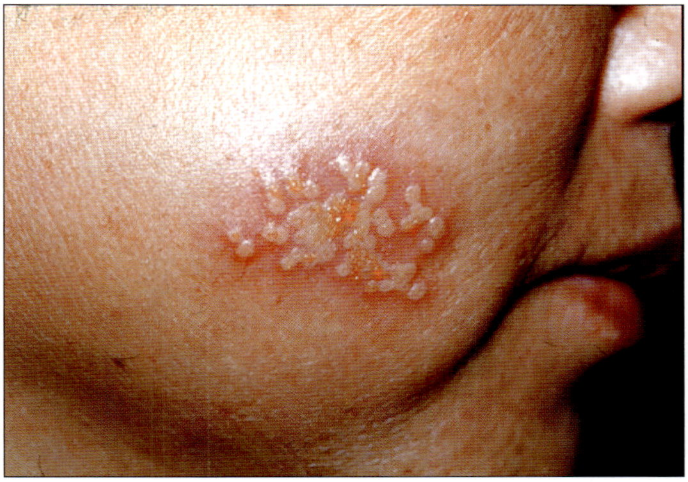

图 9.2-6 **单纯疱疹**

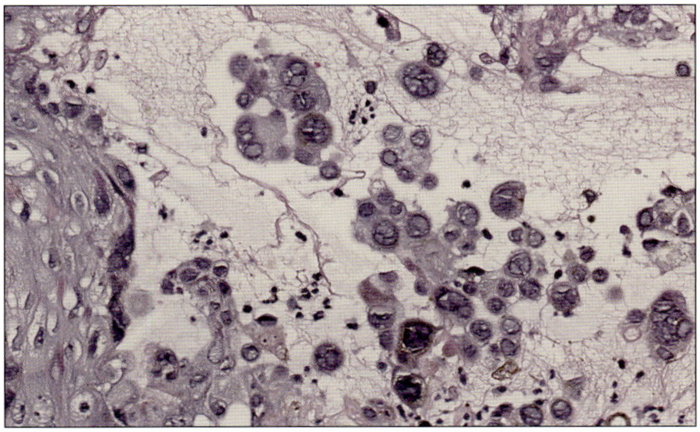

图 9.2-5 **表皮水疱内多个棘刺松解细胞及多核上皮巨细胞**

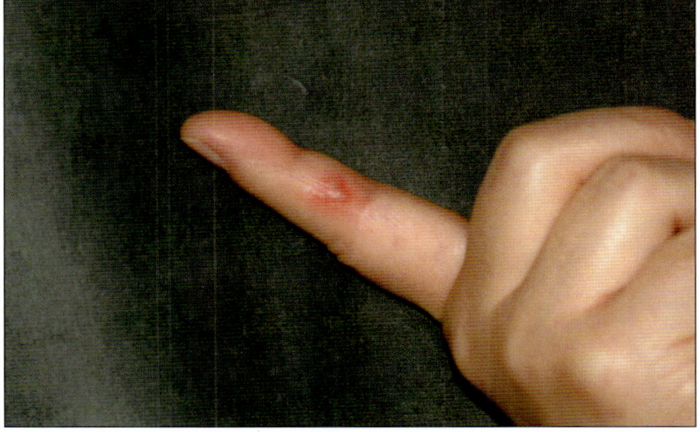

图 9.2-7 **发生在手指的单纯疱疹（瘭疽）**

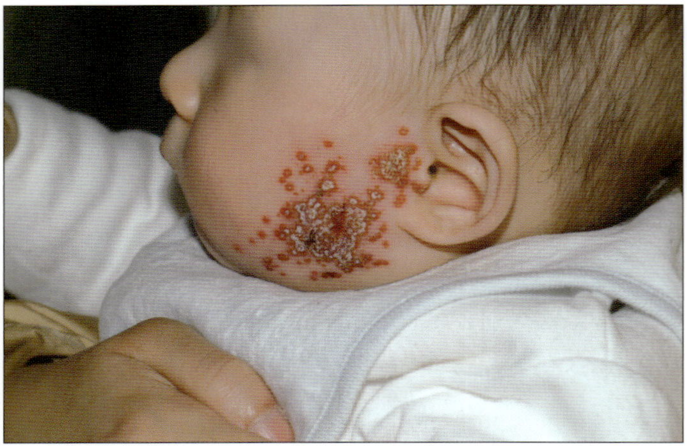

图 9.2-8 **疱疹性湿疹（Kaposi's 水痘 样疹）**

带状疱疹：基本损害为在红斑基础上发生的数群集簇水疱，沿周围神经单侧分布（图 9.2-9 ~ 图 9.2-11）。自觉疼痛。病程约 2 ~ 3 周。

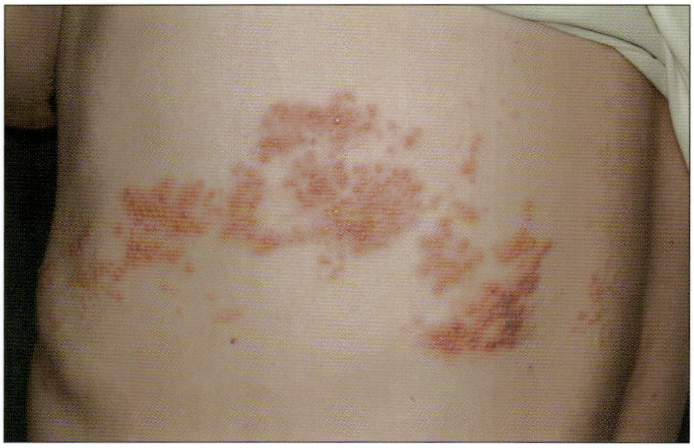

图 9.2-9 **带状疱疹**

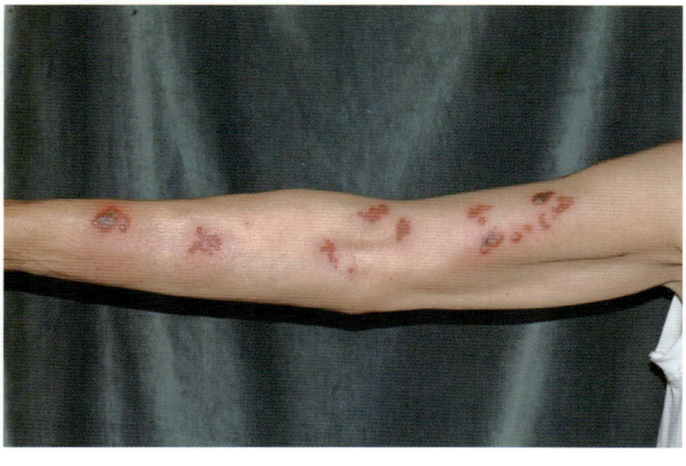

图 9.2-10 **带状疱疹**

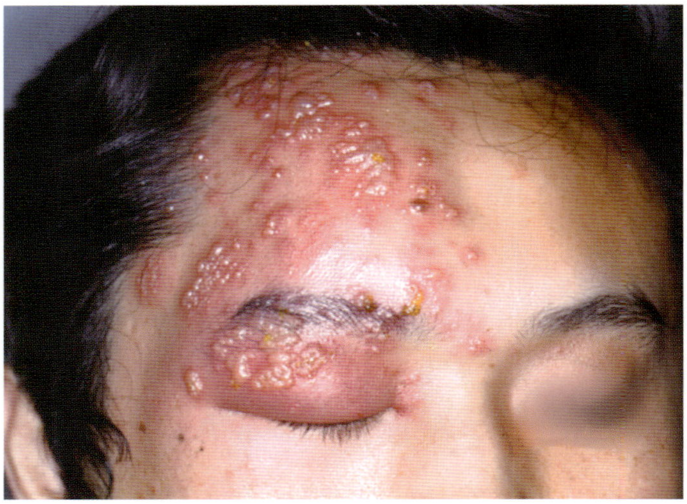

图 9.2-11 **带状疱疹：侵犯三叉神经**

水痘：基本损害也为红斑基础上绿豆大小的水疱，在头面及躯干、四肢呈向心性分布（图 9.2-12）。由于皮疹分批出现，故同时可见不同发展阶段的皮疹，为水痘的一个特点。水痘可见于成年人（图 9.2-13）。

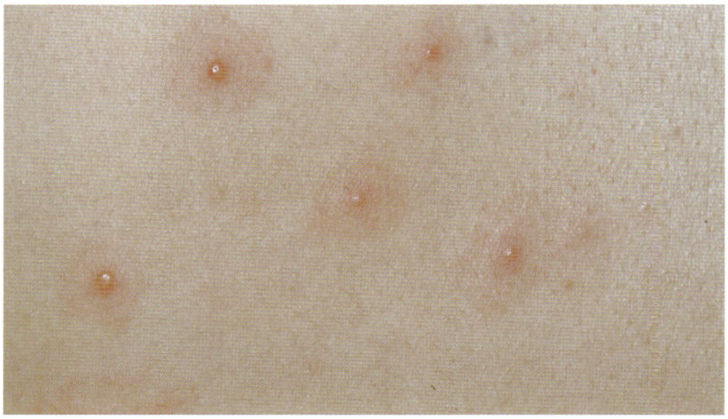

图 9.2-12 **水痘**

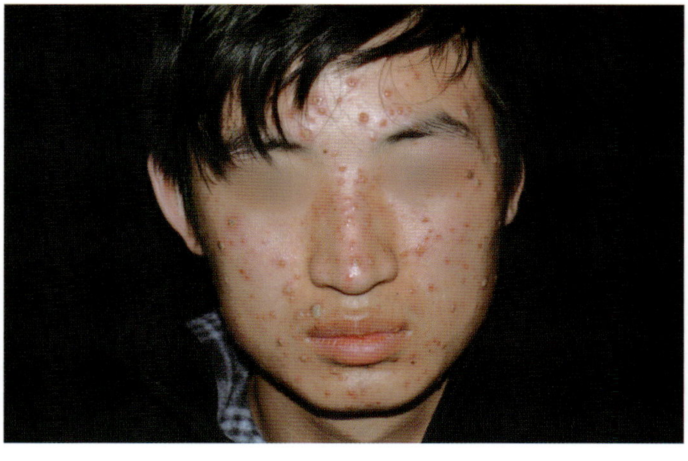

图 9.2-13 **发生于 23 岁成年人的水痘**

实验室检查

诊断疱疹病毒感染最特征性的改变是具有苍白淡染胞浆及边缘浓染呈钢灰色胞核、气球变性的棘细胞及多核表皮巨细胞。若挑破疱顶，以疱内容物的刮片或印片作 Giemsa 或 Wright 染色，见到多核表皮巨细胞及棘刺松解细胞则对疱疹病毒感染具有很大的诊断意义。这种细胞学检查法称为 Tzanck 涂片。

9.2.2　牛痘（vaccinia）

组织病理特点

- 表皮内多房性水疱，系细胞内水肿、网状变性所致；
- 在细胞胞浆内可见嗜酸性的病毒包涵体；
- 大多数表皮细胞的核大、空泡样，具有明显的核膜；
- 真皮浅层淋巴细胞、组织细胞，偶尔中性粒细胞浸润。

9.2.3　挤奶人结节（Milker's nodule）和羊痘（orf）

组织病理特点

图 9.2-14 ～图 9.2-19

- 表皮内多房性水疱，系细胞内水肿（即气球变性）、网状变性及细胞间海绵水肿所致；在病变早期，气球变性及网状变性主要发生在表皮上半部。
- 在气球变性细胞的胞浆内可见多数嗜酸性包涵体，偶在胞核内也能见到；
- 表皮内数量不等坏死角质形成细胞；大片坏死可造成糜烂、溃疡，并导致中性粒细胞浸润。
- 表皮增生，表皮突下延；
- 真皮浅层有致密炎症细胞浸润，有淋巴细胞、组织细胞、浆细胞，还有中性粒细胞；
- 真皮浅层毛细血管扩张，乳头水肿。

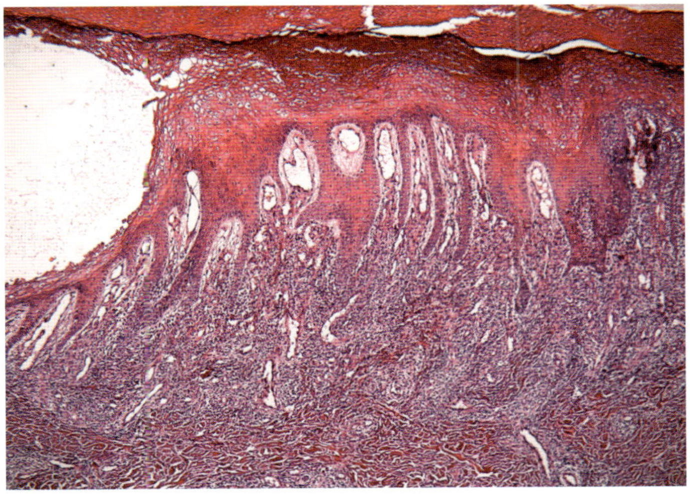

图 9.2-14　**挤奶人结节**
表皮增生，表皮突下延。真皮浅层致密炎症细胞浸润

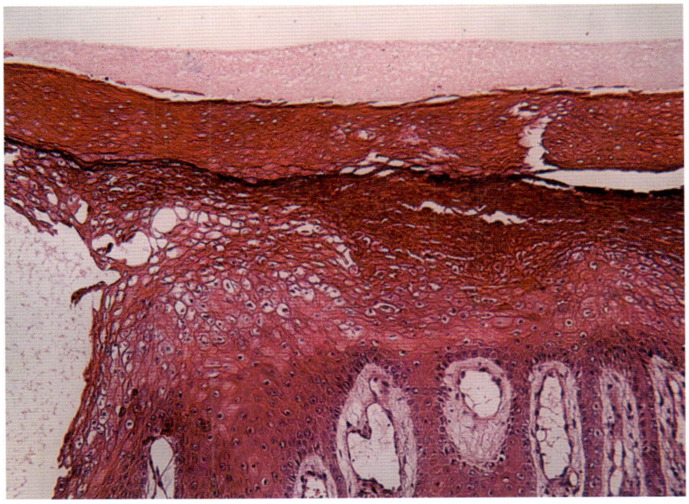

图 9.2-15　**挤奶人结节**
表皮内水疱，表皮上部可见细胞内水肿及网状变性（由于病变在手掌，故角质层明显增厚）

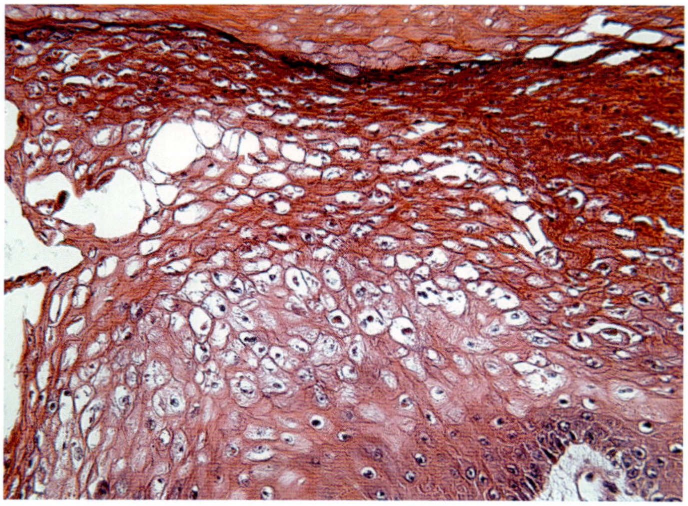

图 9.2-16　**挤奶人结节**
在气球变性细胞的胞浆内可见多数嗜酸性包涵体

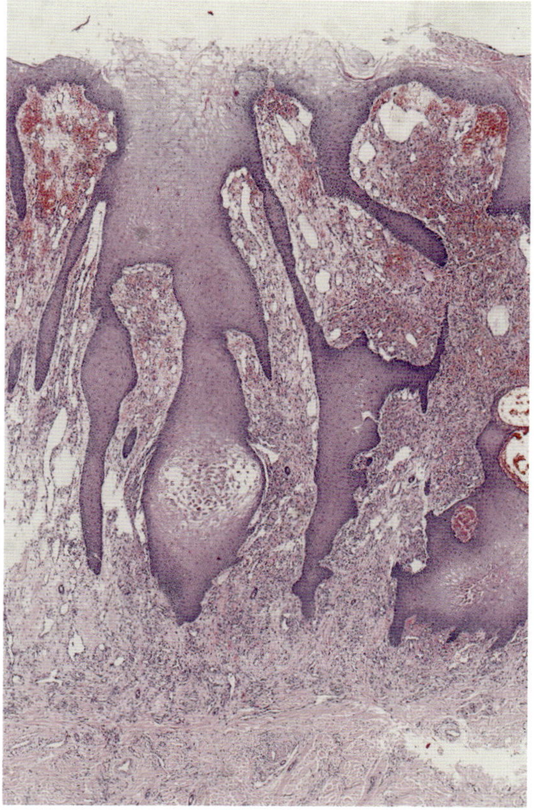

图 9.2-17　**挤奶人结节**
表皮明显增生，表皮突下延

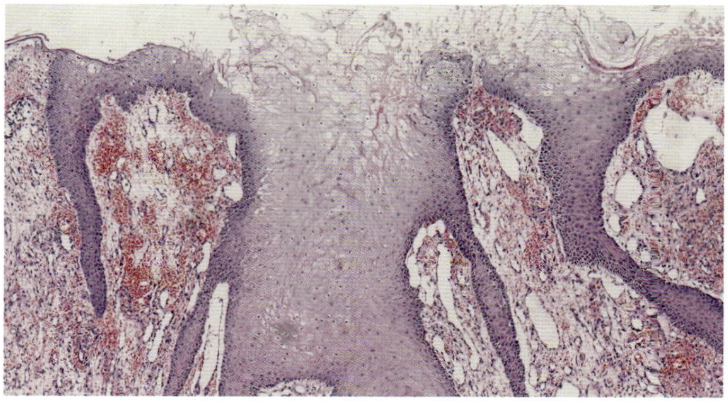

图 9.2-18　**挤奶人结节**
细胞内水肿主要见于表皮上部。真皮乳头血管扩张，水肿，多数血管外红细胞

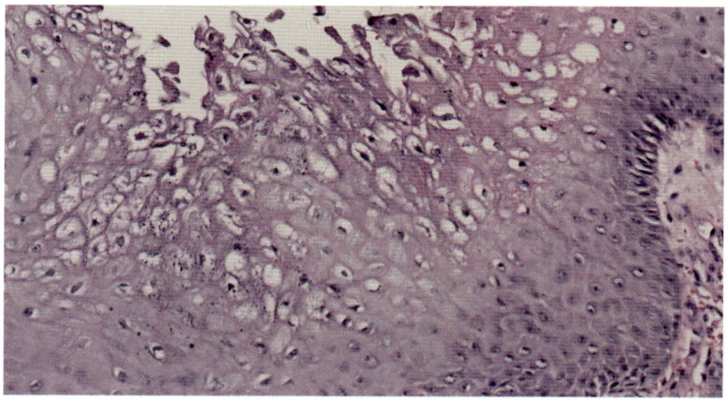

图 9.2-19　**挤奶人结节**
在气球变性细胞的胞浆内可见多数嗜酸性包涵体

临床特点

挤奶人结节：特征性损害初为暗红色丘疹，后发展成质软、无压痛的结节。单发或数个损害。好发于手背（图 9.2-20）、前臂等部位 . 为接触感染了病牛乳房上副牛痘病毒所致，多见于挤奶工人。

羊痘（图 9.2-21）：多见于牧羊人、兽医等 . 为接触了病羊或病羊污染的物质后发病。初起为紫红色丘疹，之后成为水疱或脓疱，有的中央有脐凹，再发展则成乳头瘤样结节。

这两种病的皮损均可自然消退。

实验室检查

做病毒的组织培养及电镜检查有助于确诊。

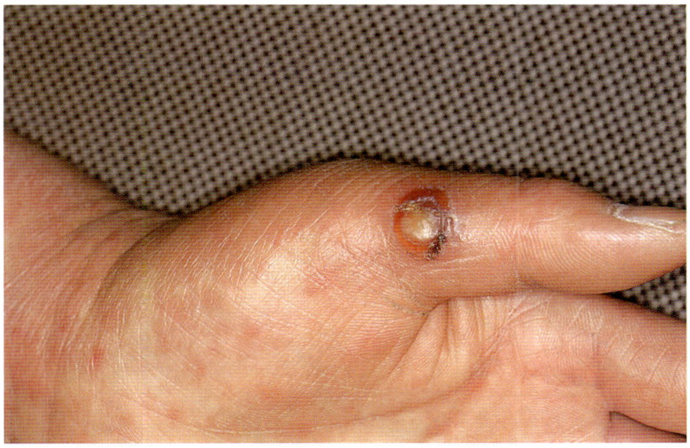

图 9.2-20 挤奶人结节

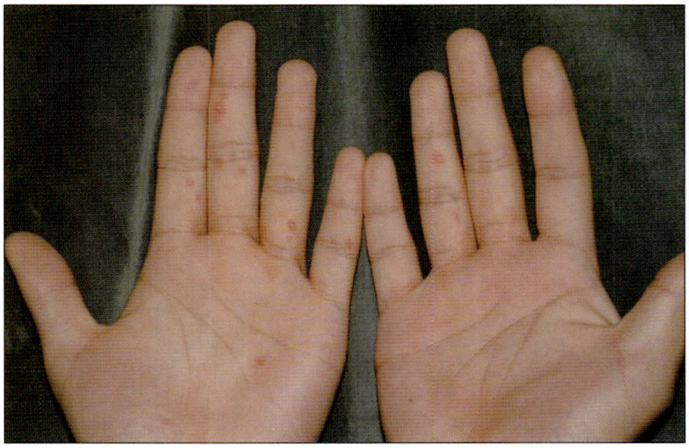

图 9.2-22 手足口病

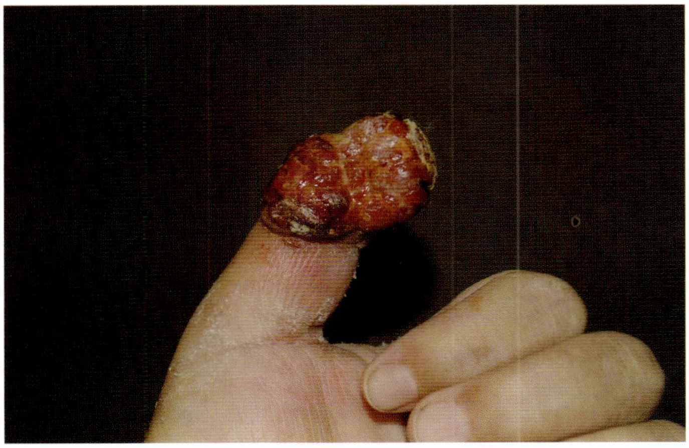

图 9.2-21 羊痘

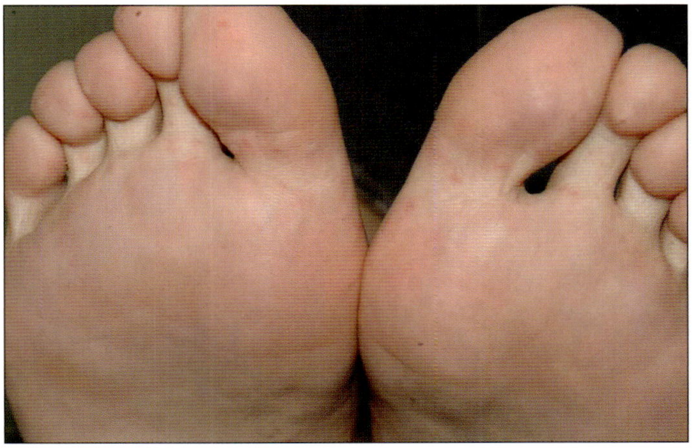

图 9.2-23 手足口病

9.2.4 手足口病（hand，foot and mouth disease）

组织病理特点

表皮内多房性水疱，系气球变性及网状变性所致，当表皮内疱达到相当压力，可使基底破裂成为表皮下疱，表皮常随之坏死；

- 真皮浅层淋巴组织细胞浸润；
- 无胞内包涵体，亦无多核上皮巨细胞。

临床特点

基本损害为水疱，椭圆形，直径约 0.2 ~ 0.3cm，疱紧张，周围绕以红晕。见于手足及口腔黏膜（图 9.2-22 ~ 9.2-24）。患者以学龄前儿童居多。病原体主要为柯萨奇 A16 病毒。

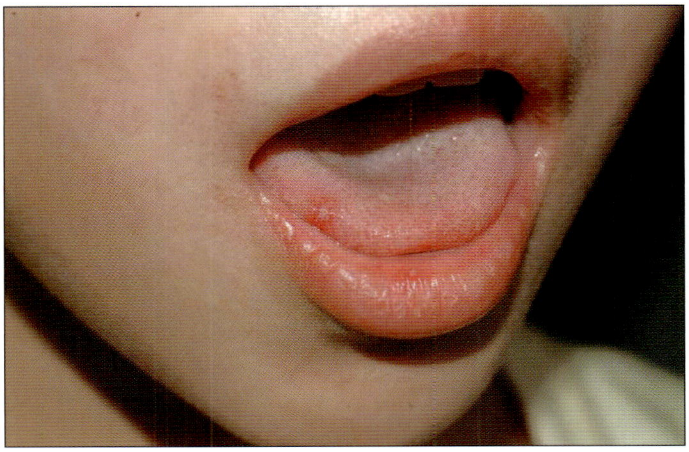

图 9.2-24 手足口病

9.2.5 种痘样水疱病（hydroa vacciniforme）

组织病理特点

图 9.2-25 ～图 9.2-27

- 表皮内由于细胞间及细胞内水肿所致的多房性或单房性水疱；
- 表皮内有坏死角质形成细胞，尤其见于表皮水疱的部位；
- 浅层血管周围以淋巴组织细胞为主浸润；
- 可见血管外红细胞。

临床特点

特征性损害为中央有脐窝的水疱，四周有红晕，以后中央坏死、结痂，愈后留有萎缩性瘢痕（图 9.2-28，图 9.2-29）。好发于面部、上肢伸侧及手背。幼年发病，每年春夏加重。本病发病与病毒无关，而与日光照晒，主要是 UVA 的照晒有关。

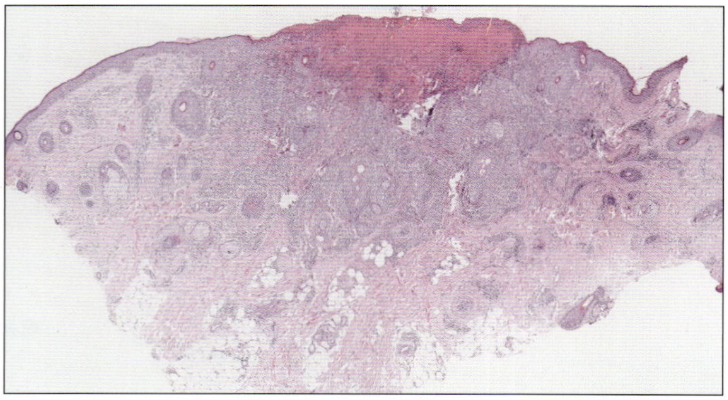

图 9.2-25　**种痘样水疱病**
表皮及真皮上层局限性坏死、红染

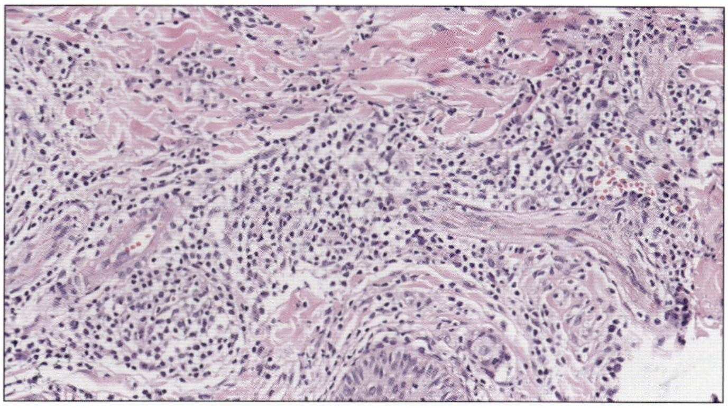

图 9.2-26　**种痘样水疱病**
真皮血管周围以淋巴组织细胞为主浸润，少许血管外红细胞

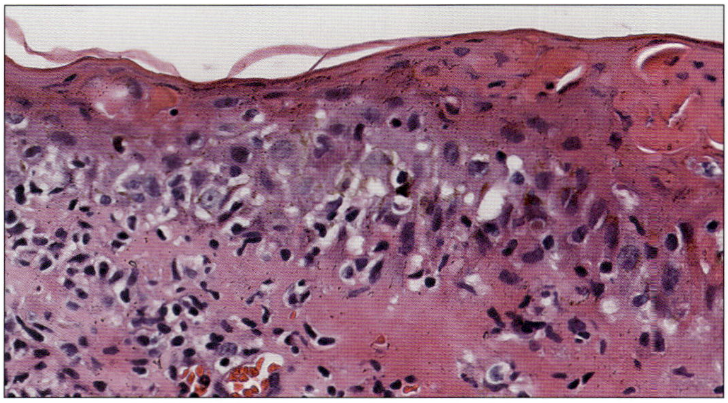

图 9.2-27　**种痘样水疱病**
示表皮内坏死的角质形成细胞

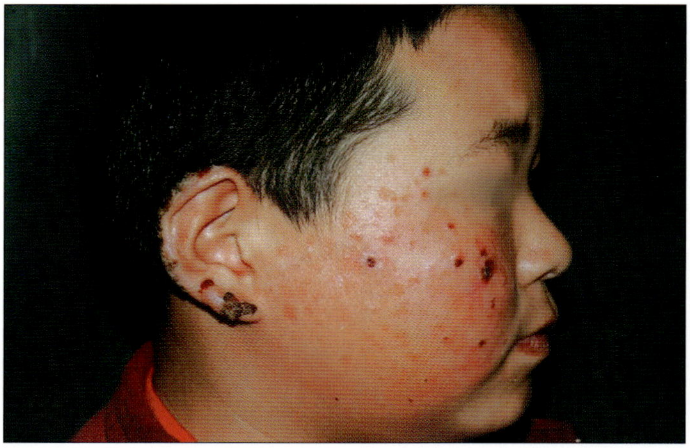

图 9.2-28　**种痘样水疱病**

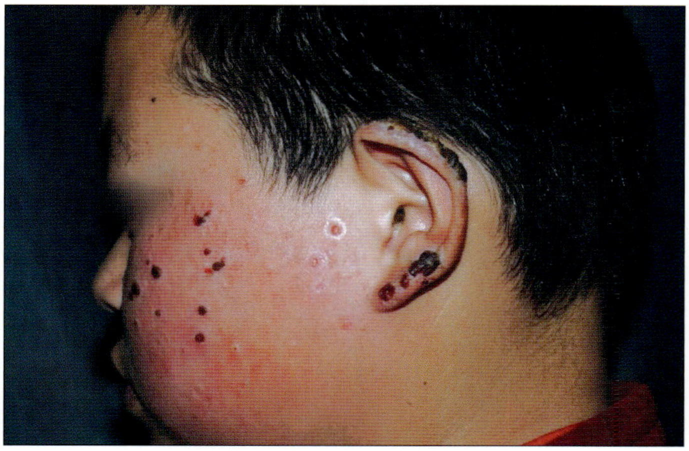

图 9.2-29　**种痘样水疱病**

9.2.6 坏死松解性游走性红斑（necrolytic migratory erythema）

坏死松解性游走性红斑是胰高血糖素瘤综合征（Glucagonoma syndrome）的皮肤表现。

组织病理特点

图 9.2-30，图 9.2-31，图 9.2-32

- 表皮上半部棘细胞气球变性及网状变性，导致水疱形成；
- 水疱上方表皮可发生坏死，胞浆淡染，嗜酸性，核固缩；
- 坏死上皮将吸引中性粒细胞，使表皮内水疱出现海绵状水疱的特点；
- 真皮浅层血管周围以淋巴细胞为主浸润；
- 真皮浅层血管扩张，乳头水肿。

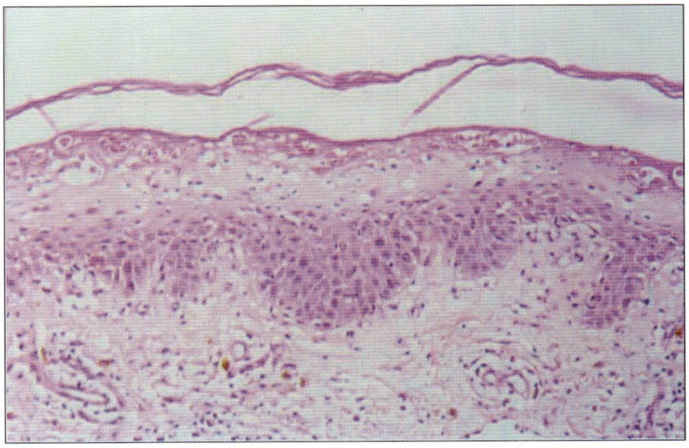

图 9.2-30 **坏死松解性游走性红斑**
表皮上半部棘细胞气球变性（水肿、淡染），最外层角质形成细胞发生坏死

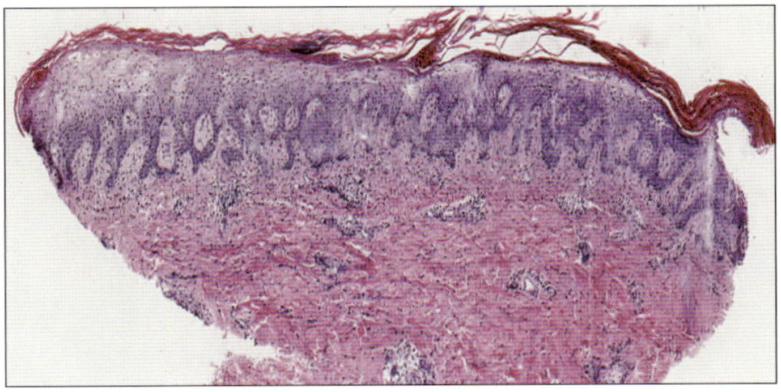

图 9.2-31 **坏死松解性游走性红斑**
表皮上半部棘细胞水肿、淡染，角化不全

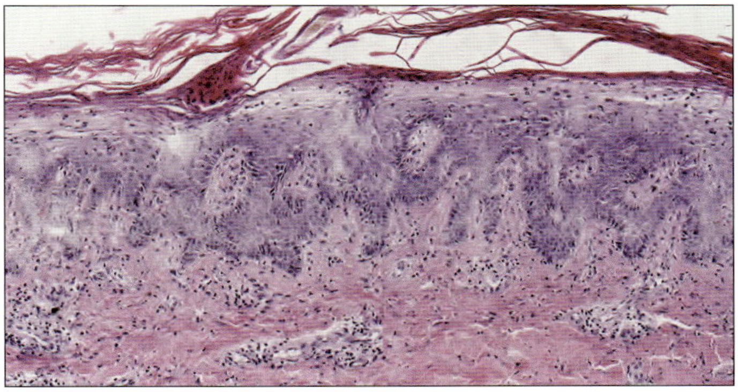

图 9.2-32 **坏死松解性游走性红斑**
表皮上半部棘细胞水肿、淡染，角化不全

临床特点

本病见于胰腺有胰高血糖素瘤的患者。皮疹最初为红斑，渐向四周扩展，中央出现浅表的水疱及脓疱。皮疹不断出现，边缘呈环状或弧状。好发于手足背、四肢屈侧皱折部位（图 9.2-33，图 9.2-34）、下腹部、外阴部等。常有较严重的舌炎。

实验室检查

患者常有继发性糖尿病，血糖高，葡萄糖耐量试验异常，尿糖阳性。血中胰高血糖素水平增高。CT 检查可示胰腺肿物。

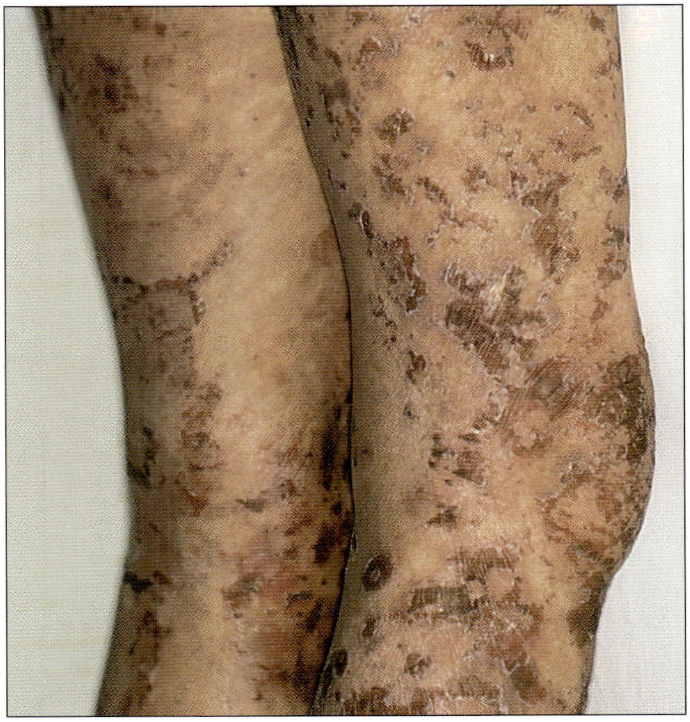

图 9.2-33 **坏死松解性游走性红斑**

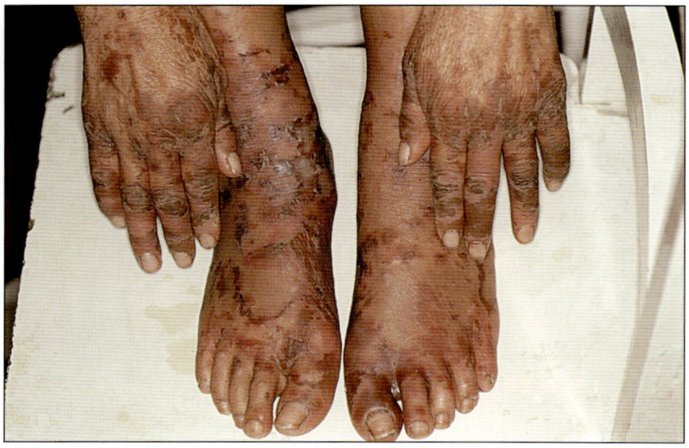

图 9.2-34 坏死松解性游走性红斑

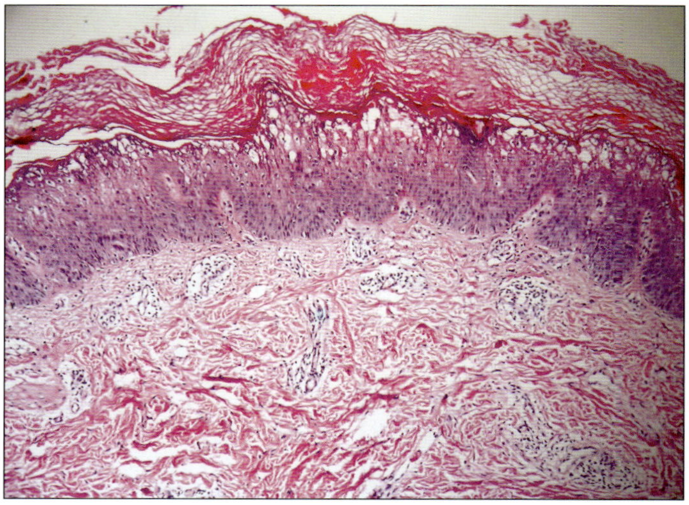

图 9.2-36 示棘细胞上层及颗粒层核四周的空泡化

9.2.7 表皮松解性角化过度（epidermolytic hyperkeratosis）

组织病理特点

图 9.2-35 ～图 9.2-38

- 在棘细胞层及颗粒层核的四周有程度不等的空泡化；
- 网状、轻度淡染的胞浆构成了羽毛状细胞分界；
- 颗粒层增厚，内含大小不等、不规则形，与透明角质颗粒相似的嗜碱性小体及与毛透明颗粒相似的均一嗜酸性小体；
- 致密的角化过度。

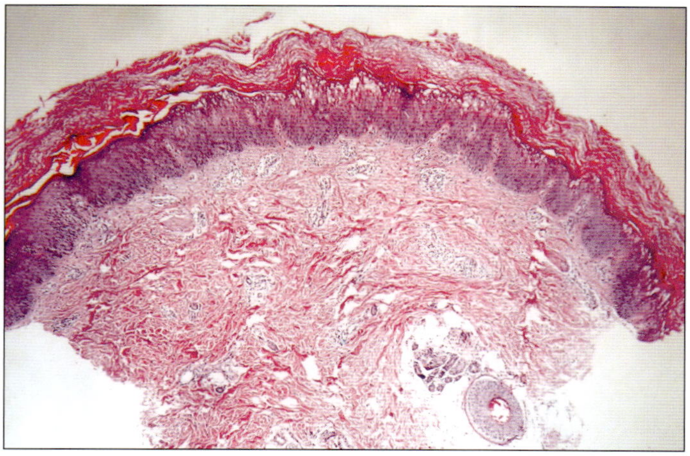

图 9.2-35 明显的角化亢进

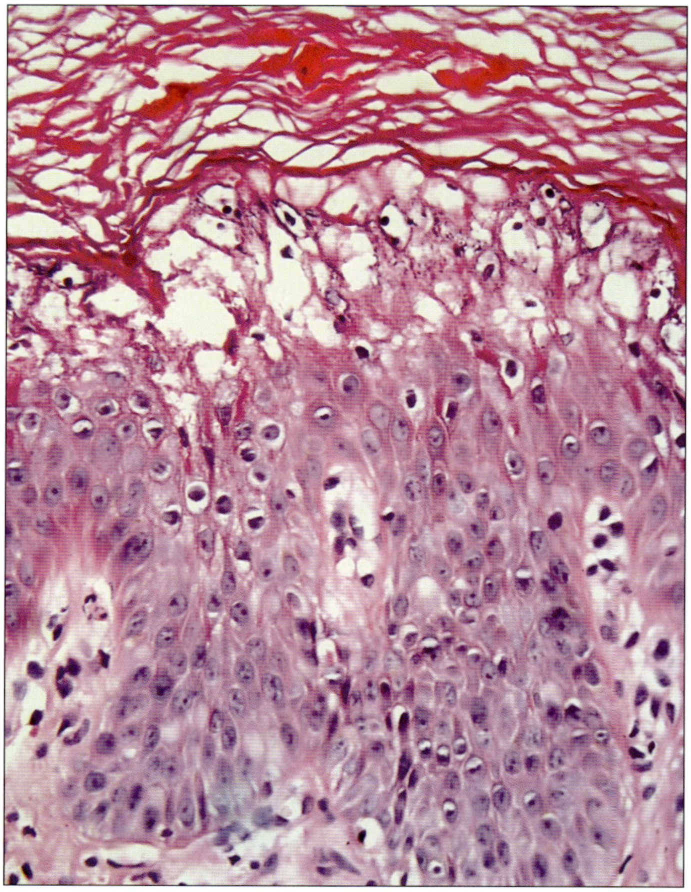

图 9.2-37 颗粒层内含大小不等、不规则形的嗜碱性小体

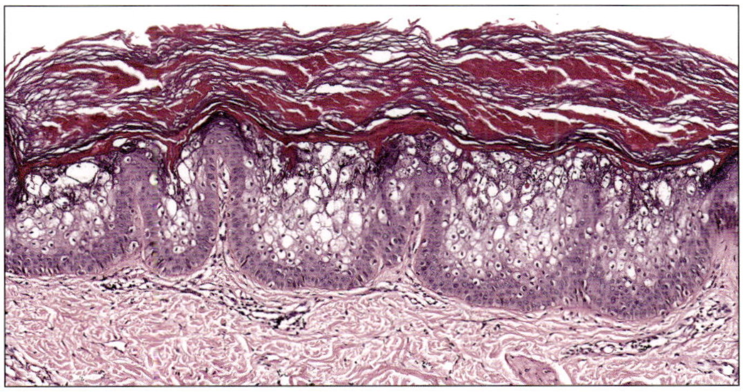

图 9.2-38 **致密角化亢进**

颗粒层内多数嗜碱性小体，棘细胞层及颗粒层核周空泡化，网状的胞浆成羽毛状

在组织学上气球变性性水疱应与表皮松解性角化过渡性水疱相鉴别。表皮松解性角化过度时，表皮细胞核四周的空泡并不像气球变性那样由于细胞内水肿，而是由于角蛋白缺失所致。在棘细胞层这些大、苍白淡染的细胞破裂并融合就成了表皮内水疱。

表皮松解性角化过度的代表病变是先天性大疱性鱼鳞病样红皮病（图 9.2-39），它还可见于其他一些皮肤病，如表皮痣、豪猪状鱼鳞病、表皮松解性掌跖角化症、单发或播散性表皮松解性棘皮瘤，也偶可见于许多其他皮肤病包括皮肤肿瘤，如日光角化症、毛鞘囊肿、脂溢性角化症等。在这些皮肤病变，表皮松解性角化过度是局限性的，可局限于一个表皮突，也可局限于表皮内的外泌腺导管。

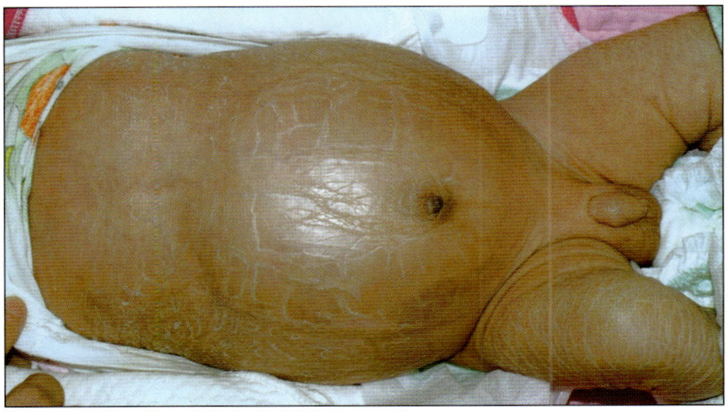

图 9.2-39 **先天性大疱性鱼鳞病样红皮病**

9.3 棘刺松解性水疱性皮肤病（acantholytic vesicular dermatitis）

表皮棘细胞间的连接主要靠两个因素：桥粒及细胞间的黏合物质。若各种原因造成棘细胞间连接能力的丧失，则将发生棘细胞间的松解。Tzanck 涂片是检查表皮内有否棘刺松解细胞的有用技术，方法是剪破或挑破疱顶，吸去疱液，以刀片刮疱底后涂片或直接以干净的玻片在疱底印片，然后做 Giemsa 染色或 Wright 染色。镜下检查棘刺松解细胞失去其多角形，而成圆形，核大而圆，核周有一苍白的晕，周边胞质则浓缩深染。

对棘刺松解性水疱性皮肤病另一具有重要辅助诊断价值的是免疫荧光检查。它或是用患者血清以检查是否含有抗棘细胞间物质的自身抗体（间接免疫荧光检查），或是取患者的皮损以检查是否在棘细胞间有免疫球蛋白或补体的沉积（直接免疫荧光检查）。

棘刺松解性水疱性皮肤病的典型病变是天疱疮。

9.3.1 寻常性天疱疮（pemphigus vulgaris）

组织病理特点

图 9.3-1，图 9.3-2

- 基底细胞层上水疱，基底细胞与棘细胞之间呈连续性分离；
- 在基底细胞层上的裂隙或水疱内可见棘刺松解细胞；
- 在裂隙或水疱上方的表皮一般是完整的，棘细胞仍彼此黏合在一起；
- 基底细胞层上的裂隙可一直向下伸至皮肤附属器的结构如毛囊、真皮内的外泌腺导管；
- 浅层血管周围混合类型细胞浸润，包括淋巴细胞、组织细胞、数量不等的中性粒细胞和嗜酸性粒细胞。

以上是从刚出现的水疱处取材，所见到的寻常性天疱疮典型改变。在天疱疮的早期损害，临床上尚无肉眼可见的疱。此时取皮损做检查为真皮浅层血管周围炎症细胞浸润，伴表皮下半部的嗜酸性海绵水肿。有时可在表皮基底细胞层上出现局限性的裂隙，这就是早期的疱（图 9.3-3，图 9.3-4）。取充分发展的大疱，切片上有时表皮仅见单层的基底细胞，其上有少许棘刺松解细胞，这是由于疱底、疱顶已完全分离，在取材时或标本制作过程中，疱顶被丢失的结果（图 9.3-5，图 9.3-6）。

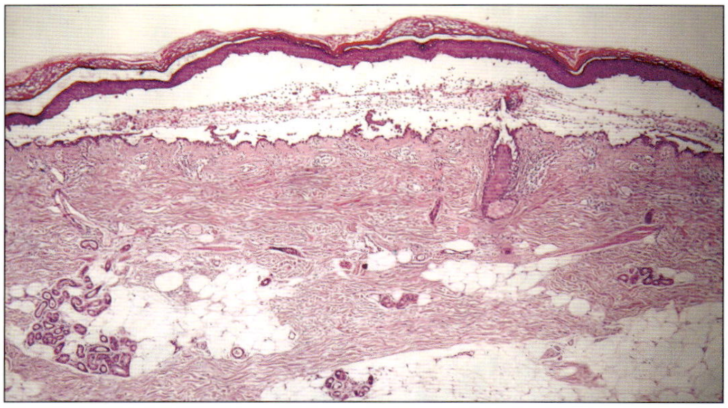

图 9.3-1 **寻常性天疱疮**
表皮内疱，基底细胞与棘细胞之间呈连续性分离

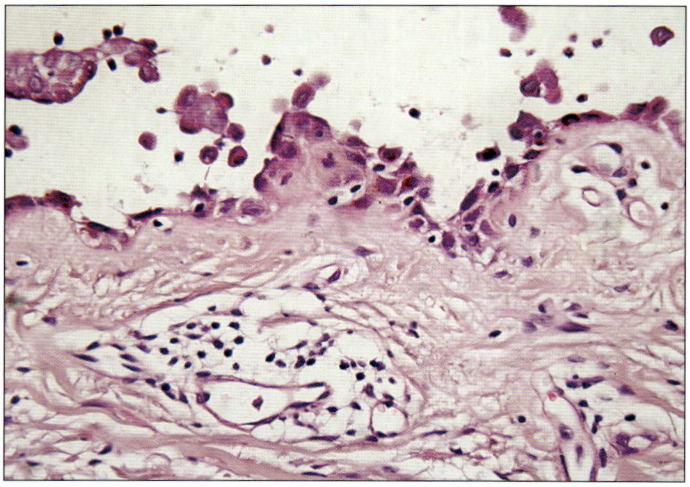

图 9.3-2 **寻常性天疱疮**
水疱内可见棘刺松解细胞

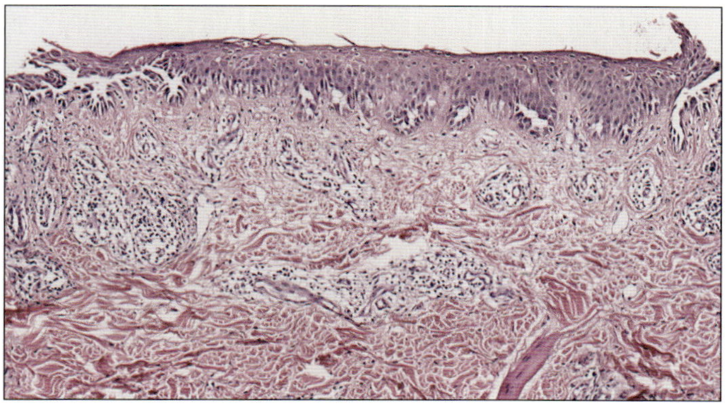

图 9.3-3 **寻常性天疱疮**
早期，在基层上可见多个局限性裂隙，其中有棘刺松解细胞

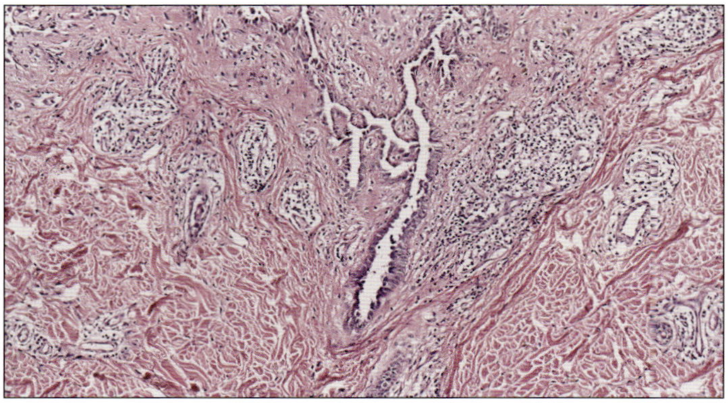

图 9.3-4 **寻常性天疱疮**
示皮肤附属器上皮的裂隙

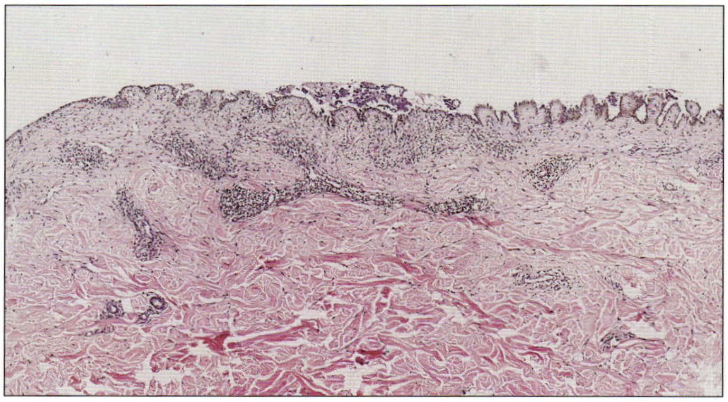

图 9.3-5 **寻常性天疱疮**
表皮仅见基底细胞层。由于在取材或制片过程中，疱顶被丢失了

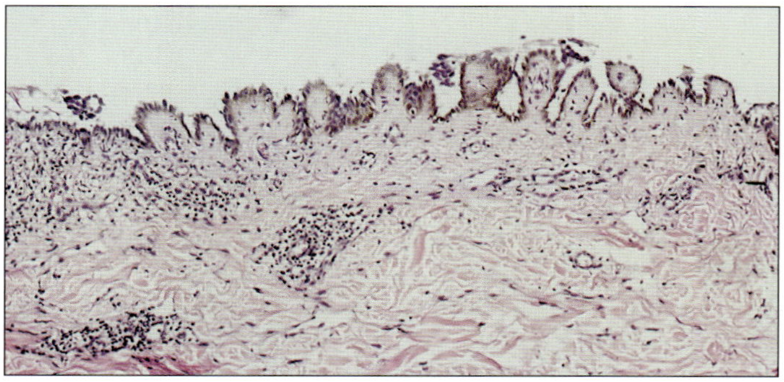

图 9.3-6 **寻常性天疱疮**
在基底细胞层上，可见少许棘刺松解细胞。反映了这是棘刺松解性疱

天疱疮的 4 种亚型，即寻常性、增殖性、红斑性和落叶性。共同的特点是它们均为棘细胞松解所致的表皮内疱，不同之处是松解的层次不一。寻常性及增殖性的棘细胞松解发生在基底细胞层上，红斑性和落叶性发生在颗粒细胞层或角层下。在寻常性天疱疮的组织切片

上，有时可呈现在表皮不同水平上的分离。若从糜烂面取材，可因继发感染后出现有多数炎症细胞，尤其是中性粒细胞的浸润而影响诊断。因此，正确的选择病变部位做病理检查是很重要的。

临床特点

发病以 30 ~ 50 岁居多。为松弛的大疱、壁薄，很易溃破成为糜烂面，且不易愈合。水疱大小不等，一般在外观正常的皮肤上发生。尼氏征阳性。大部分患者有口腔黏膜损害。且往往是最先出现的症状（图 9.3-7）。重症病例，皮损泛发全身（图 9.3-8），若不及时治疗，可危及生命。

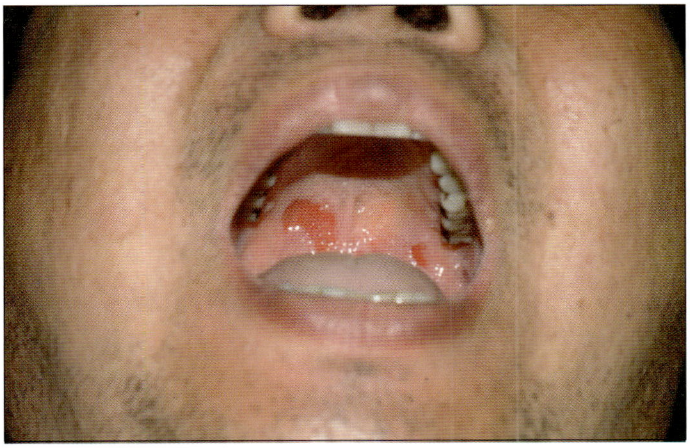

图 9.3-7 **寻常性天疱疮**

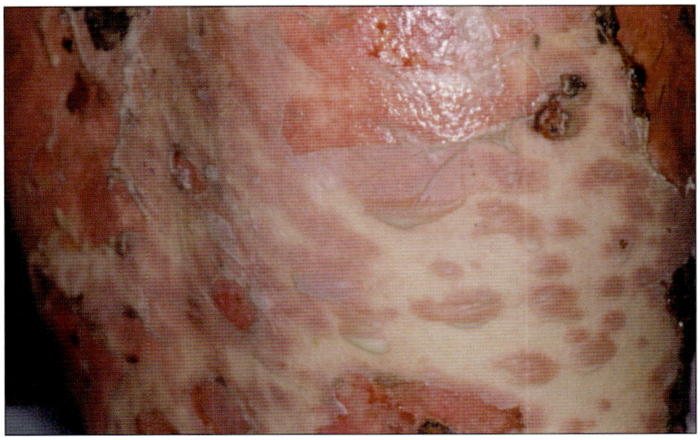

图 9.3-8 **寻常性天疱疮**

实验室检查

取皮损周围正常皮肤作直接免疫荧光检查可示棘细胞间荧光，系 IgG、C3 沉积所致．患者血清中含有抗棘细胞间物质抗体，间接免疫荧光检查阳性。天疱疮抗原为桥粒芯蛋白。它们在表皮角质形成细胞相互间粘合上起重要作用。寻常性天疱疮抗原为 Dsg3，分子量 130KD。

剪破天疱疮的水疱，刮取疱底细胞作 Tzanck 涂片，可见多数棘刺松解细胞；若在涂片上滴上以异硫氰荧光素标记的抗人 IgG，则可在细胞周边见到荧光。

9.3.2 增殖性天疱疮（pemphigus vegetans）

组织病理特点

图 9.3-9 ~ 9.3-14

- 表皮及附属器在基底层上分离，成为表皮内裂隙或水疱；
- 表皮明显增生，在增生棘细胞层内可见主要由嗜酸性粒细胞组成的微脓肿；
- 在基底细胞层上的裂隙内或嗜酸性脓肿内，有棘刺松解细胞；
- 真皮乳头水肿，在浅层血周围有淋巴细胞、组织细胞、嗜酸性粒细胞，有时还有中性粒细胞浸润。

诊断的关键是：①基底细胞层上裂隙或水疱，并有棘刺松解细胞；②表皮增厚，其中有嗜酸性粒细胞脓肿。

增殖性天疱疮与寻常性天疱疮的水疱均发生在基底细胞层上。但有区别：①增殖性天疱疮的表皮明显增厚，并有嗜酸性脓肿，寻常性天疱疮表皮不增厚，亦无嗜酸性脓肿；②增殖性天疱疮常见不到寻常性天疱疮的表皮内大疱，更多见的是基底细胞层上呈半月形的裂隙。

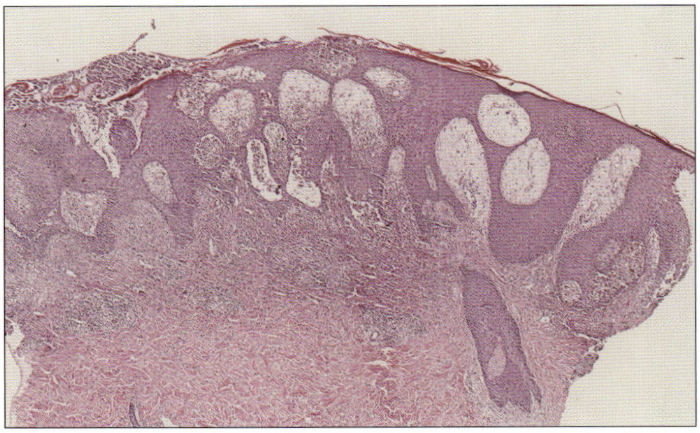

图 9.3-9 **增殖性天疱疮**

表皮增生，在增生棘细胞层内可见主要由嗜酸性粒细胞组成的微脓肿

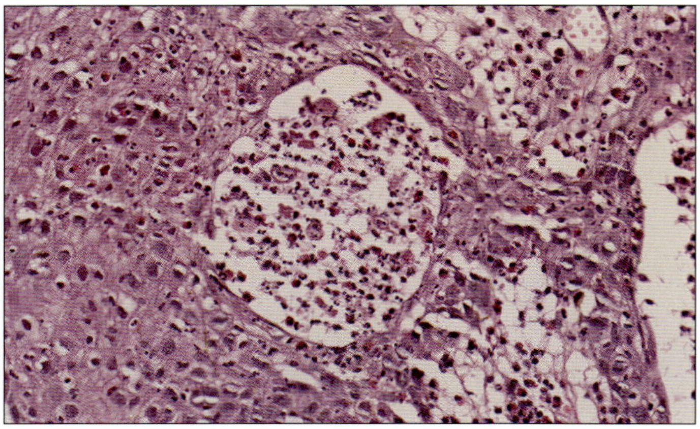

图 9.3-10 **增殖性天疱疮**
显示主要由嗜酸性粒细胞组成的微脓肿，脓肿内有棘刺松解细胞

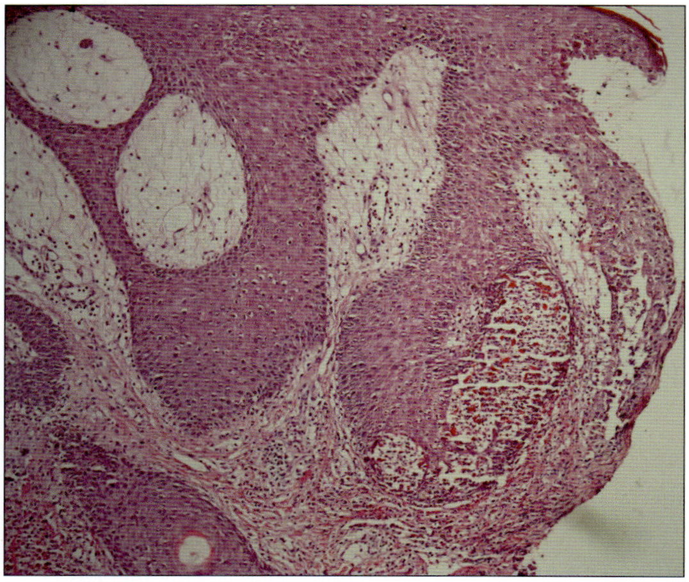

图 9.3-11 **增殖性天疱疮**
显示增生棘细胞层内有微脓肿

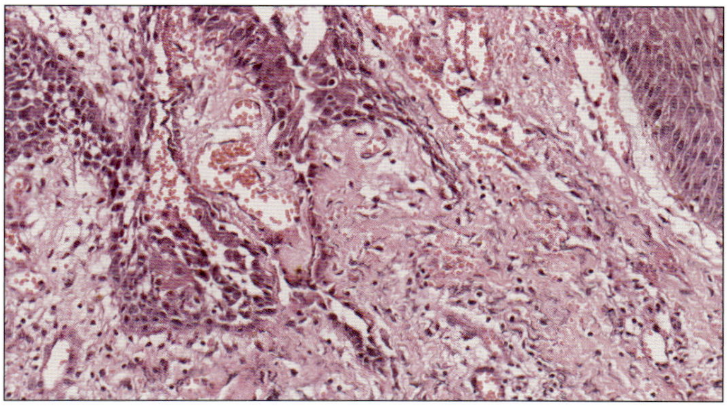

图 9.3-12 **增殖性天疱疮**
裂隙内可见棘刺松解细胞

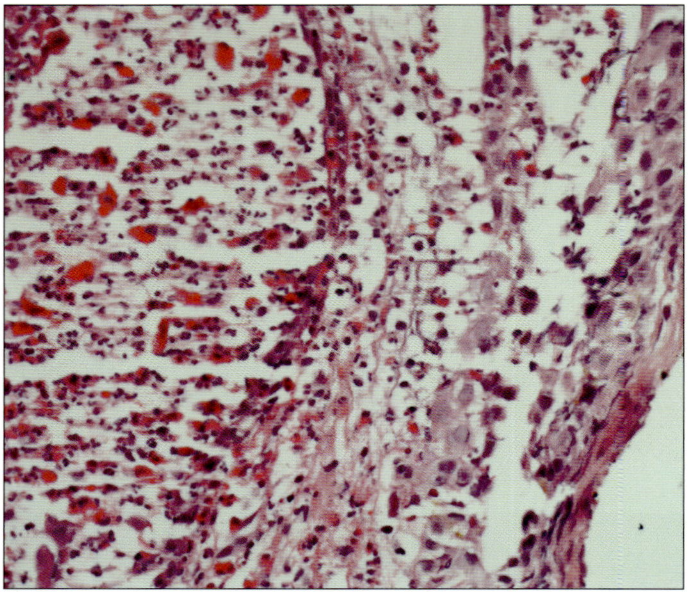

图 9.3-13 **增殖性天疱疮**
脓肿内主要为嗜酸性粒细胞

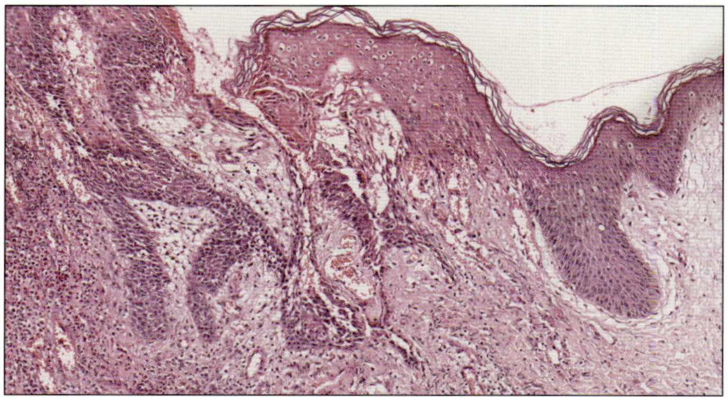

图 9.3-14 **增殖性天疱疮**
示表皮基层上裂隙

临床特点

皮损以上附痂屑的增殖性损害为主，表面可呈乳头状，上有浆液或脓液（图 9.3-15），有腥臭。水疱松弛，很易破裂，有时可见不到疱。好发于颈、腋窝、脐周、腹股沟及外阴等间擦部位（图 9.3-16）。本病患者的一般健康状况较好，预后亦好，可认为是寻常性天疱疮的良性型。免疫荧光检查示表皮内棘细胞间荧光。靶抗原与寻常性天疱疮相同。

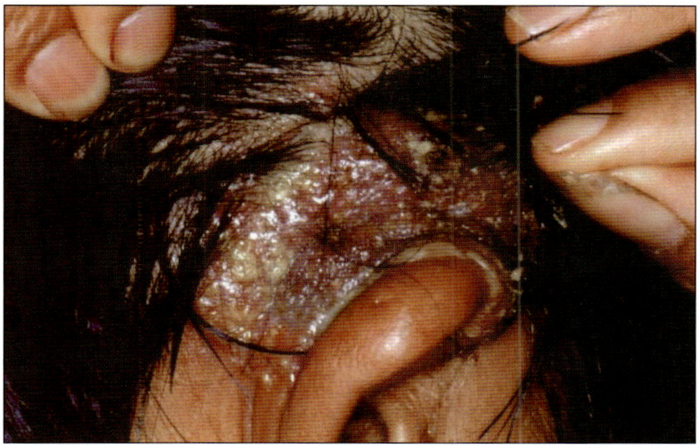

图 9.3-15 **增殖性天疱疮**

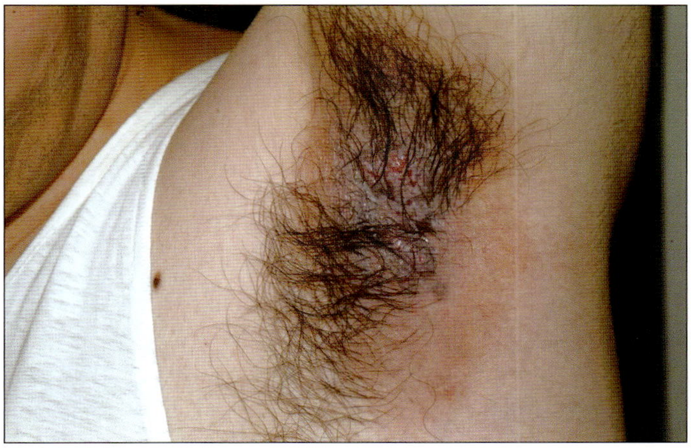

图 9.3-16 **增殖性天疱疮**

9.3.3 红斑性天疱疮及落叶性天疱疮（pemphigus erythematosus and pemphigus foliaceus）

组织病理特点

图 9.3-17，图 9.3-18

- 大疱位于颗粒层或角层下，疱内可见棘刺松解细胞；
- 在疱内有时可见数量不等的中性粒细胞；
- 浅层血管丛周围淋巴细胞、组织细胞，有时还有少许嗜酸性粒细胞及中性粒细胞浸润；
- 真皮乳头水肿。

红斑性天疱疮及落叶性天疱疮的组织病理学改变完全是相同的。最初是发生在颗粒层或角层下的松解，细胞间出现空隙，彼此分离。与海绵水肿不同，本病的细胞间并无炎症细胞浸润。以后水疱形成，在疱底及疱内可见棘刺松解细胞。有时水疱位于角层下，棘刺松解细胞数量较少，容易被忽略掉。由于水疱位置浅表，疱内容易继发细菌感染，而出现数量不等的中性粒细胞，甚至成为角层下脓疱，此时的组织相与大疱性脓疱疮无法区别。

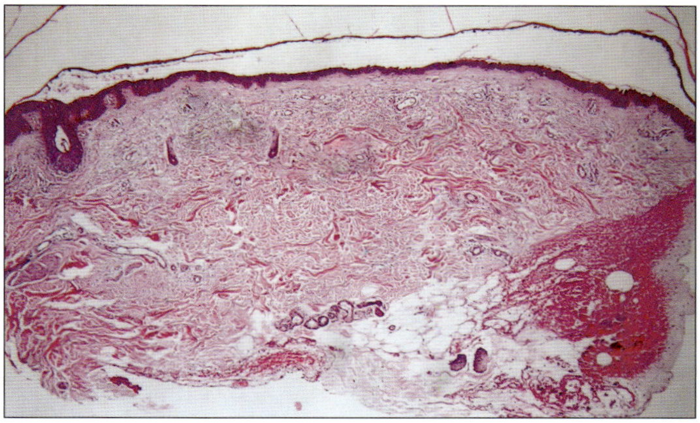

图 9.3-17 **红斑性天疱疮**
表皮内疱，疱位于颗粒层或角层下

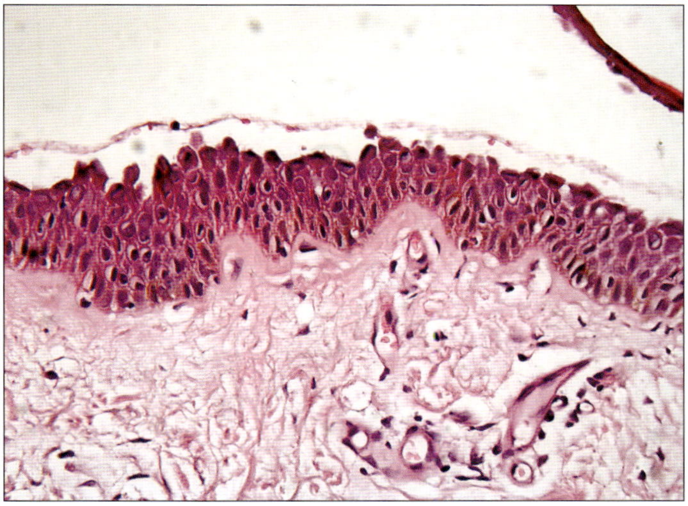

图 9.3-18 **红斑性天疱疮**
在疱底可见棘刺松解细胞

由于水疱位置浅表，在取皮损做活检或在标本处理过程中，疱顶可人为的被掀掉，在组织切片中无角层及颗粒层，此时应注意寻找有否棘刺松解细胞。若有散在的棘刺松解细胞，则有助于诊断为红斑性或落叶性天疱疮（图 9.3-19，图 9.3-20）。

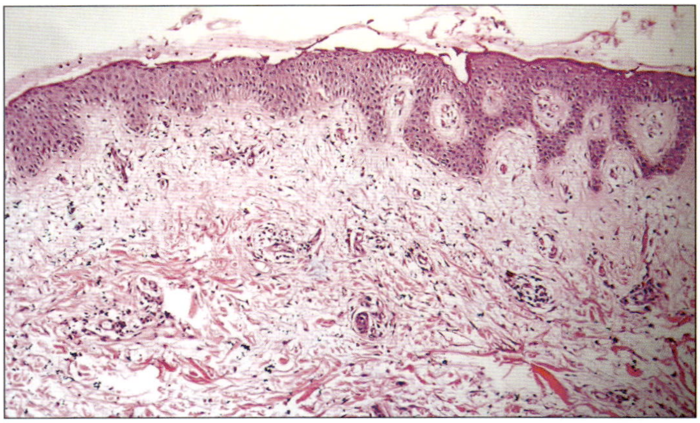

图 9.3-19 **红斑性天疱疮**
由于疱的位置十分浅表，在取材或切片制作过程中，角质层可能脱落，就如此切片所示

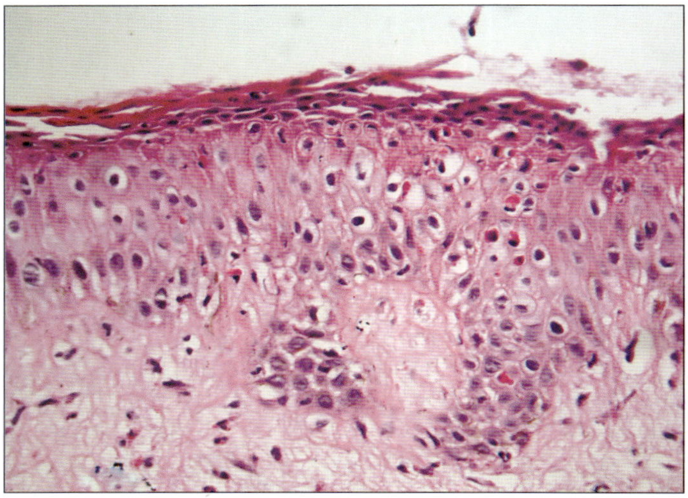

图 9.3-20 **红斑性天疱疮**
棘刺松解细胞及表皮内嗜酸性粒细胞浸润表明这是一个表皮内疱

临床特点

水疱表浅，疱壁薄且松弛，易破裂或干枯，在皮面上出现大片状的痂屑如落叶状，故名落叶性天疱疮（图 9.3-21，图 9.3-22）。在痂皮下有渗出物，分解后产生臭味，皮损可泛发全身。口腔黏膜较少受累。红斑性天疱疮为落叶性天疱疮的轻型，皮损较为局限，好发于头面部及躯干中部（图 9.3-23）。

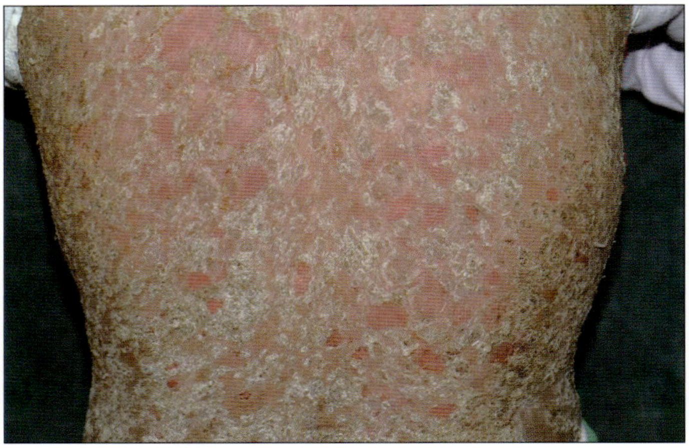

图 9.3-21 **落叶性天疱疮**

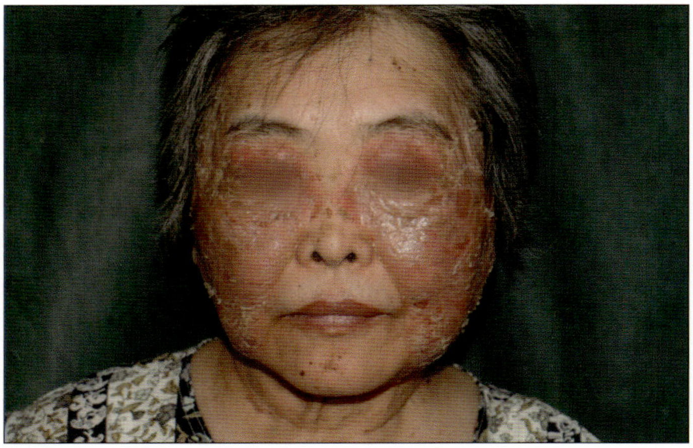

图 9.3-22 **落叶性天疱疮**

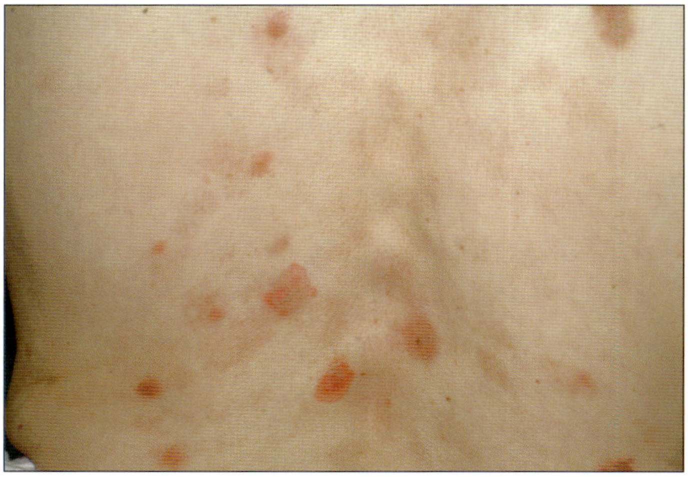

图 9.3-23 **红斑性天疱疮**

实验室检查

皮损的直接免疫荧光检查示棘细胞间有免疫球蛋白和（或）C3 沉积，在部分病例，还显示基底膜带 C3 沉积。以患者血清作间接免疫荧光检查，有天疱疮抗体即抗棘细胞间物质抗体。已搞清抗原为桥粒芯蛋白 Dsg1，分子量 160KD。

红斑性及落叶性天疱疮的抗原为桥粒芯蛋白 Dsg1，分子量 160KD。

9.3.4 疱疹样天疱疮（pemphigus herpetiform）

组织病理特点

图 9.3-24，图 9.3-25

- 疱发生在棘细胞中层，疱内偶见棘刺松解细胞；
- 疱内可见嗜酸性粒细胞和（或）中性粒细胞浸润；
- 疱周有海绵水肿。有时可见嗜酸性海绵水肿；
- 真皮浅层淋巴组织细胞浸润，还有少许嗜酸性粒细胞。

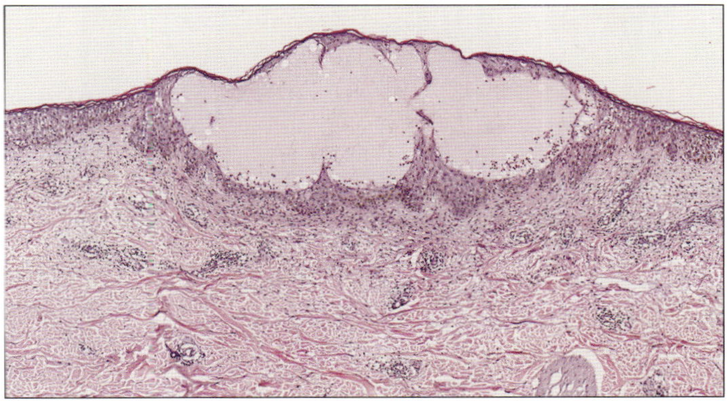

图 9.3-24 **疱疹样天疱疮**
表皮内疱，疱位于棘细胞中层

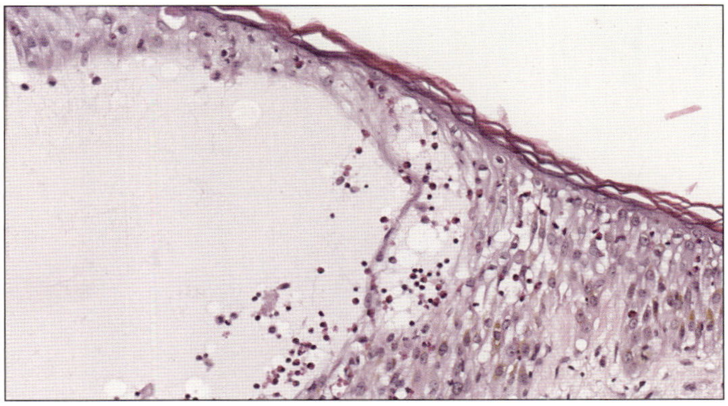

图 9.3-25 **疱疹样天疱疮**
示嗜酸性粒细胞浸润及疱周海绵水肿

临床特点

皮疹以 5 ~ 10mm 大小的水疱为多见，散在或在红斑边缘

呈环状排列，疱壁较紧张，尼氏征大多阴性。好发于躯干及四肢近端（图 9.3-26），黏膜一般不受侵。患者以中老年居多，预后较好。

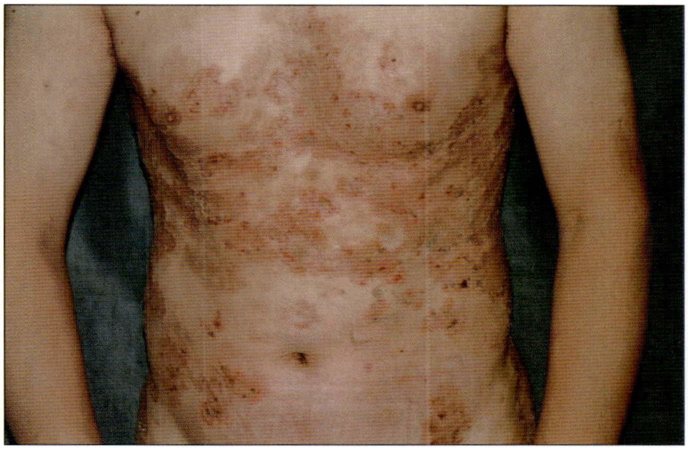

图 9.3-26 **疱疹样天疱疮**

实验室检查

直接免疫荧光检查示棘细胞间荧光，系 IgG、C3 沉积所致，但滴度较低。取患者血清做间接免疫荧光检查，部分有抗桥粒芯蛋白 Dsg1 的抗体，部分有抗桥粒芯蛋白 Dsg3 的抗体。

笔者认为，疱疹样天疱疮是一个以棘细胞中层松解为特点的天疱疮亚型。这样天疱疮在组织学上有一个连续的谱；寻常性及增殖性天疱疮以基底细胞层上松解为特征，红斑性及落叶性天疱疮以颗粒层或角层下松解为特征，而疱疹样天疱疮的松解部位则介于这两者之间。它既可演变为寻常性天疱疮，亦可演变为红斑性天疱疮。这与患者血清中部分有抗桥粒芯蛋白 Dsg1 的抗体，部分有抗桥粒芯蛋白 Dsg3 的抗体是一致的。在临床实践中，演变成寻常性天疱疮的很少见。

近来的研究表明，疱疹样天疱疮患者血清中既有针对 Dsg1 桥粒芯蛋白的抗体，又有针对 Dsg3 桥粒芯蛋白的抗体，也进一步明确了疱疹样天疱疹是天疱疮的一个亚型。

9.3.5 副肿瘤性天疱疮（paraneoplastic pemphigus，PNP）

副肿瘤性天疱疮是一个特殊类型天疱疮。它与肿瘤伴发。无论在临床，病理上均有特征性的表现。

组织病理特点

红斑或水疱性损害（图 9.3-27，图 9.3-28）

- 表皮内疱，可以在基底层上裂隙或水疱，也可在颗粒层或角层下，疱内可见棘刺松解细胞；
- 表皮内散在坏死、红染的角质形成细胞；
- 真皮浅层血管扩张，管周以淋巴细胞为主浸润，还可见嗜酸性粒细胞，血管外红细胞。

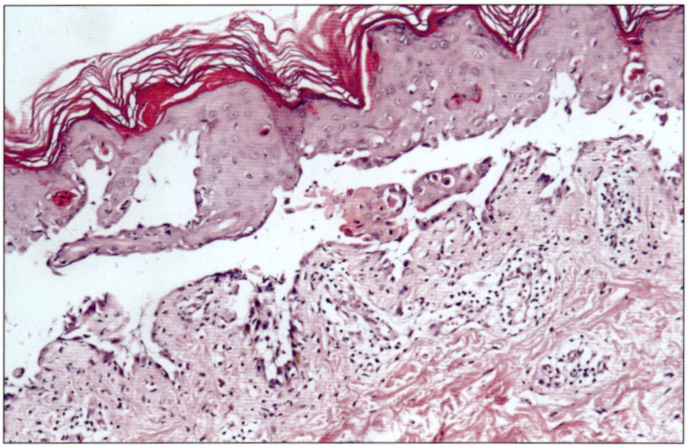

图 9.3-27 **副肿瘤性天疱疮**
表皮基底细胞层上水疱。疱顶上皮内可见个别红染的角质形成细胞

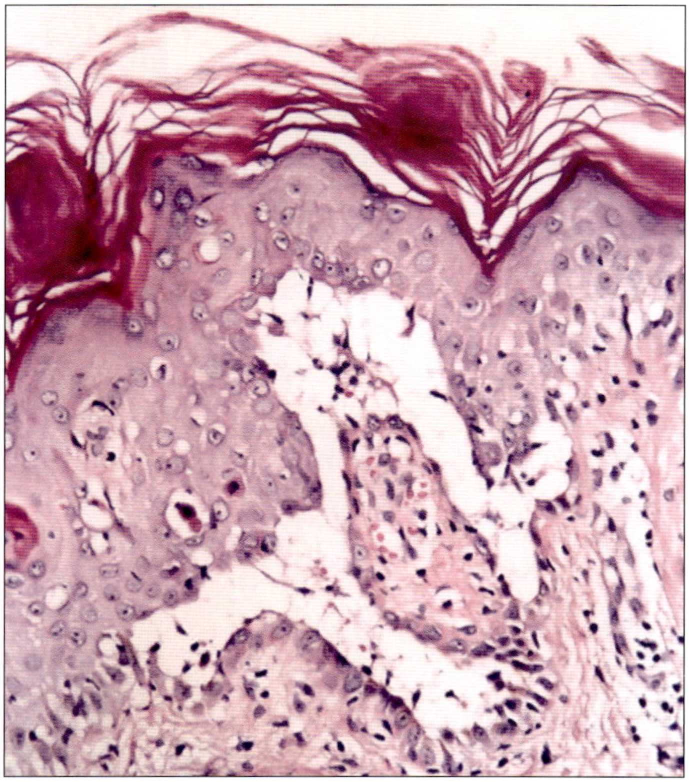

图 9.3-28 **副肿瘤性天疱疮**
基层上水疱。疱顶上皮内可见坏死红染的角质形成细胞，是区别于寻常型天疱疮的一个重要特点

苔藓样损害（图 9.3-29，图 9.3-30）

- 真皮乳头层血管扩张，有多数血管外红细胞。管周较为致密以淋巴细胞为主浸润，还可见嗜酸性粒细胞。
- 基底细胞液化变性，界面模糊不清。
- 表皮全层散在坏死、红染的角质形成细胞。

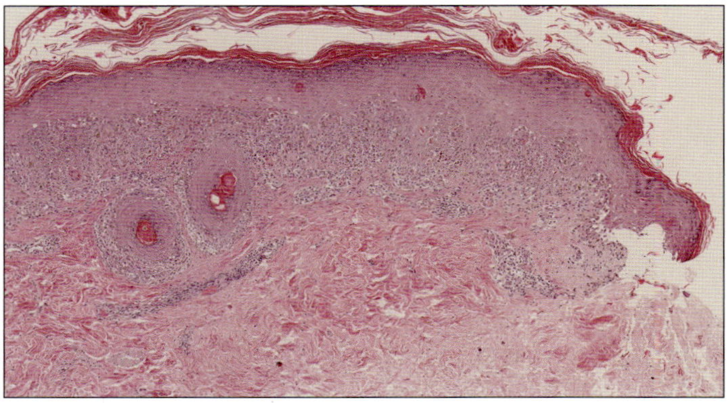

图 9.3-29 **副肿瘤性天疱疮**
真皮浅层致密炎症细胞浸润，界面模糊不清

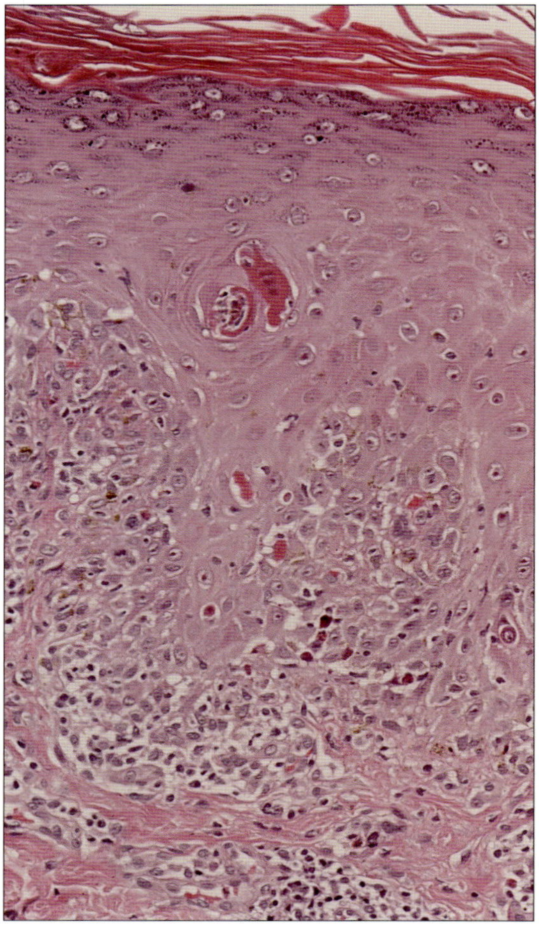

图 9.3-30 **副肿瘤性天疱疮**
表皮内可见散在坏死的角质形成细胞

在出现天疱疮或扁平苔藓样组织学改变的同时，表皮内有散在坏死、红染角质形成细胞是本病组织学上一个颇具特征性的改变。见到这样的组织学改变，若患者有顽固难治、广泛的黏膜损害，应建议临床医生作胸、腹部 CT 检查，以除外内脏肿瘤。

临床特点

任何年龄组均可发病，亦无性别差异。皮肤损害有三大特点，第一是黏膜损害突出，口腔黏膜、眼结膜及外阴黏膜均可累及，黏膜发生广泛的糜烂，分泌物明显增多（图 9.3-31）；第二是皮肤黏膜上扁平苔藓样的损害（图 9.3-32），在皮肤上可以出现泛发的紫红色斑丘疹，分布在四肢的屈侧面及躯干部，掌跖大片状紫红斑；第三是皮疹的多形性，四肢远端可见多形红斑样皮损，躯干、四肢泛发红斑，其上有水疱及大疱（图 9.3-33），疱壁可松弛，尼氏征阳性。

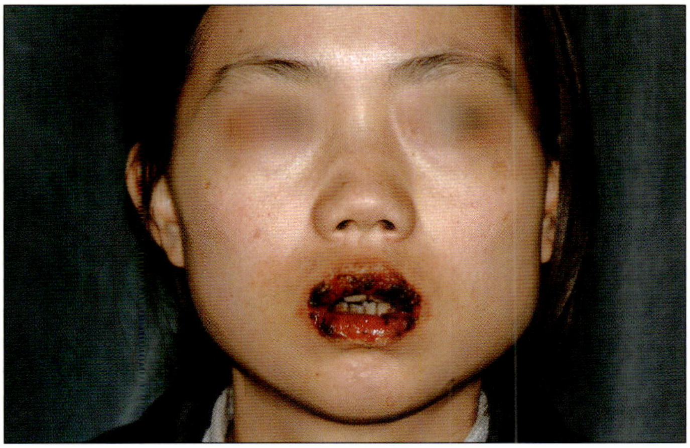

图 9.3-31 副肿瘤性天疱疮

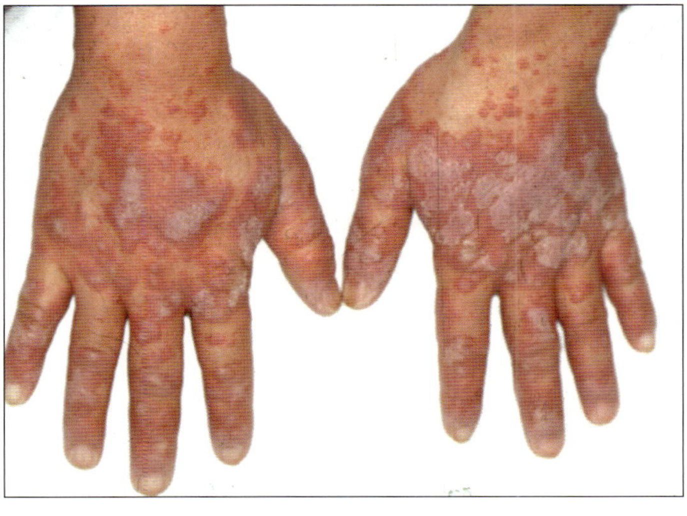

图 9.3-32 副肿瘤性天疱疮
示双手扁平苔藓样损害

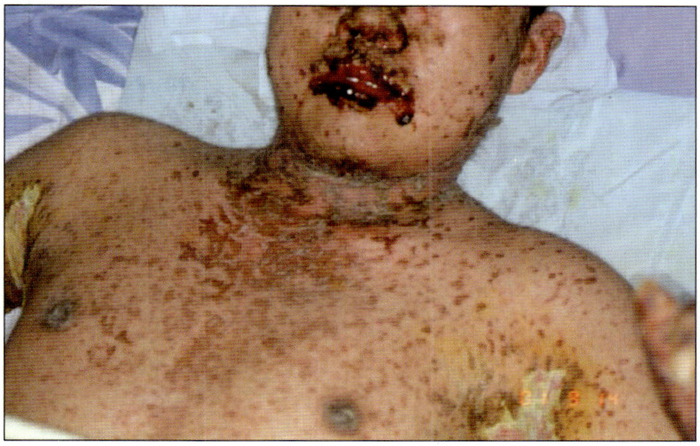

图 9.3-33 副肿瘤性天疱疮

本病特点是患者均伴发肿瘤。肿瘤可以是良性也可以是恶性的。在我国，与 PNP 伴发的肿瘤以 Castleman's 病、胸腺瘤为常见。肿瘤切除后，皮疹可得到缓解。部分病例出现阻塞性支气管炎，进行性加重可导致死亡。

实验室检查

取皮损做直接免疫荧光检查见棘细胞间 IgG 荧光，基底膜带亦可有 IgG 及 C3 沉积。取患者血清，以鼠膀胱上皮为底物作间接免疫荧光检查，示患者血清中有抗棘细胞间物质抗体，已知抗原之一为表皮棘细胞间的连接蛋白桥斑蛋白。

9.3.6 家族性良性慢性天疱疮（benign familial chronic pemphigus，简称 BFCP，又称 Hailey-Hailey 病）

组织病理特点

图 9.3-34，图 9.3-35，图 9.3-36，图 9.3-37

- 基底细胞层上疱；
- 在某些局部，棘刺松解细胞见于表皮全层，或至少表皮的下半部，犹如倒塌的砖墙；
- 表皮轻度增生，棘层肥厚；
- 真皮乳头水肿，浅层血管周围以淋巴细胞为主的浸润。

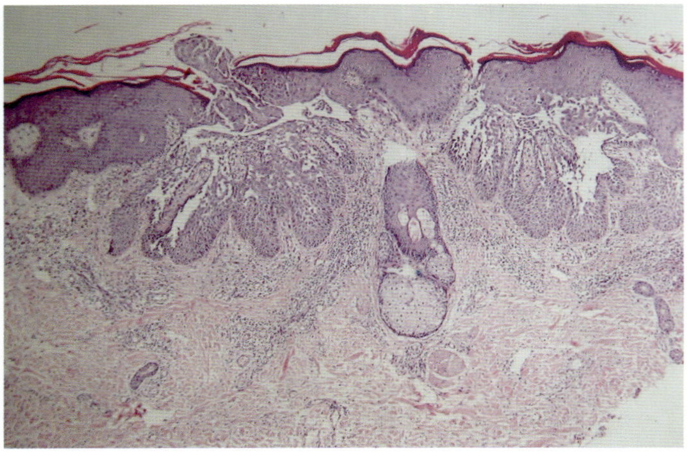

图 9.3-34 **家族性良性慢性天疱疮**
表皮内棘层松解性水疱

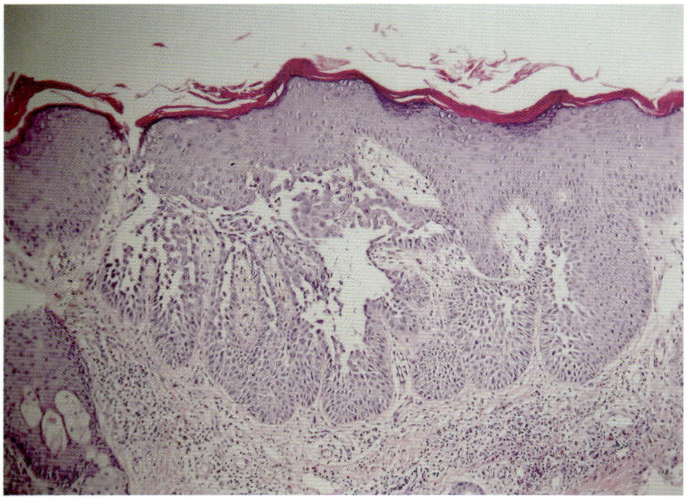

图 9.3-35 **家族性良性慢性天疱疮**
轻度棘层肥厚，基层上疱

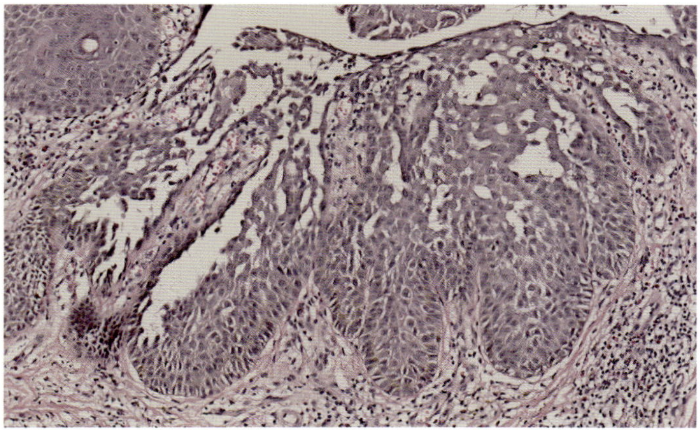

图 9.3-36 **家族性良性慢性天疱疮**
示棘刺松解细胞

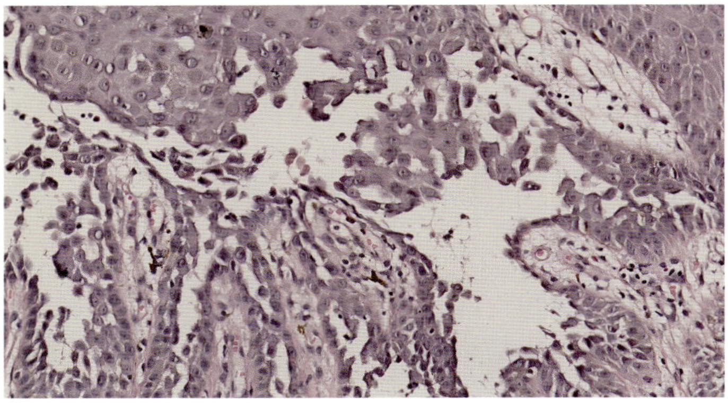

图 9.3-37 **家族性良性慢性天疱疮**
表皮全层可见棘刺松解细胞

临床特点

基本损害为薄壁水疱，0.2 ~ 0.3cm 大小，极少见到大疱。好发于颈、腋窝、腰、腹股沟、股内侧和臀皱襞等间擦部位（图 9.3-38，图 9.3-39，图 9.3-40）。由于易受摩擦，很易破溃，成为小的糜烂面，上附渗出结痂。皮疹常在夏季加重，冬季减轻。本病为常染色体显性遗传，患者大多在 20 ~ 30 岁间发病。约半数患者有家族发病史。

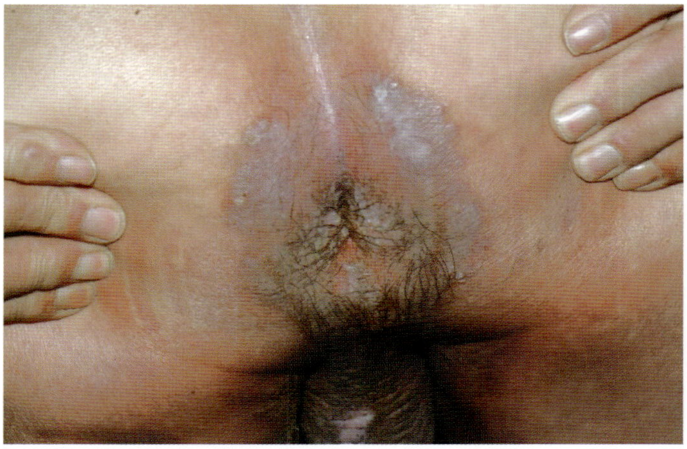

图 9.3-38 **家族性良性慢性天疱疮**

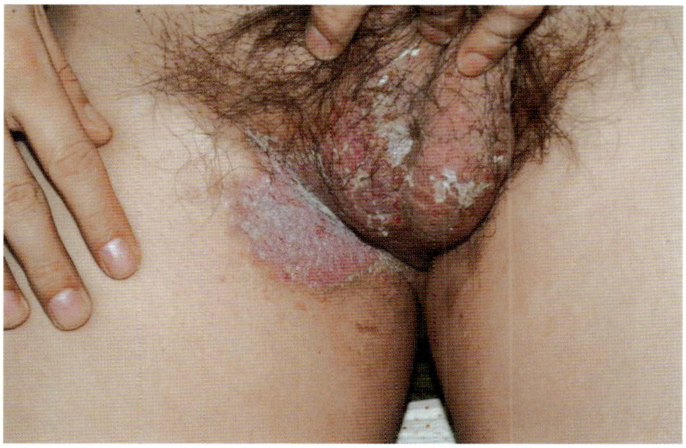

图 9.3-39 家族性良性慢性天疱疮

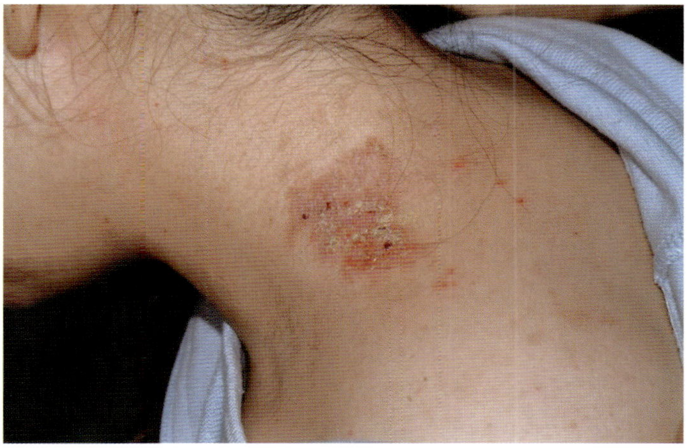

图 9.3-40 家族性良性慢性天疱疮

鉴别诊断

本病与寻常性天疱疮均为棘细胞在基底细胞层上松解所致的表皮内疱。鉴别的要点是：

（1）本病为全层表皮或至少是表皮下半部棘细胞的松解，而寻常性天疱疮仅为基层上棘细胞的松解，在疱顶仅少许棘刺松解细胞，绝大部分细胞仍黏合在一起没有松解；

（2）BFCP 时棘细胞的松解不侵及表皮附属器，而寻常性天疱疮时的棘细胞松解可发生在表皮附属器如毛囊、小汗腺导管上皮等；

（3）BFCP 时常有表皮增生，而寻常性天疱疮无表皮增生；

（4）天疱疮皮损的直接荧光检查可显示棘细胞间有免疫球蛋白和（或）补体的沉积，间接免疫荧光检查可测得患者血清中存在有天疱疮抗体。BFCP 患者血清中无自身抗体，在皮损中无免疫球蛋白及补体的沉积。

9.3.7 限局性棘刺松解性角化不良（focal acantholytic dyskeratosis）

限局性棘刺松解性角化不良指组织学上具有相同改变即棘刺松解及角化不良的一组皮肤病变，毛囊角化病就是一个典型的病变。棘刺松解已在前面讲述了，角化不良则是指表皮内个别角质形成细胞的角化异常，或是提前角化（过早成熟）或异常角化，表现为核浓缩变小，呈均一深染嗜碱性，胞浆均匀红染。圆体细胞在棘细胞及粒层，胞体圆、较大；谷粒细胞位于角层内，胞体小，因状如谷粒而得名。圆体及谷粒细胞都是角化不良细胞。

限局性棘刺松解性角化不良除见于毛囊角化病外，还见于暂时性棘刺松解性皮病即 Grover 病、线状表皮痣、疣状角化不良瘤等，还偶见于一些炎症性、增生性皮肤病及皮肤肿瘤。限局性棘刺松解性角化不良可以与上述的角化过度性棘刺松解在同一张切片中相邻发生。

9.3.8 暂时性棘刺松解性皮病（trasient acantholytic dermatosis）

暂时性棘刺松解性皮病又称 Grover 病。

组织病理特点

- 限局性基底细胞层上裂隙或水疱；
- 偶见圆体细胞及谷粒细胞；
- 真皮浅层血管周围以淋巴组织细胞为主浸润，还可见数量不等的嗜酸性粒细胞及浆细胞；

本病组织学改变有多种形式，可与毛囊角化病，寻常性天疱疮或 BFCP 相似，其共同特点是有棘刺松解细胞。与这几个病的不同之处是本病的棘刺松解改变十分限局，有时在同一张切片上可以见到不同类型的病变。

临床特点

为针帽至绿豆大的丘疹或丘疱疹，散在分布，以躯干部，尤上胸、后背为多见（图 9.3-41），自觉程度不等的瘙痒。多见于中年男性。本病很少见。

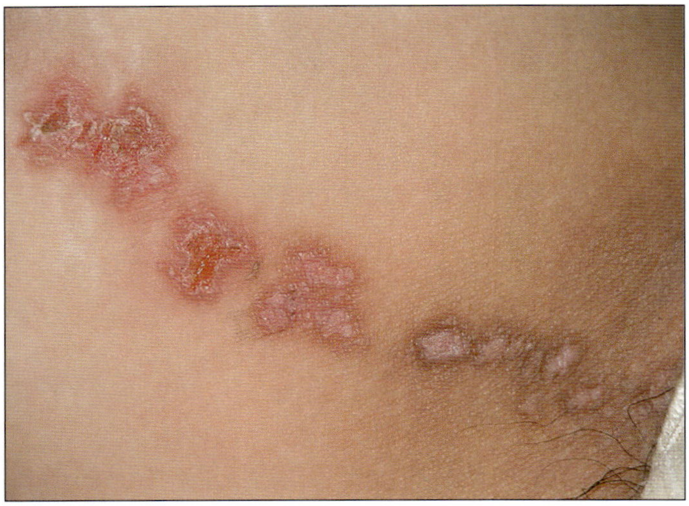

图 9.3-41 Grover 病

9.4 其他 (other vesicular dermatitis)

9.4.1 摩擦性大疱 (friction blister)

组织病理特点

- 大疱位于颗粒层或棘细胞上层；
- 大疱上方表皮坏死；
- 真皮浅层炎症浸润细胞稀少或无。

由于水疱常发生在肢端，因此水疱上方常可见较厚，但坏死、红染的角质层。

临床特点

本病由于摩擦所致，可发生在皮肤的任何部位，最常见于肢端，尤其是手掌及足跖 . 如由于鞋太小，长期走路后可在足前弓出现水疱，持镐劳动时可在手掌因强摩擦出现水疱。

9.4.2 先天性大疱性表皮松解症

单纯性：见 10.1.1

9.5 表皮内脓疱性皮肤病 (intraepidermal vesiculopustular dermatitis)

表皮水疱内有多数中性粒细胞的集合则成为表皮内脓疱。中性粒细胞是由真皮乳头部的毛细血管中逸出，向上穿过基底膜而进入表皮的。由于取材时间的不同，我们可以看到中性粒细胞可存在于表皮不同的层次内。可散布于棘细胞层，可聚集于粒层内或角层下。Kogoj 脓疱是中性粒细胞聚集于棘细胞上部所致，由于浸润炎症细胞使棘刺细胞胞浆及胞核溶解，残余的胞壁形成网状，甚似海绵，故又称为海绵状脓疱。在脓疱形成早期，中性粒细胞散布于表皮下部。在脓疱形成后期，则位于表皮上部，如角层下脓疱。

表皮内脓疱可以是原发性，也可以是继发性的。原发性的大多是无菌性的，如脓疱性银屑病、疱疹样脓疱病、连续性肢端皮炎及角层下脓疱病等。也有感染性的，如脓疱疮。继发性的大多是原有表皮内疱继发感染所致，如红斑性天疱疮的疱内由于细菌感染而出现多数中性粒细胞，成为脓疱，如接触性皮炎、湿疹、皮肤癣菌病的水疱损害均可继发感染而成为脓疱。

9.5.1 脓疱性银屑病 (pustular psoriasis)

组织病理特点

图 9.5-1，图 9.5-2，图 9.5-3

- 表皮内脓疱，脓疱大多位于棘细胞上层，也可在角层下，其上角层菲薄；
- 表皮中上层可见多数中性粒细胞的浸润，成为海绵状脓疱；
- 有时可在角化不全的痂屑中见到多数中性粒细胞；
- 棘细胞层可轻度增厚；
- 真皮浅层及乳头血管扩张，轻度水肿，管周有淋巴细胞、组织细胞及中性粒细胞浸润。

脓疱性银屑病、连续性肢端皮炎、疱疹样脓疱病脓疱的组织病理学改变完全相同，无法区别，因此有人假设以上 3 个海绵状脓疱病可能都是银屑病的不同变异。

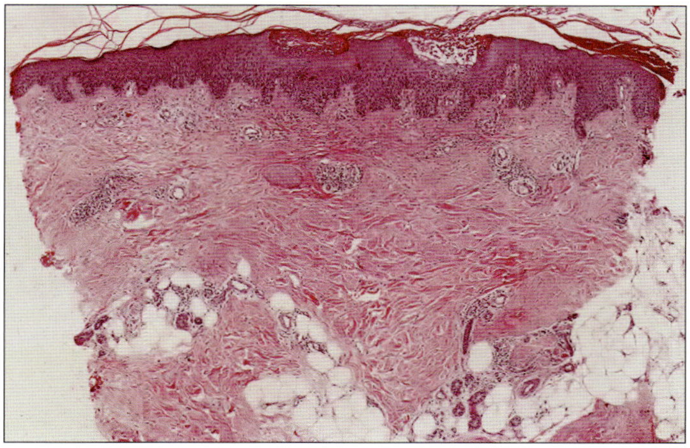

图 9.5-1　**脓疱性银屑病**
表皮内脓疱，位于棘细胞上层及角层下

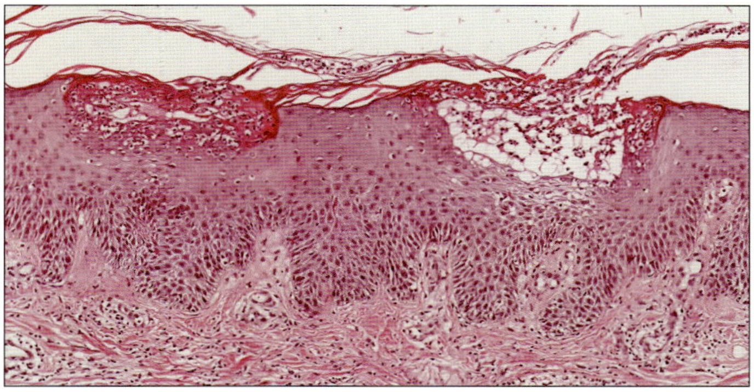

图 9.5-2　**脓疱性银屑病**
棘细胞上层有多数中性粒细胞的浸润，成为海绵状脓疱（Kogoj 脓疱）

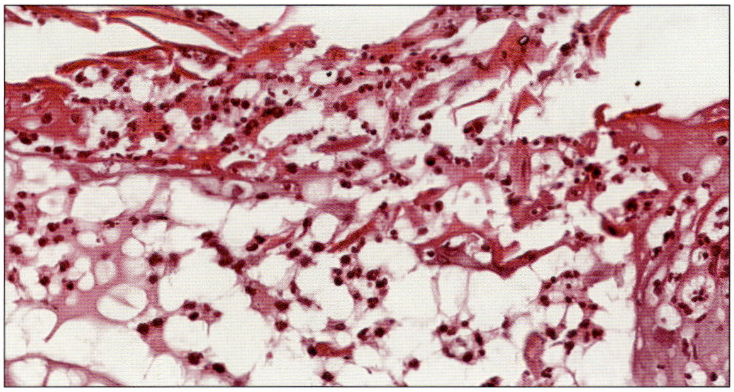

图 9.5-3　**脓疱性银屑病**
中性粒细胞及成网状的胞壁，甚似海绵，称为海绵状脓疱

临床特点

本病和连续性肢端皮炎及疱疹样脓疱病都具有以下共同点：

（1）基本损害为针帽至绿豆大的无菌性脓疱，反复发作，成批出现，最终可泛发全身成为红皮病。脓疱多在红斑基础上出现，脓疱可彼此融合成脓湖；

（2）皮疹泛发时均有高热、周身不适等全身症状；

（3）均可有黏膜的损害如沟纹舌。但这三个病在临床上还是有所区别的。脓疱性银屑病在脓疱出现前可有典型银屑病的皮损（图 9.5-4，图 9.5-5），也有的在脓疱消退后出现。疱疹样脓疱病多见于女性，尤其是妊娠期妇女，分娩后皮疹自然消退、缓解，再次妊娠可复发。连续性肢端皮炎以先在指趾端出现群集的脓疱、甲下脓湖为特征，病变可局限于几个指趾（局限型）（图 9.5-6，图 9.5-7），也可在以后泛发全身。

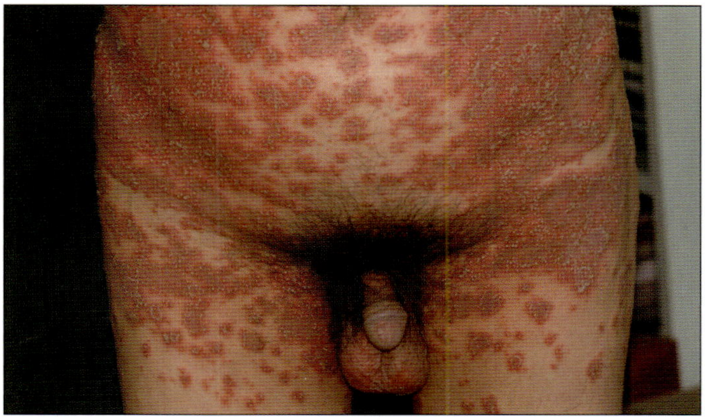

图 9.5-4　**脓疱性银屑病**

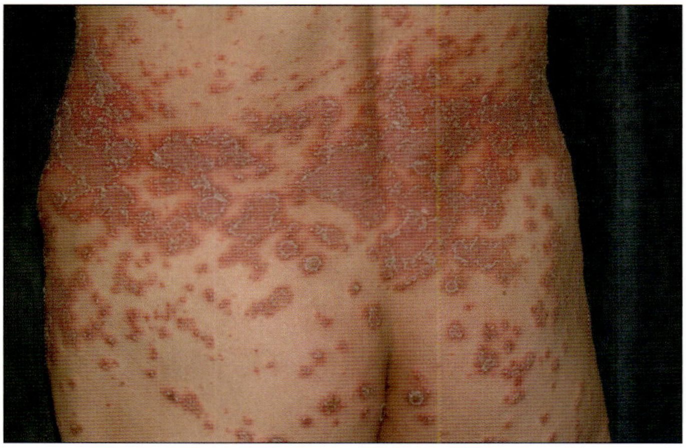

图 9.5-5　**脓疱性银屑病**

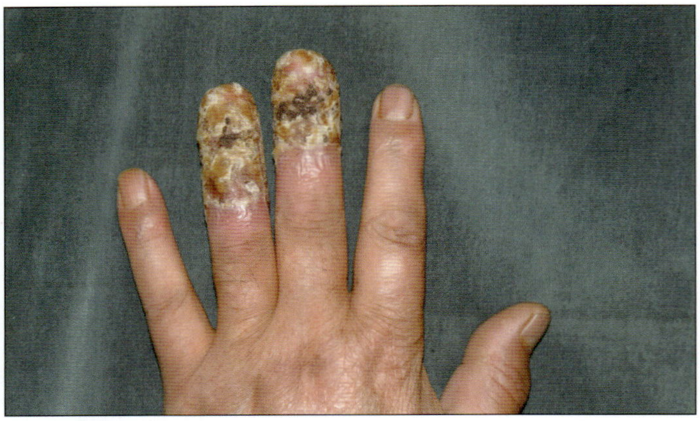

图 9.5-6 连续性肢端皮炎

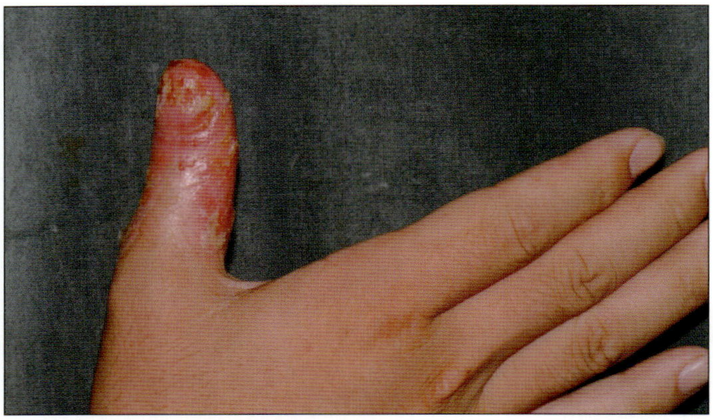

图 9.5-7 连续性肢端皮炎

9.5.2 Reiter 综合征（Reiter's syndrome）

Reiter 综合征的临床表现为非化脓性关节炎、尿道炎、结膜炎及皮肤黏膜病变。皮肤黏膜为蛎壳样银屑病改变，在掌跖可见潮红鳞屑性脓疱性损害。这种海绵脓疱性损害还可见于体表其他部位及黏膜如龟头，为环状龟头炎改变等（图 9.5-8）。有些皮肤损害与银屑病很相似。本病的组织病理改变与脓疱性银屑病相同，无法区别。有的学者认为本病有以下特点：①角质较厚；②海绵状脓疱更为显著，范围更广；③乳头上表皮变薄不明显。本病病因不清，患者 HLA-B27 常为阳性。近年来采用分子生物学技术表明部分病例与衣原体或解脲支原体的感染有关。

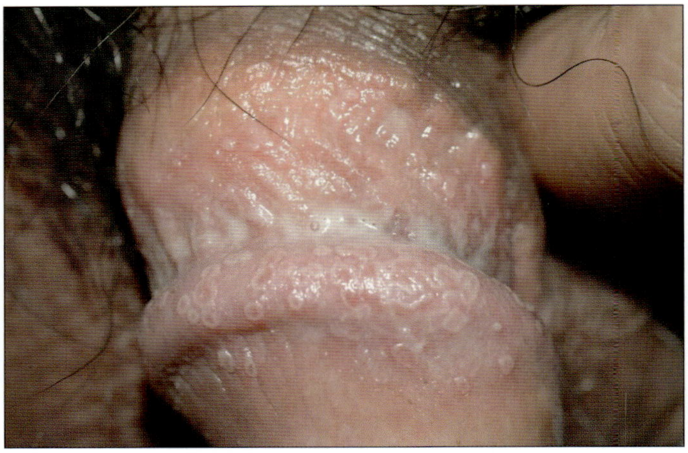

图 9.5-8 Reiter 综合征的环状龟头炎

9.5.3 地图舌（geographic tongue）

组织学上也表现为上皮的海绵状脓疱。它可单独发生。泛发脓疱性银屑病常有地图舌（图 9.5-9）。有地图舌者往往有发生银屑病的倾向。

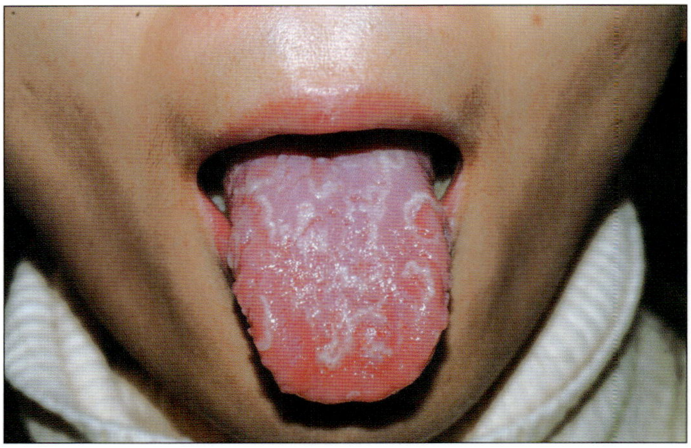

图 9.5-9 地图舌

9.5.4 掌跖脓疱病（palmoplantar pustulosis）

组织病理特点

图 9.5-10，图 9.5-11

- 表皮内单个大脓疱，其中有多数中性粒细胞，其上为角质层；
- 疱周表皮内可见嗜中性海绵状脓疱；

- 棘层轻度肥厚；
- 真皮浅层血管丛周围淋巴细胞、组织细胞及中性粒细胞浸润；
- 由于均取材自掌跖，故角质层明显地厚。

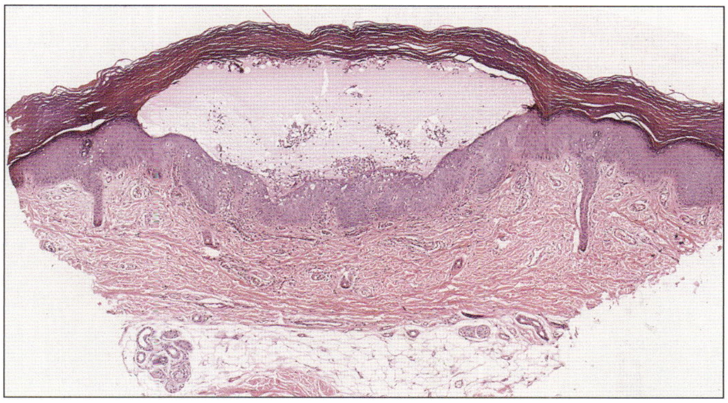

图 9.5-10 **掌跖脓疱病**
表皮内单个大脓疱，其中有多数中性粒细胞。由于取材自掌跖，可见明显增厚的角质层

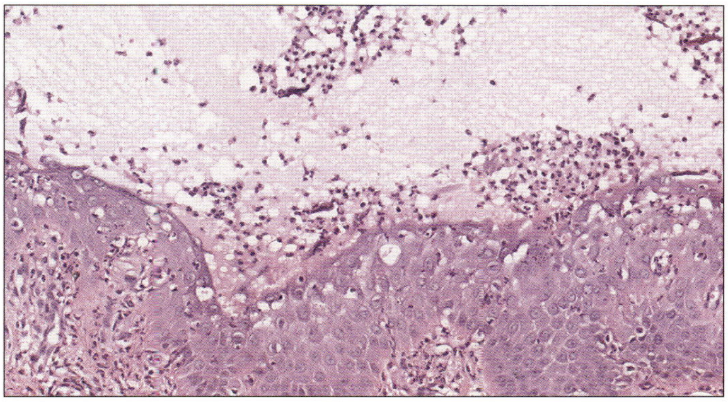

图 9.5-11 **掌跖脓疱病**
疱底及真皮乳头内可见多数中性粒细胞浸润

临床特点

为发生在手掌、足跖以无菌性小脓疱为基本损害（图 9.5-12，图 9.5-13），反复发作、病程慢性为特征的皮肤病。由于基本损害及组织病理学改变均与脓疱性银屑病相同，有的学者认为掌跖脓疱病是脓疱性银屑病的局限型。但组织病理上，本病的突出改变是单房性的脓疱，而海绵状脓疱则不如脓疱性银屑病。本病多见于中年人，以女性居多。

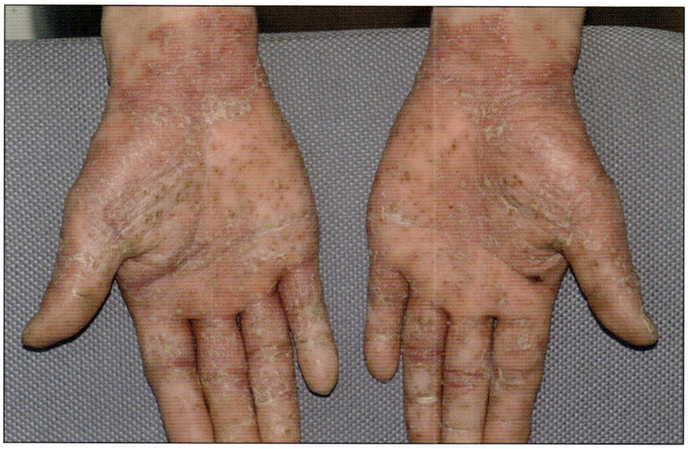

图 9.5-12 **掌跖脓疱病**

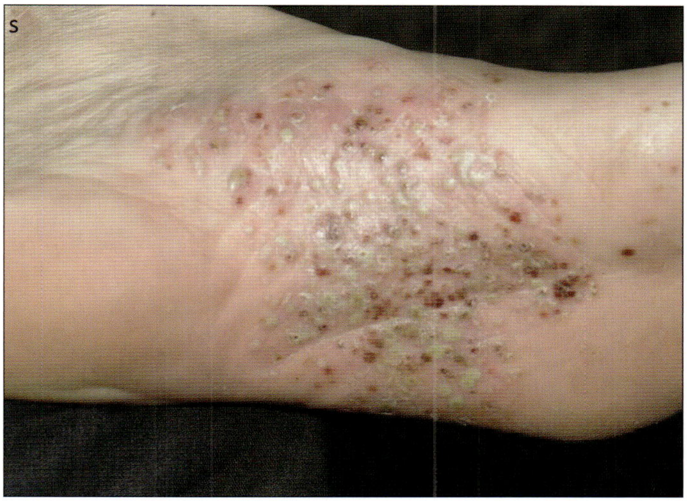

图 9.5-13 **掌跖脓疱病**

9.5.5 角层下脓疱病（subcorneal pustular dermatosis）

组织病理特点

图 9.5-14，图 9.5-15，图 9.5-16

- 角层下疱，内有多数中性粒细胞，偶有少数嗜酸性粒细胞；
- 脓疱下方的棘细胞层有散在少许中性粒细胞浸润及轻度海绵水肿；
- 脓疱内有时可见少许棘刺松解细胞；
- 真皮浅层血管周围中性粒细胞、淋巴细胞及少许嗜酸性粒细胞浸润。

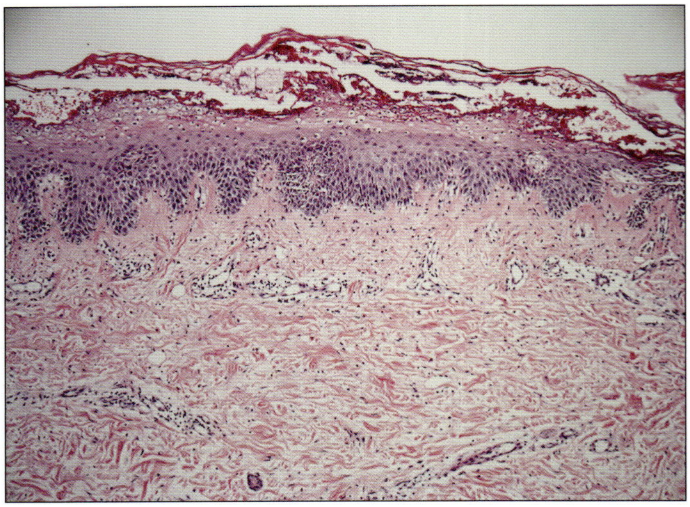

图 9.5-14 **角层下脓疱病**
示角层下疱

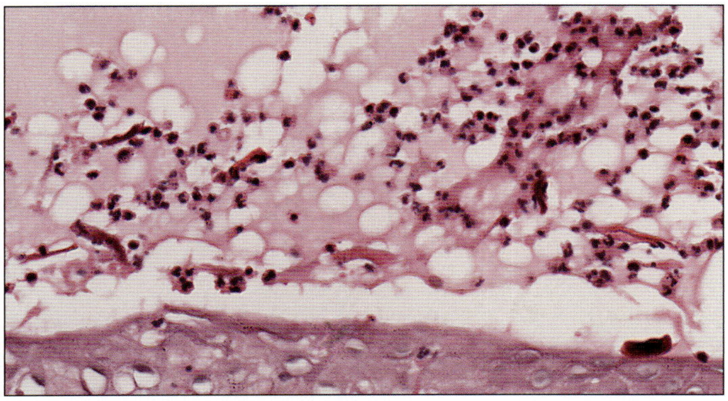

图 9.5-15 **角层下脓疱病**
疱内可见多数中性粒细胞

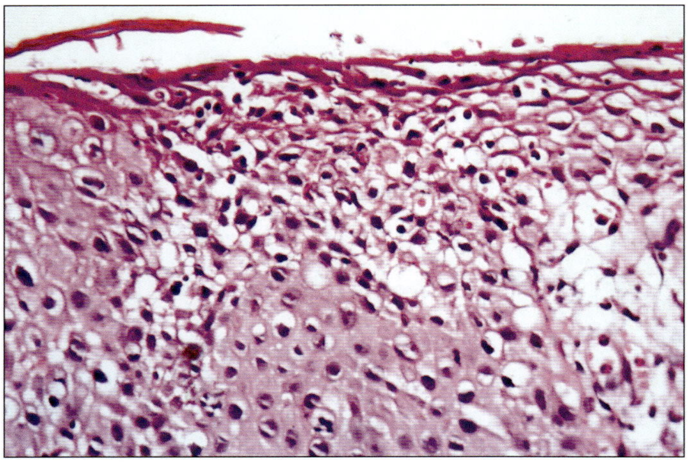

图 9.5-16 **角层下脓疱病**
脓疱下方棘细胞层有少许中性粒细胞浸润及轻度海绵水肿

临床特点

患者多为中年女性。基本损害为无菌性小脓疱，直径约 0.2 ~ 0.3cm，疱壁薄，松弛（图 9.5-17），可彼此融合成脓湖。数日后干涸脱屑。好发于腋下、前胸、腹部及四肢近端。病程慢性反复发作。无明显全身症状，一般健康状况良好。本病病因不清。近来的研究表明部分患者表皮内有 IgA 沉积，系 IgA 天疱疮（详见下节）。

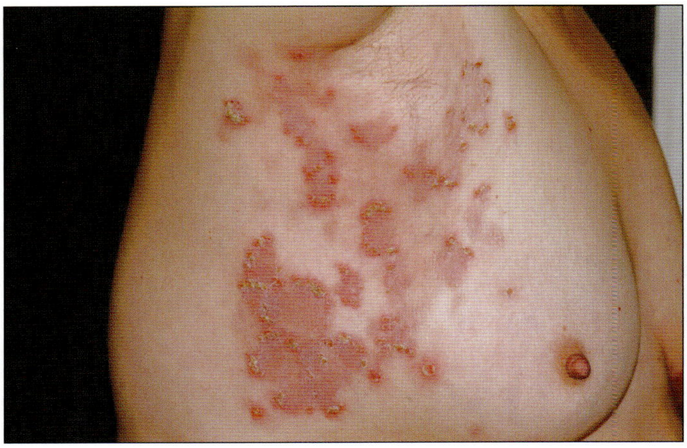

图 9.5-17 **角层下脓疱病**

鉴别诊断

脓疱性银屑病也可出现角层下脓疱，应与角层下脓疱病相鉴别。脓疱性银屑病的脓疱下，常可见海绵状脓疱，而角层下脓疱性皮病时，由真皮浅层毛细胞血管中逸出的中性粒细胞一旦穿过基底膜后，似乎很快就通过棘细胞层而积聚于角层下，因此组织学上很少能见到海绵状脓疱。此外，脓疱性银屑病常有棘层轻度增厚，而本病无棘层肥厚。尽管如此，有时仅从组织学角度是很难区分两者的。

角层下脓疱指角质层下的脓疱性损害可以是无菌性，也可以是有菌性的。在 HE 染色的切片上两者无法区别。以 Gram 染色可显示脓疱疮及大疱性脓疱疮疱内的金黄色葡萄球菌，以 PAS 染色或六甲烯四胺银染色可显示角层中的菌丝或急性念珠菌病及皮肤癣菌病角层下脓疱中的菌丝。

9.5.6 IgA 天疱疮（IgA pemphigus）

组织病理特点

图 9.5-18，图 9.5-19，图 9.5-20

- 为表皮内脓疱，位于角层下；

- 疱内有多数中性粒细胞浸润，少许棘刺松解细胞；
- 表皮内疱的位置不尽相同，若为角层下脓疱型则表皮内疱位于角质层下，若为落叶性天疱疮型，则疱位于颗粒层或棘细胞上层。若为疱疹样天疱疮型，则疱位于棘细胞层中部。

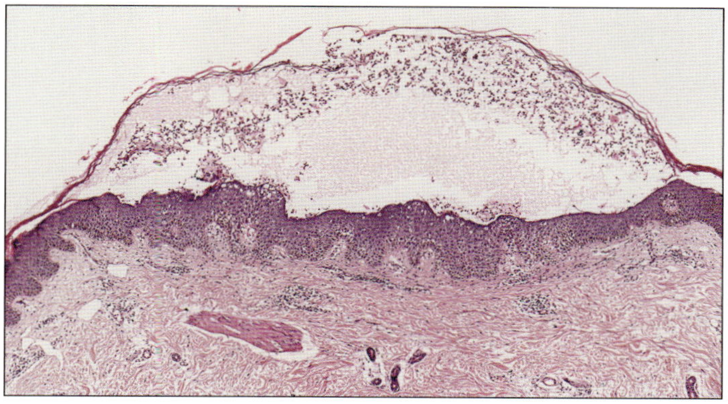

图 9.5-18 表皮角层下脓疱

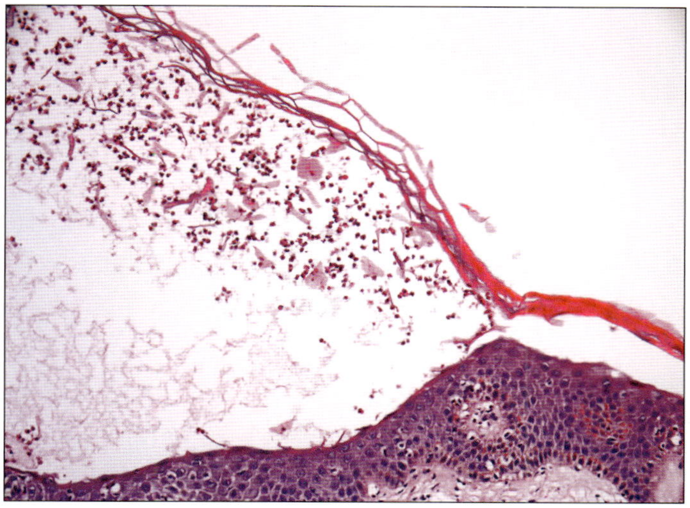

图 9.5-19 显示脓疱位于角层下

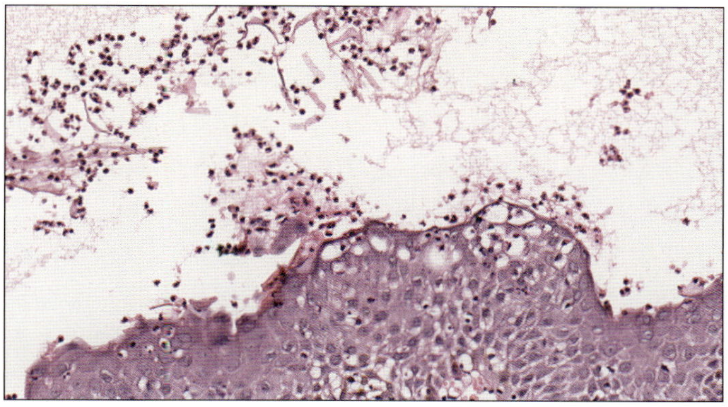

图 9.5-20 脓内多数中性粒细胞，其下方棘细胞内可见少许中性粒细胞浸润及轻度海绵水肿

临床特点

好发于中老年人，两性均可罹及。皮肤损害有三种类型，一种与角层下脓疱性皮病相似，表现为薄壁的水疱或脓疱，直径约 0.5cm 左右，该脓疱为无菌性（图 9.5-21，图 9.5-22）。一种与落叶性天疱疮相似，也是薄壁松弛的水疱，直径约 0.5 ~ 1.0cm，易破溃，上附薄的痂屑。还有的损害可与疱疹样天疱疮相似，为约 0.5cm 直径，轻度张力的水疱、大疱，尼氏征不明显，皮损散布于躯干四肢，少数可呈环状或弧形排列，口腔黏膜损害少见。病程慢性，患者的一般状况良好。本病预后较好。

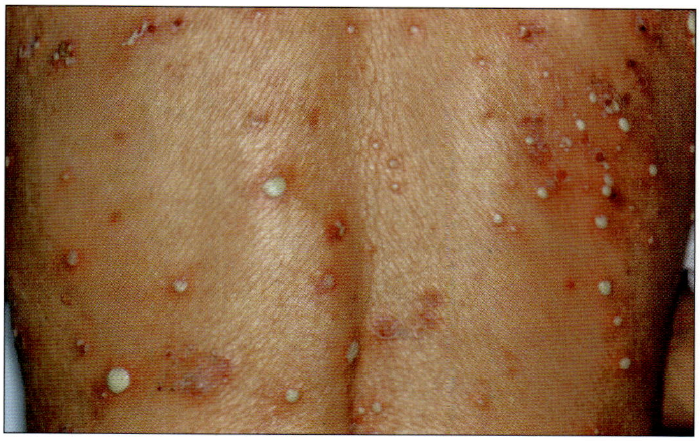

图 9.5-21 IgA 天疱疮

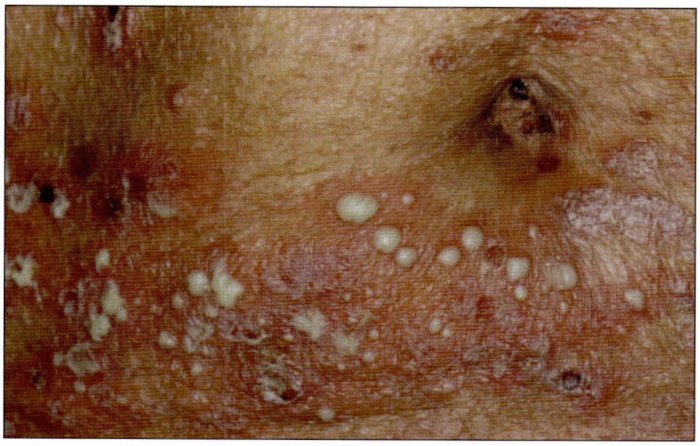

图 9.5-22 IgA 天疱疮

实验室检查

取邻近水疱周围的皮肤作直接免疫荧光检查，示棘细胞间 IgA 沉积，有的病例可同时有 IgG、IgM 的沉积。间接免疫荧光检查约半数患者血清中可检测出低

滴度 IgA 抗表皮棘细胞间物质抗体。研究表明抗原为 desmocollin（Dsc）。它与桥粒芯蛋白（desmoglein，Dsg）同属于桥粒钙粘连素（Cadherin）。Desmocollin 有三个亚型，即 Dsc1、Dsc2 及 Dsc3。具有角层下脓疱性皮病表现的 IgA 天疱疮具有抗 Dsc1 抗体。

9.5.7　脓疱疮（impetigo），俗称黄水疱

组织病理特点

- 角层下脓疱，疱内充满着中性粒细胞，可有少许棘刺松解细胞；
- 疱下方及近旁细胞间水肿，可散在中性粒细胞；
- 真皮浅层中性粒细胞、淋巴细胞为主浸润，真皮乳头水肿；
- Gram 染色可在疱内示阳性球菌。

临床特点

是一种常见的感染性皮肤病，由金黄色葡萄球菌和溶血性链球菌所致，有较强的传染性，患者以儿童多见。夏秋多发。典型损害为薄壁脓疱，很快破裂成为上附蜜黄色痂的糜烂面。好发于面部，尤口鼻周围（图 9.5-23）。大疱性脓疱疮是脓疱疮的一个类型。大疱性脓疱疮初起疱小，内容物较清，但 1 ~ 2 日内水疱迅速增大，且内容物渐浑浊，呈半月形积脓现象。好发于面部及四肢暴露部位（图 9.5-24）。

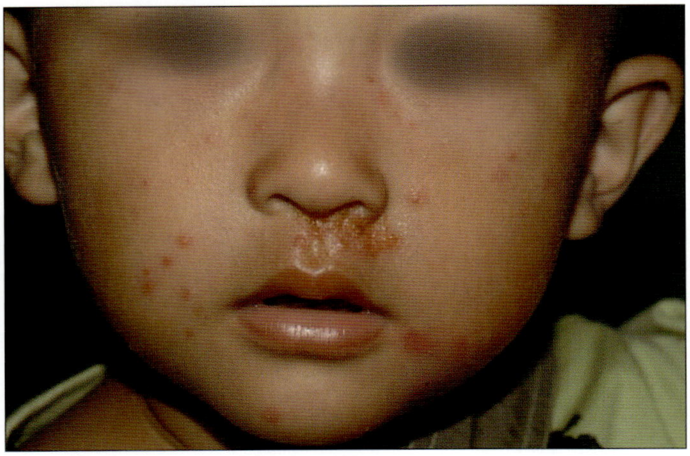

图 9.5-23　脓疱疮

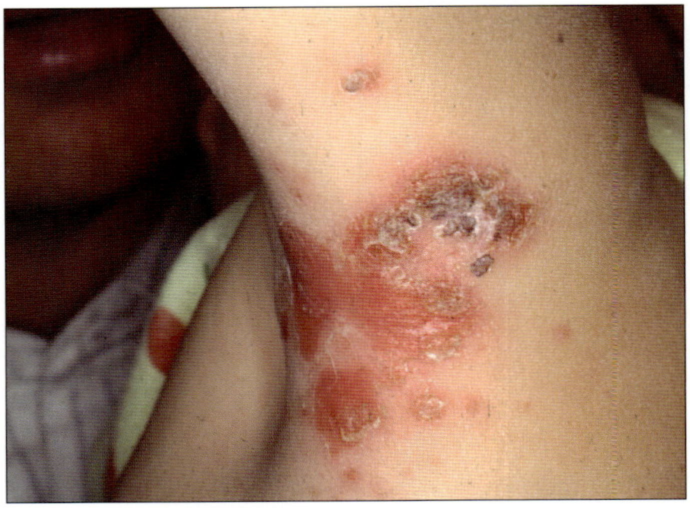

图 9.5-24　脓疱疮

实验室检查

以脓液涂片或培养可确定致病菌。

鉴别诊断

红斑性天疱疮及落叶性天疱疮有继发感染时，仅从组织学角度难以与脓疱疮相鉴别。但结合临床表现很易鉴别，必要时作免疫荧光检查。

9.5.8　金黄色葡萄球菌性烫伤样皮肤综合征（staphylococcal scalded-skin syndrome，SSSS）

组织病理特点

- 大疱位于颗粒层内或角层下，大疱上表皮可坏死；
- 疱内可见少许棘刺松解细胞；
- 疱内炎症细胞很少或无；
- 真皮浅层的炎症浸润细胞稀少。

临床特点

SSSS 是由凝固酶阳性第Ⅱ噬菌体组金黄色葡萄球菌（主要是第 71 型）感染后，所产生表皮松解性外毒素所致的浅层表皮内疱。患者以婴儿及儿童居多，常有结膜炎和（或）鼻炎等前驱症状。最初症状为红斑、松弛性大疱、大片状表皮剥脱及糜烂面（图 9.5-25，图 9.5-26）。患者高热、寒战、全身中毒症状显著。本综合征虽然系金黄色葡萄球菌所致，但疱的形成系细菌毒素所致，在完整的疱内不易分离到病原菌。

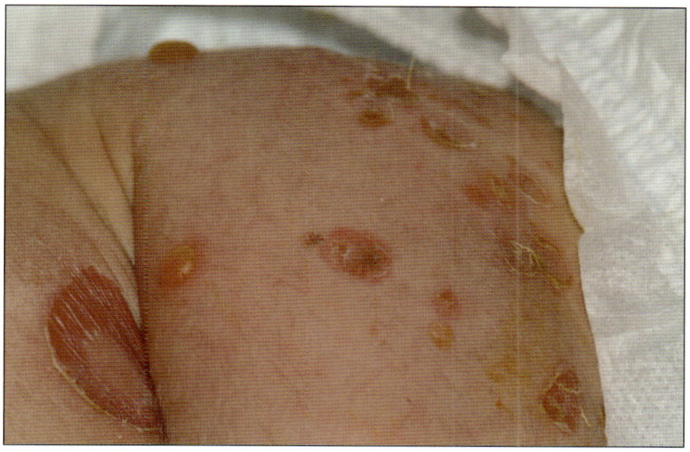

图 9.5-25 金黄色葡萄球菌性烫伤样皮肤综合征

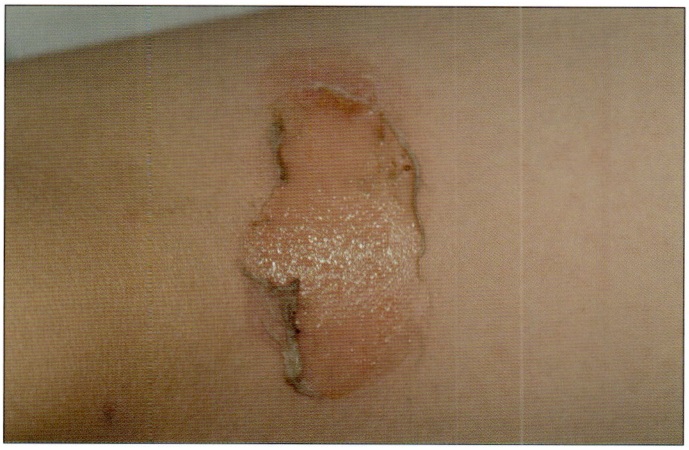

图 9.5-26 金黄色葡萄球菌性烫伤样皮肤综合征

鉴别诊断

应与中毒性表皮坏死松解症作鉴别，详见 6.2.2。还应与大疱性脓疱疮作鉴别，大疱性脓疱病要点是：

（1）疱内有多数中性粒细胞，形成角层下脓疱；

（2）从完整水疱内容易分离出病原菌，组织切片以 Gram 染色可显示致病菌。

9.5.9 新生儿中毒性红斑（erythema toxicum neonatorum）

组织病理特点

毛囊周围角层下脓疱，疱内为多数嗜酸性粒细胞及少许中性粒细胞；

- 真皮浅层血管周围以嗜酸性粒细胞为主的混合类型炎症细胞浸润；
- 真皮乳头水肿。

临床特点

多在生后 2 ～ 3 天内出疹，为红斑、丘疹及脓疱，脓疱与毛囊一致或在毛囊周围。皮疹泛发，但很少见于手足。皮疹经 1 ～ 3 日后自行消退。

实验室检查

血嗜酸性粒细胞增多。

9.5.10 新生儿暂时性脓疱性黑变病（transient neonatal pustular melanosis）

组织病理特点

- 角层内或角层下脓疱，疱内为多数中性粒细胞，少许嗜酸性粒细胞；
- 真皮浅层血管周围少许嗜酸性粒细胞及中性粒细胞浸润；
- 基底层灶状色素增加。

临床特点

为新生儿出现的松弛水疱及脓疱，1 ～ 2 天后消退遗留色素沉着斑，此斑在数周或数月内可消退。

鉴别诊断

与新生儿中毒性红斑的区别是本病脓疱内以中性粒细胞为主，而新生儿中毒性红斑的脓疱内以嗜酸性粒细胞为主。

9.5.11 皮肤念珠菌病及皮肤癣菌病（candidiasis and dermatophytosis mucocutaneous）

组织学上可见角层下脓疱或角层内中性粒细胞的集聚，有时还有少数嗜酸性粒细胞；在慢性感染病例表皮呈银屑病样增生；真皮浅层血管扩张，管周有淋巴细胞、中性粒细胞等混合类型细胞浸润。确诊的关键是在角层内找到菌丝及孢子，必要时应作 PAS 染色。

中性粒细胞在角层的角化不全细胞中，最常见于急性点滴状银屑病，其他有脂溢性皮炎、急性痘疮样苔藓样糠疹及有些二期梅毒疹，另一个常见病是皮肤念珠菌病（图 9.5-27）及皮肤癣菌病。凡见到表皮中银屑病样

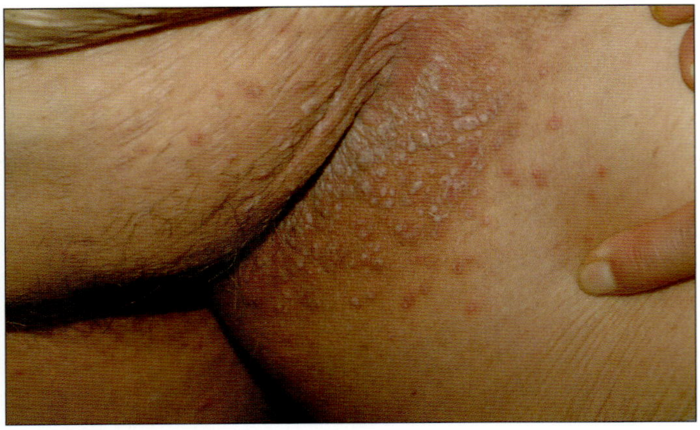

图 9.5-27　**糖尿病合并念珠菌感染**

增生，角层内有中性粒细胞的皮损，一定要仔细检查角质层，有否孢子及菌丝，必要时作特染，以除外皮肤念珠菌病及皮肤癣菌病的可能。

10 表皮下水疱性皮肤病

正常皮肤切片以 PAS 染色，在表皮及真皮间可见一均匀一致的紫红色带，这就是基底膜带（basement membrane zone. BMZ），它是连接表皮真皮的重要结构，同时还具有一定的渗透屏障作用，可防止有害的物质通过。基底膜带很窄，仅 50 ~ 90nm 宽，以 HE 染色在普通光学显微镜下是见不到的，但由于基底膜中富含糖蛋白，所以用 PAS 可以显示出来。

以电镜检查，皮肤基底膜带则是一个复杂的结构。从表皮向真皮可以分为 4 层：

1．基底细胞浆膜：为与真皮相邻的基底细胞浆膜，其上有在表皮真皮连接上起关键作用半桥粒；

2．透明板：位于基底细胞浆膜的下方，是基底膜最薄弱的一层；

3．致密板；

4．致密板下带。在 BMZ 的表皮侧，可见一些电子致密区—半桥粒（hemidesmosome），它在将表皮连接到真皮上起着重要的作用。表皮下疱发生在基底膜带的不同层次，具体部位只有在电镜下才能识别出来。因此，对表皮下水疱性皮炎的分类就不是依据水疱发生的部位，而是根据炎症浸润细胞的类型及浸润部位的深浅度。

在判断是否为表皮下疱时有两点应予注意，首先，一个原发的表皮内疱，如由于海绵水肿所致的疱（见于接触性皮炎、湿疹时），因疱内张力使基底膜破裂，而表现为表皮下疱，但其本质乃是表皮内疱。第二,一个陈旧的表皮下疱，可由于疱底毛囊或外泌汗腺上皮细胞的再生，在疱底出现了新生的上皮，使表皮下疱成了表皮内疱，但其本质乃是表皮下疱（图 10.0-1）。

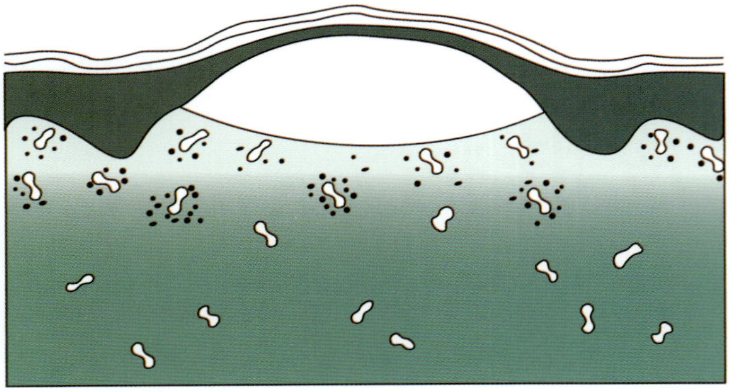

图 10.0-1 表皮下水疱

10.1 无或很少炎症细胞浸润的表皮下水疱性皮肤病（subepidermal vesicular dermatitis with little or no inflammatory-cell infiltrate）

10.1.1 大疱性表皮松解症（epidermolysis bullosa，EB）

这是一组遗传性大疱性皮肤病，根据水疱发生的部位为：

（1）单纯性大疱性表皮松解症 EBS：最初的改变是基底细胞液化变性，是表皮内疱；

（2）交界性大疱性表皮松解症 JEB：电镜示水疱位于透明板；

（3）真皮性（营养不良性）大疱性表皮松解症 DEB：电镜下水疱位于致密板下带。

10.1.1.1 单纯型大疱性表皮松解症（epidermolysis bullosa simplex，EBS）

组织病理特点

图 10.1-1，图 10.1-2

- 在某些局部可见基底细胞层内裂隙，多数则为表皮下疱；
- 在水疱、裂隙的周围，可见基底细胞的液化变性，细胞彼此分离；
- 真皮乳头完整无损，很好地保持着其原有形态；
- 真皮浅层及疱内的炎性细胞很少、甚至没有。

组织学上，本病大多为表皮下疱。但本病最初的改变是基底细胞液化变性，继之表皮与真皮分离。以 PAS 染色可见基底膜位于疱的真皮一侧。这种早期组织学改变容易在受到轻度创伤或摩擦后的皮损标本上见到。由于临床上大多取材自水疱部位，组织病理检查多呈表皮下疱改变。

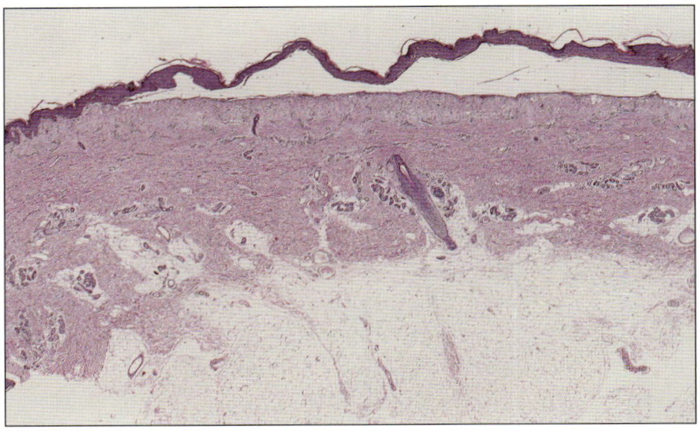

图 10.1-1 单纯型大疱性表皮松解症
表皮下疱。真皮内无明显炎症细胞浸润

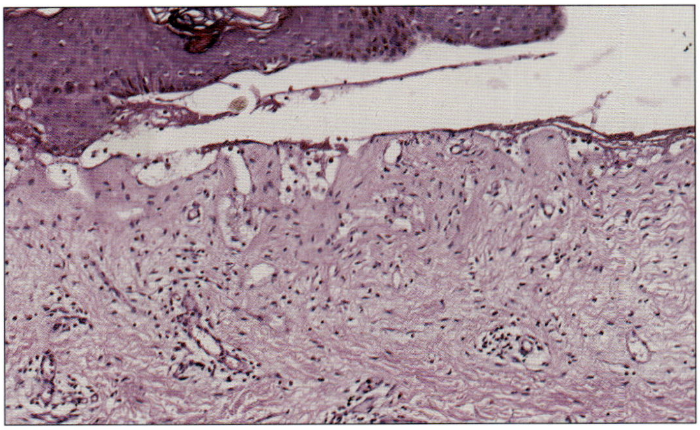

图 10.1-2 单纯型大疱性表皮松解症
表皮下疱，真皮乳头内少许炎症细胞浸润

临床特点

为常染色体显性遗传的先天性皮肤病。特征是生后或生后不久在摩擦或创伤部位如手足、肘膝等处出现水疱或大疱（图 10.1-3），愈后一般不留瘢痕。黏膜及指甲一般不受累。本病持续终生，随年龄增长而渐减轻。

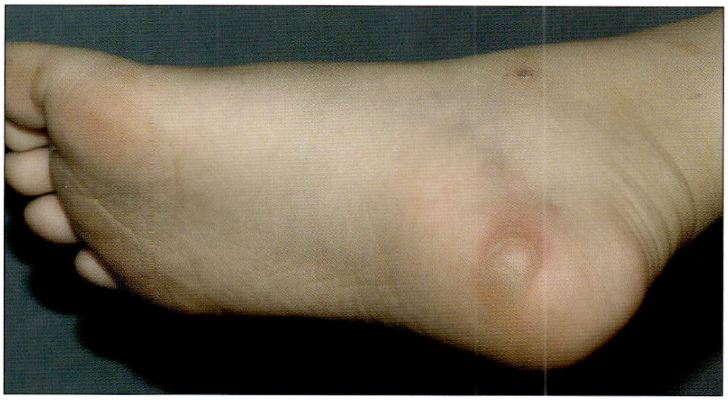

图 10.1-3 单纯型大疱性表皮松解症

10.1.1.2 交界型大疱性表皮松解症（junctional epidermolysis bullosa，JEB）

组织病理特点

- 表皮下疱；
- 偶见基底层坏死的角质形成细胞；
- 真皮内炎症细胞很少或无。

临床特点

图 10.1-4

本病常在初生时就已存在，为广泛分布的大疱及糜烂面，皮损愈合缓慢，一般不留瘢痕。患者大多于生后数日至数月内死亡。

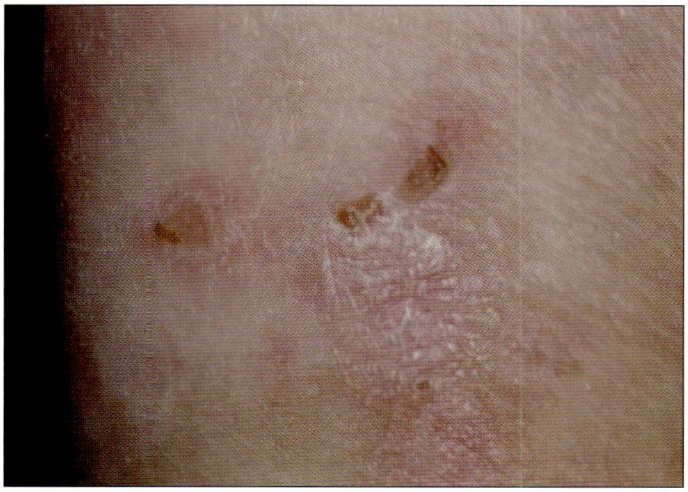

图 10.1-4 交界型大疱性表皮松解症

我科曾见几例泛发性萎缩性良性大疱性表皮松解症（generalized atrophic benign epidermolysis bullosa，GABEB），是交界性大疱性表皮松解症的一种少见类型。表现较轻，属于非致死型。临床特点是秃发和水疱愈后皮肤萎缩（图 10.1-5，图 10.1-6），无粟丘疹形成。

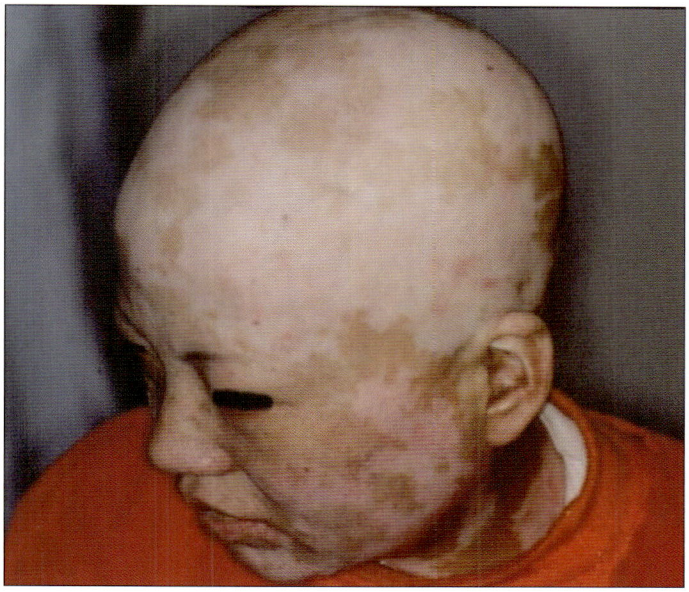

图 10.1-5 泛发性萎缩性良性大疱性表皮松解症

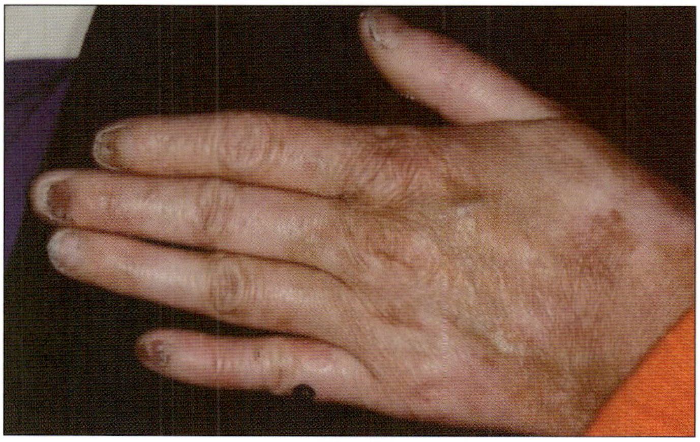

图 10.1-6 泛发性萎缩性良性大疱性表皮松解症

10.1.1.3 真皮型（营养不良型）大疱性表皮松解症（dystrophic epidermolysis bullosa，DEB）

组织病理特点

图 10.1-7，图 10.1-8

- 表皮下疱，疱内常有红细胞；
- 真皮内炎症细胞很少或无。
- 疱上方的表皮大致正常。

电镜检查示水疱位于致密板下带，锚状纤维数量明显减少乃至缺如。

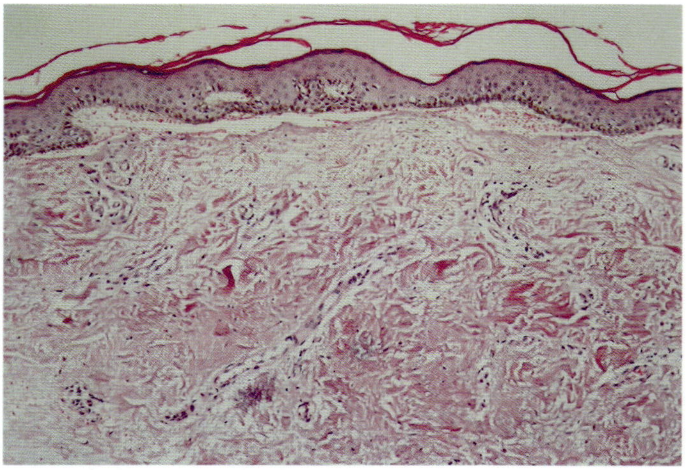

图 10.1-7 **真皮型大疱性表皮松解症**
表皮下疱，真皮内无炎症细胞浸润

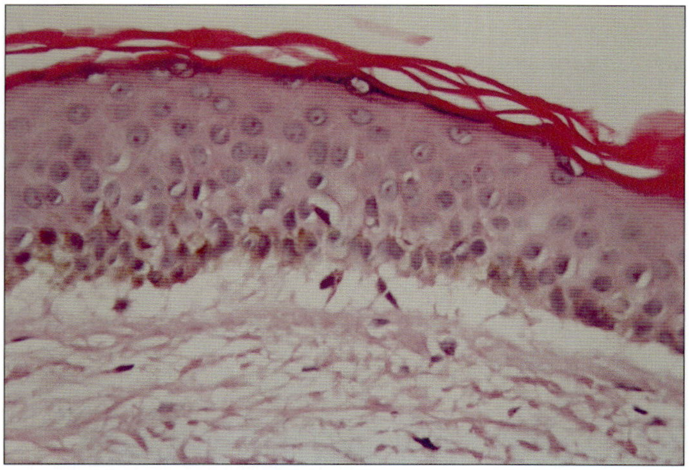

图 10.1-8 **真皮型大疱性表皮松解症**
示表皮下疱

临床特点

DEB 在又分显性遗传及隐性遗传两个亚型。它们除了在遗传类型上不同外，临床表现上也不相同。显性型的皮肤表现较轻，皮损以肢端及易受摩擦、创伤部位为主，大疱为张力性，疱液可呈血性。愈后成为轻度萎缩性瘢痕，表皮呈皱纹纸样（图 10.1-9）。甲床受侵，指甲畸形或脱落，甲床成为瘢痕（图 10.1-10）。口腔黏膜常有损害，但很轻。患者的一般健康状况不受影响。隐性型的临床表现较重，皮损广泛，除了肢端外，全身皮肤均易出现大疱、血疱及疱破后的糜烂面（图 10.1-11），尼氏征阳性，愈后遗留瘢痕，其上皮肤菲薄，成香烟纸样。在肢端形成的瘢痕可将手指、足趾融合（图 10.1-12）。甲均脱落。黏膜亦明显受损，因瘢痕可使口腔活动受限，食管狭窄。患者的健康状况明显影响，发育受阻，常致早夭。

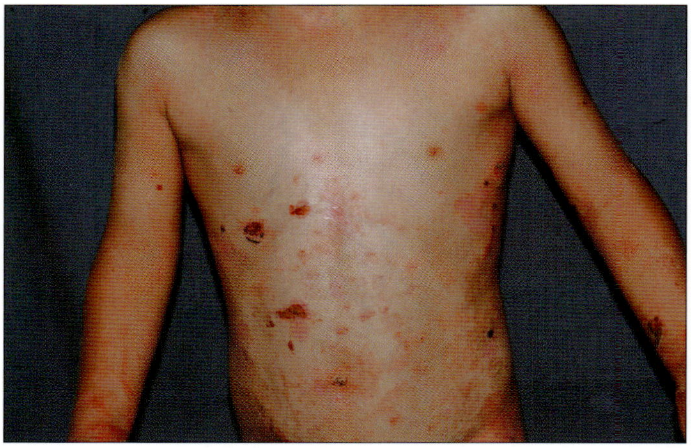

图 10.1-9 **真皮型大疱性表皮松解症**
显性遗传

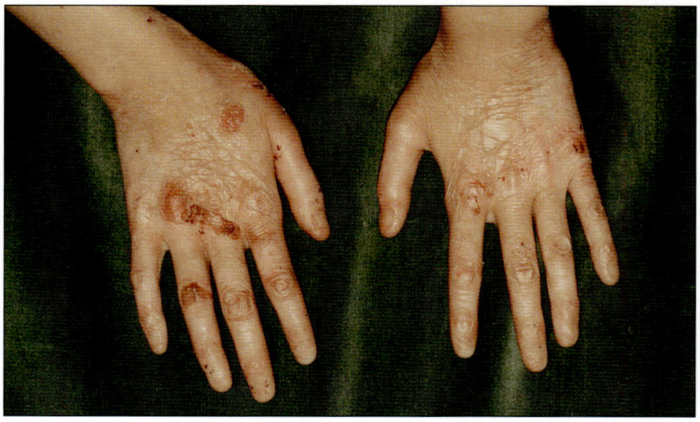

图 10.1-10 **真皮型大疱性表皮松解症**
显性遗传

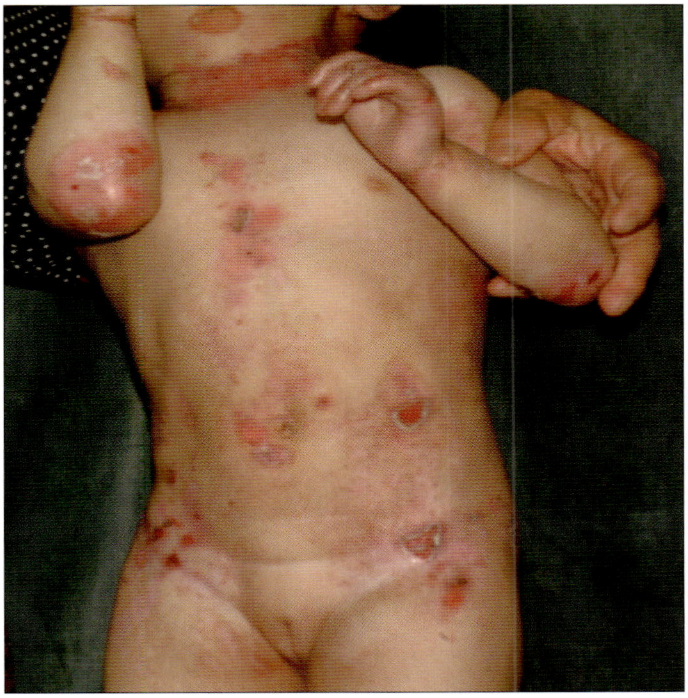

图 10.1-11 **真皮型大疱性表皮松解症**
隐性遗传

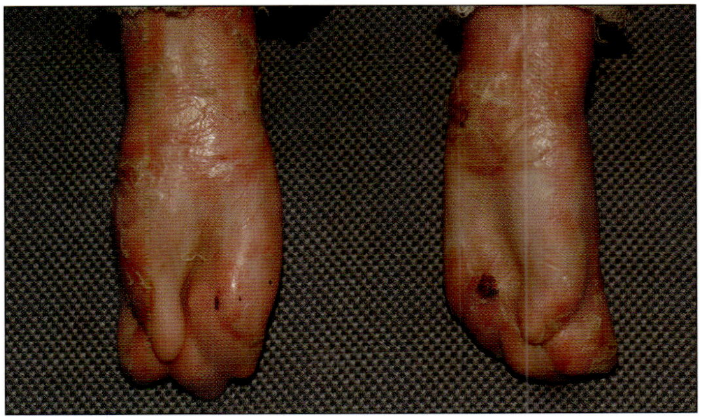

图 10.1-12 **真皮型大疱性表皮松解症：隐性遗传**

本版将营养不良型改为真皮型，理由有二：

（1）本病的发生是编码Ⅶ型胶原的基因突变，是遗传性皮肤病。营养不良型的命名易导致误解，认为本病系营养不良所致，其实本病的发生与营养状况毫不相关；

（2）更符合病理改变：本病疱发生在致密板下带，即为真皮内疱。

10.1.1.4 痒疹样型真皮性大疱性表皮松解症 dystrophic epidermolysis bullosa pruriginosa，

组织病理特点

图 10.1-13，图 10.1-14

- 表皮下裂隙或表皮下疱；
- 真皮内炎症细胞很少；
- 角化亢进，粒层增厚，棘层轻度增生。

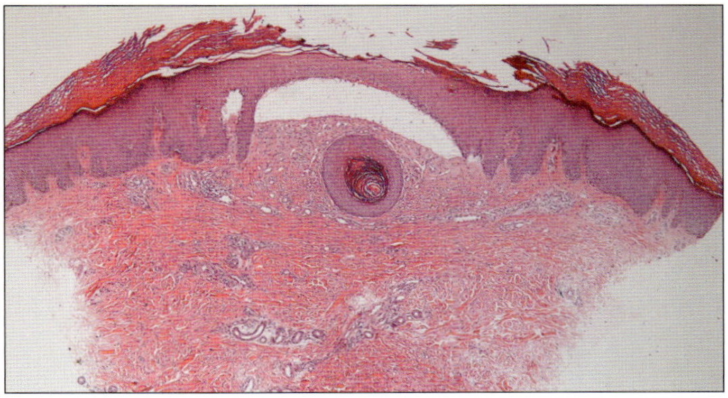

图 10.1-13 **痒疹样型真皮性大疱性表皮松解症**
表皮下疱。由于长期持续搔抓，表皮全层、尤其是角质层明显增厚

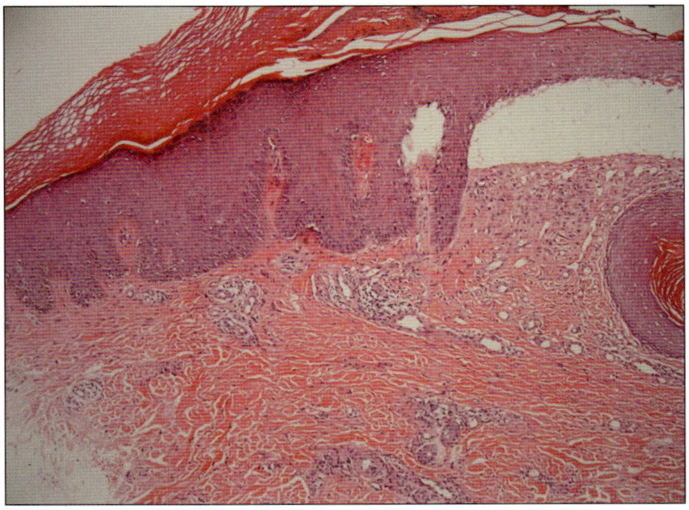

图 10.1-14 **痒疹样型真皮性大疱性表皮松解症**
示表皮下疱，真皮乳头胶原粗厚、红染

临床特点

本型为常染色体显性遗传 DEB 的一个特殊类型，在东方人中较为常见。由于皮疹有明显瘙痒，临床上容易误诊，故单独描述。患者除具有支肤受摩擦、创伤部

位易出疱、破溃外，在小腿胫前出现扁平丘疹或斑丘疹（图 10.1-15），自觉明显瘙痒是其特点，在临床上可误诊为痒疹或扁平苔藓。类似的皮疹还可出现在上肢及腰骶部（图 10.1-16）。

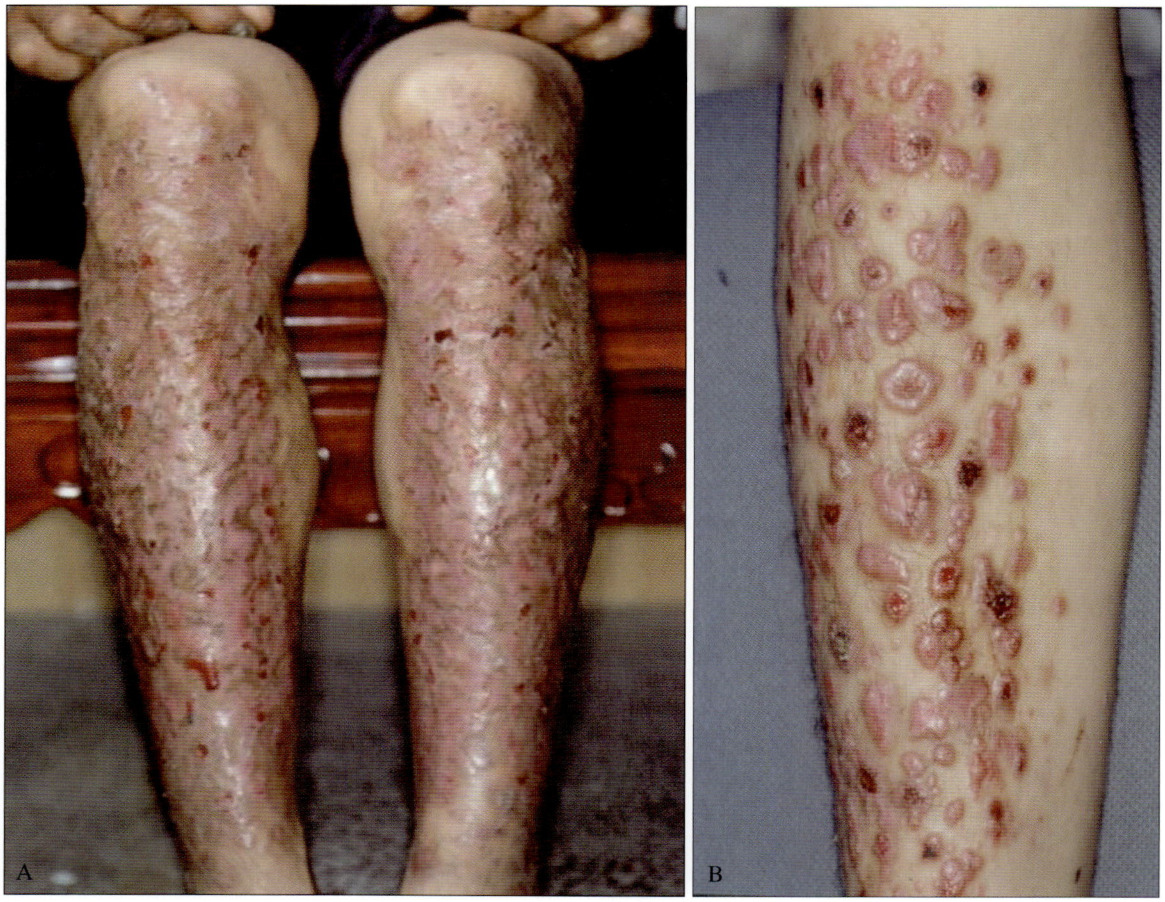

图 10.1-15 **痒疹样型真皮型大疱性表皮松解症**

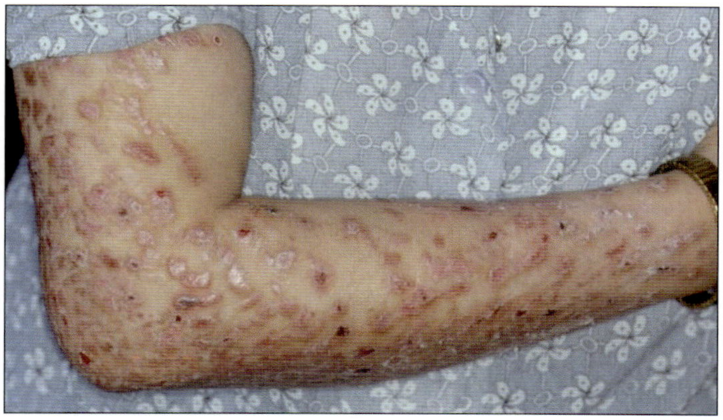

图 10.1-16 **痒疹样型真皮型大疱性表皮松解症**

尽管本组疾病的发病多数与炎症无关，但由于在某些部位反复发病，常继发各种炎症，因此临床实际切片中也时常有炎症细胞浸润，此时与后面要介绍的获得性表皮下大疱性皮肤病需要鉴别。其要点之一是先天性大疱性表皮松解症中，真皮乳头层常有增生的小血管及肉芽组织（图 10.1-17，图 10.1-18）。

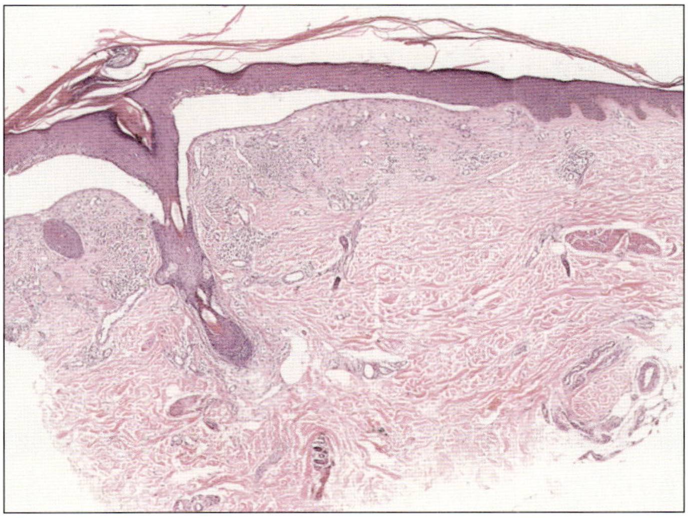

图 10.1-17 **大疱性表皮松解症**
表皮下疱

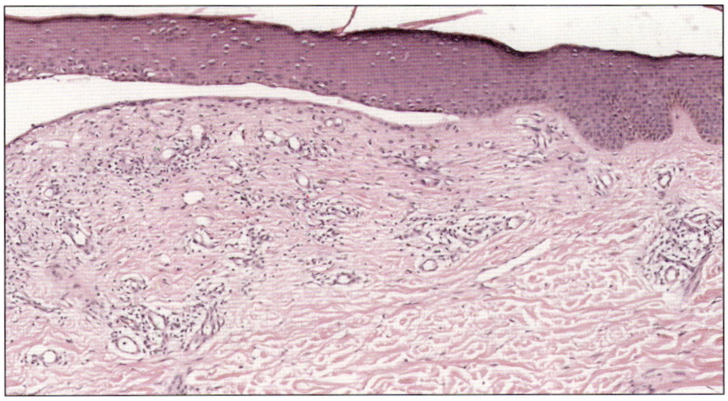

图 10.1-18 **大疱性表皮松解症**
表皮下疱，真皮乳头层小血管明显增生，有时可呈肉芽组织改变

10.1.2 迟发性皮肤卟啉症（porphyria cutanea tarda，PCT）

组织病理特点

图 10.1-19，图 10.1-20，图 10.1-21

- 表皮下疱，疱内常有红血球；
- 浅层血管周围稀疏淋巴细胞的浸润；
- 疱底的真皮乳头仍很好地保持着乳头状；
- 真皮上部胶原示日光弹力变性改变；
- 有时在真皮上部的毛细血管及小静脉周围可见均一、嗜酸性染的环。

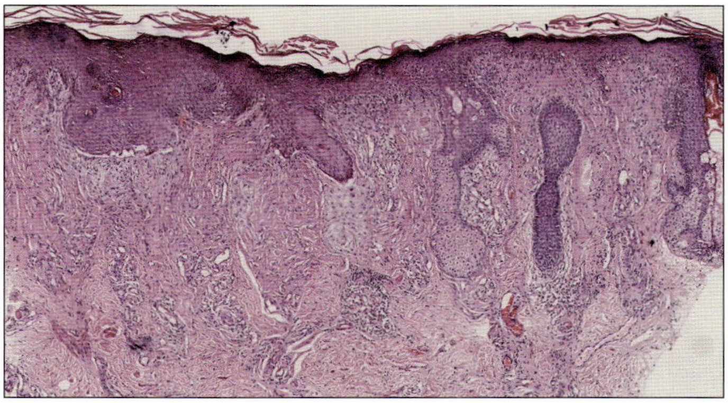

图 10.1-19 **迟发性皮肤卟啉症**
表皮下裂隙。真皮上部胶原轻度日光弹力变性

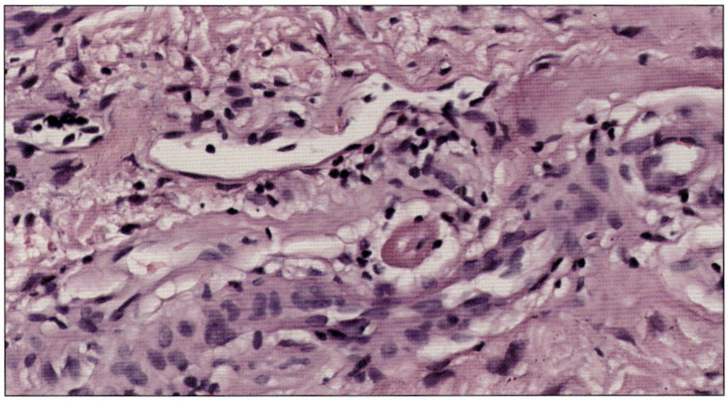

图 10.1-20 **迟发性皮肤卟啉症**
真皮浅层血管周围轻度炎症细胞浸润。可见一根毛细血管周围均一、嗜酸性染的环

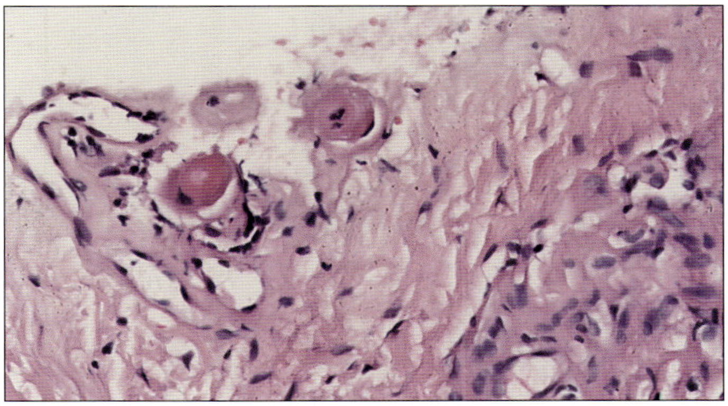

图 10.1-21 **迟发性皮肤卟啉症**
清楚显示毛细血管周围可见均一、嗜酸性染的环

临床特点

本病多见于中年人，系长期酗酒、接触含卤族元素的农药等使肝功能受损，卟啉代谢受障所致的疾病。表现为光敏感性皮炎及皮肤脆性增加；面颈部、手背等暴露于日光的部位色素增加（图 10.1-22，图 10.1-23）；受轻微外伤即出现水疱或表皮剥脱；水疱壁厚，尼氏征阴性。

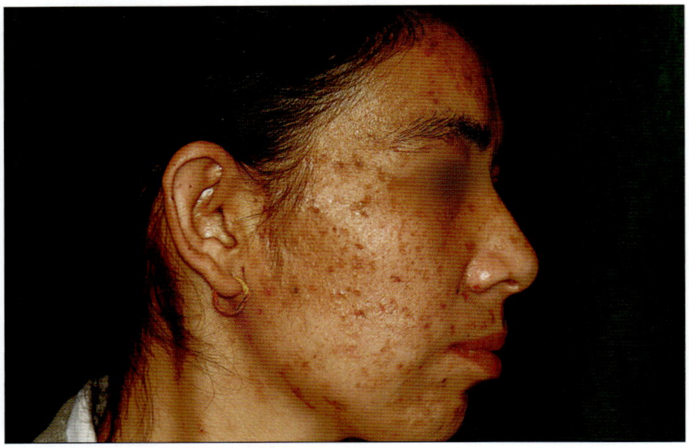

图 10.1-22 迟发性皮肤卟啉症

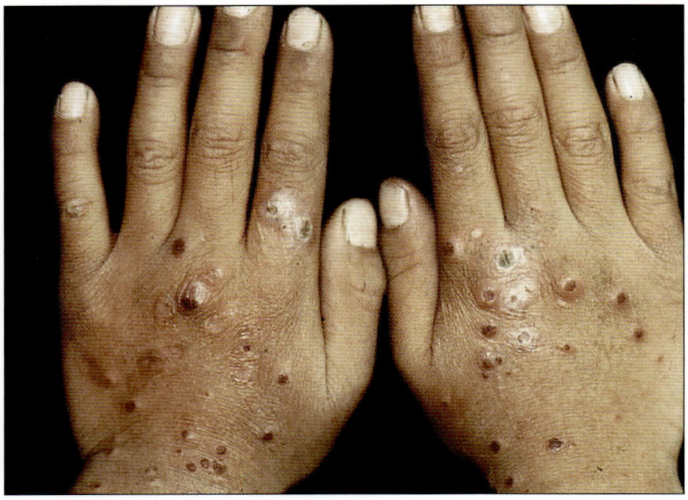

图 10.1-23 迟发性皮肤卟啉症

实验室检查

尿中有大量尿卟啉，粪卟啉正常，肝功能异常，血清铁含量增高。

10.1.3 吸吮大疱（suction blister）

组织病理特点

- 表皮下疱；
- 疱下真皮乳头保持完好；
- 炎症浸润细胞少或无。

吸吮大疱最初的组织学改变为表皮真皮界面空泡改变。这些空泡迅即融合成为表皮下裂隙，最终则成为表皮下疱。电镜检查示大疱位于透明板。有证据表明透明板是表皮真皮连接的薄弱部位。以 1M NaCl 处理皮肤即所称的盐裂技术，就是在透明板部位分离的。目前临床上治疗白癜风的自体表皮移植，就是采用负压吸引，在透明板部位分离而得到表皮的。

10.1.4 继发于缺氧或局部压力而出现的疱（diseases secondary to hypoxia or local pressure）

组织病理特点

- 表皮下疱，偶亦可见表皮内疱；
- 表皮坏死；
- 附属器上皮坏死，特别是外泌汗腺腺体及导管坏死，毛囊上皮也坏死；
- 在坏死组织周围程度不等淋巴细胞、组织细胞及中性粒细胞浸润；
- 真皮内出血；
- 皮下组织内可见局灶性坏死、水肿及急性炎症改变。

这类水疱常见于一氧化碳中毒、服用过量药物如巴比妥及中枢神经系统疾病等，患者缺氧或昏迷，在压迫部位先出现红斑，继之为水疱或大疱。组织学上为表皮下疱，特征性的改变是皮肤附属器如毛囊、外泌汗腺上皮的坏死，其中最早发生的是外泌汗腺腺体坏死，以后表皮发生坏死。

10.2 有炎症细胞浸润的表皮下水疱性皮肤病（subepidermal vesicular dermatitis with inflammatory cell infiltrate）

若有炎症细胞浸润，则可根据浸润细胞的类型及浸润的深浅而进一步分类。

10.2.1 以淋巴组织细胞浸润为主 lymphohistiocytes prominent

凡原发有基底细胞液化变性或坏死的病变，若界面的改变剧烈则均可出现表皮下疱。如属于浅层血管周围炎的多形红斑、中毒性表皮坏死松解症、大疱性扁平苔藓、大疱性固定药疹；属于浅层及深层血管周围炎的红斑狼疮、急性痘疮样苔藓样糠疹等，这些病都在前几章中已作了介绍，这里不再重复。

10.2.2 以嗜酸性粒细胞浸润为主（eosinophils prominent）

10.2.2.1 大疱性类天疱疮（bullous pemphigoid，BP）

组织病理特点

图 10.2-1，图 10.2-2

- 表皮下疱，疱内有嗜酸性粒细胞，疱顶表皮大致正常；
- 真皮浅层血管丛周围及乳头有淋巴细胞及数量不等嗜酸性粒细胞浸润，可能有少数中性粒细胞；
- 真皮乳头水肿；
- 疱顶上皮一般是完整的。

BP 是以有嗜酸性粒细胞浸润为特点的表皮下疱。浸润细胞包括淋巴细胞、组织细胞，嗜酸性粒细胞及中性粒细胞。其中嗜酸性粒细胞的存在是诊断的要点。类天疱疮的疱内及疱下真皮内可有中性粒细胞浸润，但数量远较嗜酸性粒细胞为少。这也是类天疱疮与以中性粒细胞浸润为主疱疹样皮炎等的鉴别诊断要点。

BP 真皮浅层炎症浸润细胞的数量可多可少。若有多数炎症细胞浸润，其中有较多嗜酸性粒细胞，则诊断一般是不困难的。若炎症浸润细胞很稀疏，则应与前述的大疱性表皮松解症及迟发性皮肤卟啉症作鉴别。

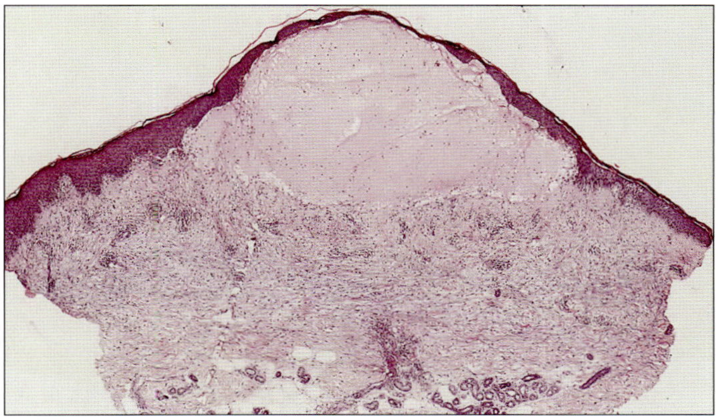

图 10.2-1 大疱性类天疱疮
表皮下疱，疱顶上皮是正常的

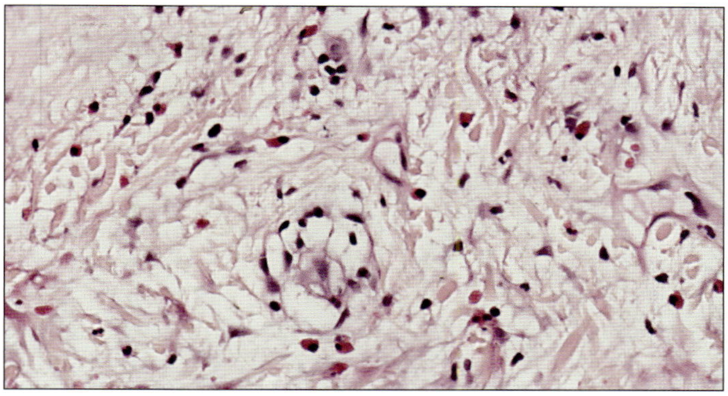

图 10.2-2 大疱性类天疱疮
真皮内数量不等嗜酸性粒细胞浸润

大疱性类天疱疮红斑损害（图 10.2-3，图 10.2-4）：

- 真皮乳头水肿；
- 真皮浅层血管丛周围及乳头内淋巴细胞浸润，并有数量不等嗜酸性粒细胞；
- 有时嗜酸性粒细胞侵入表皮，出现嗜酸性海绵水肿。
- 表皮部分基底细胞可水肿。

诊断的线索是浅层血管周围数量不等嗜酸性粒细胞浸润。若标本取材于自 50 岁以上的中老年人，出现上述组织学改变，应建议临床医师进一步取材作免疫荧光检查。据笔者经验，对临床上皮损以水肿性红斑为主的患者，易误诊为多形红斑或药疹。在组织学上，由于没有表皮下疱，只是真皮浅层为包括有嗜酸性粒细胞的炎症浸润及乳头部水肿，容易忽略 BP 的诊断，而贻误病情。因此了解 BP 红斑阶段的组织学改变对本病的早期诊断、早期治疗是重要的。

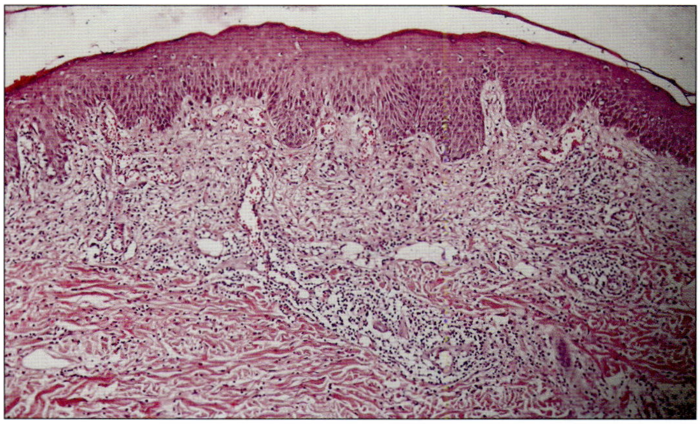

图 10.2-3 大疱性类天疱疮红斑性损害
表皮大致正常。真皮乳头血管扩张，淋巴细胞及嗜酸性粒细胞浸润

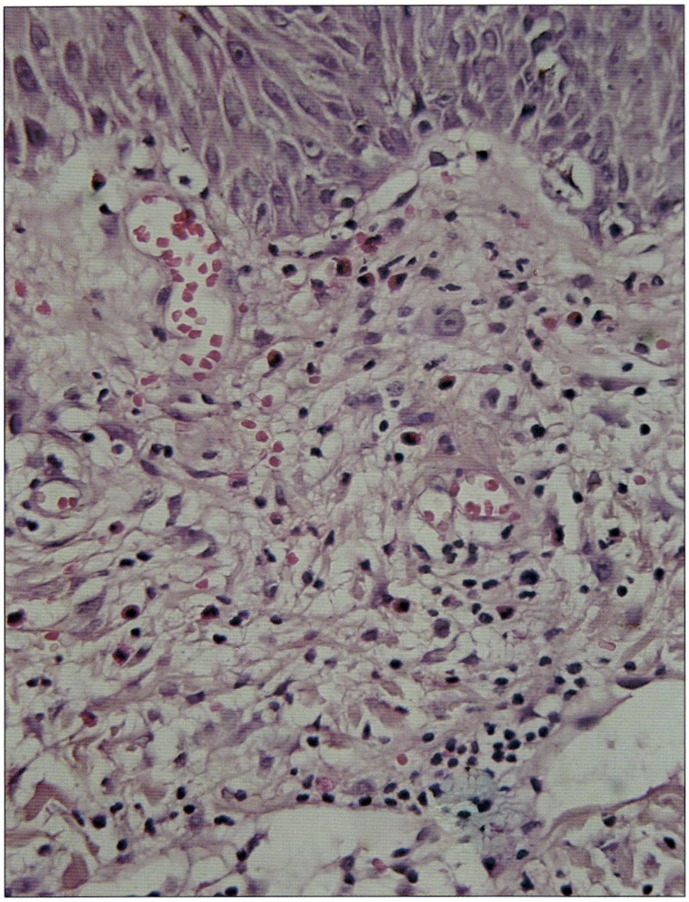

图 10.2-4 **大疱性类天疱疮红斑性损害**
真皮乳头血管扩张、轻度水肿，多个嗜酸性粒细胞浸润

临床特点

本病多见于 50 岁以上的中老年人，基本损害为张力性大疱、疱壁厚（图 10.2-5）、尼氏征阴性。疱常在红斑基础上发生，皮疹以胸、腹及四肢屈侧较多见（图 10.2-6）。少数病例（约 1/4）可出现黏膜损害。在早期，可表现为持续存在的水肿性红斑，而无大疱形成。

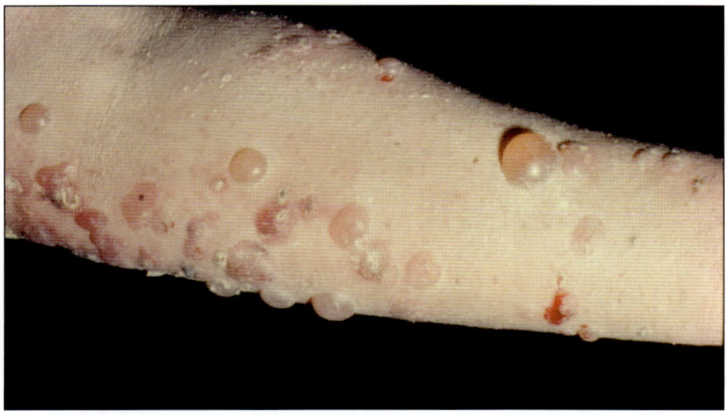

图 10.2-5 **大疱性类天疱疮**

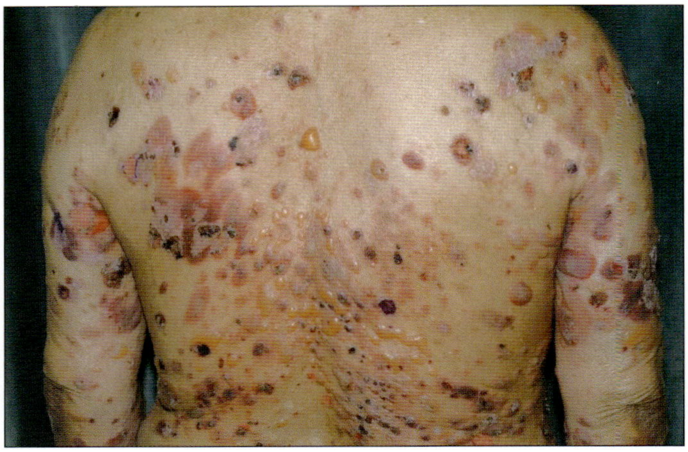

图 10.2-6 **大疱性类天疱疮**

实验室检查

取红斑性损害或疱周正常皮肤作直接免疫荧光检查示基底膜带线状荧光，系 IgG、C3 等的沉积所致。间接免疫荧光 70% 患者示血清中有抗基膜带抗体。电镜示大疱位于基底细胞浆膜与基底板之间，免疫电镜示免疫球蛋白沉积在透明板。

鉴别诊断

对在真皮浅层仅少许炎症细胞浸润的病例，应注意与先天性大疱性表皮松解症及迟发性皮肤卟啉症相鉴别。鉴别依据临床资料与免疫荧光检查，类天疱疮在基底膜带有线状荧光，而后二者为阴性结果。

BP 还应与获得性大疱性表皮松解症（EBA）相鉴别。一般来说，EBA 的皮损常与创伤有关，好发于肢端及肘膝伸侧，组织病理学上为表皮下疱，有稀疏淋巴细胞或以中性粒细胞为主的浸润，以此易与 BP 相鉴别。少数 EBA 病例皮损可泛发，真皮内有嗜酸性粒细胞浸润，加之免疫荧光检查均示基底膜带线状荧光，鉴别较难。在这种情况下，可以 1MNACl 盐裂皮肤为底物做直接免疫荧光检查，类天疱疮示分离皮肤表皮侧荧光，而 EBA 示分离皮肤真皮侧荧光；以免疫电镜检查示类天疱疮时免疫球蛋白沉积部位在基底膜的透明板，而 EBA 是在致密板及以下部位。

10.2.2.2 妊娠疱疹（herpes gestationis）

组织病理特点

- 表皮下疱，偶可见表皮内海绵水肿性水疱；
- 基底细胞空泡改变，基底层有坏死角质形成细胞；
- 真皮浅层，有时深层血管丛周围淋巴组织细胞浸润，还有多数嗜酸性粒细胞，偶见中性粒细胞；

- 真皮乳头明显水肿，使乳头呈泪滴状；在有的乳头顶上可见嗜酸性粒细胞的集聚。

组织学上妊娠疱疹的疱为表皮下疱，真皮乳头水肿，有多数嗜酸性粒细胞浸润。红斑荨麻疹样损害的组织学改变为浅层，有时深层血管丛周围有中等致密混合类型炎症细胞，包括淋巴细胞、组织细胞及嗜酸性粒细胞的浸润；真皮乳头水肿；真皮乳头顶上方的基底细胞坏死，表皮有海绵水肿；在表皮内、特别是海绵水肿灶内可见嗜酸性粒细胞浸润，有的病例，还可见少数中性粒细胞的浸润。真皮乳头高度水肿，成为泪滴状，内有嗜酸性粒细胞积聚、它上方表皮基底细胞坏死是妊娠疱疹颇具特征性的改变。

临床特点

见于妊娠期妇女，常在妊娠 4 ~ 6 月时出现，皮疹呈多形性，有红斑、水疱、大疱等，有剧烈瘙痒。产后可自然缓解，但常在下次妊娠时复发。偶在新生儿的皮肤上亦出现水疱大疱，这种皮疹在生后数周即消退，且不会复发 . 母亲及新生儿皮疹的临床、组织学及免疫学表现是相同的。

实验室检查

取皮损做直接免疫荧光检查示基底膜带补体 C3 线状沉积，有时还有 Clq、备解素及 IgG 沉积。以患者血清做间接免疫荧光检查（补体法），则示血清中有妊娠疱疹因子（HG 因子），该因子具有很强结合补体的能力。免疫电镜示 IgG 及 C3 沉积在基底膜的透明板。

10.2.2.3 虫咬皮炎（insect bite dermatitis）

组织病理特点

一般为表皮内疱，系细胞间水肿所致。偶也可为表皮下疱，那是继发于真皮乳头的高度水肿。判断虫咬皮炎的线索：

（1）炎性浸润常呈楔形，上宽下窄；

（2）有嗜酸性粒细胞浸润，它们不仅在疱内、血管周围，还在胶原束之间，偶还可见于皮下组织（详见 7.3.1）。

临床特点

为红斑基础上的张力性水疱或大疱，常见于四肢（图 10.2-7），自觉瘙痒。以儿童及青年女性较为多见。

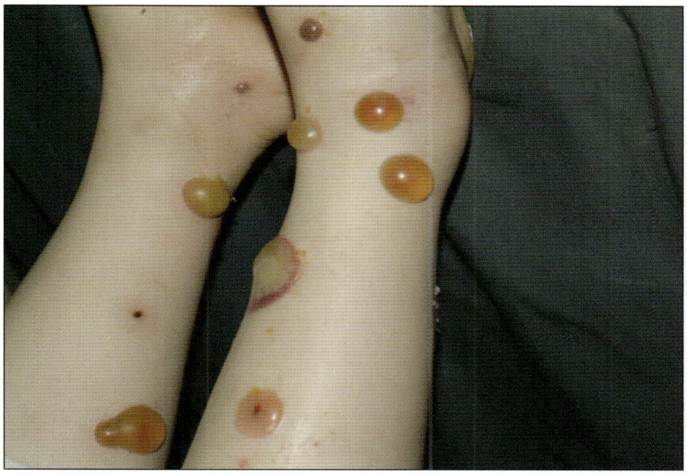

图 10.2-7 **丘疹性荨麻疹**

10.2.3 以中性粒细胞浸润为主（neutrophils prominent）

10.2.3.1 疱疹样皮炎（dermatitis herpetiformis，DH）

组织病理特点

表皮下疱；

- 在真皮乳头顶部有多数中性粒细胞及核尘构成微脓肿，微脓肿与其上表皮间有裂隙；
- 真皮乳头水肿，乳头内胶原嗜碱性变性；
- 浅层血管丛周围淋巴细胞及中性粒细胞浸润，在后期损害的真皮乳头内有嗜酸性粒细胞浸润；
- 在表皮下裂隙及水疱内常有纤维素；
- 在疱顶的表皮下层，偶可见单个或成群的棘层松解细胞；
- 常可见坏死的基底细胞。

疱疹样皮炎的诊断要点是具有多数中性粒细胞的表皮下疱，这是它与以嗜酸性粒细胞浸润为特点大疱性类天疱疮的主要区别。在疱疹样皮炎的早期，临床上为红斑或丘疹，此时组织切片上并无表皮下疱，而是以真皮乳头顶部多数中性粒细胞的集聚（数量多时称为“脓肿”）为特点，同时可见核尘、纤维素的沉积及胶原的嗜硷变性，在乳头顶部与表皮间常出现裂隙。这个改变对疱疹样皮炎来说是颇具特征性的。即使在表皮下大疱形成的病例，在大疱两侧的乳头也常可见到以上的改变。除了乳头顶部，浅层血管丛周围也可见包括中性粒细胞在内的混合类型炎症细胞浸润，有时还可见嗜酸性粒细胞。

在疱疹样皮炎的疱顶或裂隙顶部，常可见坏死的角质形成细胞及单个或成群的棘层松解细胞，它们的出现可能与乳头顶部多数中性粒细胞的集聚有关，后者释出的溶酶体酶造成角质形成细胞间黏合的丧失，从而出现松解及坏死的细胞。所以说，棘层松解细胞并不是天疱疮、家族性良性天疱疮的特征性改变。它们也不只是见于表皮下疱，如上述疱疹样皮炎，这些病变时棘层松解细胞的出现都与大量中性粒细胞浸润及其所释放溶酶体酶有关。

疱疹样皮炎患者大多伴有谷胶（又称麦胶，俗称面筋）敏感性肠病，取空肠黏膜活检，可见肠黏膜绒毛萎缩变平，上皮内有淋巴细胞及浆细胞浸润。

临床特点

患者以中青年居多。皮疹呈多形性，有红斑、丘疹及水疱，疱直径约 0.5cm，壁厚有张力，不易破溃（图 10.2-8），尼氏征阴性。有的水疱排列成环状。好发于四肢伸侧、肩背部及臀部。自觉瘙痒。病程慢性。

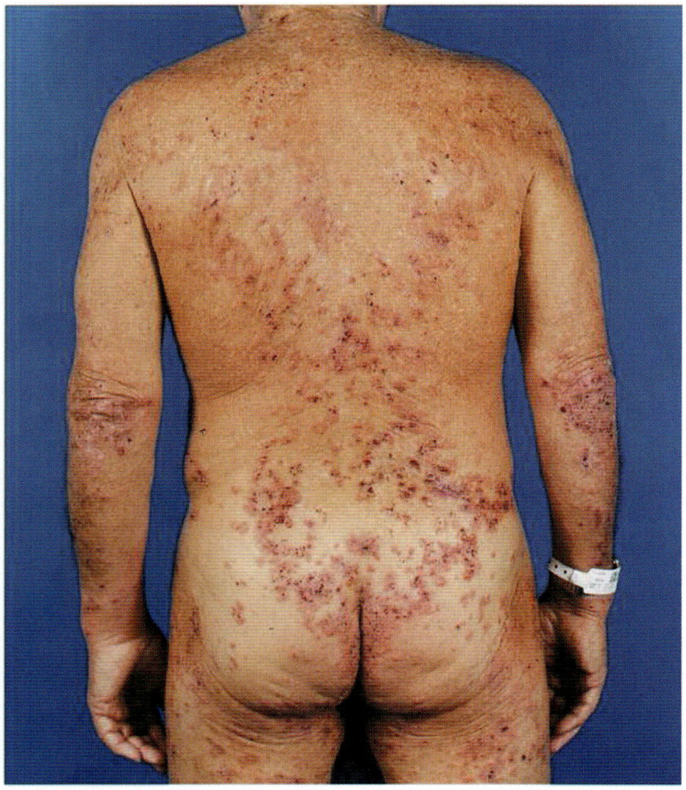

图 10.2-8 **疱疹样皮炎**

实验室检查

皮损直接免疫荧光检查示真皮乳头颗粒状 IgA 沉积，有的病例在基底膜带亦可见颗粒状荧光。间接免疫荧光检查 70% 病例有循环 IgA 类抗体。免疫电镜示 IgA 主要沉积在基底板下方。

鉴别诊断

本病无论从临床还是组织学上均应与大疱性类天疱疮相鉴别。因为两者都是表皮下疱，临床上均为厚壁的张力性疱，尼氏征阴性。但疱疹样皮炎好发于青壮年，皮疹多形性，以 0.5cm 左右大小的水疱为多见，有的呈环形排列，瘙痒剧烈。大疱性类天疱疮则以中老年患者居多，疱较大，可如鸽蛋大小，常在红斑基础上发疹，瘙痒程度不一，一般不如疱疹样皮炎剧烈。组织学上疱疹样皮炎以多数中性粒细胞浸润，特别是乳头顶部的中性粒细胞脓肿为其特点，大疱性类天疱疮则以具有嗜酸性粒细胞浸润为特点。若疱疹样皮炎有多数嗜酸性粒细胞浸润，而类天疱疮出现多数中性粒细胞浸润，则两者的鉴别较为困难。需要依靠免疫荧光检查，取皮损周围皮肤作直接免疫荧光检查，疱疹样皮炎为乳头顶部及基底膜带颗粒状 IgA 沉积，大疱性类天疱疮则为基底膜带线状 IgG 及 C3 的沉积。间接免疫荧光检查疱疹样皮炎为 IgA 类抗体，而类天疱疮为 IgG 类抗基底膜带的自身抗体。总之，综合临床、组织病理学及免疫荧光检查，两者的鉴别是不困难的。

10.2.3.2 线状 IgA 大疱性皮病（linear IgA Bullous Dermatosis，LABD）

组织病理特点

图 10.2-9，图 10.2-10，图 10.2-11

- 表皮下疱；
- 疱内及真皮浅层可见中性粒细胞及淋巴组织细胞浸润；
- 有的病例真皮乳头顶部可见中性粒细胞集聚而成的微脓肿，与疱疹样皮炎相似；
- 少数病例在真皮浅层可见嗜酸性粒细胞浸润，与类天疱疮相似。

LABD 是 20 世纪 70 年代提出的。以水疱周围皮肤直接免疫荧光检查显示基底膜带有线状均质的 IgA 沉积为特点。最初认为本病仅见于儿童，故又称儿童良性慢性大疱性皮肤病，以后发现不仅儿童，成人亦有此病。发生在成人的线状 IgA 大疱性皮肤病以往都认为是疱疹样皮炎。如前节所述，疱疹样皮炎时为乳头顶部及基底膜带颗粒状 IgA 沉积，出现这型沉积的患者都伴发谷胶敏感性肠病，空肠黏膜有萎缩改变。而呈线状 IgA 沉积的则无谷胶敏感性肠病，亦无空肠黏膜的改变，因此目前将基底出现线状 IgA 沉积的病例均归入“线状 IgA 大疱性皮肤病”。

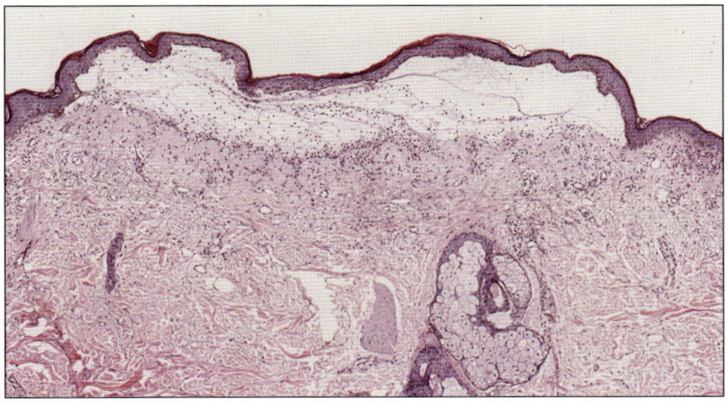

图 10.2-9 线状 IgA 大疱性皮病
表皮下疱，其上表皮大致正常

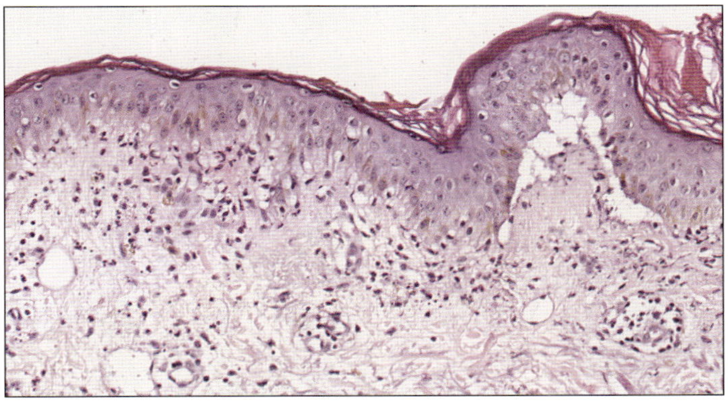

图 10.2-10 线状 IgA 大疱性皮病
真皮浅层、靠近表皮处中性粒细胞浸润为本病特点

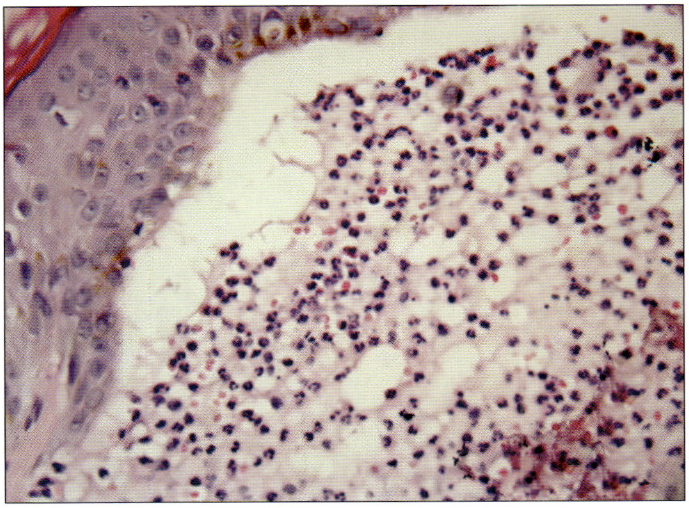

图 10.2-11 线状 IgA 大疱性皮病
真皮乳头顶部可见中性粒细胞集聚成的微脓肿，间有少许嗜酸性粒细胞

临床特点

为张力性水疱，疱壁厚。皮疹常呈弧形红斑，边缘出现水疱（图 10.2-12，图 10.2-13）。少数病例有黏膜损害。尼氏征阴性。疱在外观正常或在红斑基础上发生，瘙痒较轻，本病可见于儿童及成人。儿童 LABD 皮疹好发于面部（图 10.2-14），特别是口周、股内侧和生殖器周围。

实验室检查

直接免疫荧光检查示基底膜带有均质型线状 IgA 沉积，这是诊断 LABD 最关键的条件，间接免疫荧光检查部分病例示血清中有循环 IgA 抗体。

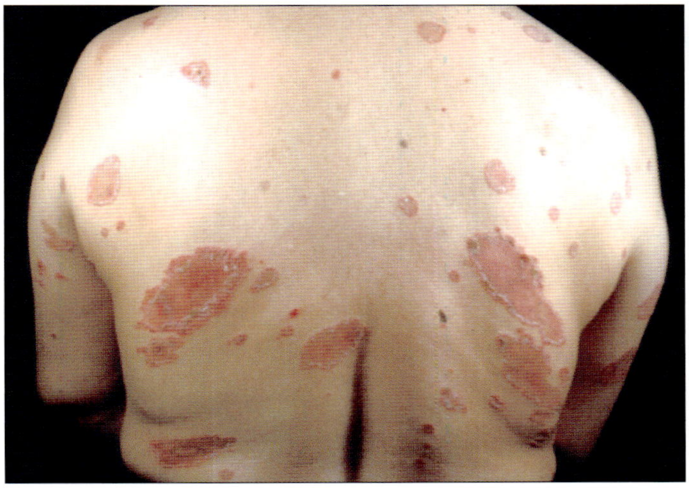

图 10.2-12 线状 IGA 大疱性皮病

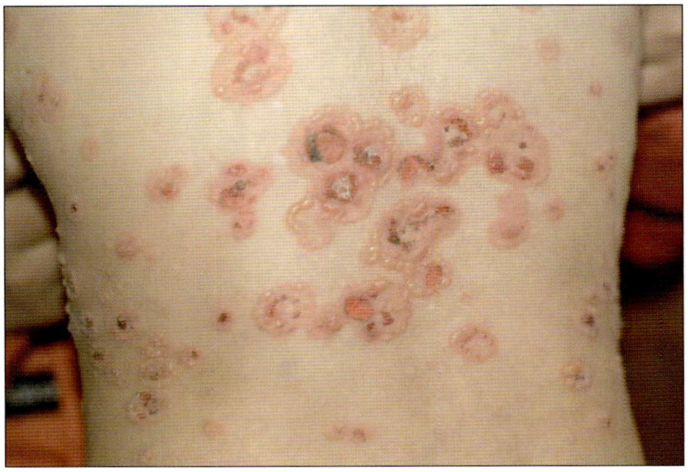

图 10.2-13 线状 IgA 大疱性皮病

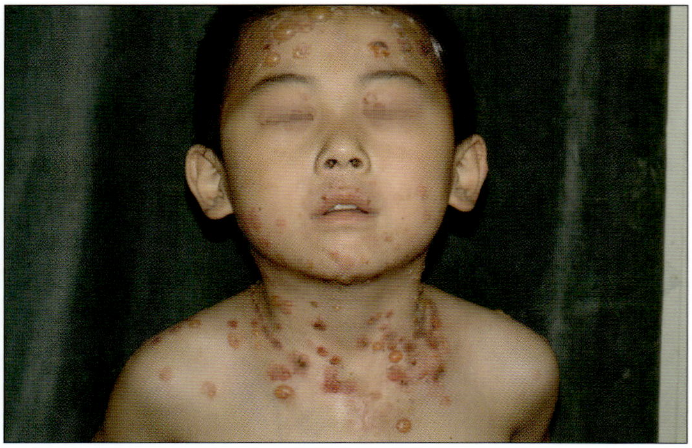

图 10.2-14 线状 IgA 大疱性皮病

鉴别诊断

本病无论在临床上还是组织学上，都应与疱疹样皮炎或类天疱疮相鉴别，关键是皮肤直接免疫荧光检查，本病为基底膜带线状均质 IgA 沉积，类天疱疮为线状 IgG 沉积，而疱疹样皮炎为基底膜带或真皮乳头顶部颗粒状 IgA 沉积。

10.2.3.3 获得性大疱性表皮松解症（epidermolysis bullosa acquisita，EBA）

组织病理特点

图 10.2-15，图 10.2-16，图 10.2-17

- 表皮下疱；
- 疱内及与疱相邻的乳头内有中性粒细胞及淋巴细胞为主浸润；
- 真皮浅层血管周围稀疏以淋巴细胞为主的浸润；
- 若取材自肢端，可见角质层增厚。

中性粒细胞为主浸润是本病的一个特点，也是组织病理上与大疱性类天疱疮相鉴别的要点，后者在疱内及浅层血管周围有嗜酸性粒细胞的浸润。

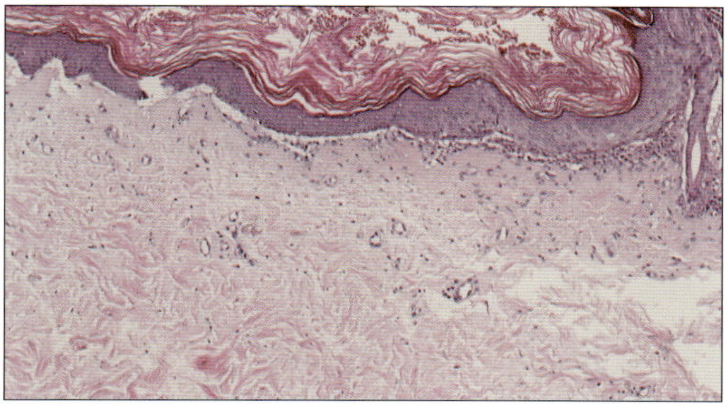

图 10.2-15 获得性大疱性表皮松解症
表皮下裂隙。角质层增厚，表明皮损取材自肢端

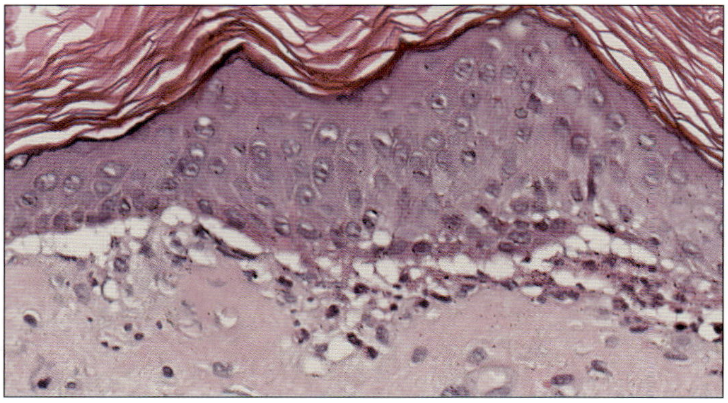

图 10.2-16 获得性大疱性表皮松解症
裂隙及真皮乳头内可见中性粒细胞浸润

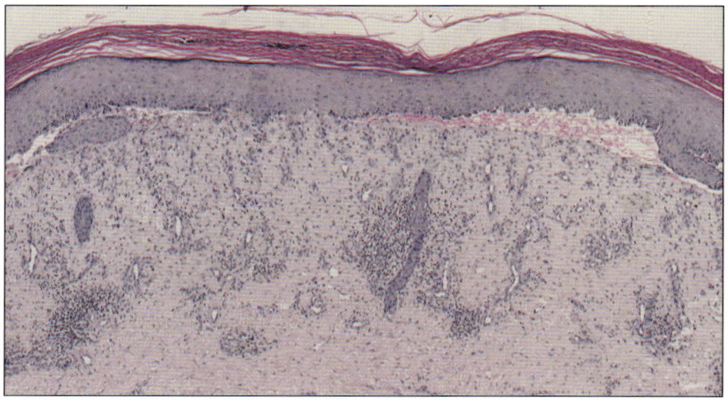

图 10.2-17 获得性大疱性表皮松解症
取材自肢端。表皮下疱，疱内有多数血管外红细胞

临床特点

本病为获得性，无家族发病史。成年发病，表现为皮肤脆性增加，在创伤部位出现水疱及糜烂，大疱为张力性，尼氏征阴性，好发于肘膝伸侧及手足背（图 10.2-18，图 10.2-19），也可泛发全身（图 10.2-20），愈后常有瘢痕和（或）粟丘疹。

实验室检查

电镜检查水疱在基底膜致密板下方。取大疱周围皮肤做直接免疫荧光（DIF）检查示 IgG、C3 沉积，在基底膜带呈均一线状较宽的荧光带，取患者的外周血做间接免疫荧光（IIF）检查，20% ~ 60% 患者有循环抗基底膜带抗体。以 1M NACL 处理的盐裂皮肤为底物做免疫荧光检查可提高检出的阳性率，也有助于区别 BP 及本病。BP 的荧光在盐裂皮肤的表皮侧，而 EBA 的荧光在盐裂皮肤的真皮侧。

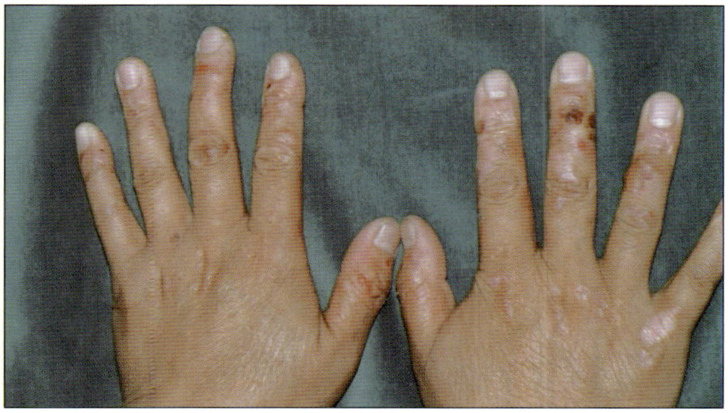

图 10.2-18 男性，49 岁。获得性大疱性表皮松解症
两年来躯干四肢反复起疱，手足外伤后就起疱

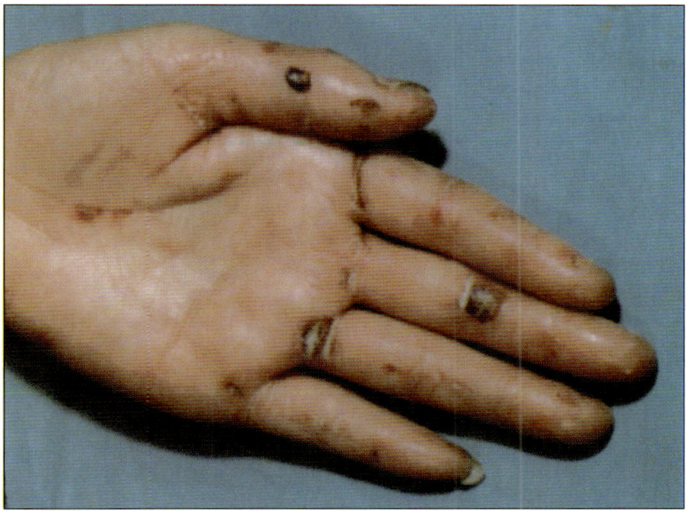

图 10.2-19 获得性大疱性表皮松解症

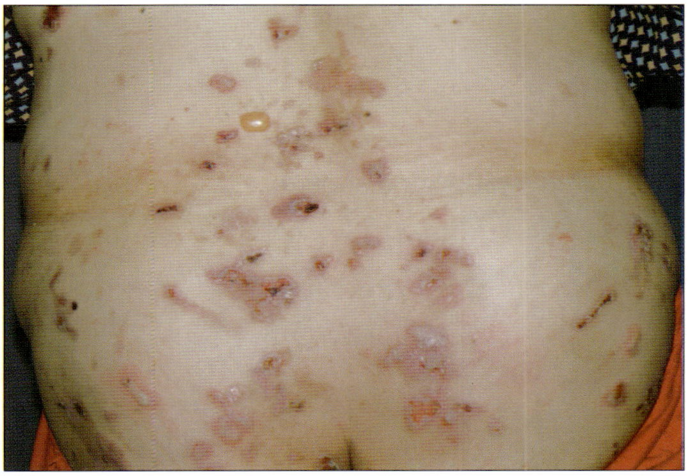

图 10.2-20 泛发性获得性大疱性表皮松解症

10.2.3.4 黏膜类天疱疮（mucosal membrane pemphigoid，MMP）

黏膜类天疱疮又称瘢痕性类天疱疮（cicatrical pemphigoid）

组织病理特点

图 10.2-21，图 10.2-22，图 10.2-23

- 表皮下疱；
- 疱液及真皮乳头内有中性粒细胞浸润；
- 浅层血管丛周围淋巴细胞及中性粒细胞浸润，偶见嗜酸性粒细胞。

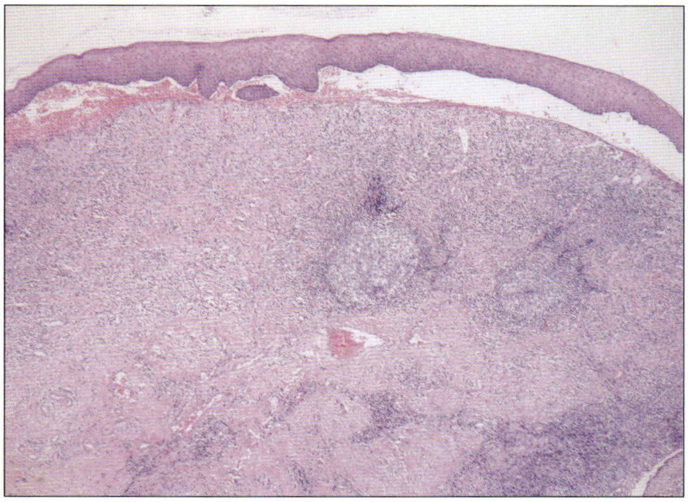

图 10.2-21 黏膜类天疱疮
取材自黏膜。表皮下疱，疱内多数红细胞（北京大学口腔医院病理科高岩医生提供）

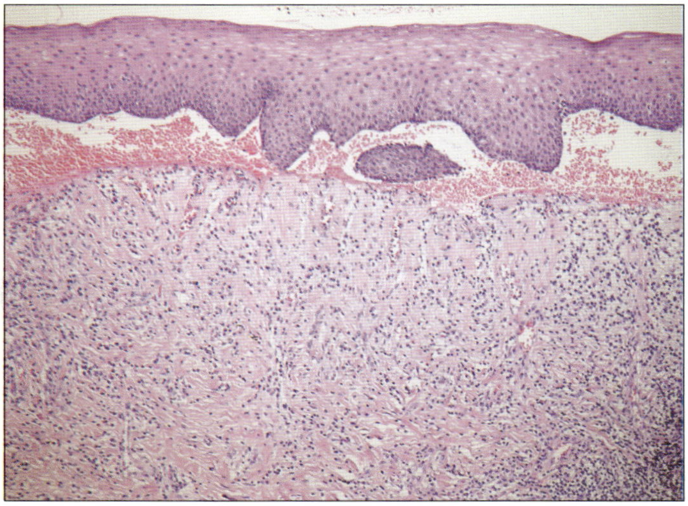

图 10.2-22 黏膜类天疱疮
表皮下疱，真皮浅层混合类型炎症细胞浸润（北京大学口腔医院病理科高岩医生提供）

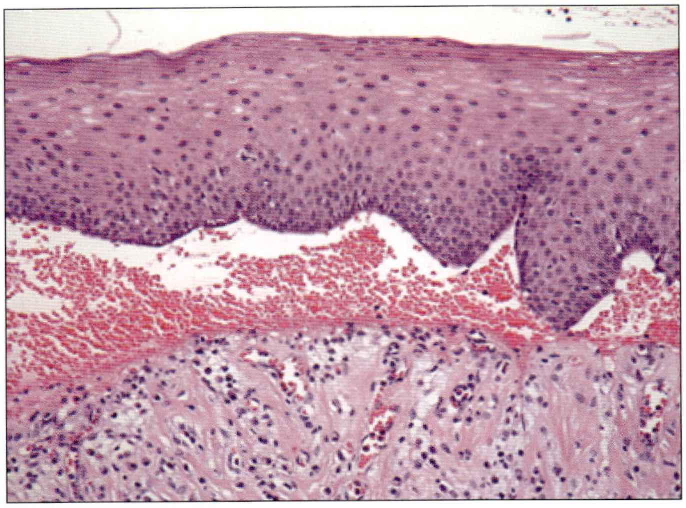

图 10.2-23 **黏膜类天疱疮**
由于取材自黏膜，可见多数浆细胞浸润（北京大学口腔医院病理科高岩医生提供）

本病虽然亦称类天疱疮，但无论在临床上还是组织学上，均与类天疱疮很不相同。类天疱疮时很少有黏膜损害，而瘢痕性类天疱疮的损害以黏膜、特别是眼结膜及口腔黏膜的损害为主，且愈后遗留瘢痕。组织学上类天疱疮常有多数嗜酸性粒细胞浸润，而瘢痕性类天疱疮时为多数中性粒细胞浸润。

临床特点

损害主要发生在黏膜部位，特别是眼结膜及口腔黏膜，可见水疱、糜烂或浅溃疡（图 10.2-24，图 10.2-25），分泌物较多，愈后有瘢痕形成，发生在眼结膜者，由于反复发作，可导致睑球结膜粘连、角膜损害而失明（图 10.2-26）。少数患者有皮肤损害，一般在头面颈部。

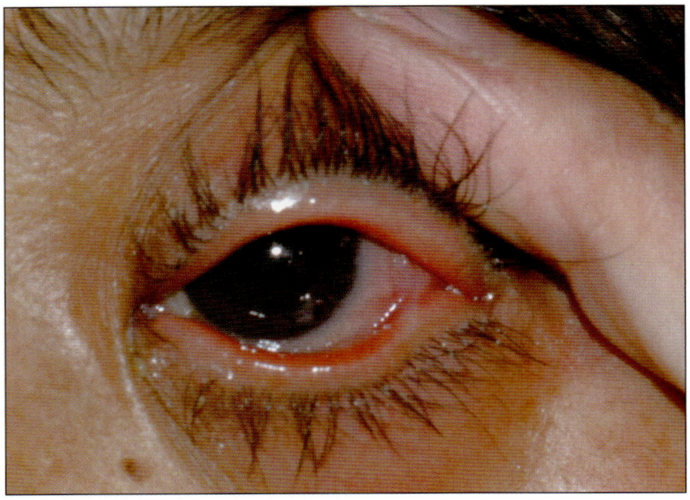

图 10.2-24 **瘢痕性类天疱疮**

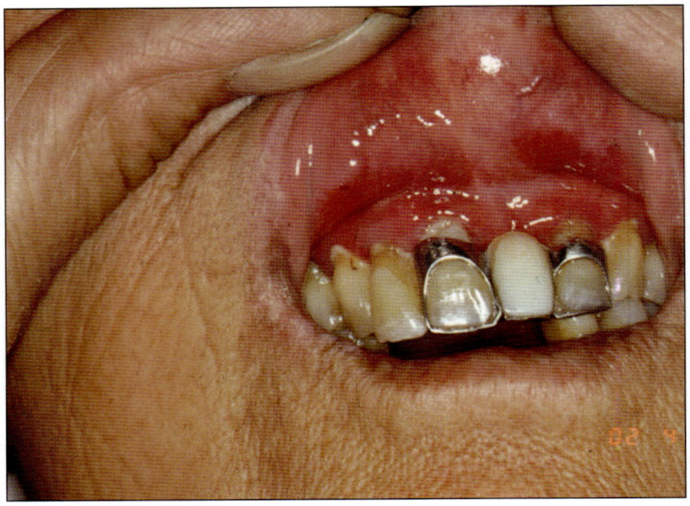

图 10.2-25 **瘢痕性类天疱疮**

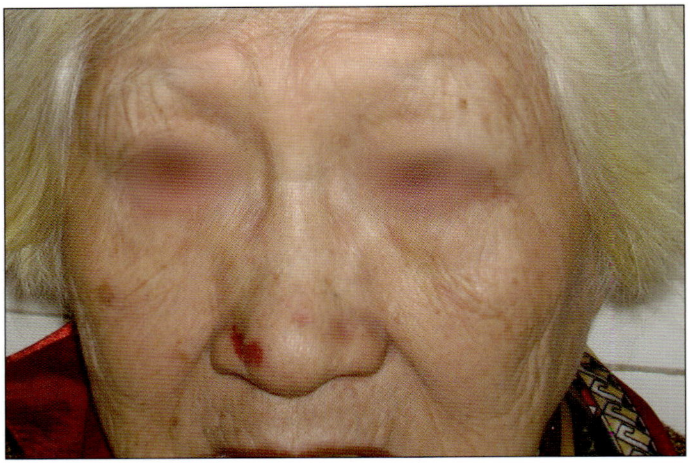

图 10.2-26 **瘢痕性类天疱疮**

实验室检查

皮损直接免疫荧光检查示基底膜带有线状 IgG 及 C3 沉积，间接免疫荧光检查仅个别阳性，且滴度较低。免疫电镜示 IgG 及 C3 主要沉积在透明板。以 1M NaCl 盐裂皮肤为底物做间接免疫荧光检查，示荧光在分离皮肤的真皮侧，说明 Ig 的沉积是在透明板的下半部。

10.2.3.5 大疱性系统性红斑狼疮（bullous systemic lupus erythematosus，BSLE）

组织病理特点

图 10.2-27，图 10.2-28，图 10.2-29

- 表皮下疱，疱液内可见纤维素及多数中性粒细胞；
- 真皮乳头顶端有中性粒细胞浸润及核尘；
- 浅层及深层血管周围淋巴细胞浸润，并有白细胞碎裂性血管炎改变及核尘；

- 在真皮胶原束间，特别在真皮上部，可见多数黏蛋白的沉积；
- 基底细胞空泡改变可有可无。

大疱损害可在大致正常的皮肤上出现，也可在盘状红斑狼疮的损害上发生。组织学上，除了红斑狼疮的基本特点外，有中性粒细胞的浸润及核尘，有时还可见真皮浅层血管壁上纤维素的沉积，因此很可能是白细胞碎裂性血管炎导致了大疱的出现。

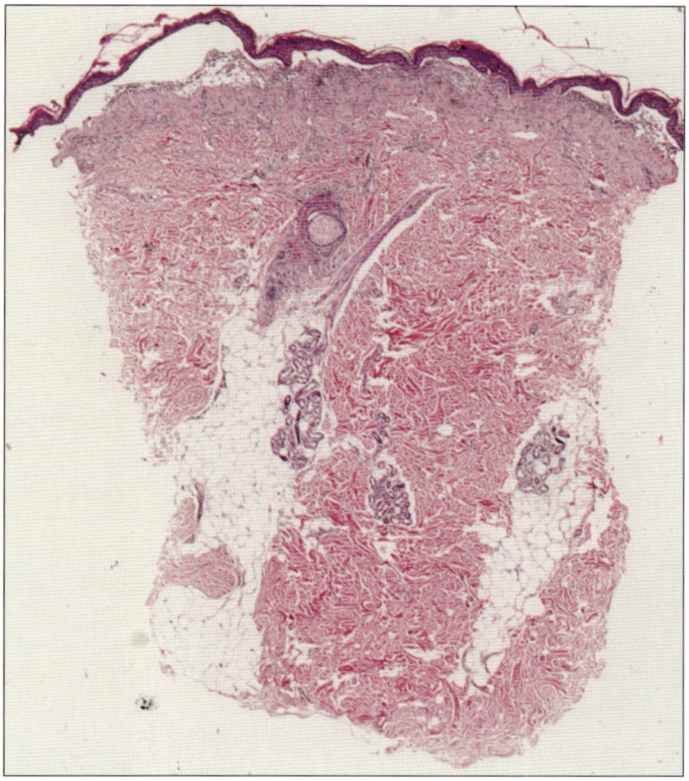

图 10.2-27 **大疱性系统性红斑狼疮**
表皮下疱，真皮浅中层炎症细胞浸润

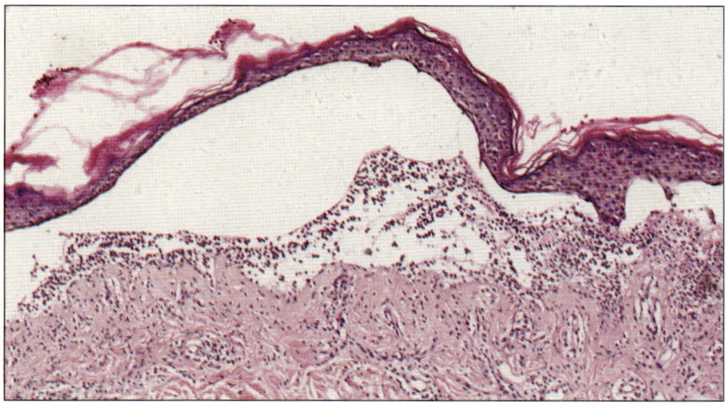

图 10.2-28 **大疱性系统性红斑狼疮**
疱内及真皮乳头内多数中性粒细胞为主浸润

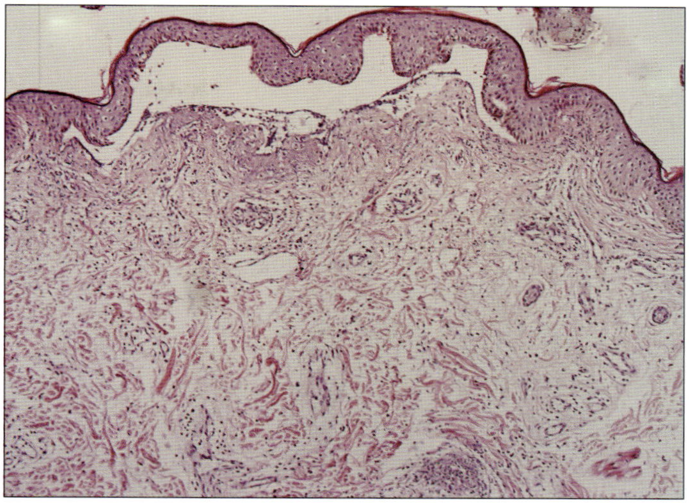

图 10.2-29 **大疱性系统性红斑狼疮**
示真皮胶原束间多数黏蛋白的沉积

临床特点

大疱性 SLE 大多见于重症活动性 SLE 患者，为直径在 0.5 ~ 1.0cm 左右的张力性水疱，疱液清亮（图 10.2-30），尼氏征阴性。皮损常见于暴露于日光的部位如面、胸、背及上肢伸侧。患者常同时有全身症状及内脏损害。

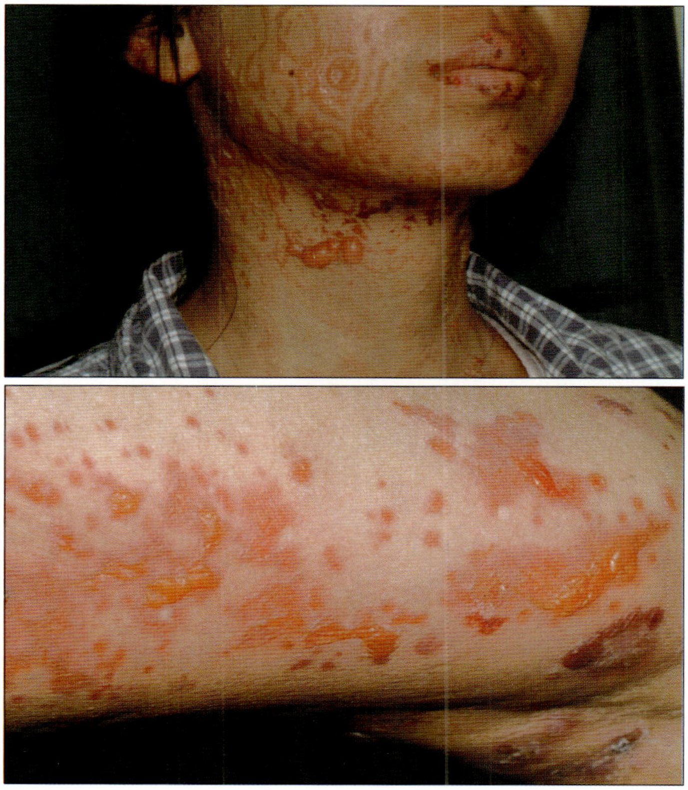

图 10.2-30 **大疱性系统性红斑狼疮**

实验室检查

末梢白细胞计数常低于4000/mm^3，血沉快，血抗核抗体、抗双链DNA抗体及Sm抗体阳性，狼疮带试验阳性。有的患者血中可检出循环抗基底膜带抗体。

鉴别诊断

病理上，大疱性SLE需与疱疹样皮炎、获得性大疱性表皮松解症相鉴别。它们的共同特点为表皮下疱，在真皮乳头有多数中性粒细胞的聚集。有助于诊断大疱性SLE的特点是：

（1）浅层及深层血管丛周围炎症细胞浸润；

（2）在真皮内有多数黏蛋白的沉积。

（3）基底细胞液化变性。当然，结合临床及自身抗体的检查鉴别是不困难的。

10.2.4　以肥大细胞浸润为主（mast cells prominent）

10.2.4.1　大疱性肥大细胞增生症（bullous mastocytosis）

组织病理特点

图10.2-31，图10.2-32，图10.2-33

- 表皮下疱，疱内有肥大细胞及嗜酸性粒细胞；
- 疱下真皮内致密、弥漫肥大细胞浸润；
- 真皮血管周围可见少许嗜酸性粒细胞；
- 表皮基底细胞层色素增多。

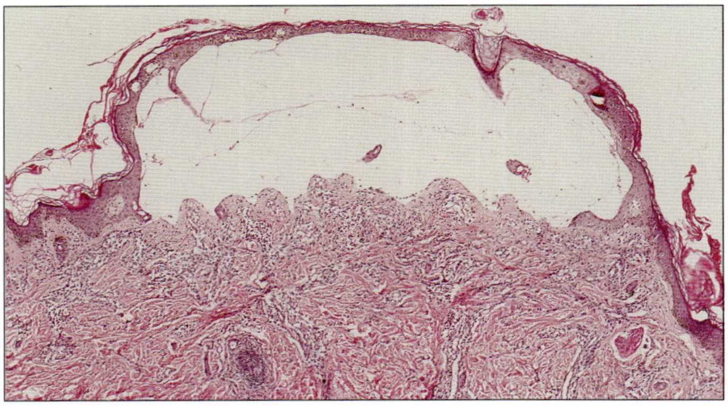

图10.2-31　**大疱性肥大细胞增生症**
表皮下疱，真皮浅层细胞浸润

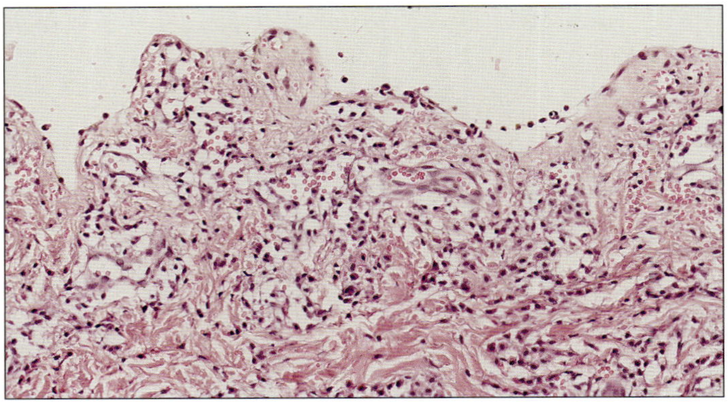

图10.2-32　**大疱性肥大细胞增生症**
真皮浅层血管扩张充血，血管周围多数肥大细胞浸润

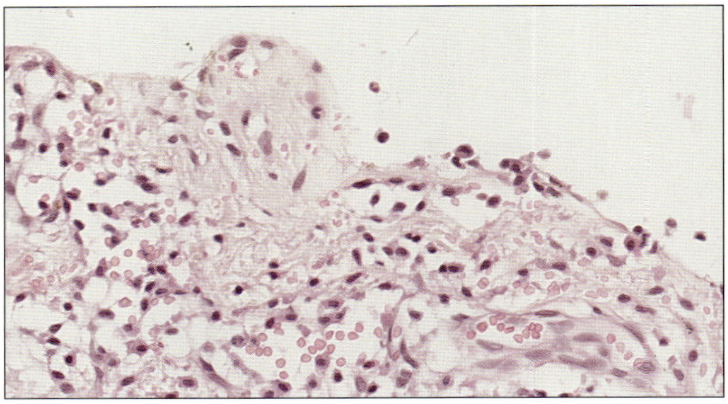

图10.2-33　**大疱性肥大细胞增生症**
示血管周围肥大细胞：细胞轮廓清楚，核圆、深染，周围有异染性胞浆

临床特点

本型色素性荨麻疹仅见于婴幼儿，水疱在弥漫潮红的基础上发生（图10.2-34，图10.2-35），伴有显著的瘙痒，有的患者可同时有丘疹和结节性损害。

实验室检查

以疱液涂片，Giemsa染色见到多数肥大细胞可确诊。

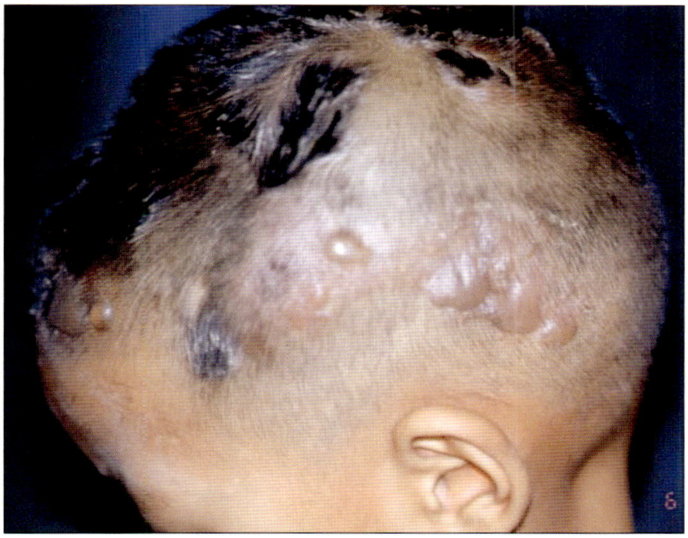

图 10.2-34 大疱性色素性荨麻疹

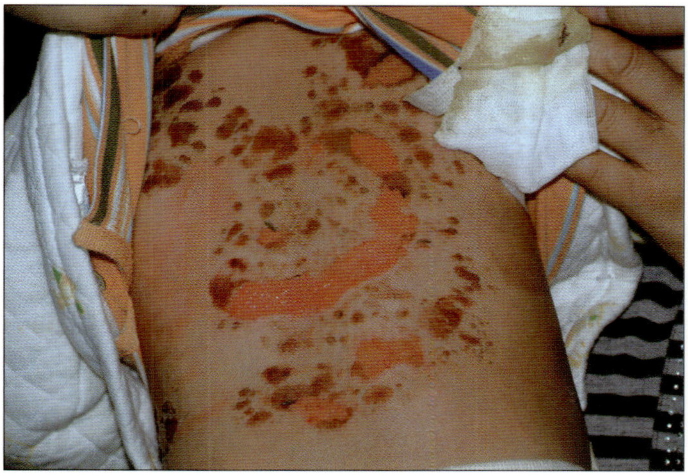

图 10.2-35 大疱性色素性荨麻疹

11 毛囊炎及毛囊周围炎

11.1 毛囊炎
- 11.1.1 浅表感染性毛囊炎
  - 11.1.1.1 急性浅表性毛囊炎
  - 11.1.1.2 皮肤癣菌性毛囊炎
  - 11.1.1.3 糠秕孢子菌性毛囊炎
- 11.1.2 深在感染性毛囊炎
  - 11.1.2.1 须疮，秃发性毛囊炎及项部瘢痕疙瘩性毛囊炎
  - 11.1.2.2 皮肤癣菌性肉芽肿
  - 11.1.2.3 黄癣
  - 11.1.2.4 脓癣
- 11.1.3 浅表非感染性毛囊炎
  - 11.1.3.1 粉刺
  - 11.1.3.2 寻常痤疮
  - 11.1.3.3 顶泌腺痒疹
  - 11.1.3.4 嗜酸性毛囊炎
- 11.1.4 深在非感染性毛囊炎
  - 11.1.4.1 脓肿性穿掘性头部毛囊周围炎、化脓性汗腺炎及聚合性痤疮
  - 11.1.4.2 穿通性毛囊炎
  - 11.1.4.3 穿通性角化过度症

11.2 毛囊周围炎
- 11.2.1 以淋巴细胞浸润为主
  - 11.2.1.1 毛囊性扁平苔藓（毛发扁平苔藓）
  - 11.2.1.2 盘状红斑狼疮
  - 11.2.1.3 毛发苔藓
  - 11.2.1.4 小棘苔藓
- 11.2.2 以组织细胞浸润为主
  - 11.2.2.1 酒渣鼻
  - 11.2.2.2 口周皮炎

11.3 脱发
- 11.3.1 非瘢痕性脱发
  - 11.3.1.1 圆形秃发（斑秃）
  - 11.3.1.2 拔毛癖
  - 11.3.1.3 毛囊黏蛋白沉积症
- 11.3.2 瘢痕性脱发
  - 11.3.2.1 毛囊性扁平苔藓
  - 11.3.2.2 盘状红斑狼疮
  - 11.3.2.3 物理及化学损伤
  - 11.3.2.4 硬皮病

毛囊炎是指毛囊上皮内有炎症细胞浸润。(图11.0-1) 毛囊周围炎则是指毛囊周围结缔组织中血管周围有炎症细胞浸润（图 11.0-2)。无论是毛囊炎还是毛囊周围炎，可以是感染性的，也可以是非感染性的。一般来说，毛囊炎以感染性的多见，浸润细胞常以中性粒细胞为主，如毛囊炎、疖肿等；毛囊周围炎则以非感染性的多见，浸润细胞以淋巴细胞及组织细胞为主，如毛囊性扁平苔藓、发生在头皮的盘状红斑狼疮等。

除掌跖、指趾末节背面、唇红区、龟头及大小阴唇内侧等部位，毛囊遍布全身。在不同部位，毛囊的大小与形状各不相同；在头皮，毛囊长而宽，毛球深达皮下脂肪，毛囊中为粗而黑的终毛；在成人面中部，特别是鼻或鼻旁，毛囊短而宽、毛囊漏斗部宽，开口大，中央有毳毛通过，周围有丰富的皮脂腺；四肢的毛囊短而细。组织学上，毛囊分漏斗部、峡部及毛囊下部。皮脂腺导管开口于漏斗部，为漏斗部与峡部的分界，立毛肌附着

于毛囊峡部，为峡部与毛囊下部的分界。有时毛囊受到炎症破坏，但立毛肌一般仍然存在，我们可由此发现毛囊被破坏后纤维化的残迹。毛囊漏斗部上皮与表皮无异，同样有角层、粒层、棘层及基层，角质层呈网篮状。

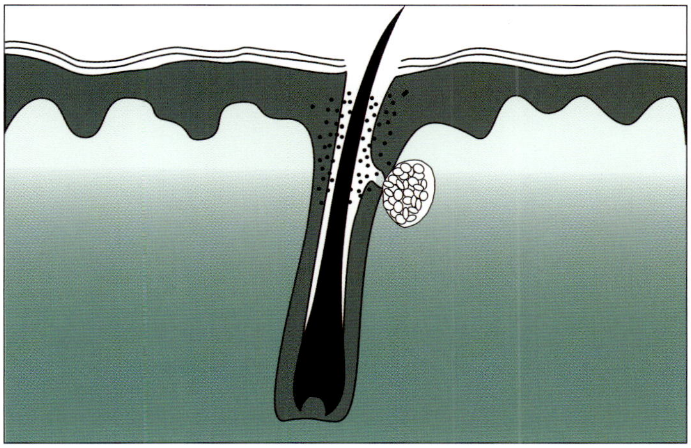

图 11.0-1 **毛囊炎**

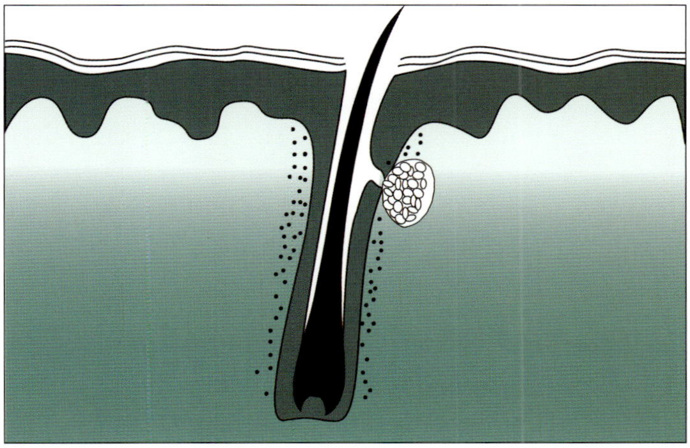

图 11.0-2 **毛囊周围炎**

毛囊漏斗部可发生不正常角化，而不伴炎症。如粉刺及粟丘疹就是在毛囊漏斗部有成层的正角化细胞；毛囊角化症时可在毛囊漏斗部见到角化不全栓；扁平苔藓及盘状红斑狼疮时毛囊同为正角化栓；而在毛发红糠疹时，则为角化不全及正角化相互交叉存在的角栓。

在毛囊开口内有时可见一些正常寄生的微生物，如卵圆形糠秕孢子菌，毛囊虫（一种蠕形螨）等，后者在鼻及鼻周的毛囊漏斗部中尤其易见到，有时在毛囊炎及毛囊周围炎的漏斗部见到多数上述微生物，它们很可能是同时存在的微生物，而非造成毛囊炎症的原因。

11.1 毛囊炎（folliculitis）

凡毛囊上皮内有炎症细胞浸润的称为毛囊炎。

按毛囊炎症细胞浸润的深浅可将毛囊炎分为浅表性和深在性两类；按引起毛囊炎的原因可分为感染性和非感染性两类；按病程又有急性、慢性之分。

11.1.1 浅表感染性毛囊炎（superficial infectious folliculitis）

这类毛囊炎的炎症细胞仅限于毛囊漏斗部，致病原可以是细菌、真菌或病毒，以金黄色葡萄球菌引起的最为常见。临床上为与毛囊一致的丘疹、脓疱，无明显自觉症状，愈后不留瘢痕，病程大多急性。

组织病理特点

图 11.1-1，图 11.1-2，图 11.1-3

- 毛囊漏斗部数量不等中性粒细胞浸润；
- 毛囊漏斗部周围、浅层血管丛周围有以中性粒细胞为主的浸润，还有淋巴细胞、组织细胞，偶可见嗜酸性粒细胞及浆细胞的浸润；
- 有时炎症可致毛囊漏斗部破裂；
- 在病变部位，特别在脓液中可找到病原菌。必要时需作特殊染色。

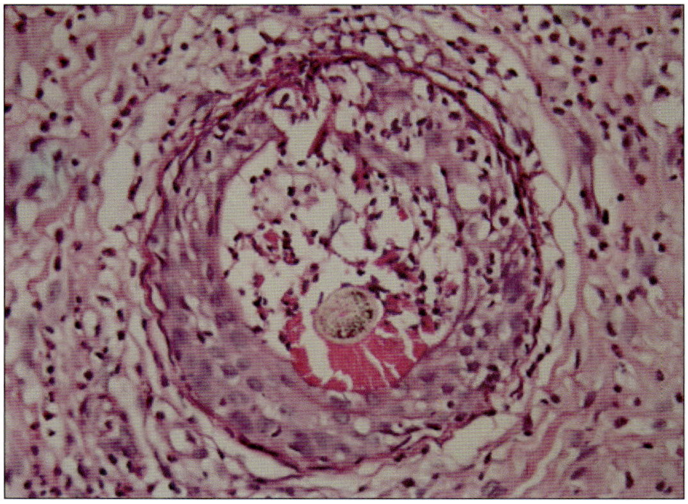

图 11.1-1 **浅表感染性毛囊炎**

毛囊壁及毛囊内多数中性粒细胞浸润。中央为毛干

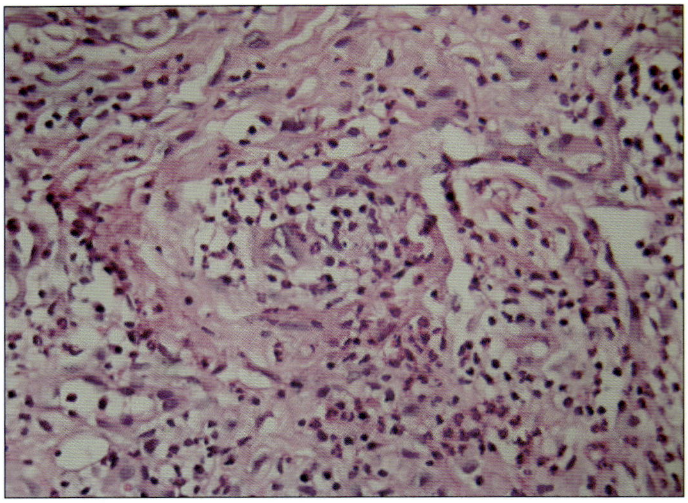

图 11.1-2 **浅表感染性毛囊炎**
毛囊周围组织中可见以中性粒细胞为主的炎性浸润

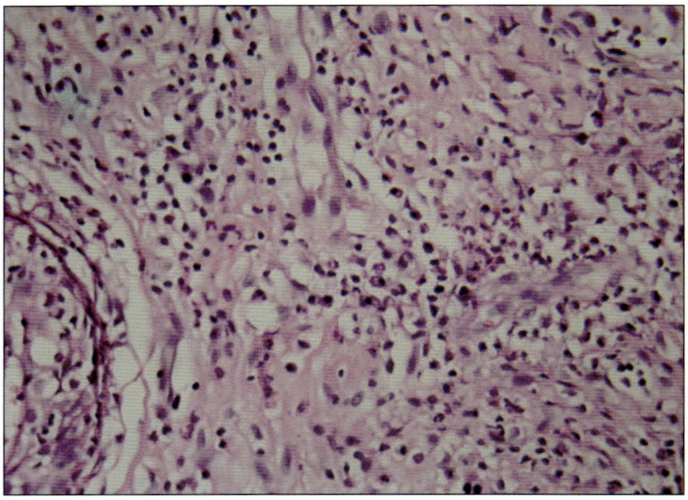

图 11.1-3 **浅表感染性毛囊炎**
毛囊周围可见中性粒细胞、淋巴细胞、组织细胞及浆细胞的浸润

11.1.1.1 急性浅表性毛囊炎（acute superficial folliculitis）

急性浅表性毛囊炎又称毛囊性脓疱病（follicular impetigo）

组织病理特点

- 毛囊口角层下脓疱，脓疱内为多数中性粒细胞及坏死上皮细胞等；
- 脓疱周围表皮细胞间水肿；
- 毛囊周围浅层血管周围以中性粒细胞为主的炎性浸润；
- 致病原大多为金黄色葡萄球菌，以 Gram 染色可在脓液中找到病原菌。

临床特点

为与毛囊开口一致的表浅针帽大小脓疱，中央可见一毛穿过，四周绕以红晕（图 11.1-4），一般经数天可愈，不留瘢痕，好发于头面部及四肢。

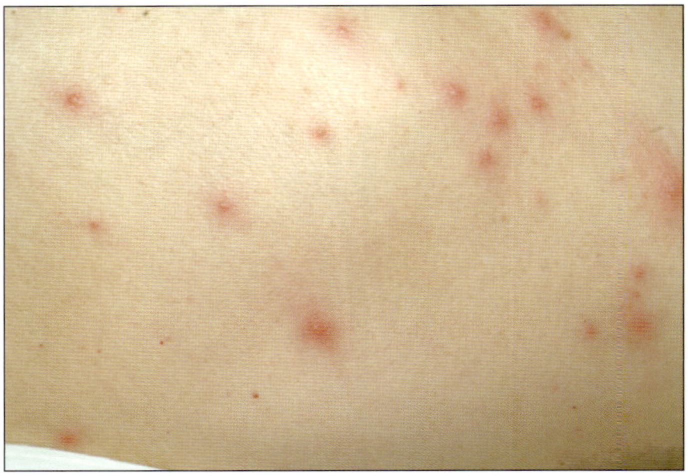

图 11.1-4 **毛囊炎**

11.1.1.2 皮肤癣菌性毛囊炎（dermatophytic folliculitis）

组织病理特点

毛囊漏斗部上皮及毛囊周围真皮内淋巴细胞、中性粒细胞浸润。

- 炎症可导致毛囊破裂，破裂毛囊周围可见异物巨细胞。
- 在毛囊的角质层，包括毛干、毛根鞘及毛囊漏斗部角层内找到孢子和（或）菌丝，PAS 染色可更清楚的显示孢子或菌丝。

由亲动物的表皮癣菌如犬小孢子菌感染所致。体癣及念珠菌感染时的炎症常较著明，可引起浅表化脓性毛囊炎。

11.1.1.3 糠秕孢子菌性毛囊炎（pityrosporum folliculitis）

组织病理特点

图 11.1-5 ～图 11.1-7

- 病变毛囊口扩大，内有角质物及碎屑构成的栓；
- 毛囊漏斗部上皮及周围真皮内淋巴细胞为主浸润。从脓疱处取材则为中性粒细胞为主浸润；
- 有时可见毛囊上皮破裂，在破裂部位真皮内有嗜碱性碎片、角质物、淋巴细胞及中性粒细胞浸润，还可见异物巨细胞；

- 以 PAS 或环六甲基四胺银染色，可在毛囊内示球形或卵圆形的糠秕孢子菌。

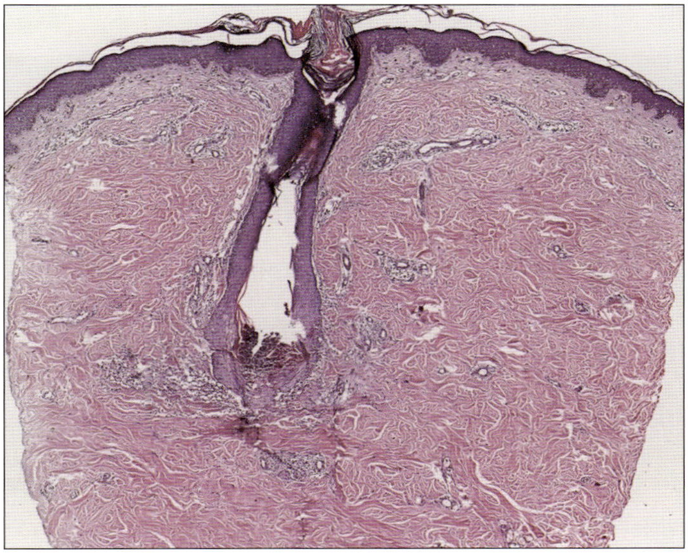

图 11.1-5　**糠秕孢子菌性毛囊炎**
毛囊周围真皮内淋巴细胞、中性粒细胞浸润

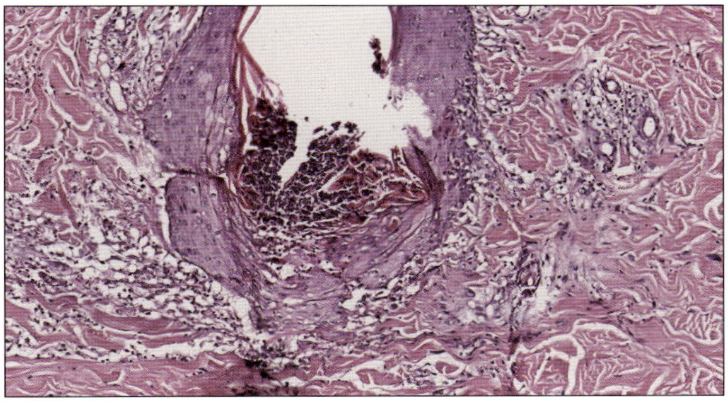

图 11.1-6　**糠秕孢子菌性毛囊炎**
毛囊内及毛囊周围真皮内淋巴细胞、中性粒细胞浸润

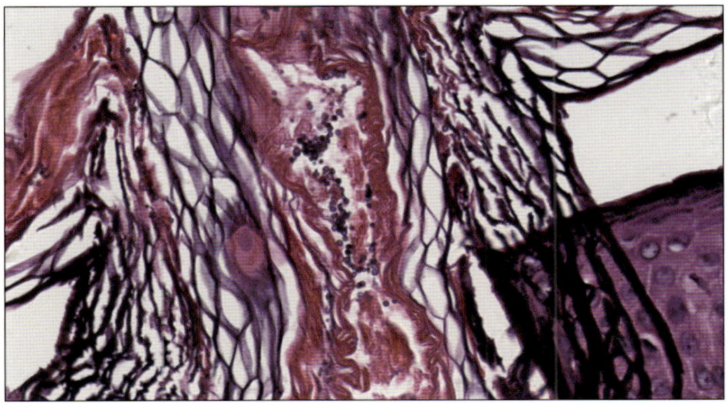

图 11.1-7　**糠秕孢子菌性毛囊炎**
高倍下，可见毛囊角质层内圆形的真菌孢子

临床特点

为直径 2 ~ 4mm 红斑基础上的毛囊、丘疹或脓疱，好发于上背部、胸部和上臂（图 11.1-8，图 11.1-9）。自觉瘙痒。患者以中年人居多。致病菌为卵圆形糠秕孢子菌。

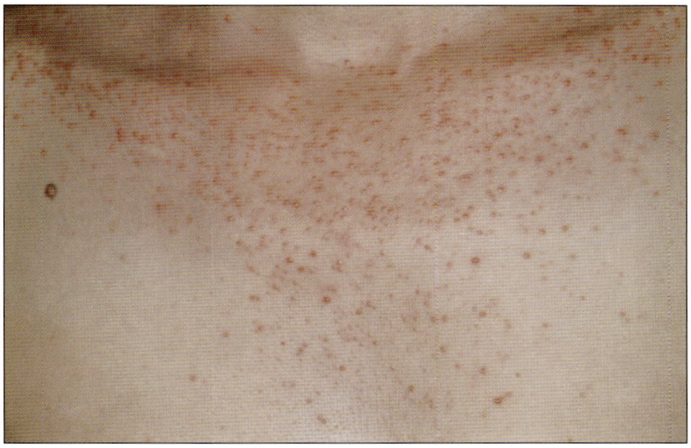

图 11.1-8　**糠秕孢子菌毛囊炎**

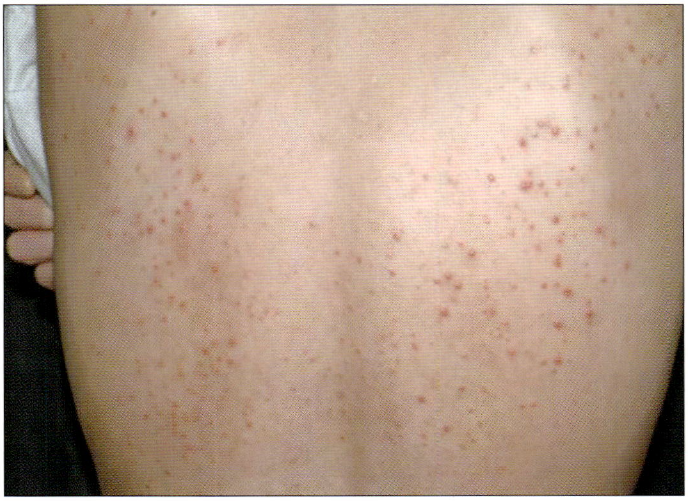

图 11.1-9　**糠秕孢子菌毛囊炎**

11.1.2　深在感染性毛囊炎（deep infectious folliculitis）

大多由浅表感染性毛囊炎发展而来，当毛囊漏斗部的病原菌沿毛囊向下蔓延，最终将侵及整个毛囊及毛囊周围组织，就成为深在性毛囊炎。引起这类毛囊炎的病原菌以细菌及真菌居多。组织学改变具有以下共同特点：

- 早期在毛囊及毛囊周围组织多数中性粒细胞为主的浸润，中央为坏死组织，构成一脓肿；

- 急性炎症消退后，浸润细胞以淋巴细胞及组织细胞，包括多核组织细胞为主，成为化脓 - 肉芽肿性改变，乃至肉芽肿性改变；
- 最终出现多数成纤维细胞，修复损伤、破坏的组织，导致纤维化、瘢痕形成。
- 在早期急性炎症阶段的脓肿内，常可找到病原菌，必要时需作特殊染色。

临床特点

为丘疹、结节，乃至脓肿形成，周围常有红肿，为疖肿（图 11.1-10），自觉疼痛，愈后留下瘢痕。

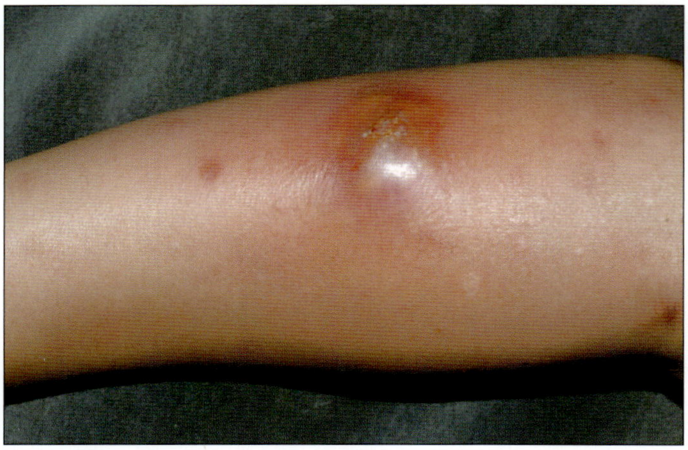

图 11.1-10 深在性毛囊炎（疖）

11.1.2.1 须疮（sycosis），秃发性毛囊炎（folliculitis decalvans）及项部瘢痕疙瘩性毛囊炎（folliculitis keloidalis nuchae）

组织病理特点

- 最初为毛囊周围以中性粒细胞为主的浸润，还有淋巴细胞、组织细胞及浆细胞；
- 之后发展成脓肿，毛囊上皮坏死、破坏；毛囊内容物进入真皮中；
- 再后成肉芽肿改变，有多数浆细胞及组织细胞，包括异物巨细胞以吞噬残存的角质物；
- 最后发生纤维化。若有多数粗厚、红染的胶原束则为项部瘢痕疙瘩性毛囊炎的改变。

临床特点

须疮：即须部毛囊炎（folliculitis barbae）。为发生在男性胡须部位的化脓性毛囊炎。大多发生在上唇靠近鼻部的胡须（图 11.1-11），严重时可有睑缘炎及结膜炎。

秃发性毛囊炎：发生在头皮的毛囊炎，由于炎症较深，破坏了毛囊，愈后造成永久性秃发（图 11.1-2），病程慢性。

项部瘢痕疙瘩性毛囊炎：为发生在后枕部及颈项部的化脓性毛囊炎，病程慢性，皮疹反复发生，愈后成硬结，久之彼此融合成大片瘢痕疙瘩样增厚（图 11.1-13）。

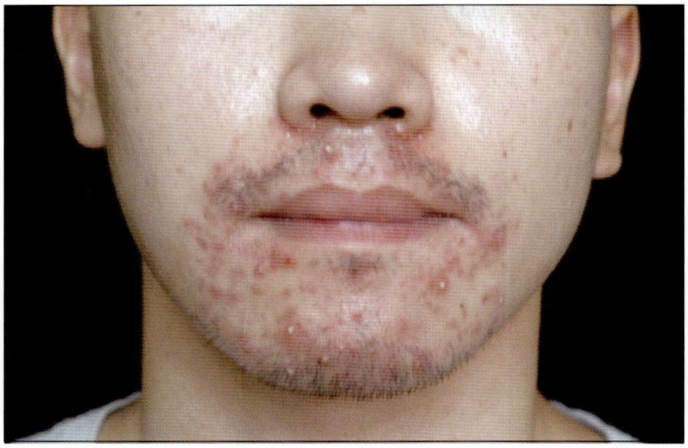

图 11.1-11 须疮

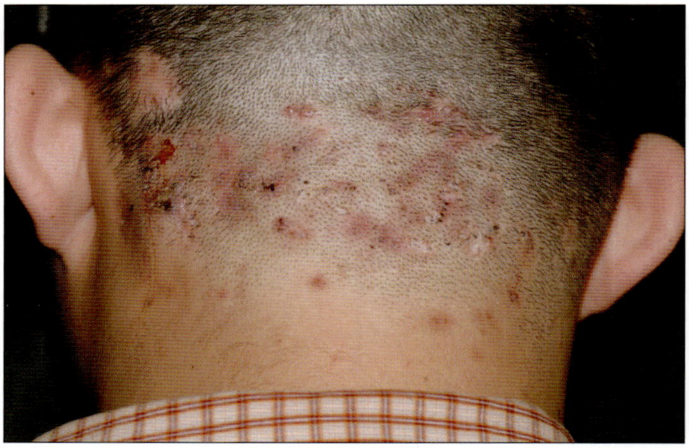

图 11.1-12 秃发性毛囊炎

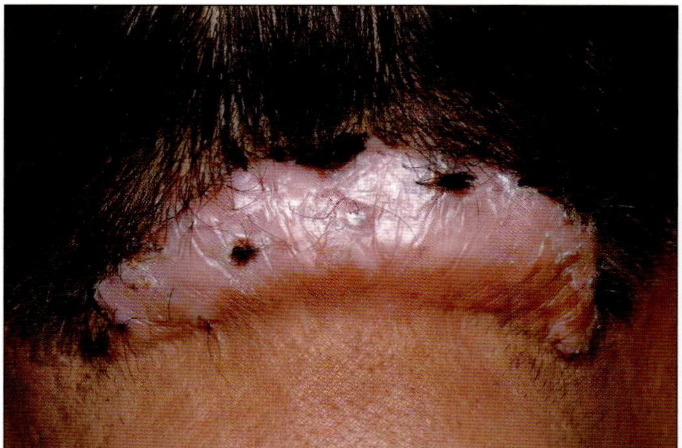

图 11.1-13 项部瘢痕疙瘩性毛囊炎

须疮的病原菌都是金黄色葡萄球菌。其余两个病的病因尚未完全搞清，部分病例为金黄色葡萄球菌感染所致。

11.1.2.2 皮肤癣菌性肉芽肿（dermatophytic granuloma）

皮肤癣菌性肉芽肿又称 Majocchi 肉芽肿（Majocchi’s granuloma），为毛囊内皮肤癣菌感染后所致的深在性化脓性肉芽肿性毛囊炎。主要由红色毛癣菌所致（图 11.1-14 ～图 11.1-16）。

组织病理特点

- 最初在毛囊角化上皮及毛干内有多数孢子及菌丝，不久出现多数中性粒细胞浸润，成为化脓性毛囊炎改变；

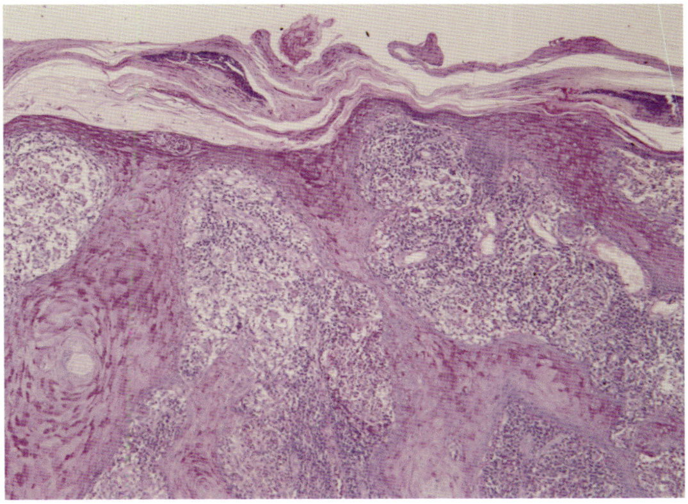

图 11.1-14 皮肤癣菌肉芽肿

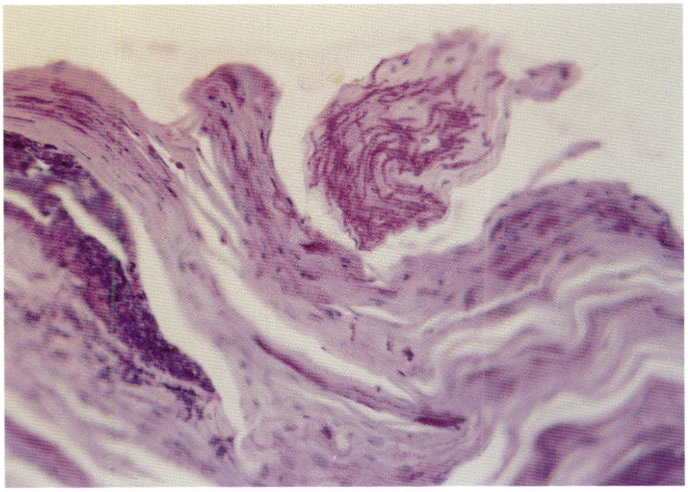

图 11.1-15 皮肤癣菌肉芽肿

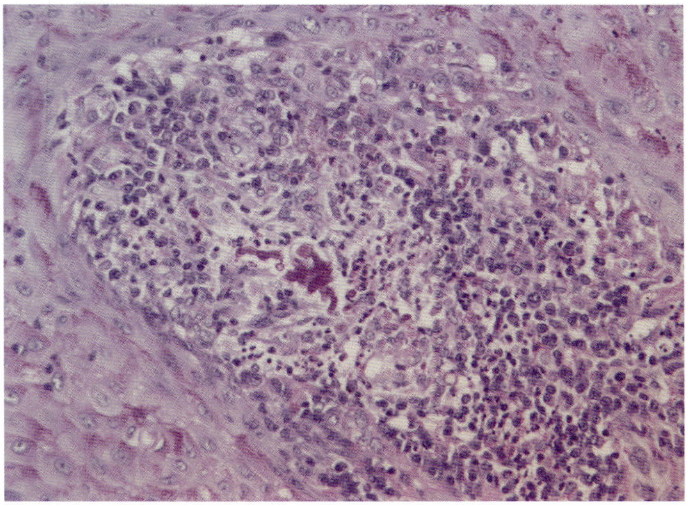

图 11.1-16 皮肤癣菌肉芽肿

- 当毛囊破裂，内有孢子、菌丝的角化上皮及毛干进入真皮成为异物，出现化脓及组织细胞浸润等肉芽肿性改变；
- 在 HE 染色的切片上，仔细检查可在毛囊的角化上皮及毛干中见到真菌菌丝及孢子，可疑的病例应作 PAS 或 GMS 染色；
- 确诊的关键是找到真菌菌丝及孢子。

临床特点

多见于成人，好发于有体毛的肢体、尤其是胫前。表现为毛囊性丘疹、脓疱或结节（图 11.1-17，图 11.1-18）。有两个临床类型，一为经典型，主要见于患足癣或甲癣并常刮腿毛的女性，表现为皮肤上出现类似于脓癣的深在性脓疱性体癣；一为发生在免疫缺陷患者，表现为紫红色皮下结节，可融合成斑块，往往比较局限。

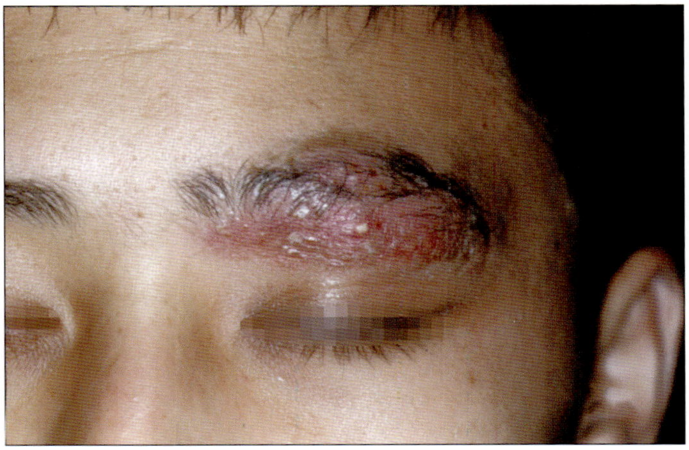

图 11.1-17 皮肤癣菌性肉芽肿

深在性须癣毛癣菌感染，呈蜂窝状毛囊炎

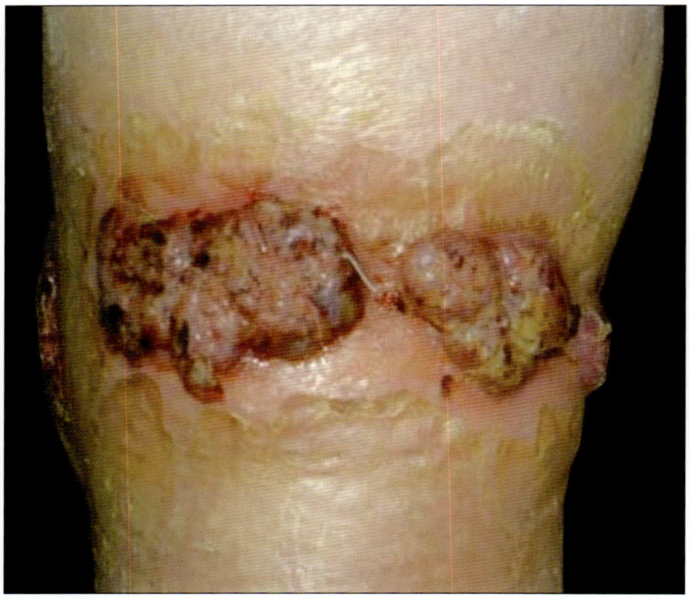

图 11.1-18 **皮肤癣菌性肉芽肿**
肾移植术后口服抗排异药后小腿出现暗红色疼痛性结节与斑块

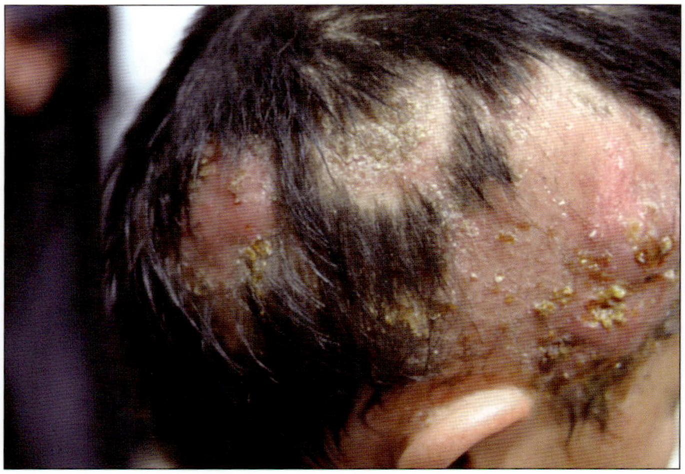

图 11.1-19 **黄癣**

对可疑病例，用 KOH 镜检有无真菌，阳性者进一步做培养，鉴定皮肤癣菌的菌种。

11.1.2.3 黄癣（favus）

由许兰毛癣菌（即黄癣菌）所致的严重化脓性肉芽肿性毛囊炎。在活动损害，真皮浅层有明显的炎症细胞浸润，其中有多核巨细胞及多数浆细胞，还可见变性的毛囊。黄癣痂由角质形成细胞、角化不全细胞、渗出物、炎症细胞及孢子、菌丝所组成。在陈旧损害则为纤维化，毛囊皮脂腺结构均已遭破坏而为纤维化所代替。

临床特点

先是毛囊性脓疱，干后成黄痂，它们彼此融合成蝶状，其下为糜烂面或浅溃疡，愈合成为萎缩性秃发瘢痕（图 11.1-19）。患者均为儿童。

11.1.2.4 脓癣（kerion）

大多为由羊毛样小孢子菌或石膏样毛癣菌所致的深在性化脓性毛囊炎，在真皮内有弥漫致密以中性粒细胞为主的浸润，在切片中不易找到致病菌。

临床特点

为由多数毛囊性脓疱组成的隆起性肿块，质软，表面有多数蜂窝状小孔，可挤出脓液。愈后形成瘢痕（图 11.1-20）。患者多为儿童。

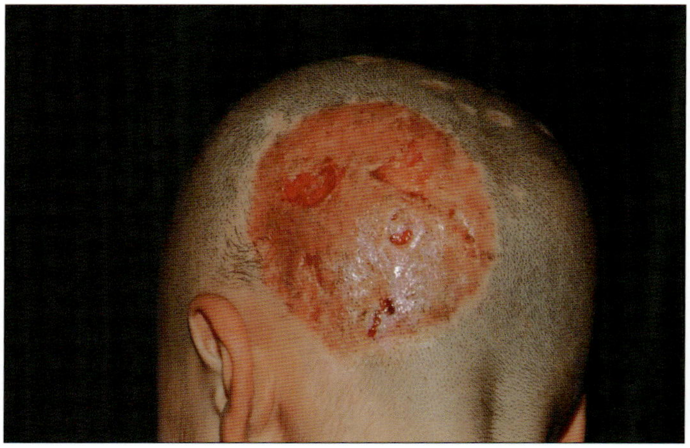

图 11.1-20 **脓癣（正在接受治疗）**

11.1.3 浅表非感染性毛囊炎（superficial non-infectious folliculitis）

11.1.3.1 粉刺（comedone）

组织病理特点

图 11.1-21，图 11.1-22

- 毛囊漏斗部扩张，其中含有角化上皮、皮脂及微生物如痤疮棒状杆菌、卵圆形糠秕孢子菌等；
- 毛囊开口狭小；
- 毛囊上皮由于内容物的压迫而变薄。

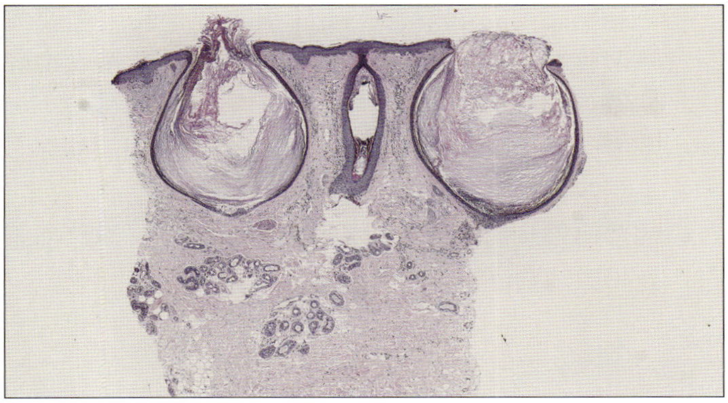

图 11.1-21　**粉刺**
可见两个扩张的毛囊漏斗部，内含角质物、皮脂及微生物等；毛囊上皮由于内容物的压迫而变薄

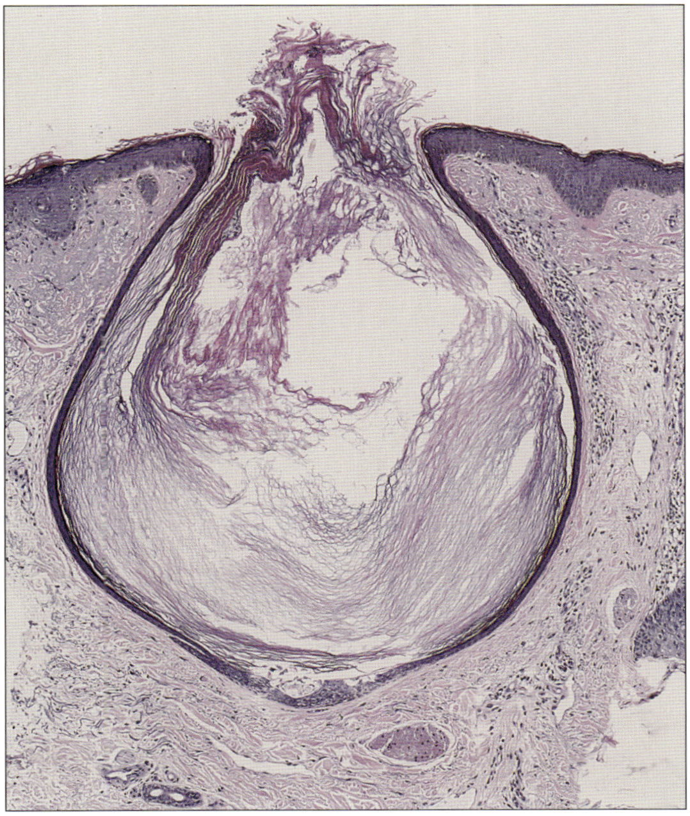

图 11.1-22　**粉刺**
扩张的毛囊漏斗部，开口狭小，毛囊上皮由于内容物的压迫而变薄

临床特点

为与毛囊一致的小丘疹，用力挤之自毛囊口可挤出角质刺状物。根据形态有黑头粉刺及白头粉刺之分，前者在毛囊口可见黑色或灰褐色的角栓（图 11.1-23）。

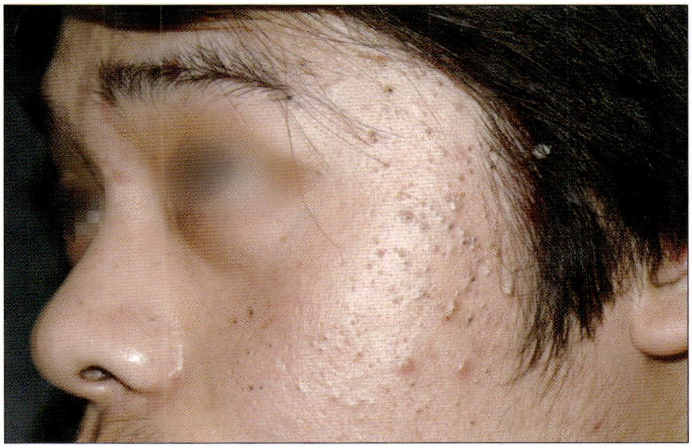

图 11.1-23　**痤疮早期，以粉刺为主**

11.1.3.2　寻常痤疮（acne vulgaris）

组织病理特点

- 具有上述粉刺的特点；
- 丘疹损害在毛囊周围真皮浅层可见以淋巴细胞为主的浸润；
- 脓疱损害为毛囊漏斗部破裂，粉刺内容物进入真皮，在真皮浅层出现灶性以中性粒细胞为主的集聚；
- 若在真皮内中性粒细胞集聚范围广而深则为结节或囊肿损害。在损害中还常可见残存的毛囊漏斗部上皮及异物巨细胞。

临床特点

寻常痤疮是青春发育期男女的一个常见病。初起为粉刺、丘疹。由于挤压、细菌感染等因素可出现程度不等的炎症（图 11.1-24）、脓疱，少数病例可出现结节及囊肿（图 11.1-25）。好发于颜面及胸背部。

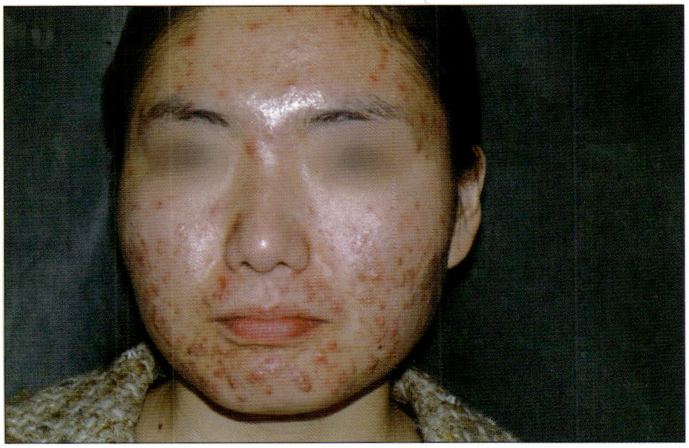

图 11.1-24　**痤疮，以炎性丘疹为主**

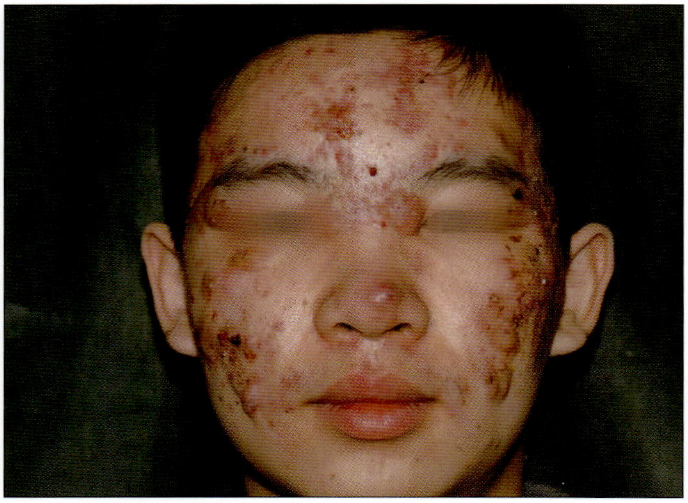

图 11.1-25 **痤疮，以囊肿为主**

鉴别诊断

职业性因素如机械刺激或经常与机油、石油等接触的人可在接触部位出现痤疮样损害，如油性痤疮，其组织学改变与寻常痤疮相同，依据病史、皮疹分布可资鉴别。长期服用卤族元素出现的碘疹、溴疹，早期在面部亦呈痤疮样改变，组织学上卤族皮炎的炎症浸润更弥漫致密，还有数量不等嗜酸性粒细胞浸润。结合病史鉴别也是不困难的。

11.1.3.3 顶泌腺痒疹（apocrine millaria）

顶泌腺痒疹又称Fox-Fordyce病（Fox-Fordyce disease）。

组织病理特点

- 毛囊漏斗部扩张，其中为角质栓；
- 由于该角质栓堵塞了顶泌腺开口，汗液潴留导致毛囊漏斗部上皮海绵水肿，乃至水疱形成；
- 真皮浅层稀疏以淋巴细胞为主的浸润。

临床特点

本病多见于中青年女性，损害限于顶泌腺分布的部位，主要是腋窝、外阴部。典型损害为坚实的毛囊丘疹，群集而又彼此孤立，瘙痒剧烈，患处的毛发稀疏或缺如。

11.1.3.4 嗜酸性毛囊炎（Eosinophilic folliculitis）

嗜酸性毛囊炎又称嗜酸性脓疱性毛囊炎，Ofuji's 病。

组织病理特点

图 11.1-26

- 毛囊、主要是漏斗部上皮海绵水肿，其中主要为嗜酸性粒细胞浸润，成为嗜酸性海绵水肿或嗜酸性脓疱；
- 毛囊的结构一般均存在，偶可因炎性浸润而破坏了毛囊壁；
- 浅层血管丛周围较为致密嗜酸性粒细胞、淋巴细胞及组织细胞浸润。

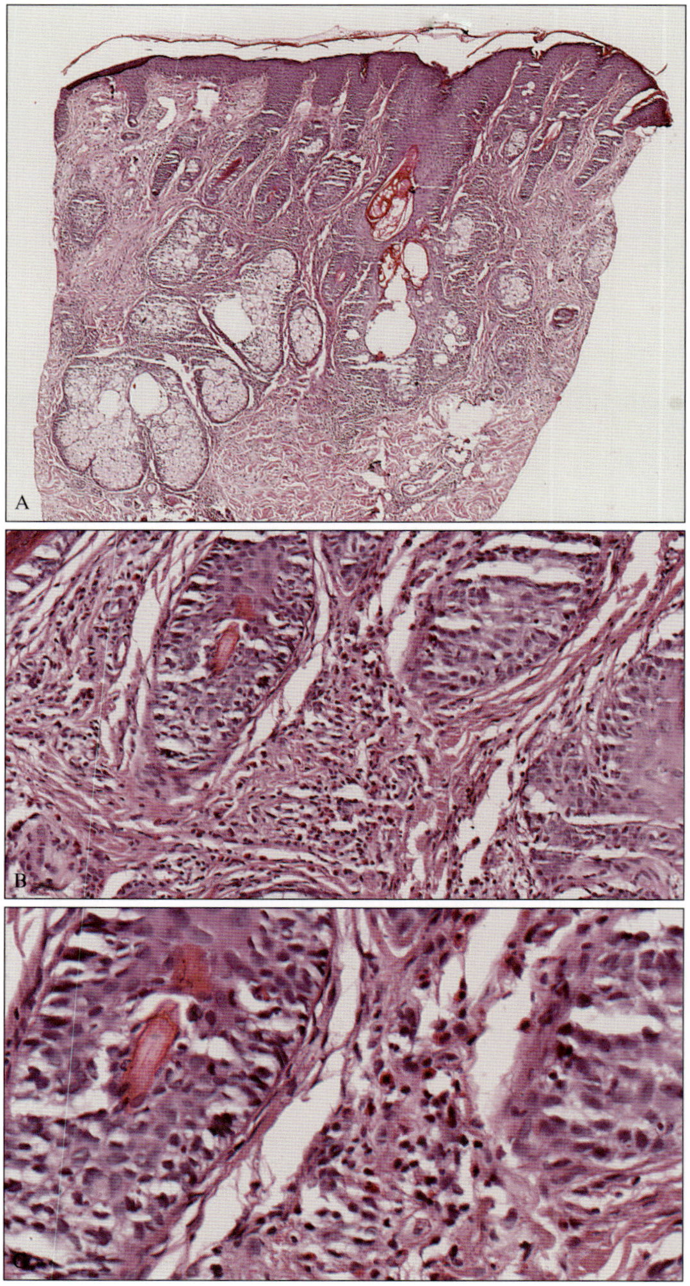

图 11.1-26 **嗜酸性毛囊炎**

毛囊及皮脂腺周围组织内以嗜酸性粒细胞为主的浸润

临床特点

为片状红斑，其上有毛囊性丘疹及脓疱。红斑有中心消退，而向周围扩展的倾向，使损害呈环状。好发于面部、躯干及四肢近端。本病易复发。

实验室检查

脓液细菌培养阴性，是无菌性脓疱。

11.1.4 深在非感染性毛囊炎（deep non-infectious folliculitis）

11.1.4.1 脓肿性穿掘性头部毛囊周围炎（perifolliculitis capitis abscedens et suffodiens）、化脓性汗腺炎（hidradenitis suppurative）及聚合性痤疮（acne conglobate）：

组织病理特点

早期为毛囊及毛囊周围广泛的炎症细胞浸润，浸润细胞以中性粒细胞为主；

- 炎性破坏造成毛囊皮脂腺单位及周围组织的坏死，导致脓肿形成，脓肿可深达皮下组织，甚至更深；
- 毛囊的破裂在真皮内造成异物肉芽肿反应，可见淋巴细胞、组织细胞、多核巨细胞及浆细胞的浸润；在肉芽肿内，有毛囊上皮的碎片及毛囊漏斗部内或毛囊囊肿内角化的上皮细胞及毛干；
- 在慢性进行的病程中，残余的毛囊上皮不断增生，以试图包绕肉芽肿，或恢复正常的毛囊结构，这些新生的上皮就在皮内形成窦道；
- 同时不断对炎症修复，出现许多成纤维细胞及纤维化。

在有活动病变的患者，在切片中往往可以同时见到急性的化脓性炎症，因毛囊破裂所致的异物肉芽肿反应及慢性期的纤维化改变。

脓肿性穿掘性头部毛囊周围炎、化脓性汗腺炎及聚合性痤疮这三个病虽然临床表现不同，但组织学改变大致相同，而且这三个病可以在同一患者并发，因此有人将此三个病统称为毛囊性闭锁性三联征（follicular occlusive triad）。组织学上这三个病由于发病部位不同，病理切片上可显示不同部位的组织学特点，如头皮毛囊多且深在，腋窝富含顶泌腺等。

临床表现

脓肿性穿掘性头部毛囊及毛囊周围炎：患者多为中年男性。为头皮多数半球形的结节或囊肿，其上毛发脱落。结节或囊肿可形成脓肿，破溃（图 11.1-27），脓肿的底部常彼此相通成为窦道。病程慢性，而绵延数年至十余年。个别患者病变不仅在头皮，在上胸、后背及臂部亦可出现类似皮疹，称为脓肿性穿掘性慢性脓皮病。

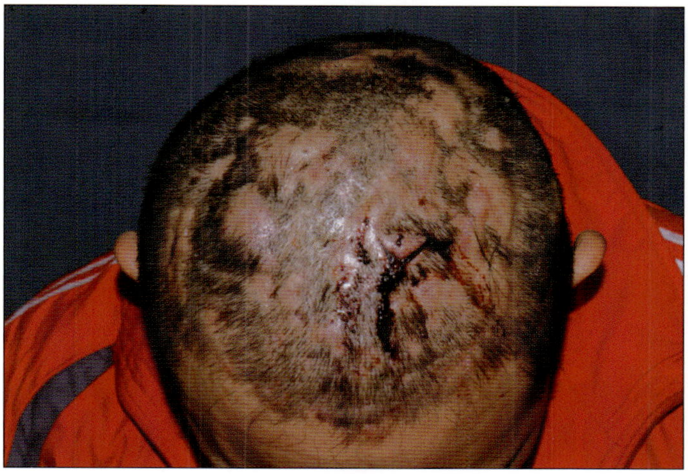

图 11.1-27 脓肿性穿掘性头部毛囊及毛囊周围炎

化脓性汗腺炎：是一种发生在顶泌腺的慢性化脓性炎症。患者多见于中青年女性。好发于腋窝、外阴部及肛周等顶泌腺的分布区域（图 11.1-28）。初为一个或数个皮下结节，渐转化成为脓肿，破溃流脓，成为瘘管。脓肿基底彼此相通，形成多数窦道及较大的潜行性不规则溃疡（图 11.1-29）。本病顽固难治，病程慢性。

聚合性痤疮：见于青壮年男性，好发于头面部、躯干及臀部。为多发的结节或囊肿，其上可有多数黑头粉刺或开口，流出脓液，愈后遗留残毁性的瘢痕（图 11.1-30），病程慢性。

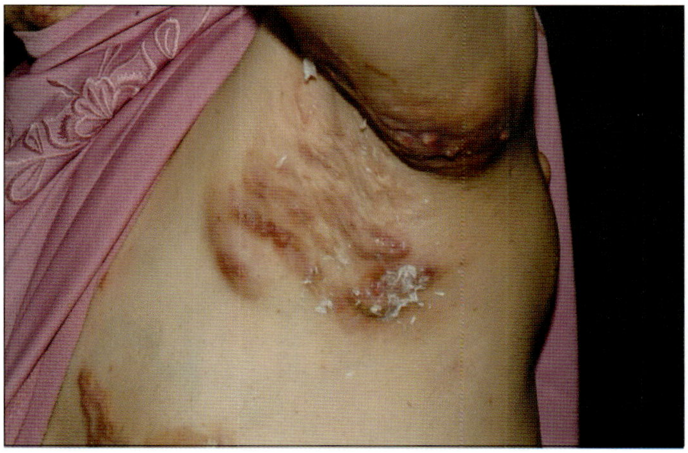

图 11.1-28 化脓性汗腺炎

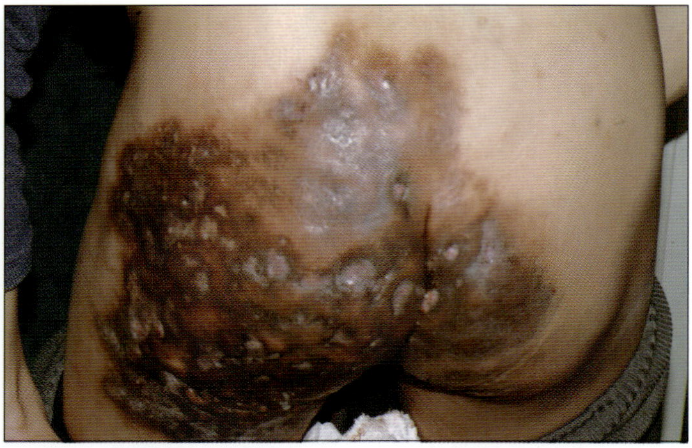

图 11.1-29 **化脓性汗腺炎（毛囊闭锁三联症）**

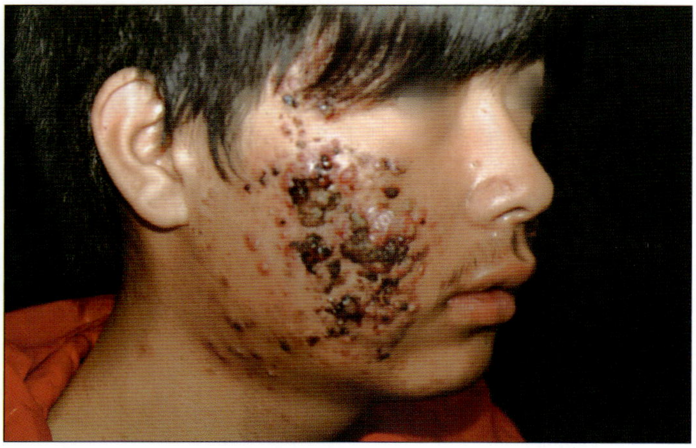

图 11.1-30 **聚合性痤疮**

11.1.4.2 穿通性毛囊炎（perforating folliculitis）

组织病理特点

毛囊口扩张，其中有角化细胞、角化不全细胞，嗜碱性的变性胶原及嗜酸性的变性弹力纤维，有时还可见一卷曲的毛发。

- 在毛囊漏斗部可见穿通部位；
- 在穿通部位真皮有灶性炎症细胞浸润、变性胶原及嗜酸性变性弹力纤维；
- 炎症细胞先是中性粒细胞，以后则是淋巴细胞及组织细胞、包括多核巨细胞的浸润；
- 弹力纤维染色示真皮内弹力纤维数量并不增加。

临床特点

直径为 2 ～ 8mm 的毛囊性丘疹、基底潮红，中心有一角质栓。皮疹彼此孤立散在，好发于四肢伸侧及臀部。

11.1.4.3 穿通性角化过度症（hyperkeratosis penetrans）

穿通性角化过度症又名 Kyrle 病（Kyrle’s disease）。

组织病理特点

- 表皮反折，其中充满着一大的角质栓，内有角化不全细胞及嗜碱性的碎片；
- 有时角质栓不是在反折的表皮内，而位于毛囊漏斗部；
- 反折底部的表皮变薄，颗粒层消失，角质栓由此穿入真皮；
- 穿入部位真皮出现异物肉芽肿反应，有淋巴细胞、组织细胞、包括异物巨细胞；
- 病变部位真皮内有轻度变性的胶原，但无弹力纤维变性。

临床特点

为角质性毛囊丘疹，中央角质栓易被剥除，遗留凹坑。皮损直径约 0.5 ～ 1.0cm，常多发，可彼此融合，无自觉症状。好发于四肢伸侧。患者以中年人居多。

鉴别诊断

本病与穿通性毛囊炎无论在临床还是组织学上均相似，鉴别有时很困难。要点是：

（1）本病的穿通部位大多在表皮，而非毛囊。为了在组织切片中显示穿通部位，必要时应作连续切片；

（2）在角质栓中无嗜酸性变性的弹力纤维。

发生在皮肤的穿通性疾病共四个，除了上述穿通性毛囊炎及穿通性角化过度症外，还有匐行性穿通性弹力纤维病及反应性穿通性胶原病。这四个病均具有“穿通排出”的特点，在临床上基本损害均为角化性的丘疹，在组织病理上均可见经表皮和（或）毛囊上皮穿通排出的现象：在穿通性毛囊炎及穿通性角化过度症时穿通排出的是毛发角质，反应性穿通性胶原病时穿通排出的是变性胶原纤维，在匐行性穿通性弹力纤维病时穿通排出的是变性弹力纤维。结合临床及组织学改变的特点，一般是不难鉴别的。

11.2 毛囊周围炎（perifolliculitis）

毛囊周围炎是指炎症浸润细胞主要在毛囊周围结

缔组织的一组疾病。

11.2.1 以淋巴细胞浸润为主（predominantly lymphocytic infiltrate）

11.2.1.1 毛囊性扁平苔藓（毛发扁平苔藓）（lichen planopilaris）

组织病理特点

图 11.2-1，图 11.2-2，图 11.2-3

- 沿整个毛囊周围致密、呈带状，以淋巴细胞为主的浸润，常使界面模糊不清；
- 毛囊上皮与真皮结缔组织间基底细胞坏死或空泡改变；
- 灶性颗粒层增生
- 角化亢进、毛囊角栓；
- 粒层限局性增厚；
- 在陈旧损害，可见原毛囊部位为纤维化的索条所代替。

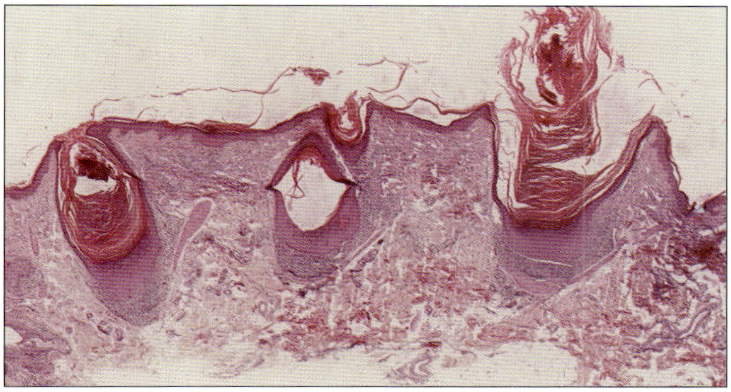

图 11.2-1 **毛囊性扁平苔藓**
毛囊周围致密以淋巴细胞为主浸润；角化亢进、毛囊角栓，颗粒层增生

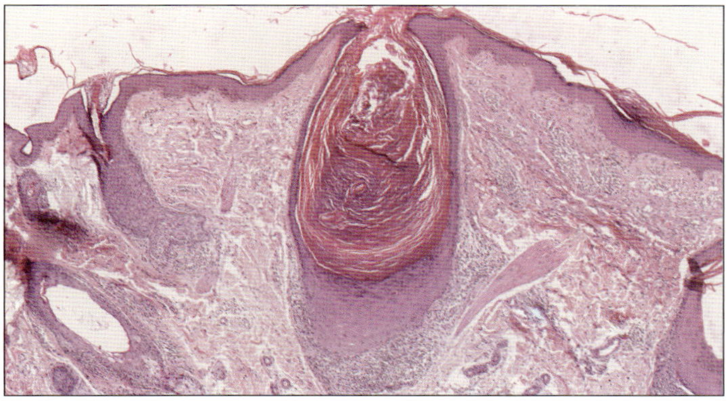

图 11.2-2 **毛囊性扁平苔藓**
角化亢进、毛囊角栓，颗粒层增生。基底细胞液化变性，毛囊周围致密以淋巴细胞为主浸润

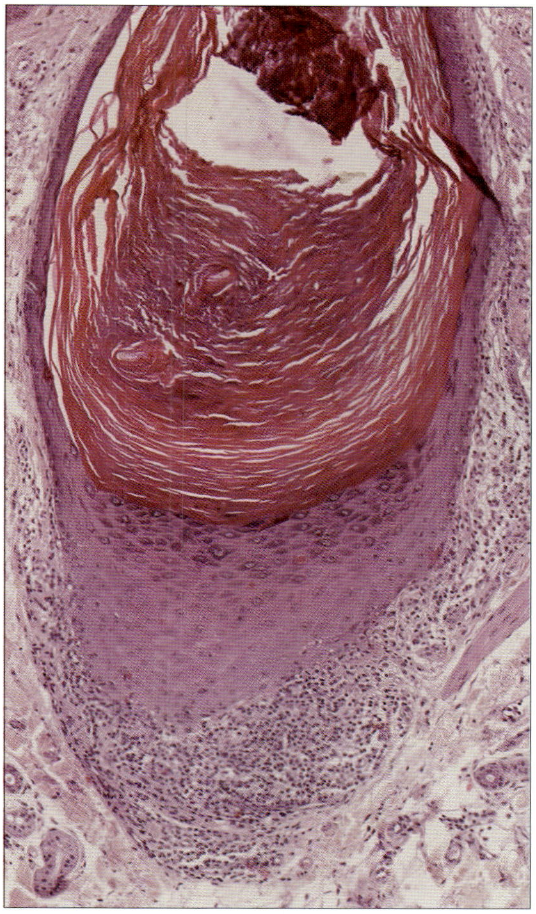

图 11.2-3 **毛囊性扁平苔藓**
突出显示毛囊角栓，颗粒层增生。界面模糊不清，毛囊下方致密以淋巴细胞为主浸润

顾名思义，本病是指侵犯毛囊的扁平苔藓，因此组织学上可以见到扁平苔藓的典型改变。有时病变可仅仅局限于毛囊，不仅在漏斗部，而且沿峡部及下部的上皮周围亦有呈带状、致密以淋巴细胞为主的浸润，同时有界面的改变。毛囊开口常扩大，其中充以角化亢进所致的毛囊角栓。粒层的局限性增生常是诊断的重要线索。本病发生在头皮时，由于毛囊广泛的炎症浸润，最终可使其完全破坏，在原来毛囊部位成为纤维化的索条。

临床特点

为与毛囊一致的角化丘疹，呈紫红色，中央为角质栓。这种角化性丘疹可以发生在体表的任何部位，以头皮最为常见。毛发性扁平苔藓可单独发生，而不伴有皮肤及黏膜典型的扁平苔藓损害。发生在头皮的损害常导致永久性脱发，成为不规则形的萎缩斑（图 11.2-4）。由于这种脱发与斑秃有些相像，所以又称为假性斑秃。

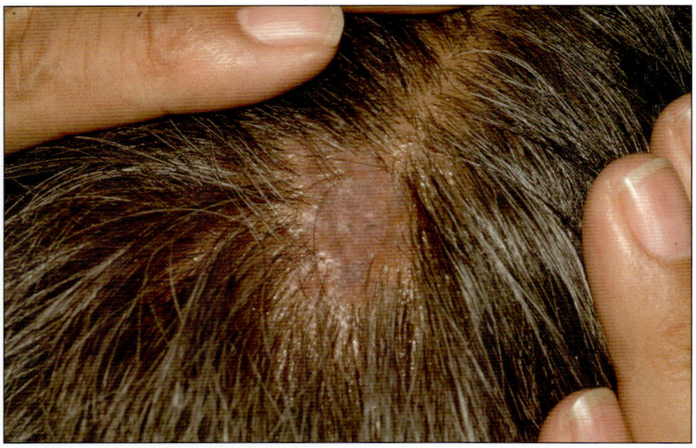

图 11.2-4 **扁平苔藓**

鉴别诊断

发生在头皮的扁平苔藓应与发生在头皮的盘状红斑狼疮相鉴别，两者无论在临床上及组织学上均相似，鉴别诊断见下节。

11.2.1.2 盘状红斑狼疮

组织病理特点

沿整个毛囊周围为致密、呈带状以淋巴细胞为主的浸润，并使界面模糊不清。

- 毛囊上皮与周围结缔组织及表皮真皮界面空泡改变，在慢性病例则可见基底膜增厚；
- 角化亢进，毛囊口扩张，角栓形成；
- 浅层及深层血管丛周围成灶性以淋巴细胞为主的浸润；
- 急性、亚急性损害在真皮胶原束间、特别是真皮上部可见黏蛋白的沉积。在慢性损害毛囊可完全被破坏，仅存纤维化的残迹；
- 表皮变薄，表皮突变平，有时可间有限局性棘层增生。

关于盘状红斑狼疮已详细描述（7.2.1），这里着重讨论发生在毛发部位，特别是头皮的 DLE（图 11.2-5，图 11.2-6，图 11.2-7，图 11.2-8）。

急性期

临床表现为浸润性红斑，组织学特点是伴界面空泡改变的浅层及深层血管周围炎，在毛囊周围亦有多数以淋巴细胞为主的浸润，并有界面改变。在慢性病例，毛囊常因炎症浸润而破坏，发生纤维化，在组织切片中可找不到毛囊，但从多数立毛肌可发现原有毛囊的残迹，特别在真皮深层及皮下脂肪，常可见纤维化取代了原有的毛乳头及毛球部。此时，炎症浸润可不如急性期那么致密，但在真皮全层血管周围及皮下脂肪中，仍可见灶性以淋巴细胞为主的浸润；真皮浅层的炎症消退后发生纤维化，其中可见噬黑素细胞，血管扩张充血。作为 DLE，最特征性的改变是基底细胞液化变性及基底膜的增厚。

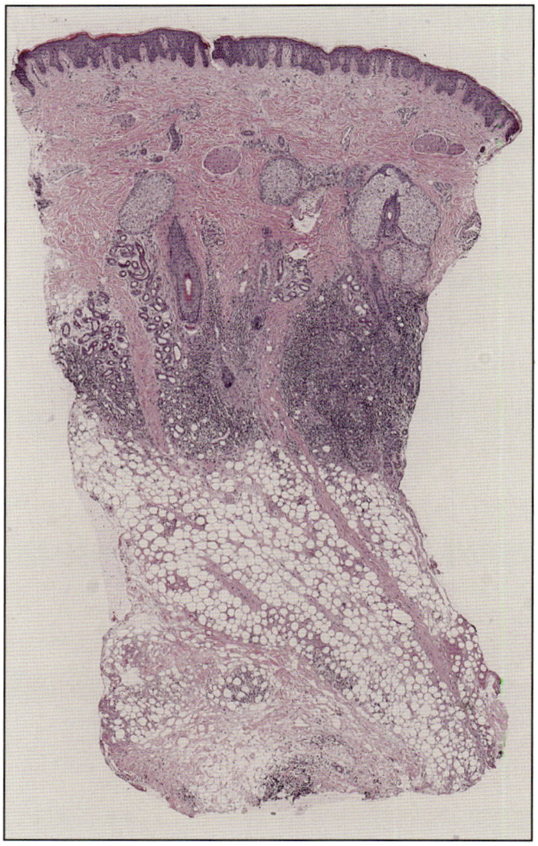

图 11.2-5 **盘状红斑狼疮**
真皮全层及皮下脂肪内有较致密炎症细胞浸润，部分毛囊破坏，仅可见纤维性的条索

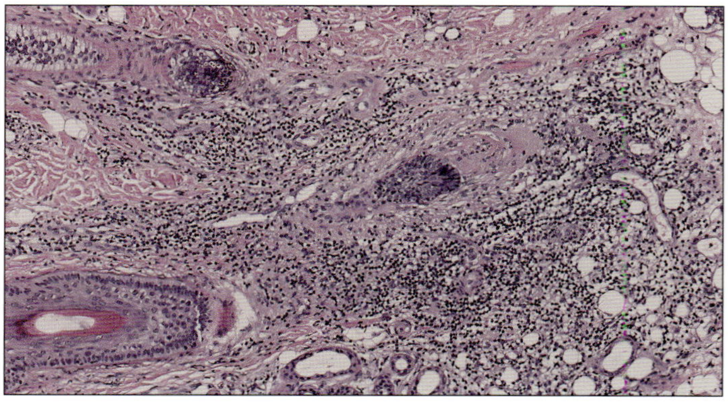

图 11.2-6 **盘状红斑狼疮**
毛囊周围较致密淋巴细胞为主浸润。可见处于退行期及休止期的毛囊

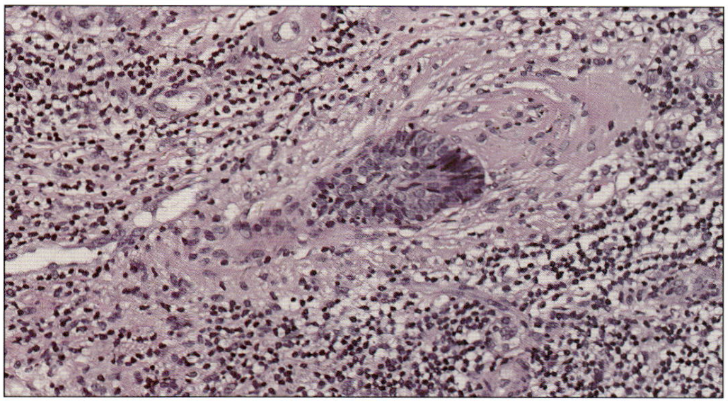

图 11.2-7 **盘状红斑狼疮**
休止期毛囊下方的纤维化

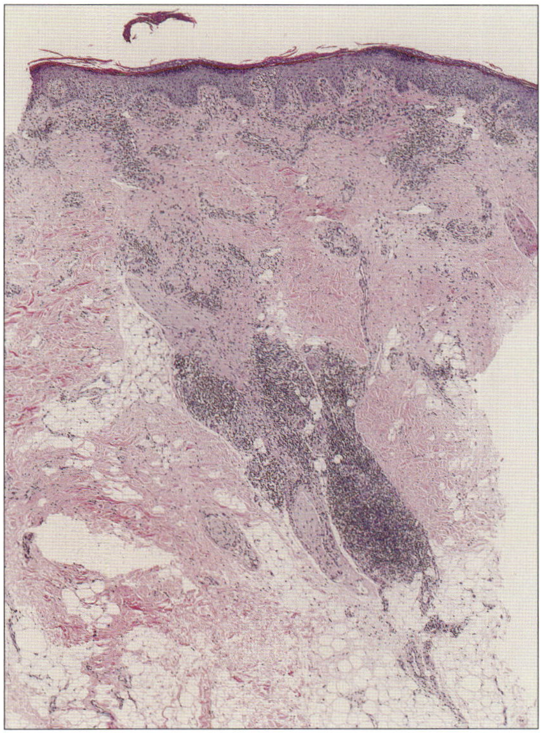

图 11.2-8 **盘状红斑狼疮**
界面改变，真皮浅层及深层灶性炎症细胞浸润。多根立毛肌的存在，表明毛囊已为炎症所破坏

临床特点

为萎缩性瘢痕，其上毛发脱落，有时在边缘仍可见活动性的浸润性红斑损害（图 11.2-9，图 11.2-10）。

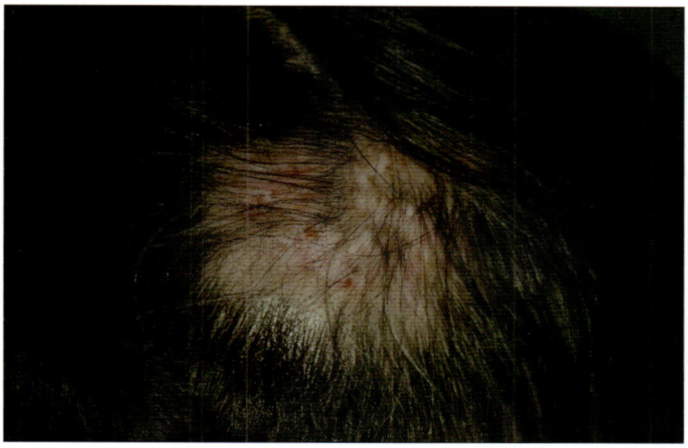

图 11.2-9 **盘状红斑狼疮**

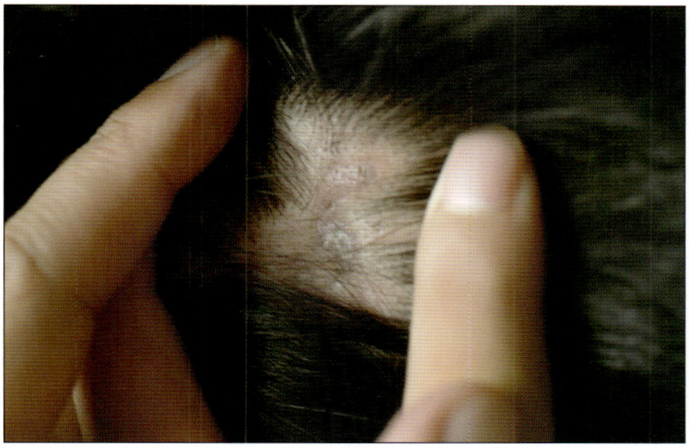

图 11.2-10 **盘状红斑狼疮**

鉴别诊断

发生在头皮的红斑狼疮应与扁平苔藓相鉴别。有时损害仅见于头皮，两者的鉴别颇为困难。一般来说，临床上扁平苔藓的损害以紫红色为主，可见与毛囊一致的角化性丘疹，晚期发生脱发时，为多发性、小灶状类似于虫蚀状脱发；而 DLE 损害为红色斑块，在充分发展的损害揭下表面的角质物，可见角质性倒刺（相当于组织学上所见毛囊角栓）。组织学上毛发扁平苔藓炎性浸润可仅限于毛囊，而毛囊间上皮不受侵犯，但 DLE 时毛囊上皮及毛囊间上皮均受侵犯；其次两个病都有基底细胞液化变性，但扁平苔藓基底膜并不增厚，而 DLE 基底膜可明显增厚；第三 DLE 炎症浸润部位较深，可达到皮下，而扁平苔藓仅浅层、中层有炎症细胞浸润，深层及皮下是没有炎性浸润的。若鉴别仍有困难时，则应取皮损做直接免疫荧光检查，若在基底膜带有免疫球蛋白和（或）补体 C3 的沉积，则支持 DLE 的诊断。

11.2.1.3 毛发苔藓（lichen pilaris）

毛发苔藓又称毛周围角化病或毛发角化病（keratosis pilaris）

组织病理特点

- 毛囊漏斗部扩大，其中充满着成层正角化细胞，偶有角化不全细胞。可见盘曲的毛发；
- 呈圆锥形的毛囊角栓轻度高出皮肤表面；
- 毛囊周围及真皮浅层血管周围稀疏淋巴细胞浸润。

临床特点

典型表现为双上臂伸侧及大腿伸侧多数与毛囊分布相一致的针头大丘疹，顶端为圆锥形角栓（图 11.2-11），剥去角栓，可见一蜷毛蜷曲其中。摸之有“锉刀样”的感觉。无自觉症状。皮疹大多在十来岁时出现，至青壮年期最为明显，以后又逐渐减轻。本病易见于皮肤干燥者。在鱼鳞病及异位性皮炎患者毛发苔藓是很多见的。严重时，不仅上臂及大腿伸侧，在后背、臀部及面颊等也可有类似皮疹。

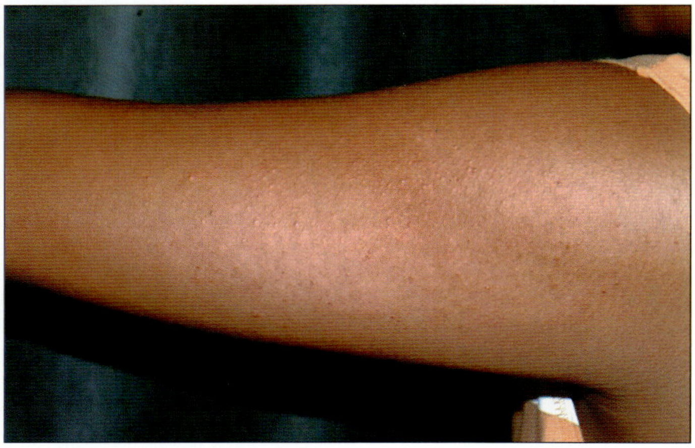

图 11.2-11 毛发苔藓

眉部和颊部瘢痕性红斑（ulerythema of eyebrows and cheeks）：为毛发苔藓的特殊类型。眉部瘢痕性红斑主要在眉毛部，为持久性红斑及毛囊角化性丘疹，愈后留有萎缩性点状瘢痕。颊部瘢痕性红斑又称为网状红斑性毛囊炎（folliculitis ulerythematosa reticulata），为前额两侧及颊部对称性红斑及毛囊角化性丘疹，但毛囊角栓一般并不高出皮面，伴有网状萎缩。

11.2.1.4 小棘苔藓（lichen spinulosus）

组织病理特点

- 毛囊漏斗部扩大，其中为成层正角化细胞组成的角栓；
- 呈圆锥形的毛囊角栓轻度高出皮肤表面；
- 毛囊周围较为致密淋巴组织细胞浸润；
- 与毛发苔藓的区别是本病的炎症浸润较为致密。

临床特点

角化性毛囊丘疹，中央有一根丝状角质小棘突出。皮疹大多群集成片，成直径 3 ~ 4cm 的圆形斑片。好发于颈项、躯干、上臂伸侧及臀部。无自觉症状。

11.2.2 以组织细胞浸润为主（predominantly histiocytic infiltrate）

11.2.2.1 酒渣鼻（rosacea）

同 8.1.8

11.2.2.2 口周皮炎（perioral dermatitis）

本病患者大多为中年女性，皮疹主要在口周。皮疹与酒渣鼻（鼻赘期除外）时相仿，为丘疹、脓疱、结节及毛细血管扩张，组织学改变均为毛囊内或毛囊周围炎症，与酒渣鼻时的组织学改变大致相同。局部长期应用糖皮质激素制剂，可引起酒渣鼻及口周皮炎的改变。

11.3 脱发（alopecia）

脱发是很常见的，类型亦很多，临床上诊断并不困难。组织学检查对于正确辨认脱发性质，乃至进一步探讨其病因是很重要的。从组织病理学角度，可将脱发分为非瘢痕性脱发及瘢痕性脱发两大类。

对头皮标本的取材及组织切片的阅读，以下几点应予注意。

1．应熟悉正常毛发的组织学及生长周期。

2．头皮的毛囊大而深在，毛球位于皮下组织内，因此取材应足够深，包括皮下组织，最好用切除法。

3．正常毛囊的生长周期可分生长期、退行期和休止期。处于生长期的毛囊是充分发育的，分为漏斗部、峡部及下部三部分；退行期毛囊下部上皮仅成细的条索，周围绕以明显增厚的玻璃样基底膜；休止期时毛球部已退缩至立毛肌附着部位（毛囊峡部与下部的交界点），原毛囊下部及毛乳头部位为纤维性的索条所代替。

4．必须注意将上述的纤维性索条与瘢痕性秃发时在原毛囊部位所出现的纤维化索条相鉴别。前者是纤细的胶原纤维，当毛囊重新由休止期进入生长期后，又为毛囊下部所占据；后者粗厚，常是硬化的胶原纤维，它实质上是原有毛囊破坏后所形成的瘢痕，该部位的毛囊是不可能再生了。

5．为判断脱发的性质，在组织切片上应注意有否炎症细胞浸润、浸润的特点与部位、有否纤维化、纤维化的范围与程度、有否微生物、毛囊是处于生长周期中的哪一阶段及毛干的情况等。

11.3.1 非瘢痕性脱发（non-scarring alopecia）

11.3.1.1 圆形秃发（斑秃）（alopecia areata）

组织病理特点

图 11.3-1，图 11.3-2

- 毛乳头血管周围、毛球及血管丛周围以淋巴细胞为主的浸润；
- 处于退行期及休止期的毛囊数量增多，在休止期毛囊下方可见纤维性索条；
- 在原毛乳头部位的毛细血管明显扩张，数目明显增多，且在原毛乳头部位可见噬黑素细胞，在纤维性索条周围及真皮胶原束间的肥大细胞数量增多；
- 在病变毛发及休止期毛发间偶见正常毛囊。

斑秃早期组织学特点是毛球及血管周围较为致密以淋巴细胞为主的浸润。

斑秃后期组织学以明显增厚、有折皱玻璃样基底膜的退行期毛囊，以及以纤维性索条为特点的休止期毛囊为特点。炎症细胞明显减少，在原毛乳头部位可见噬黑素细胞及黑素。有的活组织标本，可在原毛乳头部位见到成层似洋葱头状的硬化，这可能预示着患者将发生永久性秃发。斑秃时所见到的纤维性索条是当毛囊从生长期进入休止期后，在原来毛囊下部所出现的纤细胶原纤维索。它们与纤维化索条不同，后者见于某些瘢痕性秃发，如毛囊性扁平苔藓及慢性盘状红斑狼疮时。纤维性条索并不意味永久性秃发。

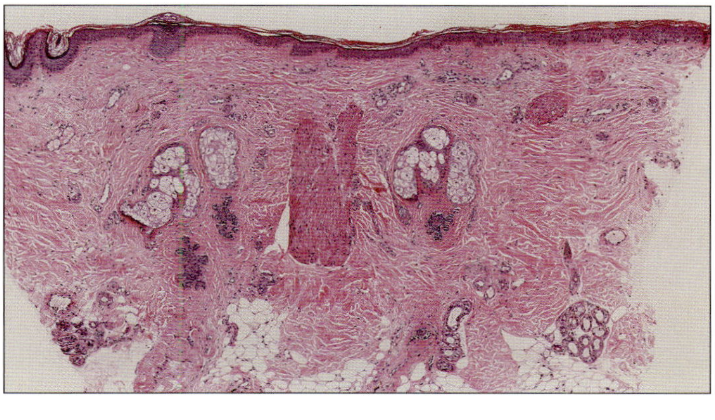

图 11.3-1 圆形秃发，后期
可见立毛肌及数个处于退行期或休止期的毛囊。无明显炎症细胞浸润

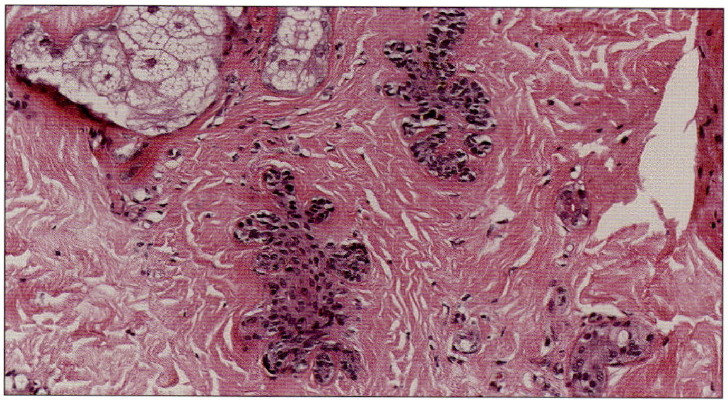

图 11.3-2 圆形秃发，后期
退行期毛囊，可见明显增厚、有折皱玻璃样的基底膜，在休止期毛囊下方可见纤维性索条

斑秃时，处于生长期的毛母质突然停止活动，毛发松动，随着生长期毛发进入退行期及休止期，毛发最终脱落。惊叹号发就是处于休止期时拔出的上粗下细的毛发。

临床特点

为头皮上境界清楚、圆形至椭圆形，大小不等的脱发区，皮肤光滑，无炎症现象（图 11.3-3）。若病变仍在活动，则在秃发区的边缘头发松动，容易拔出。患者以年轻人居多。一般斑秃区在数月后又有新发长出而自愈。新长出的发最初可能是毳毛，以后成为终毛。若头发全部脱落为全秃；若头发、腋毛、阴毛等，甚至全身毳毛脱落则为普秃。斑秃患者除了毛发不正常外，在指甲上可出现沟嵴，皮肤上可伴白癜风。

11.3.1.2 拔毛癖（trichotillomania）

组织病理特点

- 在有些毛囊内可见断裂、有褶的毛干及团块状不规则形的黑素；
- 处于退行期及休止期的毛囊数目增加，其间仍可见到一些正常的毛囊，在原毛乳头部位可见噬黑素细胞；
- 真皮全层稀疏的淋巴细胞浸润；
- 有的毛囊上皮与周围结缔组织分离；在有些毛囊内及毛囊周可见小堆的血管外红细胞；
- 在有些毛囊中可见不到毛发；
- 偶见毛周纤维化。

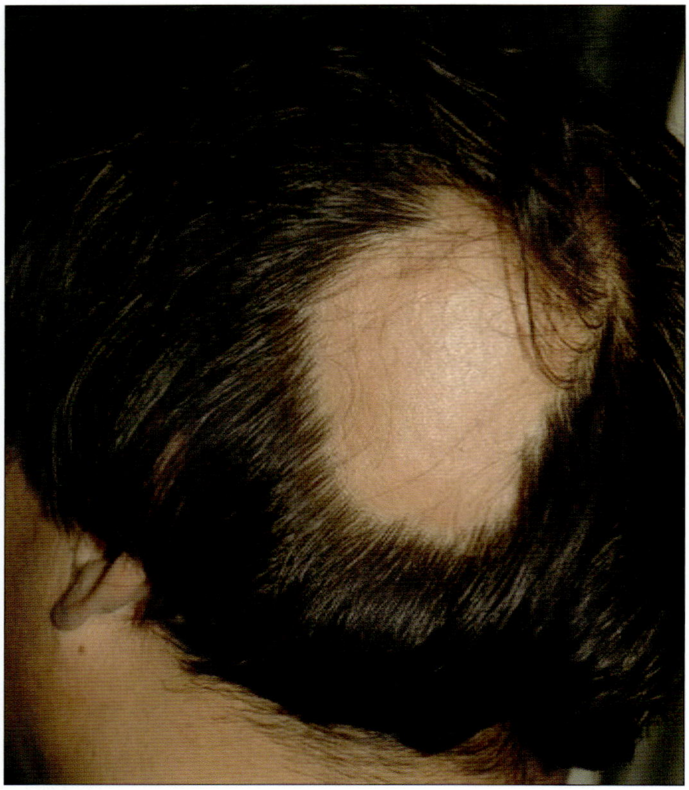

图 11.3-3 圆形秃发

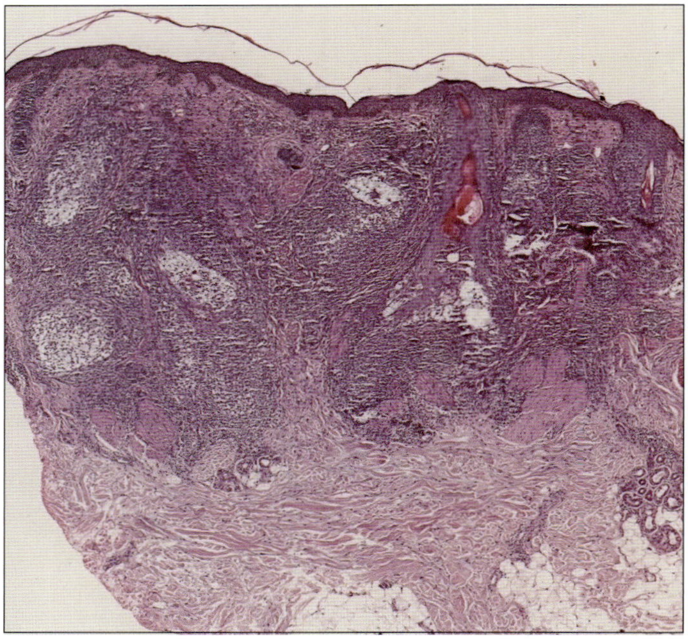

图 11.3-4 毛囊黏蛋白沉积症
这是一例发生在蕈样肉芽肿患者头皮的切片。除在真皮可见灶性致密的淋巴细胞浸润外，切片内淡染的部分为沉积的黏蛋白

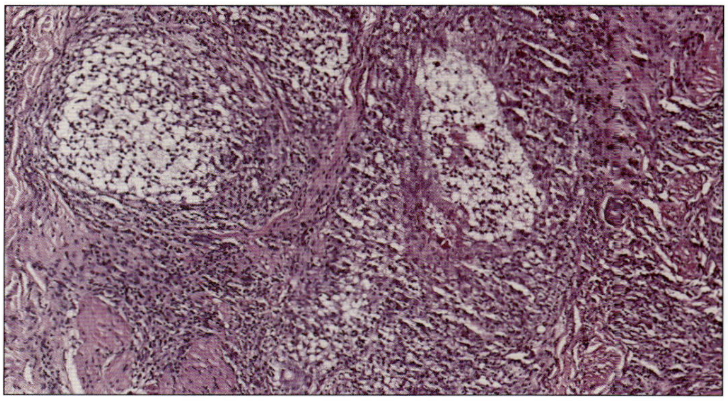

图 11.3-5 毛囊黏蛋白沉积症
毛囊内黏蛋白的沉积，毛囊内及毛囊周为多数淋巴细胞、组织细胞等浸润

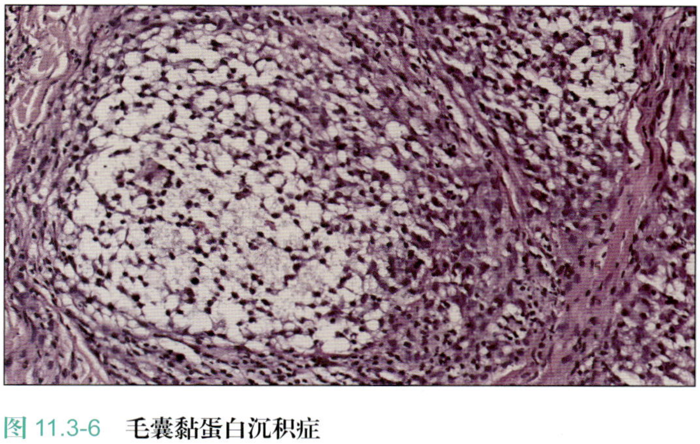

图 11.3-6 毛囊黏蛋白沉积症
黏蛋白在 HE 染色的组织切片，呈淡染、松散嗜碱性的颗粒状

临床特点

患者常以手或铁夹等强行拔去自己的毛发，以头顶前方及颞部的头发被拔去较为常见。患处的头发呈大片状缺失，但与斑秃不同，一则秃发区的境界常不规则，二则秃发区常仍可见到正常头发及断发。

11.3.1.3 毛囊黏蛋白沉积症（follicular mucinosis）

组织病理特点

图 11.3-4，图 11.3-5，图 11.3-6

- 在毛囊外根鞘、皮脂腺、有时还在毛囊间表皮内有黏蛋白的沉积；
- 病变毛囊内、真皮血管丛周围及胶原束间混合类型炎性浸润，有淋巴细胞、组织细胞、多核巨细胞、浆细胞及嗜酸性粒细胞。

在毛囊内沉积的黏蛋白一般是酸性黏多糖，在 HE 染色的组织切片，呈淡的、松散嗜碱性的颗粒状。以胶样铁、阿申蓝等染色可更清楚显示。

临床特点

本病分原发性和继发性。原发性的多见于儿童及青壮年，皮疹为群集的毛囊性丘疹或斑块，质硬如胶状（图 11.3-7），有时挤之可有黏蛋白挤出。好发于头皮、颈及脊背部。在头皮会造成局部脱发，称为黏蛋白性脱发（alopecia mucinosa）。继发性的可见于恶性淋巴瘤的斑块性损害，特别是蕈样肉芽肿时。此时，除了毛囊皮脂腺内有黏蛋白的沉积外，还可见到原发病如蕈样肉芽肿的组织学改变。

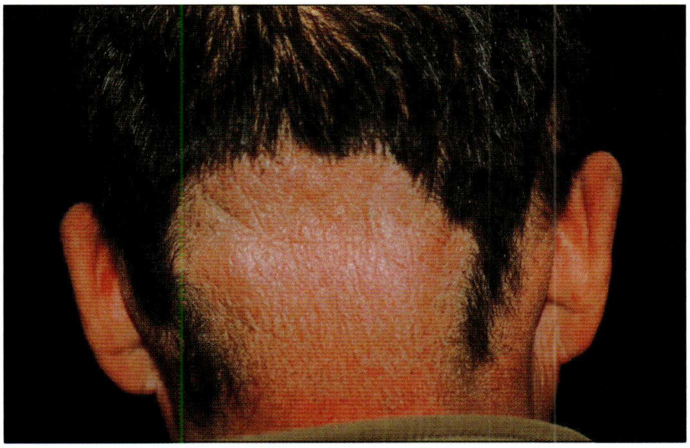

图 11.3-7 毛囊黏蛋白沉积症：蕈样肉芽肿患者

11.3.2 瘢痕性脱发（scarring alopecia）

瘢痕性脱发有两个主要的类型，一为瘢痕发生在毛囊的部位，如毛囊性扁平苔藓，组织学上在原毛囊部位出现纤维化的索条；一为整个真皮、包括毛囊部位的瘢痕形成，如二度烧伤，组织学上真皮广泛纤维化，乃至硬化，皮肤附属器明显减少或消失。

11.3.2.1 毛囊性扁平苔藓（eollicular lidren planus）

早期为沿毛囊周围呈带状、致密，以淋巴细胞为主的浸润。以后炎症浸润使毛囊部位破坏，原毛囊部位完全被纤维化所代替，瘢痕形成在个别毛囊部位，造成永久性的秃发，称为假性斑秃（图 11.3-8，图 11.3-9）（详见 11.2.1.1）。

11.3.2.2 盘状红斑狼疮（discoid lupus erythematosus）

盘状红斑狼疮的炎症浸润不仅在毛囊周围，也在浅层及深层血管丛周围，在后期发生纤维化的范围更为广泛。关于毛囊性扁平苔藓与盘状红斑狼疮的鉴别请参阅 11.2.1.2。

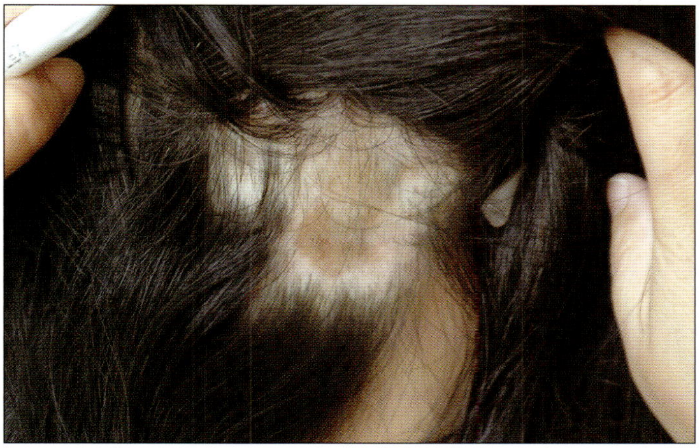

图 11.3-8 假性斑秃

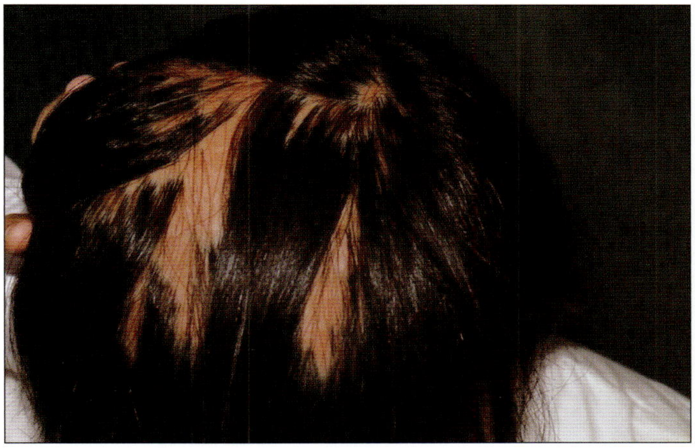

图 11.3-9 毛发扁平苔藓导致假性斑秃

11.3.2.3 物理及化学损伤所致的秃发（physical or chemical injury）

如强酸、强碱、电离辐射、物理创伤、热、冷等均可造成较为深在的皮肤损伤，出现溃疡，愈后形成瘢痕，并导致永久性的秃发。

11.3.2.4 硬皮病（scleroderma）

各种形式的硬皮病如硬斑病、带状硬皮病、系统性硬皮病等均可造成瘢痕性秃发（图 11.3-10）。这是因为硬皮病是侵及真皮全层，乃至皮下组织、筋膜的炎性疾患，当急性期的炎性浸润消退后，就出现胶原的变性，最后发生硬化。广泛的硬化最终将“勒死”皮肤附属器、特别是毛囊皮脂腺，使其萎缩、消失。所以在硬皮病后期可见真皮胶原纤维的广泛变性及硬化，皮肤附属器则大部消失。说明以前曾有毛囊的证据是立毛肌仍然残存，一般它是不被破坏的（见 7.1.3）。

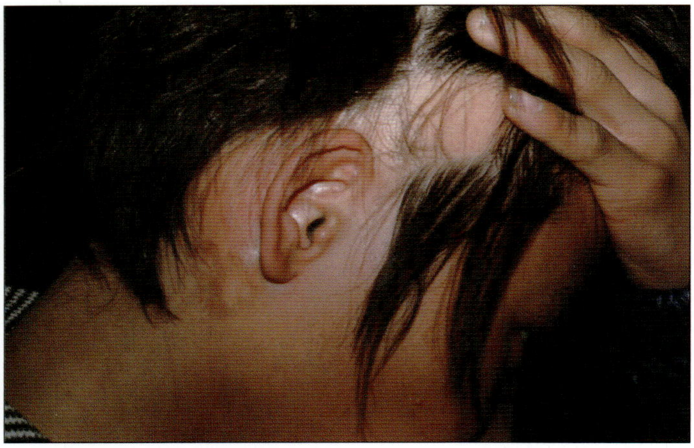

图 11.3-10 **带状硬皮病**

另外，凡炎性浸润较为深在，炎症破坏较为剧烈的皮肤病变，也都可造成瘢痕性的秃发，如前述的深在感染性毛囊炎、疖、痈、须疮，黄癣及脓癣（图 11.3-11）等。

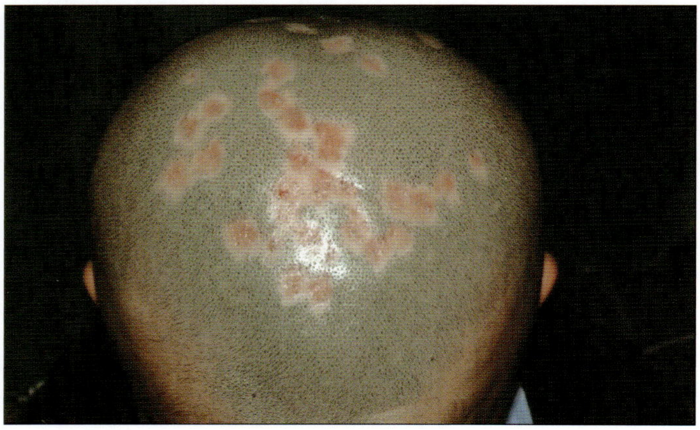

图 11.3-11 **脓癣治疗后的瘢痕性脱发**

一般来说，瘢痕性脱发均是永久性的，其理由是毛囊已完全为纤维化组织所取代，毛发生长的基础已不复存在。非瘢痕性脱发一般是暂时性的（图 11.3-12），一旦造成脱发的原因解除（如化疗）后，毛囊可恢复其正常的生长周期，毛发将重新长出。但在有些病例，非瘢痕性脱发也可以是永久性的，如圆形秃发在个别病例是不可复性的，特别是全秃、普秃，有时恢复是很困难的。取头皮病变处皮肤作活检，若在原有毛球及毛乳头部位均已为成层呈洋葱头状硬化的胶原，则证明毛发已无再生的可能，成了永久性秃发。男性型秃发即俗称的早秃，若取头皮秃发部位的组织，在原毛乳头部位既无纤维化，亦无硬化，但也几乎是不可恢复的。

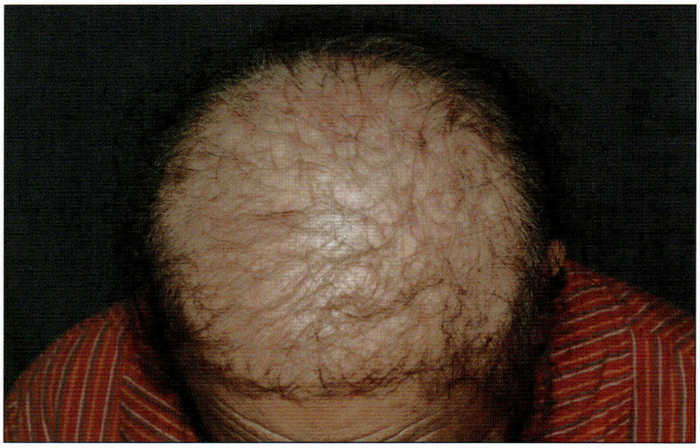

图 11.3-12 **非瘢痕性脱发**
子宫内膜癌术后化疗中

12 血管炎

血管炎是指血管壁及血管周围有炎症细胞浸润，同时伴有血管损伤，包括纤维素沉积、胶原变性、内皮细胞及肌细胞坏死等炎症过程（图 12.0-1）。

所有的皮肤血管，从最小的真皮乳头层毛细血管至位于皮下的大动脉都可能发生血管炎。血管炎基本的组织学改变是血管壁有炎症细胞浸润，并伴有均一或颗粒状嗜酸性的纤维素沉积和（或）血管壁的变性和坏死，也可有血栓形成。虽然血管炎和血管周围炎都是炎症性病变，但前者主要的病理改变在血管壁，后者则主要在血管周围，且没有上述血管炎的基本组织学改变。血管炎的炎症细胞以中性粒细胞为主，称为中性粒细胞性血

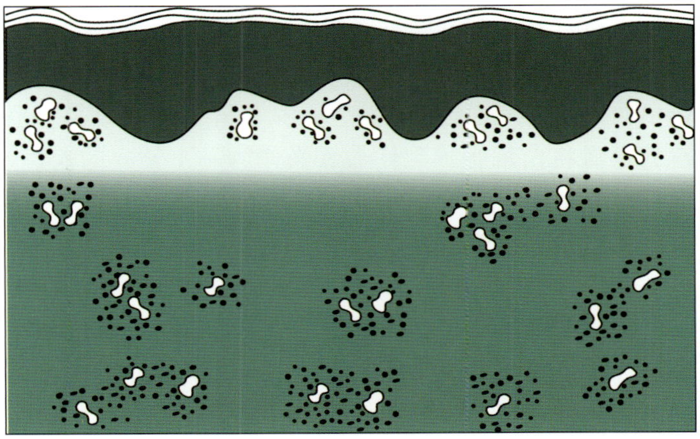

图 12.0-1 **血管炎**

管炎；以淋巴细胞为主称为淋巴细胞性血管炎；以组织细胞为主称肉芽肿性血管炎。

阿克曼教授对血管炎分类是按照：①血管壁中炎症细胞以哪种类型为主（中性粒细胞、淋巴细胞或组织细胞）；②受侵皮肤血管的大小。此外，病变的部位也要考虑，是仅限于皮肤，还是既有皮肤也有内脏器官血管的病变。

我们必须了解以下事实：每一型血管炎，无论是中性粒细胞性、淋巴细胞性还是肉芽肿性，浸润的炎症细胞都不是单一种类，而是混合性的。例如，在白细胞碎裂性血管炎，不仅有中性粒细胞，还常有嗜酸性粒细胞的浸润．再者，在血管炎病变发展的不同阶段，主要浸润细胞的类型亦可不同，如变应性肉芽肿病的早期损害，浸润细胞以中性粒细胞及嗜酸性粒细胞为主，晚期损害则以组织细胞为主。所以，同所有的炎症性皮肤病一样，我们应视血管炎为一个过程，在疾病进程的不同阶段具有不同的临床及组织学特点。

12.1 中性粒细胞性血管炎（neutrophilic vasculitis）

中性粒细胞性血管炎可分为两类，一类为白细胞碎裂性血管炎，病变中有核尘（中性粒细胞核的碎片）；一类为非白细胞碎裂性血管炎，病变中几乎无核尘。

12.1.1 白细胞碎裂性血管炎（leukocytoclastic vasculitis）

关于“白细胞碎裂性血管炎”这一名词的使用较为混乱。严格地讲，白细胞碎裂性血管炎是一个组织病理学上的概念，泛指小血管周围有中性粒细胞浸润及核尘、小血管管壁及管周有纤维素沉积的一组病变。白细胞碎裂性血管炎可见于许多疾病，如过敏性紫癜、冷球蛋白血症、系统性红斑狼疮、持久性隆起性红斑等。也有的学者将白细胞碎裂性血管炎作为一个独立的疾病，而且世界各地学者给它起了许多不同的病名，如变应性皮肤血管炎、变应性皮肤细小动脉炎、坏死性血管炎、过敏性血管炎等。因此当“白细胞碎裂性血管炎”作为一个临床诊断出现时，我们就不知道患者得的是过敏性紫癜，还是冷球蛋白血症，还是变应性皮肤血管炎。如同我们见到“肝炎”诊断，不知道是甲肝、乙肝还是药物中毒性肝炎，见到“心脏病”诊断，不知道是高血压性心心脏病、肺源性心脏病，风湿性心心脏病还是先天性心脏病一样。

笔者认为“白细胞碎裂性血管炎”可以作为一个病理诊断，但不主张将“白细胞碎裂性血管炎”作为临床诊断，作为一个独立的疾病。事实上，白细胞碎裂性血管炎是许多皮肤病及系统性疾病的一个基本组织学改变。由于病因、侵犯血管大小的不同、侵犯血管是动脉或是静脉的不同、皮损部位及病期的不同，在具体病变中中性粒细胞、核尘、纤维素及血管外红细胞的数量可有很大的差别，临床表现也各异，临床医师需综合临床、组织病理及实验室检查等才能确定诊断。

组织学上，白细胞碎裂性血管炎有以下共同的特点（图 12.1-1，图 12.1-2）：

- 真皮浅层和（或）深层血管丛周围有以中性粒细胞为主的浸润，可有数量不等嗜酸性粒细胞，还有淋巴细胞浸润；
- 血管周围多数核尘，为中性粒细胞的碎核；
- 血管壁及管周有红染的纤维素沉积；
- 常见血管外红细胞。

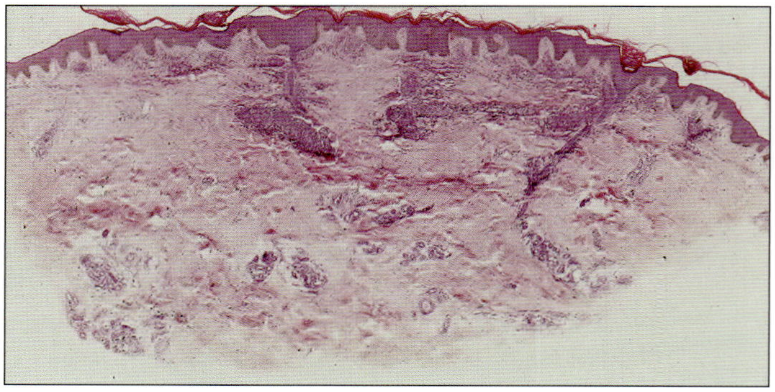

图 12.1-1 **白细胞碎裂性血管炎（LCCV）**
表皮大致正常，真皮浅层血管周围炎症细胞浸润

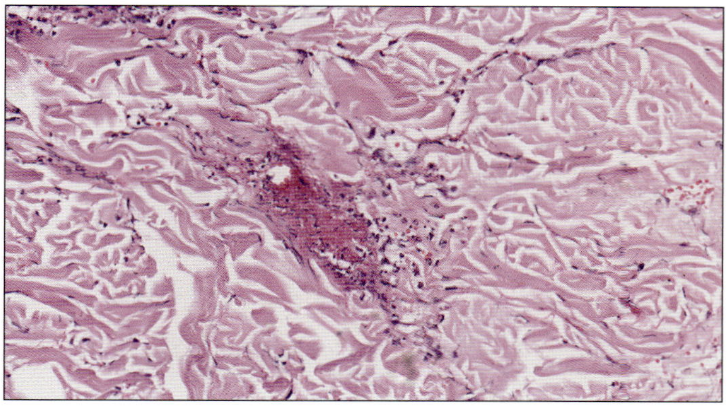

图 12.1-2 **白细胞碎裂性血管炎（LCCV）**
血管壁及管周有红染纤维素沉积，血管周围中性粒细胞浸润，有碎核。血管堵塞，血栓形成

白纽胞碎裂性血管炎的急性阶段一般无表皮改变。若病变导致小血管内血栓形成或管腔阻塞，尤其当发生在真皮乳头层的小血管时，就可导致其上表皮细胞的缺血性坏死。坏死始于基底层，可见基底细胞液化变性及坏死，可导致表皮下疱形成，疱内有多数红细胞，临床上为血疱；坏死渐发展至表皮下部，最后表皮全层坏死。此时表皮全层红染，核失去了嗜碱性染色，细胞的结构模糊不清。坏死的组织对中性粒细胞具有趋化作用，故在真皮浅层及表皮内可见到多数中性粒细胞的浸润。

大部分白细胞碎裂性血管炎已证实系循环抗原抗体复合物在血管壁及其周围沉积所致。抗原抗体复合物激活补体系统，产生趋化因子，吸引中性粒细胞至沉积部位，继之中性粒细胞破坏，成为核尘，并活化血凝系统使纤维蛋白原转化成纤维素。直接免疫荧光研究示早期损害的血管壁及血管周围有 IgG、IgM 及补体沉积。因此白细胞碎裂性血管炎代表了Ⅲ型变态反应，即免疫复合物性血管炎的组织学改变。

电镜检查显示病变主要侵犯毛细血管后静脉，内皮细胞明显肿胀，在血管壁及管周有大量纤维素的沉积。由于内皮细胞肿胀及纤维素的沉积可堵塞了血管腔。本质上本病并不是坏死性血管炎。

在白细胞碎裂性血管炎的早期损害，镜下可仅见毛细血管和小静脉管壁及管周有中性粒细胞浸润，而无核尘及纤维素，对这样的组织学改变并不足以作出白细胞碎裂性血管炎的诊断。同样的损害若再过几小时取材，就可能在血管壁内见到中性粒细胞、核尘及纤维素，这时诊断就确凿无疑了。需强调指出的是，若仅在小血管管壁内见到炎症细胞，是不足以诊断为血管炎的，因为炎症时，组织内的炎症细胞均是经小血管逸出的，所以小血管管壁上的中性粒细胞可以是炎症过程中正由血管腔进入周围组织的细胞（血球游出 diapedesis）。另一方面，若在大血管管壁内存在有炎症细胞，则可肯定是血管炎。

下面讲述组织学上以白细胞碎裂性血管炎为特征的皮肤疾患。

12.1.1.1 过敏性紫癜（anaphylactoid purpura）

过敏性紫癜又称 Henoch-Schonlein 紫癜。

组织病理特点

图 12.1-3，图 12.1-4，图 12.1-5，图 12.1-6，图 12.1-7

- 真皮浅层及乳头部小血管为主的白细胞碎裂性血管炎；
- 由于血管壁及管周多数纤维素沉积及中性粒细胞浸润，血管内皮细胞的肿胀可致血管堵塞；
- 血管周可见嗜酸性粒细胞浸润。
- 真皮乳头水肿，有多数血管外红细胞。
- 其上表皮发生缺血性改变，出现细胞内及细胞间水肿，严重时整个表皮坏死，表皮下疱形成。

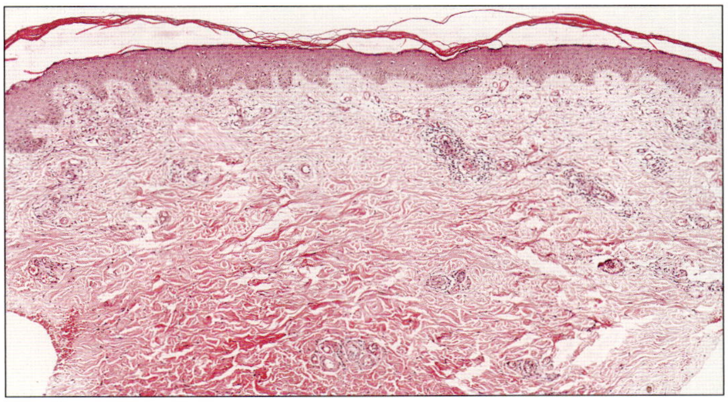

图 12.1-3 **过敏性紫癜**
表皮大致正常。真皮浅层血管周围炎

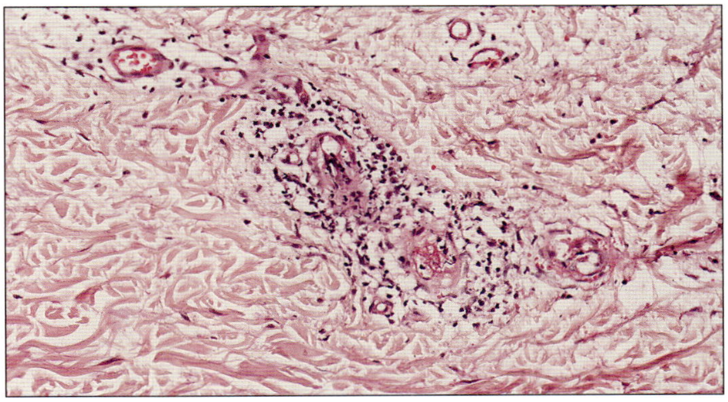

图 12.1-4 **过敏性紫癜**
血管周围以中性粒细胞为主浸润，可见碎核

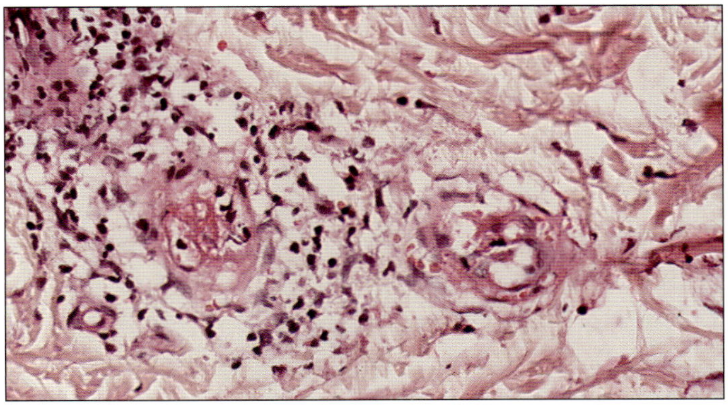

图 12.1-5 **过敏性紫癜**
示血管壁及管周红染纤维素的沉积。管周中性粒细胞、碎核及少许血管外红细胞

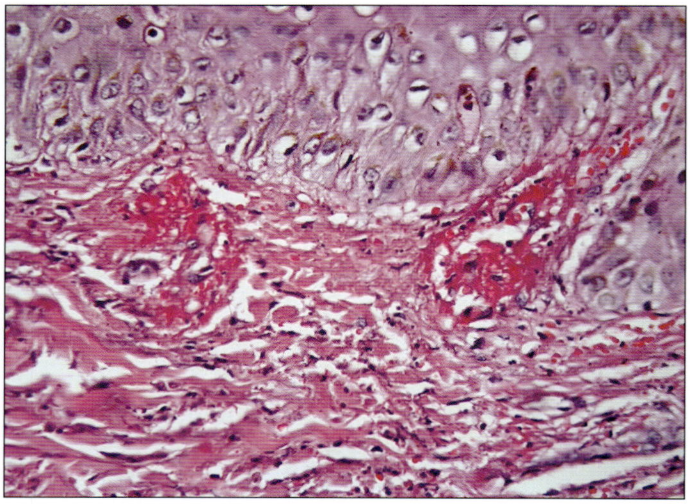

图 12.1-6 **过敏性紫癜**
真皮乳头血管坏死，管周中性粒细胞、碎核及血管外红细胞

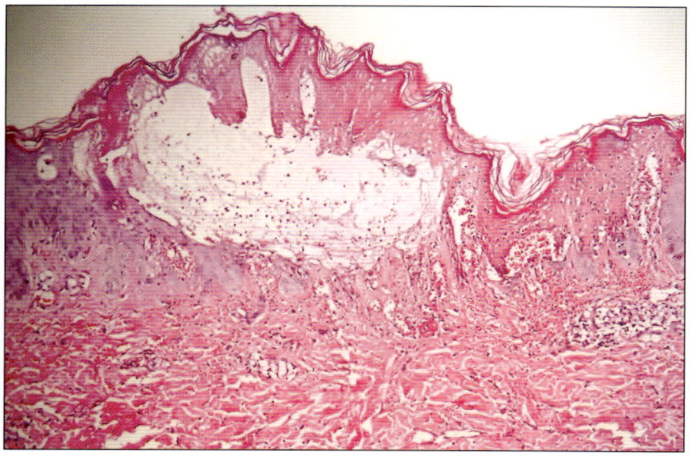

图 12.1-7 **过敏性紫癜**
由于乳头真皮血管坏死，导致表皮缺血坏死

临床特点

本病的基本损害为紫癜，最初为小而散的瘀点，可彼此融合。好发于双下肢，尤其是小腿伸侧，呈对称性（图 12.1-8，图 12.1-9），重者躯干、上肢也可发生，且在淤斑上出现水疱等。仅皮肤损害者可无明显自觉症状。部分患者常并有关节疼痛，乏力等不适。有的患者伴有剧烈腹痛、恶心、呕吐、便血等，称为腹型紫癜。有的患者出现肾损害，尿中有蛋白、血球乃至管型，称为肾型紫癜。过敏性紫癜好发于儿童及青年，以女性多见，病程长短不一，皮疹常成批发生，易复发。

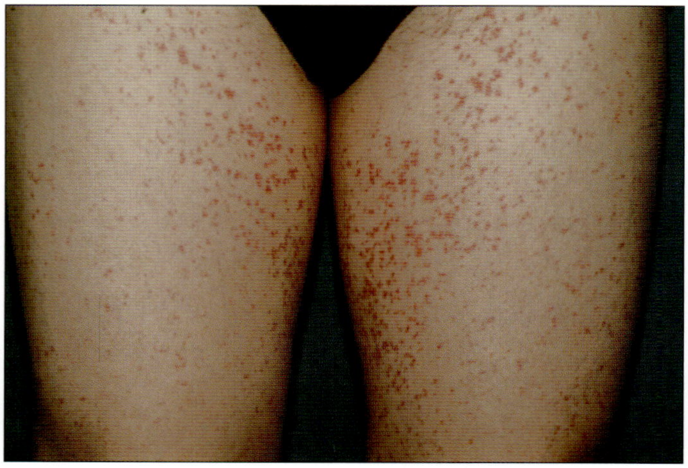

图 12.1-8 **过敏性紫癜**

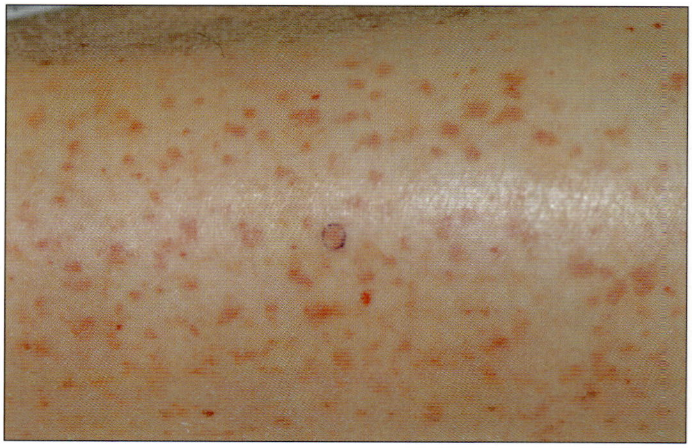

图 12.1-9 **过敏性紫癜**

实验室检查

血小板计数正常，出凝血时间正常。毛细血管脆性试验阳性。腹型紫癜者大便潜血可阳性。肾型紫癜时尿中有蛋白、血球等。损害组织中小静脉壁可有 IgA 沉积。

鉴别诊断

与变应性血管炎的鉴别：

（1）过敏性紫癜的皮疹较为单一，即淤点或淤斑，而变应性血管炎的皮疹呈多形性，有红斑、丘疹、紫癜、小结节、风团等，特别是小结节，一般并不见于过敏性紫癜；

（2）过敏性紫癜病变的血管以真皮乳头及浅层为主，一般不侵及皮下组织的小血管，而变应性血管炎则病变侵入真皮浅层及深层，有时还包括皮下组织的小血管。尽管如此，有时鉴别是很困难的，这是因为这两个病的病因及基本组织病理学改变基本相同。

12.1.1.2 变应性血管炎（allergic vasculitis）

变应性血管炎又称变应性皮肤血管炎（Allergic cutaneous vasculitis）。

组织病理特点

图 12.1-10，图 12.1-11，图 12.1-12

- 真皮全层血管，即浅层及深层血管的白细胞碎裂性血管炎改变；
- 血管壁及管周多数纤维素沉积及中性粒细胞浸润，血管内皮细胞的肿胀可致血管堵塞；
- 血管周可见嗜酸性粒细胞浸润；
- 有的病例在皮下组织的小血管也有白细胞碎裂性血管炎改变；
- 当供应表皮的血管发生阻塞，则表皮出现缺血坏死改变。

临床特点

皮疹呈多形性，有红斑、丘疹、风团、紫癜、血疱、小结节及溃疡等（图 12.1-13，图 12.1-14）。病变触之浸润较深。好发于下肢，亦可出现在上肢及躯干等而全身泛发。皮疹常对称分布。变应性血管炎可以是一个系统性病变，患者可有发热、关节痛等全身症状，少数有肾脏、消化道等内脏损害。当损害仅限于皮肤时，称为变应性皮肤血管炎。

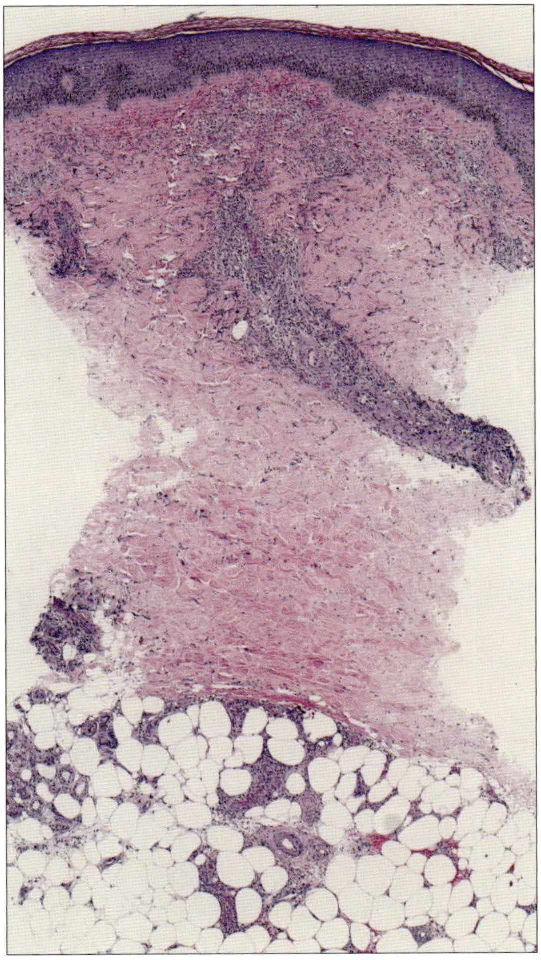

图 12.1-10 **变应性血管炎**
表皮大致正常。真皮全层及皮下组织血管周围炎症细胞浸润

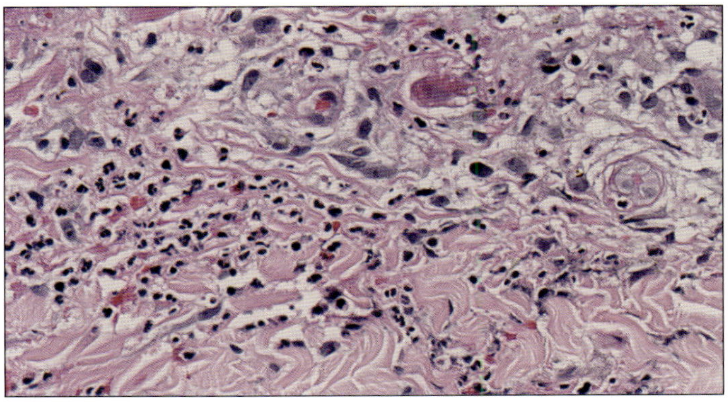

图 12.1-11 **变应性血管炎**
血管周围多数中性粒细胞浸润。可见一阻塞的小血管

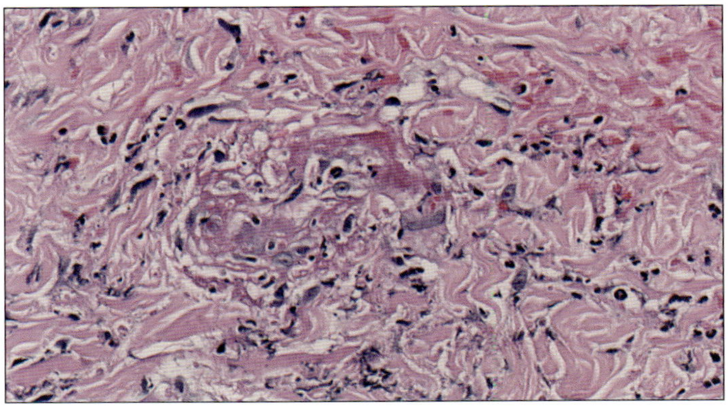

图 12.1-12 **变应性血管炎**
血管壁及管周纤维素沉积，中性粒细胞浸润，可见碎核

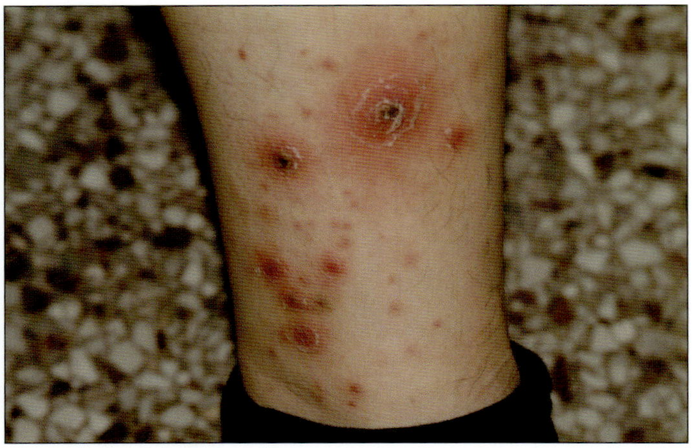

图 12.1-13 **变应性血管炎**

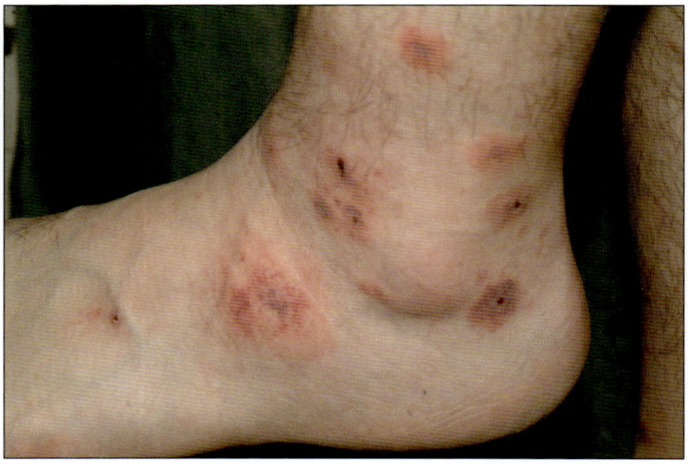

图 12.1-14 **变应性血管炎**

12.1.1.3 青斑血管炎及白色萎缩（livedo vasculitis and atrophie blanche）

组织病理特点

图 12.1-15，图 12.1-16，图 12.1-17

- 真皮上半部血管管腔内有纤维素性血栓，小静脉管壁内有纤维素的沉积；
- 在血管壁内及管周有稀疏中性粒细胞及淋巴细胞浸润及核尘；
- 常见表皮坏死及溃疡形成；
- 真皮乳头水肿，有多数血管外红细胞；
- 后期表皮萎缩，表皮突消失变平。真皮硬化、纤维化，小静脉扩张，有些腔内有血栓。

青斑血管炎及白色萎缩好发于小腿下部及踝部，患者大多为女性。该部位的真皮浅层血管由于长期站立的姿势而有淤滞改变。血管由于迂曲而显得数目增多，管壁厚，内皮细胞肥大。青斑血管炎是否系血管炎是有争论的。阿克曼教授认为最初可能是白细胞碎裂性血管炎，侵及真皮全层，特别是真皮上半部的毛细血管及小静脉。但近来也有认为本病的突出病变是纤维素性血栓，因此属于凝血方面的微血管阻塞性疾病，而称为青斑性血管病。白色萎缩是指青斑血管炎后期即终末阶段，此时真皮硬化，表皮变薄，表皮突变平，真皮浅层毛细血管扩张，管壁增厚，均一化红染。

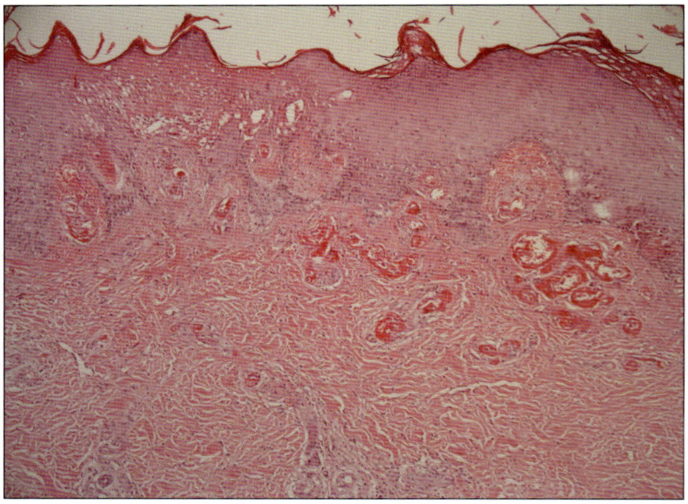

图 12.1-15 **青斑血管炎及白色萎缩**
真皮上部多数小血管壁可见红染的纤维素沉积。部分表皮因缺血而坏死，呈均一红染

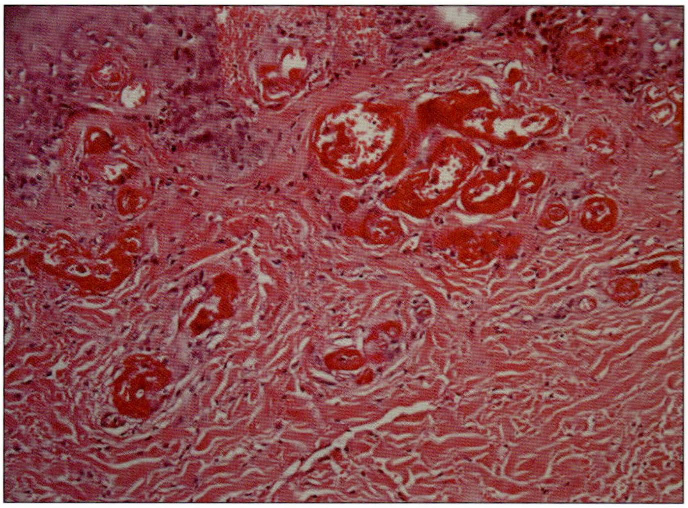

图 12.1-16 **青斑血管炎及白色萎缩**
示小血管管壁红染的纤维素沉积，小血管内可见纤维素性血栓

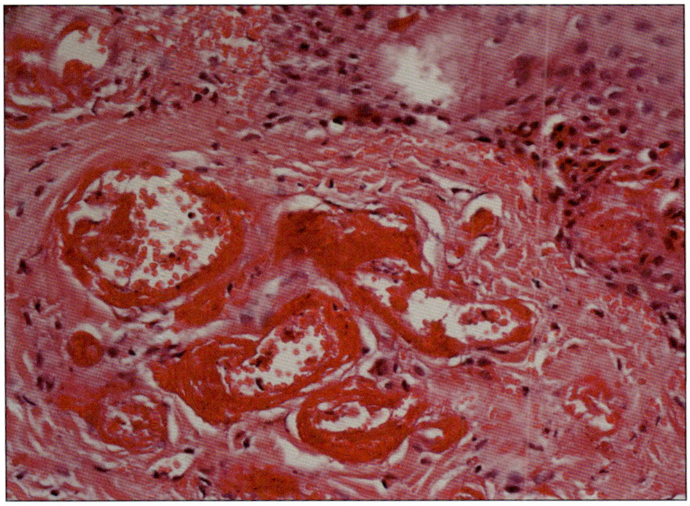

图 12.1-17 **青斑血管炎及白色萎缩**
小血管管壁纤维素沉积，多数血管外红细胞。炎症浸润并不明显

临床特点

青斑血管炎开始表现为紫癜，中央可出现水疱、坏死，小溃疡（图 12.1-18，图 12.1-19）。溃疡疼痛，不易愈合。愈后成为不规则形的白色萎缩瘢痕，周围有色素沉着及毛细血管扩张（图 12.1-20）。本病好发于小腿下方，尤其是踝部及足背，患者大多是中青年妇女。少数患者青斑血管炎可以是系统性红斑狼疮或抗心磷脂综合征的一个表现。

实验室检查

皮损直接免疫荧光检查示血管壁上有免疫球蛋白，主要是 IgM、补体及纤维素的沉积。

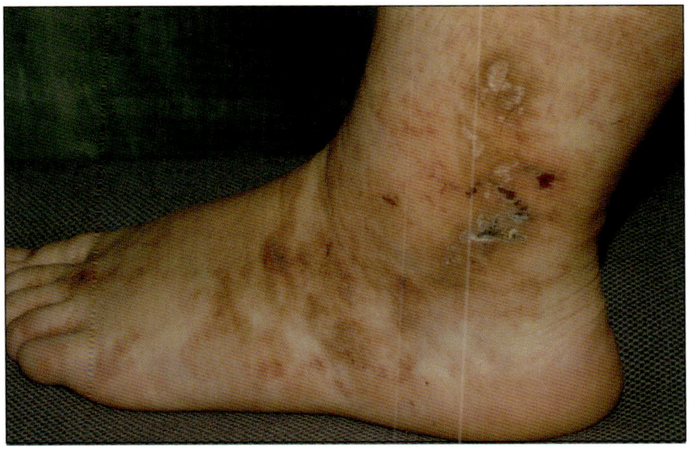

图 12.1-18 **青斑血管炎**

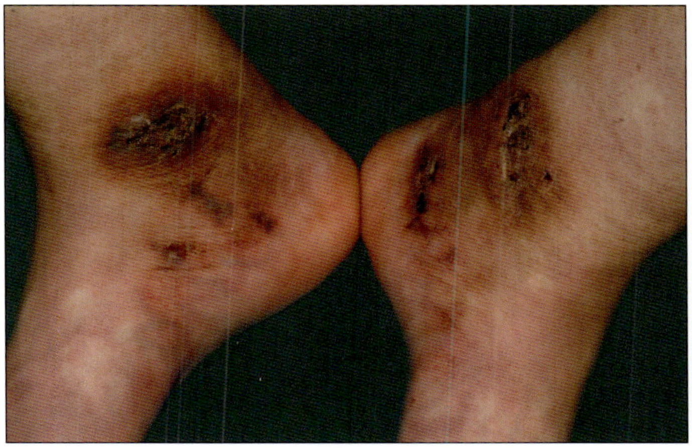

图 12.1-19 **青斑血管炎**

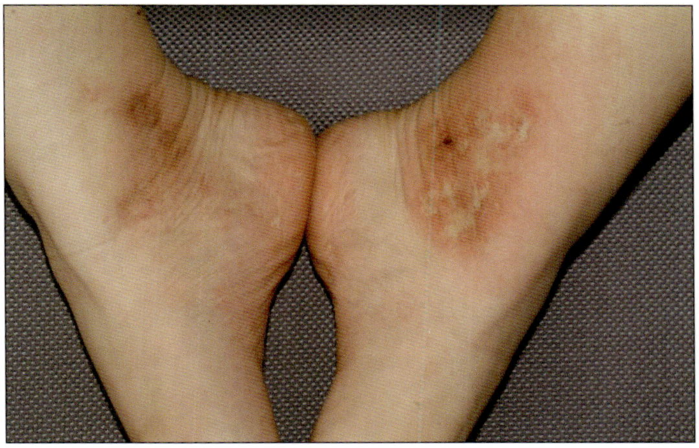

图 12.1-20 **青斑血管炎**

12.1.1.4 持久性隆起性红斑（erythema elevatum diutinum）

组织病理特点

本病是一个慢性白细胞碎裂性血管炎。

早期

图 12.1-21，图 12.1-22，图 12.1-23，图 12.1-24

- 真皮全层及其血管周围弥漫、致密以中性粒细胞为主的浸润，还有组织细胞及少数嗜酸性粒细胞；
- 真皮全层血管有白细胞碎裂性血管炎改变，管壁肿胀、红染，有多数纤维素样物质沉积，管周中性粒细胞、核尘及少许血管外红细胞。

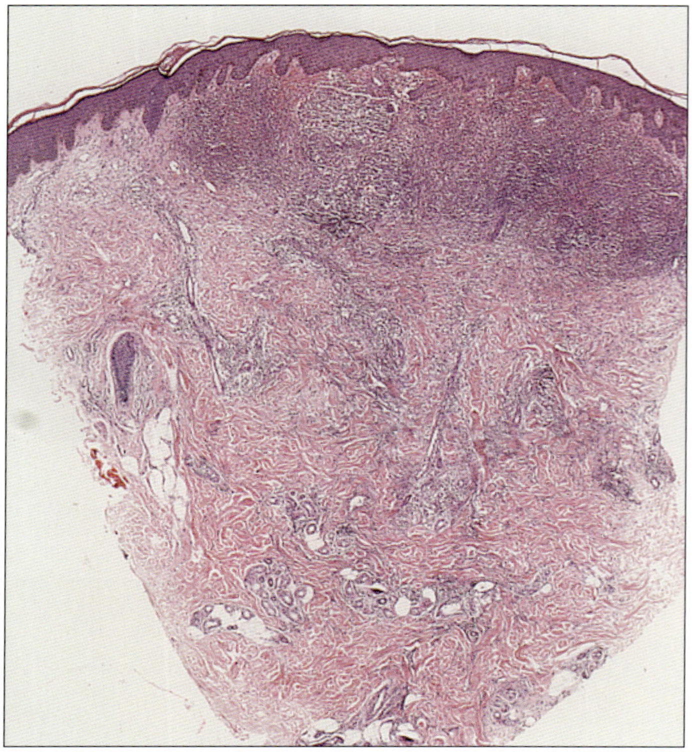

图 12.1-21 **持久性隆起性红斑**
表皮大致正常。真皮全层炎症细胞浸润

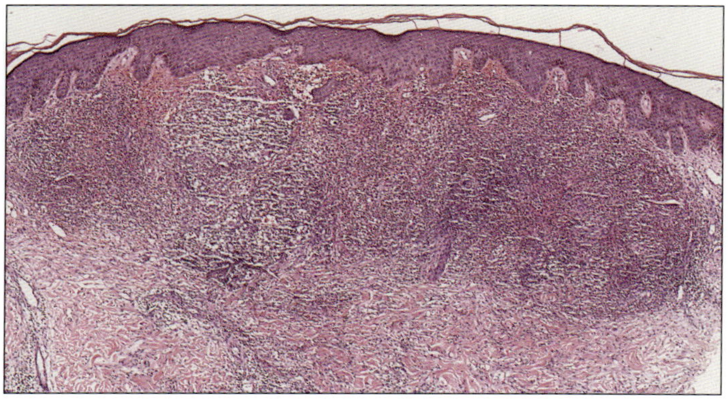

图 12.1-22 **持久性隆起性红斑**
真皮上层致密炎症细胞浸润，有多数血管外红细胞

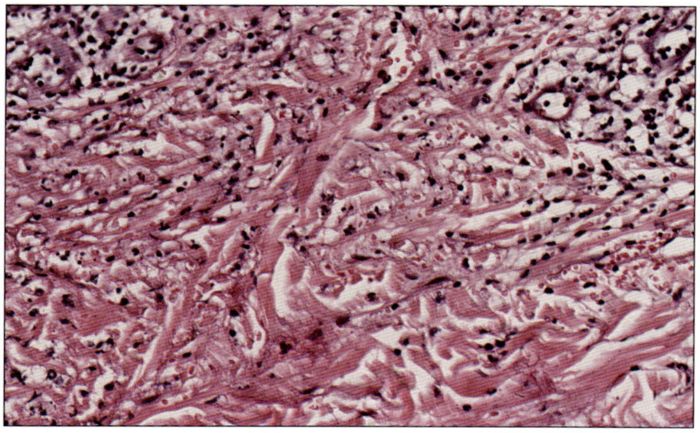

图 12.1-23 **持久性隆起性红斑**
炎症细胞为中性粒细胞为主，有多数核尘

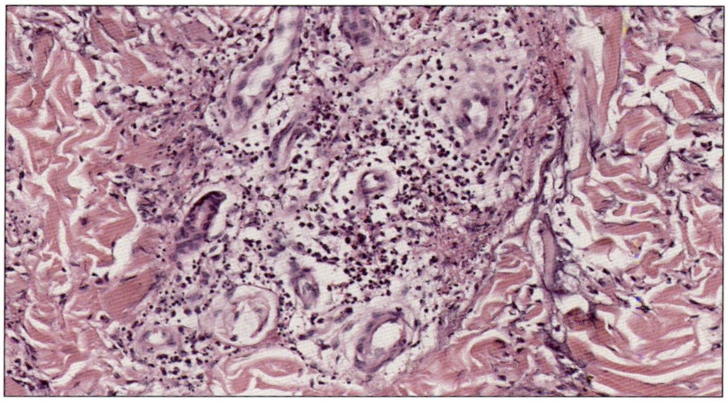

图 12.1-24 **持久性隆起性红斑**
血管管壁肿胀、红染，有多数纤维素样物质沉积，管周多数中性粒细胞及核尘

后期

- 浸润细胞数量减少，淋巴细胞、组织细胞逐渐增多，但一般仍以中性粒细胞居多；
- 成纤维细胞量增多，发生纤维化；
- 血管壁纤维性增厚；
- 在真皮内可见脂质的沉积。

临床特点

患者多为成年人，好发于四肢伸侧，特别是手、足、肘膝关节的伸侧面，个别病例皮损可泛发全身。典型损害为钱币状大小，鲜红色或紫红色隆起皮面的斑块（图 12.1-25，图 12.1-26），早期表面光滑。自觉轻度瘙痒，可有压痛。后期可有坏死，结痂，纤维硬化（图 12.1-27）。

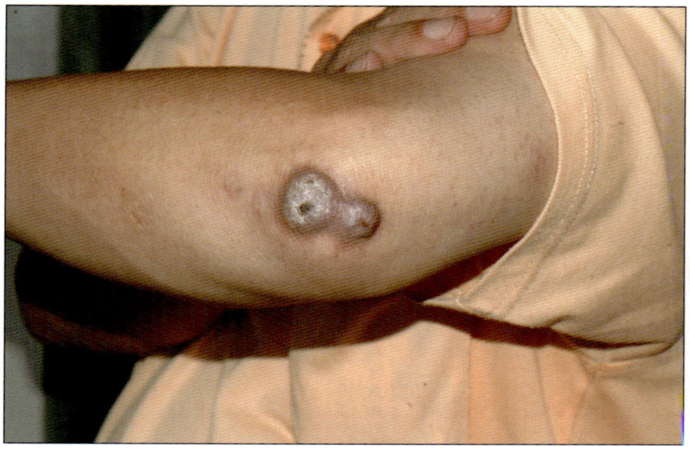

图 12.1-25 **持久性隆起性红斑**

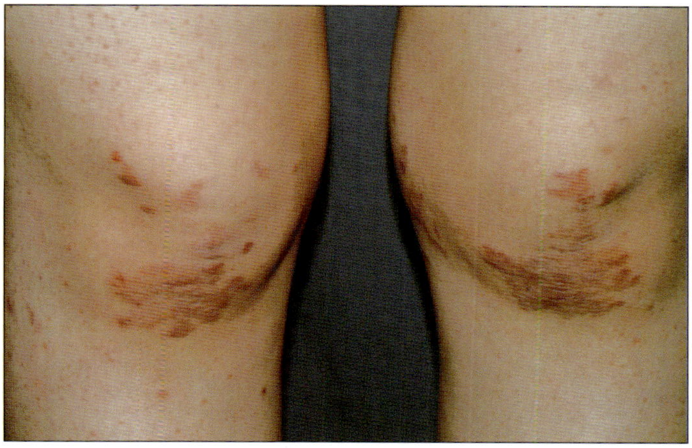

图 12.1-26 **持久性隆起性红斑**

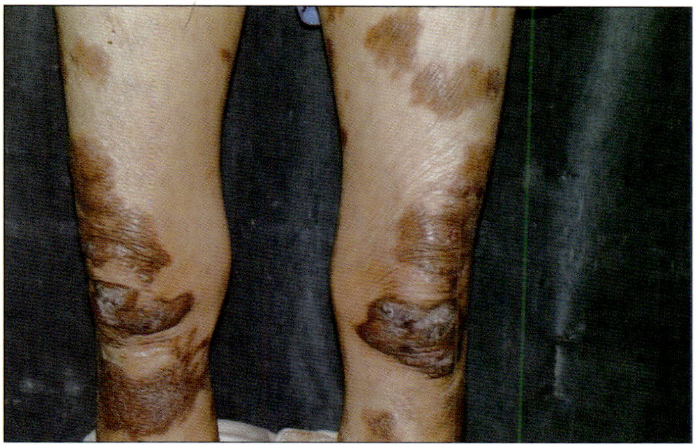

图 12.1-27 **持久性隆起性红斑**

12.1.1.5 冷球蛋白血症（cryoglobulinemia）

冷球蛋白是一种免疫球蛋白，在温度低时（4℃）时沉淀，复温时又可溶解。冷球蛋白血症分两大类，一类为单株型，免疫球蛋白轻链或 κ 型或 λ 型；一类为混合型，最常见的是 IgM-IgG。后者为免疫复合物，IgG 为抗原，IgM 则为抗体，这种免疫球蛋白遇冷沉积在血管壁上，进而结合补体，造成免疫复合物性血管炎，出现白细胞碎裂性血管炎的改变。

组织病理特点

图 12.1-28，图 12.1-29

- 单株型冷球蛋白血症：受累的小血管扩张，内皮细胞肿张，血管管腔内可见均一嗜酸性物质的沉积，以 PAS 染色可更清楚地显示。
- 混合型冷球蛋白血症：除典型白细胞碎裂性血管炎的改变外，血管管腔内可见均一嗜酸性物质的沉积，直接免疫荧光检查在病变血管壁上可示 IgM、IgG 或 C3，这些都表示免疫复合物在血管腔及血管壁的沉积。

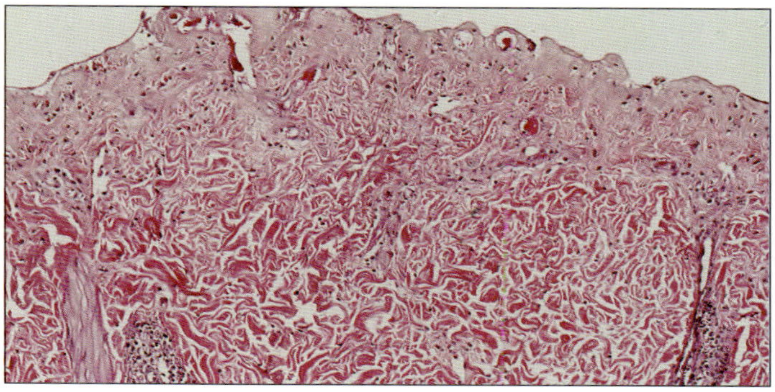

图 12.1-28 **冷球蛋白血症**
表皮部分缺如，真皮乳头血管管腔内可见均一嗜酸性物质沉积（冷球蛋白），稀疏炎症浸润

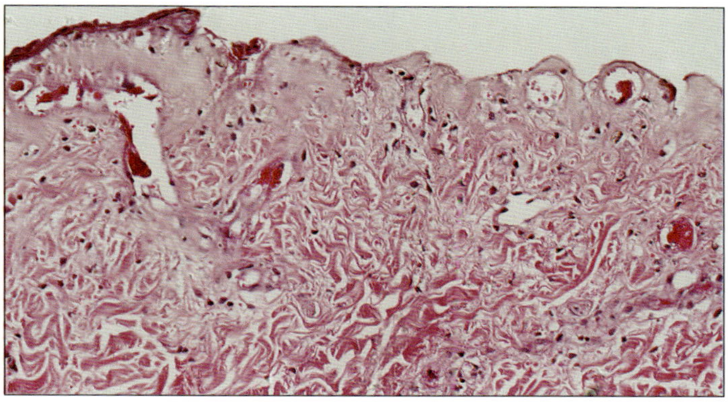

图 12.1-29 **冷球蛋白血症**
真皮乳头血管管腔内可见均一嗜酸性物质沉积（冷球蛋白），少许血管外红细胞。表皮因缺血坏死而脱落，仅见真皮乳头

临床特点

肢端遇冷后发紫，出现紫癜、甚至坏死、溃疡（图 12.1-30，图 12.1-31）。伴关节痛，无力等全身不适。有的患者可有肾损害。患者有网状青斑、雷诺征。

实验室检查

末梢血中可查到冷球蛋白，IgM 常增高，血清补体水平低。部分患者与病毒感染，如丙肝或乙肝病毒感染有关。

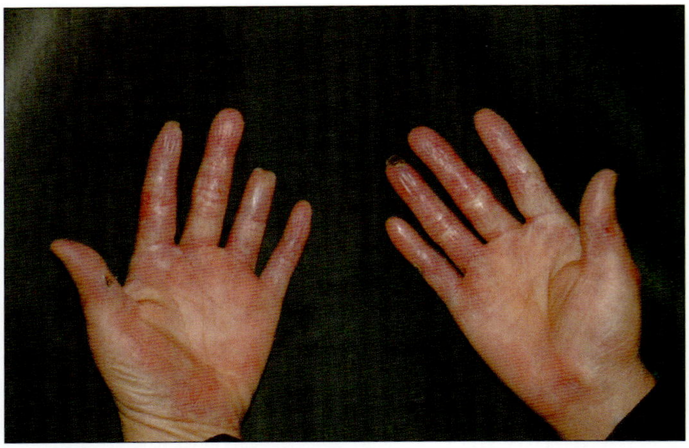

图 12.1-30 冷球蛋白血症

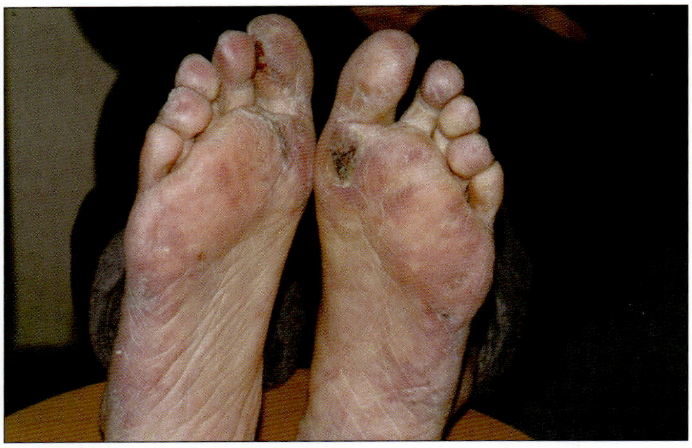

图 12.1-31 冷球蛋白血症

12.1.1.6 股臀皮肤血管炎（femoro-Gluteal cutaneous vasculitis）

组织病理特点

可见白细胞碎裂性血管炎的改变，有时在血管管腔内可见均一嗜酸性物质的沉积，与上述冷球蛋白血症相仿。但有的患者可主要表现为血管周围淋巴细胞浸润，而无白细胞碎裂性血管炎的改变。

临床特点

以股外上侧及臀部出现圆形或椭圆形、潮红、轻度水肿性红斑为特点，常有结节和浸润性斑块，有轻度压痛，严重时可破溃（图 12.1-32）。患处皮肤温度低；也有的患者表现为紫红色或暗红色的网状斑。患者多为较肥胖的中青年女性，多在寒冷季节，长时间在室外，因裤子较薄，保温不够而诱发本病。本病发生与冻疮类似，国外归为寒冷性脂膜炎。

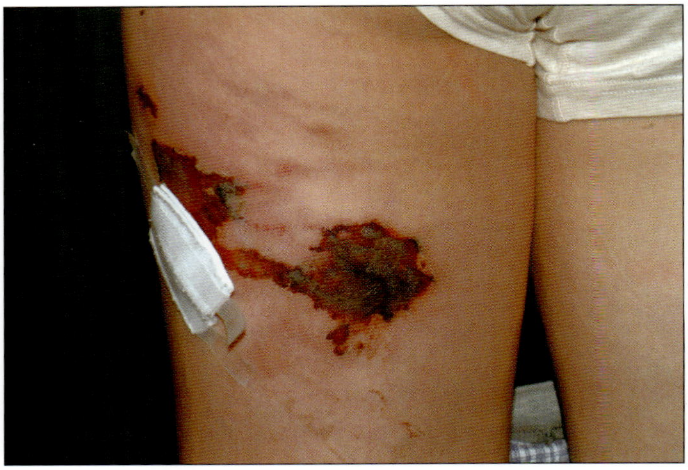

图 12.1-32 股臀血管炎（寒冷性脂膜炎）

实验室检查

取静脉血检查患者有否冷球蛋白血症或冷纤维蛋白血症。

12.1.1.7 麻风反应：Lucio 现象及麻风性结节红斑（Leprosy in reaction：Lucio's phenomenon，erythema nodosum leprosum）

Lucio 现象又称为坏死性红斑（erythema necroticans）或残毁性麻风，发生在弥漫性瘤型麻风的患者。由于患者细胞免疫功能低下，机体对麻风分枝杆菌的抵抗力很差，结果皮肤内麻风分枝杆菌大量增殖，镜下可见皮肤内有充满麻风分枝杆菌的泡沫状组织细胞浸润。

组织病理特点

可见白细胞碎裂性血管炎及弥漫性瘤型麻风的特点，后者为真皮全层，有时还在皮下脂肪内有致密、弥漫泡沫状组织细胞的浸润。溃疡损害用 Fite 染色可显示麻风分枝杆菌数量减少，死亡的麻风分枝杆菌呈碎片及颗粒状。在周围皮肤内则仍可见到大量麻风分枝杆菌。

临床特点

为潮红斑疹、丘疹及斑块，可进一步发展为水疱、脓疱、坏死及溃疡，愈后常留有萎缩性瘢痕。全身症状有寒战和发热、鼻出血、胃肠道功能障碍及神经痛。

麻风性结节性红斑

组织病理特点

在真皮全层、有时在皮下泡沫组织细胞间散布以中性粒细胞为主，还有嗜酸性粒细胞、淋巴细胞及浆细胞的浸润。大部分病例有白细胞碎裂性血管炎。损害中麻风分枝杆菌数量减少。

临床特点

发生在有斑块及结节的瘤型麻风患者。麻风性结节性红斑与结节性红斑相似，但分布更广，可遍及全身，且偶可发生坏死及溃疡。患者常伴全身症状如发热、神经肿胀和疼痛、骨痛、睾丸炎、虹膜炎和多发性关节炎等。

实验室检查

皮损涂片可见大量麻风分枝杆菌。

12.1.1.8 荨麻疹性血管炎（urticarial vasculitis）

组织病理特点

图 12.1-33，图 12.1-34，图 12.1-35

- 真皮全层可见白细胞碎裂性血管炎改变，以浅层血管为主。血管炎可以很轻，仅为局灶性的纤维素样血管改变，少许中性粒细胞及核尘。少许血管外红细胞；
- 血管周围浸润细胞较为稀疏，以中性粒细胞为主，有时嗜酸性粒细胞相对较多；
- 真皮浅层组织水肿；
- 表皮正常。

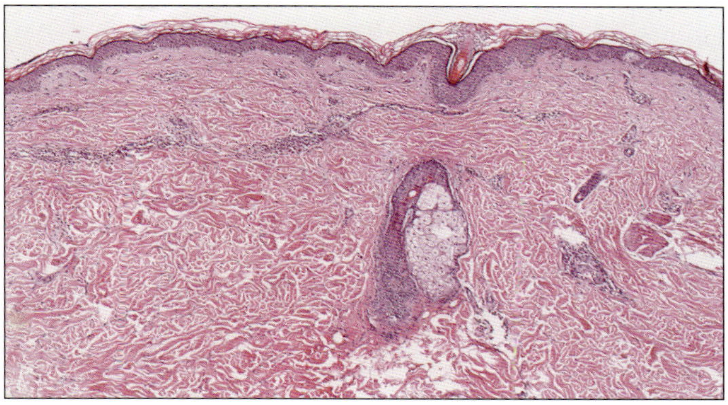

图 12.1-33 荨麻疹性血管炎
表皮正常。真皮以浅层为主血管周围炎症细胞浸润

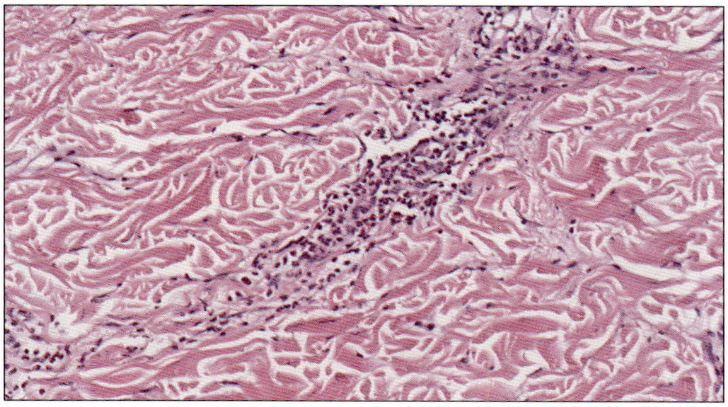

图 12.1-34 荨麻疹性血管炎
血管周围以中性粒细胞为主，少许嗜酸性粒细胞

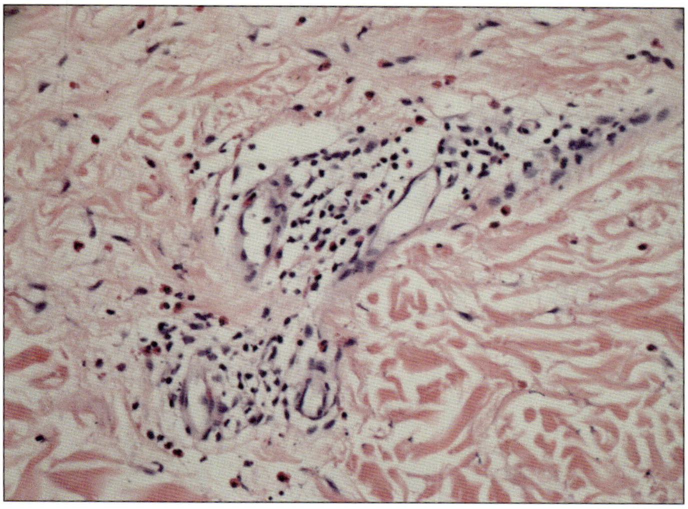

图 12.1-35 荨麻疹性血管炎
血管扩张，管周以嗜酸性粒细胞为主浸润，可见少许核尘

临床特点

以风团为主要症状，该风团与寻常性荨麻疹的风团不同，它不易消退，常持续 24 ~ 72 小时，触之疼痛。皮疹消退后常遗留轻度色素沉着（图 12.1-36）。患者以中年妇女居多，常同时有关节疼痛等不适。

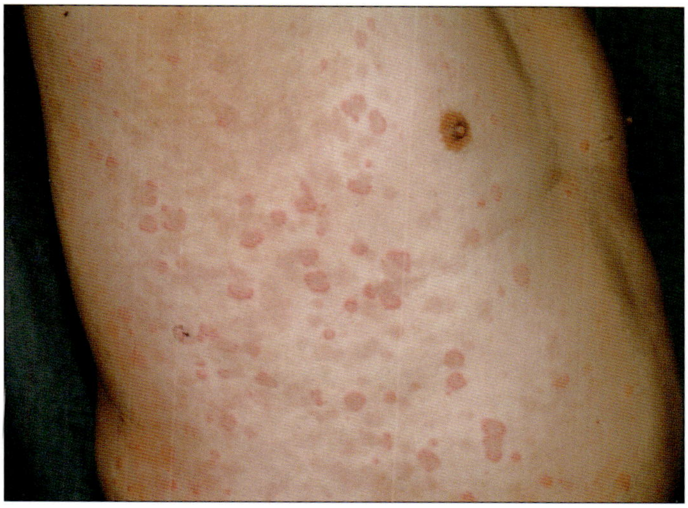

图 12.1-36 荨麻疹性血管炎

实验室检查

低补体血症，皮损的直接免疫荧光检查示血管壁上有免疫球蛋白及补体的沉积。

12.1.1.9 结节性多动脉炎（polyarteritis nodosa）

结节性多动脉炎又称结节性动脉周围炎（periarteritis nodosa）

这是一个中等至小动脉受侵的白细胞碎裂性血管炎

性疾病。有系统型及良性皮肤型。

组织病理特点

图 12.1-37，图 12.1-38

- 在中等至小动脉可见白细胞碎裂性血管炎的特点，即管壁及管周多数纤维素的沉积，中性粒细胞及其核尘，有时还有嗜酸性粒细胞浸润；
- 动脉管壁的坏死可导致小动脉瘤形成，破裂后在管周可见出血；
- 受累的动脉腔内可见血栓形成；
- 后期在坏死血管壁中出现组织细胞浸润，呈肉芽肿性动脉炎改变。血管内膜增殖使管腔变窄，甚至阻塞。最后发生纤维化，管腔上形成瘢痕，管腔狭小，阻塞或再通；
- 以弹力纤维染色，可显示管壁断裂的内弹力膜；
- 可出现小叶性脂膜炎改变，皮下脂肪坏死，多数中性粒细胞及淋巴细胞浸润。

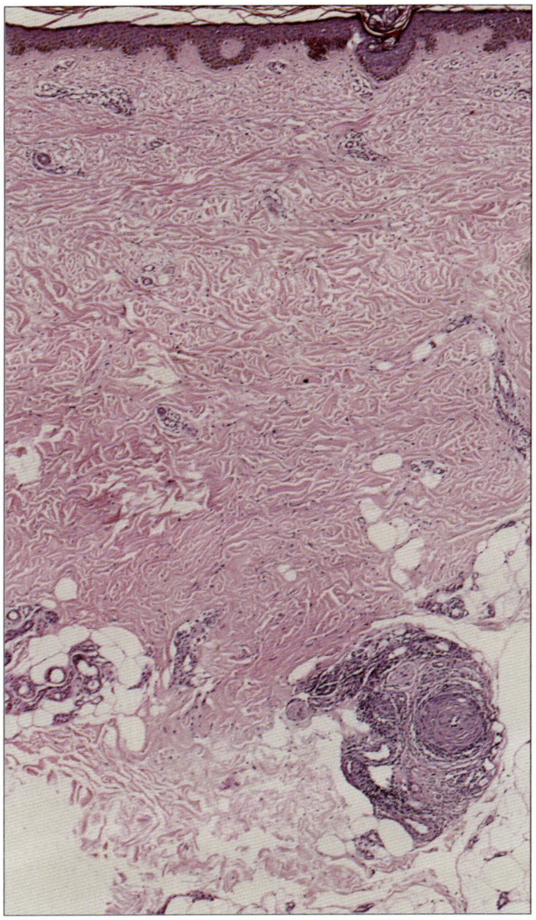

图 12.1-37 结节性多动脉炎
表皮正常，真皮浅层血管周少许炎症细胞浸润。皮下组织内可见一管壁肿胀的动脉

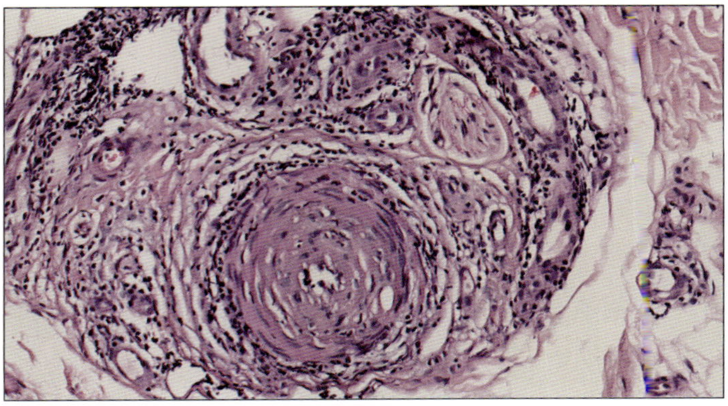

图 12.1-38 结节性多动脉炎
示皮下组织内中等大小动脉。管壁轻度肿胀，管壁及管周可见中性粒细胞及淋巴细胞浸润

临床特点

本病以成年男性居多。为皮下结节，直径在 1cm 左右，质硬，表面潮红，有压痛及自发痛。好发于四肢（图 12.1-39），皮损常多发。当局部血管阻塞后可发生淤斑、水疱、坏死或溃疡，甚至指趾坏疽。本病可仅侵犯皮肤血管，为疼痛性皮下结节，常伴有网状青斑（图 12.1-40），特别在双下肢，称为良性皮肤型。更多的是同时有内脏损害，称为系统性结节性多动脉炎。不少病例肾受侵，肾功能不全是一个常见的死亡原因。此外，冠状动脉炎可造成冠脉闭塞，发生心肌梗死，肠系膜动脉炎可引起肠穿孔和出血等，预后不好。

实验室检查

部分病例 p-ANCA 阳性。直接免疫荧光示动脉管壁有 IgM 及 C3 的沉积。

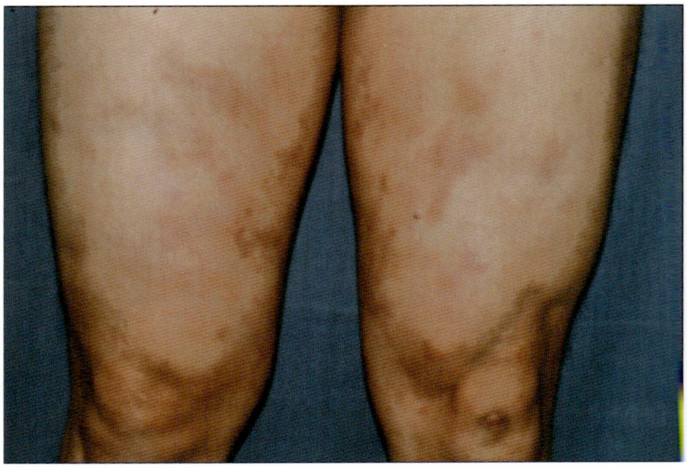

图 12.1-39 结节性多动脉炎，可见网状青斑

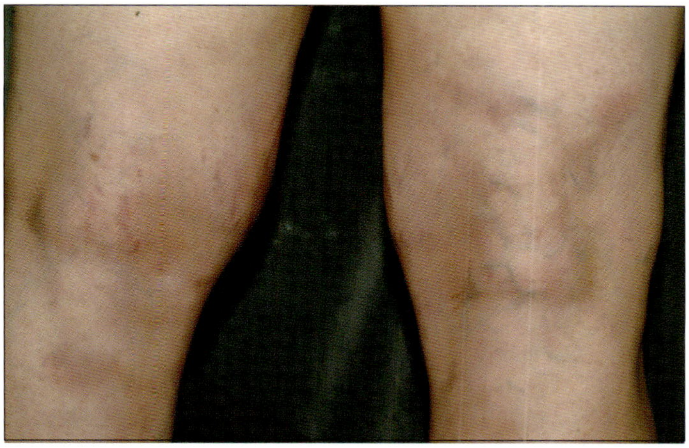

图 12.1-40 **结节性多动脉炎**

12.1.1.10 结节性血管炎（nodular vasculitis）

组织病理特点

图 12.1-41，图 12.1-42，图 12.1-43

- 真皮深部及皮下脂肪的纤维间隔中中等大小静脉或动脉管壁内中性粒细胞、淋巴细胞及组织细胞的浸润（早期）和（或）组织细胞（晚期）浸润；
- 在血管壁内有纤维素沉积和（或）血管腔内有血栓；
- 在血管壁内和（或）管周有核尘；内膜增厚，管壁肌纤维束间的间隔加宽，以弹力组织染色显示内弹力膜及外弹力膜的弹力纤维严重断裂；
- 皮下脂肪广泛坏死，早期脂肪细胞因缺血发生坏死，呈大片红染，核碎、核缩及核溶，为中性粒细胞浸润；继之以肉芽肿性炎症，组织细胞、噬脂泡沫细胞及多核巨细胞浸润，后期为成纤维细胞增生，发生纤维化。

本病的基本组织学改变是皮下组织血管炎，并导致相应小叶区域的缺血性凝固性坏死。诊断结节性血管炎的关键是必须具备大血管的炎症。对可疑的病例，应对组织块作连续切片，以发现有否大血管的炎症。若无，则不能肯定地作出结节性血管炎的诊断。

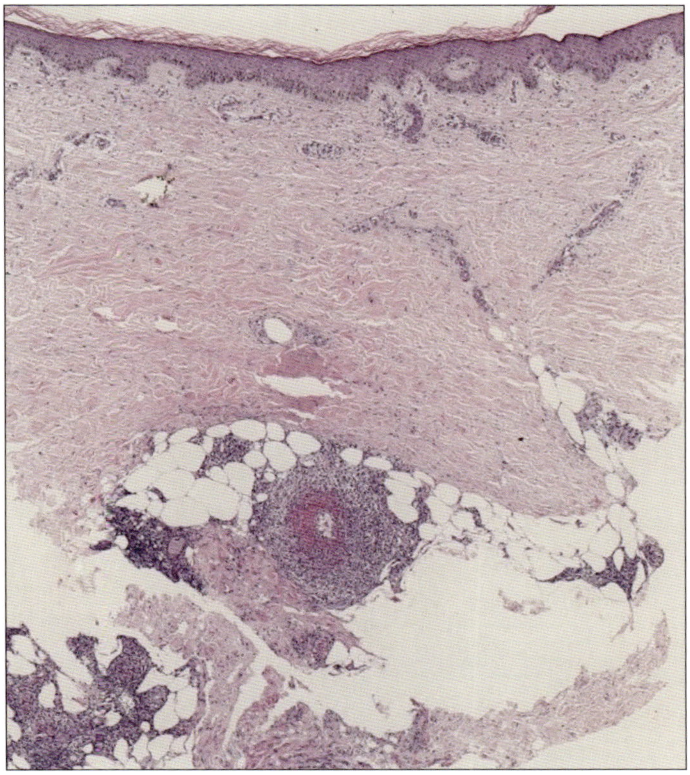

图 12.1-41 **结节性血管炎**
表皮大致正常。真皮全层血管周轻度炎症细胞浸润。皮下组织小叶内可见一炎性静脉

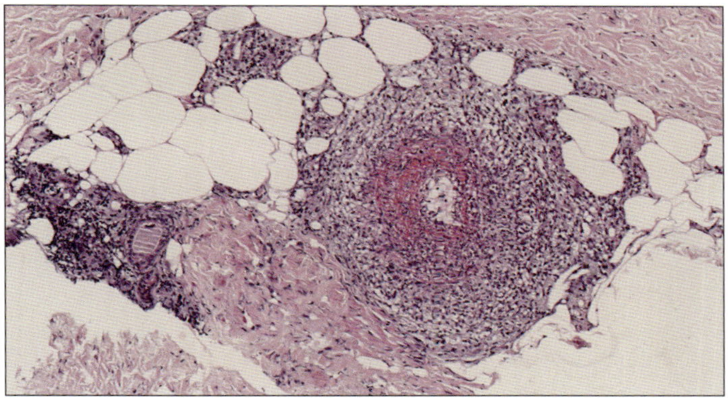

图 12.1-42 **结节性血管炎**
静脉管壁及管周有纤维素沉积，明显炎症细胞浸润

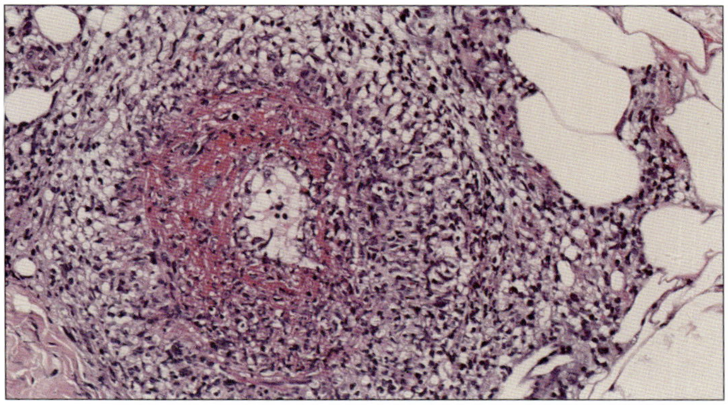

图 12.1-43 **结节性血管炎**
高倍示静脉管壁及管周纤维素沉积，以淋巴细胞及中性粒细胞为主浸润

临床特点

好发于中青年，以女性居多。与硬红斑相同，在双小腿屈侧有数量不等的枣大结节。结节较为深在，表面红色或暗红色（图 12.1-44）。与硬红斑不同的是除小腿外，在其他部位，如股部、腹部及上肢亦可出现类似的结节（图 12.1-45）。有轻度压痛，病程慢性，单个结节 3 ～ 4 周后可消退，但不时有新出结节。本病病因不清，部分病例与结核有关，有认为它是对分枝杆菌抗原的一种过敏反应。

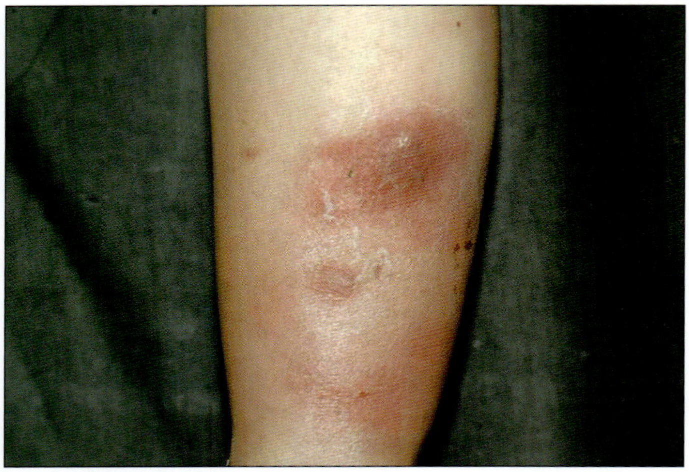

图 12.1-44 **结节性血管炎**

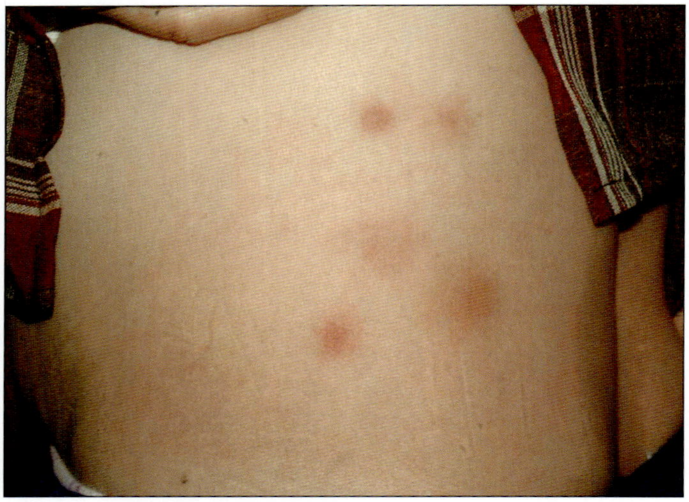

图 12.1-45 **结节性血管炎**

鉴别诊断

本病需与皮肤型结节性多动脉炎相鉴别，要点是本病小叶的病变范围广泛，而皮下结节性多动脉炎小叶的病变仅限于血管周围。本病还需与硬红斑鉴别（详见 13.2.1.），硬红斑患者患有结核，PPD 试验强阳性，皮损仅限于双小腿。

12.1.1.11 急性发热性皮肤黏膜淋巴结综合征（acute febrile mucocutaneous lymph node syndrome）川崎病（Kawasaki's disease）

组织病理特点

无特异性。

真皮乳头明显水肿。

真皮浅层血管扩张、充血，内皮细胞肿胀。偶可见白细胞碎裂性血管炎。

浅层血管周围淋巴细胞为主浸润。

临床特点

患者多为婴幼儿及青少年。患儿常持续高热，结膜充血，舌呈草莓状。发热 3 ～ 5 天后出现皮疹，为多形性，躯干四肢出现红斑，丘疹，荨麻疹及多形红斑样皮疹，口唇及肢端肿胀发硬。颈部浅表淋巴结肿大，轻度压痛。本病是一个多系统的疾病，患儿可有关节痛、腹泻、心肌炎及心血管的合并症，如冠状动脉病变及动脉瘤。本病病因不明，可能与感染有关。

12.1.2 非白细胞碎裂性血管炎（non-leukocytoclastic vasculitis）

主要是指败血症所致的血管炎改变。败血症血管炎主要侵犯小血管，炎症浸润细胞以中性粒细胞为主，一般并无核尘。败血症时的细菌栓子常在小血管内造成血栓，导致局部坏死、出血。

12.1.2.1 淋球菌性败血症（gonococcemia）及脑膜炎双球菌性败血症（meningococcemia）

急性淋球菌性败血症及急性脑膜炎双球菌性败血症较为少见。

组织病理特点

图 12.1-46，图 12.1-47

慢性淋球菌性败血症和慢性脑膜炎双球菌性败血症早期损害的组织学改变为：

- 真皮全层血管壁内及管周以中性粒细胞为主的浸润；
- 毛细血管及小静脉内常为血栓所堵塞，特别是在真皮上部的血管；
- 血管壁内可见纤维素；
- 乳头真皮水肿，有中性粒细胞浸润及多数血管外红细胞。严重的乳头真皮水肿可导致表皮下水疱的形成；

- 表皮内细胞间及细胞内水肿，中性粒细胞浸润，可发展成表皮内水疱及脓疱；
- 表皮及附属器上皮可发生坏死，在坏死上皮内常有中性粒细胞的浸润；
- 在网状真皮的中、下层，有时在皮下组织可能有小动脉血管炎改变。

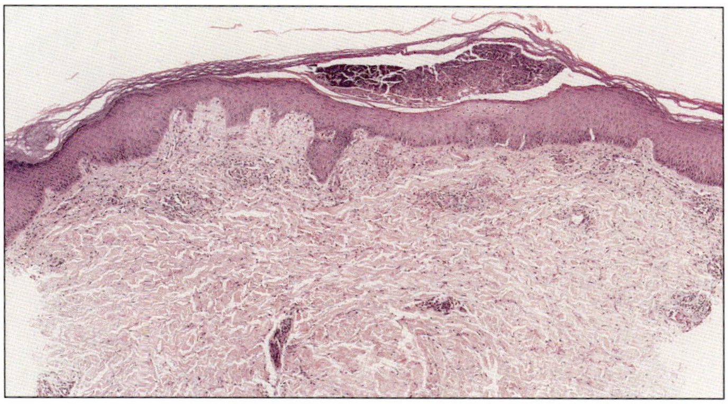

图 12.1-46 淋球菌败血症性血管炎
角化亢进（取材自手背），表皮角层内脓疱。真皮内见红染的小血管，多数血管外红细胞

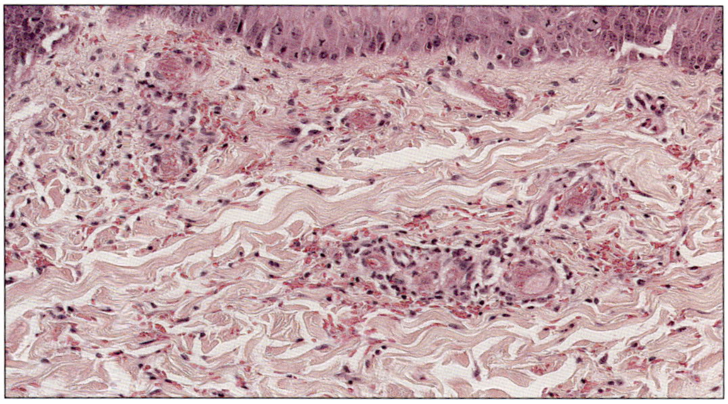

图 12.1-47 淋球菌败血症性血管炎
真皮浅层毛细血管及小静脉内为血栓所堵塞，血管周围炎症细胞浸润，可见多数血管外红细胞

临床特点

慢性淋球菌性败血症及慢性脑膜炎双球菌性败血症表现为发热、游走性关节痛、常为腕、膝、踝关节炎。皮疹数量少，好发于四肢远端。皮疹有 3 种类型：

（1）紫癜，常为手掌、足趾的瘀点和（或）小片瘀斑；

（2）水疱脓疱，它常在红斑基础上出现；

（3）出血性大疱，很少见。慢性淋球菌性败血症可发生腱鞘炎，这是将它与慢性脑膜炎双球菌性败血症鉴别的一个临床特点。

急性淋球菌性败血症和急性脑膜炎双球菌性败血症在临床上均有广泛的紫癜性皮损和内脏出血，这是由于坏死性血管炎及播散性血管内凝血的结果。其并发症有脑膜炎、心内膜炎和肾炎，可导致患者死亡。

实验室检查

从急性败血症患者出血性皮损处挑破做涂片检查易找到 Gram 阴性双球菌，培养可进一步确定菌种。但对慢性败血症的病例，无论作 Gram 染色检查皮损涂片、组织切片，还是对皮损做细菌培养都不能查到致病菌。

鉴别诊断

败血症性血管炎应与上述白细胞碎裂性血管炎作鉴别，要点：

（1）一般说来，血栓较常见于败血症性血管炎，而核尘及纤维素多见于白细胞碎裂性血管炎。

（2）白细胞碎裂性血管炎仅侵及毛细血管及小静脉，败血症性血管炎则亦可累及小动脉；

（3）白细胞碎裂性（变应性）血管炎有多数嗜酸性粒细胞浸润，而败血症性血管炎很少嗜酸性粒细胞浸润；

（4）败血症性血管炎比白细胞碎裂性血管炎更多见表皮的改变。

亚急性细菌性心内膜炎（Subacute bacterial endocarditis）患者心瓣膜上细菌栓子脱落，可在末梢小血管内造成栓塞，出现与败血症性血管炎相似的改变。组织学所见与上述慢性淋球菌性败血症相同，在真皮浅层血管丛的小血管为纤维素性微血栓所堵塞，伴有中性粒细胞性血管炎，真皮乳头脓肿及表皮坏死。临床上表现为淤斑、甲床出血、手足掌及指趾端屈侧米粒大、潮红水肿性有压痛的结节（Osler 结节）及掌趾小的红斑性损害。

12.1.2.2 假单胞菌性血管炎（pseudomonas vasculitis）

临床上常见的假单胞菌为铜绿假单胞菌（绿脓杆菌），败血症的常见皮疹为坏疽性臁疮（erythema gangrenosum）

组织病理特点

真皮全层血管腔及血管壁内有多数 Gram 阴性杆菌；

- 表皮常坏死和（或）溃疡，有时表皮下大疱形成；
- 真皮小血管内多数血栓；
- 血管壁变性红染，内皮细胞坏死，炎症细胞相对稀少。

假单胞菌败血症的血管炎改变与急性淋球菌性及脑膜炎双球菌性败血症的组织学改变相似。相比起来，本病更易发生大疱、溃疡及焦痂。

临床特点

坏疽性臁疮开始为红斑，很快成紫癜性，其上出现出血性大疱，破溃后成为溃疡，中心坏死发黑。多见于四肢及臀部，单发或多发。患者高热、肝脾大、全身中毒症状重。

实验室检查

无论从皮损处涂片检查还是从组织切片上都容易找到 Gram 阴性杆菌。皮损处脓液培养及血培养有绿脓杆菌生长可确诊。

12.2 淋巴细胞性血管炎（lymphocytic vasculitis）

“血管炎是指血管壁及血管周围有炎症细胞浸润，同时伴有血管损伤，包括纤维素沉积、胶原变性、内皮细胞及肌细胞坏死的炎症过程”。“血管炎基本的组织学改变是血管壁有炎症细胞浸润，并伴有均一或颗粒状嗜酸性的纤维素沉积和（或）血管壁的变性和坏死”。这是本节开始对血管炎的一个概述。按照这个的定义，淋巴细胞性血管炎是很少见的。在实践中，血管周围以淋巴细胞浸润为主的病变是不少的，但血管壁上同时“有均一或颗粒状嗜酸性的纤维素沉积和（或）血管壁的变性和坏死”的则是很少见的。对文献中所称的淋巴细胞性血管炎也是有争论的。

12.2.1 白塞综合征（Behcet 综合征，Behcet’s syndrome）

组织病理特点

无特异性。

从结节红斑样损害部位取材（图 12.2-1，图 12.2-2，图 12.2-3）

- 真皮全层及附属器血管周围淋巴细胞为主浸润，有时炎症浸润可见于皮下组织间隔；
- 血管内皮细胞肿胀，但管壁无纤维素的沉积。

有时可见皮下组织静脉内血栓形成，管壁有淋巴细胞浸润。

从溃疡周围及毛囊炎样皮损取材：

- 真皮内致密中性粒细胞浸润；
- 管壁纤维素样沉积，管周有白细胞核尘；
- 无肉芽肿性改变。

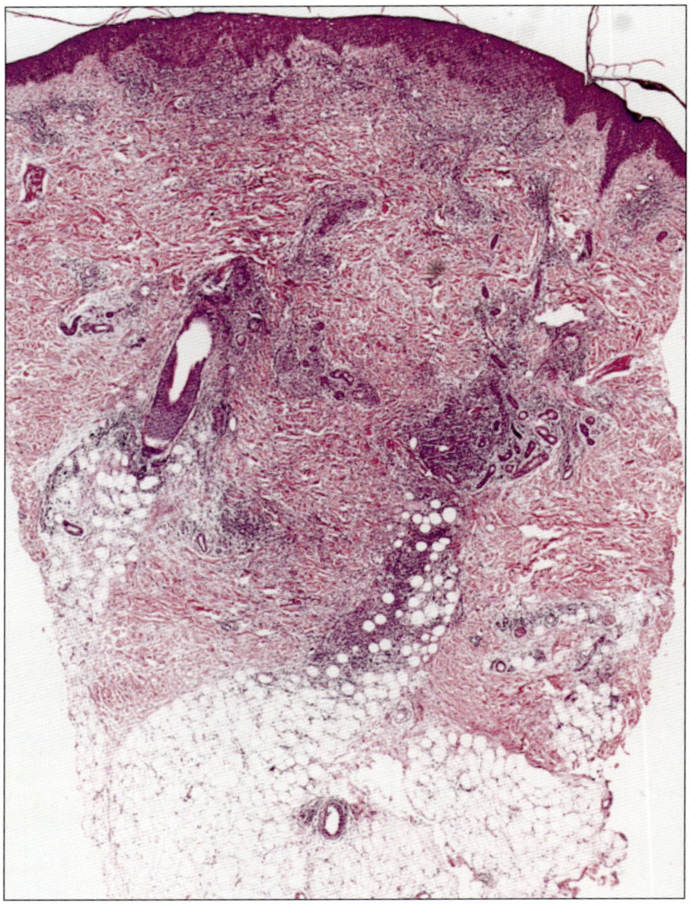

图 12.2-1 白塞综合征（Behcet 综合征）
真皮全层及附属器血管周围淋巴细胞为主浸润，炎症浸润已达到皮下组织

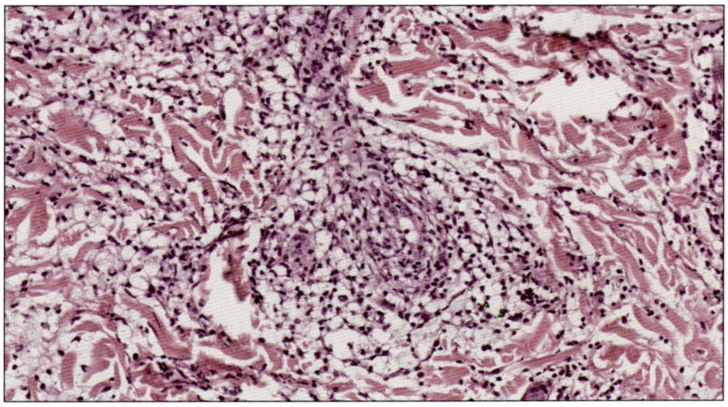

图 12.2-2 白塞综合征
血管内皮细胞肿胀，管周以淋巴细胞为主浸润

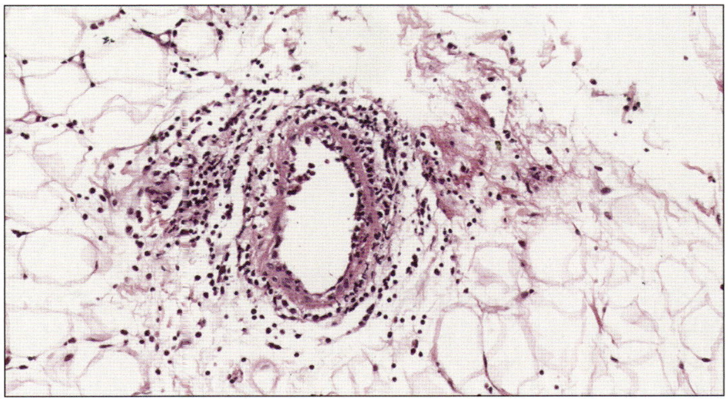

图 12.2-3 **白塞综合征**
皮下组织静脉管壁及管周淋巴细胞浸润

本病的发病机理仍不清楚。血管病变及自身免疫反应是两个主要方面。血管病变抑或是白细胞碎裂性血管炎，抑或是淋巴细胞性血管炎。可能因病期或皮损形态而异，如结节红斑样损害为淋巴细胞性血管炎改变，口腔及外阴溃疡则可能是白细胞碎裂性血管炎改变。

临床特点

典型症状是复发性口腔溃疡（图 12.2-4）及生殖器溃疡、眼虹膜睫状体炎，皮肤损害则多种多样，常见的为毛囊炎、无菌性丘疹脓疱及下肢的结节性红斑（图 12.2-5）。

实验室检查

以 0.1ml 主理盐水作皮内注射，24 ～ 48 小时后注射局部出现红肿、丘疹或脓疱为阳性。这是一个具有重要辅助诊断价值的试验

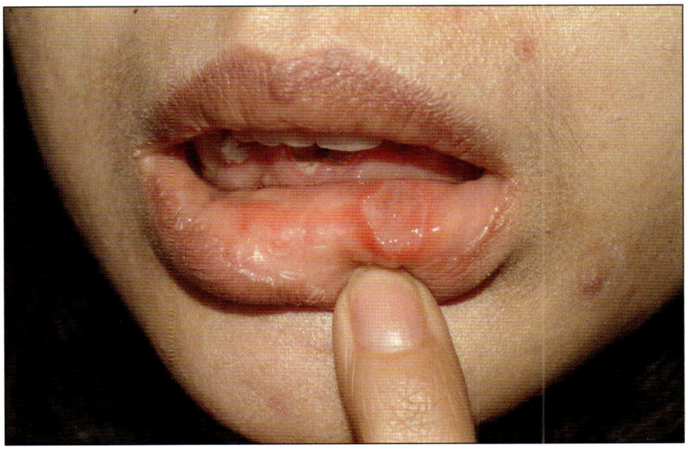

图 12.2-4 **白塞病**

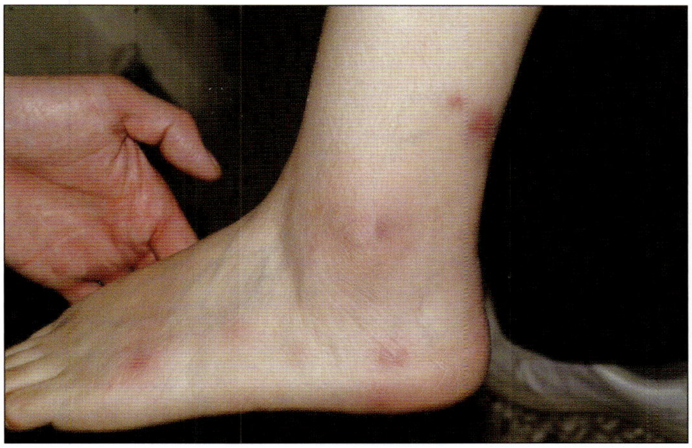

图 12.2-5 **白塞病**

12.2.2 恶性萎缩性丘疹病（malignant atrophic papulosis，Degos' 病）

组织病理特点

- 早期表皮坏死，后期表皮萎缩变薄、表皮突变平；
- 皮肤早期呈楔形梗死坏死，后期则为真皮硬化；
- 在梗死部位基底的小动脉血管内有血栓形成，内膜下硬化。血管周围以淋巴细胞为主，还有中性粒细胞和组织细胞的浸润，
- 在真皮硬化区域内常有丰富的黏蛋白；
- 皮下组织可呈现玻璃样脂肪坏死。

恶性萎缩性丘疹病是一个系统性血管疾患，小动脉及中等动脉发生进行性的内膜纤维化，造成局灶性梗死，损害多见于皮肤真皮中下层的小动脉，管壁上有中性粒细胞、淋巴细胞和组织细胞的浸润，浸润细胞同时也在血管周围及胶原束之间。相应的临床表现为以躯干、四肢为主的粉红色丘疹。随着病情进展，血栓形成及内皮细胞下的硬化使管腔阻塞，发生梗死，表皮及附属器上皮坏死，胶原变性。临床上为中心坏死、溃疡，有脐样凹陷，周围轻度隆起的损害。梗死的终末阶段在镜下表现为楔形区域真皮硬化，表皮明显变薄，表皮突消失，轻度角化亢进及角化不全，该区域中附属器丧失。在硬化区域有丰富的黏蛋白。临床表现为中央轻度凹陷、平坦、瓷白色的萎缩性瘢痕，有时表面覆有细碎鳞屑，周围有一轻度隆起、毛细血管扩张的粉红环。同样的闭塞性小动脉炎及继之发生的硬化性病理改变也发生在整个胃肠道的中小动脉。

临床特点

皮肤损害颇具特征性。初起为粉红色水肿性丘疹，之后中央坏死、溃疡（图 12.2-6），愈后成为中央凹陷、瓷白色的萎缩性瘢痕，周围绕有一圈红晕（图 12.2-7），并有毛细血管扩张。皮疹主要见于躯干部，分批发生。如果肠道动脉闭塞，可造成多发性肠穿孔、弥漫性腹膜炎，患者腹痛剧烈，可致死亡。本病患者以中年男性多见。如果累及肠道或中枢神经系统，则预后不好。

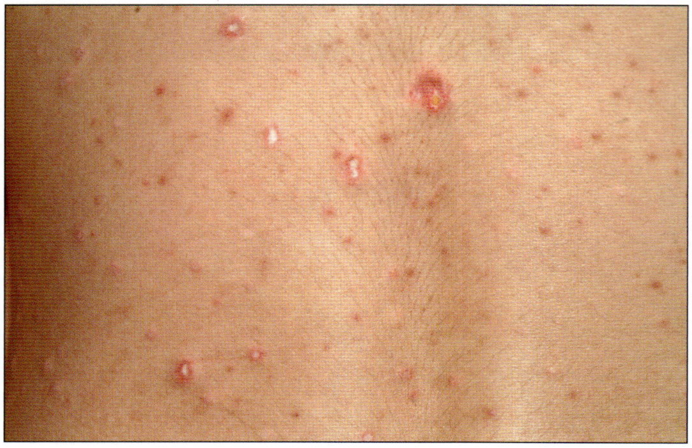

图 12.2-6 **恶性萎缩性丘疹病**

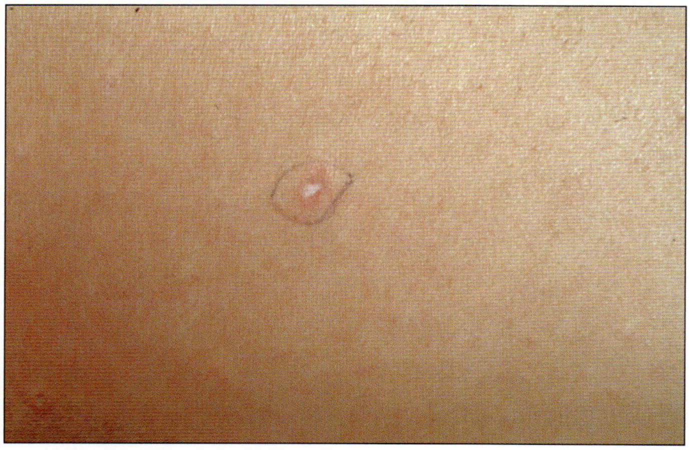

图 12.2-7 **恶性萎缩性丘疹病**

12.2.3 色素性紫癜性苔藓样皮炎（pigmented purpuric lichenoid dermatitis）

见 6.2.14。

12.2.4 急性痘疮样苔藓样糠疹（pityriasis lichenoides et variolifcrmis acuta）

见 6.2.15。

12.3 组织细胞性血管炎（肉芽肿性血管炎）[histiocytic vasculitis (granulomatous vasculitis)]

12.3.1 变应性肉芽肿病（allergic granulomatosis）

本病又称 Churg-Straus 综合征

组织病理特点

- 中等及小动脉管壁内中性粒细胞、嗜酸性粒细胞、组织细胞及多核巨细胞的浸润；
- 动脉管壁内及胶原纤维上有纤维素沉积和（或）有时管腔内有血栓；
- 在动脉管壁和（或）管周的肉芽肿中心，有中性粒细胞和嗜酸性粒细胞核尘；
- 在血管外可见集聚的组织细胞，它们排列成栅状，包绕着位于中央的纤维素、变性胶原及坏死的浸润细胞。这种栅栏状肉芽肿不仅见于真皮，还见于皮下组织内。

临床特点

典型症状为哮喘、发热及血嗜酸性粒细胞明显增高。以后陆续出现系统性症状如高血压、肾损害及心衰等。2/3 患者皮肤损害为紫癜及皮下结节，有时表面发生坏死溃疡。皮损常见于四肢，但躯干部也可发生。本病预后不好，患者常死于心功能衰竭。

实验室检查

末梢血嗜酸性粒细胞计数明显增高。胸部 X 线检查有肺部病变。部分病例 ANCA 阳性。

鉴别诊断

本病应与结节性多动脉炎鉴别，要点：

（1）常先有呼吸道症状，常见的是哮喘；

（2）末梢血中嗜酸性粒细胞明显增多；

（3）为肉芽肿性血管炎，而非白细胞碎裂性血管炎；

（4）血管外，在真皮及皮下组织内可见栅栏状肉芽肿，中央为纤维素、变性胶原及坏死的浸润细胞，特别是坏死的嗜酸性粒细胞；

（5）肺的浸润性病变。

12.3.2 Wegener 肉芽肿病（Wegener's granulomatosis）

组织病理特点

有坏死性肉芽肿和坏死性血管炎两种改变。

坏死性肉芽肿改变

- 部分血管壁坏死；
- 坏死血管壁及其周围肉芽肿性炎症浸润，浸润细胞包括有组织细胞、淋巴细胞、中性粒细胞及浆细胞等；
- 浸润细胞中有多数多核巨细胞，嗜酸性粒细胞则很少。

坏死性血管炎改变

- 发生在真皮的小动脉及小静脉；
- 管壁有纤维素的沉积及以中性粒细胞为主的浸润，有核尘。
- 血管腔中可见血栓。

临床特点

本病以上、下呼吸道，包括鼻、咽、气管、支气管及肺的坏死性肉芽肿；泛发性坏死性血管炎，特别是肺部小动脉及小静脉的坏死性血管炎及局灶性坏死性肾小球肾炎为特点。约半数患者可出现皮肤损害，皮疹有淤点、淤斑、中央坏死的丘疹、结节及溃疡，以四肢伸侧多见。患者多为成人，有肾损害者预后不好。

实验室检查

血沉升高，C 反应蛋白（CRP）增高，部分病例 ANCA 阳性。应常规做尿常规及肾功能检查。

鉴别诊断

本病应与结节性多动脉炎相鉴别。Wegener 肉芽肿病的全身型与结节性多动脉炎在某些方面相似，这两个病的肾病变均为坏死性肾小球肾炎。虽然 Wegener 肉芽肿病更多见肉芽肿的改变，但组织学改变有时难以与结节性多动脉炎相区别。Wegener 肉芽肿病的动脉炎具有与典型结节性多动脉炎相同的组织学改，即白细胞碎裂性血管炎、血栓形成和纤维化。鉴别要点是：

（1）本病有肺的病变，而结节性多动脉炎不侵及肺；

（2）本病无高血压，而结节性多动脉炎时常有高血压。所以结合临床鉴别是不困难的。

本病还应与变应性肉芽肿病相鉴别。这两种病都有坏死性血管炎和肉芽肿性血管炎改变，本病特色：

（1）常因上呼吸道的肉芽肿性病变，如鼻部或鼻咽部溃疡、出血来就诊，而变应性肉芽肿病最初症状是哮喘；

（2）本病组织学上的炎性浸润中可见多数多核巨细胞，而变应性肉芽肿病时浸润中有较多嗜酸性粒细胞，在血管外可见栅栏状肉芽肿。

12.3.3 巨细胞动脉炎（giant cell arteritis）

组织病理特点

- 动脉内弹力膜变性、断裂是最初的改变；
- 组织细胞及多核巨细胞浸润，以吞噬断裂变性的弹力纤维；
- 继之内膜由于纤维化而增厚；
- 内膜和血管中层间有淋巴细胞、浆细胞及组织细胞浸润，偶见嗜酸性粒细胞浸润；
- 动脉管腔变窄，阻塞。

巨细胞动脉炎为发生在中等及大动脉的肉芽肿性血管炎，病变可累及许多动脉，如肾动脉和冠状动脉等，但最常侵及主动脉弓的主要动脉和脑动脉，特别是颞动脉。颞动脉受累时称为颞动脉炎（temporal arteritis）。若侵犯主动脉及其主要分支，可导致血管狭窄和脉搏减弱或消失，则为无脉症（pulseless disease，Takayasu's arteritis）

临床特点

颞动脉炎时患者感头痛，颞部皮肤红斑、水肿，沿颞动脉走行方向可及硬的索条及压痛，无搏动。有时可在支配区域出现缺血性坏死、溃疡。患者可合并其他颅动脉炎，当支配视网膜的动脉受侵时，将发生视力障碍乃至失明。本病患者老年人居多。无脉症均在 40 岁前发病，主要见于女性，一侧或双侧肱动脉搏动减弱或消失，双臂收缩压差大于 10mm.Hg。约 20% 患者可出现皮肤损害，呈结节性红斑样或坏疽性脓皮病样（图 12.3-1）。

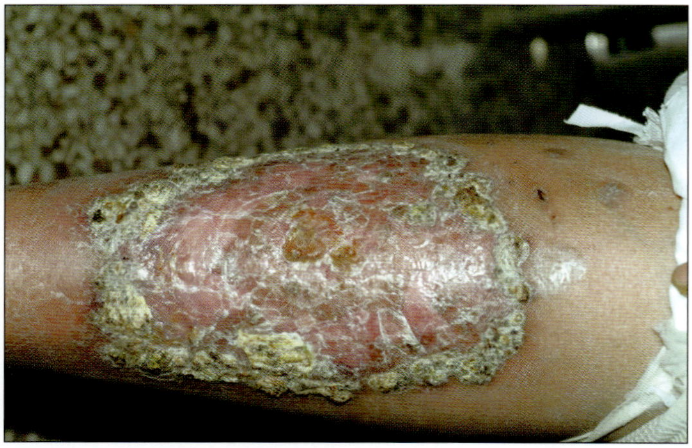

图 12.3-1 无脉症（Takayasu's 动脉炎）
皮肤上出现坏疽性脓皮病改变

12.4 静脉血栓性疾患（venous phlebothrombosis）

静脉血栓性疾患是指主要发生在中等大小、肌性静脉的血栓，多伴有程度不等炎症细胞的浸润。静脉内血栓形成可以是炎症或血管内皮细胞变化的结果，也可以是由于血液淤滞、凝血机制障碍等因素所致。

12.4.1 游走性血栓性静脉炎（migratory thrombophlebitis）

本病又称为多发性节段性血栓性静脉炎（multiple segmental thrombophlebitis）

组织病理特点

- 血栓发生在真皮与皮下组织交界部位或皮下组织内较大的静脉，它们具有较厚的肌层及内膜，其中有弹力纤维；
- 血管壁增厚、水肿，全层有炎症细胞浸润，早期为多数中性粒细胞，以后则为淋巴细胞、组织细胞及多核巨细胞所代替；
- 整个血管腔内为血栓，病程长的病例可发生再通，此时在血管腔原血栓内及血管壁内有肉芽肿改变，其中有较多异物巨细胞；
- 在血栓静脉的邻近组织内有少许炎症细胞浸润。

临床特点

好发于下肢，也可见于上肢等其他部位。为浅表静脉节段性发红、肿胀，有压痛。有时为皮下结节，有压痛，呈线状排列。炎症消退后则为一实性的索条（图 12.4-1），而无明显疼痛。结节可在 1 ~ 2 周内消退，但易复发。事实上，本静脉炎并不游走，而是静脉多中心性节段性受损。患者多为中老年男性，可同时有一条或多条静脉的节段受侵。本病病因不明，有认为与内部脏器的恶性肿瘤有关，游走性血栓性静脉炎亦可见于前述的白塞病。

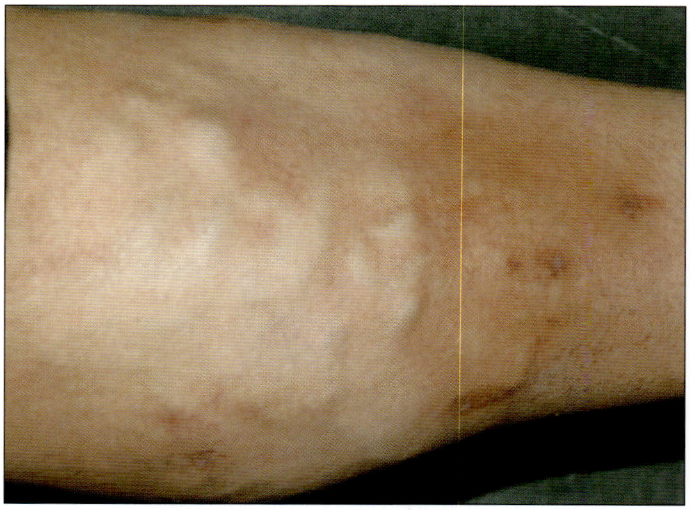

图 12.4-1 血栓性静脉炎

鉴别诊断

血栓闭塞性脉管炎（thromboangiitis obliterans），即 Buerger 病：主要见于中青年男性，患者常有长期大量吸烟的历史，好发于下肢。典型症状为间歇性跛行、疼痛，足背动脉搏动减弱乃至消失，趾端皮肤温度低，严重时发生溃疡、坏疽。本病主要侵犯中、小动脉，血管硬化，血栓形成，常伴发游走性血栓性静脉炎。

12.4.2 浅表性血栓静脉炎（superficial thrombophlebitis）

组织病理特点

图 12.4-2，图 12.4-3
- 皮下组织内静脉腔内血栓，可部分或完全阻塞管腔；
- 管壁及管周程度不等炎症细胞浸润；
- 机化血栓可以发生再通

浅表性血栓静脉炎可因多种原因所致，临床上常见发生在静脉输液后，外伤后及下肢静脉曲张者，也可见于脓毒败血症时的化脓性血栓性静脉炎，所以组织学改变还需结合原发疾病的特点。

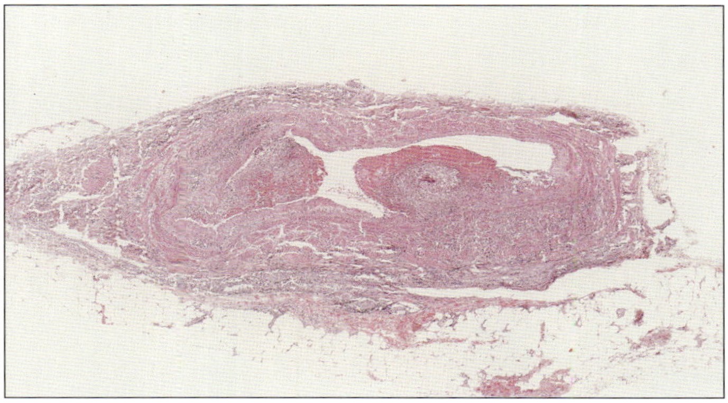

图 12.4-2 **血栓性静脉炎**
皮下组织内静脉腔内血栓，可部分阻塞管腔；管壁及管周可见炎症细胞浸润

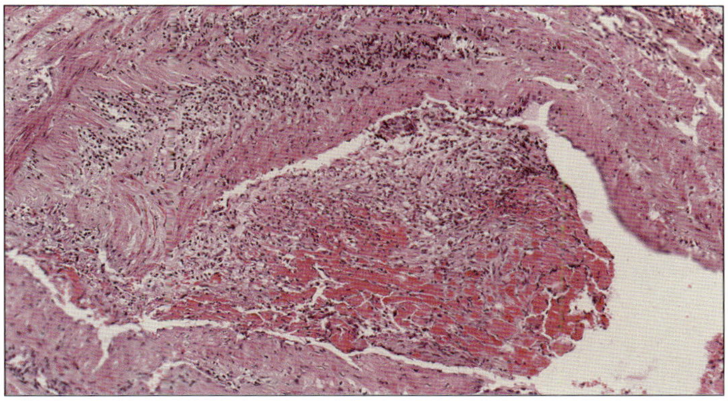

图 12.4-3 **血栓性静脉炎**
静脉腔内血栓部分阻塞管腔

临床特点

沿浅表静脉走行方向红肿、压痛，可及条索状物，炎症消退后则为硬的索条。如果发生在深部静脉，如下肢深部静脉的血栓，则可造成阻塞部位以下肢体的明显肿胀。

12.4.3 硬化性血栓静脉炎（sclerosing thrombophlebitis）

本病又称 Mondor's 病（Mondor's disease）

为发生在乳房及胸前壁皮下组织内浅表静脉的血栓性静脉炎。临床表现为皮下索状物，有触痛，上面的皮肤有线状凹陷（图 12.4-4）。除见于乳房及胸前壁外，还常见于胸侧、上腹部及阴茎。本病的发生可能与创伤等有关。

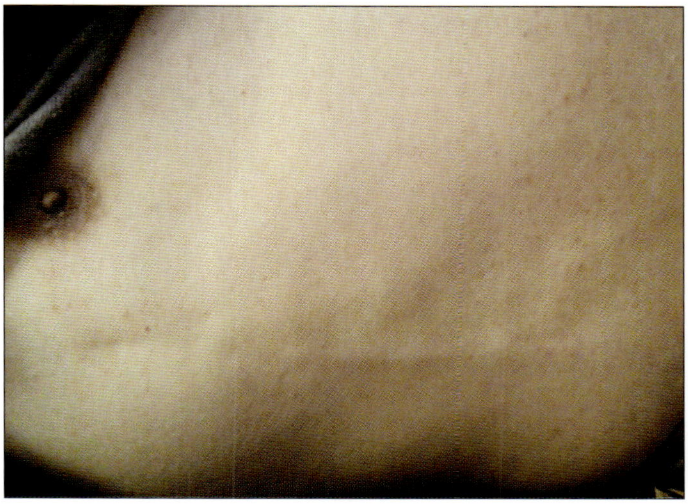

图 12.4-4 **硬化性血栓静脉炎**（Mondor 病）

12.4.4 播散性血管内凝血（disseminated intravascular coagulation，DIC）

组织病理特点

- 真皮全层及皮下组织的毛细血管及小静脉内可见由纤维素及血小板组成的血栓；
- 栓塞血管周围多数血管外红细胞；
- 表皮坏死，表皮下疱，其中有多数红细胞；
- 真皮内有程度不等的坏死，很少炎性浸润。

同样的病理改变也可发生在内脏器官，常见的是肾、肺、肠、肾上腺及脑。

播散性血管内凝血并不是一个独立的疾病，而是继发于各种内外因素所致的获得性出血性症候群.其特点是在微循环内发生广泛的血小板聚集和纤维素沉积，形成弥漫性微血栓。由于凝血过程的激活，造成纤维素、血小板及某些凝血因子的大量消耗，临床上出现广泛的出血。暴发性紫癜、血栓性血小板减少性紫癜、异型输血、细菌性败血症、系统性红斑狼疮等都可诱发 DIC。

临床特点

最初为红斑，迅速变成紫癜及大片状淤斑、出血性大疱，疱顶为呈灰色坏死的上皮。患者全身脏器均可因微血栓而发生缺血、缺氧、坏死改变，出现呕血、便血、尿血、咯血等，血压下降，如不及时抢救，死亡率很高。

12.4.5 抗磷脂抗体综合征（antiphospholipid antibody syndrome）

组织病理特点

- 真皮或皮下组织血管内血栓形成，而管壁及管周无明显炎症；
- 全层表皮缺血坏死。

血管内血栓形成是本病病理学改变的基本特点。血栓可发生在动脉，静脉，可发生在皮肤及各内脏器官。抗磷脂抗体（IgG 或 IgM）在血栓形成中起重要作用，但具体机制尚不清楚。

临床特点

皮肤局限性坏死、坏疽、紫癜、淤斑（图 12.4-5，图 12.4-6）。下肢及后背网状青斑，可出现青斑性血管炎改变。除皮损外，患者可出现因内脏发生静脉血栓，造成肺栓塞、肾梗死、心肌梗死等相应的症状。好发于青年女性。本病可与系统性红斑狼疮及其他自身免疫性疾病如类风湿性关节炎等伴发。

实验室检查

血中可检出抗磷脂抗体和抗心磷脂抗体；

12.4.6 胆固醇结晶栓塞的皮肤表现（skin manifestations of cholesterol crystal embolism）

组织病理特点

- 真皮或皮下组织中动脉或微动脉血管内血栓形成；
- 栓塞以上组织缺血性坏死改变。

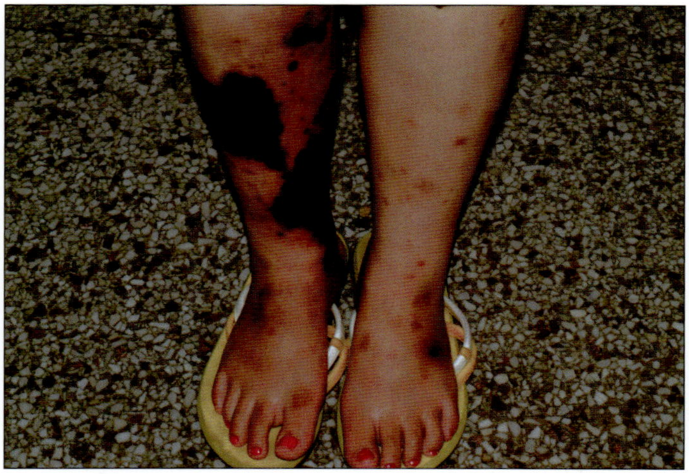

图 12.4-5 抗磷脂抗体综合征

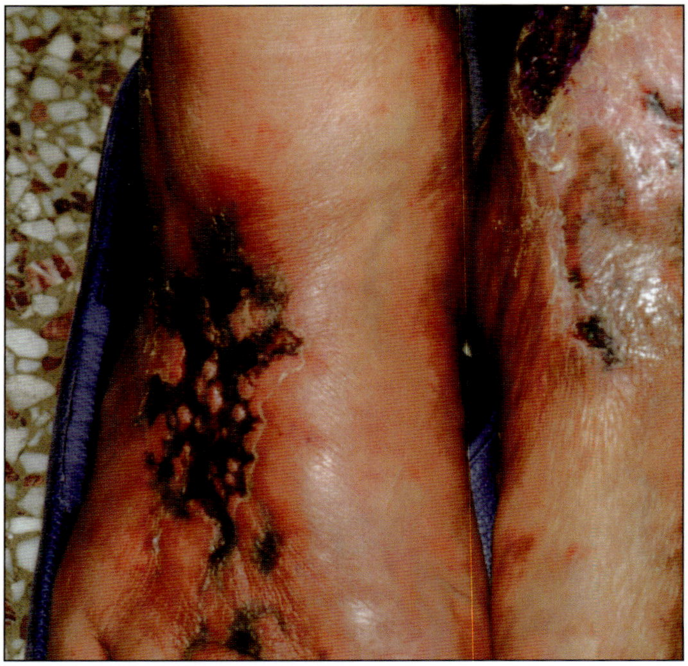

图 12.4-6 抗磷脂抗体综合征

胆固醇结晶在 HE 染色的切片上为双凸面的裂隙或针形空隙（代表在组织处理过程中渐消失的胆固醇结晶）。

临床特点

取决于皮肤栓塞动脉的大小，发生相应区域的紫癜、发绀、坏死及溃疡（图 12.4-7）。本病多发生在老年人，可出现肌痛及突发性高血压。目前，介入治疗的开展日渐普遍，如果患者原有高血压、高血脂，动脉粥样硬化，则有可能在介入治疗的过程中使血管内壁的胆固醇结晶脱落，阻塞下行动脉而发生皮肤梗死表现。

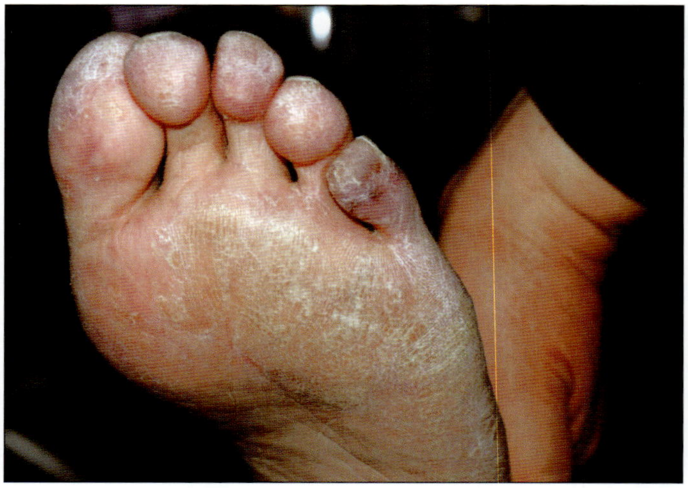

图 12.4-7 胆固醇栓塞

13 脂膜炎

皮下脂肪层又称皮下组织。它与表皮、真皮构成皮肤的三个主要层次。皮下脂肪层上方与真皮的网状层相连，下方以筋膜与肌肉相隔。皮下脂肪分为脂肪小叶及间隔，前者主要为脂肪细胞所组成，后者主要为纤维结缔组织所组成，其中有血管、淋巴管及神经。

皮下脂肪中有较为大的动脉和静脉，通过它们的分支与真皮网状层及乳头层的深层及浅层血管丛相连，构成皮肤内主要的血管。

按照炎症浸润主要位于脂肪小叶还是小叶间隔，可将脂膜炎大体上分为间隔性脂膜炎和小叶性脂膜炎两大类（图 13.0-1，图 13.0-2）。

对于脂膜炎，以下几点应予注意。

1．凡怀疑皮下脂肪的病变，取材时应用切除法，而不宜用环钻法。因为皮下脂肪一旦有炎症，它与真皮间的连接常变得很脆弱。以环钻法取材，虽然环钻可钻至相当的深度，但当环钻上提时，有炎症的皮下脂肪部位常常并不随环钻提起，因此关键部分常取不到，而不能作出适当的诊断。所以说，脂膜炎作活检以切除法为宜，深度应达皮下脂肪，而且应足够大。若为环形损害，以取周围活动性损害为宜；若为结节性损害，应选择新起的结节。

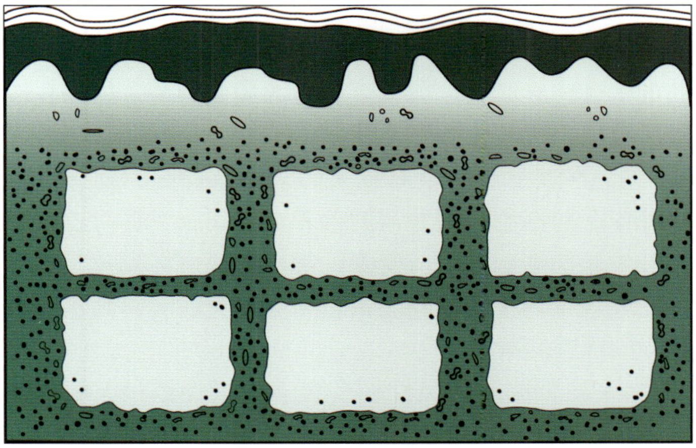

图 13.0-1 **脂膜炎—间隔性**

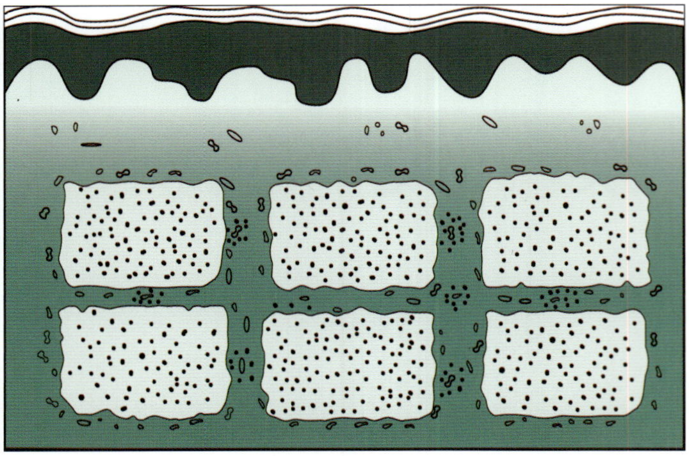

图 13.0-2 脂膜炎—小叶性

由于皮下脂肪病变的取材较大，在标本制作过程中，应在不同层次上多做几张切片，特别是怀疑有血管炎的病例，如果在切片上没有深在的血管，则应要求再切片，否则是不能除外伴有血管炎的脂膜炎的。再则，为了判断血管的病变是发生在动脉还是静脉，除了根据形态如静脉腔大壁薄，常呈椭圆形，有时腔内可见瓣膜；而动脉腔小壁厚，常呈圆形，有时可见内弹力膜而有助于区别外，必要时应作弹力组织染色，在动脉可见内弹力膜，而静脉无。

2．脂膜炎虽然大体上可分为小叶性和间隔性两类，但它们之间并无严格的界限。我们只是根据炎症细胞主要是位于小叶还是间隔来判断的。事实上，炎症细胞是不可能仅仅限于小叶或仅仅限于间隔的。譬如说，小叶的炎性病变就常常是由于血管病变如动脉炎症，甚至动脉阻塞所致，而血管都是位于小叶间隔的。因此现象是小叶性脂膜炎，实质则是间隔中的血管炎。

另外，脂膜炎时也常伴有真皮的炎症，其程度视具体病变而异。反过来，真皮内炎性病变可波及皮下脂肪，如前述的硬皮病及红斑狼疮，均可同时出现皮下脂肪的病变，有时甚至以皮下脂肪的病变为主，如深在性红斑狼疮，嗜酸性筋膜炎等。

3．在皮下脂肪中有较大的动脉及静脉，动脉供应小叶中脂肪细胞代谢所需的营养。当动脉炎症时，由于小叶中脂肪细胞的供应受阻，常发生缺血坏死及其相应改变，表现为小叶性脂膜炎。当静脉炎症时，则主要表现为间隔性脂膜炎。

4．皮下脂肪的炎性病变大多为慢性经过，病程持续数周，数月乃至数年，而且在病程中病情常有反复，皮损成批出现。在同一时刻，既可有活动性损害，也可有处于消退期的损害；而在同一组织切片中，也常常既可见到急性炎症的改变，也可见到修复阶段的改变。在大多数脂膜炎中，先后出现的炎症细胞常依次是中性粒细胞→淋巴细胞及组织细胞→成纤维细胞，最后终结于小叶或间隔的纤维化。所以当我们在镜下检查时，对于静止的画面应该在一个动态的观点，这样才能很好地解释所见到的现象。

5．本章所述的疾病大多有特征性的组织学改变，可据此做出特异性诊断。但在实际工作中，会有相当一部分病例，或因取材太浅，切片上未能显示病变组织，或因病检组织取材时被镊子挤压，使细胞形态及病变结构型式难以辨认，或因病变很早期，尚无出现特异改变；或因病变慢性期，均已为纤维化，已很少有炎症细胞，此时病理科医生就难以作出特异诊断，而只能笼统的诊为“脂膜炎”。

13.1 间隔性脂膜炎（septal panniculitis）

间隔性脂膜炎是指炎症细胞浸润主要发生在皮下组织的小叶间隔内。在慢性炎症时，间隔由于纤维化可明显增厚，而挤占了原来是小叶的空间。

13.1.1 结节性红斑（erythema nodosum）

组织病理特点

图 13.1-1，图 13.1-2，图 13.1-3，图 13.1-4

- 早期为急性炎症阶段，小叶间隔增宽、水肿，间隔内毛细血管及小血管扩张，血管周围有中性粒细胞，有时还有嗜酸性粒细胞浸润；
- 逐渐炎症细胞以淋巴细胞及组织细胞为主，还常可见数量不等的多核巨细胞，即为炎症的肉芽肿阶段。间隔增宽明显；
- 炎症浸润细胞可延及间隔邻近的脂肪小叶，可造成轻度脂肪坏死；
- 真皮全层血管周围稀疏淋巴细胞及组织细胞浸润；
- 慢性期间隔内成纤维细胞数量明显增多，发生纤维化。

以上三种变化，即急性炎症、肉芽肿性炎症及纤维化可同时见于同一张组织切片中。有时在同一个小叶间隔，中央为纤维化改变，邻近脂肪小叶为急性炎症，有中性粒细胞等浸润，而之间则是以组织细胞及多核巨细胞为主的肉芽肿炎症。在陈旧性损害，炎症大部分消退，遗留明显增厚的纤维性间隔，脂肪小叶则变小，甚至被纤维化所代替。

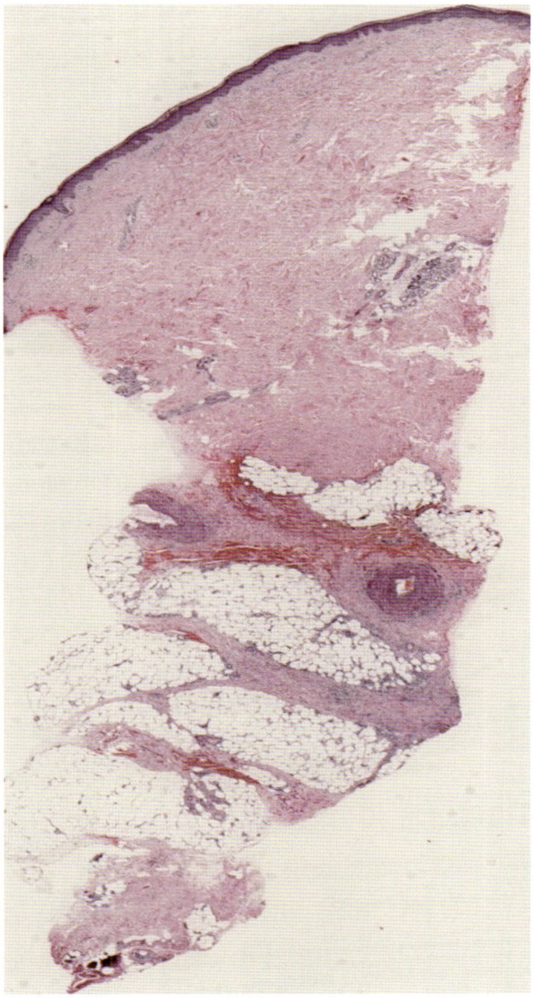

图 13.1-1 **结节性红斑**
本图示皮下脂肪小叶间隔增宽，纤维性间隔内有炎症细胞浸润

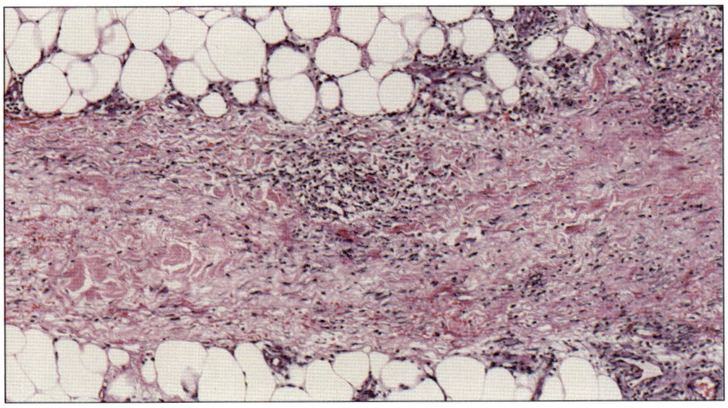

图 13.1-2 **结节性红斑**
小叶间隔增宽、水肿，间隔内有以淋巴细胞为主的炎症浸润

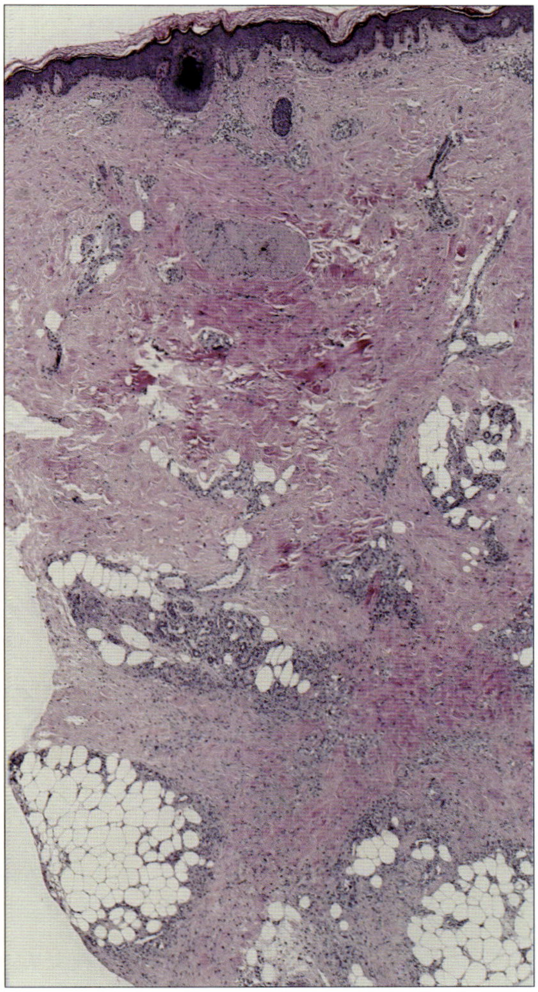

图 13.1-3 **结节性红斑**
主要病变在皮下组织。小叶间隔增宽，间隔及周围组织内可见炎症细胞浸润

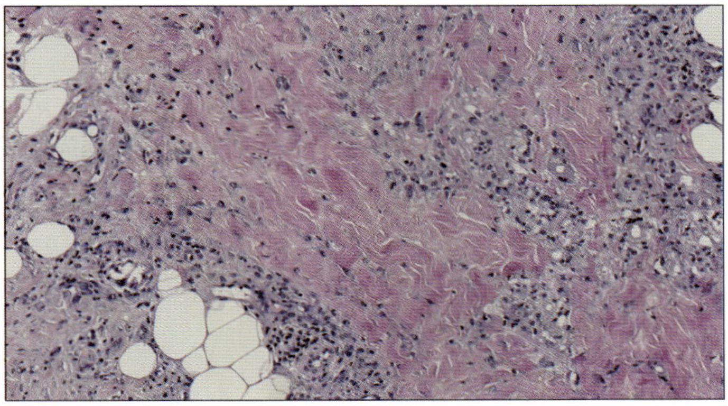

图 13.1-4 **结节性红斑**
示间隔明显的纤维化，间有炎症细胞浸润。炎症也波及邻近的脂肪小叶

尽管很多皮肤科书籍将结节性红斑放在血管炎的章节内叙述，但在临床实际病例的组织切片中，仅偶见到血管炎的改变，主要表现为中等大小静脉血管内皮细胞增生，肌层水肿，管壁及管周有以淋巴细胞为主的炎症细胞浸润，可见血管外红细胞，偶见血栓性静脉炎。在多数病例，则无血管炎改变。阿克曼教授认为，结节性红斑基本上是一个间隔性脂膜炎，很少有血管炎改变。

临床特点

多见于青年女性。好发于下肢，尤其是胫前。典型损害为鲜红色、轻度隆起皮肤表面的结节，触之有压痛，结节直径约 1 ～ 3cm（图 13.1-5），数目不等，常对称发生（图 13.1-6）。结节不溃破，一般经 2 ～ 3 周后可逐渐消退，但不时会有新结节出现，而使病程迁延。在急性发作期，患者可伴有发热和关节痛等。

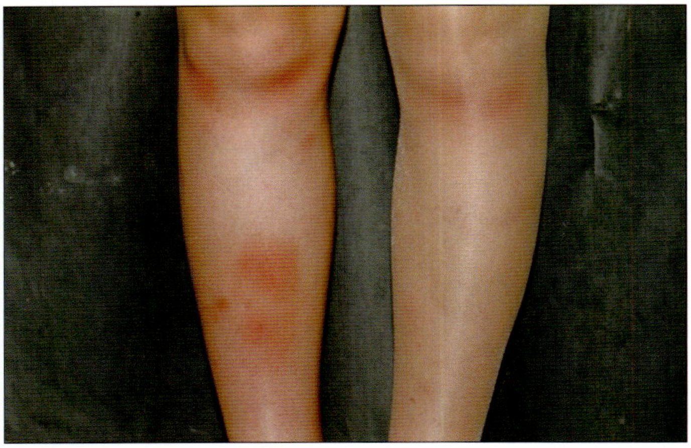

图 13.1-5 结节性红斑

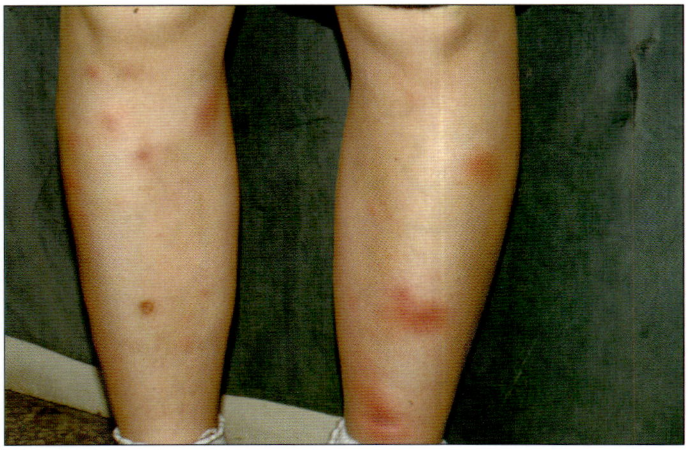

图 13.1-6 结节性红斑

鉴别诊断

本病应与结节性血管炎相鉴别。要点是：

（1）本病血管炎改变少见，且不侵犯大血管；

（2）小叶仅轻度受侵，而且炎症细胞浸润多在与间隔相邻的部位，而小叶中央是不被累及的；

（3）一般无坏死改变。

实验室检查

末梢血中中性粒细胞增高。血沉快。应取血查抗链 O 及 C 反应蛋白。

13.1.2 硬皮病（scleroderma）

硬皮病特征性的改变是皮下组织间隔明显增宽，为硬化红染的胶原。皮下脂肪小叶亦部分为新生硬化的胶原所代替；由于皮下组织的纤维化及硬化，使外泌汗腺腺体相对上移；在活动病变，靠近真皮网状层的脂肪小叶及靠近脂肪间隔的小叶中见到小群淋巴细胞浸润（详见 7.1.3.）。

13.1.3 嗜酸性筋膜炎（eosinophilic fasciitis）

组织病理特点

- 病变部位主要在筋膜，可见多数嗜酸性粒细胞浸润，还有淋巴细胞、组织细胞及浆细胞；
- 病变常累及皮下组织间隔，间隔水肿，有炎症细胞浸润，有时真皮下部亦有改变；
- 后期筋膜明显增厚、纤维化及硬化，皮下组织间隔及真皮下部可出现相似改变；
- 表皮及真皮浅层常是正常的。

临床特点

本病好发于四肢，面部及手指极少受累。初起为患处弥漫性硬肿（图 13.1-7），与下部组织紧贴，不能被捏起，关节活动常因此受累，变得僵硬（图 13.1-8，图 13.1-9）。

实验室检查

末梢血中嗜酸性粒细胞显著增高。血沉快，蛋白电泳 γ 球蛋白高，血 IgG 高。

本病是一种独立的疾病，还是硬皮病的一种特殊类型，目前尚无定论。组织学的改变表明很可能是一种深在型硬皮病。本病一般无内脏损害。

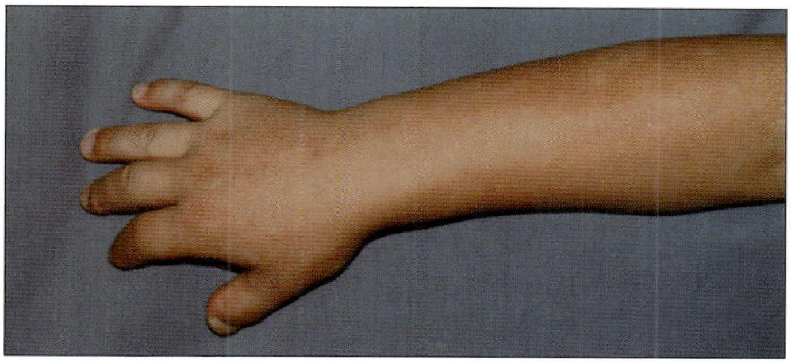

图 13.1-7 嗜酸性筋膜炎

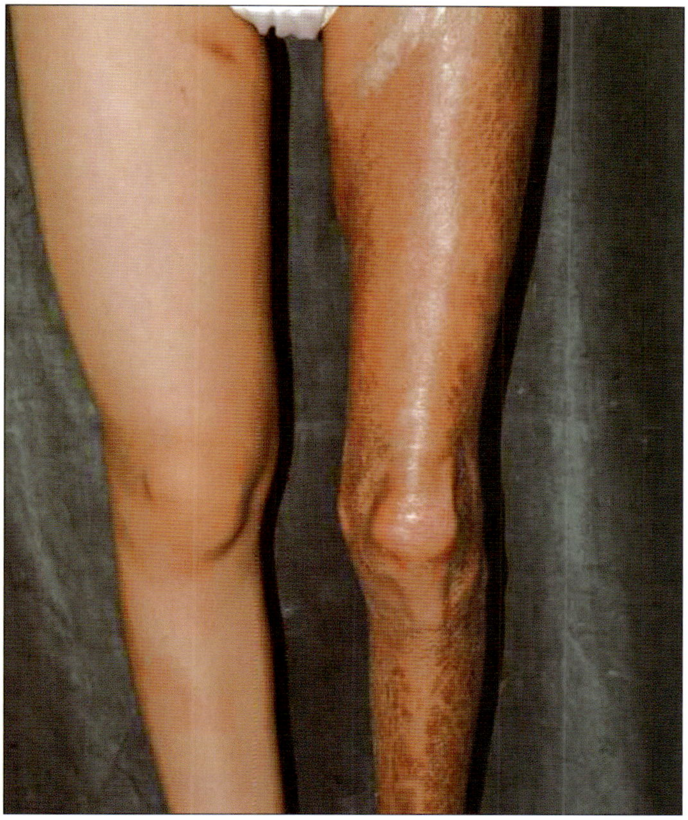

图 13.1-8 嗜酸性筋膜炎

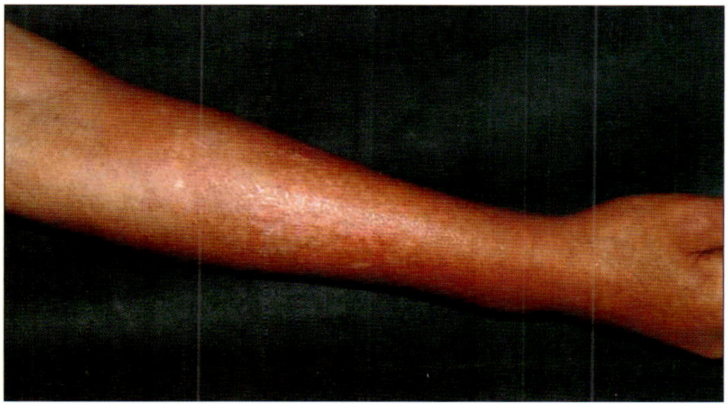

图 13.1-9 嗜酸性筋膜炎

13.1.4 类脂质渐进性坏死（necrobiosis lipoidica）

本病是以真皮全层及皮下组织出现栅栏状肉芽肿，后期广泛纤维化及硬化为特点（详见 8.3.2）。尤其在慢性阶段，皮下组织的间隔明显增宽，脂肪小叶常被纤维化所代替，终末阶段组织学改变与硬皮病时相仿。

本病好发于小腿胫前，为黄红色的浸润性斑块（图 13.1-10），病程慢性。患者常有糖尿病，随着我国人口的老龄化，糖尿病发病率的增高，本病的发病人数亦随之增多，应予重视。

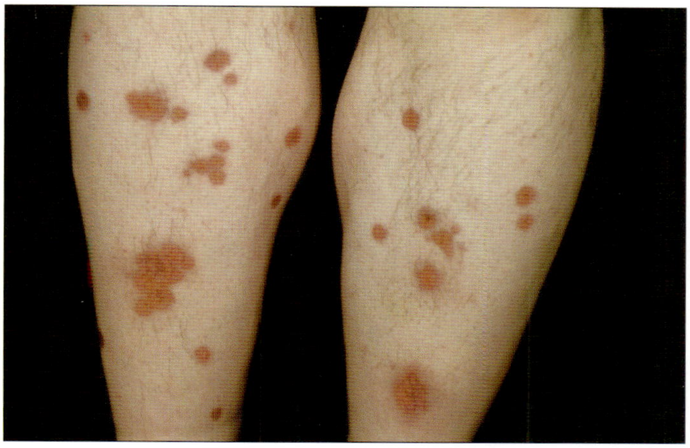

图 13.1-10 类脂质渐进性坏死

13.2 小叶性脂膜炎（lobular panniculitis）

小叶性脂膜炎是指炎症细胞浸润主要发生在脂肪小叶内。小叶性脂膜炎易发生不同类型的脂肪坏死。有一种脂肪坏死始于脂肪细胞膜的溶解，相邻坏死的细胞成为小叶内假性微囊肿，这型坏死常见于结节性血管炎；另一种脂肪坏死始于脂肪细胞胞浆内嗜碱性染颗粒状改变，继之发展为广泛小叶坏死，这型见于胰腺性脂膜炎。不论何种原因（从创伤至酶反应）使正常存在在脂肪细胞内的中性脂肪分解成为脂肪酸，后者就很可能与钙结合，发生钙化。因此，皮下脂肪钙化是曾经发生过脂膜炎的一个标志。玻璃样硬化（hyalinized sclerosis）则是坏死性脂膜炎终末阶段的一个改变。

13.2.1　硬红斑（erythema induratum）

组织病理特点

图 13.2-1 ~ 13.2-5

- 与结核有关，在病变中常可见结核性肉芽肿改变。
- 皮下组织小叶内脂肪细胞液化坏死、红染。在坏死组织内可见碎核及中性粒细胞的浸润；
- 在小叶及间隔，甚至真皮深层可见由朗汉斯巨细胞、多核巨细胞、上皮样细胞及淋巴细胞所组成的结核样结节，有时在结节中央可见干酪坏死；
- 有时可见血管炎，为皮下组织间隔中中等大小静脉炎症，有时也可见动脉的炎症，管壁肿胀，有中性粒细胞及淋巴细胞的浸润。可见管壁坏死，管腔内血栓形成；
- 真皮血管周围有以淋巴细胞为主的浸润；
- 由于本病多发生在小腿，故而真皮浅层血管数量多，且管壁较厚。

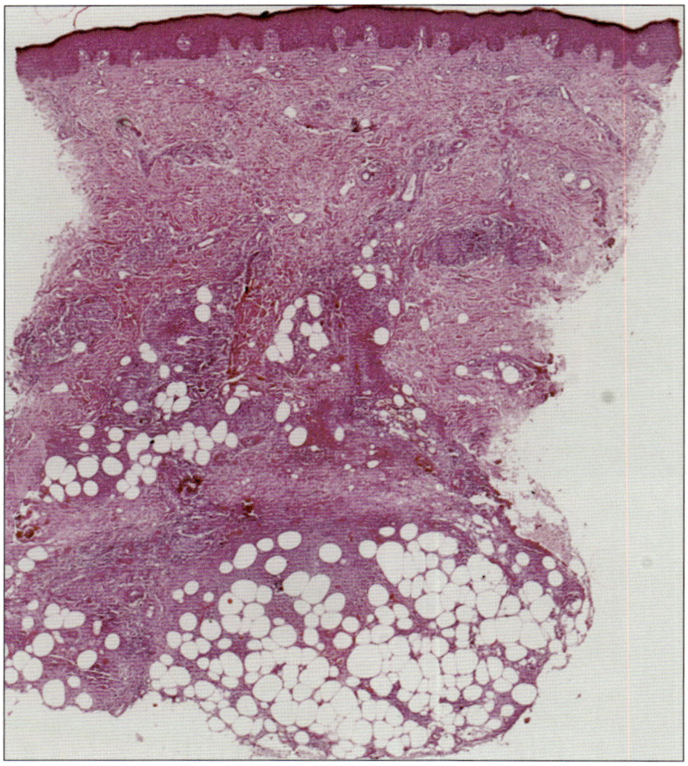

图 13.2-1　硬红斑
主要病变在皮下组织的脂肪小叶。真皮及皮下组织间隔内血管周围也可见炎症细胞浸润

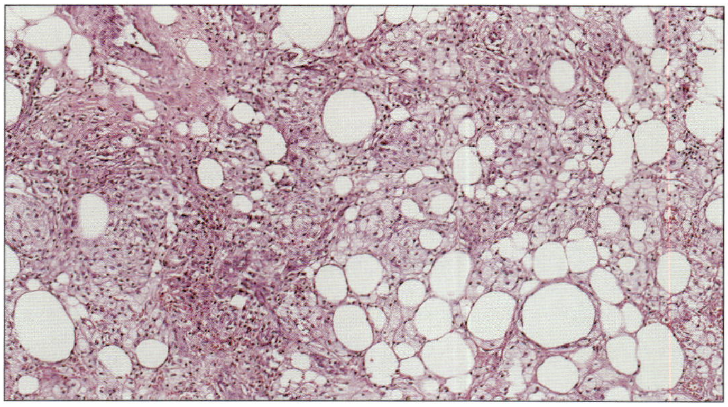

图 13.2-2　硬红斑
小叶内以淋巴细胞为主浸润

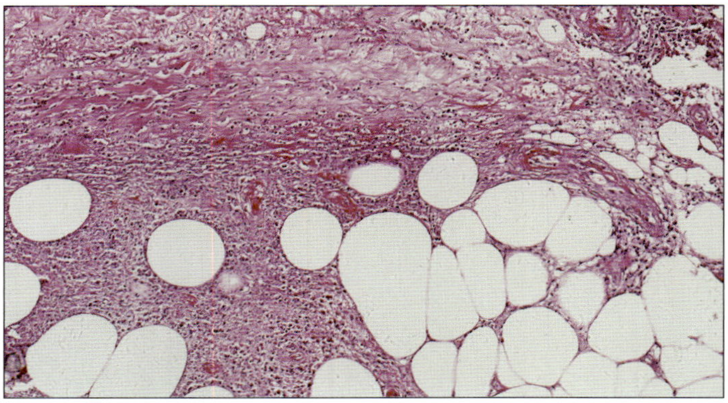

图 13.2-3　硬红斑
示血管炎。小叶内坏死红染的血管，部分血管内有血栓。血管周围脂肪细胞液化坏死，可见碎核及中性粒细胞的浸润

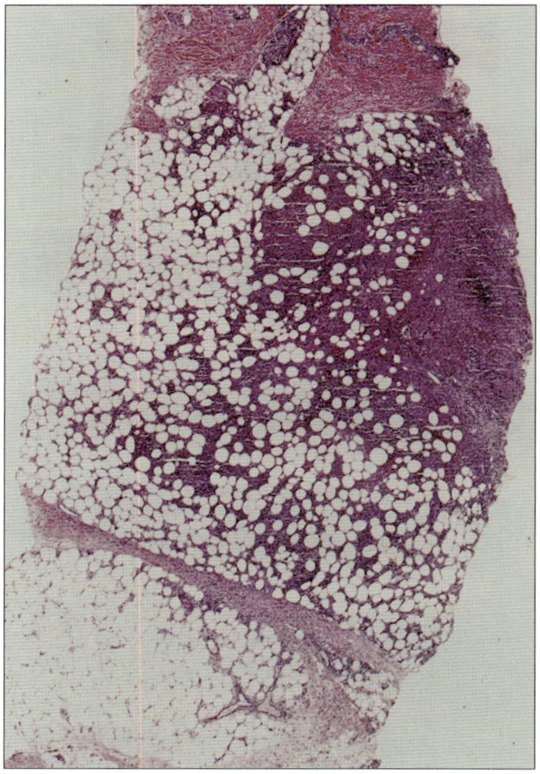

图 13.2-4　硬红斑
皮下组织的脂肪小叶内炎症明显，部分组织坏死红染

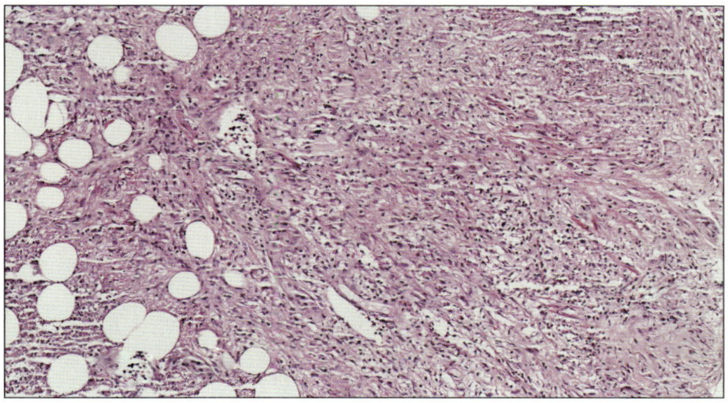

图 13.2-5 **硬红斑**
在小叶及间隔可见由朗汉斯巨细胞、上皮样细胞及淋巴细胞所组成的结核样结节。在该图片的右上角及左下角可见干酪坏死，多数碎核

硬红斑病程慢性，在病变的不同时期取材，组织学改变是不相同的。早期主要是小叶脂肪细胞的坏死及结节样肉芽肿改变；晚期则主是纤维化，但仍可见多核巨细胞及淋巴细胞的浸润。血管炎则不一定能见到，也不是诊断所必需。

关于结节性血管炎（详见 12.1.1.10）与硬红斑的关系，阿克曼教授认为，结节性血管炎与硬红斑为同义词。当结核病累及脂肪时，它既可引起非液化性脂膜炎，又可引起液化性脂膜炎，如瘰疬性皮肤结核，但这些肉芽肿性脂膜炎均不伴有血管炎。结节性血管炎有血管的炎症，病因尚不完全搞清。部分病例与结核有关，有认为它是对分枝杆菌抗原的一种过敏反应。Lever 教授认为，结节性血管炎是早期及轻型的硬红斑，如果在组织切片中有明显血管炎，但结核性肉芽肿的改变很轻，且无或很少有干酪坏死者称为结节性血管炎。硬红斑时在皮下组织间隔中可见结核样肉芽肿，即由上皮样细胞及郎汉斯细胞所组成的结节，其中有淋巴细胞、浆细胞浸润。血管炎表现为中小动脉及静脉的内皮细胞肿胀，管壁水肿，管壁中有炎症细胞浸润。管腔的血栓及堵塞可导致干酪坏死的发生，严重时可导致溃疡。

临床特点

以中青年女性居多。好发于小腿屈侧，为暗红色的结节或斑块（图 13.2-6），损害较深，有压痛。有的病例可发生破溃，溃疡不易愈合。愈后留有瘢痕（图 13.2-7）。病程慢性，常反复发作。

实验室检查

结核菌素试验阳性，胸片等，以判断患者是否有肺结核或其他内脏结核。

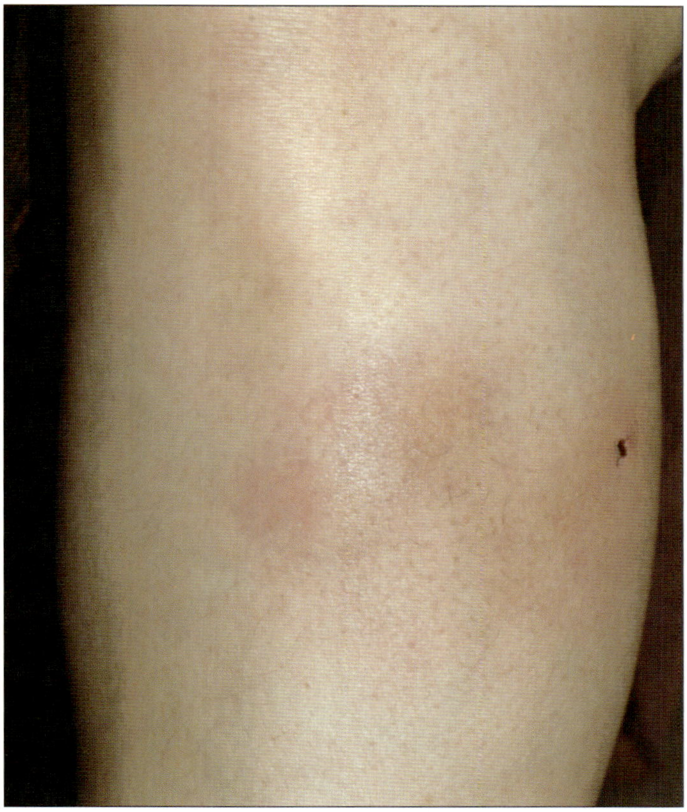

图 13.2-6 **硬红斑**

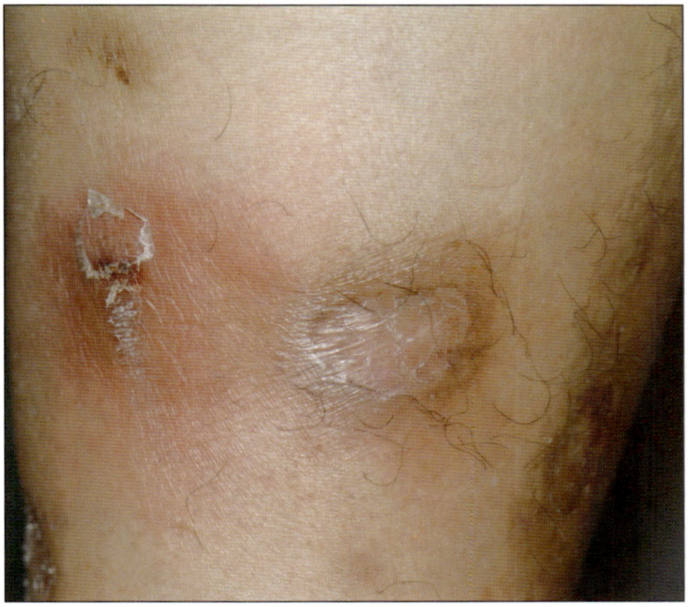

图 13.2-7 **硬红斑**

13.2.2 新生儿皮下脂肪坏死（subcutaneous fat necrosis of the newborn）

组织病理特点

图 13.2-8，图 13.2-9

- 脂肪小叶中灶性脂肪细胞坏死，呈片状红染，有核溶、核碎及核缩；
- 有多数组织细胞、噬脂泡沫细胞及多核巨细胞的肉芽肿性浸润；
- 在泡沫细胞及多核巨细胞胞浆内可见针状结晶。冰冻切片下以偏振光检查此结晶呈双折光性；
- 病期长者皮下脂肪呈纤维化，并可见散在钙质沉着。

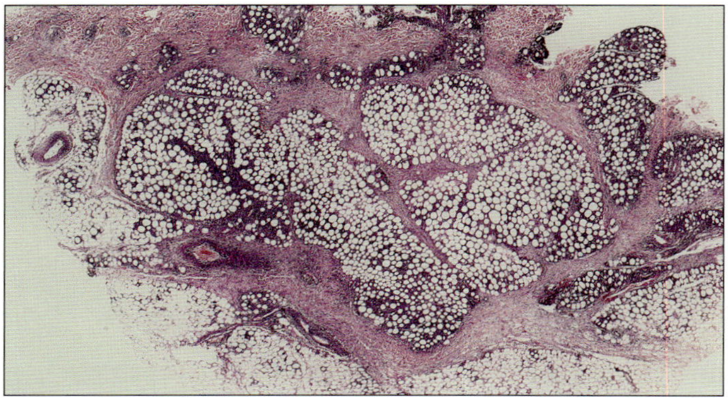

图 13.2-8 新生儿皮下脂肪坏死
脂肪小叶中灶性脂肪细胞坏死

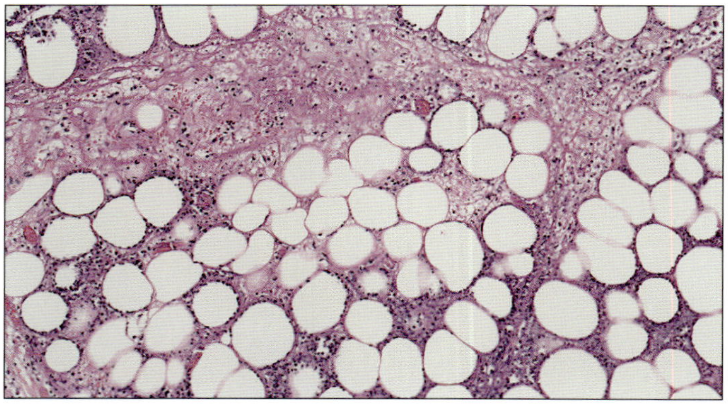

图 13.2-9 新生儿皮下脂肪坏死
脂肪小叶内片状坏死红染的区域。坏死区域及脂肪细胞周可见多数碎核

临床特点

本病见于健康的足月新生儿，发病可能与分娩时受伤、受冷和患儿缺氧血症有关。皮损为坚实的暗红色皮下结节，好发于臀部、腹部、肩背部及臂部。结节数周或数月后可自行消退。有时结节变软，出现波动感，破溃后流出油样液体而愈。

13.2.3 新生儿硬化症（sclerema neonatorum）

组织病理特点

- 皮下脂肪层增厚，这是由于脂肪细胞形状增大。小叶间隔水肿，呈宽的纤维性带；
- 脂肪细胞内有呈放射排列的针形裂隙，以偏振光检查呈双折光性；
- 病变小叶内炎症浸润较轻，散布有中性粒细胞、嗜酸性粒细胞、组织细胞、有时还有多核巨细胞的浸润。有时在多核巨细胞内也可见针形结晶；
- 脂肪细胞坏死很轻；
- 陈旧损害中可见钙化及小叶间隔增宽。

临床特点

本病见于衰弱的新生儿，在初生时或生后数天内发病。皮肤呈蜡样，最初为臀部硬的结节及斑块，迅速向腹部、小腿及全身扩展。患儿肤温低，皮肤干。本病病因不清。大多数患儿在初生时衰弱，发绀，难以维持体温，且常有严重的呼吸道或胃肠道感染或发育上的缺陷，常死亡。

13.2.4 糖皮质激素治疗后脂膜炎（post-steroid panniculitis）

组织病理特点

- 脂肪小叶内呈斑片状炎症浸润，有淋巴细胞、泡沫状组织细胞及多核巨细胞；
- 在脂肪细胞及组织细胞内有针形裂隙，周围常有多核巨细胞。针形裂隙是原先在细胞内脂肪酸结晶的部位，这些结晶在组织标本处理过程中被溶解掉了；
- 小叶间隔不受侵犯。

本病的组织学改变缺乏特异性，与上述新生儿皮下脂肪坏死相似。结合病史及临床表现区别是不困难的。

临床特点

患者以儿童多见。发生在长期大剂量全身应用糖皮质激素治疗某些疾病，如急性风湿热、肾炎或白血病等，突然停药后 1 ~ 14 天发病。表现为皮下结节，主要位于面颊部、臂部、躯干和臀部，结节境界清楚，有触痛，无全身不适。当重新恢复给予糖皮质激素，皮下结节常随之消退。否则，结节在数周或数月后亦可自然消退。

13.2.5 复发性发热性结节性非化脓性脂膜炎（relapsing febrile nodular nonsuppurative panniculitis，Weber—Christian syndrome）

组织病理特点

以小叶性脂膜炎为主，病变可分为 3 个阶段，即急性炎症、肉芽肿及纤维化阶段。

- 急性炎症：以中性粒细胞浸润为主，还有淋巴细胞、浆细胞及组织细胞。浸润细胞在小叶脂肪细胞间，可见脂肪细胞变性改变；
- 肉芽肿性炎症：以组织细胞为主的，组织细胞由于吞噬了脂肪细胞变性坏死后所释出的脂肪而成为胞体较大的泡沫状组织细胞，还可见多核巨细胞，浸润细胞中有淋巴细胞及浆细胞；
- 纤维化阶段：成纤维细胞增生，发生纤维化，小叶内变性坏死的脂肪细胞为新生胶原所代替；
- 皮下组织血管内皮细胞增生，管壁水肿增厚。

临床特点

为成批出现的皮下结节或斑块，有压痛，好发于双下肢、臀部（图 13.2-10），亦可见于躯干下部，反复发作，以中青年女性多见。患者常伴低热。结节为非化脓性，偶可发生液化，愈后遗留萎缩性瘢痕。

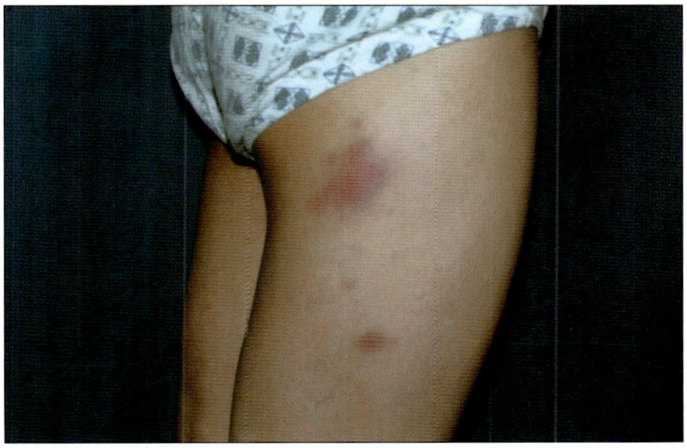

图 13.2-10 复发性发热性结节性非化脓性脂膜炎

在学术界对本病颇多争议。有的学者认为本病并不存在；有的学者认为本病是系统疾病如狼疮性脂膜炎、胰腺疾病时皮下结节性脂肪坏死、抑或是 T 细胞淋巴瘤等在皮下组织的浸润；有的则认为本病是一个临床实体，但组织学改变缺乏特异性。在临床实践中，是在排除了上述特异性疾病后，不得已的一种选择。

13.2.6 α－抗胰蛋白酶缺陷相关性脂膜炎（α－antitrypsin deficiency－associated panniculitis）

组织病理特点

小叶内多灶性脂肪坏死；坏死脂肪细胞呈“鬼影样”，核消失，细胞膜模糊；

- 在坏死脂肪区域内可见不同程度的钙化，或颗粒状或成层状，或在坏死灶周围呈斑点状；
- 坏死灶周围有数量不等中性粒细胞浸润。在真皮网状层的胶原纤维间亦有中性粒细胞的浸润；
- 有时皮下脂肪间隔内可见血管炎改变，管壁肿胀，炎症浸润，有血管外红细胞；
- 在陈旧性损害，则为泡沫状组织细胞、异物巨细胞、嗜含铁血黄素细胞及淋巴细胞的浸润。最后发生纤维化。

本病的组织学改变是颇具特征性的，脂肪小叶中有灶性脂肪细胞坏死，与坏死部分相邻的脂肪细胞则完全正常。坏死的发生可能是由于胰腺病变使胰蛋白酶、脂酶等分泌增多，使血管通透性增加或血中 α 抗胰蛋白酶水平降低，使血中胰蛋白酶水平升高，而使脂肪细胞坏死，由于脂肪细胞膜不易被脂酶所分解，故坏死脂肪细胞成鬼影样。坏死脂肪细胞所释出的脂肪酸易与钙发生结合成为钙化。

本病除侵犯皮下脂肪外，还侵犯胰腺周围脂肪及全身各处的脂肪组织，其病变的组织学改变都是相同的。

临床表现

患者以中年男性多见。好发于股部、臀部及躯干部位。为压痛、有波动的结节，表面潮红，可溃破成为窦道，不时流出油状透明物。患者常有胰腺疾病的症状如腹痛，还常有关节痛及多浆膜炎等。以往不少诊断为“复发性发热性结节性非化脓性脂膜炎”的病例可能是这一疾病。

13.2.7 创伤性和人为性脂膜炎（traumatic and factitial panniculitis）

组织病理特点

图 13.2-11，图 13.2-12

- 急性炎症：多数中性粒细胞浸润，有局灶性脂肪细胞坏死；
- 慢性炎症：为异物肉芽肿改变，可见多数组织细胞，包括异物巨细胞及泡沫状组织细胞。有时可见异物，后期发生纤维化；
- 炎症范围限于异物注入部位，故较为局限；
- 对任何不寻常或怪诞的化脓性脂膜炎或发生在皮下脂肪的异物肉芽肿，应使用偏振光显微镜等做检查，以发现异物。

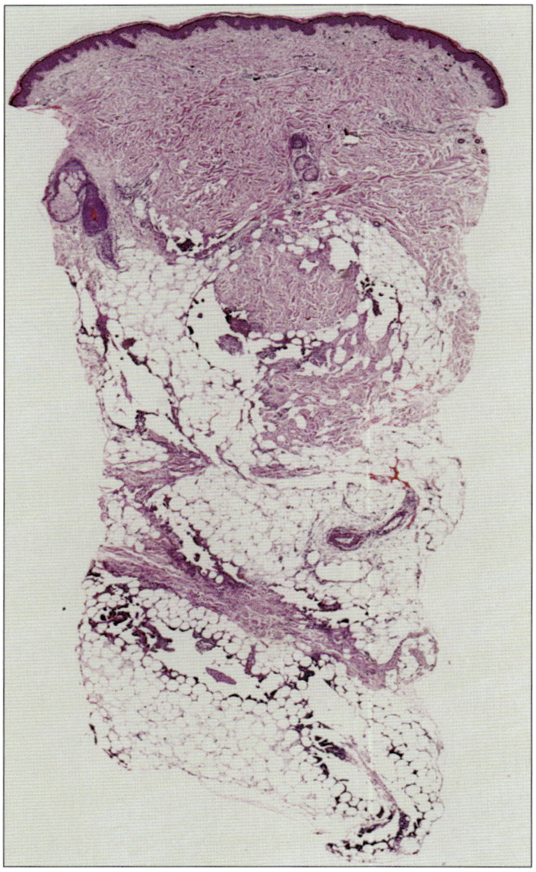

图 13.2-11 创伤性和人为性脂膜炎
本切片取材自注射黄体酮后急性炎症期的皮损。可见小叶内深染的异物

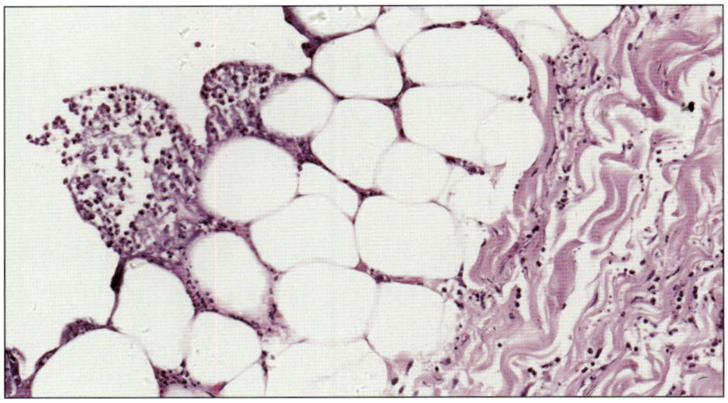

图 13.2-12 创伤性和人为性脂膜炎
示局灶性脂肪细胞坏死及碎核；灶性中性粒细胞及淋巴细胞浸润

临床表现

人为性脂膜炎指人为的往皮下组织内注入有机物如牛奶、人工合成的胶原蛋白、硅胶，药物（如胰岛素、吗啡或糖皮质激素），或油性物质如石蜡油、矿物油等。最近我科见到多例为准备试管婴儿而多次注射黄体酮，由于是油性制剂，在臀部注射部位出现脂膜炎改变，局部大片红肿（图 13.2-13，图 13.2-14）。人为性脂膜炎的临床表现及组织学改变视注入物的理化性质、部位、数量及病理过程的不同阶段而有不同。因注射牛奶、药物所致的脂膜炎组织学改变如上所述，缺乏特异性。但注入油性物质所致的肉芽肿，则是有特点的。

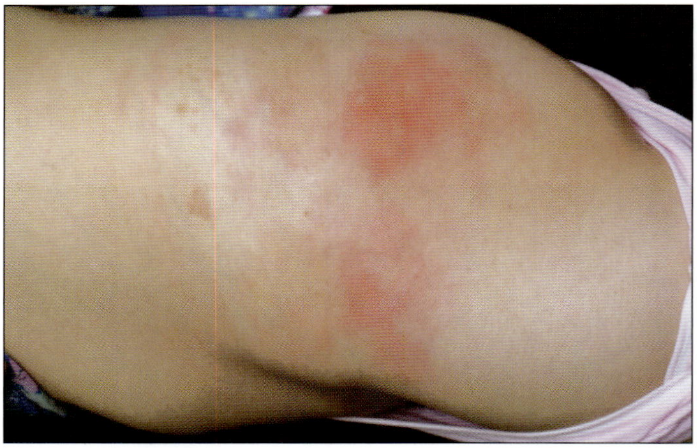

图 13.2-13 注射黄体酮所致的脂膜炎

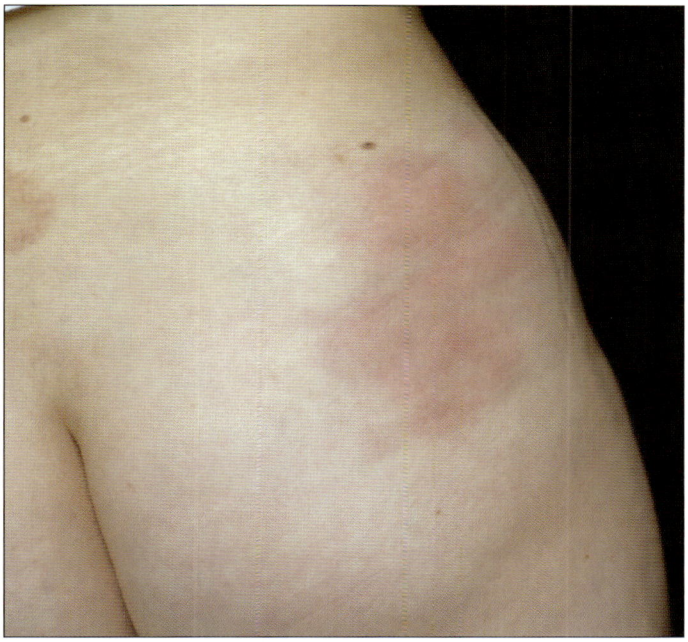

图 13.2-14 注射黄体酮所致的脂膜炎

13.2.8 硬化性脂肪肉芽肿（sclerosing lipogranulɔma）

硬化性脂肪肉芽肿又称石蜡瘤（paraffinoma）。

组织病理特点

- 皮下脂肪内可见大小不等的油性囊肿，周围可见吞噬有脂质小滴的异物巨细胞；
- 在油性囊肿间大红染、透明蛋白样纤维组织索条；
- 小叶间隔内有淋巴细胞、组织细胞及异物巨细胞浸润；
- 后期皮下组织内发生广泛的纤维化、硬化，其间仍可见残留的异物肉芽肿及油性囊肿；
- 皮下组织中的血管不受累；
- 偏振光显微镜或分光镜下检查可见异常折光的异物。

在现代社会，为了追求美，隆乳，隆鼻或为了填充一个萎缩性瘢痕，向皮内注射或填充油性物质、硅胶或人工合成胶原等已不鲜见，硬化性脂肪肉芽肿是由于往皮下注入了硅胶或油性物质所致。

临床表现

注入部位及其周围皮肤潮红、硬肿，触诊如橡皮样或板样硬，有压痛。有的病例，液化的异物可自体表排出，形成窦道、溃疡等。

13.2.9 寒冷性脂膜炎（cold panniculitis）

组织病理特点

图 13.2-15，图 13.2-16，图 13.2-17

- 在脂肪小叶内可见脂肪细胞坏死，脂肪微囊肿；
- 小叶内中等致密混合类型炎症细胞浸润，包括中性粒细胞、淋巴细胞及组织细胞；
- 病理改变在真皮网状层与皮下组织交界处最为显著；
- 血管管壁增厚，管周以淋巴细胞为主浸润。

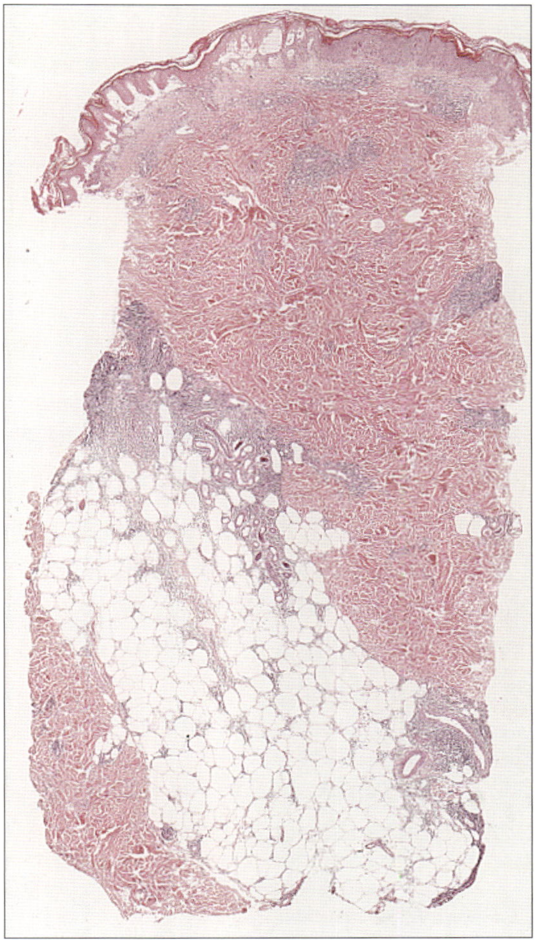

图 13.2-15 寒冷性脂膜炎

表皮灶性坏死。真皮及皮下脂肪小叶内炎症细胞浸润

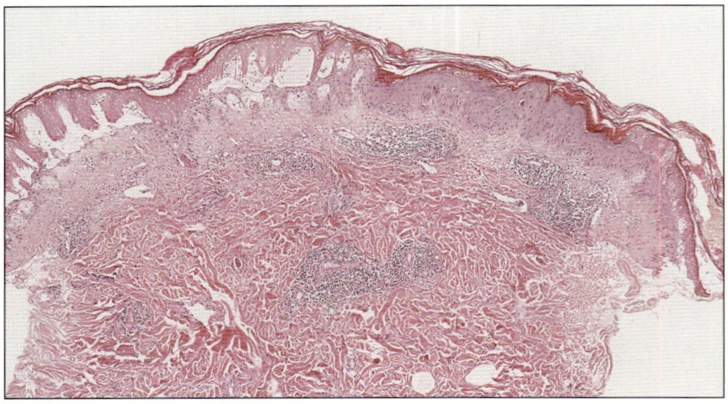

图 13.2-16 **寒冷性脂膜炎**
示表皮灶性坏死。真皮血管管壁增厚，管周以淋巴细胞为主浸润

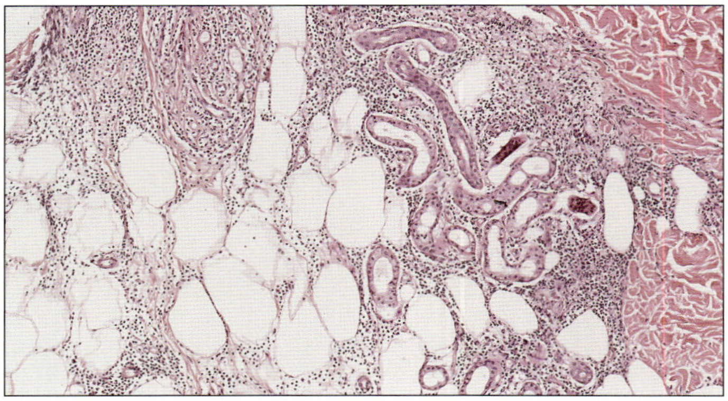

图 13.2-17 **寒冷性脂膜炎**
小叶内邻近外泌腺部位中等致密以淋巴细胞为主浸润

临床表现

本病常在暴露于寒冷环境后数小时内发病。表现为坚实、发热、色红的斑块，一般在 72 小时达到高峰，约两周自然消退。本病好发于婴儿，也可见于中青年女性的股臀部，由于冬季穿着太少，如仅穿窄小的牛仔裤，受冻所致。本病与“股臀皮肤血管炎”（12.1.1.6）相似，只是病变深浅的程度不同，前者主要侵及皮下脂肪，后者主要侵及真皮血管。

13.2.10 进行性皮下脂肪营养不良（progressive lipodystrophy）

组织病理特点

- 早期为小叶内及小叶间隔血管周围以中性粒细胞为主的浸润；
- 继之出现淋巴细胞、组织细胞和多核组织细胞浸润；
- 最后皮下脂肪被破坏、消失，真皮下即为筋膜及肌肉。

临床表现

为渐进性皮下脂肪坏死。病变部位有的病例在面、颈及躯干上部，有的病例则在躯干下部及下肢（图 13.2-18，图 13.2-19）。若在萎缩阶段取材，则组织学上仅可见皮下脂肪消失，本病多见于儿童，患者以女性为多。

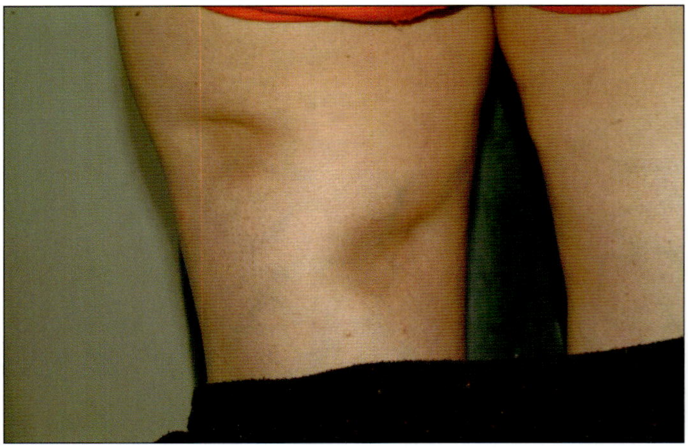

图 13.2-18 **进行性皮下脂肪萎缩**

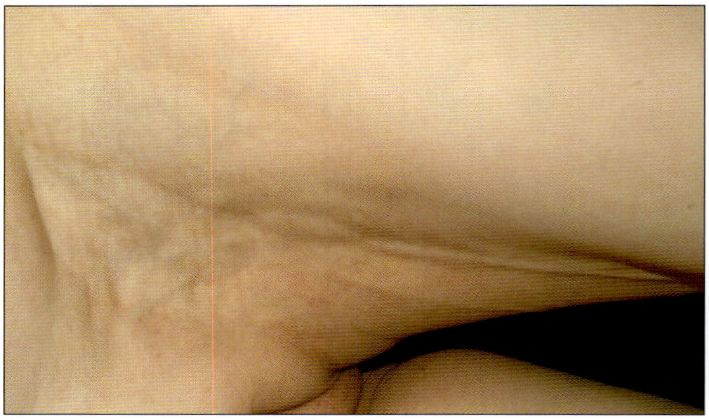

图 13.2-19 **进行性皮下脂肪萎缩**

13.2.11 幼儿腹部远心性脂肪营养不良（lipodystrophia centrifugaris abdominalis juvenilis）

组织病理特点

图 13.2-20，图 13.2-21

- 皮下脂肪小叶内淋巴细胞、组织细胞浸润。有的病例在真皮也可见少许炎症细胞浸润；
- 脂肪细胞坏死；
- 间隔及小叶内小血管内皮细胞增生，肿胀；
- 后期皮下脂肪变薄或消失。

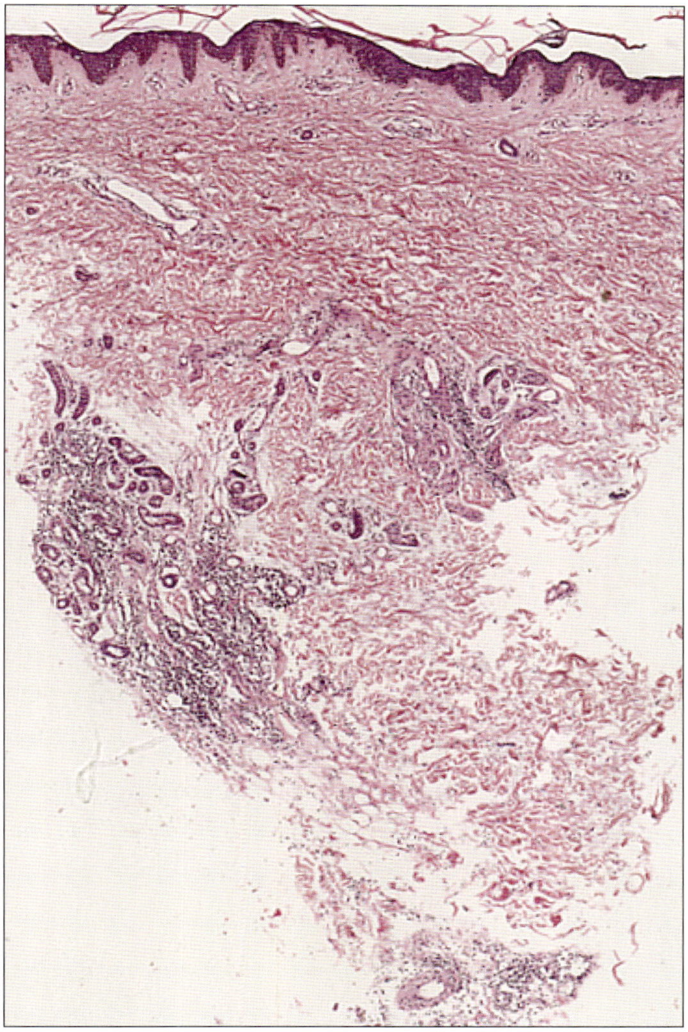

图 13.2-20 **幼儿腹部远心性脂肪营养不良**
表皮真皮大致正常，皮下脂肪小叶内有明显炎症细胞浸润。部分皮下脂肪为纤维组织所代替

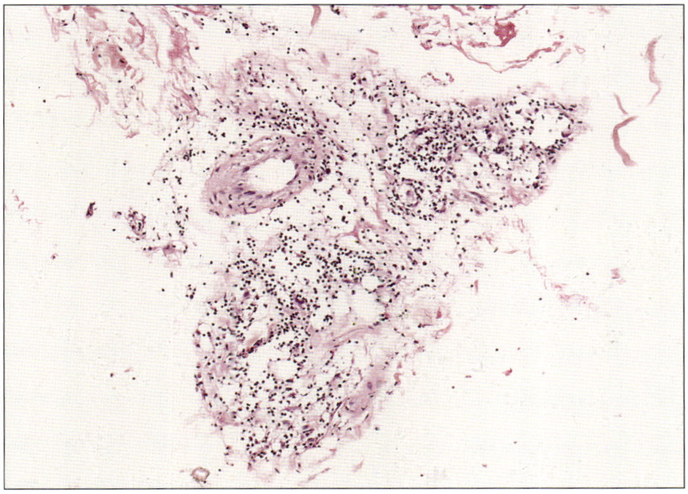

图 13.2-21 **幼儿腹部远心性脂肪营养不良**
皮下脂肪小叶内淋巴细胞为主浸润，小血管内皮细胞肿胀

临床特点

本病患者多在婴幼儿及学龄前发病，以女性多见。腹部出现凹陷的萎缩斑，边缘则为带状淡红浸润性的活动性损害。皮损不断向四周扩大，中心萎缩变薄，皮下血管清晰可见。好发部位在下腹部，向下可累及腹股沟区及外阴部（图 13.2-22，图 13.2-23），向上则至胸背部。患儿健康状况一般不受影响。

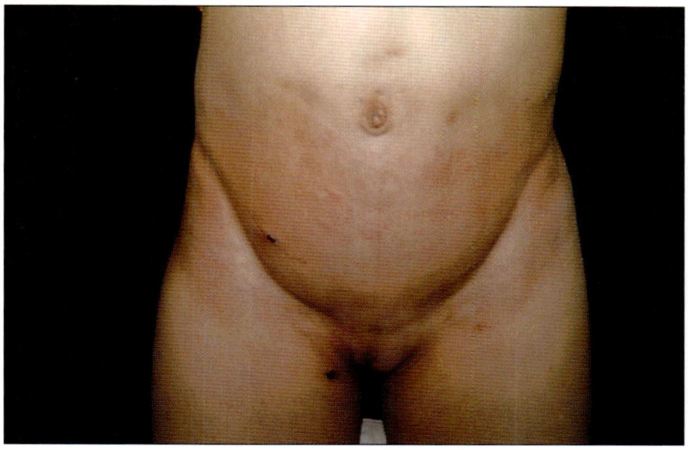

图 13.2-22 **腹部远心性脂肪营养不良**

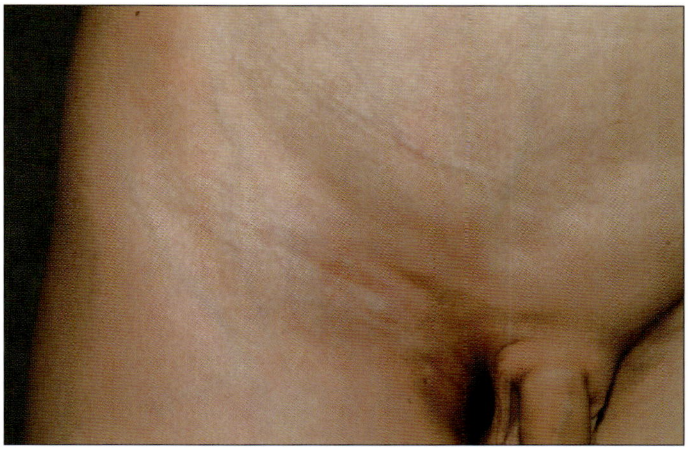

图 13.2-23 **腹部远心性脂肪营养不良**

13.2.12 深在型红斑狼疮（lupus erythematosus profundus）

深在型红斑狼疮又称狼疮性脂膜炎（lupus panniculitis）。为小叶性脂膜炎，是红斑狼疮的一个少见类型。在疾病谱中界于 DLE 和 SLE 之间。

组织病理特点

图 13.2-24 ～ 13.2-29

- 病变主要累及真皮网状层深层及皮下脂肪；
- 在皮下脂肪小叶间隔及小叶内有较为致密淋巴细胞为主浸润，可见淋巴细胞核尘。还有浆细胞及组织细胞。小叶脂肪坏死，后期发生玻璃样变和硬化，皮下脂肪为均一玻璃样变物质所代替，而炎症细胞浸润很少；
- 约半数病例在间隔相邻部位的小叶内，浸润的淋巴细胞集合成为淋巴滤泡样结构，中央有时可见生发中心；
- 有些病例可无表皮基底细胞液化变性，也无明显真皮的异常。

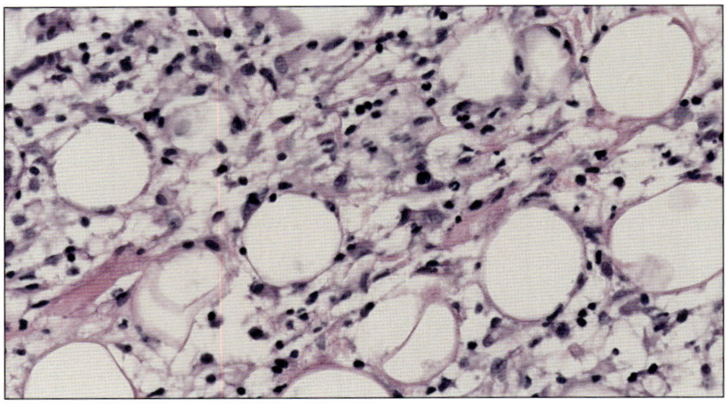

图 13.2-25 **深在型红斑狼疮**
皮下脂肪小叶内淋巴细胞为主浸润，还有组织细胞，偶见浆细胞

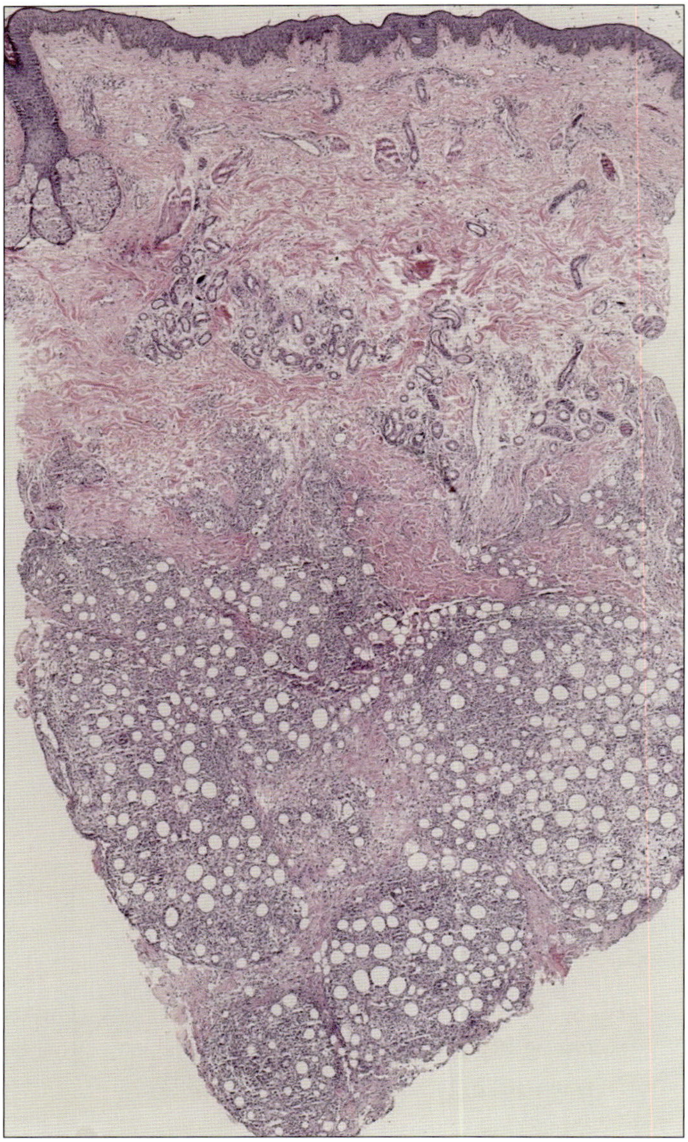

图 13.2-24 **深在型红斑狼疮**
表皮大致正常。病变主要累及真皮深层及皮下脂肪

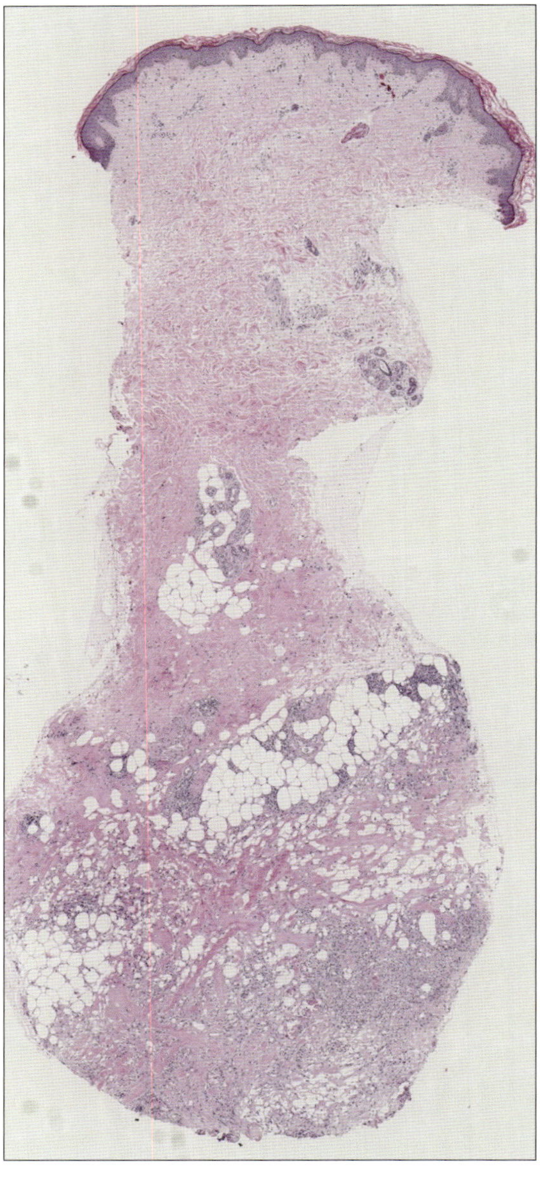

图 13.2-26 **深在型红斑狼疮**
环钻标本。主要病变在本图下方皮下脂肪的小叶内，而上方的皮下脂肪大部已为均一玻璃样变物质所代替，炎症细胞浸润很少

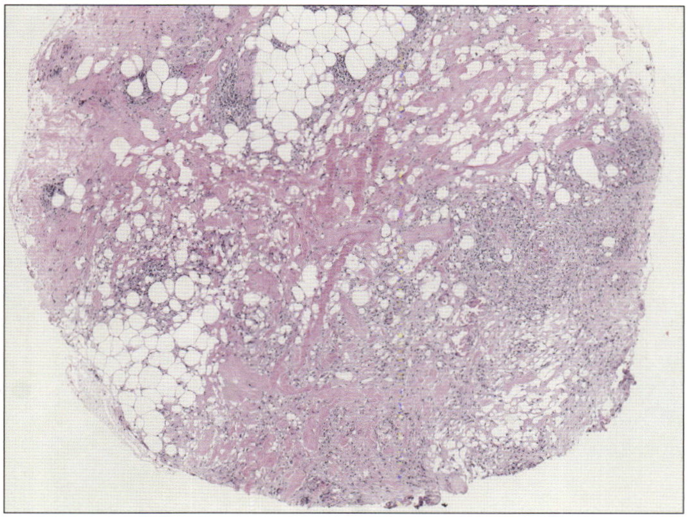

图 13.2-27 **深在型红斑狼疮**
小叶内部分为炎症细胞，部分为硬化的胶原纤维

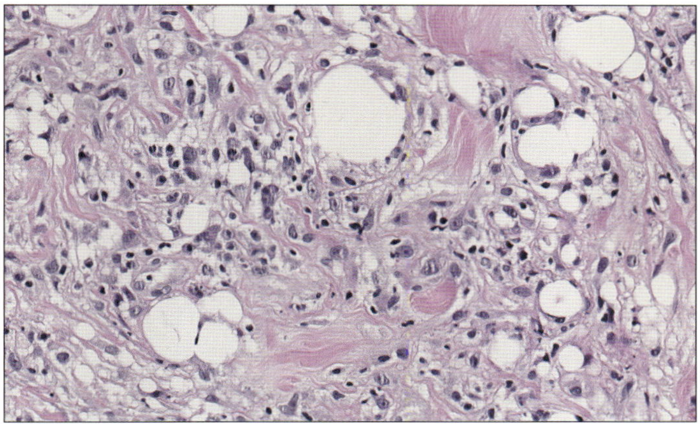

图 13.2-28 **深在型红斑狼疮**
炎症细胞以淋巴细胞为主，还有组织细胞及浆细胞

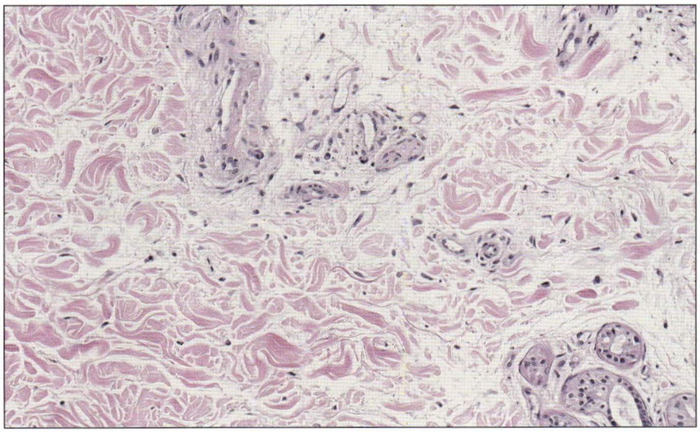

图 13.2-29 **深在型红斑狼疮**
在附属器周围及胶原间可见黏蛋白的沉积

另一些病例，除了脂膜炎外，可在表皮及真皮见到典型盘状红斑狼疮的组织学改变，即基底细胞液化变性，真皮浅层及深层血管周围淋巴细胞浸润，及黏蛋白数量增多等。

临床特点

为境界清楚，质硬、深位的皮下结节或肿块，表面皮肤除颜色改变外大致正常，多数不发生溃疡，消退后常遗留萎缩性凹下的瘢痕（图 13.2-30）。好发于耳前、面颊部，臀部及上臂伸侧，单发或多发。多见于中年女性。疾程慢性，可与 DLE 或 SLE 伴发。有的可有全身症状，如关节痛。

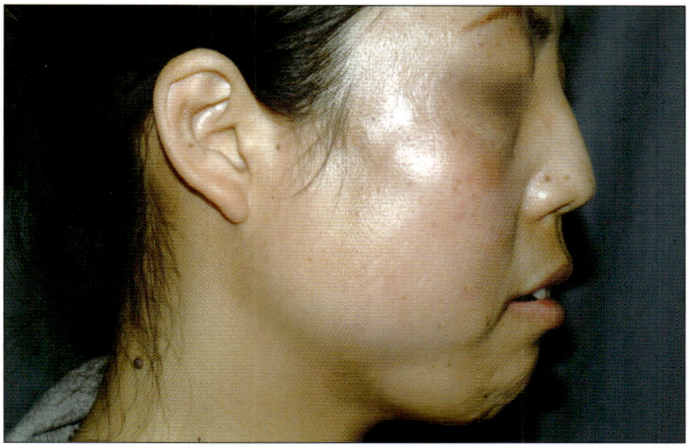

图 13.2-30 **深在型红斑狼疮**

实验室检查

部分病例血中可检出自身抗体，如抗核抗体。类风湿因子阳性，血沉快等。

13.2.13 嗜酸性脂膜炎（eosinophilic panniculitis）

嗜酸性脂膜炎泛指在皮下组织，包括间隔及小叶内多数嗜酸性粒细胞浸润及“火焰图样”改变，即鲜红色条状的变性胶原纤维（图 13.2-31，图 13.2-32）。嗜酸性脂膜炎是一个组织病理学的诊断，而不是一个临床诊断。因为嗜酸性脂膜炎的组织病理学改变可见于多种疾病如匐行疹，疥疮结节等皮肤寄生虫感染、嗜酸性筋膜炎、嗜酸性粒细胞增多性皮炎等。

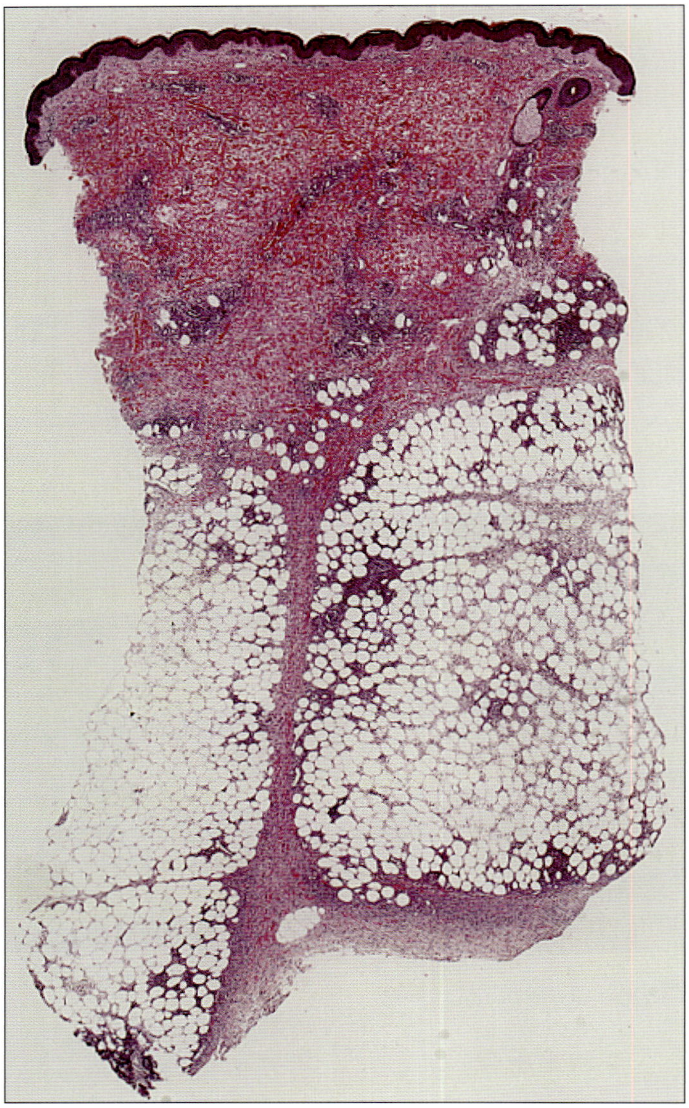

图 13.2-31 **嗜酸性脂膜炎**
真皮全层及皮下脂肪小叶内可见灶性炎症细胞浸润

13.2.14 其他（other panniculitis）

以前讲述的皮肤炎症疾患有的可侵及皮下组织，有时甚至以皮下组织的改变为主。

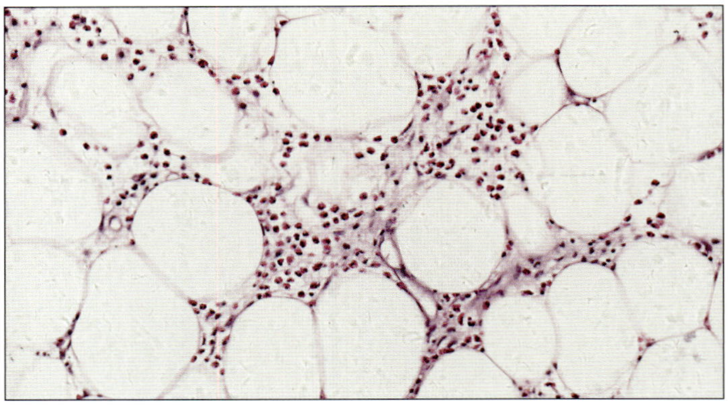

图 13.2-32 **嗜酸性脂膜炎**
示皮下脂肪小叶内多数嗜酸性粒细胞浸润

环状肉芽肿及结节病的组织学改变一般以真皮为主，有的病例同时有皮下组织的病变，有的病例则病变仅见于皮下组织内，称为皮下型环状肉芽肿或皮下型结节病，其基本组织病理学特点则与发生在真皮的相同，在此不重复。

痛风的尿酸盐结晶可仅仅沉积于皮下脂肪中，并造成脂肪坏死。

因减肥而施行空肠—回肠吻合术后，约 5% 可发生结节红斑样皮损，可见小叶脂肪细胞的坏死。

有些感染性疾患，如深部真菌病，瘰疬性皮肤结核、疖、痈等亦均可达到皮下组织，甚至更深的组织。

凡皮下组织中血管，无论是动脉还是静脉的炎症，如上一章所讲述的皮肤结节性多动脉炎、游走性血栓性静脉炎等均可在皮下组织中见到明显的炎症及改变。

最后，有些恶性肿瘤如恶性组织细胞增生症，组织细胞吞噬性脂膜炎，白血病，恶性淋巴瘤常在脂肪小叶中有弥漫细胞浸润。在扫视下，易误认为是小叶性脂膜炎。所以对小叶中有细胞浸润者，应在高倍镜下仔细检查有否细胞学上的非典型性、有否异常的吞噬现象，以除外恶性疾患的可能（详见 25.2.8）。

14 代谢性及内分泌性皮肤病（包括沉积物）

14.1 卟啉症（porphyria）

卟啉症是一种少见的代谢性疾病，以卟啉及卟啉前体生成增多为特征，排泄增加，并沉积于组织。由于卟啉是光敏性物质（卟啉能吸收波长在 400 ~ 410nm 的紫外光），因此当卟啉沉积于皮肤，就易在暴露于日光部位出现皮疹。

卟啉主要在红细胞生成系统和肝中合成。卟啉症是由于调节血红素合成途径中的酶活性缺陷所致。根据异常卟啉的合成场所，卟啉症分为红细胞生成型和肝型两大类，前者有红细胞生成性卟啉症及红细胞生成性原卟啉症；后者包括急性间歇性卟啉症、混合性卟啉症、遗传性粪卟啉症及迟发性皮肤卟啉症等。卟啉症大部分是遗传性的，由于编码卟啉合成途径中酶的基因突变，但也有获得性的。卟啉症以迟发性皮肤卟啉症及红细胞生成性原卟啉症最为常见。

各型卟啉症皮肤损害的组织学改变大致相同（图 14.1-1，图 14.1-2），只是程度上的区别。真皮上层日光弹力变性及血管周围均一、嗜酸性红染的环是诊断卟啉症的重要线索。血管周围均一、红染的环可见于各型卟啉症，一般在真皮浅层血管周围，有时也可见于深层血管、甚至外泌汗腺周围。均一红染物质是玻璃样透明特质，PAS 染色阳性，耐淀粉酶。同样的改变还可见于类脂蛋白质沉积症。真皮上层日光弹力变性多见于成年患者，以迟发性皮肤卟啉症时为著。

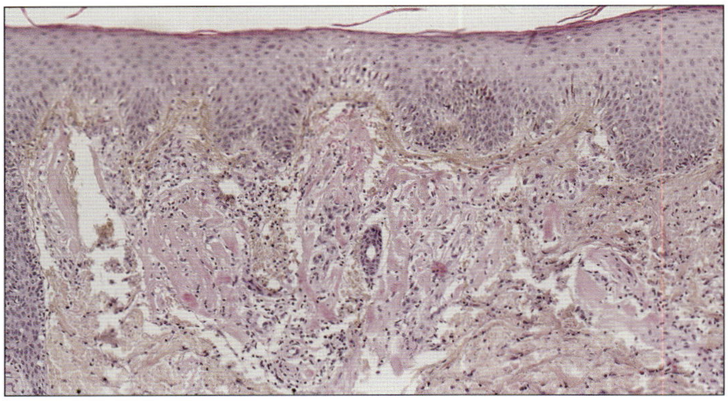

图 14.1-1　卟啉症
真皮浅层日光弹力变性，血管周围轻度炎症细胞浸润

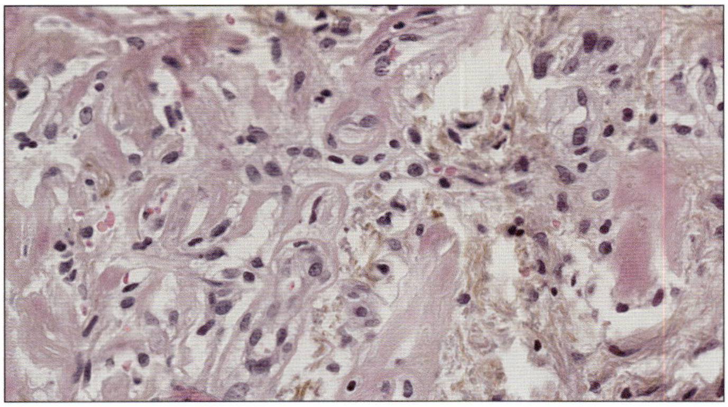

图 14.1-2　卟啉症
真皮浅层血管周围均质红染物质沉积，红细胞外渗

14.1.1　红细胞生成性原卟啉症（erythropoietic protoporphyria，EPP）

组织病理特点

- 真皮乳头程度不等的水肿，可致表皮下疱形成，疱内及真皮乳头内多数血管外红细胞；
- 真皮浅层血管周围炎症细胞浸润，以中性粒细胞及其核尘为主，有时炎症浸润还可见于真皮深层；
- 真皮上部毛细血管及小静脉周围可见均一嗜酸性染的环。

临床特点

本病为常染色体显性遗传。儿童发病，春夏加重。患者高度光敏感，日晒后，于外露部位出现红斑、水肿，继之出现丘疹、水疱及血痂（图 14.1-3，图 14.1-4，图 14.1-5），长期慢性病变可导致明显沉着及皮损愈后形成的蜡样瘢痕（图 14.1-6，图 14.1-7）。以男性患者居多。

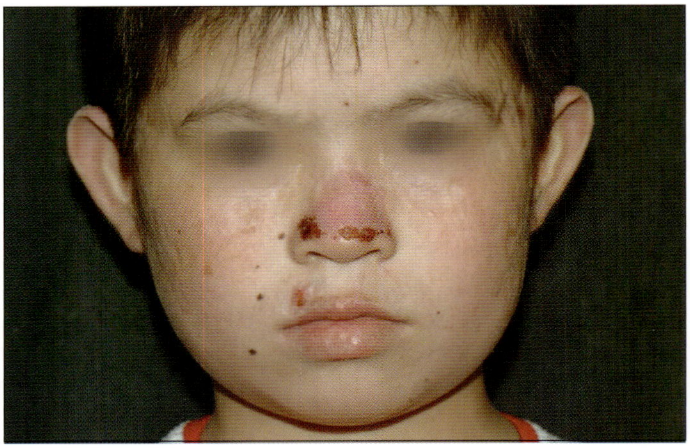

图 14.1-3　红细胞生成性原卟啉症

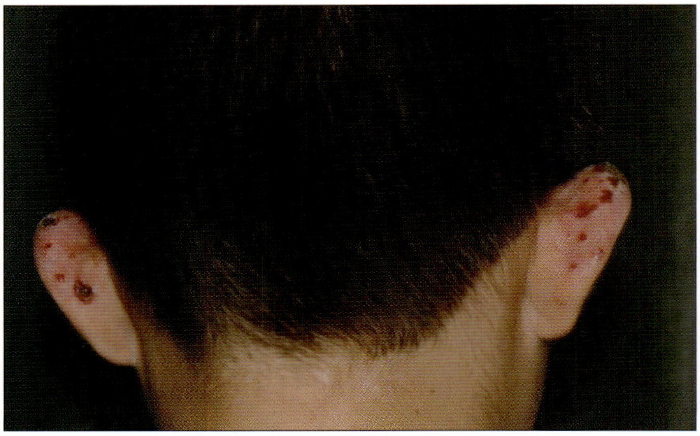

图 14.1-4　红细胞生成性原卟啉症

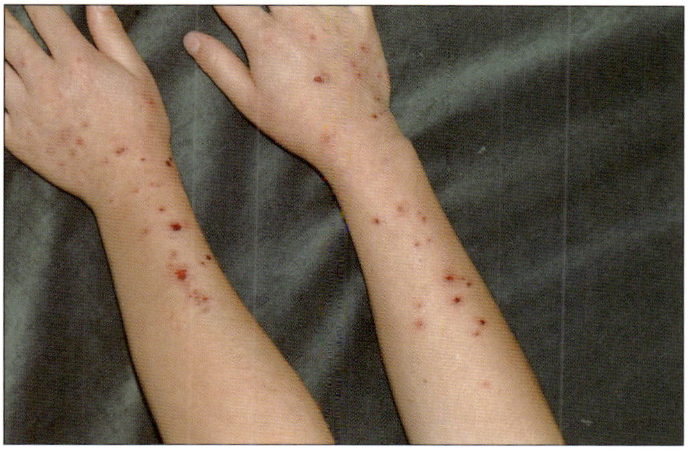

图 14.1-5 红细胞生成性原卟啉症

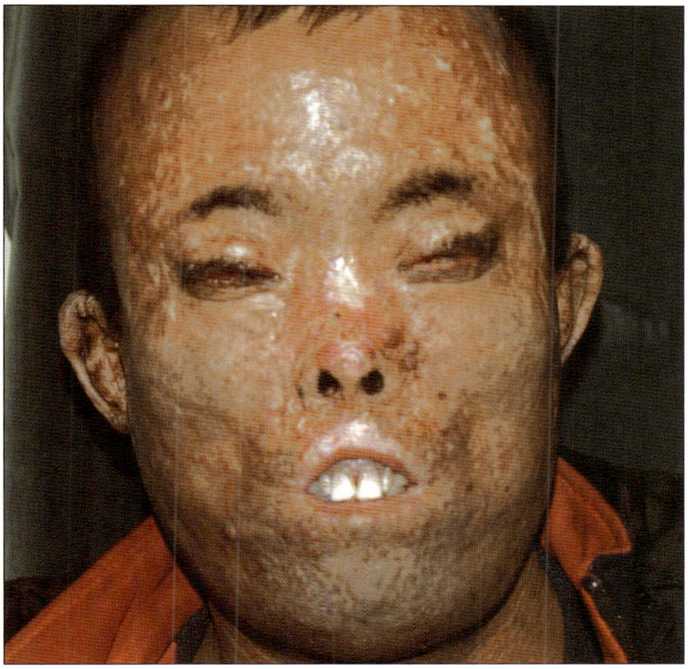

图 14.1-6 红细胞生成性原卟啉症长期慢性光敏感导致

实验室检查

血浆、红细胞及粪中原卟啉增加，尿卟啉正常。在暗室内以患者末梢血涂片于荧光显微镜下检查，可见红细胞上有橘红色荧光，此荧光在 30 ~ 45 秒内即逐渐消失。皮损直接荧光检查示血管周有 IgG 沉积（与 PCT 的所见相同）。

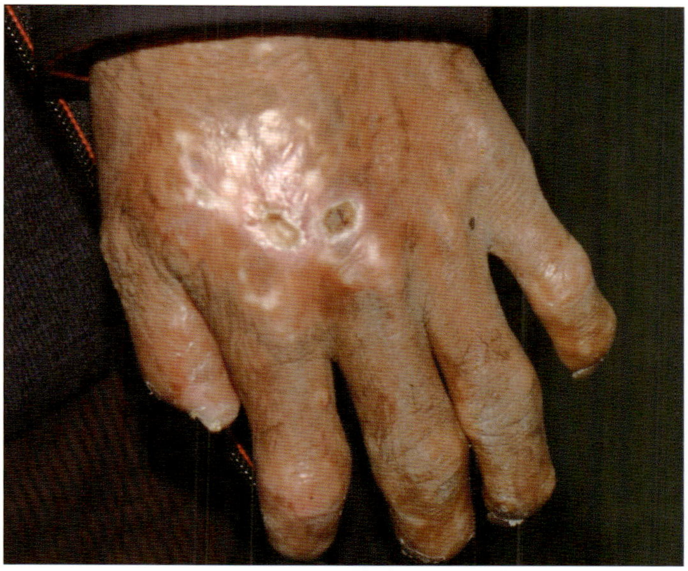

图 14.1-7 红细胞生成性原卟啉症
长期光敏感皮损导致双手呈现似蜡样瘢痕

14.1.2 迟发性皮肤卟啉病（porphyria cutanea tarda，PCT）

组织病理特点

- 表皮下疱，疱内常有红血球；
- 浅层血管周围稀疏淋巴细胞的浸润；
- 疱底的真皮乳头仍很好地保持着乳头状；
- 真皮上部胶原示日光弹力变性改变；
- 有时在真皮上部的毛细血管及小静脉周围可见均一、嗜酸性染的环。

临床特点

本病多见于中年人，系长期酗酒、接触含卤族元素的农药等使肝功能受损，卟啉代谢受障所致的疾病。表现为光敏感性皮炎及皮肤脆性增加；面颈部、手背等暴露于日光的部位色素增加；受轻微外伤即出现水疱或表皮剥脱；水疱壁厚，尼氏征阴性。

实验室检查

尿中有大量尿卟啉，粪卟啉正常，肝功能异常，血清铁含量增高。

14.2 淀粉样变（amyloidosis）

淀粉样蛋白在HE染色组织切片上为均一红染、无结构的团块状物，之间可有裂隙；以甲基紫或结晶紫染色成鲜红、紫红色，以碱性刚果红染色后用偏振光检查呈浅绿的双折光。淀粉样变分系统性及局限性两型，前者少见，淀粉样蛋白广泛沉积于内脏、黏膜及皮肤；后者局限于皮肤，临床上大量见到的是后一种，即皮肤淀粉样变。

14.2.1 皮肤淀粉样变（cutaneous amyloidosis）

常见的有苔藓样淀粉样变及斑片状淀粉样变，少见的有结节状淀粉样变等。

14.2.1.1 苔藓样淀粉样变（lichenoid amyloidosis）

组织病理特点

图14.2-1，图14.2-2

- 局限性角化亢进，棘层肥厚，表皮中可见散在少许坏死红染的角质形成细胞；
- 其下方真皮乳头增宽，乳头内可见均一嗜酸性的团块状物，即淀粉样蛋白；
- 在沉积物上方基底细胞液化变性或被破坏；
- 真皮浅层血管周围可见噬黑素细胞，在均一红染物中可见游离黑素；
- 浅层血管丛周围稀疏淋巴细胞浸润。

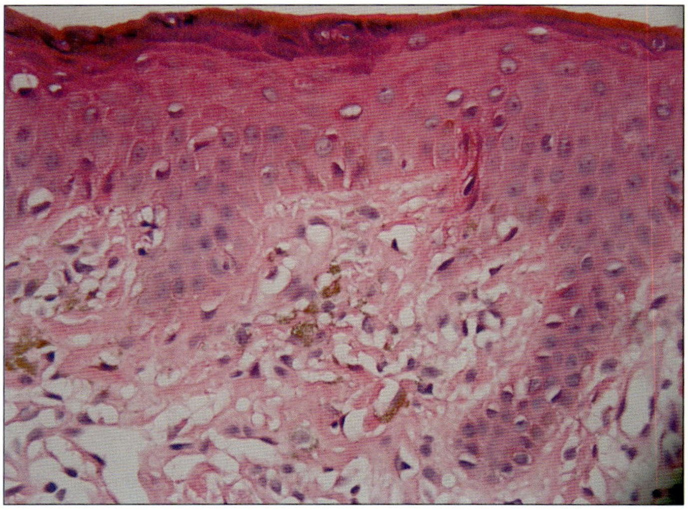

图14.2-1 **淀粉样变** 10×40（2）
表皮增厚，真皮乳头均质红染物质沉积，伴噬黑素细胞

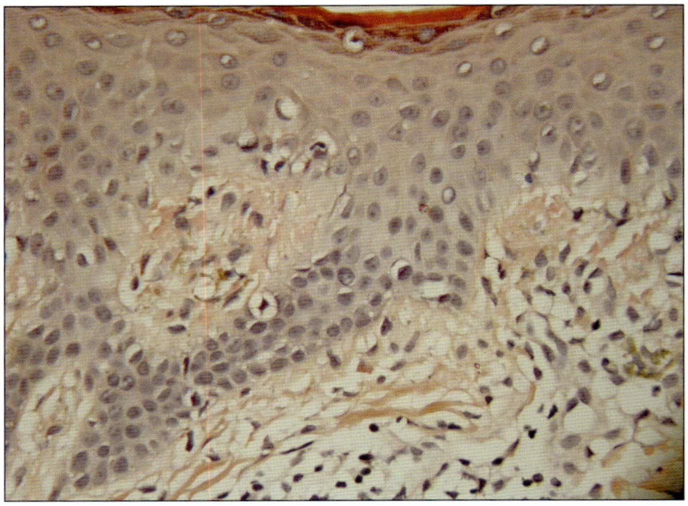

图14.2-2 **淀粉样变（刚果红）** 10×40
真皮乳头刚果红染色（+）物质沉积

临床特点

好发于小腿胫前。患者以中年人居多。典型损害为半球形或圆锥形，色棕褐，质硬，密集排列，但又互不融合的丘疹（图14.2-3，图14.2-4），常沿皮纹呈串珠状排列（图14.2-5）。表面粗糙，有少许鳞屑。自觉瘙痒，常因剧烈搔抓。组织学上同时出现慢性单纯性苔藓的相应改变，如表皮全层增厚，真皮乳头中胶原纤维粗厚、红染与表皮垂直及真皮浅层淋巴组织细胞浸润等。

鉴别诊断

应与肥厚性扁平苔藓相鉴别。要点是：

（1）本病在真皮乳头内可见均一红染、团块状的淀粉样物质，扁平苔藓时虽可见嗜酸性小体，但不集合在一起成团块状，特殊染色亦可鉴别；

（2）无颗粒层的楔形增厚；

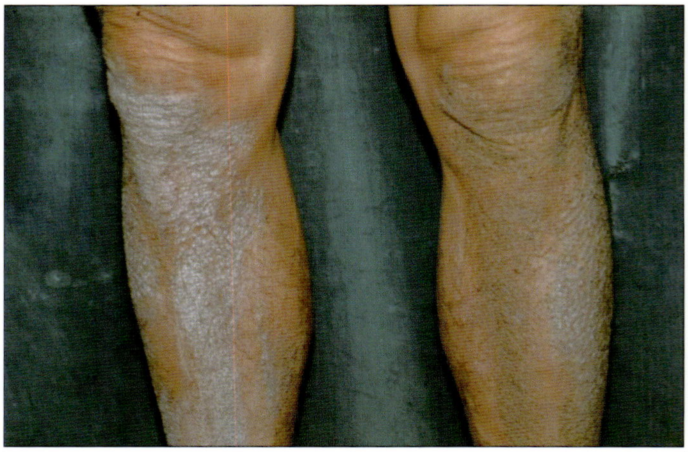

图14.2-3 **苔藓样皮肤淀粉样变**

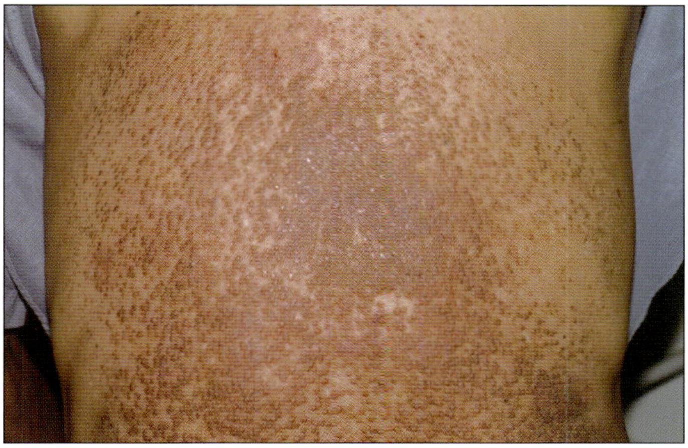

图 14.2-4 **苔藓样皮肤淀粉样变**

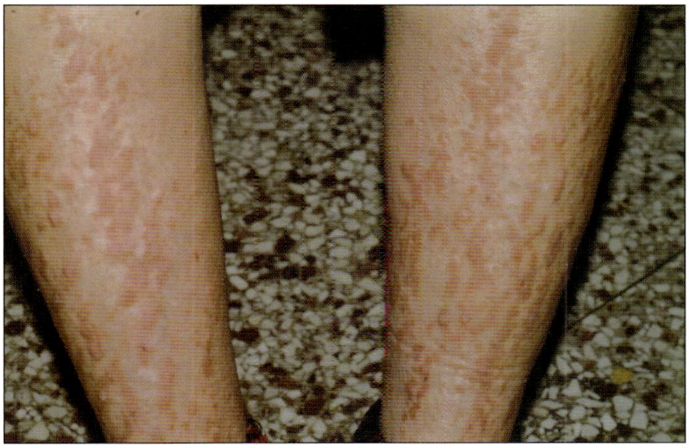

图 14.2-5 **苔藓样皮肤淀粉样变**

（3）真皮浅层仅稀疏炎症细胞浸润，与扁平苔藓时致密淋巴细胞的带状浸润是不同的。

14.2.1.2 斑片状淀粉样变（macular amyloidosis）

组织病理特点

图 14.2-6，图 14.2-7

- 表皮轻度角化亢进，有时在表皮中可见散在红染、坏死的角质形成细胞；
- 真皮乳头中均一红染、团块状的沉积物；
- 沉积物上方表皮萎缩变薄，基底细胞液化变性或被破坏；
- 真皮乳头及浅层血管周围稀疏淋巴细胞浸润。可见噬黑素细胞。

在斑片状及苔藓样淀粉样变的皮损中已证明这两型的淀粉样蛋白来源自角质形成细胞，以角蛋白抗体染色呈阳性。慢性刺激（如搔抓）诱导角质形成细胞的凋亡，因此在表皮内可见散在的坏死角质形成细胞，并在

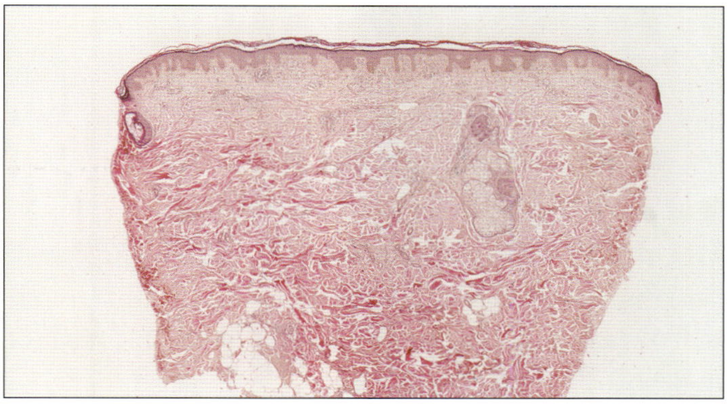

图 14.2-6 **斑片状淀粉样变**
表皮大致正常，真皮浅层血管周围炎症细胞浸润，真皮乳头均质红染物质沉积

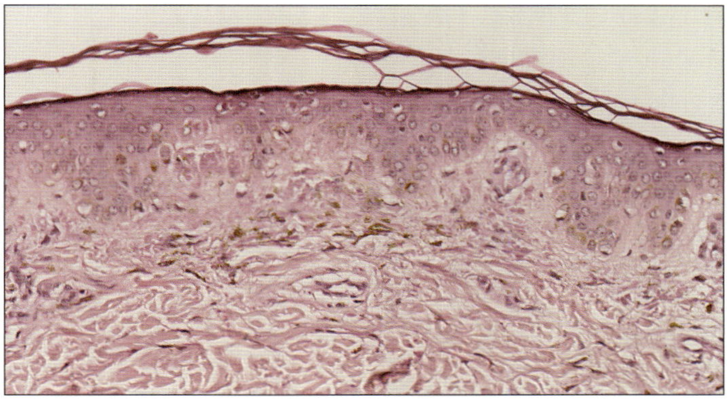

图 14.2-7 **斑片状淀粉样变**
真皮乳头团块状红染物质沉积，伴多数噬黑素细胞

真皮乳头成为淀粉样物质的沉积。

临床特点

大多见于上背部肩胛间区，患者都为成年人。损害为褐色，呈网状或波纹状的色素斑点或小的扁平丘疹（图 14.2-8），无明显自觉症状或感到轻度瘙痒。

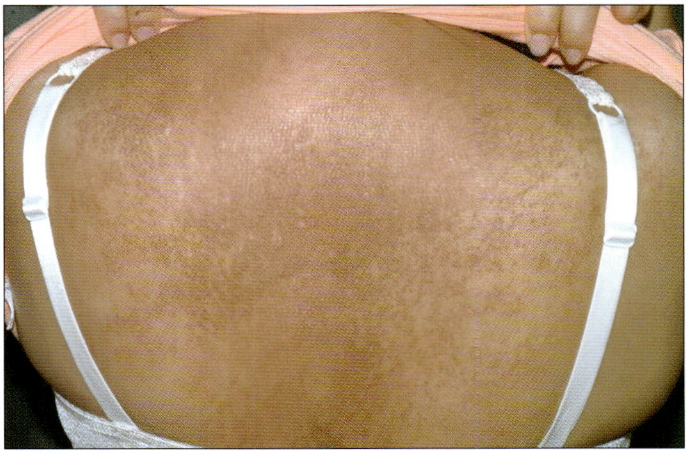

图 14.2-8 **斑片状皮肤淀粉样变**

鉴别诊断

炎症后色素沉着仅为浅层血管周围噬黑素细胞，在乳头内无均一红染的淀粉样蛋白。但在有的病例，仅从HE染色组织学切片上难以辨认出均一红染的物质，此时就应作甲基紫、刚果红等特殊染色来鉴别。事实上，对浅层血管周围炎、血管周有噬黑素细胞者，在做出炎症后色素沉着的诊断前，应仔细检查各乳头顶部，必要时作特殊染色，以除外皮肤淀粉样变的可能（参阅6.1单纯型浅层血管周围皮炎）。

14.2.1.3 结节性淀粉样变（nodular amyloidosis）

组织病理特点

图14.2-9，图14.2-10

- 表皮萎缩变薄，表皮突消失变平；

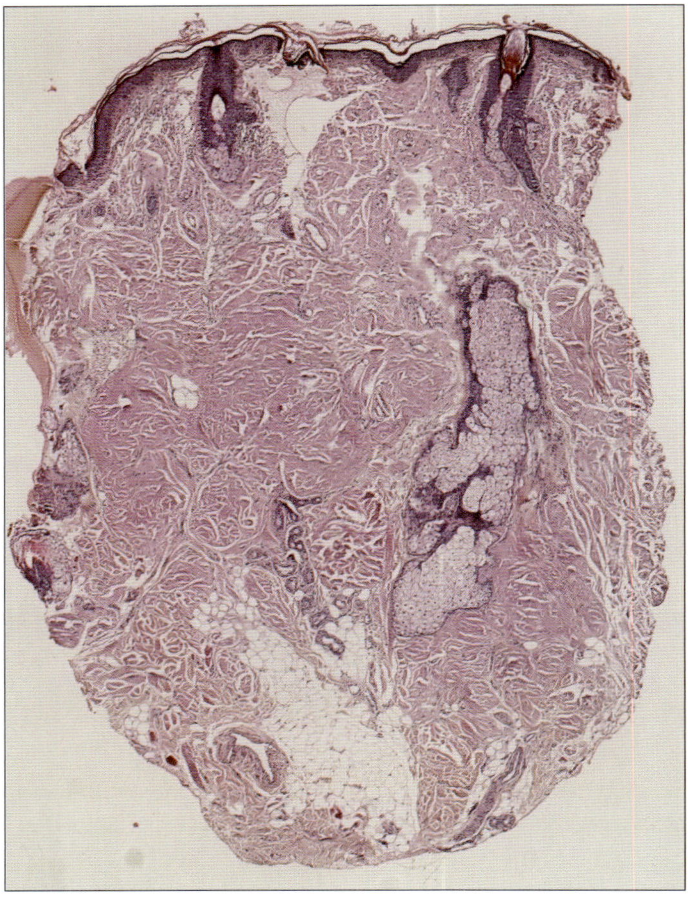

图 14.2-9 **结节性淀粉样变**
真皮全层大片的均质红染的物质沉积

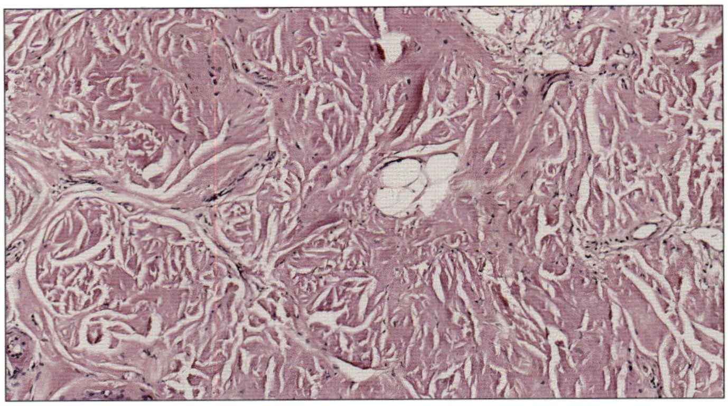

图 14.2-10 **结节性淀粉样变**
片状均质红染的淀粉样物质

- 在真皮乳头层、网状层及皮下组织中有大块状均一红染、团块状的淀粉样蛋白沉积；
- 在血管壁、外泌汗腺等皮肤附属器及脂肪细胞周围也有淀粉样蛋白沉积；
- 在淀粉样蛋白沉积的周围有淋巴细胞、浆细胞、组织细胞及多核巨细胞的浸润；
- 偶见灶性钙化。

临床特点

为黄褐色或皮肤色结节（图14.2-11，图14.2-12），单发或多发。本型少见。我科曾见一例发生在龟头的结节性淀粉样变（图14.2-13）。约14%结节性病例将发展为系统性淀粉样变病。

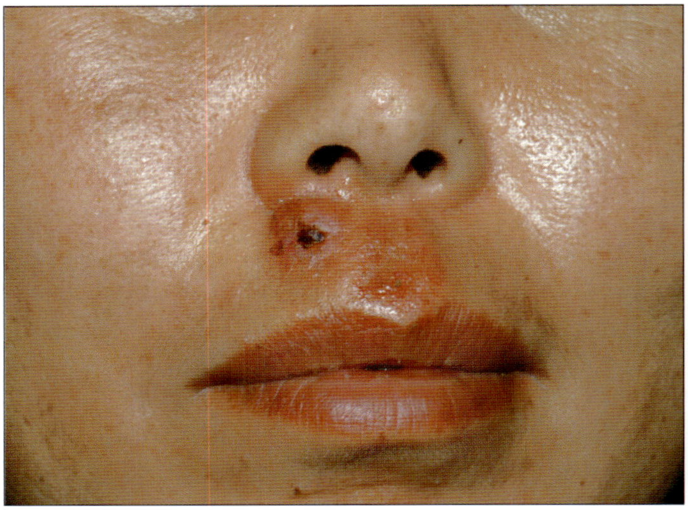

图 14.2-11 **结节性淀粉样变**

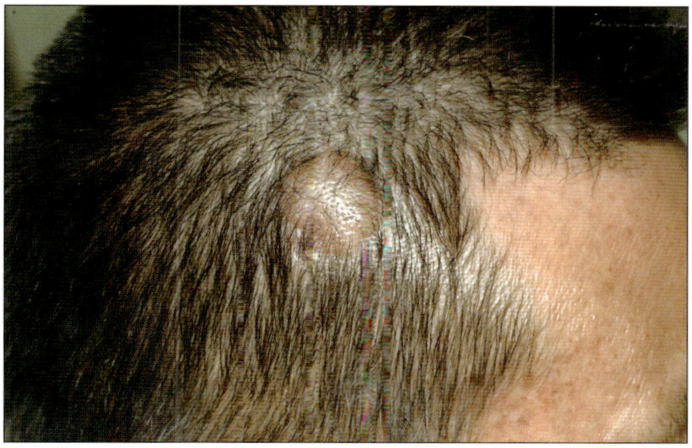

图 14.2-12 **结节性淀粉样变**

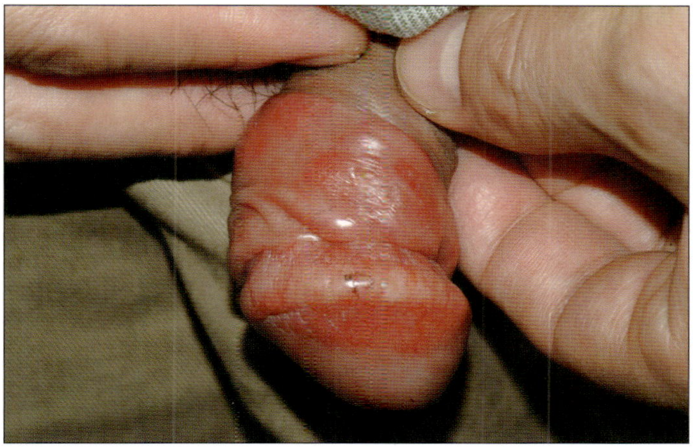

图 14.2-13 **结节性淀粉样变**

14.2.1.4 继发性局限性皮肤淀粉样变（secondary localized cutaneous amyloidosis）

许多皮肤肿瘤，包括基底细胞癌、汗腺肿瘤、毛发上皮瘤、毛母细胞瘤、皮内痣、日光性角化症和鲍恩病的组织病理切片中，可见到淀粉样蛋白。这些淀粉样蛋白大多来源自肿瘤细胞。

14.2.2 系统性淀粉样变（systemic amyloidosis）

组织病理特点

图 14.2-14 ～图 14.2-17

- 表皮可萎缩，表皮突变平；
- 真皮上部有均一红染、无定形、团块状的淀粉样蛋白，之间可有裂隙，有时可见真皮及皮下组织均为淀粉样蛋白的沉积；
- 当淀粉样蛋白沉积在血管壁时，血管周围可见外渗的红细胞；
- 淀粉样蛋白沉积在脂肪细胞周围时，可出现特殊的淀粉样蛋白环；
- 炎症浸润细胞很少或无，无噬黑素细胞；
- 偶见表皮下裂隙或水疱。

除皮肤外，在黏膜、全身血管、心肌、胃肠道和泌尿系平滑肌等也有淀粉样蛋白的沉积。

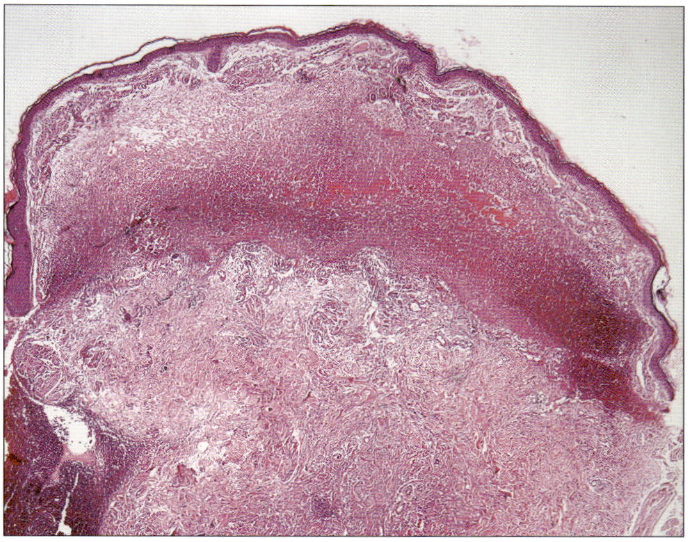

图 14.2-14 **系统性淀粉样变**
表皮萎缩，真皮内大量出血，真皮内多数均质红染物质

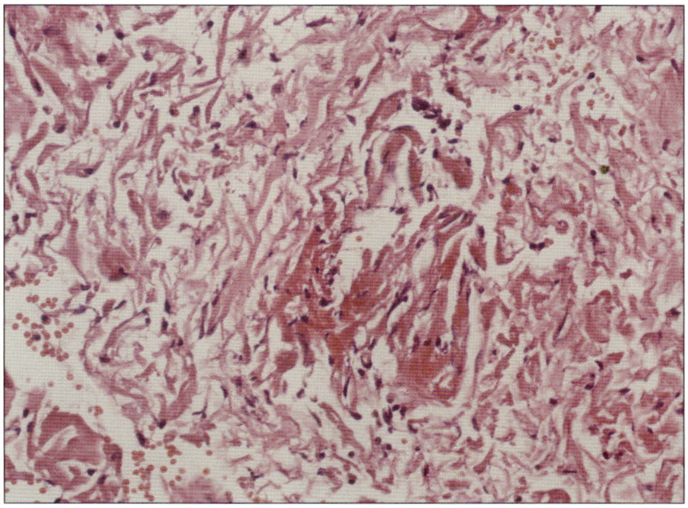

图 14.2-15 **系统性淀粉样变**
血管壁淀粉样蛋白沉积，血管壁不完整，血管周围红细胞外渗

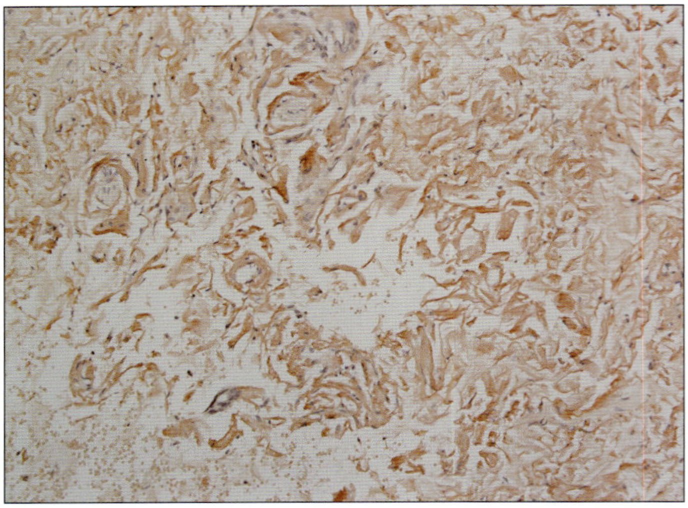

图 14.2-16 **系统性淀粉样变**
血管壁上沉积物，刚果红染色（+）

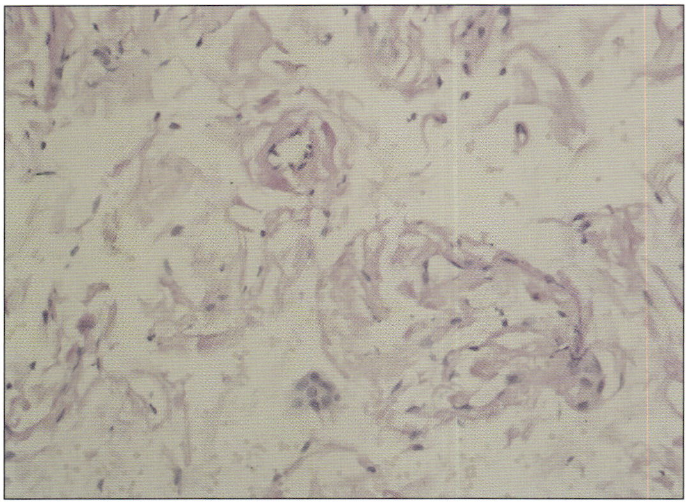

图 14.2-17 **系统性淀粉样变**
血管壁上沉积物，PAS 染色（+）

临床特点

最常见为出血，包括紫癜、瘀斑及瘀点（图 14.2-18），特征性的表现是眶周紫癜（图 14.2-19）；其次为坚实、有蜡样光泽的丘疹、斑块（图 14.2-20），因出血可呈紫红色，以头面部、颈部为多见。患者常有巨舌，舌上有结节、斑块。本病预后不好。大多由于心脏或肾受累。

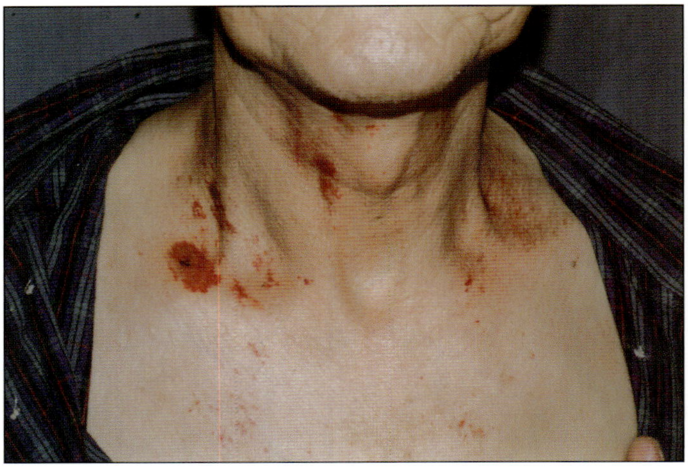

图 14.2-18 **系统性淀粉样变**

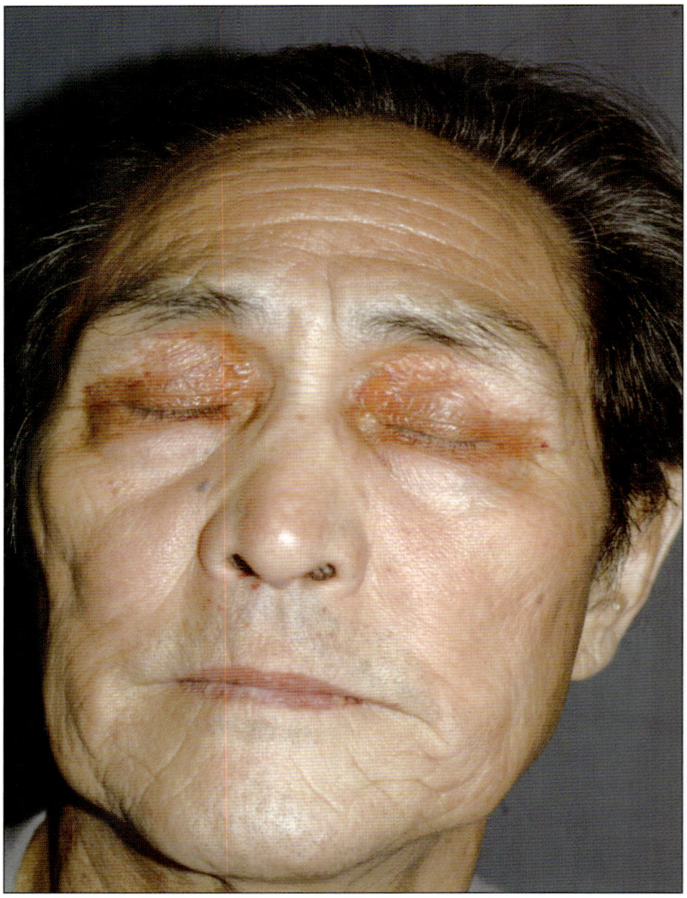

图 14.2-19 **系统性淀粉样变**

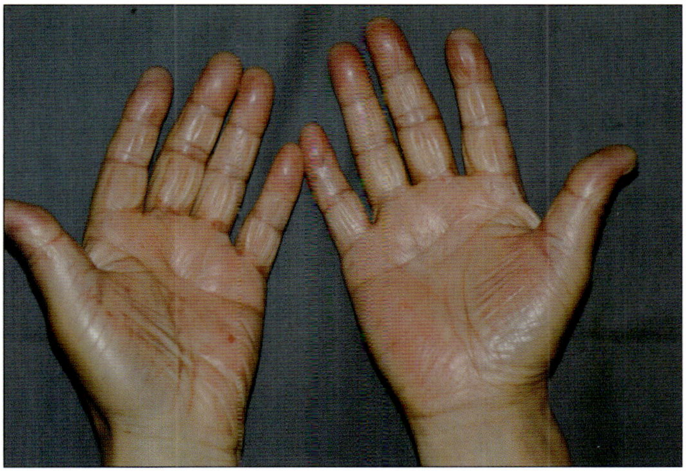

图 14.2-20　系统性淀粉样变

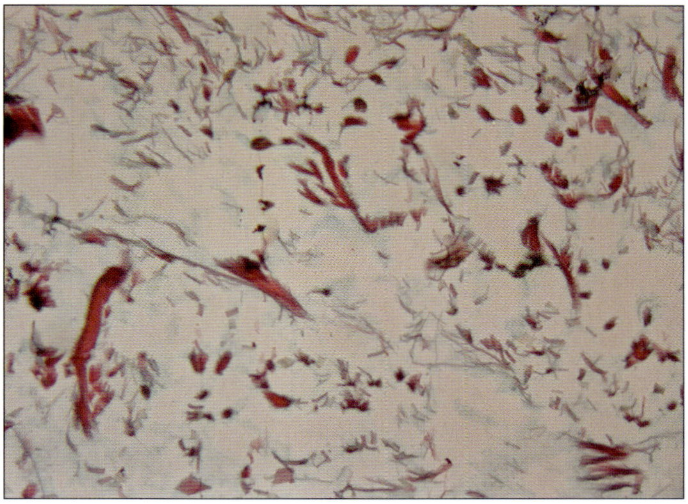

图 14.3-1　黏液水肿（阿申蓝）10×40

实验室检查

系统性皮肤淀粉样变患者应检查有否骨髓瘤，约40% 原发性骨髓瘤患者可出现皮肤损害。患者应做血清及尿液的蛋白电泳，淀粉样物质源自免疫球蛋白的轻链。

14.3　皮肤黏蛋白沉积症（cutaneous mucinosis）

黏蛋白是一组酸性氨基葡聚糖，主要是透明质酸，少量硫酸软骨素和肝素，由成纤维细胞分泌产生，正常存在于真皮的基质内。由于数量少，在 HE 染色时见不到。某些皮肤病如红斑狼疮、皮肌炎时，胶原间黏蛋白数量明显增多，可作为诊断的一个辅助指标。皮肤黏蛋白沉积症系各种代谢因素导致黏蛋白在皮肤中的沉积所致。在 HE 染色的切片中，黏蛋白呈淡蓝色，为丝状、颗粒状，以胶样铁、阿申蓝或甲苯胺蓝染色可更清楚地显示（图 14.3-1）。

皮肤黏蛋白沉积症有 5 型，即泛发性黏液水肿、胫前黏液水肿、黏液水肿性苔藓或丘疹性黏蛋白沉积症、网状红斑性黏蛋白沉积症和硬肿病。

14.3.1　泛发性黏液水肿（generalized myxedema）

组织病理特点

- 胶原束肿胀；
- 胶原束间及胶原束内由于黏蛋白沉积使胶原束间距离加宽，胶原束内纤维彼此分离，其间可见轻度嗜碱性蓝染、线状或颗粒状的黏蛋白；
- 以胶样铁等特殊染色可清楚显示黏蛋白的沉积，主要在血管及毛囊周围；
- 表皮角化亢进。

本病发生在甲状腺功能低下的患者，由于缺乏甲状腺素，导致黏多糖积聚在真皮内。轻症患者，黏多糖沉积量少，在 HE 染色的切片上不易显示，可误认为是正常的皮肤切片，以胶样铁等特殊染色则可清楚地显示。

临床特点

全身皮肤肿胀、苍白、干燥、呈蜡样，按之无可凹性水肿，触之皮肤硬如板状（图 14.3-2）。患者面部改变较为特殊：鼻增宽，唇肿胀，眼睑水肿，面部无表情（图 14.3-3）。除了皮肤改变外，患者还常有甲状腺功能低下的其他表现，如无力、嗜睡，头发变粗、弥漫脱落等。

实验室检查

基础代谢率低，血清总 T4、蛋白结合碘（PBI）及甲状腺吸 I^{131} 率均低于正常。

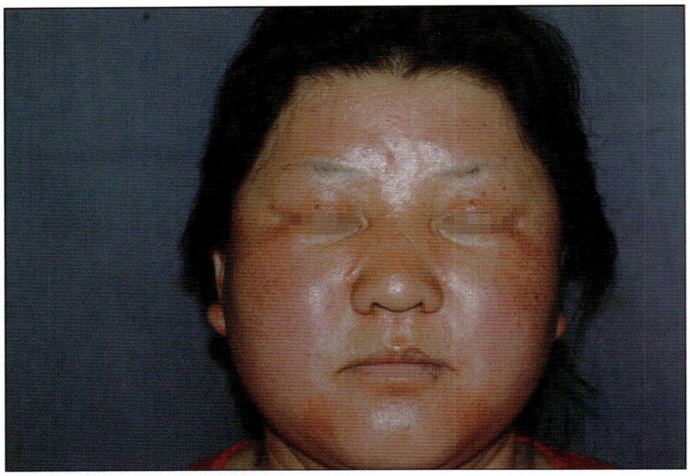

图 14.3-2 泛发性黏液水肿

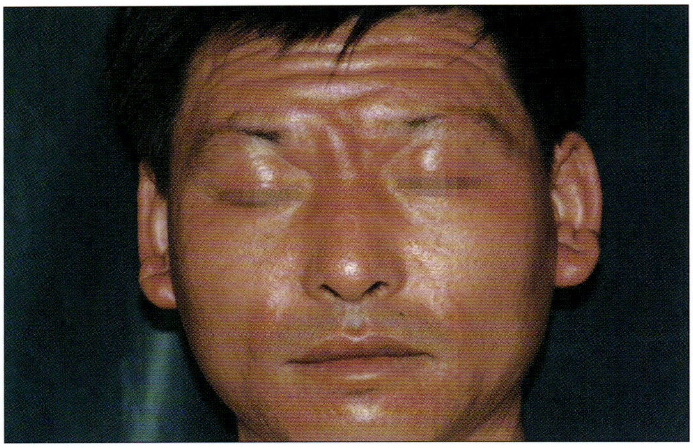

图 14.3-3 泛发性黏液水肿

14.3.2 胫前黏液水肿（pretibial myxedema）

组织病理特点

图 14.3-4，图 14.3-5

- 角化亢进，毛囊角栓，表皮变平；
- 真皮中下部有多数黏蛋白的沉积，真皮胶原纤维分离，其间可见淡蓝染的线状或颗粒状黏蛋白沉积。由于标本处理过程中脱水、固定，黏蛋白脱水收缩，在胶原间可见腔隙；
- 成纤维细胞数目不增加，但有的胞体较大呈星状，称为黏液母细胞（mucoblasts）；
- 在黏蛋白沉积部位，肥大细胞数目也增多；
- 由于黏蛋白在真皮内大量沉积，使真皮明显增厚，有的病例还可见黏蛋白沉积于皮下组织的脂肪细胞间。

本病常见于甲状腺功能亢进的患者，由于垂体分泌的甲状腺刺激激素（TSH）增多，导致酸性黏多糖在皮肤内积聚。

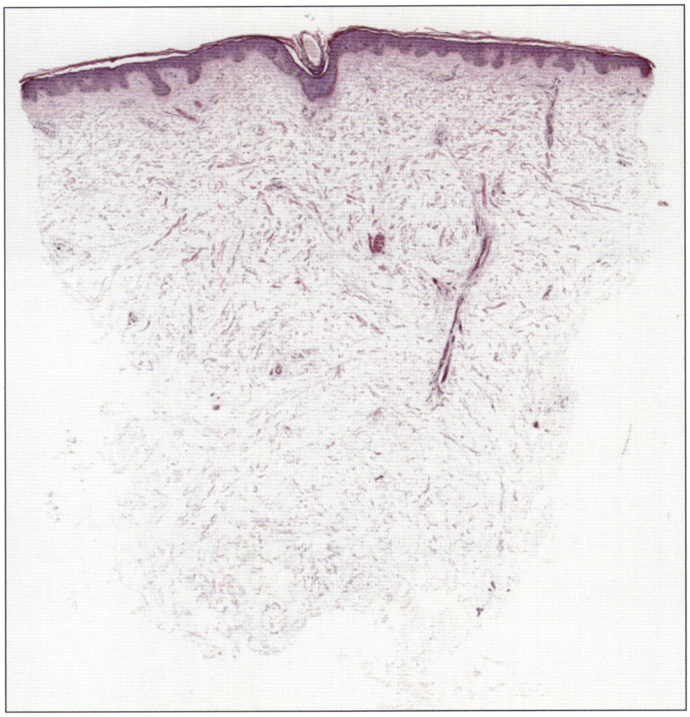

图 14.3-4 真皮内胶原间腔隙扩大，其间可见淡蓝染的线状或颗粒状黏蛋白沉积

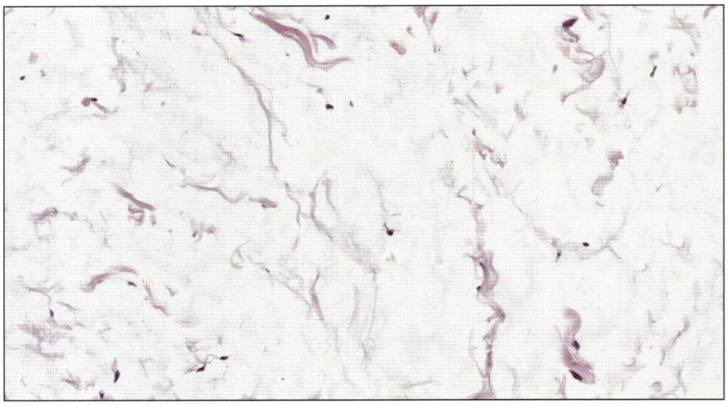

图 14.3-5 胶原间大量黏蛋白

临床特点

为胫前坚实的肿胀，表面皮肤紧张，呈正常皮色或淡褐色，其上毛囊口扩大而呈特征性的橘皮状（图 14.3-6，图 14.3-7），压之为非可凹性肿胀。患者常多汗、多毛。有甲亢者常伴甲亢的其他表现，如易激动、

突眼、食欲亢进，消瘦、心动过速等。

实验室检查

甲状腺吸 I^{131} 率及基础代谢率增高，血清总 T4 及 PBI 高于正常。

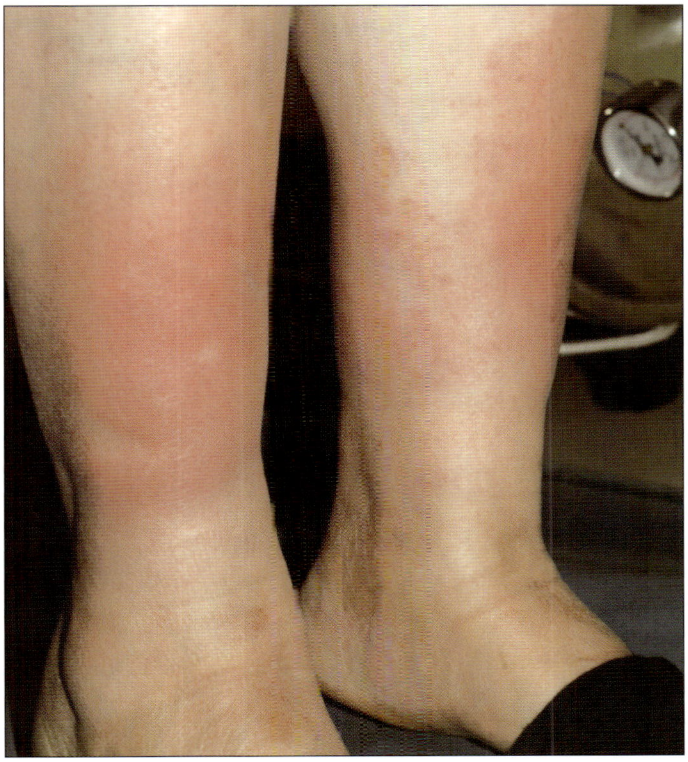

图 14.3-6 **胫前黏液水肿**

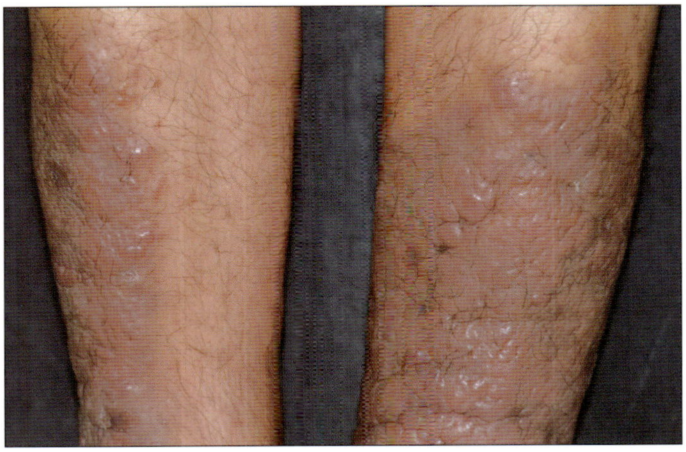

图 14.3-7 **胫前黏液水肿**

14.3.3 黏液水肿性苔藓（lichen myxedematosus）

黏液水肿性苔藓又称丘疹性黏蛋白沉积症（papular mucinosis），硬化性黏液水肿（scleromyxedema）

组织病理特点

图 14.3-8，图 14.3-9

- 表皮突变平消失；
- 在真皮乳头及网状层上部有多数黏蛋白沉积；
- 在黏蛋白沉积部位的成纤维细胞明显增生，肥大细胞数量也增加；
- 胶原纤维数量增多，排列不规则。

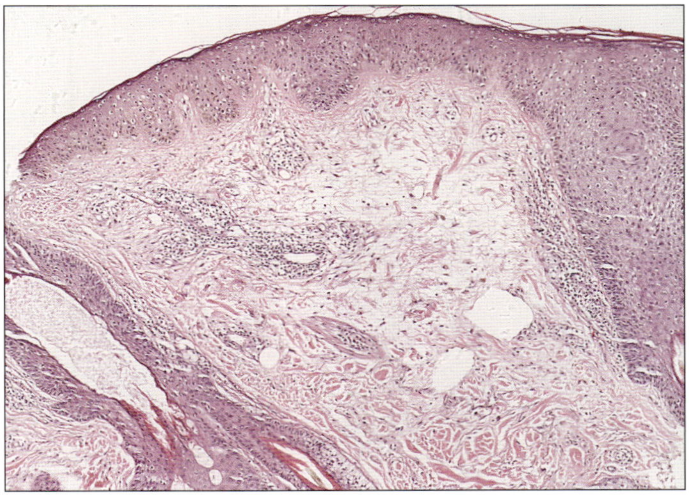

图 14.3-8 **黏液性水肿**
真皮浅中层胶原间黏蛋白沉积，伴轻度炎症细胞浸润

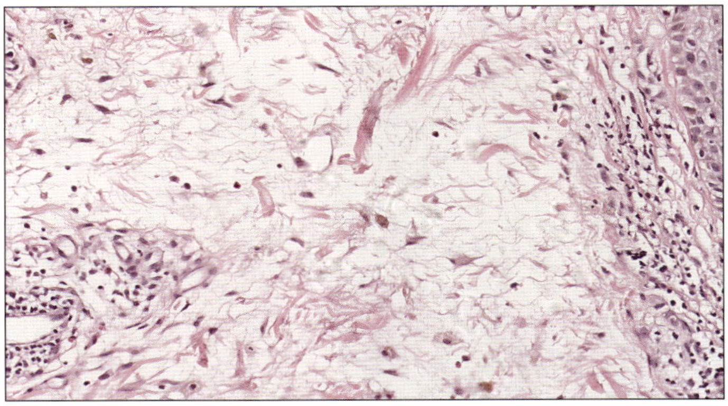

图 14.3-9 **黏液性水肿**
胶原间隙扩大，其间黏蛋白沉积，伴肥大细胞增多

临床特点

基本病变为直径 2 ~ 3mm，质硬半球形丘疹，淡红或正常皮色，密集排列但不相互融合，好发于面部、前臂伸侧、手背及躯干上部，皮损可限局（图 14.3-10），严重时可泛发。在面部由于皮肤弥漫性增厚而呈特殊面容（图 14.3-11）。本病病因不明，不伴有内分泌的异常。患者以中年人居多。

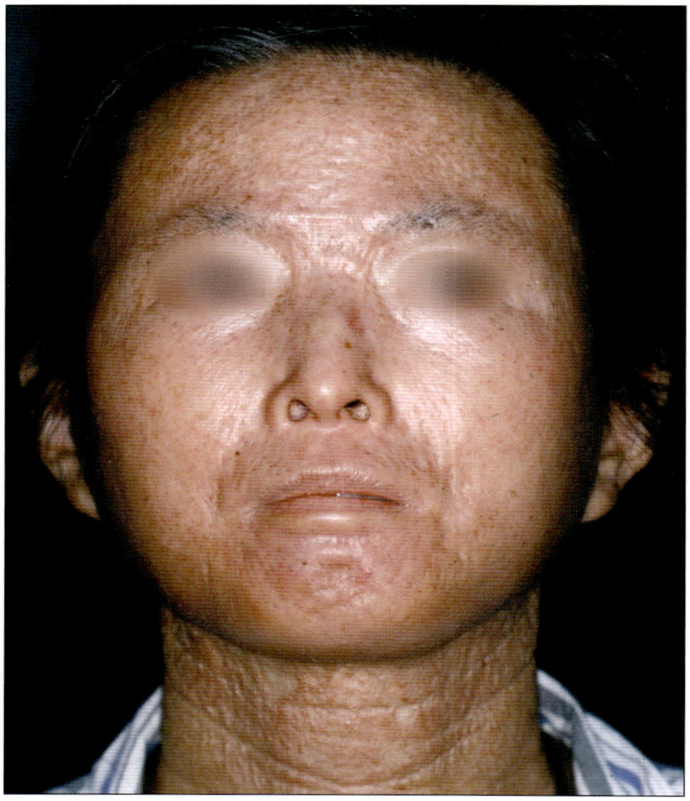

图 14.3-10 泛发黏液水肿性苔藓

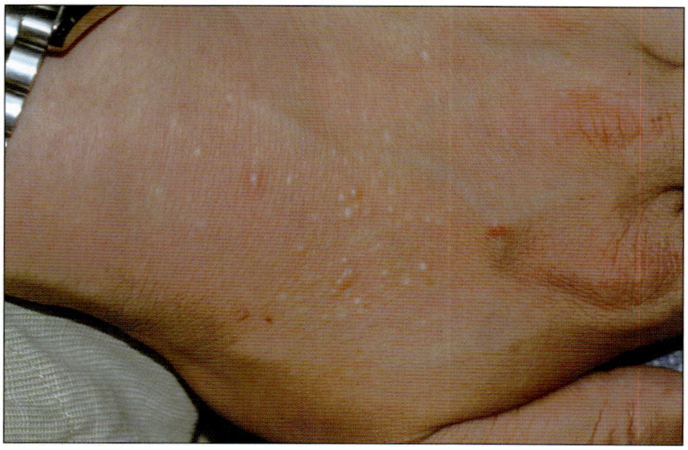

图 14.3-11 局限性黏液水肿性苔藓

实验室检查

应作蛋白电泳及血清免疫球蛋白定性及定量检查，必要时作骨髓穿刺。

14.3.4 网状红斑性黏蛋白病（reticular erythematous mucinosis）

组织病理特点

- 真皮网状层内小量黏蛋白沉积，呈淡蓝、线状或颗粒状，黏蛋白的沉积使胶原纤维彼此分离；
- 在真皮血管周及毛囊周围有稀疏至中等密度以淋巴细胞为主，组织细胞及肥大细胞的浸润；
- 黏蛋白沉积以炎症浸润部位、真皮上部及附属器周围为主。有的病例，由于沉积的黏蛋白量少，需作阿申蓝等特殊染色予以证实；
- 表皮大致正常。

临床特点

多见于中年女性，好发于胸背上部。为淡红色网状斑疹及丘疹或浸润性斑块（图 14.3-12），日光暴露后加重，无自觉症状。目前常将本病归类于肿胀性红斑狼疮。

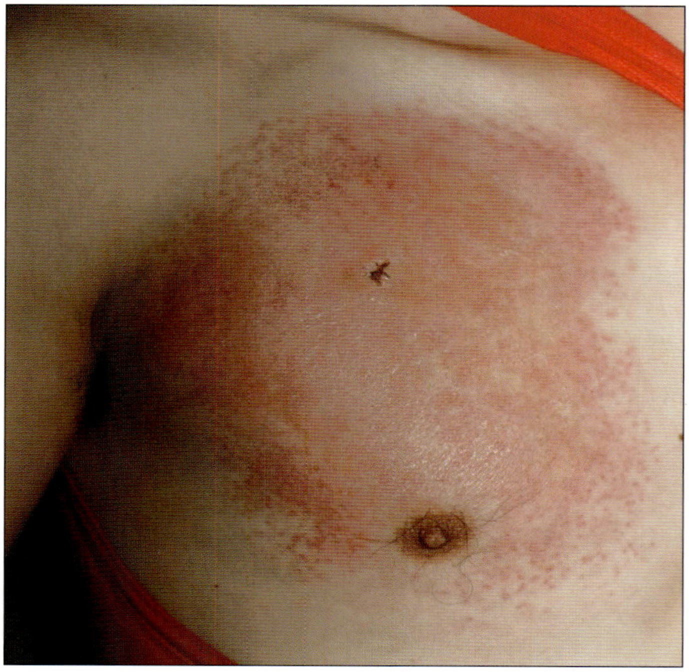

图 14.3-12 网状红斑性黏蛋白病

14.3.5 硬肿病（scleredema）

硬肿病又称成人硬肿病（scleredema adultorum）

组织病理特点

图 14.3-13，图 14.3-14，图 14.3-15

- 真皮明显增厚，胶原束增厚；
- 皮下组织部分为增厚的胶原束所代替，使汗腺相对上移；
- 胶原纤维肿胀，彼此分离。在病变早期，以胶样铁等特殊染色可显示沉积的黏蛋白；
- 真皮内炎症浸润细胞稀少；
- 表皮大致正常，有的病例可见表支突变平。

临床特点

本病既可见于儿童，亦可发生在成人。患者头、面、颈部及躯干上部皮肤似板样发硬，肿胀，非可凹陷性，呈正常皮色。面部无表情，呈假面具状。张口受限，有的患者可发生吞咽困难。躯干下部及下肢一般并不累及。在发病前，多数患者有上呼吸道感染史。病程慢性，持续数月或一两年后可自愈。少数见于胰岛素依赖型糖尿病者，患者肥胖，以男性居多，称为糖尿病性硬肿病。常在颈项及背部大片硬肿，淡红（图 14.3-16）。不易消退。

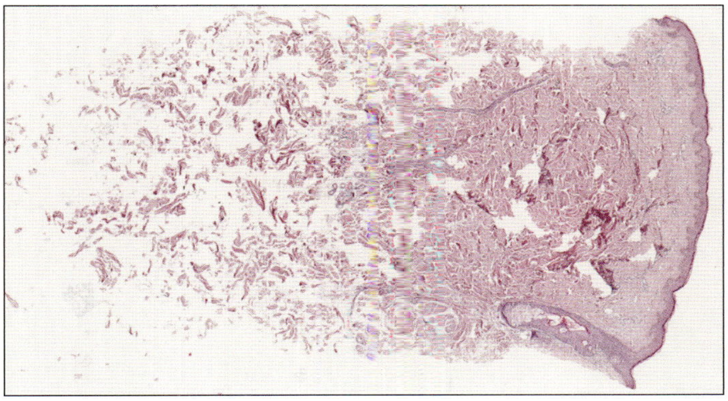

图 14.3-13 **硬肿病**
真皮胶原增生，下层胶原间隙扩大

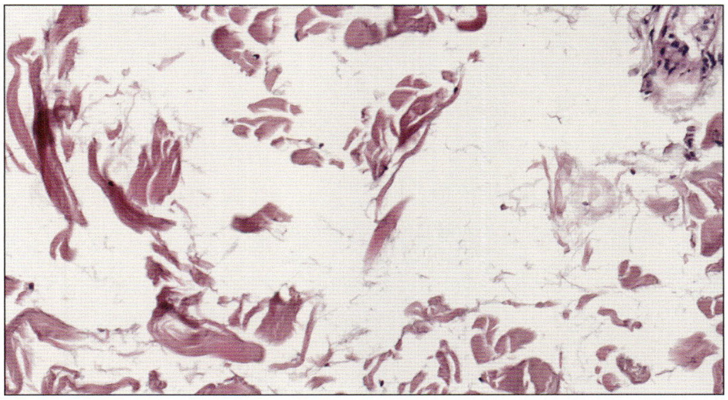

图 14.3-14 **硬肿病**
下层胶原间大量黏蛋白沉积

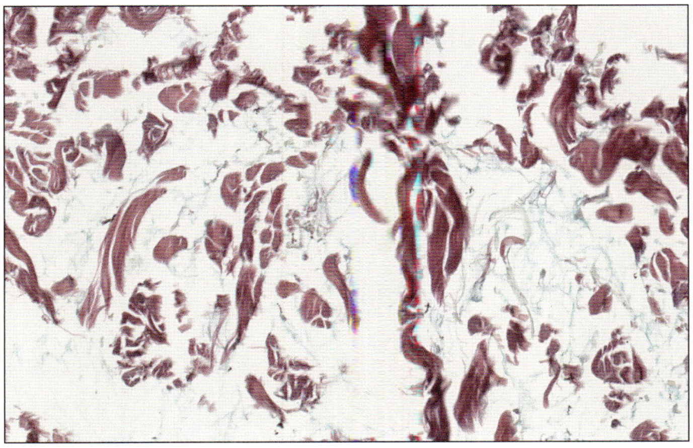

图 14.3-15 **硬肿病**
胶原间黏蛋白阿申兰染色（+）

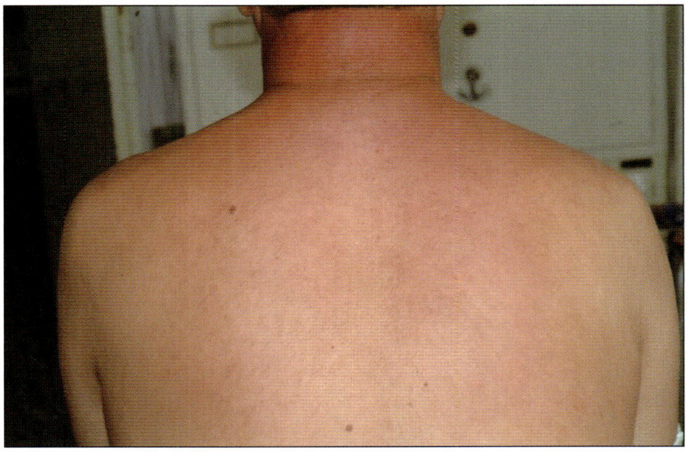

图 14.3-16 **硬肿病，患有糖尿病**

鉴别诊断

需与系统性硬皮病相鉴别，特别在病程长的慢性病例，胶原间常见不到黏蛋白的沉积，此时从组织学角度鉴别有一定困难。鉴别要点：

（1）硬皮病时真皮或皮下组织内可见小灶性淋巴细胞为主浸润，而硬水肿时无；

（2）硬皮病真皮内附属器数量减少，而硬水肿时不减少；

（3）结合临床及实验室检查鉴别是不困难的。

14.3.6 皮肤局灶性黏蛋白沉积症（cutaneous focal mucinosis）

组织病理特点

图 14.3-17，图 14.3-18

- 表皮正常或萎缩变平；
- 真皮网状层内局灶性大量黏蛋白沉积，胶原纤维彼此分离，并为黏蛋白所代替，成为小囊腔；
- 在黏蛋白沉积部位成纤维细胞明显增生，可见胞体较大，有星状突起的黏液细胞；

本病系成纤维细胞（黏液细胞）局限性增生，产生过多的黏蛋白所致。

临床特点

为单个、直径约 2cm、皮肤色或淡红色的结节，无自觉症状。可见于面、躯干及四肢。本病又称皮肤黏液瘤（cutaneous myxoma），但它并不像良性皮肤肿瘤那样在真皮内有一明显的界限，相反，它与正常组织间的界线是不清楚的。

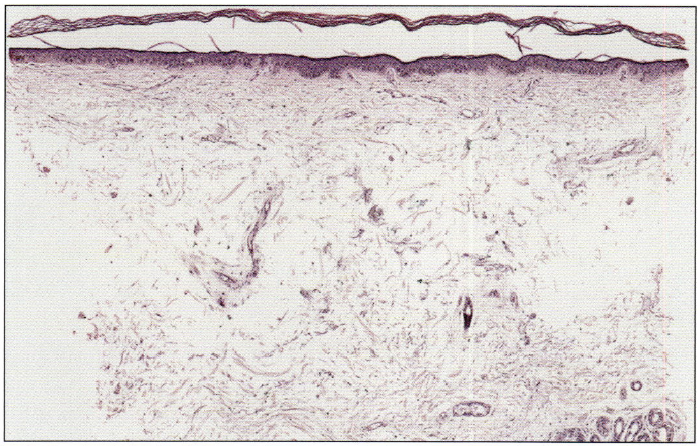

图 14.3-17 表皮萎缩，真皮网状层胶原黏蛋白沉积

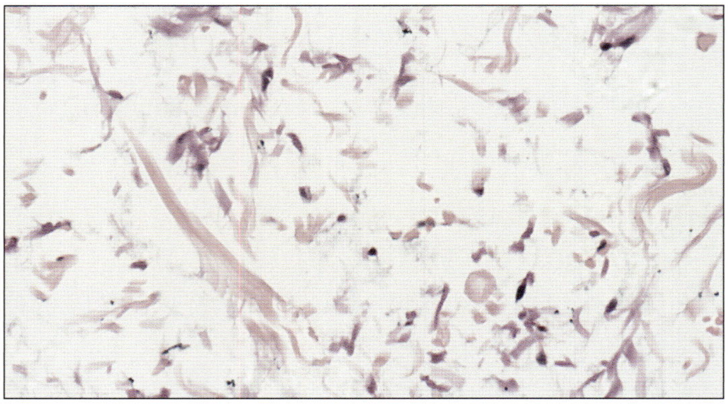

图 14.3-18 胶原间黏蛋白沉积，成纤维细胞胞体增大

黏蛋白在皮肤黏膜的局限性积聚还可见于黏液样囊肿、口腔黏膜黏液囊肿等，将在肿瘤部分中详述。毛囊粘蛋白沉积症已在 11.3.1.3 中描述，不再重复。

14.4 类脂蛋白沉着症（lipoid proteinosis）

组织病理特点

图 14.4-1，图 14.4-2，图 14.4-3

- 表皮可角化过度，乳头瘤样增生；
- 在真皮内有均一、嗜酸性透明蛋白的沉积；
- 真皮内的沉积最先发生在小血管及外泌汗腺腺体周围，以后沉积呈灶性分布。在血管壁、外泌汗腺、毛囊皮脂腺及立毛肌周围均可见到透明蛋白的沉积；在血管壁周围的沉积可呈洋葱样；
- 肥大细胞数量增加。

本病是一种少见的遗传性代谢性疾病，系透明蛋白在皮肤、黏膜及内脏的沉积所致。透明蛋白以 PAS 染色呈强阳性，不被淀粉酶消化，说明透明蛋白的主要成分是中性黏多糖。

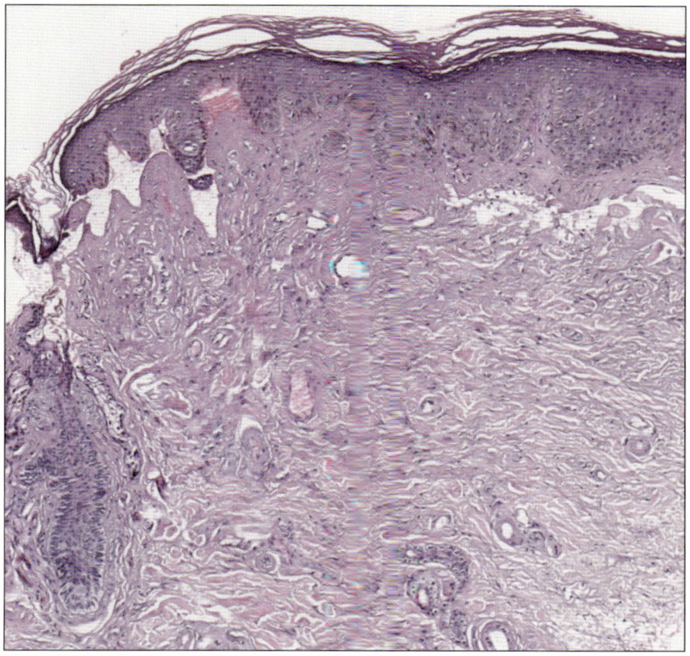

图 14.4-1　**类脂蛋白沉着症**
表皮角化过度，轻度增生

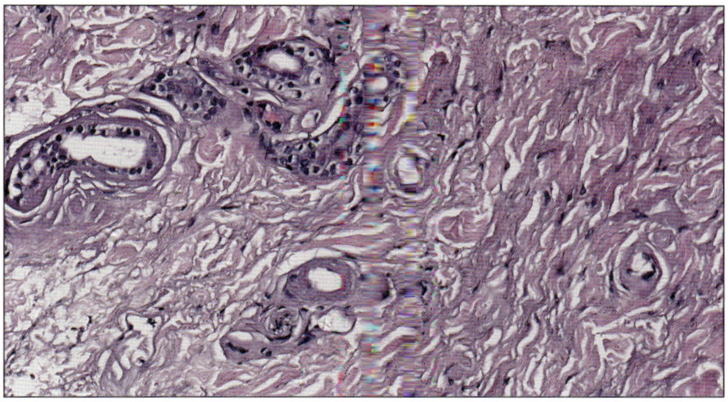

图 14.4-2　**类脂蛋白沉着症**
真皮内小血管及汗腺周围均一、嗜酸性透明蛋白沉积

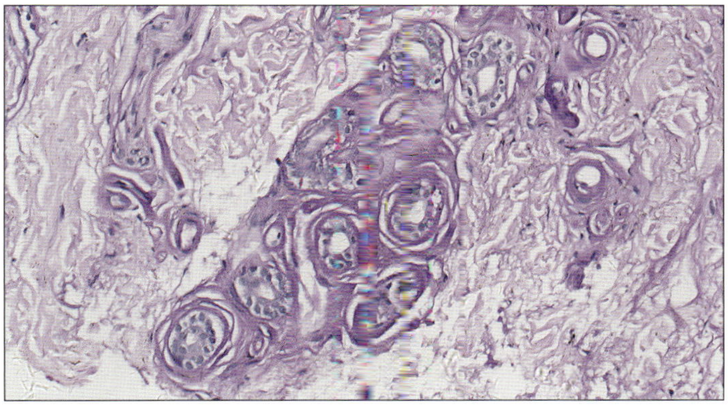

图 14.4-3　**类脂蛋白沉着症**
真皮内小血管及汗腺周围均一、嗜酸性透明蛋白沉积，PAS（+）

临床特点

婴儿时，主要症状是声音嘶哑，在咽、舌、唇黏膜上有黄白色浸润斑。幼儿期，面部出现丘疹和结节，在睑缘处成串珠状，舌变硬，在肘膝伸侧有似黄瘤样的浸润性斑块（图 14.4-4，图 14.4-5）。

透明蛋白的沉积还可发生在内脏，如肺、肾、呼吸道及消化道的黏膜等。颅内可有钙化，可使患者发生癫痫。

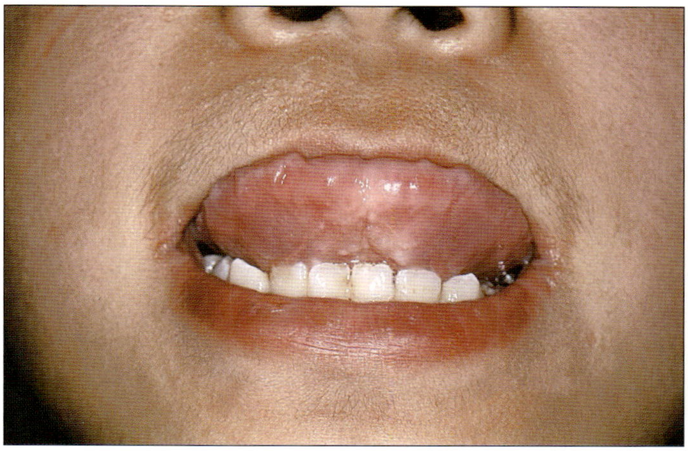

图 14.4-4　**类脂蛋白沉着症**

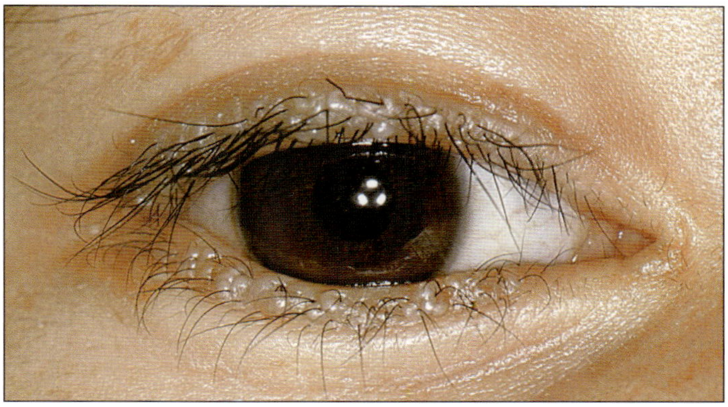

图 14.4-5　**类脂蛋白沉着症**
睑缘成串珠状排列的结节为本病的特点

实验室检查

头颅 X 线检查常见颅内钙化。

14.5 黄色瘤（xanthomatosis）

黄色瘤在组织病理上的共同特点是真皮内有多数泡沫状组织细胞。由于循环中的脂蛋白从真皮毛细血管渗出，被组织细胞吞噬，成为泡沫状组织细胞，即泡沫细胞。黄色瘤大多见于高脂血症者。

组织病理特点

- 真皮内多数泡沫状组织细胞，这种细胞开始时在血管周围，以后渐集合成结节或呈弥漫分布；
- 血管周围稀疏淋巴细胞浸润；
- 表皮一般变薄。

临床特点

为黄色或橙黄色的斑丘疹或结节。

实验室检查

对黄色瘤患者均应作血脂分析，以检查是何种类型的脂代谢异常。但并不是所有黄色瘤患者均有高脂血症。与高脂蛋白血症相关的主要有发疹性黄瘤、结节性黄瘤、腱黄瘤和扁平黄瘤（包括睑黄瘤）。播散性黄瘤则血脂水平是正常的。

14.5.1 发疹性黄瘤（eruptive xanthoma）

组织病理特点

图 14.5-1，图 14.5-2，图 14.5-3

- 表皮正常；
- 真皮上层弥漫或结节状泡沫组织细胞浸润，还有中性粒细胞及淋巴细胞的浸润。

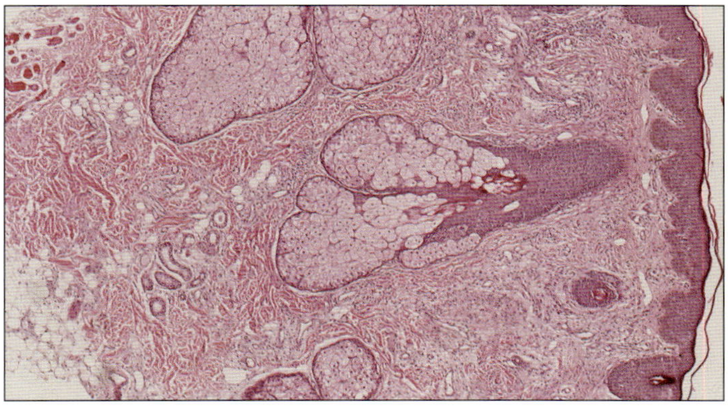

图 14.5-1 **发疹性黄瘤**
真皮血管、附属器周围灶状结节状泡沫细胞浸润，伴淋巴细胞

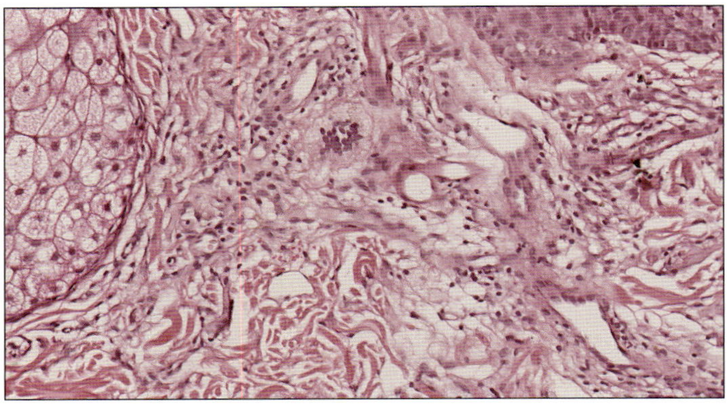

图 14.5-2 **发疹性黄瘤**
血管及皮脂腺周围泡沫细胞及淋巴细胞浸润

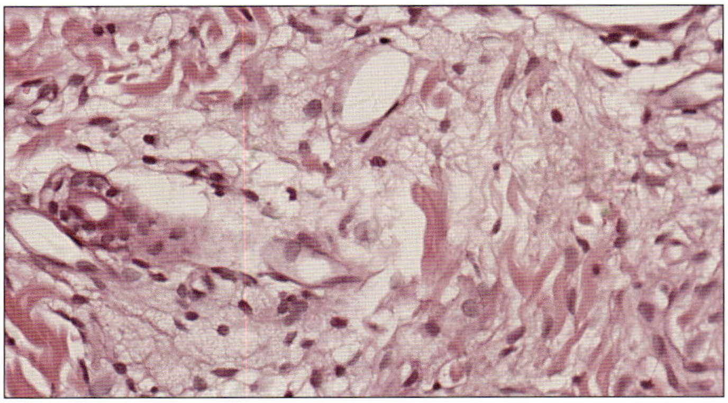

图 14.5-3 **发疹性黄瘤**
泡沫细胞

临床特点

成群泛发小的橘黄色丘疹（图 14.5-4），皮疹泛发全身（图 14.5-5），好发于臀部及四肢伸侧（图 14.5-6）。皮疹可成批出现，随血浆脂蛋白水平变化而增多或减少。

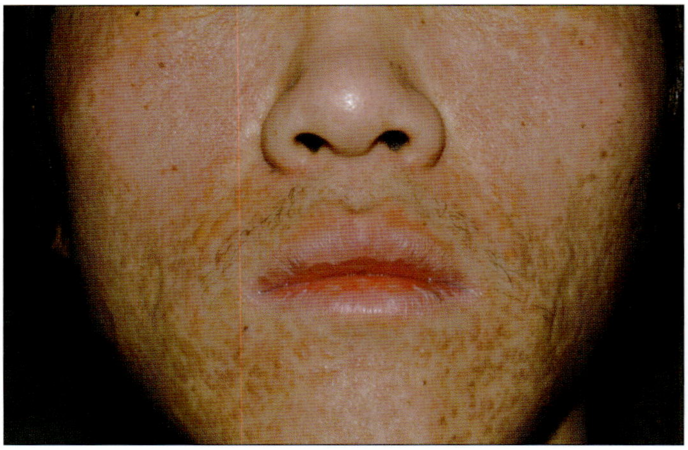

图 14.5-4 **发疹性黄瘤病**

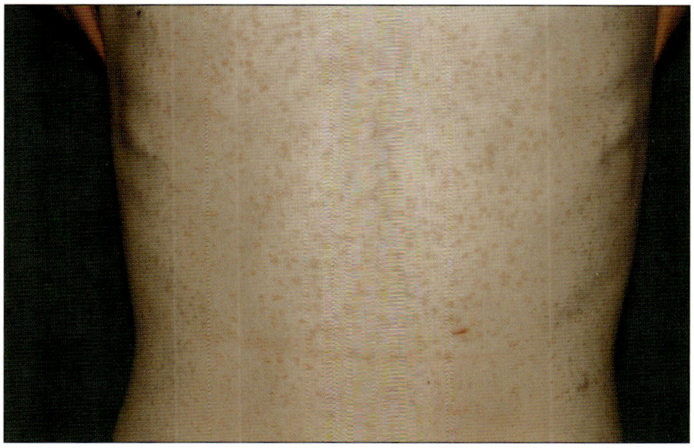

图 14.5-5 **发疹性黄瘤病**

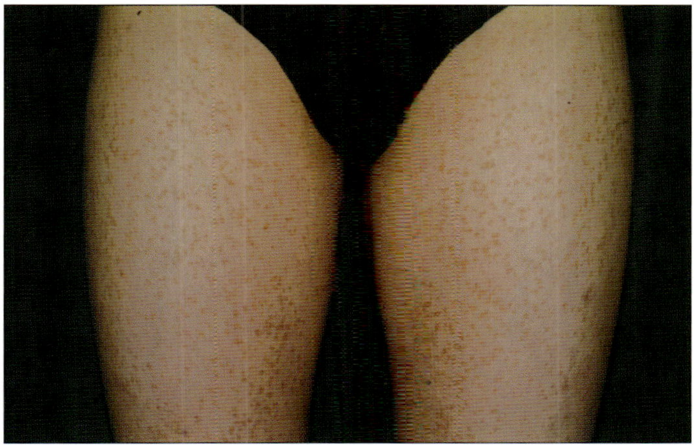

图 14.5-6 **发疹性黄瘤病**

实验室检查

患者血中甘油三酯增高。

14.5.2 结节性黄瘤（tuberous xanthoma）及腱黄瘤（tendon xanthoma）

组织病理特点

图 14.5-7，图 14.5-8

- 表皮正常；
- 在网状真皮内弥漫泡沫状组织细胞浸润，常可见多核巨细胞；
- 在早期损害中还有淋巴细胞、组织细胞及中性粒细胞浸润，陈旧损害中则有明显纤维化。

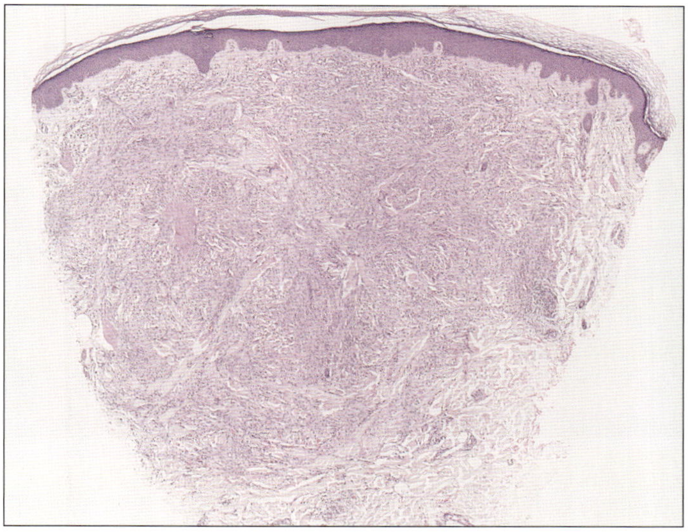

图 14.5-7 **结节性黄瘤**
网状真皮内弥漫泡沫状组织细胞浸润

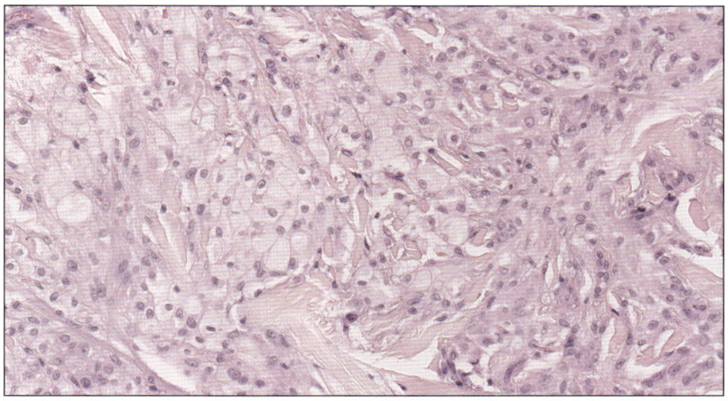

图 14.5-8 **结节性黄瘤**
弥漫的泡沫状组织细胞

临床特点

结节性黄瘤为黄色或橘黄色的结节或斑块，好发于关节伸侧，尤其是肘、膝关节伸侧（图 14.5-9，图 14.5-10）。腱黄瘤为发生在跟腱，手足背伸肌腱的黄色瘤。

实验室检查

结节性黄瘤患者血中胆固醇升高，有脂质代谢异常，应作血脂检查。腱黄瘤患者常见于家族性高胆固醇血症。

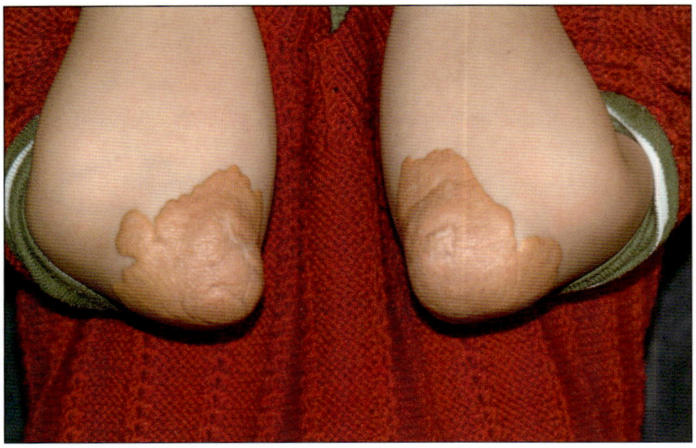

图 14.5-9 **结节性黄瘤**
患有原发性高脂血症

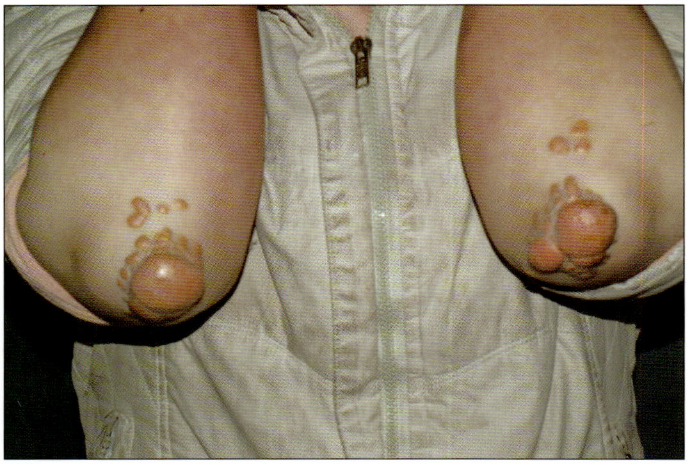

图 14.5-10 **结节性黄瘤**

14.5.3 睑黄瘤（xanthelasma）

睑黄瘤又称睑黄疣

组织病理特点

图 14.5-11，图 14.5-12

- 表皮突消失，表皮变平，有的可萎缩；
- 真皮乳头层及网状层上部血管周和血管间弥漫泡沫状组织细胞浸润，其间有稀疏淋巴细胞浸润。

临床特点

为上眼睑内眦部橘黄色、轻隆起皮面的斑丘疹，常对称分布，见于中老年人（图 14.5-13，图 14.5-14）患者常有高胆固醇血症。

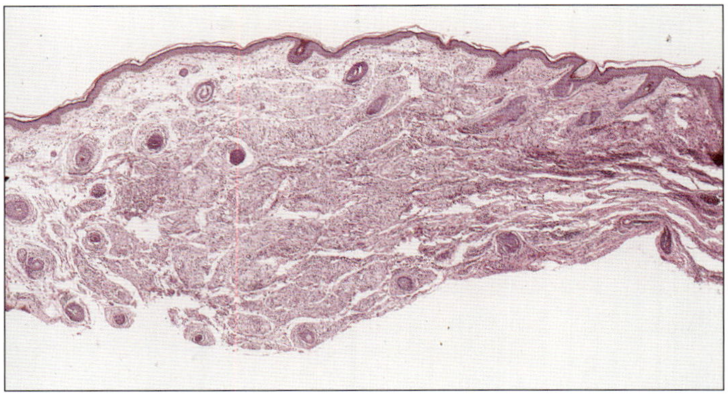

图 14.5-11 **睑黄瘤**
表皮突消失，表皮变平，真皮内泡沫状组织细胞结节状浸润，其间有稀疏淋巴细胞浸润

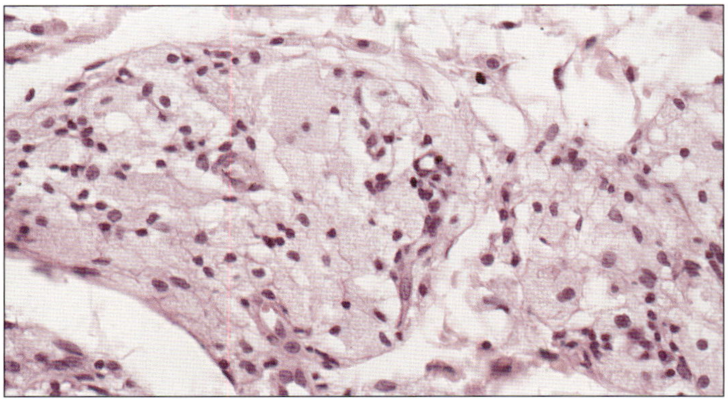

图 14.5-12 **睑黄瘤**
结节状浸润的泡沫状组织细胞

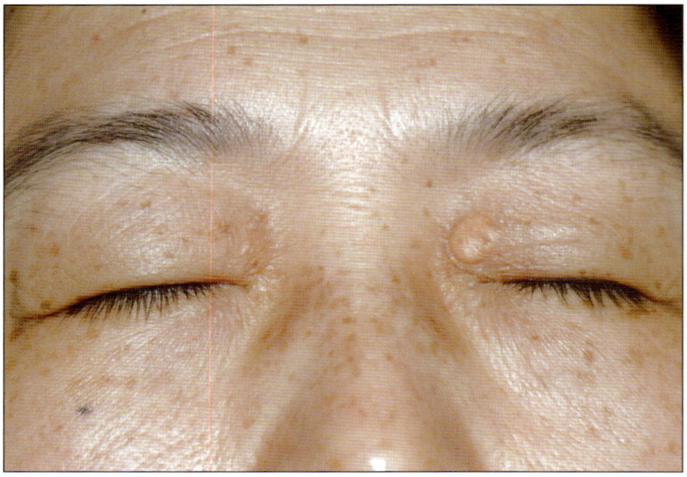

图 14.5-13 **睑黄瘤**

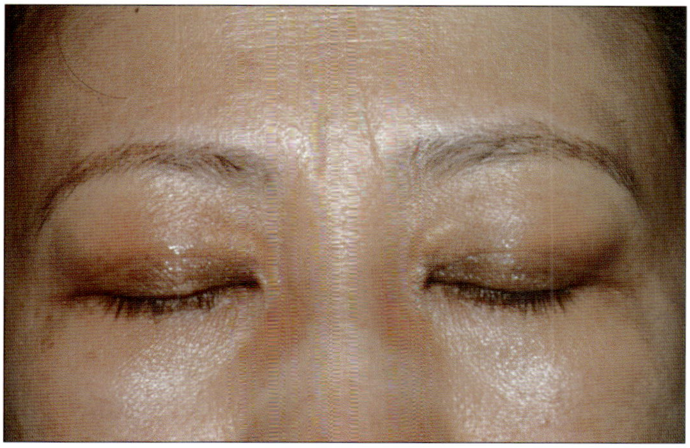

图 14.5-14 **睑黄瘤**

14.5.4 播散性黄瘤（xanthoma disseminatum）

组织病理特点

图 14.5-15，图 14.5-16

- 早期真皮内结节或弥漫性组织细胞浸润；
- 成熟损害中为多数泡沫状组织细胞及 Touton 巨细胞，还有淋巴细胞及组织细胞，无嗜酸性粒细胞及浆细胞。

临床特点

本病罕见。典型损害为黄红色丘疹或结节（图 14.5-17），皮疹多时可融合成片。好发于身体屈曲部位，如腹股沟、腋、颈、肘膝屈侧等（图 14.5-18，图 14.5-19）。本病可侵及黏膜，可出现声音嘶哑和呼吸窘迫等症状。有的患者可伴系统性症状，常见的是尿崩症。

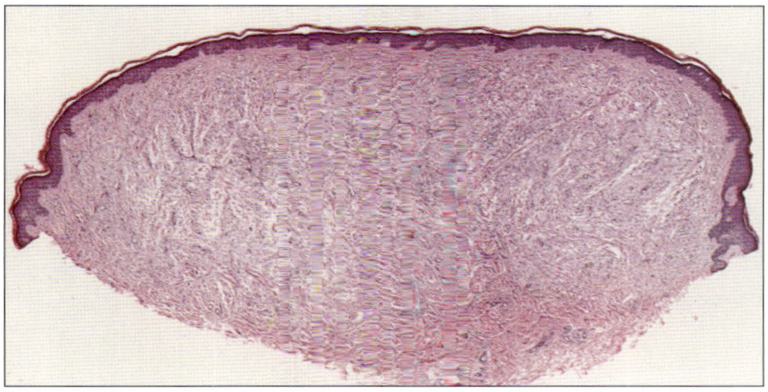

图 14.5-15 **播散性黄瘤**
真皮内弥漫的泡沫状组织细胞浸润伴淋巴细胞

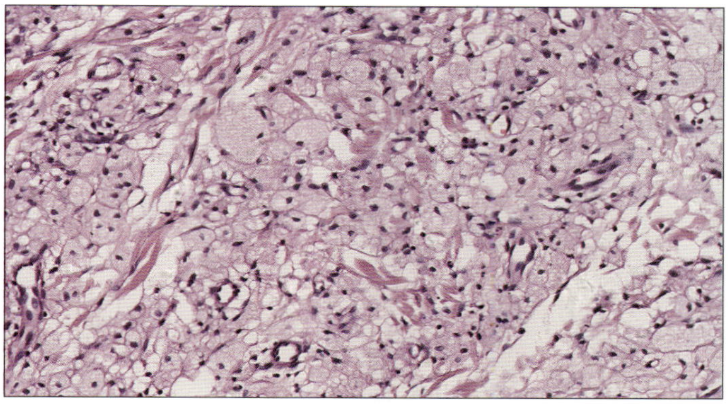

图 14.5-16 **播散性黄瘤**
弥漫的泡沫状组织细胞

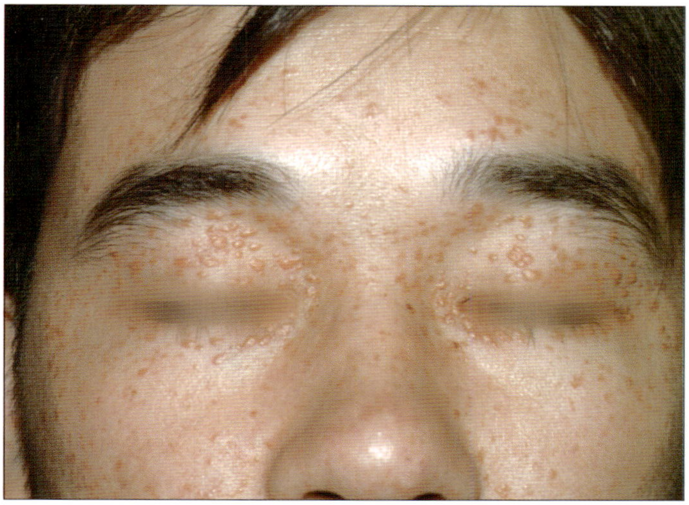

图 14.5-17 **播散性黄瘤**

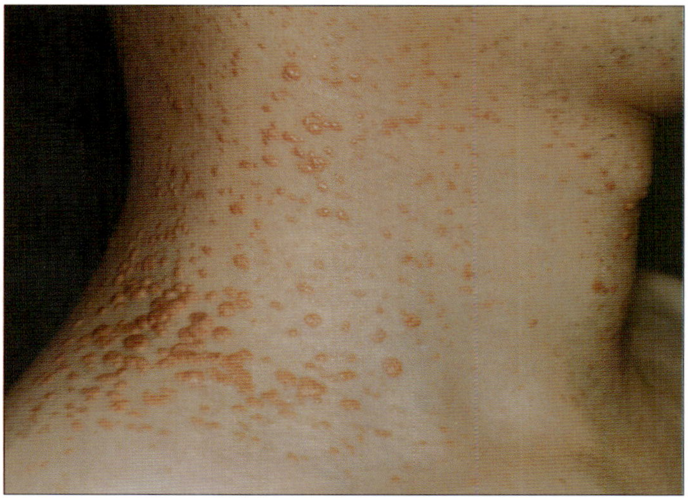

图 14.5-18 **播散性黄瘤**

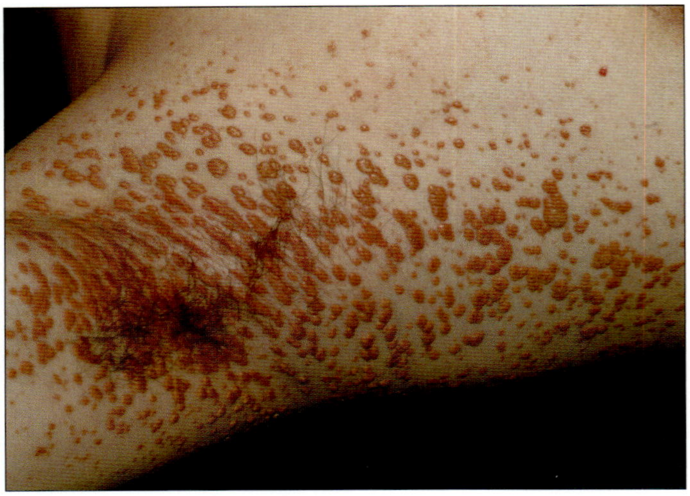

图 14.5-19 播散性黄瘤

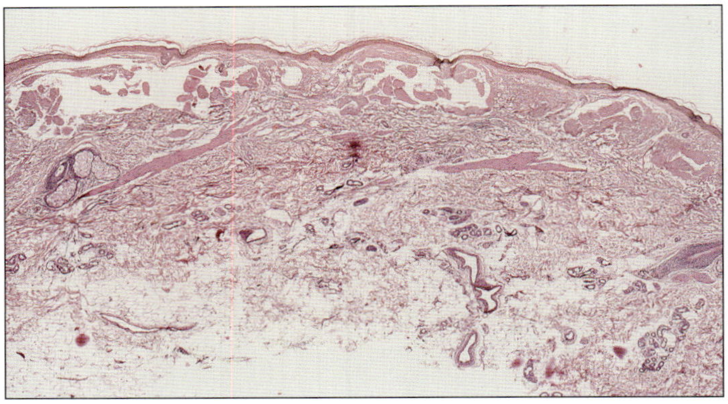

图 14.6-1 胶样粟丘疹
表皮萎缩，真皮乳头及网状上层团块状弱嗜酸性、均一、无定形物质

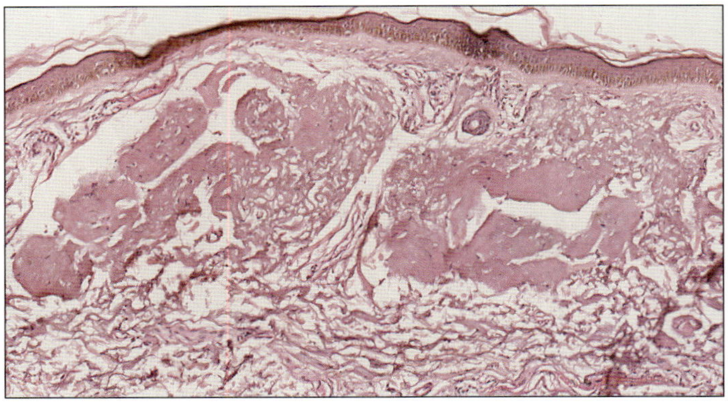

图 14.6-2 胶样粟丘疹
团块状弱嗜酸性、均一、无定形物质，其间有裂隙

实验室检查

血脂水平正常。偶见于多发性骨髓瘤的患者。

14.6 胶样粟丘疹（colloid milium）

组织病理特点

图 14.6-1，图 14.6-2

- 角化亢进；棘层变薄，表皮突变平、消失；
- 真皮乳头明显扩大，其中充满着弱嗜酸性、均一、无定形的物质，可达真皮中部；
- 无定形物质间有裂隙，在裂隙边缘常可见成纤维细胞；
- 在表皮与真皮内沉积物之间可有一正常胶原带；
- 在沉积物下方及周围，常见日光弹力变性；
- 沉积物周围稀疏淋巴细胞浸润，亦可无炎症细胞浸润。

沉积物为真皮内变性的胶原纤维及弹力纤维。PAS 染色阳性。Van Gieson 染色呈黄色。

临床特点

为淡黄色、绿豆至黄豆大，半球形或扁平轻度隆起皮面的丘疹、结节或斑块（图 14.6-3），用针挑破可挤出胶样物质。好发于面部、手背、前胸等暴露于日光的部位（图 14.6-4）。本病分儿童型及成人型，成人型较多见，患者以中老年、长期户外工作者居多，皮肤上常可见其他老年性改变。儿童型多在幼年发病，至青壮年后可渐渐自然消退。

鉴别诊断

在组织学上应注意与皮肤淀粉样变相鉴别。一般来说，胶样粟丘疹沉积的范围更广，无基底细胞液化变性，常见日光弹力变性，必要时作特殊染色可资鉴别。

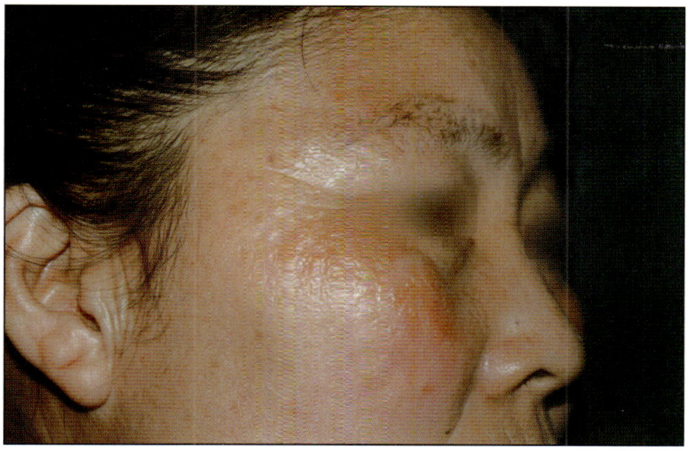

图 14.6-3 胶样粟丘疹

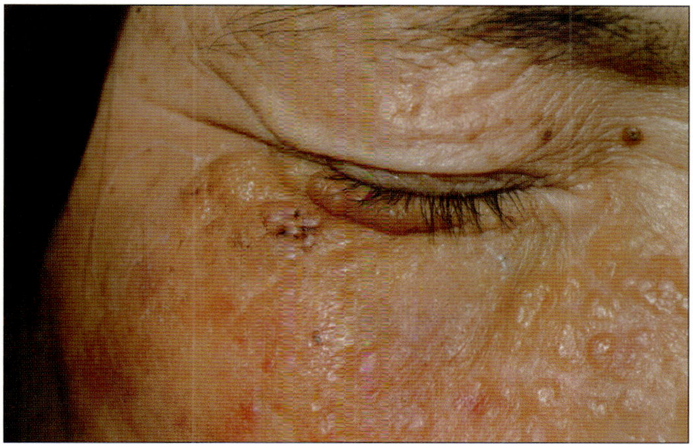

图 14.6-4 胶样粟丘疹

14.7 皮肤钙沉着症（calcinosis cutis）

组织病理特点

图 14.7-1，图 14.7-2

- 表皮正常，偶见因钙盐经表皮排出而形成的溃疡；
- 真皮及皮下组织内呈颗粒状或团块状、嗜碱性的钙盐沉积，H · E 染色呈深蓝色，Von Kossa 染色呈黑色；
- 在真皮下部及皮下组织内的沉积常呈大的团块状，而在真皮上部的沉积则呈小球状或颗粒状；
- 沉积物周围有时可见异物肉芽肿反应，即有组织细胞、异物巨细胞浸润；
- 若继发于原有皮肤病如毛母质瘤，又称钙化上皮瘤，则可见到原有皮肤病的改变；

本病系不溶性钙盐沉积于真皮及皮下组织所致。

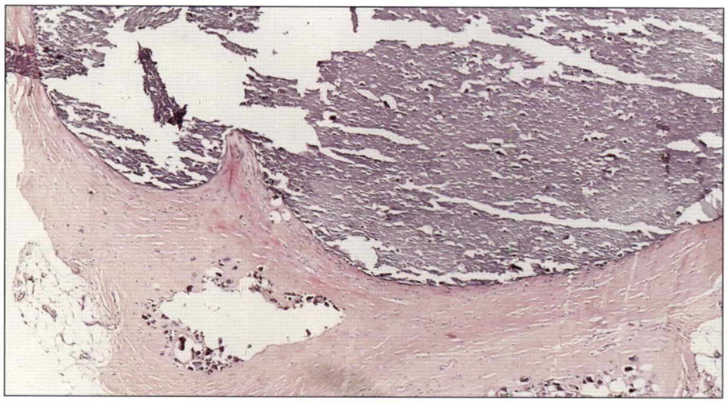

图 14.7-1 皮肤钙沉着症
真皮及皮下组织内呈深蓝色团块状钙盐沉积

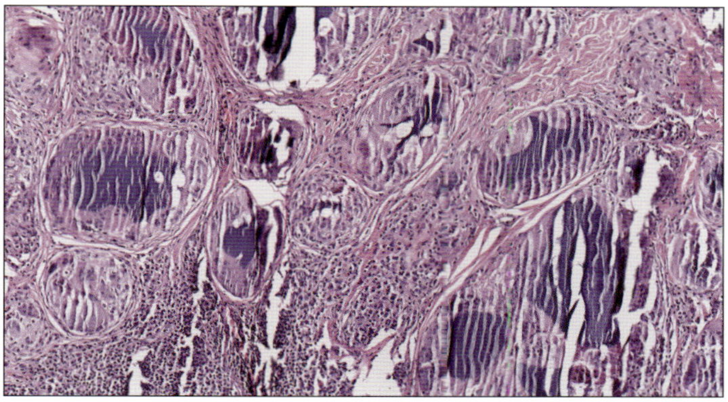

图 14.7-2 皮肤钙沉着症
钙沉积物周围有时见组织细胞、异物巨细胞浸润

临床特点

为坚硬的丘疹、结节或肿块（图 14.7-3），触之表面高低不平，溃破后可排出坚硬的白色颗粒状物，皮损单发或多发。

引起钙盐沉着的原因有多种，可因钙、磷代谢障碍、高钙血症所致，如甲状旁腺机能亢进时；可在其他皮肤病的基础上发生，如系统性硬皮病、皮肌炎及系统性红斑狼疮时均可在皮肤出现钙沉着。我科曾见一例 84 岁皮肌炎患者，在左股外侧出现大片的皮肤钙沉着（图 14.7-4，图 14.7-5）。毛母质瘤的瘤体中常发生钙化，故又称钙化上皮瘤。还有些病例则为特发性，找不到明确的原因。

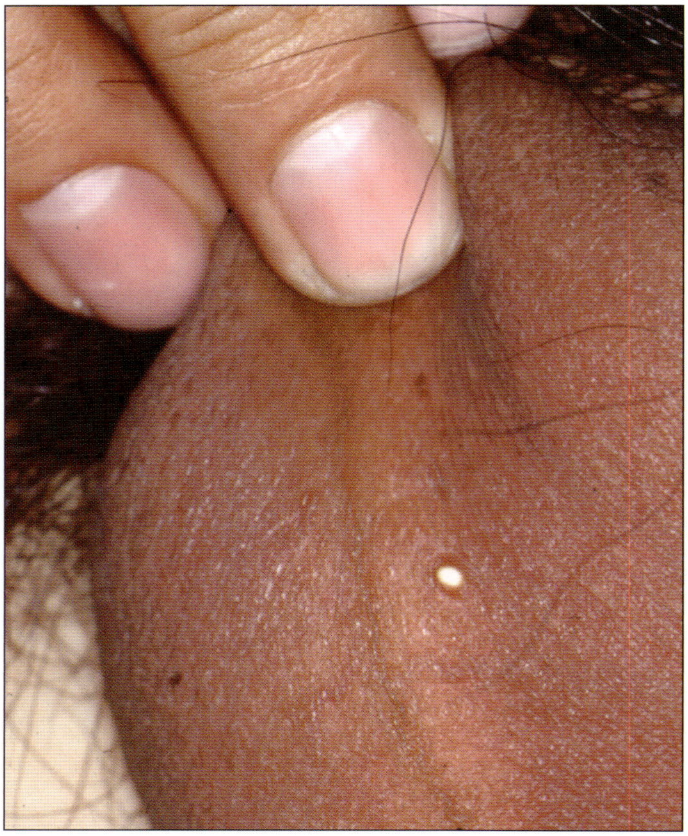

图 14.7-3 **皮肤钙沉着症**

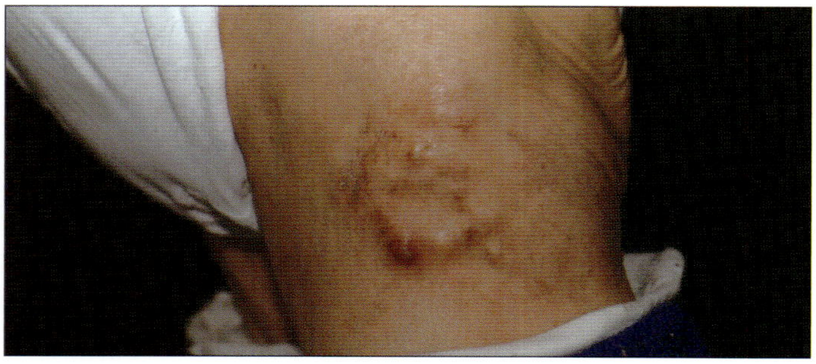

图 14.7-4 **皮肌炎患者**
股外侧出现皮肤钙沉着

14.8 皮肤骨化（osteosis cutis）

组织病理特点

真皮或皮下组织内境界清楚的骨化区域；

- 骨化区内可见哈弗逊管（Haversian canals），管内有血管及结缔组织，管周呈层状结构；
- 可见数量不等的骨细胞，在骨化区边缘有时可见具

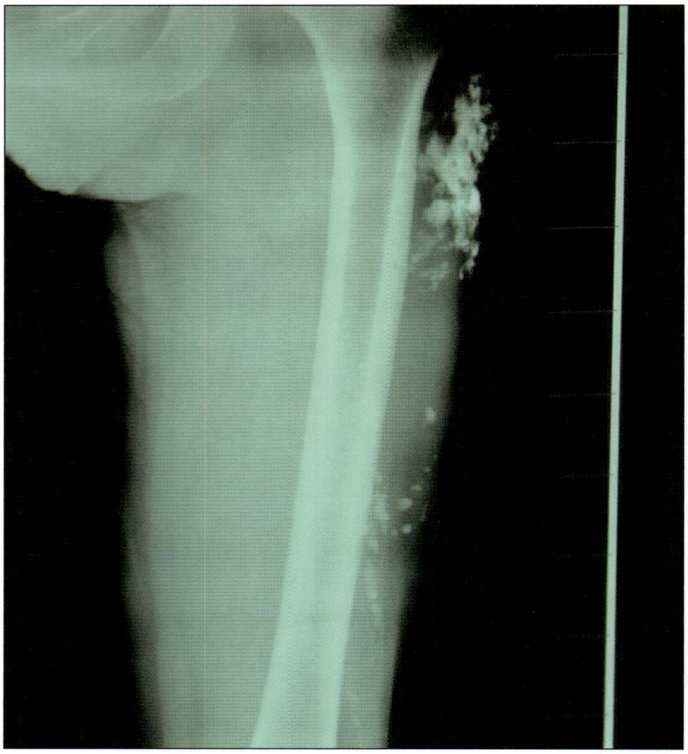

图 14.7-5 **皮肌炎患者**
影像学示股外侧皮肤钙沉着

有长形核的成骨细胞及破骨细胞。

临床特点

为坚硬的皮肤结节或肿块，圆形，境界清楚。溃破后可见骨刺排出。皮损单发或多发。

皮肤骨化有原发性及继发性，原发性无明显原因，系自然新骨形成。原发皮肤骨化又称为皮肤骨瘤（osteoma cutis）。继发者系在原有皮肤损害基础上发生，如上述引起皮肤钙化的皮肤病也可发生骨化。

14.9 痛风（gout）

组织病理特点

- 表皮正常，偶见因尿酸盐结晶经表皮排出所致的溃疡；
- 以乙醇固定的标本，在真皮及皮下组织内可见大小不等、境界清楚的尿酸盐结晶，其中可见彼此平行、针形的裂隙；
- 以甲醛固定的标本，尿酸盐结晶被溶解，成为粉染

的无定形物；

- 尿酸盐结晶以 Von Kossa 染色呈褐红色，De Galantha 染色呈棕黑色，以偏振光检查呈双折光性；
- 在尿酸盐结晶周围可见组织细胞、异物巨细胞浸润及纤维组织增生，病程长的可发生钙化。

临床特点

痛风系嘌呤代谢障碍的疾病。患者血尿酸水平高，尿酸盐以结晶形式沉积于组织。当沉积于皮肤则为结节、丘疹性损害，称为痛风石（gouty tophus）。痛风石为绿豆大小，橙红或乳白色，无自觉症状或有剧痛。好发于耳轮、指趾关节周围软组织（图 14.9-1，图 14.9-2）。患者以中年男性居多。

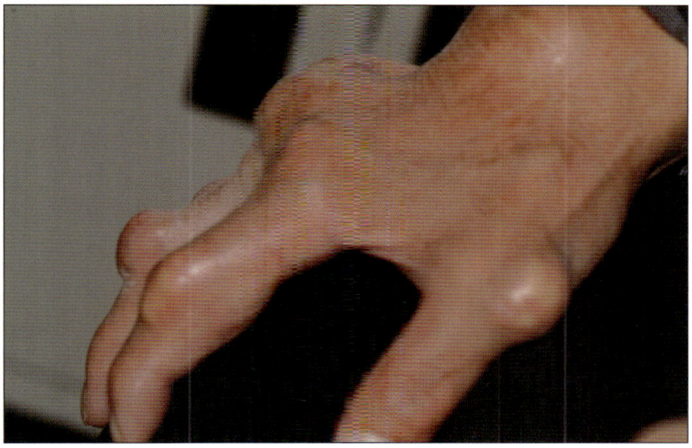

图 14.9-1 痛风

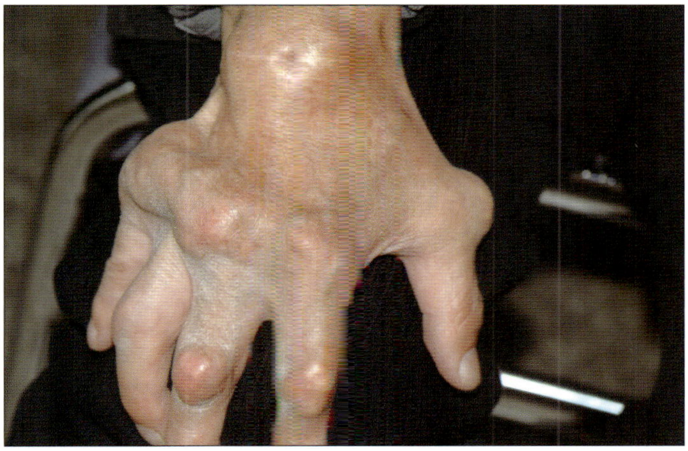

图 14.9-2 痛风

实验室检查

血中尿酸水平增高。X 线检查可见结石阴影。

14.10 褐黄病（ochronosis）

组织病理特点

- 表皮大致正常；
- 真皮细胞内及胶原间可见黄色至浅棕色尿黑酸的颗粒状沉积，尤其在血管内皮细胞及外泌汗腺分泌细胞内；
- 在胶原束间有形状奇特、大而不规则的沉积；
- 尿黑酸沉积在 HE 染色切片上呈黄色或浅棕色，以甲苯紫（Cresyl violet）及美蓝（Methylene blue）染色呈黑色；
- 胶原束肿胀、均质化变性，可发生断裂；
- 沉积部位周围可见少许异物巨细胞及组织细胞。

本病为遗传性代谢性疾病。由于先天性尿黑酸氧化酶缺乏，尿黑酸不能被氧化成延胡索酸和乙酰醋酸而积聚在体内，它大部分从肾排出，排出的尿黑酸氧化后成黑色，称为尿黑酸尿（Alkaptonuria），少部分与胶原纤维结合成不可逆的多聚物，由于色褐使皮肤呈褐色，称为褐黄病。

临床特点

本病虽为遗传性疾病，在儿童期皮肤并不变色，家长可因患儿尿布或内裤等呈黑色引起注意而就诊。否则直至 30 ~ 40 岁时，皮肤、黏膜色变黑才显现出来，皮肤色素沉着，尤以面部、腋窝及外阴部为明显，黏膜如口腔黏膜、眼结膜、呼吸道黏膜等也都可以有尿黑酸的沉积。内脏、关节腔、肌腱中亦然。

实验室检查

尿液久置或加入碱性溶液后会变成黑色。血、尿中尿黑酸浓度明显增高。

14.11 血色病（hemochromatosis）

血色病又称青铜色糖尿病。

组织病理特点

- 表皮基底细胞层中黑素颗粒数量增多；

- 真皮细胞间及细胞内有金黄棕色、不规则形、含铁血黄素及血棕色素（hemofuscin）沉积，多见于外泌汗腺基底膜、血管周围及组织细胞内，也可游离存在在真皮内。
- 以 Perl 染色可更清楚显示沉积的含铁血黄素。

本病有原发性及继发性。均系血清铁含量增高所致。原发性者系肠道黏膜过量吸收摄取的铁，并致血中转铁蛋白明显升高，大量铁质沉积在不同的器官组织，特别是肝、胰及心肌，最终导致肝硬化、糖尿病及心功能不全，沉积在皮肤则呈灰棕色或青灰色。继发性者可因反复输血所致，仅皮肤色泽改变，无肝、脾、心脏等损害。

临床特点

皮肤呈灰棕色或青灰色，以暴露部位和皮肤皱折处尤为明显，黏膜上也有色素沉着。患者皮肤干燥。

实验室检查

血清铁含量增高，铁饱和度可达 80% ～ 100%。对原发性患者，肝穿刺检查更具诊断价值。

鉴别诊断

下肢静脉曲张、有淤滞性皮炎的患者可出现类似的组织学改变，结合病史及体检是不难鉴别的。另外，对怀疑血色病的患者，最好在下肢以外部位皮肤取材作组织病理学检查。

14.12 文身（tattoo）

组织病理特点

图 14.12-1，图 14.12-2

- 真皮内，一般在真皮上部可以见到游离的植入色素；
- 色素可被组织细胞所吞噬，并引起成纤维细胞增生；
- 色素周可以出现程度不等以淋巴细胞为主浸润，还有浆细胞和嗜酸性粒细胞；
- 偶可出现异物肉芽肿反应。

文身是通过人为手段，向真皮内注入不溶性色素所致。偶也可因工伤、鞭炮误伤，将碳或其他色素“植入”皮内。严重的反应常由于对色素的变态反应所致（图 14.12-3），但很少见。

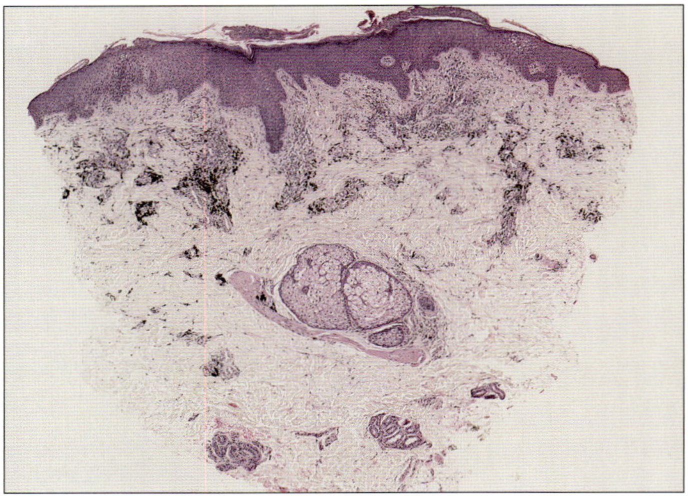

图 14.12-1 **文身**
真皮中上部可见到游离的蓝黑色色素颗粒

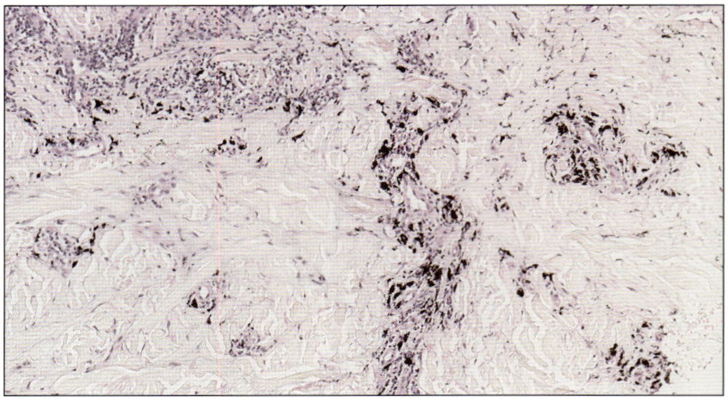

图 14.12-2 **文身**
蓝黑色色素颗粒

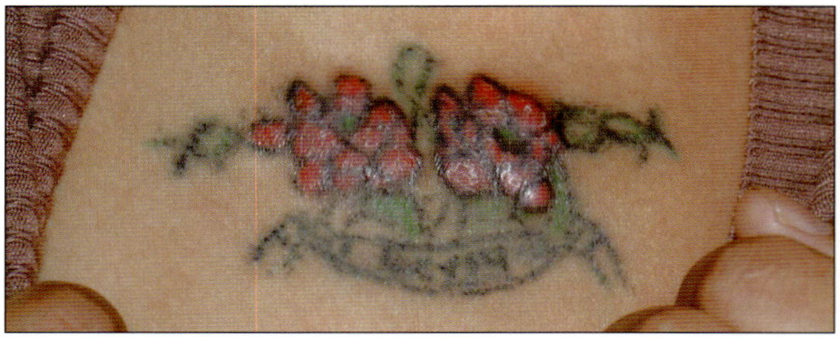

图 14.12-3 **文身反应**

14.13 金盐沉着症（gold deposition，chrysiasis）

组织病理特点

- 真皮内可见大小不一、圆形或椭圆形的黑色颗粒；
- 真皮中、上层血管周围有吞噬了黑色颗粒的巨噬细胞；
- 在暗视野显微镜可清楚显现金的颗粒，在偏振光下，呈橘红色双折光。

临床表现

皮肤呈蓝灰色，以外露部位尤为显著，可由于治疗类风湿性关节炎等疾病用了金制剂，金盐沉积于真皮内所致。

本病应与银盐沉积症鉴别：

（1）金盐的颗粒较银盐要大；

（2）金盐并不沉积于基底膜，而银盐常沉积于小血管及小汗腺的基底膜。

14.14 银盐沉着症（argyria）

组织病理特点

- 表皮基底细胞中黑素颗粒数量增多，真皮上层有散在噬黑素细胞；
- 真皮全层细胞内外可见均匀一致大小（直径约1μm）、圆形、棕黑色有折光的颗粒；
- 银盐颗粒的沉积尤其多见于小血管及小汗腺的基底膜、血管内皮细胞、毛囊及皮脂腺周围的结缔组织中，也可见于立毛肌、神经束内；
- 银盐颗粒以暗视野显微镜检查可更清楚地被显示，它在黑色背景上表现为白色发亮的颗粒。

除了皮肤外，银盐还沉积在内脏，如肝、脾及胃肠道黏膜等。

临床特点

皮肤呈银灰色，尤其在暴露部位更为明显，口腔牙龈黏膜及眼结膜也可见色素沉着。本病的发生或系长期摄入银盐或系长期外用于上呼吸道黏膜，经黏膜吸收后所致。

鉴别诊断

本病应与血色病、褐黄病、文身等鉴别，根据银盐沉积表现为均匀一致圆形、棕黑色有折光的颗粒，暗视野显微镜下为白色发亮的颗粒鉴别是不困难的。

14.15 其他金属沉着症

如砷、铅、铝、汞、铋等也可沉积于皮肤，因系统内用或外用后沉积于皮肤，传统医学中樟丹含有铅，朱砂含有汞，雄黄则含有砷。长期内服或外用，可造成药物中所含的铅、汞、砷等沉积在皮肤或黏膜，如牙龈黏膜上铅线就是由于硫化铅沉积于真皮所致；砷的沉积则可造成皮肤出现色素改变，躯干部有雨滴状的色素沉着或色素减退斑，砷在皮肤内长期沉积的结果还可导致表皮角质形成细胞角化的异常，出现掌跖点状角化，表皮出现原位癌（鲍温病），乃至发生鳞癌。

14.16 黑棘皮病（acanthosis nigricans）

组织病理特点

图 14.16-1

- 表皮角化亢进，乳头瘤样增生；
- 真皮乳头似指样向上突起，突起部分的棘层变薄，而在两个突起间的棘层则轻度至中度增厚；
- 基底细胞层轻度色素增加；
- 真皮内一般无炎症细胞浸润。

临床特点

皮肤色素加深，轻度增厚，表面有小乳头状隆起，触之如天鹅绒状，重时表面呈轻度乳头瘤状隆起（图 14.16-2）。皮损对称分布，好发于颈部、腋窝、手背、腹股沟及外阴部。常伴掌跖角化过度。

黑棘皮病有不同类型：恶性黑棘皮病见于内脏恶性肿瘤患者，皮损范围广泛，可全身性（图 14.16-3，图 14.16-4），且随肿瘤的恶化而加重；真性黑棘皮病有遗传性；假性黑棘皮病见于肥胖者；特发性黑棘皮病的发病则无明显原因。以上 4 型临床及组织学改变的基本特点是相同的。

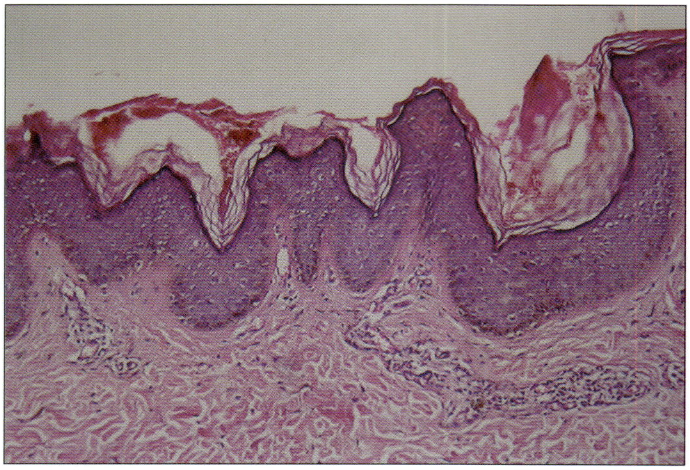

图 14.16-1 **黑棘皮病**
表皮角化亢进，乳头瘤样增生；基底细胞层轻度色素增加；真皮内无明显炎症细胞浸润

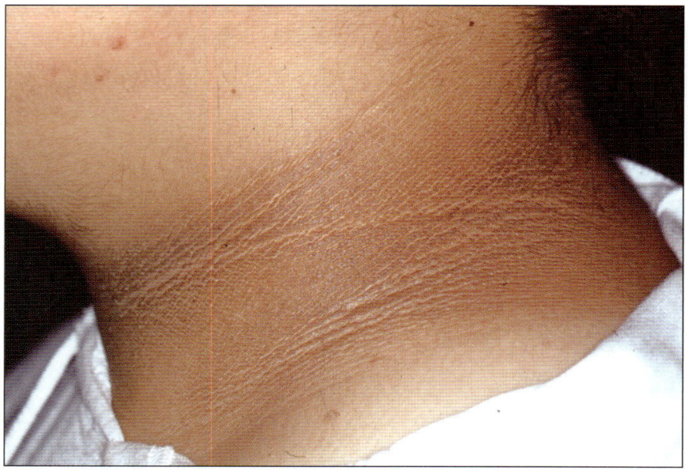

图 14.16-2 **因肥胖致假性黑棘皮病**

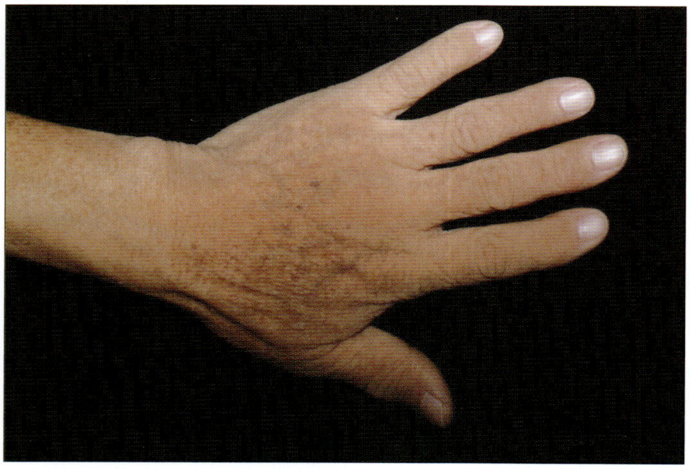

图 14.16-3 **恶性黑棘皮病，患有胃癌**

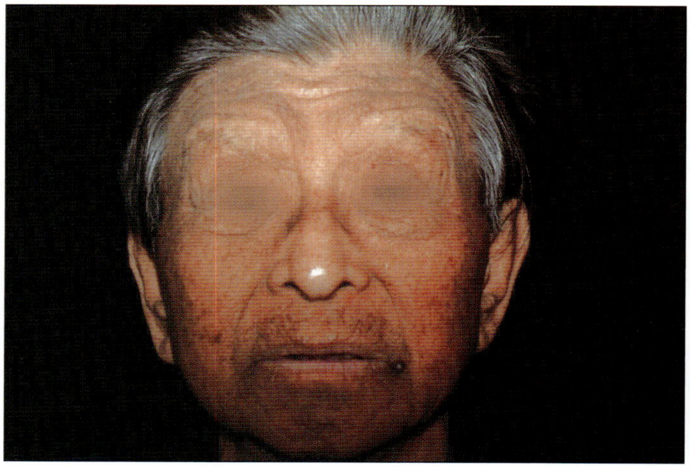

图 14.16-4 **恶性黑棘皮病，患有胃癌**

15 真皮胶原纤维及弹力纤维病

15.1 结缔组织痣（connective tissue nevus）

组织病理特点

图 15.1-1，图 15.1-2

- 真皮内为无细胞成分、致密的胶原束，胶原纤维粗厚。可达到皮下组织；
- 弹力纤维数量减少，乃至消失。

临床特点

为大小不等、稍隆起皮面、表面不甚平整的淡黄色或皮色斑块，触之坚实（图 15.1-3）。常单发。如结节性硬化症时的鲨鱼斑，好发于腰部及下背部。结缔组织痣也可单独发生，儿童时出现，为缓慢增长的结节或斑块（图 15.1-4），无自觉症状。可发生在任何部位，又称为孤立性胶原瘤（isolated collagenoma）。变形综合征时掌跖皮肤呈脑回状的增生（图 15.1-5），组织学上可见成纤维细胞增生所致的结缔组织增生。

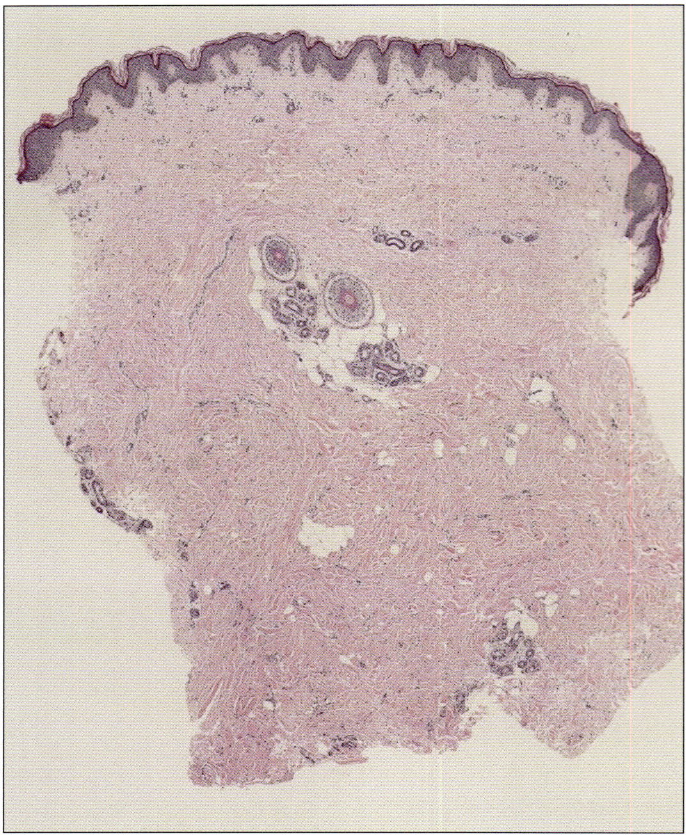

图 15.1-1 **结缔组织痣**
真皮全层至皮下致密的增粗胶原纤维

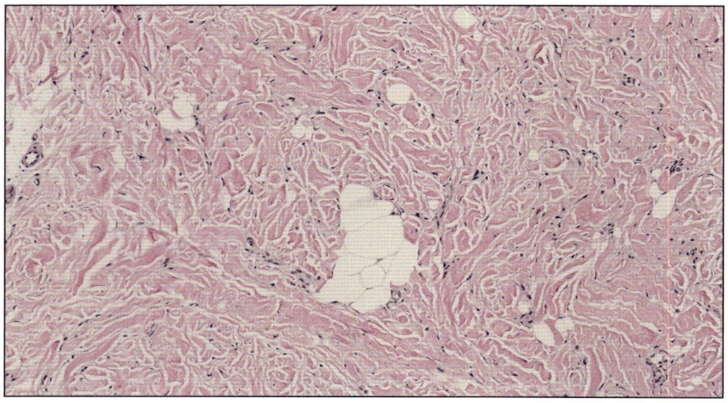

图 15.1-2 **结缔组织痣**
致密的胶原纤维

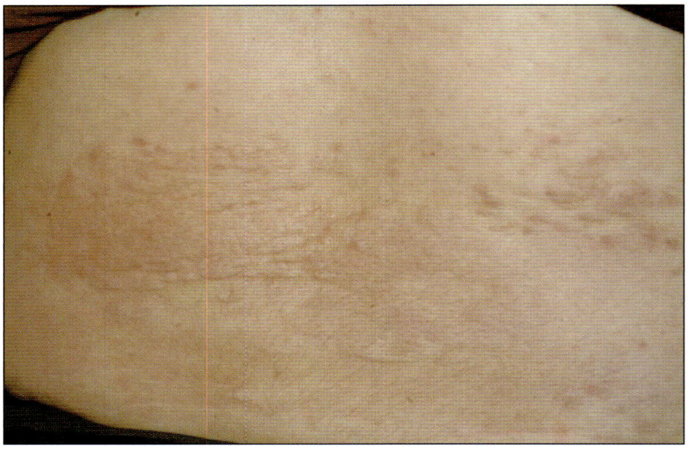

图 15.1-3 **结缔组织痣（鲨鱼斑）**
患有结节硬化症

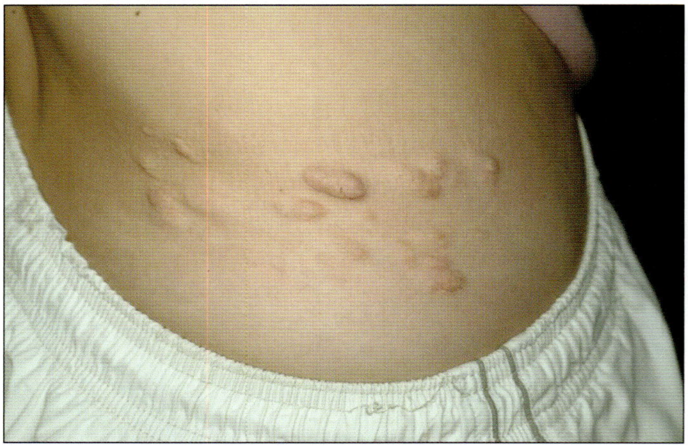

图 15.1-4 **结缔组织痣**

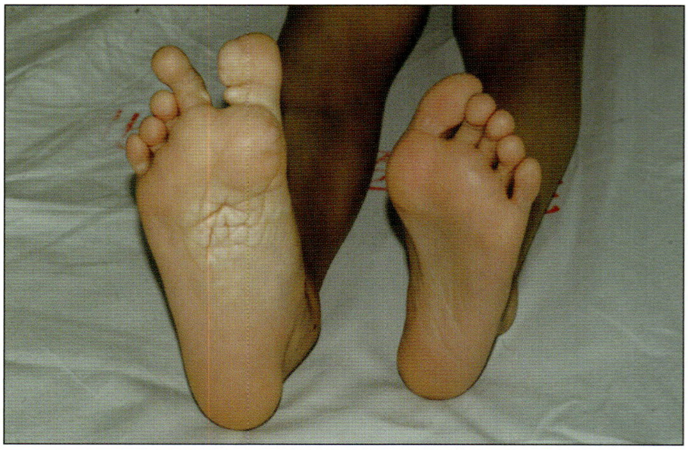

图 15.1-5 **变性综合征足跖的结缔组织痣**
男性，6 岁

15.2 皮肤弹性过度（cutis hyperelastica）

皮肤弹性过度即 Ehlers-Danlos 综合征。

组织病理特点

- HE 染色的切片上可无异常所见；
- 有的病例真皮胶原纤维减少变薄，弹力纤维染色示弹力纤维数量相对增多。

皮肤弹性过度是以胶原纤维合成异常为特征的一组遗传性疾病。研究表明本病主要系酶缺陷造成胶原生物合成障碍，而非弹力纤维增多所致。

临床特点

皮肤弹性过度，皮肤可过度地被伸展（图 15.2-1），关节可过度活动（图 15.2-2）。皮肤脆性增加，外伤后愈合慢，愈后留下大的萎缩性瘢痕。此外，患者可有内脏病变，如多发性疝、憩室、动脉瘤等。

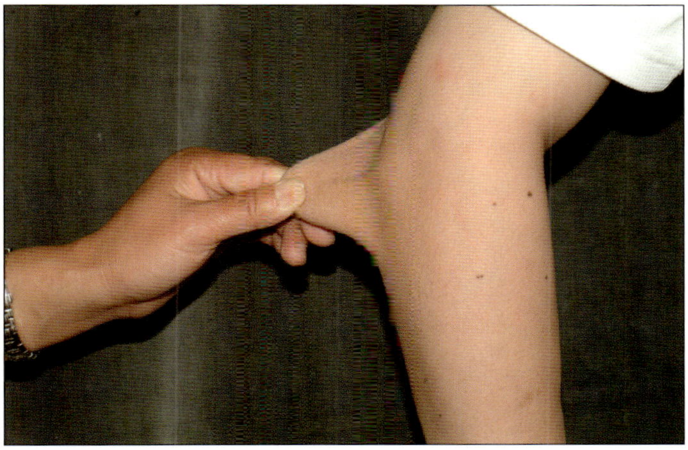

图 15.2-1 **皮肤弹性过度**

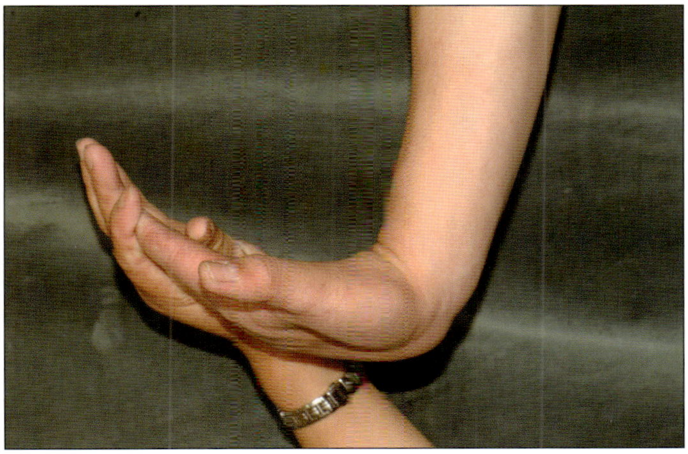

图 15.2-2 **皮肤弹性过度**

15.3 肥厚性瘢痕（hypertrophic scar）

组织病理特点

图 15.3-1，图 15.3-2

- 成纤维细胞数量增加，走行与皮肤表面平行。其新生的胶原纤维亦与表面平行；
- 新生的血管扩张，数目较多，其走行一般与表皮相垂直；
- 表皮一般变薄，表皮突与真皮乳头间犬牙交错的波状结构消失、变平；
- 皮肤附属器减少。

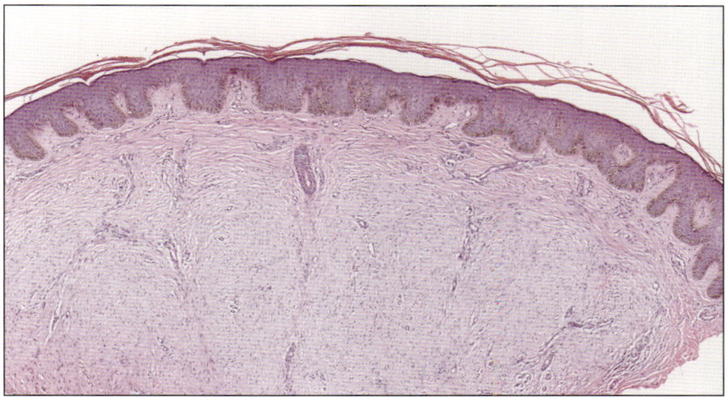

图 15.3-1 **肥厚性瘢疤**
真皮内成纤维细胞及胶原纤维增生，走行与皮肤表面平行。增生血管扩张，走行与表皮相垂直

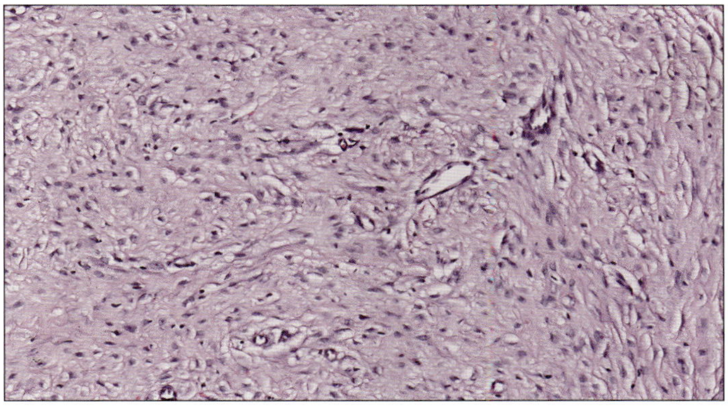

图 15.3-2 **肥厚性瘢疤**
增生的成纤维细胞、胶原纤维及血管

在瘢痕形成早期，切片中可见多数肥大、呈星状的成纤维细胞，黏蛋白较丰富，血管周围有炎症细胞浸润。到了后期，成纤维细胞变得细长，黏蛋白已不多，

炎症细胞也大部消失，此时，正常的胶原束多为新生的原纤维胶原（fibrillary collagen）所代替。在扫视视野下，所有瘢痕的一个显著特点是新生、扩张的血管呈与表皮垂直走行，皮肤附属器，尤其是毛囊皮脂腺大部分消失。以弹力纤维染色，显示在瘢痕组织内弹力纤维消失。

有时在瘢痕组织内，尚可见原来皮肤病变的痕迹。如因毛囊囊肿破裂所致炎症后的瘢痕组织内，就常常可以见到原来囊肿的内容物，如毛囊上皮、吞噬有角质物的巨噬细胞等。

临床特点

在皮肤受到创伤如外伤、手术切口等，在该部位出现的隆起增厚瘢痕，淡红或红色（图 15.3-3），可逐渐自行消退变平。

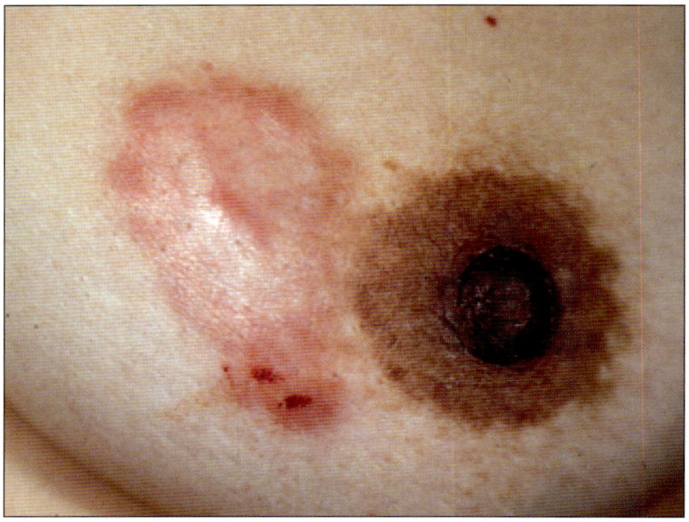

图 15.3-3 **肥厚性瘢痕**

15.4 瘢痕疙瘩（keloid）

组织病理特点

图 15.4-1，图 15.4-2

- 多数粗厚、均一嗜酸性红染的胶原束，彼此呈杂乱排列；
- 与粗厚胶原束平行的肥大成纤维细胞；
- 胶原束间含黏蛋白；
- 皮肤附属器减少。

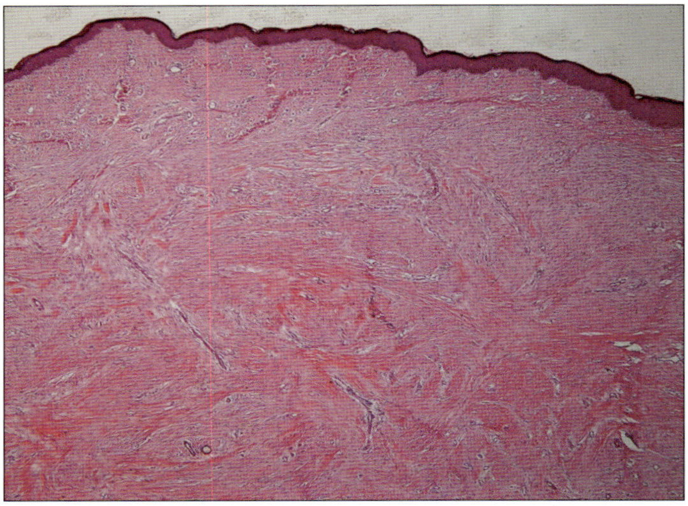

图 15.4-1 **真皮内多数粗大红染的胶原束，杂乱排列**

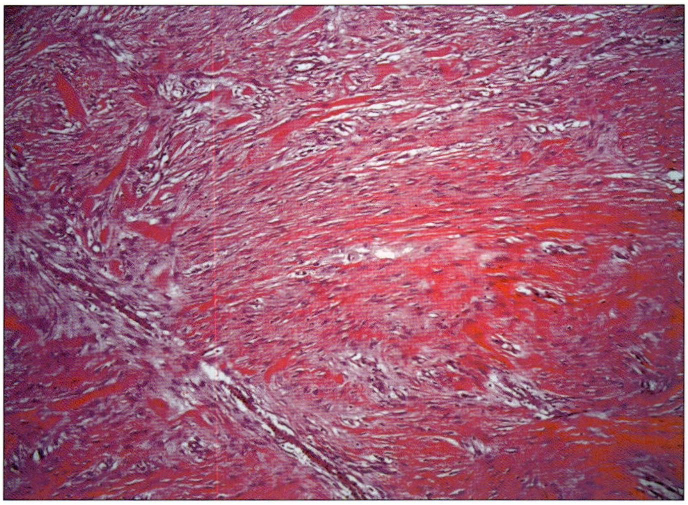

图 15.4-2 **粗大红染的胶原纤维**

临床特点

好发于胸骨前区。皮损为表面光滑、暗红色隆起皮面的斑块或肿物（图 15.4-3），由于它常呈蟹足状向外扩展，故又称“蟹足肿”（图 15.4-4）。自觉痒痛。皮损可在受轻微外伤后发生，有的则无明显的外伤史。

鉴别诊断

本病需与上述肥厚性瘢痕相鉴别。临床上这两个瘢痕均隆出皮肤表面，但肥厚性瘢痕限于创伤部位，经数月乃至数年后可逐渐变平，而瘢痕疙瘩则超出原创伤部位，呈蟹足状向外扩展，且不会自然消退。组织学上，肥厚性瘢痕新生的胶原均与皮肤表面平行排列，胶原纤细，而瘢痕疙瘩的胶原束粗厚、均一红染，排列杂乱。

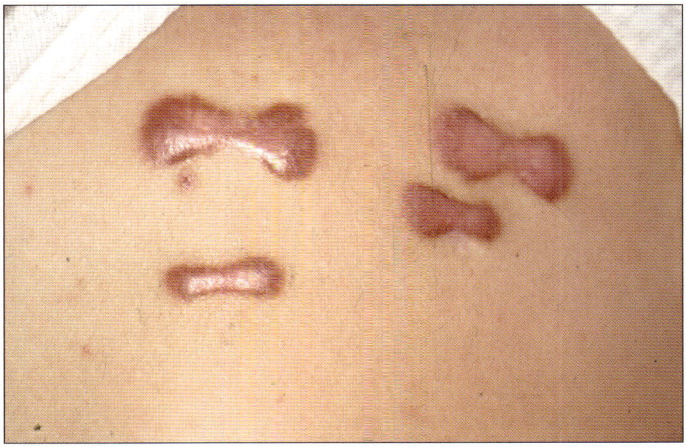

图 15.4-3 瘢痕疙瘩

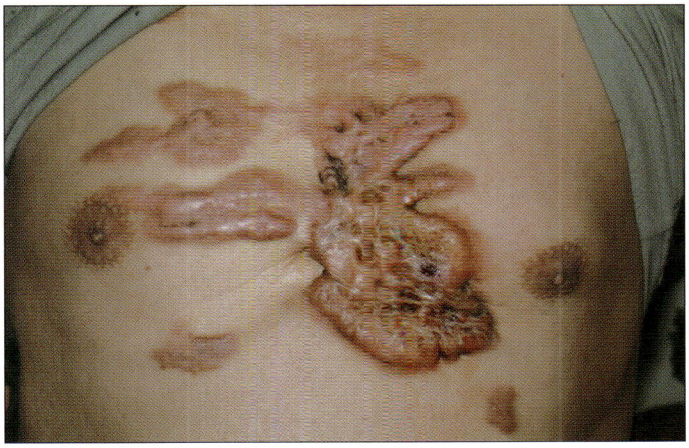

图 15.4-4 瘢痕疙瘩（"蟹足肿"）

15.5 萎缩性瘢痕（atrophic scar）

组织病理特点

瘢痕部位真皮的厚度比周围正常皮肤要薄，主要是胶原组织厚度变薄，表面比周围正常皮肤要凹下。

- 有时在萎缩的表皮与其下纤维化的真皮间可见裂隙，甚至大疱。
- 表皮萎缩变薄，表皮突变平；
- 皮肤附属器减少或消失。

临床特点

皮肤萎缩变薄，易起皱纹，略为下凹于皮面，皮下血管清晰可见。以表皮萎缩为主时，皮肤菲薄，皮纹消失（图 15.5-1）。由于局部注射糖皮质激素，可引起皮肤及皮下脂肪的萎缩（图 15.5-2）

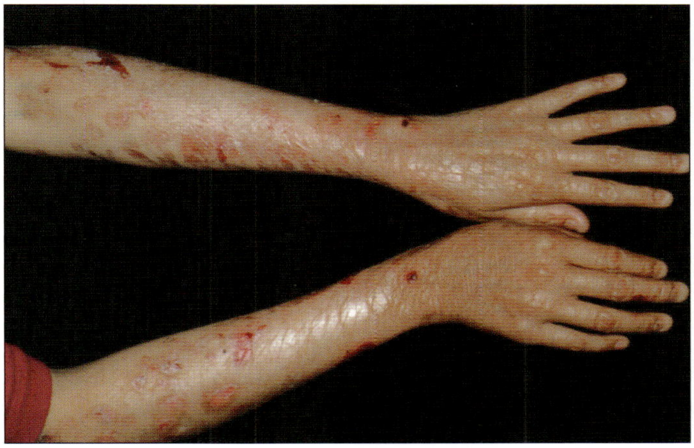

图 15.5-1 大疱性表皮松解症患者的皮肤萎缩

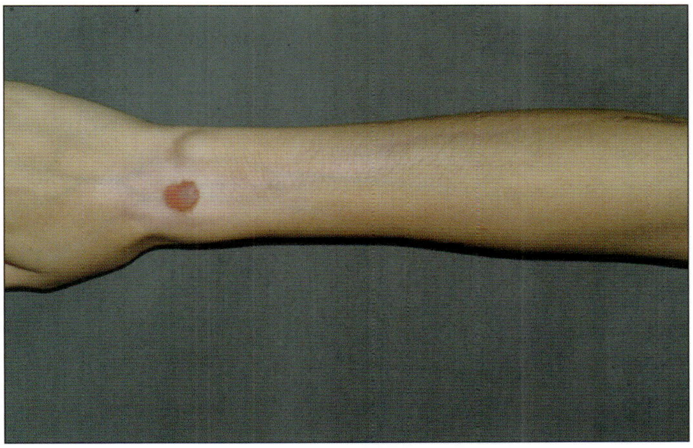

图 15.5-2 局部注射激素后皮肤萎缩

15.6 萎缩纹（striae distensae）

组织病理特点

急性期

- 皮肤表面呈轻度半球形隆起；
- 浅层血管丛血管扩张，管周有稀疏、以淋巴细胞为主的浸润；
- 真皮乳头及网状层水肿；
- 以弹力组织染色可显示真皮网状层内多数断裂的弹力纤维。

慢性期

- 皮肤表面轻度凹下；
- 真皮上半部弹力纤维明显增多，排列致密且与皮肤表面平行，以弹力组织染色可更清楚地显示；
- 在弹力纤维改变的区域，胶原纤维束变细、真皮变薄，成纤维细胞数量减少；
- 真皮上半部毛细血管扩张，与皮肤表面平行走行。

慢性期的特点是真皮上半部有多数新生的弹力纤维，同时胶原纤维数量减少。

临床特点

初起为紫红色稍隆起皮肤表面的条纹，以后紫红色渐消退，呈白色、轻度凹下的萎缩改变，表面平滑而有细微皱纹。萎缩纹多见于青春期体重增长迅速者（图 15.6-1）、妊娠期妇女以及长期大剂量服用糖皮质激素者（图 15.6-2）。

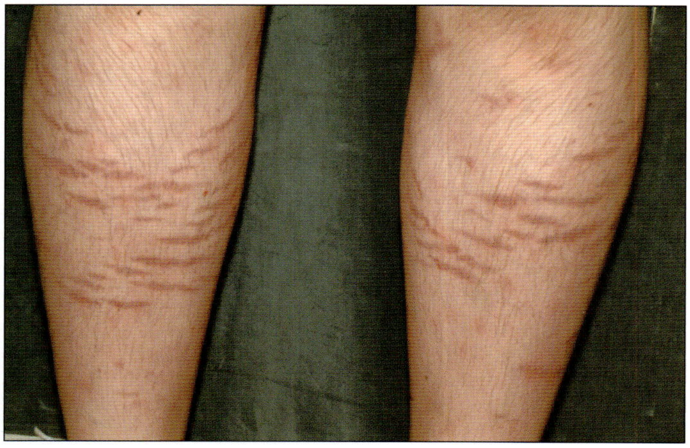

图 15.6-1 **萎缩纹**

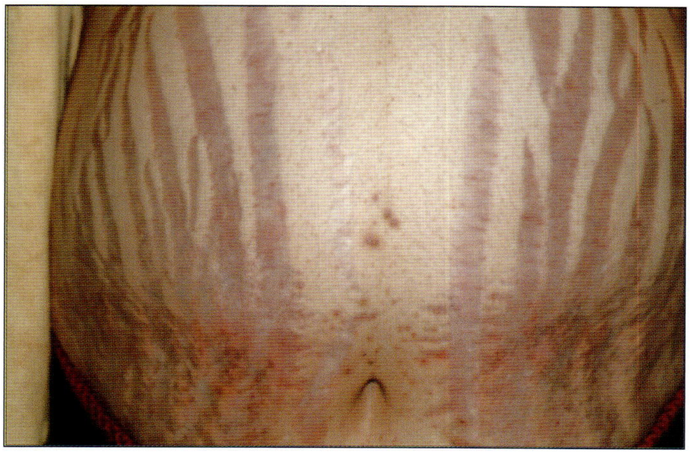

图 15.6-2 **萎缩纹，因服用大剂量糖皮质激素引起**

15.7 斑状萎缩（macular atrophy）

组织病理特点

图 15.7-1，图 15.7-2，图 15.7-3

- 早期损害示真皮浅层血管周围稀疏至中等密度淋巴细胞浸润。有的病例可出现中性粒细胞、核尘及嗜酸性粒细胞浸润；
- 萎缩期示表皮萎缩，表皮突消失、变平，以弹力纤维染色示弹力纤维明显减少乃至消失，胶原纤维束变细，真皮亦变薄，皮肤附属器如毛囊、皮脂腺及外泌汗腺减少，甚至消失。

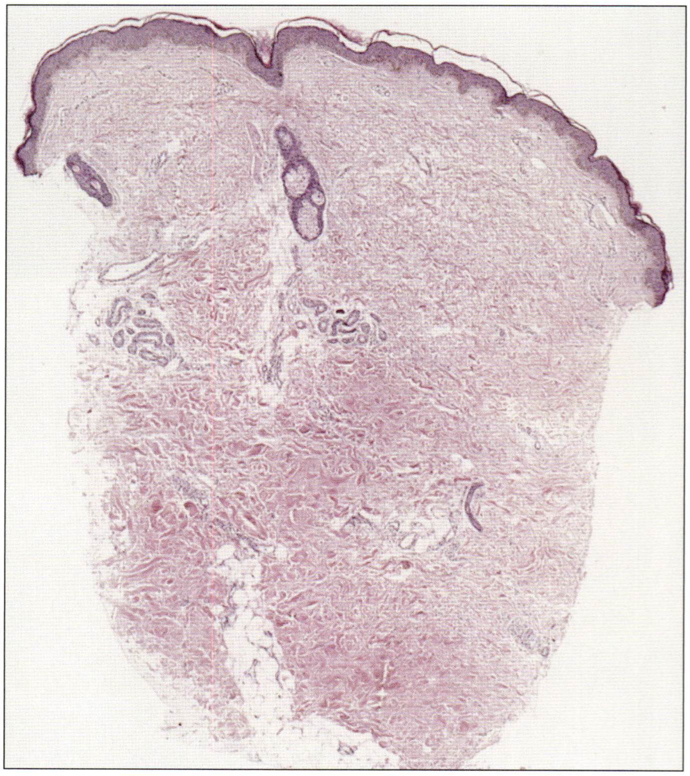

图 15.7-1 **斑状萎缩**

表皮轻度萎缩，真皮内无明显炎症

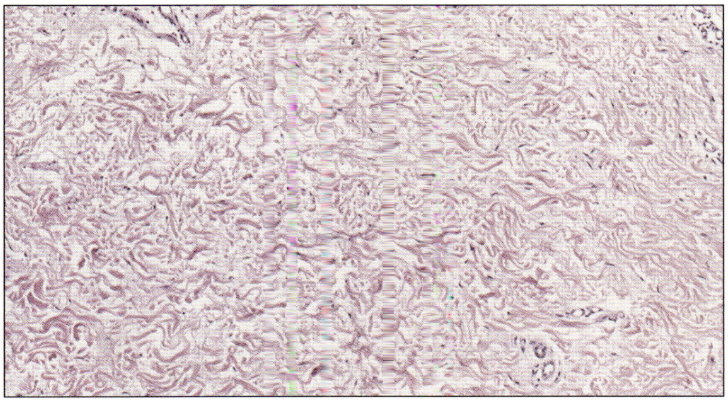

图 15.7-2 **斑状萎缩**
胶原纤维束变细

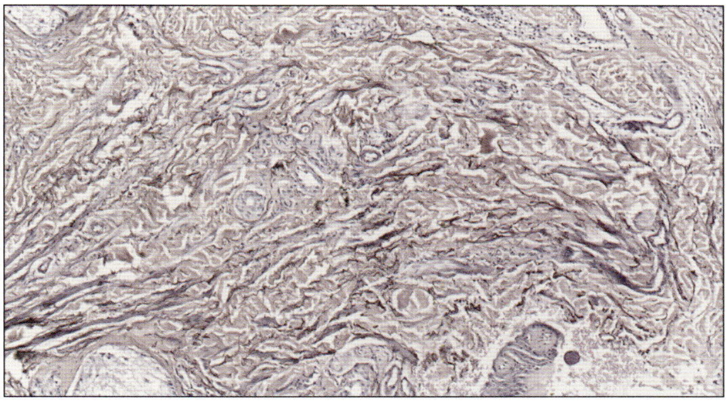

图 15.7-3 **斑状萎缩**
弹力纤维染色示弹力纤维明显减少

临床特点

典型损害为直径 1 至数厘米大小的圆形或卵圆形萎缩斑（图 15.7-4），该处皮肤单性消失，有时可呈柔软的轻度隆起，用手指按压有疝囊样感觉。有的病例在萎缩前为轻度炎症性红斑（图 15.7-5）。斑状萎缩有原发性及继发性之分，前者原因不明，多见于中年女性，好发于腰背部；后者则继发于原有的皮肤疾患，如麻风、梅毒、硬斑病等。

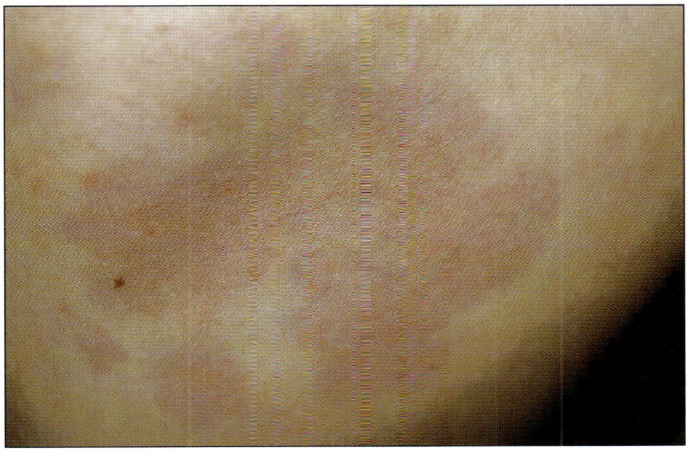

图 15.7-4 **斑状萎缩**

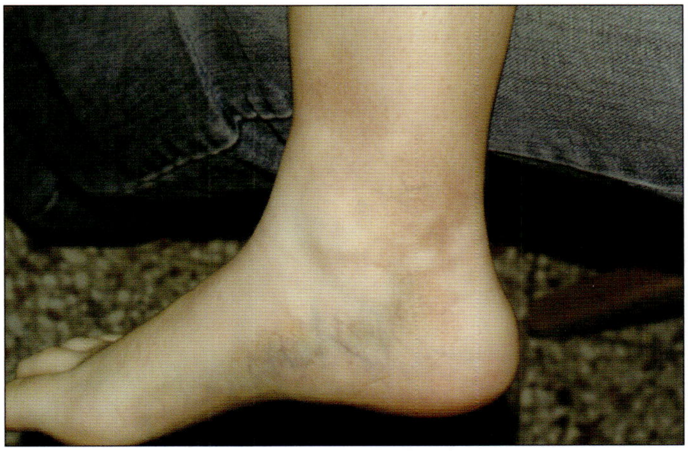

图 15.7-5 **斑状萎缩**
足内侧及小腿远端斑状萎缩，其下血管清楚可见

15.8 萎缩性慢性肢端皮炎（acrodermatitis chronica atrophicans）

组织病理特点

- 表皮萎缩变薄，表皮突变平、消失；
- 真皮浅层较致密带状淋巴组织细胞浸润，在表皮与真皮炎症细胞间有一窄的无浸润带；
- 真皮中下层及皮下脂肪血管周围有散在淋巴组织细胞浸润，还可见浆细胞；
- 真皮间质水肿，胶原间距离增宽；
- 萎缩阶段真皮因胶原纤维、弹力纤维减少而明显变薄，皮下脂肪亦萎缩变薄；
- 毛囊、皮脂腺萎缩，小汗腺仍存在。

临床特点

病变始自肢体远端，为紫红色的浸润斑块或结节，渐向心性发展成片状皮损，数月后中央萎缩，皮肤菲薄，可见下方皮内血管，周围仍有活动损害。以下肢多见，患者以中年女性居多。本病系蜱叮咬后 Borrelia 螺旋体感染所致，是莱姆病慢性期的一个皮肤表现。

15.9 进行性特发性斑状萎缩（progressive idiopathic atrophoderma of Pasini and pierini）

组织病理特点

早期为真皮内血管丛周围散在淋巴组织细胞浸润，胶原束轻度增粗；

- 陈旧损害中真皮深层胶原增粗且排列紧密，可呈均一玻璃样改变，表皮萎缩。

临床特点

为圆形、卵圆形境界清楚的萎缩斑，表面光滑，其下可见血管走行。陈旧损害中央轻度发硬。好发于躯干，特别是后背部（图 15.9-1，图 15.9-2）。患者以女性居多。有人认为本病是硬斑病炎症消退后的一种表现形式。

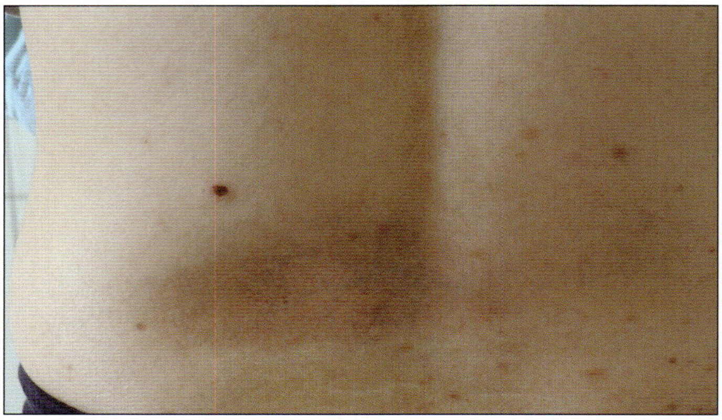

图 15.9-1 进行性特发性皮肤萎缩

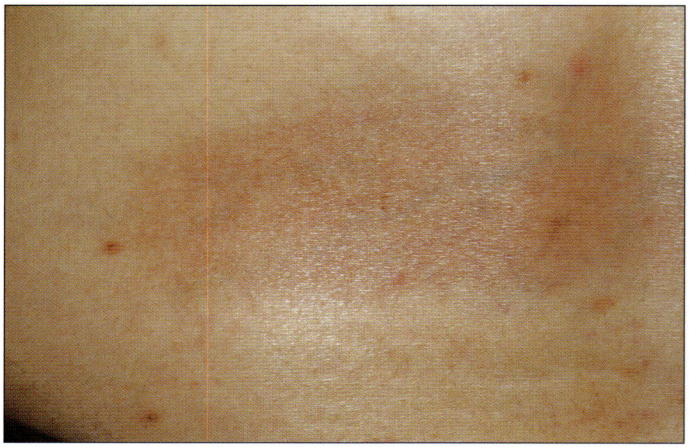

图 15.9-2 进行性特发性皮肤萎缩（近照）

15.10 日光弹力组织变性（solar elastosis）

日光弹力组织变性又称老年性弹力组织变性（senile elastosis）

组织病理特点

图 15.10-1，图 15.10-2

- 真皮上部及附属器周围胶原纤维为灰蓝色染、无定形或波状、轻度嗜碱性的纤维样物所取代。轻症病变则见灰蓝染无定形或波形的颗粒状物散布在真皮上层胶原纤维间；
- 表皮萎缩变薄，表皮突变平乃至消失。基层黑素增加。

变性纤维以弹力纤维染色阳性，免疫组化染色显示嗜碱性的纤维样物中有弹性蛋白、纤维连接蛋白等，但胶原成分很少。

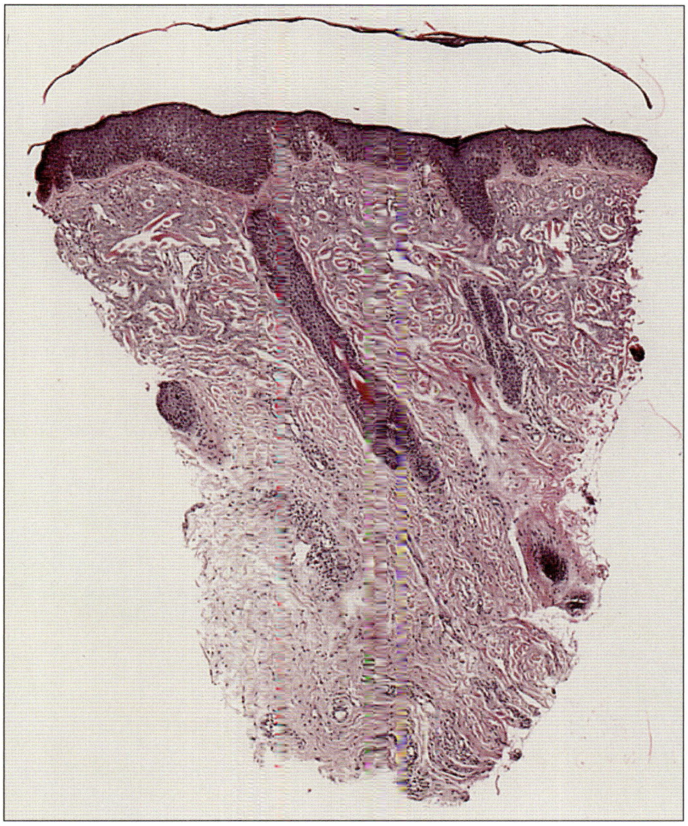

图 15.10-1 真皮中上层团块状灰蓝色染、无定形的嗜碱性纤维

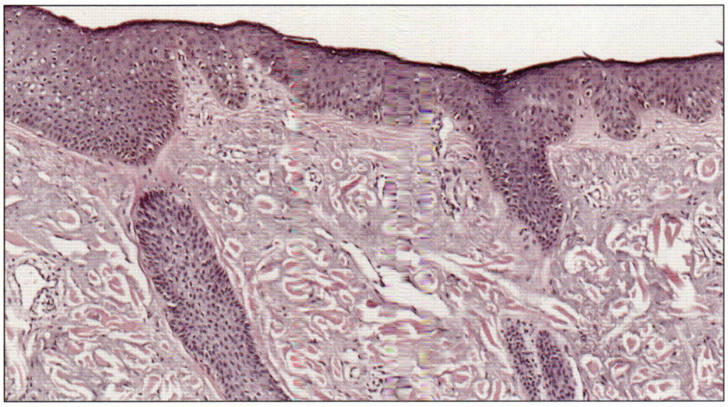

图 15.10-2 无定形的嗜碱性纤维

临床特点

本病系长期慢性暴露于日光所致。在暴露部位如面、颈项部的皮肤变得粗糙，增厚、皱纹明显增多（图 15.10-3），皮肤弹性差。可见色斑及毛细血管扩张。在颈项部皮肤则因增厚、沟纹明显交织成菱形，称为项部菱形皮肤（cutis rhomboidalis nuchae）。

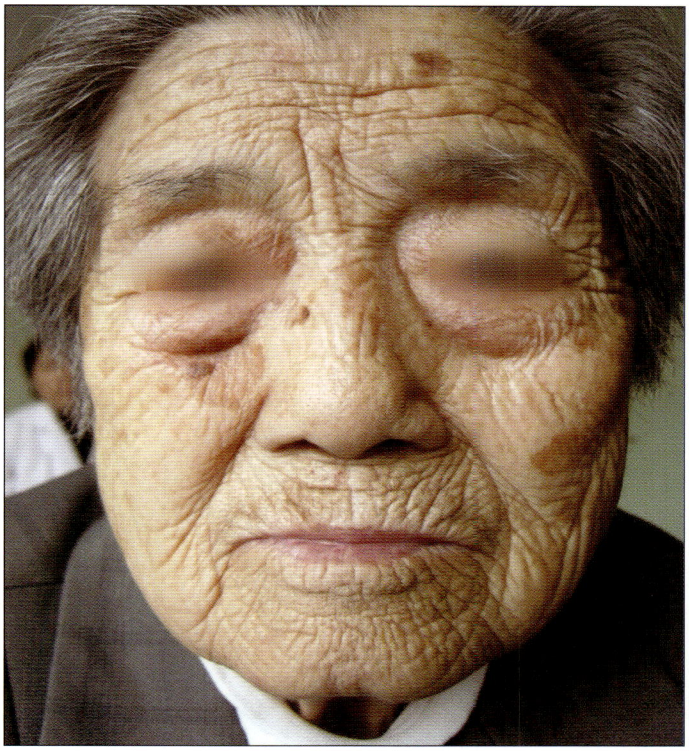

图 15.10-3 日光弹力组织变性

15.11 伴有囊肿及黑头粉刺的结节性弹力组织变性（nodular elastosis with cysts and comedones）

组织病理特点

- 真皮上层具有上述日光弹力组织变性改变；
- 毛囊漏斗部明显扩大，可成一个大的圆形囊肿，周围的上皮被挤扁，囊内则充满着角质物及皮脂；
- 漏斗部开口的角质栓内有丰富的黑色素。

临床特点

多发生在长期暴露于日光的老年人。在眼外侧及颧部日光弹力变性皮肤的基础上有多数黑头粉刺及发黄色的结节呈橘皮样（图 15.11-1，图 15.11-2）。

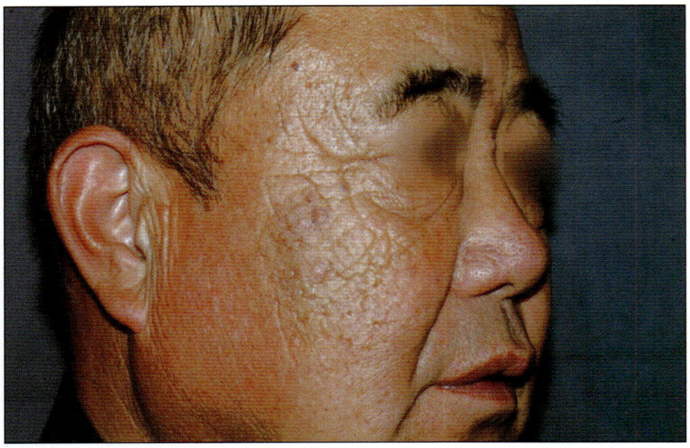

图 15.11-1　伴有囊肿及黑头粉刺的结节性弹力组织变性

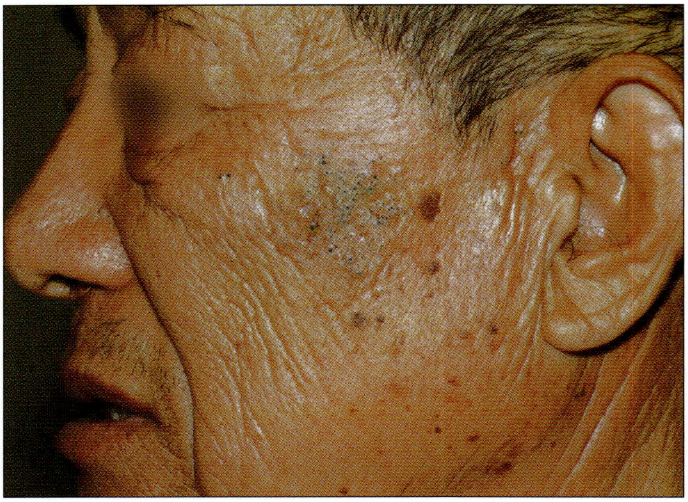

图 15.11-2　伴有囊肿及黑头粉刺的结节性弹力组织变性

15.12　手部弹力组织变性的胶原斑（collagenous plaques of the hand elastosis）

组织病理特点

与上述日光弹力组织变性相似，为真皮上部轻度嗜碱性、灰蓝色染无定形的颗粒状变性纤维，由于取材自手足，故角质层厚。

本病的发生亦与长期日光照晒或其他物理因素损伤有关。

临床特点

表现为黄色或肉色的疣状斑块，好发于手掌侧缘，以大拇指第二指节桡侧为常见。

15.13　皮肤松弛症（cutis laxa）

组织病理特点

图 15.13-1，图 15.13-2，图 15.13-3

- HE 染色的切片上可无明显改变，或仅在真皮中部有断裂，呈颗粒状的弹力纤维；
- 以弹力纤维染色如地衣红染色，示真皮乳头及真皮中下部弹力纤维数量明显减少。

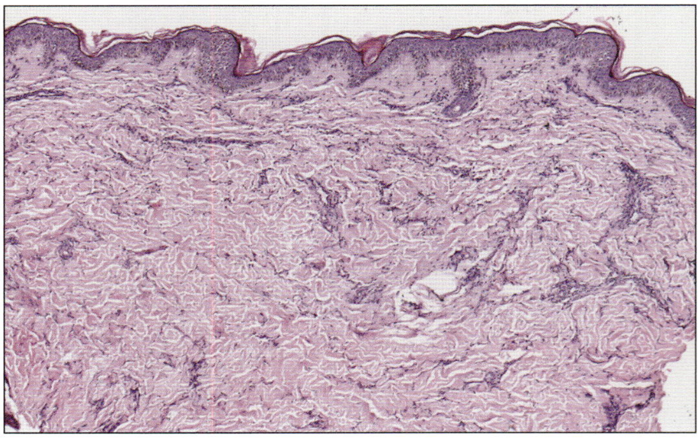

图 15.13-1　皮肤松弛症
真皮全层胶原束间炎症细胞灶状浸润

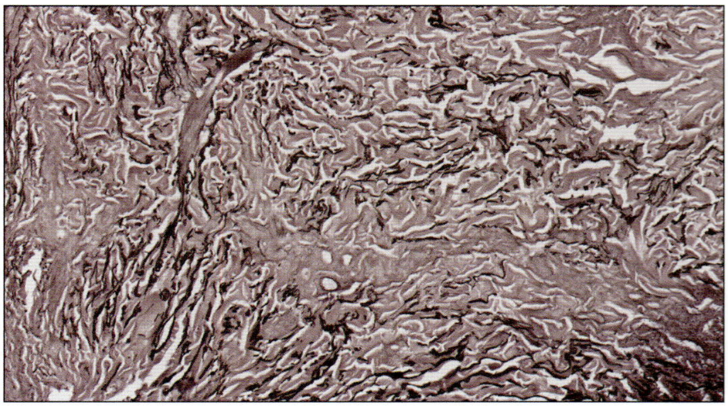

图 15.13-2　皮肤松弛症
弹力纤维染色示真皮中弹力纤维数量减少

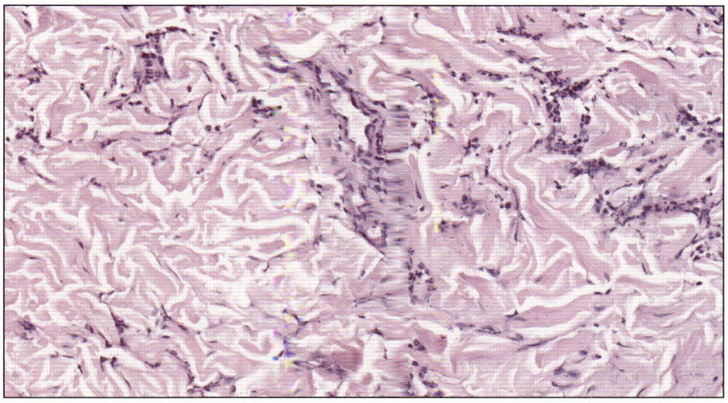

图 15.13-3 **皮肤松弛症**
真皮胶原轻度断裂，胶原间以中性粒细胞为主灶状浸润

临床特点

本病系弹力纤维先天性缺陷所致或后天炎症后引起。皮肤症状表现为皮肤松弛（图 15.13-4），起皱折。面部皮肤松垂可使儿童呈现老人容貌（图 15.13-5）。内脏器官弹力纤维缺陷可致多发性疝、憩室形成、肺气肿等。

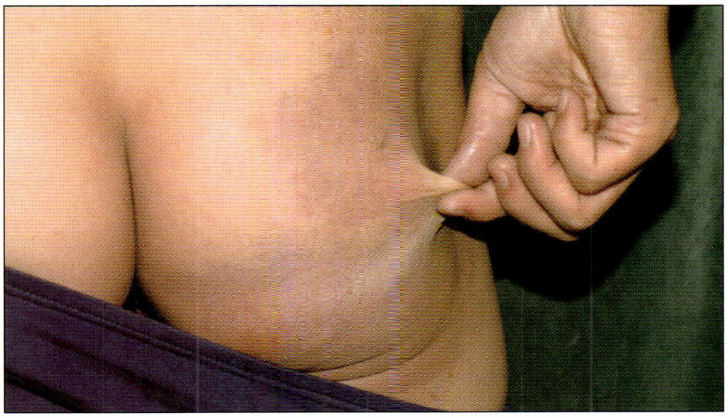

图 15.13-4 **继发性皮肤松弛**

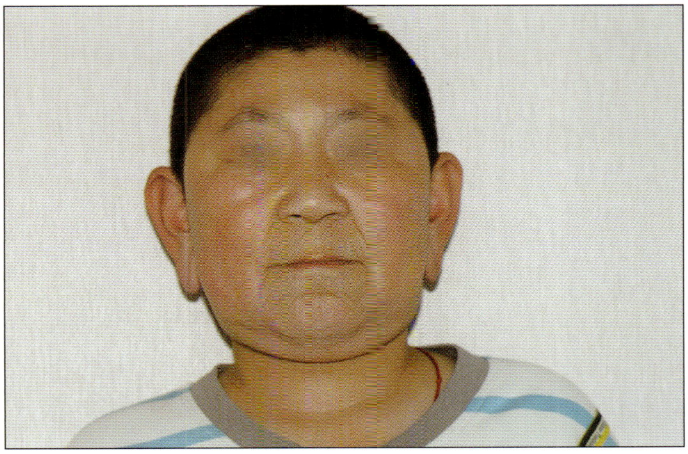

图 15.13-5 **皮肤松弛症**
（男性，12 岁早老表现）

15.14 弹力纤维性假黄瘤（pseudoxanthoma elasticum）

组织病理特点

图 15.14-1，图 15.14-2

- 真皮中部有断裂、肿胀、成小集簇、轻度蓝染嗜碱性碎片状或颗粒状物。此为变性弹力纤维加之有钙质沉积所致。以 Von Kossa 染色阳性可证实有钙，以地衣红或 Verhoef 染色呈黑色证实其为弹力纤维；
- 表皮大致正常。

视病变程度、弹力纤维改变的范围及程度在组织切片上有很大区别。对轻症病例如不仔细检查，或标本制作欠佳或染色欠佳，则很容易忽略真皮中部轻度嗜碱性的小团块状物。对可疑病例应作特殊染色。本病系先天性弹力纤维缺陷，并有钙质沉着的疾病。由于弹力纤维分布广泛，因此本病除皮肤损害外，还常侵犯视网膜及动脉管壁，出现眼及内脏的损害。

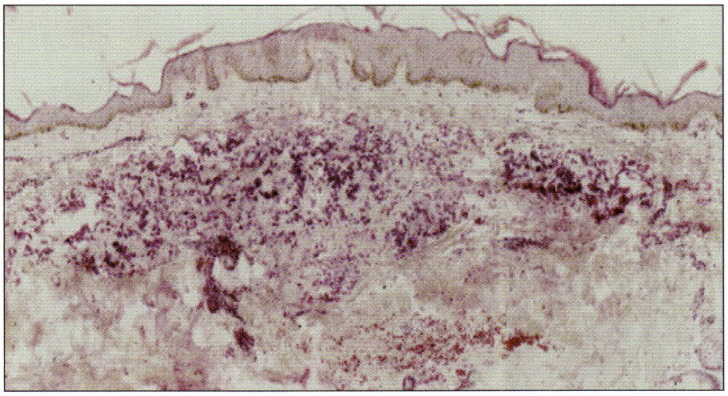

图 15.14-1 **弹力纤维性假黄瘤**
真皮中部有断裂、集簇的嗜碱性碎片状或颗粒状物

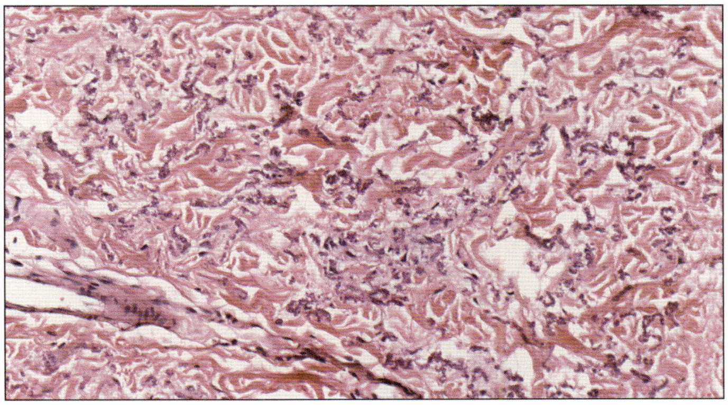

图 15.14-2 **弹力纤维性假黄瘤**
嗜碱性碎片状或颗粒状物

临床特点

患者都在二三十岁时出现症状。典型皮损为颈侧有软、淡黄色的扁平丘疹，群集如鹅卵石样或皮革样（图 15.14-3，图 15.14-4）。除颈侧外，类似皮疹还常见于腋部、腹股沟等部位。无自觉症状。眼底检查可见眼底乳头四周有放射性的血管样纹，为特征性改变。此外，病变侵及内脏动脉，可导致消化道出血、心血管症状等。

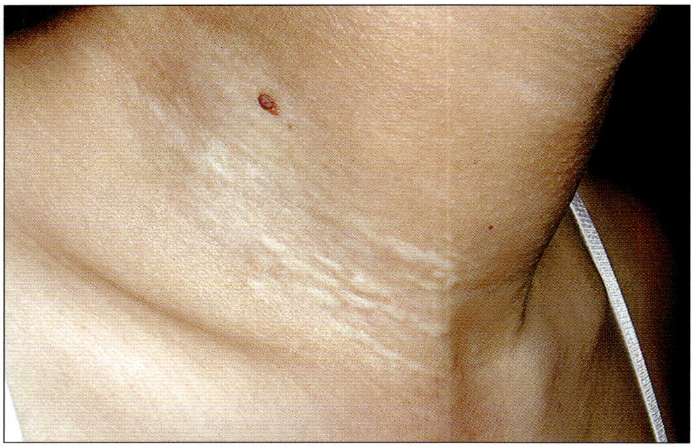

图 15.14-3 弹力纤维性假黄瘤

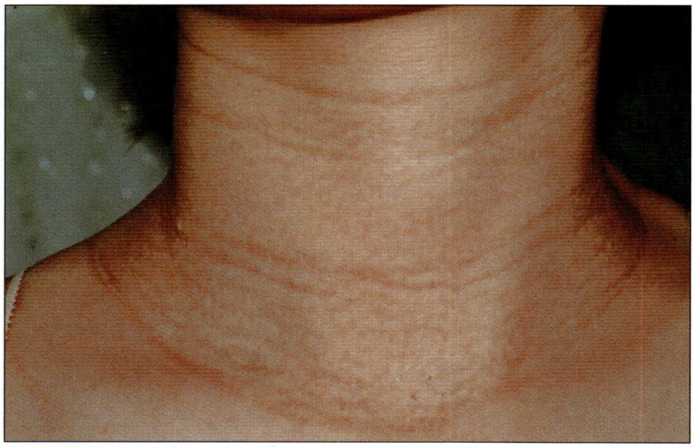

图 15.14-4 弹力纤维性假黄瘤

15.15 匐行性穿通性弹力纤维病（elastosis perforans serpiginosa）

组织病理特点

- 表皮增生，棘层肥厚，可见一个或数个穿通的管道；
- 管道可直行，也可成波纹或螺旋状。管道近真皮端的表皮常呈钳形增生，包绕管道入口；
- 管道内充满着角质物，在下半部为发蓝色的坏死物，由变性的上皮细胞、炎症细胞及嗜酸性染色变性的弹力纤维混合而成；
- 近管道入口的真皮有以淋巴细胞为主的浸润，常见异物巨细胞等异物肉芽肿改变；
- 以弹力纤维染色，在近管道入口处的真皮上部，特别是真皮乳头及管道的下半部内弹力纤维数量明显增加。

临床特点

患者以青年人居多，好发于颈部两侧。为淡红色或正常肤色的角化性丘疹，排列成环状、匐行状。环状皮疹中央可有萎缩改变。病程慢性，呈匐行性扩展。无自觉症状。

鉴别诊断

本病以真皮乳头部弹力纤维数量明显增加，经管道排出变性弹力纤维为特点。作弹力纤维染色是不难与其他穿通性皮肤病相鉴别的。

15.16 反应性穿通性胶原病（reactive perforating collagenosis）

组织病理特点

- 表皮呈杯状凹陷，内为角质栓，其中有角化上皮、角化不全细胞及嗜碱性变性的胶原纤维等；
- 杯状凹陷底部的表皮变薄、萎缩，可见嗜碱性胶原束自其下方真皮穿过表皮的管道；
- 真皮浅层淋巴细胞浸润；
- 以弹力纤维染色示真皮中弹力纤维数量不增加，角质栓中亦无弹力纤维。

临床特点

患者大多为儿童，初起为小丘疹，渐增大约 0.5cm，中央为脐凹，内充以棕褐色、不易揭去的角质栓。一般 6 ~ 10 周后可自行消退。本病的发生可能与创伤有关。

鉴别诊断

本病以排出变性的胶原纤维而可与其他穿通性皮肤

病相鉴别。

15.17 真皮中部弹力组织溶解 (mid-dermal elastolysis)

组织病理特点

- 早期，在真皮中部血管周或间质中可见小灶性淋巴细胞和组织细胞浸润，偶可见多核组织细胞；
- 后期，无炎症细胞。除真皮内胶原纤维稍增多外，无异常所见。
- 以弹力纤维染色，在真皮网状层中部弹力纤维减少或完全消失。依此可确诊。

临床特点

患者以女孩或青年女性多见。皮疹为直径 1～2cm、白色、轻度皱缩的斑（图 15.17-1，图 15.17-2）。无自觉症状。常在无意中发现。好发于躯干，四肢。不发生在头面部及手足。

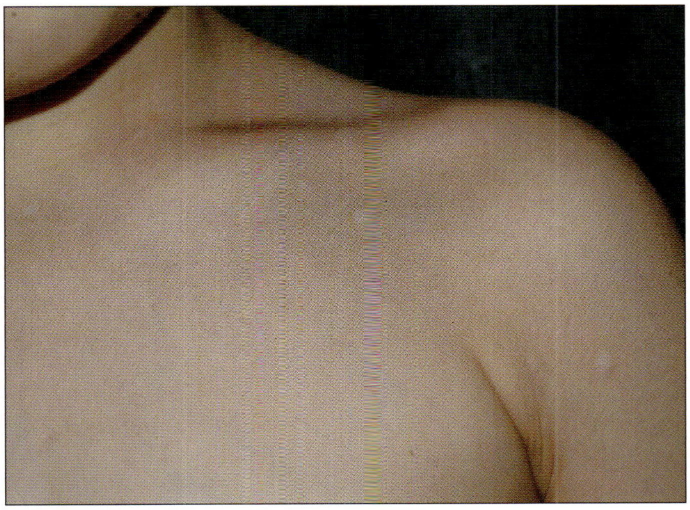

图 15.17-1 真皮中部弹力组织溶解（女性，6 岁）

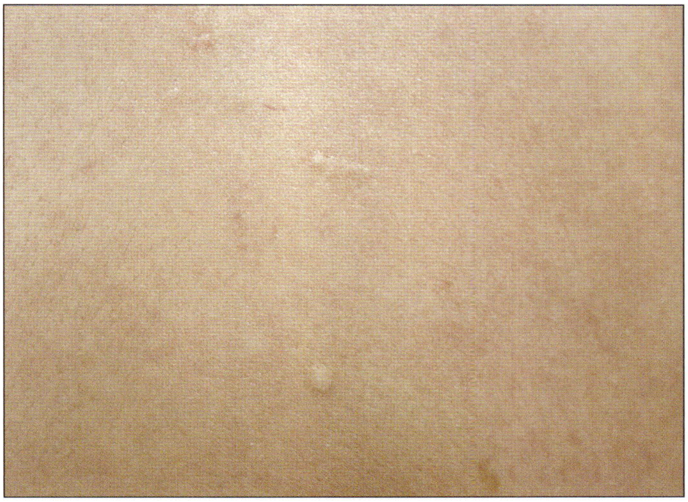

图 15.17-2 真皮中部弹力组织溶解

15.18 肾源性纤维化皮病 (nephrogenic fibrosing dermatopathy)

组织病理特点

图 15.18-1，图 15.18-2，图 15.18-3

- 真皮血管周轻度淋巴细胞为主浸润；
- 真皮内成纤维细胞数量增加，有时可见成群的梭形细胞，胶原束增厚；
- 纤维化发生在真皮全层，甚至皮下组织。

临床特点

本病多发生在透析的慢性肾功能不全患者。皮肤明显增厚，触之粗糙、发硬，有木质感（图 15.18-4）。有时可呈橘皮状。好发于四肢，粗厚发硬的皮肤可使关节活动受限。

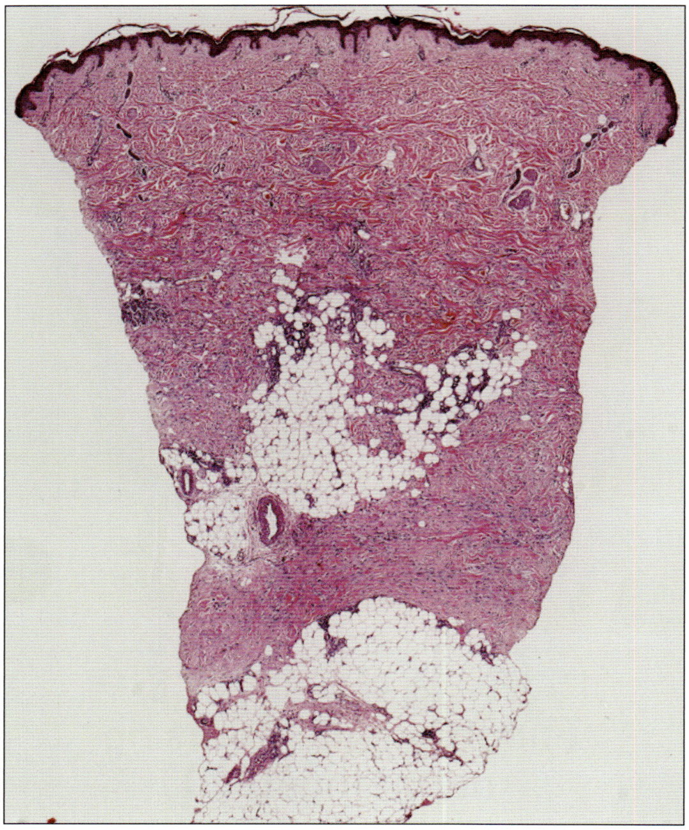

图 15.18-1 **肾源性纤维化皮病**
真皮全层血管周轻度淋巴细胞为主浸润，胶原增生硬化

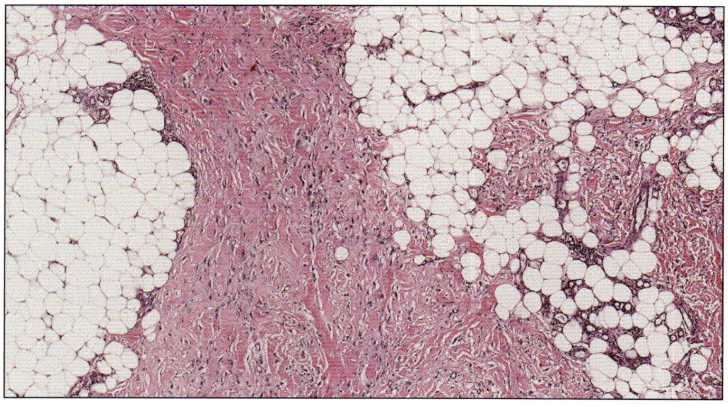

图 15.18-2 **肾源性纤维化皮病**
胶原增生硬化深达皮下组织

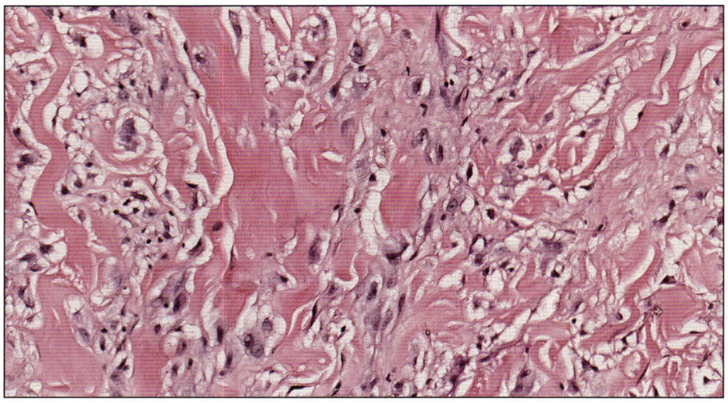

图 15.18-3 **肾源性纤维化皮病**
真皮内成纤维细胞数量增加，胶原束增厚

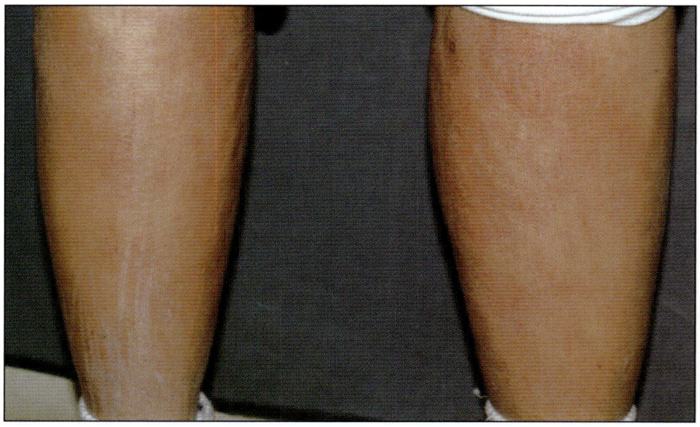

图 15.18-4 **肾源性纤维化皮病**
男性，17 岁。肾功能不全 10 年

15.19 慢性淋巴水肿所致纤维化（fibrosing due to chronic lymphedema）

组织病理特点

- 真皮内多数成纤维细胞及原纤维胶原，它们与表皮平行排列；
- 淋巴管及小静脉数目增加、扩张，管壁增厚，走行的方向与表皮垂直；
- 表皮乳头状增生，有时在皮肤表面可见多数半球形、半透明的隆起，角化过度。

淋巴水肿早期的组织学改变为淋巴管扩张，真皮网状层高度水肿；至慢性阶段，真皮广泛纤维化，表皮增生，角化过度。

临床特点

慢性淋巴水肿有原发性及继发性两种。原发性系先天性淋巴管生长缺陷，而继发性则因后天病变使淋巴管发生阻塞所致，常见的如复发性丹毒、丝虫病所致的下肢慢性淋巴水肿或淤滞，病变显著者称象皮肿，此时下肢，尤小腿明显肿胀硬化，可见表皮角化过度及疣状改变；又如乳癌根治术后发生的一侧上肢淋巴水肿，其余如面部、外生殖器部也可发生慢性淋巴水肿。

16 以中性粒细胞、嗜酸性粒细胞及浆细胞浸润为主的皮病

16.1 以中性粒细胞浸润为主的皮病（neutrophilic dermatoses）

以中性粒细胞为主的皮肤疾病可以见于以下几类：

1．感染性皮肤病，无论是原发的，还是继发的，特别是以细菌感染为主的皮肤病：如脓疱病，毛囊炎，脓肿。

2．无菌性脓疱病：如脓疱性银屑病，疱疹样脓疱病，急性泛发性发疹性脓疱病，角层下脓疱病。

3．白细胞碎裂性血管炎：如过敏性紫癜，持久性隆起性红斑，变应性血管炎，白塞病。

4．以中性粒细胞浸润为主的大疱病：如疱疹样皮炎，线状 IgA 大疱性皮病，获得性大疱性表皮松解症，大疱性系统性红斑狼疮，IgA 天疱疮。

5．嗜中性皮病（neutrophilic dermatosis）：指真皮内弥漫性中性粒细胞浸润为主、非感染性的一组疾病。包括坏疽性脓皮病，急性发热性嗜中性皮病及类风湿性嗜中性皮病等，是本章主要论述的疾病。

6．其他：如面部肉芽肿，毛囊闭锁三联征，包括脓肿性穿掘性头部毛囊周围炎、化脓性汗腺炎及聚合性痤疮等。

16.1.1 坏疽性脓皮病（pyoderma gangrenosum）

组织病理特点

改变并无特异性（图 16.1-1 ～图 16.1-9）

从溃疡处取材：

- 表皮缺如；
- 真皮全层乃至皮下组织中弥漫、致密以中性粒细胞为主的浸润，可见多核组织细胞；

- 一般近溃疡处为以中性粒细胞为主的急性炎症改变，溃疡处则为慢性炎症或肉芽肿改变。

从溃疡边缘的活动性损害处取材：

- 表皮细胞间水肿，并可致表皮内水疱形成；
- 表皮内可出现以中性粒细胞聚聚而成的脓疱；
- 脓肿周围可见肉芽肿性炎症，淋巴细胞、组织细胞、浆细胞及少许嗜酸性粒细胞浸润；
- 真皮内可见血管炎改变，或为淋巴细胞性血管炎，即血管周淋巴细胞浸润，血管壁纤维素样坏死；或为白细胞碎裂性血管炎，血管周有中性粒细胞浸润，核尘，血管壁纤维素物质沉积，有血管外红细胞；
- 真皮乳头水肿，严重时可致表皮下水疱形成。

关于坏疽性脓皮病是否有血管炎改变各家报告不一，多数认为有血管炎。原发性还是继发性尚有争论。有报告为淋巴细胞血管炎，血管壁呈纤维素样坏死，管周为淋巴细胞浸润，血管中可见血栓，这在溃疡活动性边缘较易见到。有报告为白细胞碎裂性血管炎，血管壁呈纤维素样坏死，有中性粒细胞浸润及核尘。

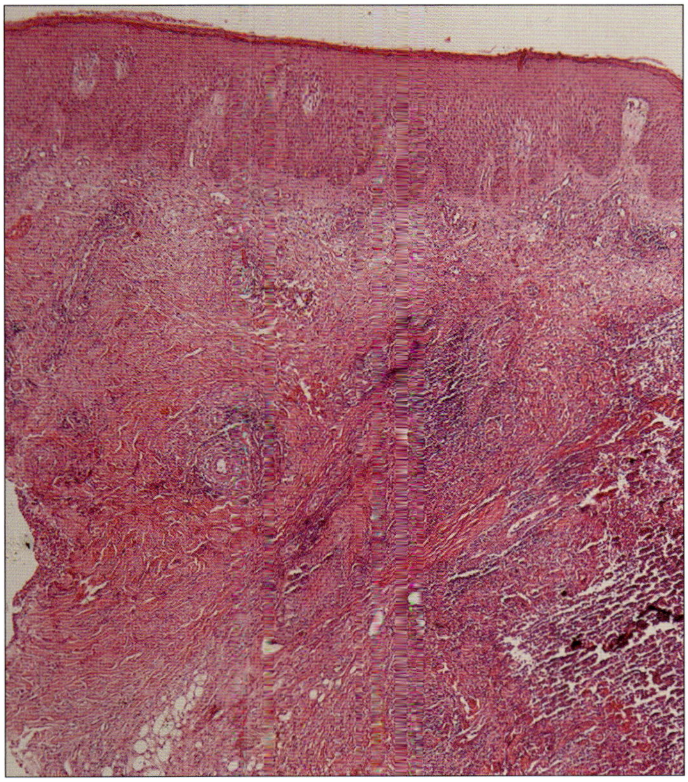

图 16.1-1　**坏疽性脓皮病**
真皮全层至皮下弥漫的中性粒细胞、淋巴细胞、组织细胞、浆细胞浸润。部分区域中性粒细胞聚集形成脓肿

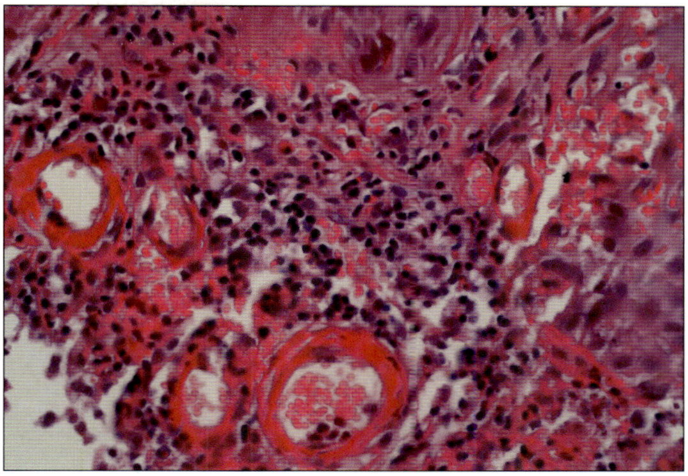

图 16.1-2　**坏疽性脓皮病**
真皮内部分血管壁纤维素物质沉积，有血管外红细胞

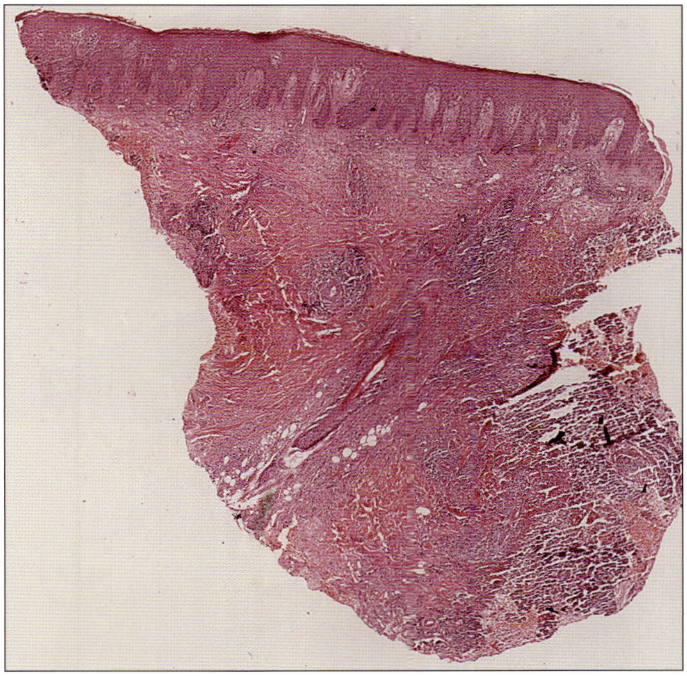

图 16.1-3　**坏疽性脓皮病**

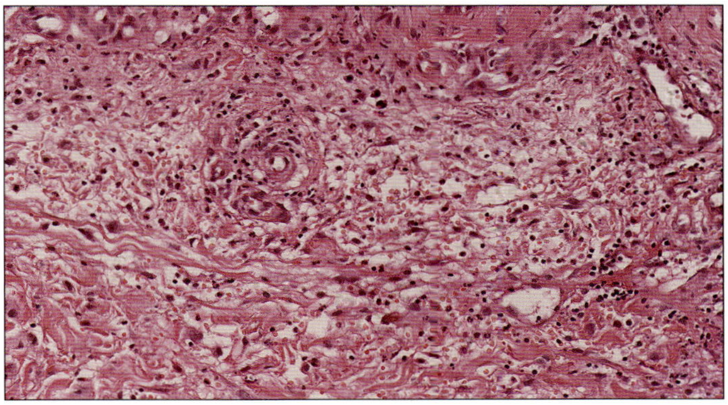

图 16.1-4　**坏疽性脓皮病**

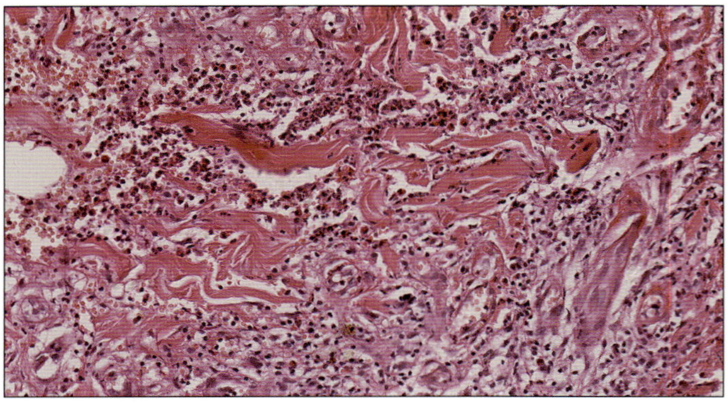

图 16.1-5 坏疽性脓皮病

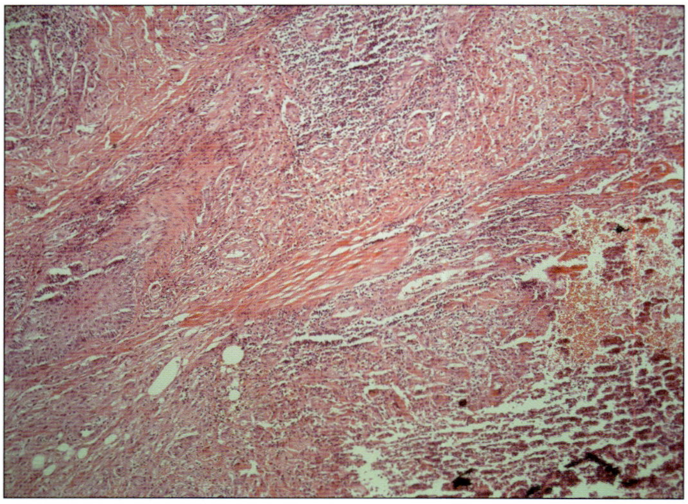

图 16.1-6 坏疽性脓皮病

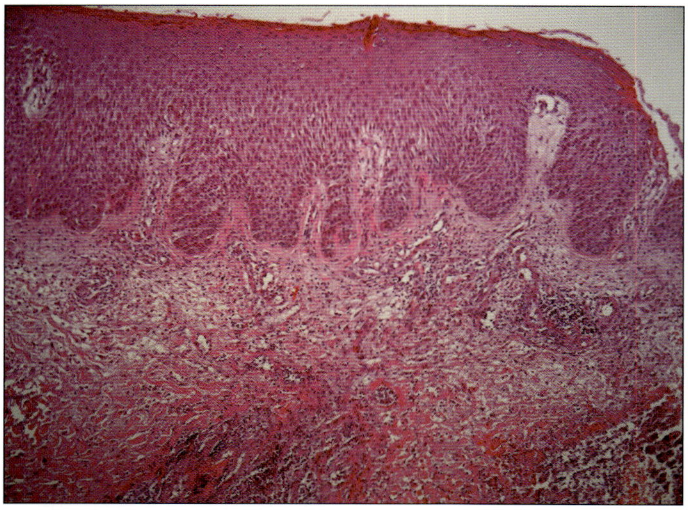

图 16.1-7 坏疽性脓皮病

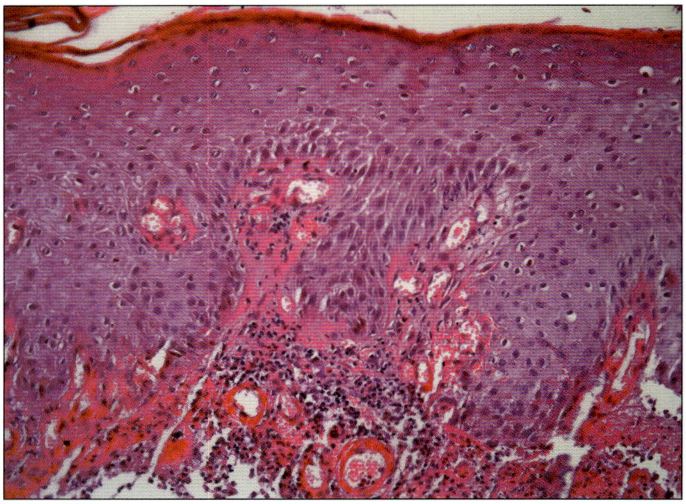

图 16.1-8 坏疽性脓皮病

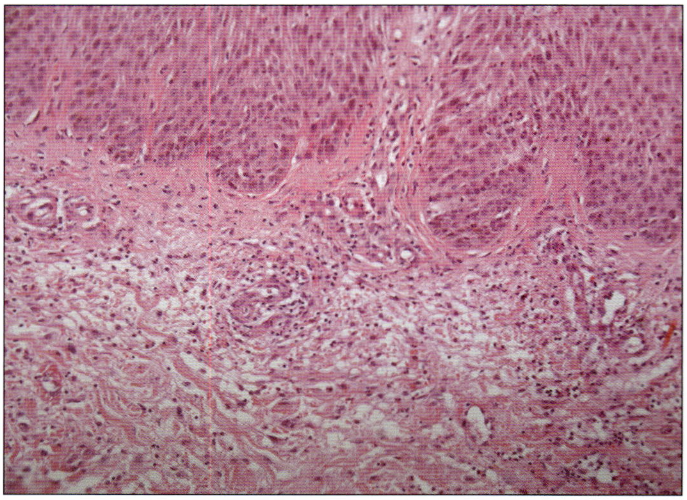

图 16.1-9 坏疽性脓皮病

临床特点

初起为丘疹、水疱，很快中心破溃，不断向四周扩大，且向深部发展。中央为溃疡面，边缘为紫红色隆起，边缘下方组织有潜行性破坏。皮损的直径大小不等，可达 10cm 或更大（图 16.1-10，图 16.1-11）。单发或多发（图 16.1-12）。好发于下肢、臀部及躯干。自觉疼痛。病程慢性。患者可伴有炎症性肠病、类风湿性关节炎或骨髓增生性疾病。

实验室检查

蛋白电泳可示 γ 球蛋白增高，血清免疫球蛋白定量可有异常。

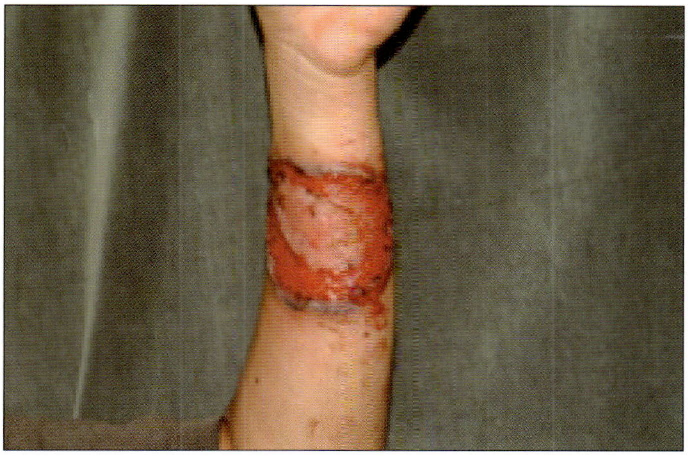

图 16.1-10 坏疽性脓皮病

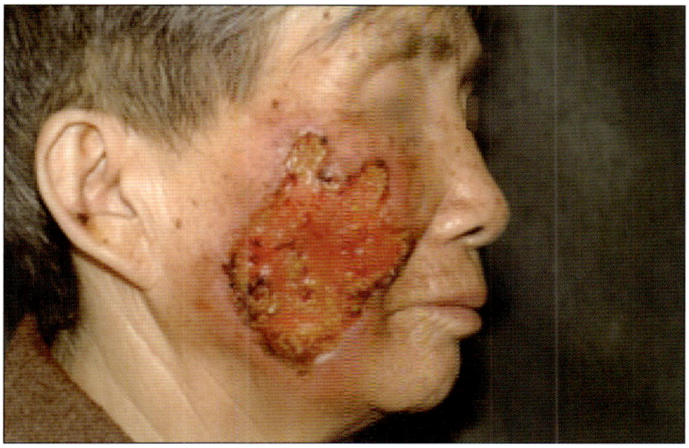

图 16.1-11 坏疽性脓皮病

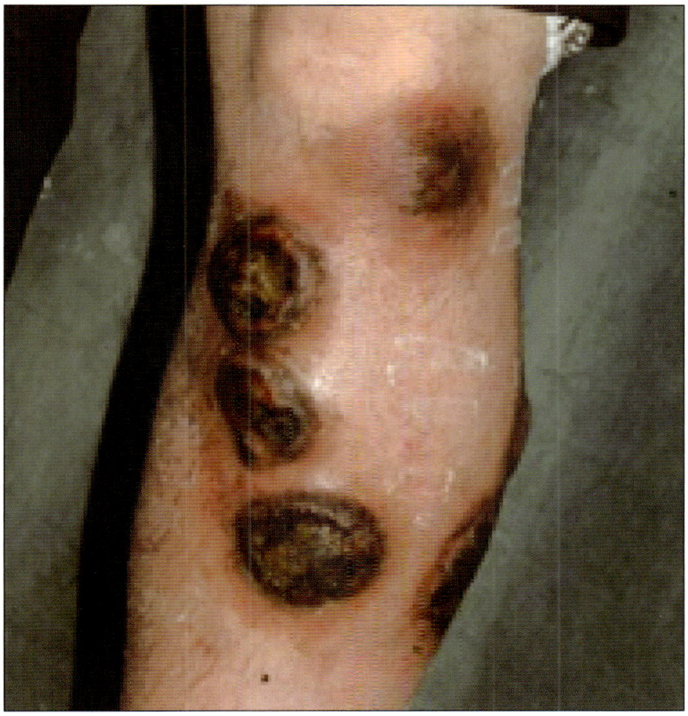

图 16.1-12 坏疽性脓皮病

16.1.2 急性发热性嗜中性皮病（acute febrile neutrophilic dermatosis，Sweet's 病）

组织病理特点

图 16.1-13，图 16.1-14，图 16.1-15

- 真皮全层结节状或弥漫性炎症细胞浸润，以中性粒细胞为主，还有淋巴细胞、组织细胞及少数嗜酸性粒细胞；
- 真皮全层内可见数量不等的核尘；
- 真皮乳头高度水肿，可见血管外红细胞；
- 真皮小血管扩张充血，内皮细胞肿胀，但管壁无纤维素样物质的沉积；
- 表皮大致正常。偶可见轻度海绵水肿。

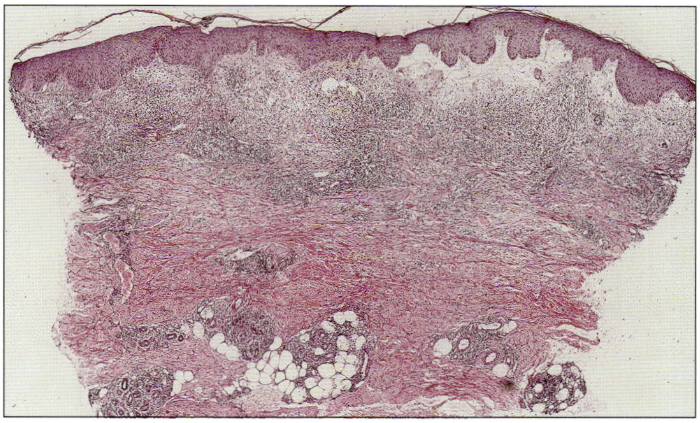

图 16.1-13 急性发热性嗜中性皮病
表皮大致正常，真皮乳头高度水肿，真皮全层弥漫性炎症细胞浸润

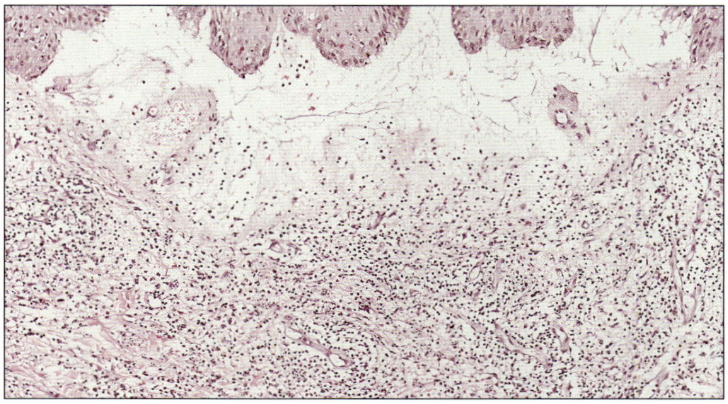

图 16.1-14 急性发热性嗜中性皮病
表皮大致正常，真皮乳头高度水肿

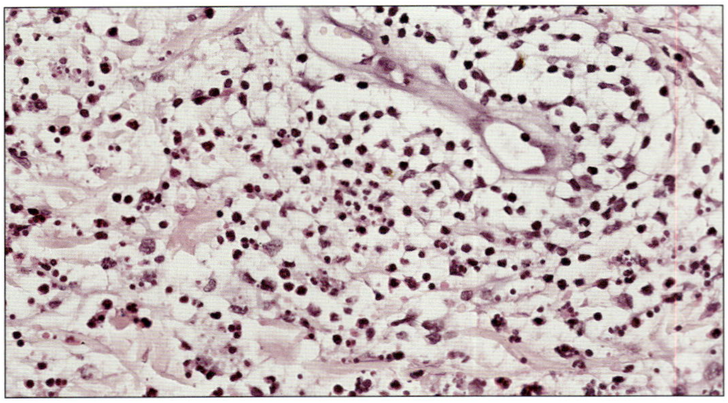

图 16.1-15 **急性发热性嗜中性皮病**
真皮内弥漫的中性粒细胞为主浸润伴核尘，还有淋巴细胞、嗜酸性粒细胞

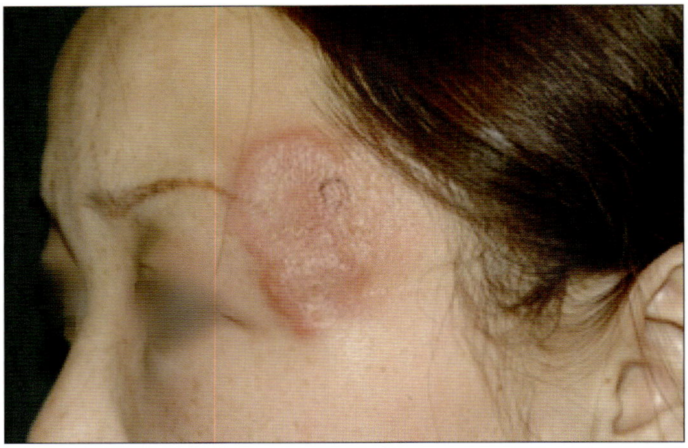

图 16.1-16 **急性发热性嗜中性皮病**

本病的组织学改变早期以血管周围多数中性粒细胞浸润及其核尘为特点，小静脉及毛细血管明显扩张充血，有血管外红细胞，但血管壁上无纤维素样物质沉积。随疾病发展，浸润细胞的数量增加，不仅在血管周围，还在胶原束之间，浸润细胞中可见少数嗜酸性粒细胞，最后，中性粒细胞数量减少，代之以多数淋巴细胞及组织细胞。

本病是否有血管炎是有争论的。组织学上，除了在毛细血管及小静脉管壁内没有纤维素的沉积外，具有白细胞碎裂性血管炎其余的组织学特点。皮损的直接免疫荧光检查有时可见血管壁有免疫球蛋白及补体的沉积，因此有学者认为本病为白细胞碎裂性血管炎的轻型或亚型。

临床特点

患者以中年以上女性多见。发病较急，可伴发热，体温在 38℃以上。典型皮损为红色隆起皮面斑块（图 16.1-16），由于真皮乳头高度水肿，可呈假水疱改变（图 16.1-17），患处有轻度压痛。皮损单发或多发（图 16.1-18）。好发于面、颈、躯干上部和上肢。有的患者可伴关节炎和结膜炎。本病的病因不明，在急性发热期用抗生素治疗有效。

实验室检查

末梢血白细胞总数增高。

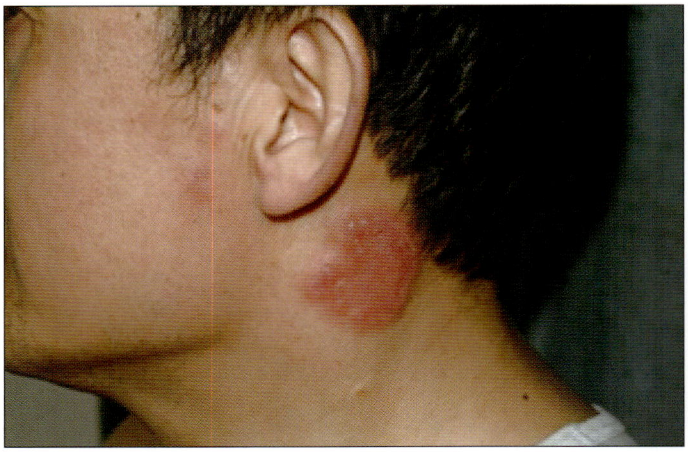

图 16.1-17 **急性发热性嗜中性皮病**
注意皮损边的假水疱

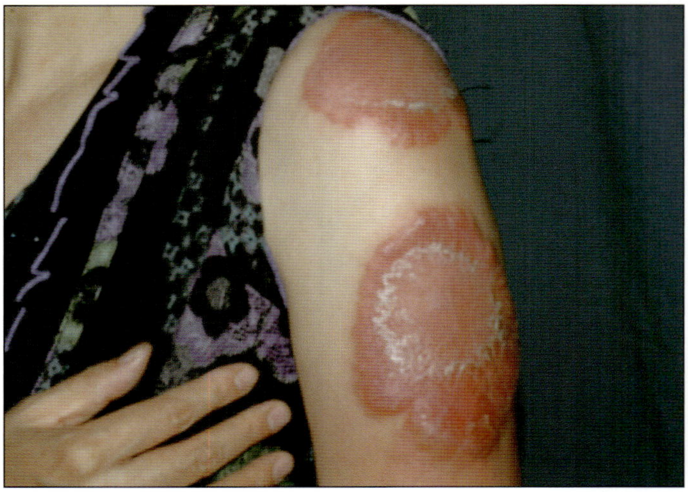

图 16.1-18 **急性发热性嗜中性皮病**

16.1.3 类风湿嗜中性皮病（rheumatoid neutrophilic dermatosis）

组织病理特点

图 16.1-19，图 16.1-20

- 真皮内弥漫中性粒细胞浸润，有较多核尘。
- 间有淋巴细胞，组织细胞，浆细胞及嗜酸性粒细胞浸润。
- 浸润上方表皮可有海绵水肿。

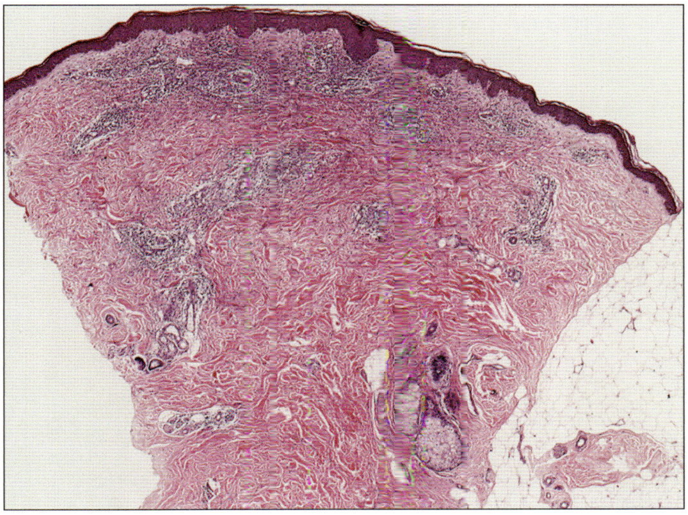

图 16.1-19 表皮大致正常，真皮全层弥漫及结节状炎症细胞浸润

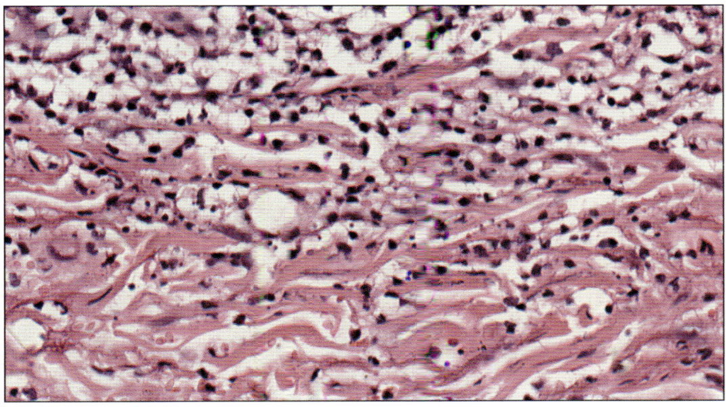

图 16.1-20 真皮内弥漫中性粒细胞、淋巴细胞浸润，伴较多核尘

临床特点

见于类风湿关节炎患者。在患者的颈部、上胸部及四肢伸侧可见淡红的丘疹、结节或斑块，自觉瘙痒或疼痛。

实验室检查

血类风湿因子阳性，血沉快。

16.1.4 脓肿（abscess）

组织病理特点

图 16.1-21，图 16.1-22

- 病变主要在真皮内。早期为结节状中性粒细胞浸润，有坏死改变；
- 以后结节周围出现淋巴细胞、浆细胞及组织细胞，包括多核组织细胞，呈现肉芽肿改变；
- 最后，炎症消退而代之以成纤维细胞增生，发生纤维化。

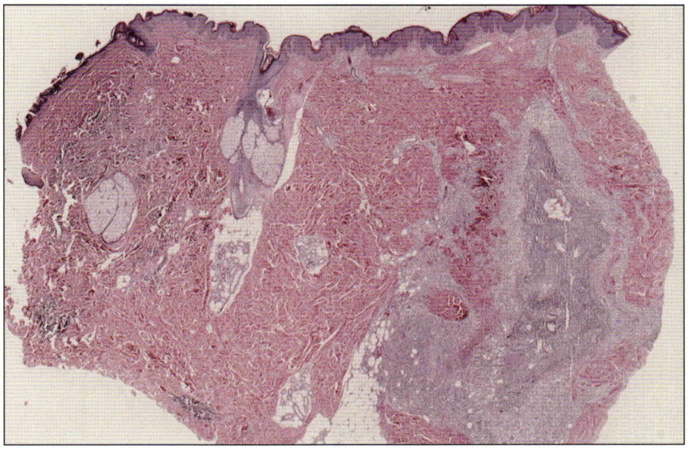

图 16.1-21 脓肿
真皮内炎症细胞结节状浸润

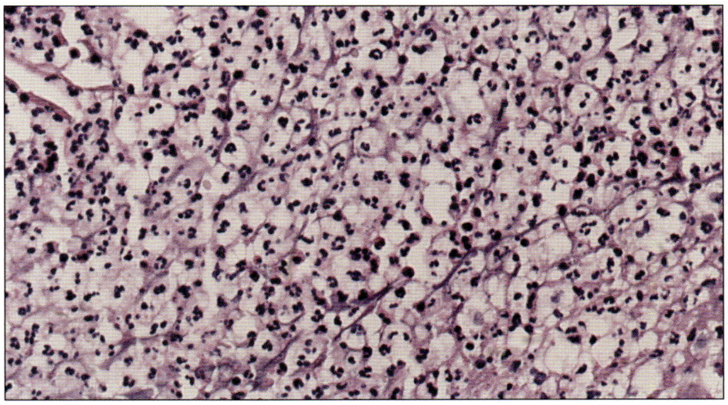

图 16.1-22 脓肿
结节状中性粒细胞浸润，伴淋巴细胞、浆细胞

以上组织学改变在许多炎症性皮肤病，特别是感染性皮肤病时具有共性。第一阶段“敌我对峙”，为急性炎症，最先是中性粒细胞为主的浸润（非特异性防御反应），以后出现淋巴细胞、浆细胞等的浸润（特异性防御反应）；第二阶段“清扫战场”，此阶段皮肤内的“清

道夫”即组织细胞，包括多核组织细胞，吞噬、清除急性炎症阶段所造成坏死的组织及细胞成分、各种病原菌、异物等；第三阶段“重建家园”，此时成纤维细胞数量明显增多，以修复被破坏的组织结构，在炎症破坏明显的部位，则发生纤维化，形成瘢痕。

急性化脓性炎症经历以上 3 个阶段的改变，在慢性感染性疾患如深部真菌病，由于病程中炎症反复发作，往往急性炎症与慢性修复并存，所以可同时见到以上 3 个阶段的改变。取决于取材部位炎症情况，也可以某一阶段改变为主。

当皮肤中见到多数中性粒细胞的集聚，无论是位于真皮还是皮下组织，无论是在表皮内还是毛囊内，都应仔细寻找病因。

脓肿可因多种感染因子所致，包括细菌、真菌、原虫等。细菌如链球菌、葡萄球菌，它们可以 Gram 染色显示；真菌如孢子丝菌病、着色霉菌病、皮肤癣菌病（皮肤癣菌性毛囊炎，如 Majocchi 肉芽肿），以 PAS 染色或六甲烯四胺银染色可显示其病原体；放线菌病及奴卡氏菌病，其病原菌即放线菌及奴卡氏菌，在 HE 染色的切片中为颗粒状的真菌菌落，并有成放射状的菌体；原虫如阿米巴、利什曼原虫等。脓肿还可因毛囊囊肿破裂或异物所致，前者常可在脓肿中，特别是组织细胞聚集的部位或多核组织细胞（异物巨细胞）内见到角化的上皮碎屑及角质物，后者则常可见到异物如木刺、手术缝线等。脓肿还见于毛囊闭锁三联征，包括化脓性汗腺炎、聚合性痤疮、脓肿性穿掘性头部毛囊周围炎等。

临床特点

为具有波动感的结节，可伴红肿热痛等急性炎症表现，如疖肿（图 16.1-23）。

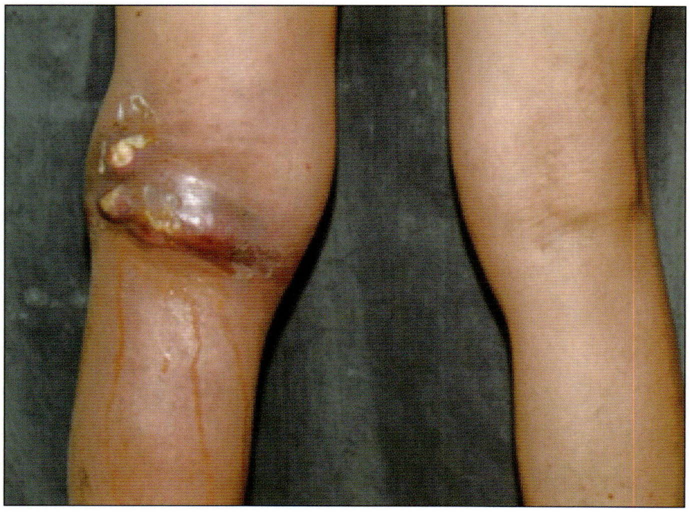

图 16.1-23 **脓肿**

16.1.5 面部肉芽肿（granuloma faciale）

组织病理特点

图 16.1-24 ～图 16.1-27

- 真皮内弥漫又致密的炎症细胞浸润。在真皮乳头与表皮间及毛囊皮脂腺周围有无浸润带；
- 浸润的细胞早期以中性粒细胞为主，不久嗜酸性粒细胞数目增多，甚至以嗜酸性粒细胞为主，以后淋巴细胞、组织细胞及浆细胞逐渐增多；
- 浸润常限于真皮中上层，但亦可达到皮下；
- 病变早期可见白细胞碎裂性血管炎改变，除中性粒细胞、核尘外，血管壁上有纤维素的沉积，还可见血管外红细胞；
- 视病期可见不同程度的纤维化；
- 表皮大致正常。

面部肉芽肿的命名并不恰当，因为在大多数损害的病程中组织细胞并非炎症浸润的主要成分。

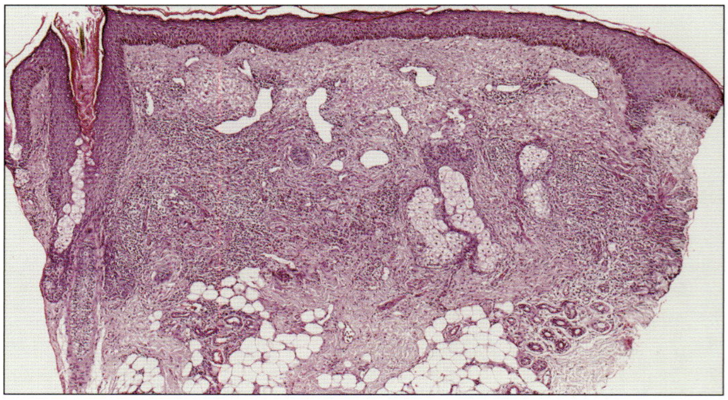

图 16.1-24 **面部肉芽肿**
真皮全层结节状炎症细胞浸润。真皮乳头、毛囊皮脂腺周围无炎症细胞

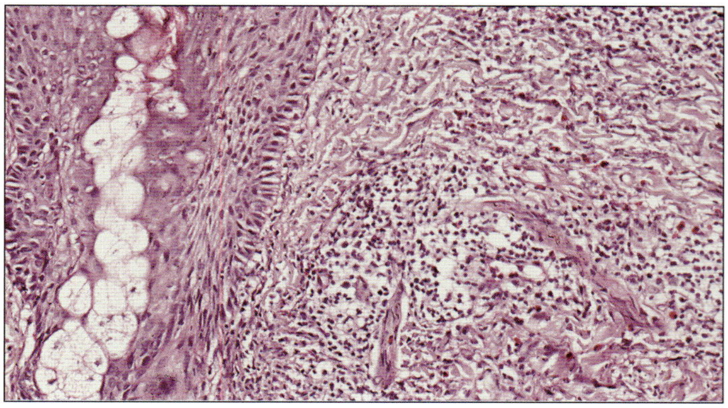

图 16.1-25 **面部肉芽肿**
真皮内结节状炎症细胞浸润。毛囊皮脂腺周围无炎症细胞

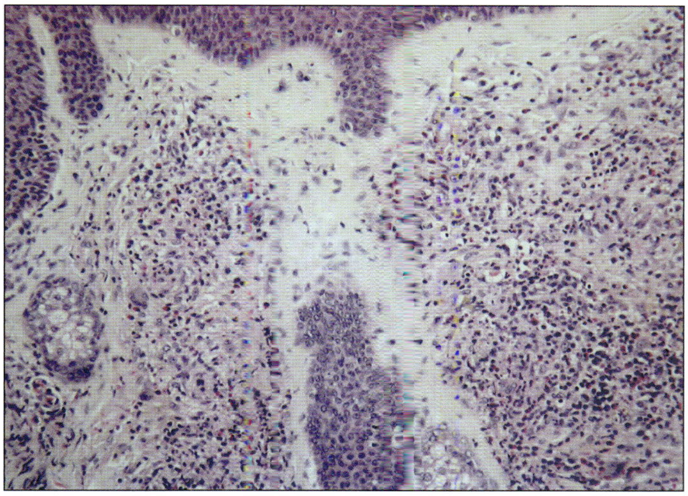

图 16.1-26 **面部肉芽肿**
真皮乳头与表皮间及毛囊皮脂腺周围有无浸润带。周边中性粒细胞、嗜酸性粒细胞、淋巴细胞、组织细胞结节状浸润

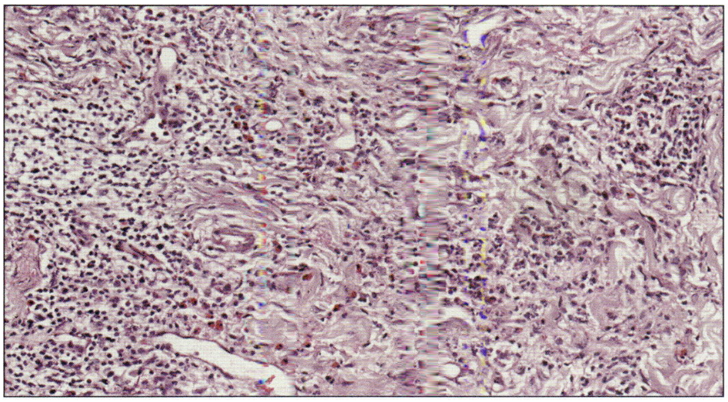

图 16.1-27 **面部肉芽肿**
真皮内弥漫致密的中性粒细胞、嗜酸性粒细胞、淋巴细胞、组织细胞及浆细胞

临床特点

本病少见。仅见于面部，为单发或多发的丘疹、结节或斑块，色红或橘红色（图 16.1-28），表面光滑，其上可见扩张的毛囊口。患者一般无自觉症状。皮损的硬度及颜色随病程而异，早期损害呈皮肤颜色，之后变为实性，呈红棕色，最后变硬，呈紫色。此改变是与组织病理上损害从炎症细胞浸润向纤维化的变化是一致的。纤维化越明显，皮损越硬。

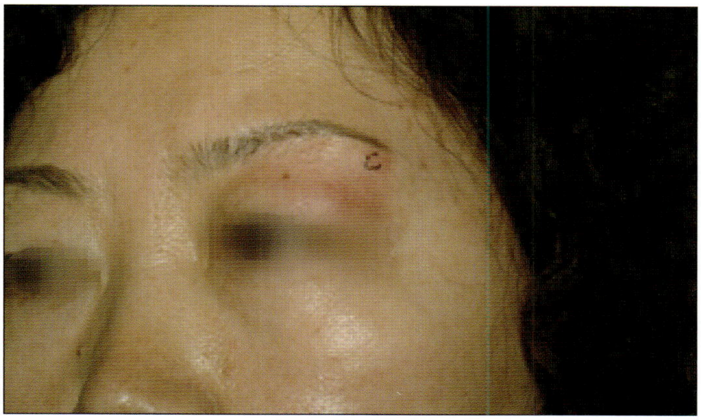

图 16.1-28 **面部肉芽肿**

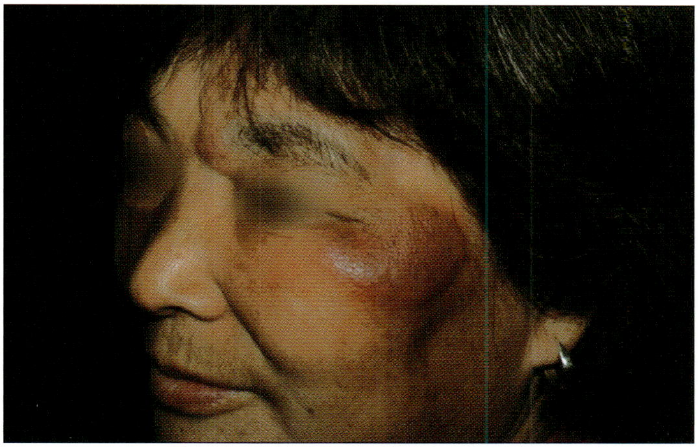

图 16.1-29 **面部盘状肉芽肿病**

16.2 以嗜酸性粒细胞浸润为主的皮病（eosinophilic dermatopathy）

组织病理上出现嗜酸性粒细胞浸润的皮肤疾病可见于以下几类：

1．变态反应性皮肤病：如变应性接触性皮炎，特应性皮炎，湿疹，药物性皮炎，荨麻疹及荨麻疹性血管炎，变应性肉芽肿病。

2．自身免疫性大疱性皮肤病，如大疱性类天疱疮，妊娠疱疹，各型天疱疮，其中增殖性天疱疮在表皮内的嗜酸性粒细胞微脓肿具有诊断价值。

3．某些感染性皮肤病：如虫咬皮炎，疥疮结节，寄生虫感染，深部真菌病。

4．对异物的反应。

5．特发性嗜酸性粒细胞增多性皮病，如嗜酸性粒细胞增多性皮炎，嗜酸性粒细胞增多综合征，嗜酸性蜂窝织炎等，是本章主要论述的疾病。

6．其他：如色素失禁症水疱大疱阶段的表皮内多数嗜酸性粒细胞聚集具有诊断价值，嗜酸性毛囊炎，假性淋巴瘤，肥大细胞增多症如色素性荨麻疹等。

16.2.1　嗜酸性粒细胞增多性皮炎（hypereosinophilic dermatitis）

组织病理特点

图 16.2-1，图 16.2-2，图 16.2-3

- 真皮全层血管丛周围稀疏至中等密度嗜酸性粒细胞、淋巴细胞及组织细胞浸润。
- 真皮中上层小血管管壁增厚，内皮细胞肿胀；
- 表皮轻度棘层肥厚、海绵水肿，可有灶性角化不全。

临床特点

皮疹泛发，多形性，有红斑、丘疹、风团、结节等（图 16.2-4），瘙痒剧烈。病程慢性者，因长期搔抓可致皮肤出现苔藓样改变。患者以中老年患者居多。一般健康状况好。在除外系统性病变，亦无寄生虫感染等明确的引起嗜酸性粒细胞增多的原因后，可下此诊断。

实验室检查

外周血中嗜酸性粒细胞可明显增多。

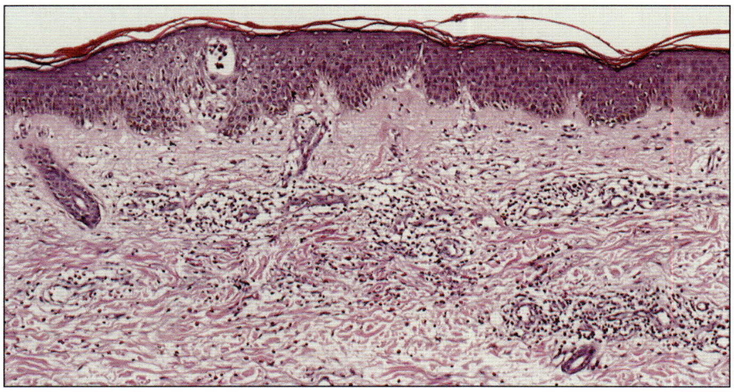

图 16.2-1　**嗜酸性粒细胞增多性皮炎**
表皮海绵水肿，真皮血管周围嗜酸性粒细胞、淋巴细胞浸润

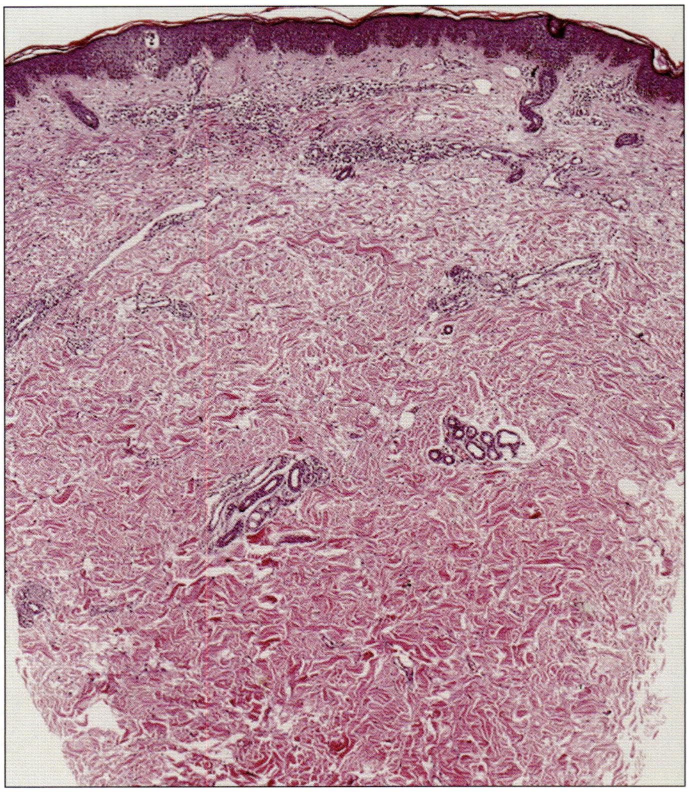

图 16.2-2　**嗜酸性粒细胞增多性皮炎**
真皮全层血管丛周围灶状炎症细胞浸润

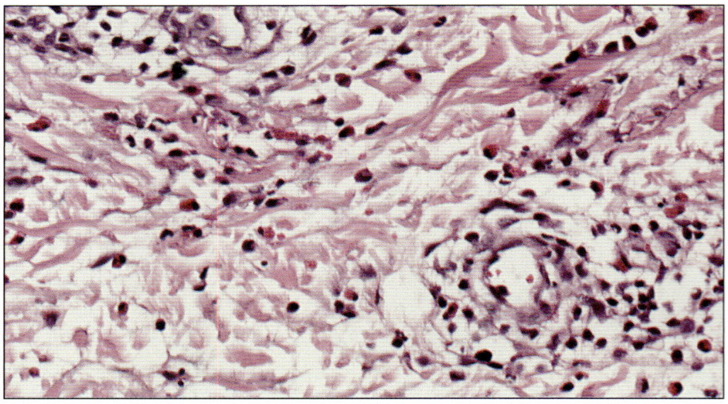

图 16.2-3　**嗜酸性粒细胞增多性皮炎**
真皮血管周围嗜酸性粒细胞、淋巴细胞浸润

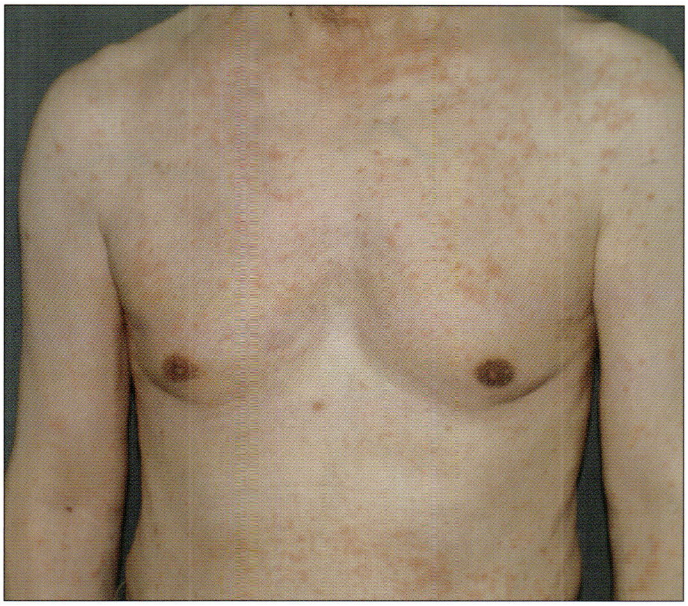

图 16.2-4 嗜酸性粒细胞增多性皮炎

16.2.2 嗜酸性粒细胞增多综合征（hypereosinophilic syndrome，HES）

组织病理特点

与上述嗜酸性粒细胞增多性皮炎相似。

临床特点

本病的诊断标准有 3 条：

（1）外周血嗜酸性粒细胞增多（≥ 1500/μl），持续至少 6 个月，或虽不足 6 个月，但有器官损伤的证据；

（2）多器官受累的症状和体征；

（3）排除寄生虫和过敏性疾病，或其他可能造成嗜酸性粒细胞增多的原因。症状和体征决定于嗜酸性粒细胞浸润累及的器官系统，约半数患者有皮肤表现，为红斑、丘疹、斑块、风团和血管性水肿（图 16.2-5，图 16.2-6），自觉瘙痒。偶见结节、溃疡。黏膜溃疡也可以发生，位于口咽或肛门外生殖器部位，与骨髓增生性 HES 有关。系统损害包括心肌病、瓣膜病、肝脾肿大等。

实验室检查

外周血中嗜酸性粒细胞可明显增多。患者应作骨髓穿刺检查。

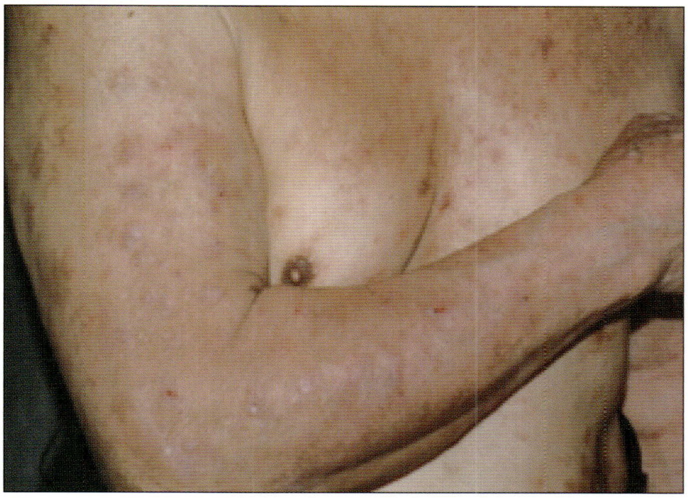

图 16.2-5 嗜酸性粒细胞增多综合征

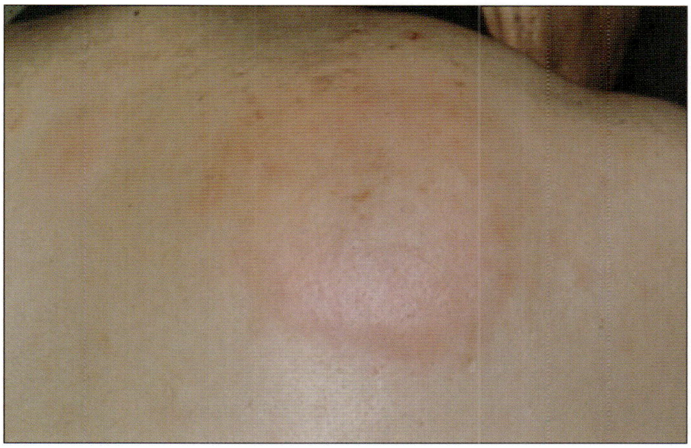

图 16.2-6 嗜酸性粒细胞增多综合征

16.2.3 嗜酸性蜂窝织炎（eosinophilic cellulitis）

嗜酸性蜂窝织炎又称 Well’s 综合征。

组织病理特点

图 16.2-7 ～图 16.2-10

- 表皮大致正常；
- 真皮内以嗜酸性粒细胞为主的弥漫浸润，还有淋巴细胞、组织细胞，偶见多核巨细胞，炎症浸润可向下达皮下脂肪、筋膜乃至肌肉；
- 真皮内明显水肿，偶可见表皮下疱；

- 真皮胶原纤维变性，周围有嗜酸性物质及核尘的沉积，多数为嗜酸性粒细胞，呈鲜红色，似“火焰图像”，外周有组织细胞浸润。

“火焰图像”是本病的一个特征性改变，但也可见于其他以嗜酸性粒细胞浸润为主的疾病，如昆虫叮咬反应、嗜酸性毛囊炎。

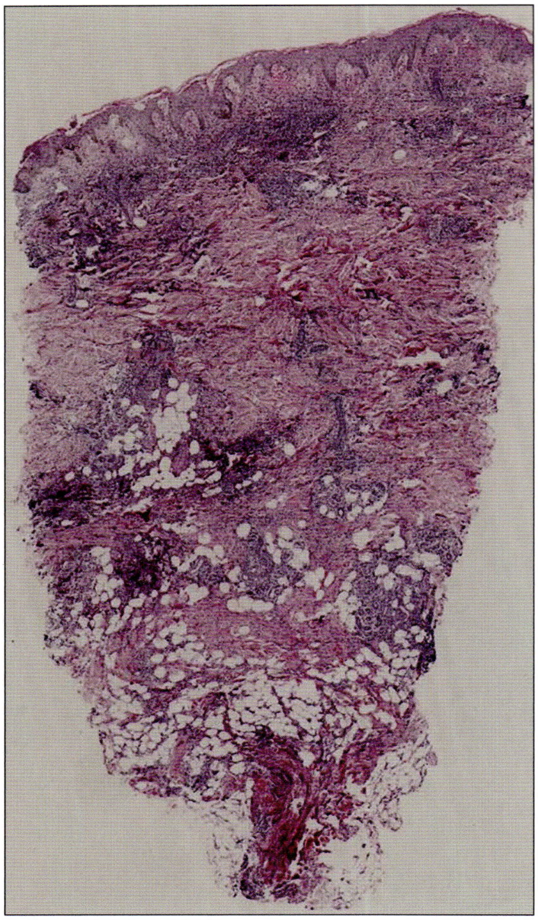

图 16.2-7 **嗜酸性蜂窝织炎**
真皮全层及脂膜层大片状以嗜酸性粒细胞浸润为主

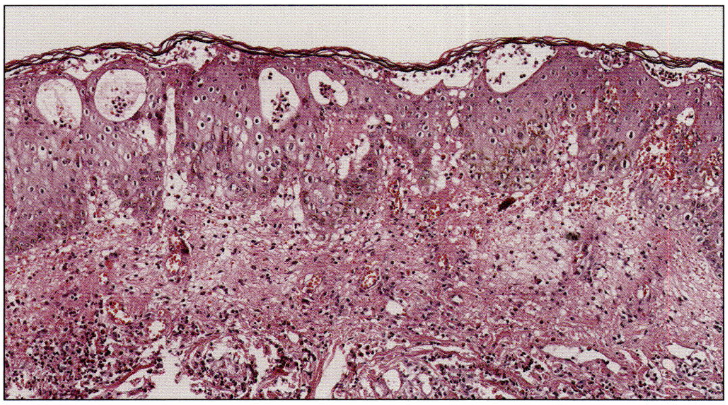

图 16.2-8 **嗜酸性蜂窝织炎**
真皮乳头明显水肿，真皮内以嗜酸性粒细胞浸润为主

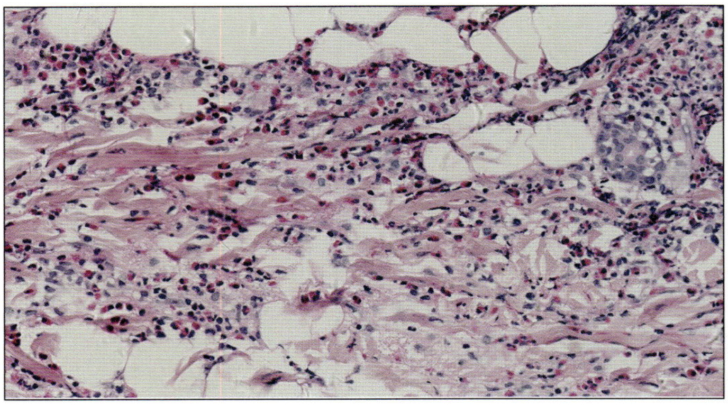

图 16.2-9 **嗜酸性蜂窝织炎**
深达皮下脂膜层的嗜酸性粒细胞浸润

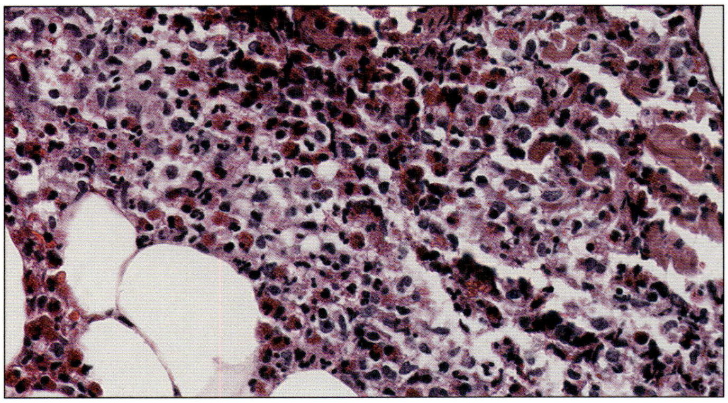

图 16.2-10 **嗜酸性蜂窝织炎**
真皮胶原纤维变性，大片嗜酸性粒细胞及核尘，呈鲜红色，为特征性的“火焰图像”

临床特点

患者多为中年人，女性多见。发病较急，初为水肿性亮红色的斑块，有压痛，可误诊为丹毒。逐渐变硬，成坚实的斑块。好发于下肢。患者可有发热、关节痛等全身不适，对抗生素治疗无明显效果。本病有反复发作的倾向。愈后无瘢痕。

实验室检查

外周血中嗜酸性粒细胞增多。

16.2.4 嗜酸性筋膜炎（eosinophilic fasciitis）

见 13.1.3。

16.3 以浆细胞浸润为主的皮病（plasmacytic drmatoses）

这是一组在真皮炎症细胞浸润中，有多数浆细胞浸润的疾病。主要可见于

1．性病，包括梅毒硬下疳、二期梅毒疹、扁平湿疣、软下疳、腹股沟肉芽肿等；

2．慢性感染性皮肤病，如鼻硬结症、皮肤黑热病及深部真菌病等。这些疾病的表皮常增生，或向外呈乳头瘤样增生，或向内呈假上皮瘤样增生。在炎症浸润细胞中，除淋巴细胞、组织细胞、多核组织细胞外，还常可见散在嗜酸性粒细胞的浸润。

3．凡发生在孔口及黏膜，如口唇、外阴、肛门部位及其周围的炎症或肿瘤性疾病，如浆细胞性唇炎、浆细胞性龟头炎。

4．发生在顶泌汗腺分布部位如头皮、腋窝、脐周、乳房及外阴等或与顶泌汗腺有关的病变。如生乳头汗管囊腺瘤、乳头糜烂性腺瘤病、帕哲病等。

5．浆细胞的肿瘤性增生：如多发性骨髓瘤、皮肤浆细胞瘤。

浆细胞是B淋巴细胞受抗原刺激后分化、成熟而成，其作用是合成并分泌抗体。在正常皮肤组织内是没有浆细胞的，在疾病状态，特别是某些慢性感染性皮肤病时，可出现大量浆细胞浸润。浆细胞为椭圆形，胞浆丰富，呈均一的嗜碱性染色，在H · E染色的切片上呈紫蓝色。胞核圆形或椭圆形，位于细胞的一端。核的染色质呈轮辐状排列，使浆细胞在镜下很容易被辨认。浆细胞有合成及分泌免疫球蛋白的能力，在活跃时，它不断合成免疫球蛋白。它们积聚在浆细胞内，成为均一红染的小体称Russel小体。Russel小体在H · E染色的切片上呈圆形，鲜红色，它的大小可以达到浆细胞的两倍，因此可以将合成它的浆细胞挤到边上。有时在组织中可以见到游离的Russel小体，这尤多见于鼻硬结症时。Russel小体还可以Gram染色和PAS染色显现出来。

根据皮肤损害有否溃疡，可将以浆细胞浸润为主疾病的组织学分为两类，一类具有溃疡的病变，另一类为无溃疡病变。

1．具有溃疡的病变　包括软下疳、腹股沟肉芽肿、性病性淋巴肉芽肿、鼻硬结病、梅毒硬下疳皮肤及黏膜型黑热病等，它们均具有一些相似的组织学特点，往往靠找到病原菌才能确诊。

2．无溃疡的病变　婴儿臀部肉芽肿，浆细胞性龟头炎，浆细胞性唇炎，肉芽肿性唇炎，一、二、三期梅毒。

16.3.1 软下疳（chancroid）

组织病理特点

- 中央为溃疡，溃疡边缘表皮增生；
- 在溃疡下方，可见3个炎症带：

（1）浅表带：以中性粒细胞为主，混有纤维素及坏死的组织，有血管外红细胞；

（2）中间带：宽，组织明显水肿，有许多与表面垂直的新生血管，有中性粒细胞、淋巴细胞、组织细胞等浸润，成纤维细胞数量增多；

（2）深在带：弥漫以淋巴细胞及浆细胞为主的浸润，尤以血管周围为著。

临床特点

本病特点是在外阴部的圆形溃疡，边缘不整齐呈潜行性，溃疡上有污灰色的脓性分泌物。在此溃疡周围常有数个小的卫星溃疡。皮损有明显疼痛。好发于男性的包皮、阴茎、龟头，女性的阴唇、阴蒂、肛门等处。大多数患者伴有单侧腹股沟淋巴结炎，它可以化脓破溃，成为横痃。

实验室检查

病原菌为杜克雷嗜血杆菌，成对或链状排列。皮损涂片以Gram染色可查到病原菌，为Gram阴性杆菌，呈“鱼群”样排列。必要时应培养检查。

16.3.2 腹股沟肉芽肿（granuloma inguinale）

腹股沟肉芽肿又称为性病肉芽肿（granuloma venereum）。

组织病理特点

- 中央为溃疡，溃疡边缘表皮增生，伴海绵水肿及表皮内中性粒细胞性微脓肿；
- 真皮内致密炎症细胞浸润，除了大的组织细胞外，还有多数浆细胞、淋巴细胞及中性粒细胞，偶见嗜酸性粒细胞；
- 在真皮弥漫浸润内，可见中性粒细胞为主组成的小

脓肿。

临床特点

本病可通过性交传染。好发于外阴部、腹股沟和肛门等。为境界清楚的溃疡，其上为牛肉样红色的肉芽组织，表面覆有脓性分泌物，边缘突起或呈乳头瘤样增生，溃疡不疼。腹腔股沟淋巴结一般并不肿大。

实验室检查

病原菌为肉芽肿荚膜杆菌，它是一种革兰阴性短杆菌，直径 1 ~ 2μm。存在在皮损中大的组织细胞、中性粒细胞内，这种胞浆内空泡状的细菌包涵体称为多诺万小体（Donovan bodies）。多诺万小体呈卵圆形，两端染色深，在 H · E 染色切片中不易显现，以 Giemsa 及银染色可使其清楚地被显现出来，前者呈红色，后者呈黑色。在组织细胞中找到多诺万小体可确诊。

16.3.3 性病性淋巴肉芽肿（lymphogranuloma venereum，LGV）

性病性淋巴肉芽肿又称为腹股沟淋巴肉芽肿（lymphogranuloma inguinale）

组织病理特点

- 特征性的组织学改变发生在淋巴结，最初为淋巴结内可见小的、散在的上皮样细胞集合，偶有少许多核巨细胞；
- 上皮样细胞的集合渐增大呈星状，中央发生坏死，成为星状的脓肿；
- 坏死形成的脓肿增大、融合，脓肿内及脓肿周围有多数中性粒细胞及浆细胞；上皮样细胞在脓肿周围呈栅栏状排列；
- 后期发生广泛的纤维化。

临床特点

本病是性传播病。病原菌为沙眼衣原体 L1、L2、L3 型。不洁性交后生殖器部位出现"初疮"，随后腹股沟淋巴结疼痛肿大。肿大的淋巴结彼此融合，被腹腔股沟韧带上下分开成为特殊性的"沟槽征"，淋巴结可溃破流脓，成瘘管及瘢痕形成。

实验室检查

补体结合试验 1∶64 以上，或分离培养沙眼衣原体等可以诊断。

16.3.4 鼻硬结症（rhinoscleroma）

组织病理特点

- 真皮内弥漫、致密大量浆细胞浸润，还有组织细胞、淋巴细胞及中性粒细胞；
- 可见多数吞噬有鼻硬结杆菌的组织细胞，这种组织细胞大，胞浆苍白淡染、空泡状，特称为 Mikulicz 细胞；
- 在 H · E 染色的细胞切片，可在 Mikulicz 细胞内见到许多 1 ~ 2μm 长的鼻硬结杆菌，以 Giemsa，Gram 或 Warthin-starry 银染色可更清楚显示病原菌；
- 真皮内可见多数 Russell 小体，它们均一红染，圆形或椭圆形；
- 在陈旧性损害中可见明显纤维化，胶原组织增生。

临床特点

本病仅侵犯鼻，病程慢性，分鼻炎期、浸润期及结节期。典型病变鼻部为弥漫性硬块，坚硬如石，呈紫红色，鼻孔也可完全被堵塞。上述组织学改变为浸润期及结节期的特点。

实验室检查

病原菌为克雷伯鼻硬结杆菌，它是 Gram 阴性杆菌，呈短棒状，有胶性荚膜。皮损切口处涂片 Giemsa 或 Gram 染色可查到此菌。

16.3.5 婴儿臀部肉芽肿（granuloma gluteale infantum）

组织病理特点

- 真皮内弥漫、致密混合类型炎症细胞浸润，包括淋巴细胞、组织细胞、嗜酸性粒细胞及浆细胞等；
- 可见由中性粒细胞及嗜酸性粒细胞组成的脓肿；
- 毛细血管增生，血管外红细胞。

临床特点

见于婴儿尿布部位。为圆形，色淡红或棕红的结节，常多发。一般无自觉症状。

第二类无溃疡的病变属于这组的疾病有浆细胞性龟头炎，浆细胞性唇炎及二期梅毒疹等。

16.3.6 浆细胞性龟头炎（balanitis plasmacellularis）

浆细胞性龟头炎又称 Zoon's 龟头炎。

组织病理特点

图 16.3-1，图 16.3-2

- 表皮变薄，表皮突平坦；
- 表皮细胞间水肿；
- 真皮上部致密、呈带状浆细胞浸润；还可见淋巴细胞及组织细胞；
- 毛细血管扩张，血管外红细胞。

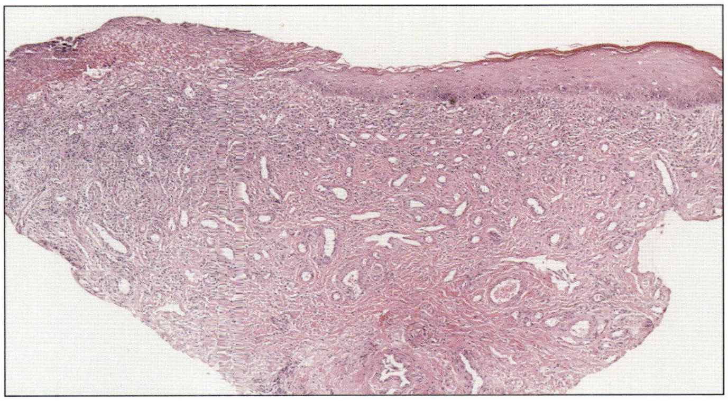

图 16.3-1 浆细胞性龟头炎

表皮部分缺如，表皮突平。真皮浅中层炎症细胞带状浸润

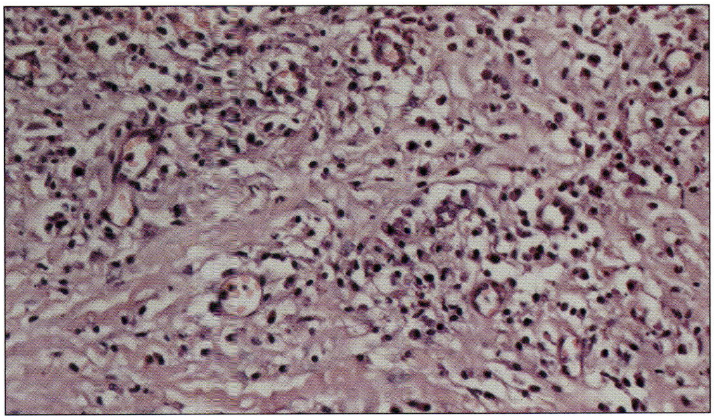

图 16.3-2 浆细胞性龟头炎

小血管扩张，红细胞外渗。真皮内多数的浆细胞及淋巴细胞

临床特点

见于中年男性。为限局性境界清楚的浸润性红斑（图 16.3-3，图 16.3-4），2 ~ 3cm 大小，无明显自觉症状。

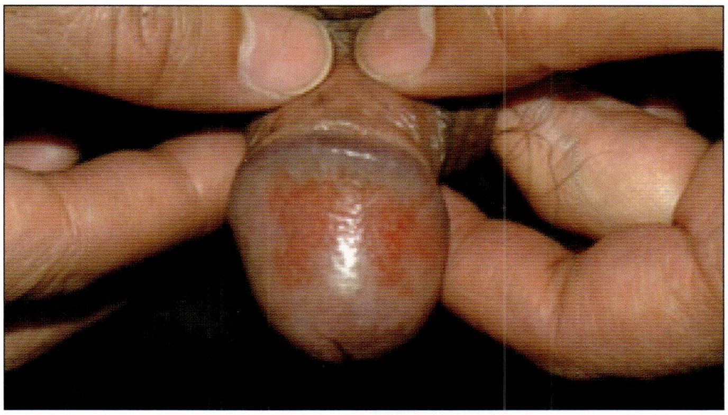

图 16.3-3 浆细胞性龟头炎

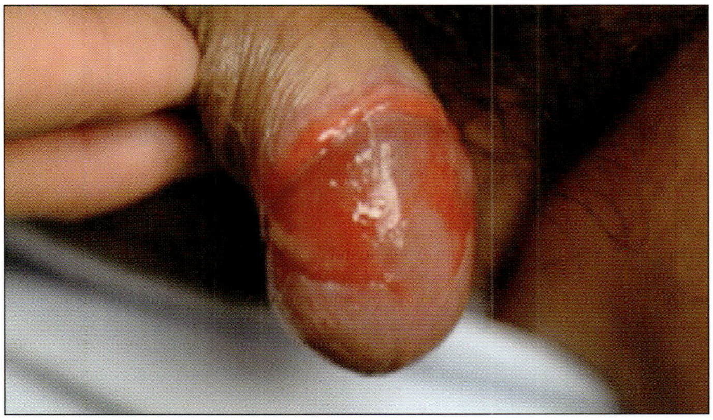

图 16.3-4 浆细胞性龟头炎

16.3.7 浆细胞性唇炎（cheilitis plasmacellularis）

组织病理特点

- 黏膜上皮轻度增生，细胞间水肿；
- 真皮内弥漫以浆细胞为主浸润；
- 血管扩张，组织水肿。

临床特点

好发于下唇，为水肿性浸润性斑块，色暗红。无明显自觉症状。病程慢性（图 16.3-5）。

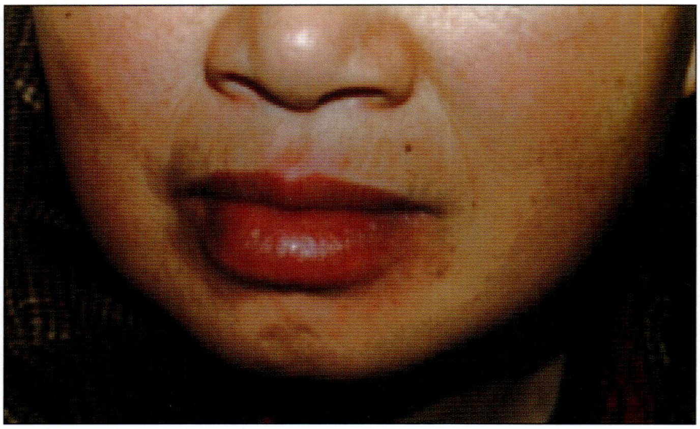

图 16.3-5 **浆细胞性唇炎**

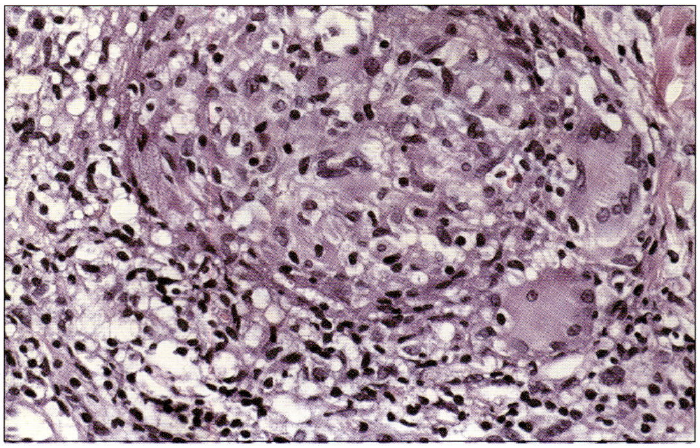

图 16.3-7 **肉芽肿性唇炎**
上皮样细胞、多核组织细胞、淋巴细胞结节状浸润

16.3.8 肉芽肿性唇炎（cheilitis granulomatosa）

组织病理特点

图 16.3-6，图 16.3-7

- 真皮内结节性或弥漫性炎症细胞浸润，有淋巴细胞、组织细胞及浆细胞等；
- 可出现上皮样细胞结节，周围或有淋巴细胞浸润，与结核样结节相似，或无明显淋巴细胞浸润，与裸结节相似。
- 血管数目增多，管壁肥厚，内皮细胞增生；
- 淋巴管扩张，数目增多。

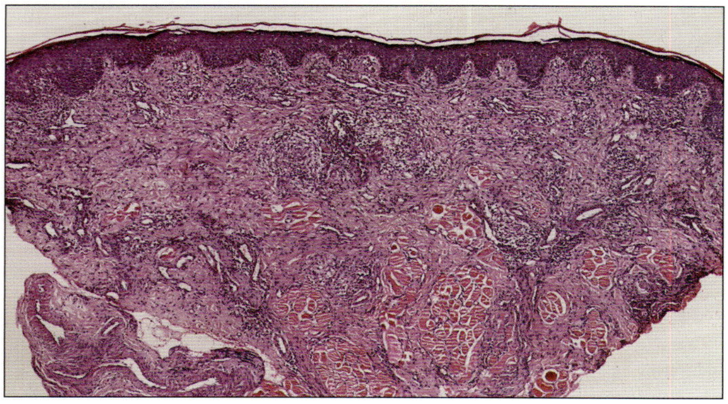

图 16.3-6 **肉芽肿性唇炎**
真皮全层炎症细胞结节状浸润

临床特点

唇部明显肿胀，呈弥漫性，触之为橡皮样感觉，正常皮色或淡红、暗红（图 16.3-8）。肿胀可时轻时重，病程慢性。

若患者同时伴有面神经麻痹及沟纹舌，则称为 Melkersson-Rosenthal 综合征。

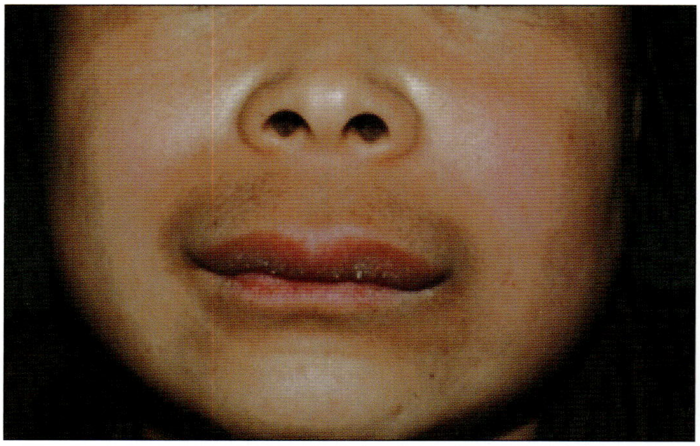

图 16.3-8 **肉芽肿性唇炎**
为 Melkersson-Rosenthal 综合征患者

16.3.9 一、二、三期梅毒

详见 7.4. 内容。

17
角化性皮肤病

17.1 先天性角化性皮肤病（congenital keratoderma）

17.1.1 鱼鳞病（ichthyosis）

鱼鳞病是一个常见的遗传性角化性皮肤病，以角化异常为主要改变。临床上以皮肤上出现片状鱼鳞样黏着性鳞屑为共同特点，有不同的类型。

17.1.1.1 寻常性鱼鳞病（ichthyosis vulgaris）

组织病理特点

图 17.1-1，图 17.1-2

- 角层显著增厚，为致密的正角化亢进；
- 毛囊角栓；
- 颗粒层减少或消失，棘层厚度正常。

本型鱼鳞病的特征性组织学改变是角层增厚，而粒层减少或消失。

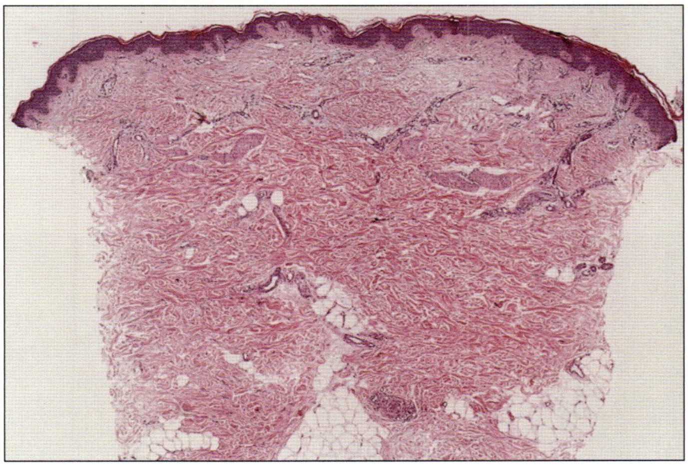

图 17.1-1 寻常性鱼鳞病
真皮全层无明显炎症细胞浸润

临床特点

皮疹常在幼年时出现，至青春期时最明显。皮损对称分布，在四肢伸侧，尤胫前出现淡褐色菱形或多角形

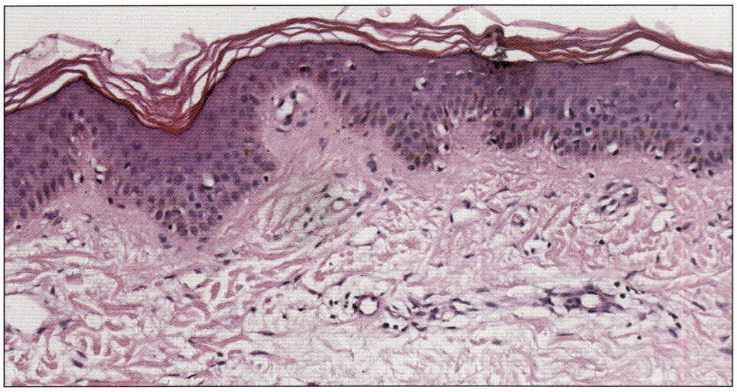

图 17.1-2 **寻常性鱼鳞病**
轻中度角化过度；颗粒层消失

鳞屑，皮肤干燥（图 17.1-3，图 17.1-4）。掌跖的皮纹粗且明显（图 17.1-5），可伴角化过度。一般无明显自觉症状。四肢屈侧的皱折部位如肘窝、腋下及腘窝并不累及。

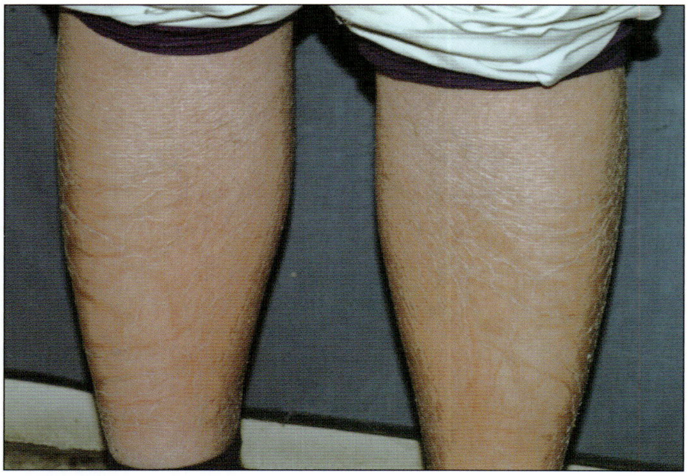

图 17.1-3 **寻常性鱼鳞病**

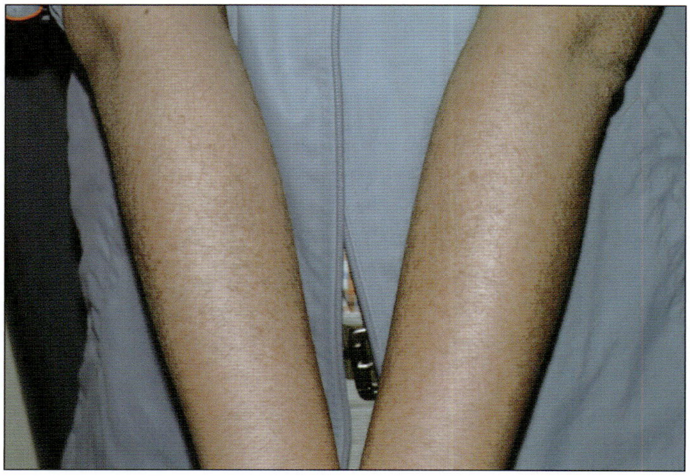

图 17.1-4 **寻常性鱼鳞病**

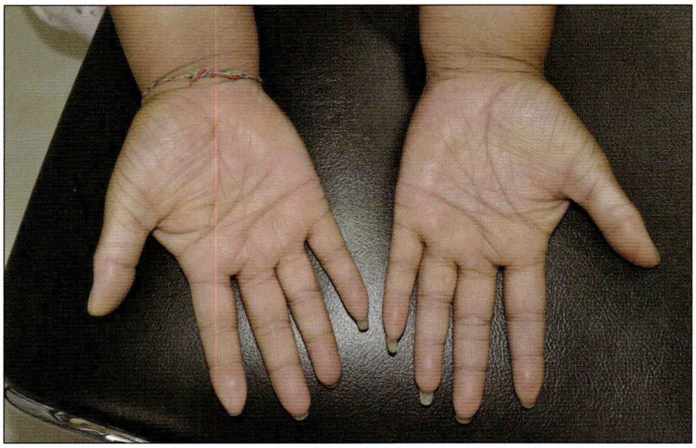

图 17.1-5 **寻常性鱼鳞病**
掌纹粗大、深

17.1.1.2 性联鱼鳞病（X-linked ichthyosis）

组织病理特点

- 角层增厚，角化亢进；
- 颗粒层正常或轻度增厚；
- 棘层轻度增厚；
- 真皮浅层稀疏淋巴组织细胞浸润。

临床特点

为性联隐性遗传，仅见于男性，于生后或生后不久出现皮疹。鳞屑大而显著，呈污黑色，分布于全身，以在四肢伸侧及躯干下部为重（图 17.1-6，图 17.1-7）。与寻常性鱼鳞病不同，本病在四肢屈侧及皱折部位亦有皮疹（图 17.1-8，图 17.1-9），但无掌跖的角化过度。

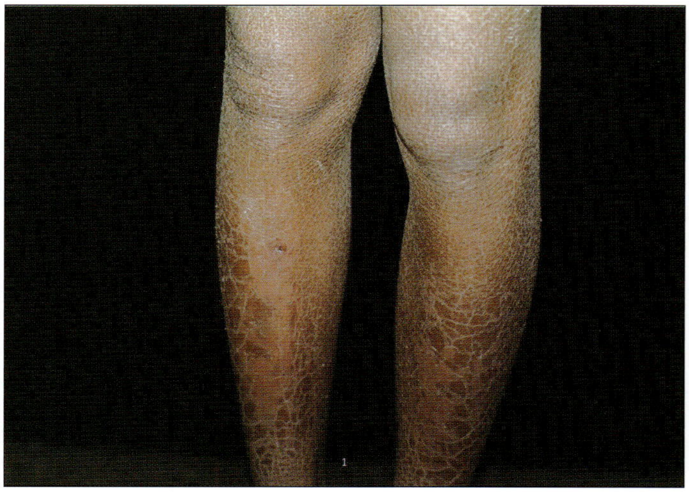

图 17.1-6 **性联鱼鳞病**

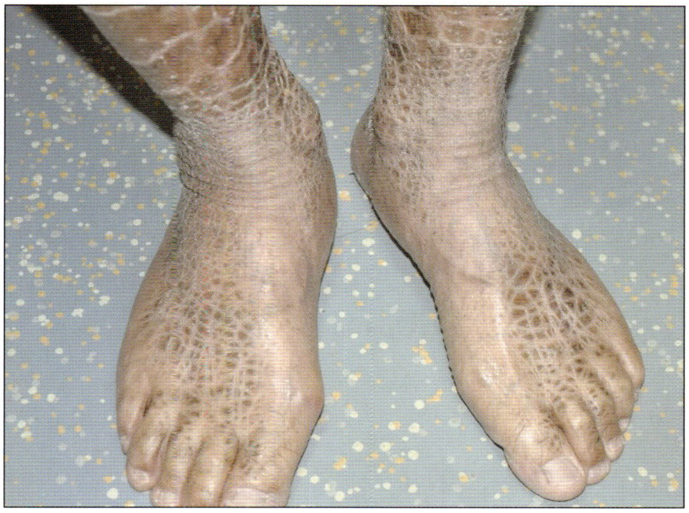

图 17.1-7 **性联鱼鳞病**

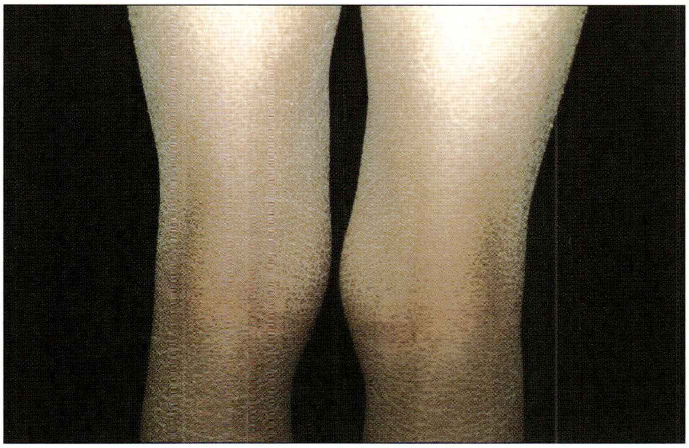

图 17.1-8 **性联鱼鳞病**

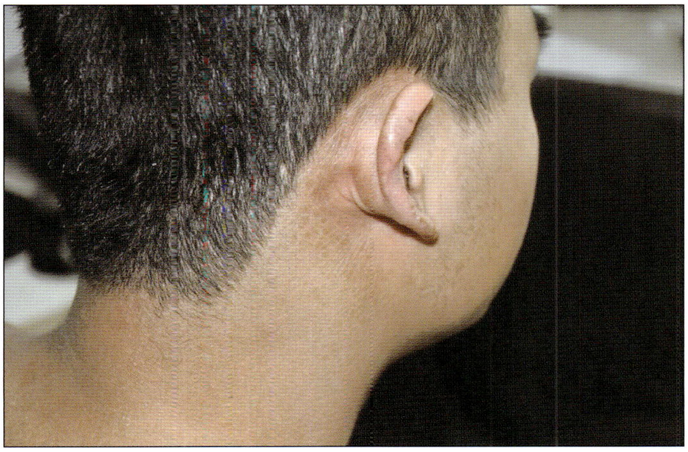

图 17.1-9 **性联鱼鳞病 - 耳后受累**

17.1.1.3 板层状鱼鳞病（lamellar ichthyosis）

组织病理特点

图 17.1-10，图 17.1-11

- 致密板层状的角化亢进；
- 表皮棘层增厚，表皮突延长，颗粒层正常或轻度增厚；
- 浅层血管扩张，血管周围稀疏淋巴组织细胞浸润。

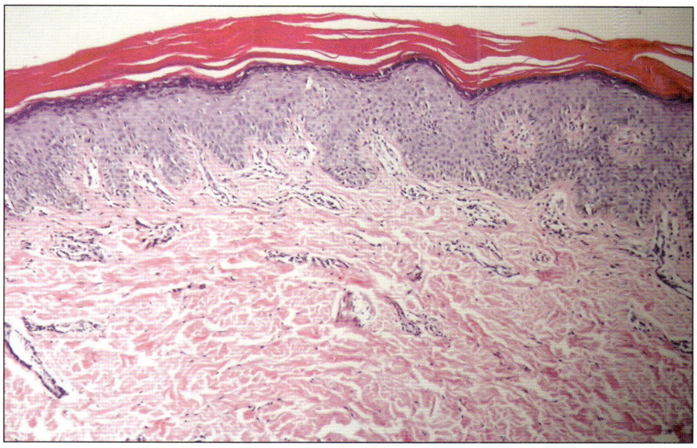

图 17.1-10 **板层状鱼鳞病**
表皮增厚，真皮轻度炎症细胞浸润

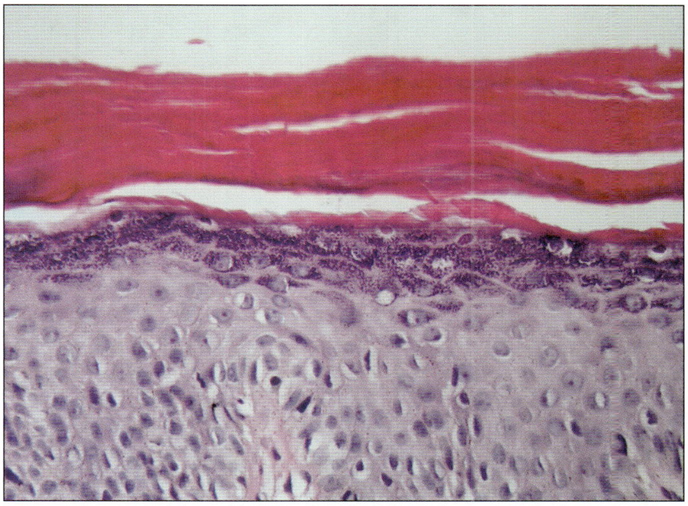

图 17.1-11 **板层状鱼鳞病**
致密角化亢进；颗粒层轻度增厚；棘层轻度增厚

临床特点

皮疹在出生时或出生后不久出现，皮肤广泛弥漫性潮红，上有灰褐色菱形大片鳞屑，中央粘着，边缘游离。皮疹以肢体屈侧及皱折处为重（图 17.1-12，图 17.1-13）。掌跖角化过度，可至睑外翻（图 17.1-14）。

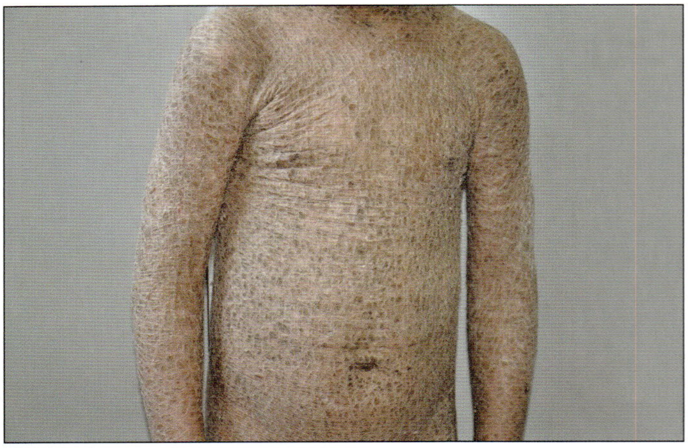

图 17.1-12 **板层状鱼鳞病**

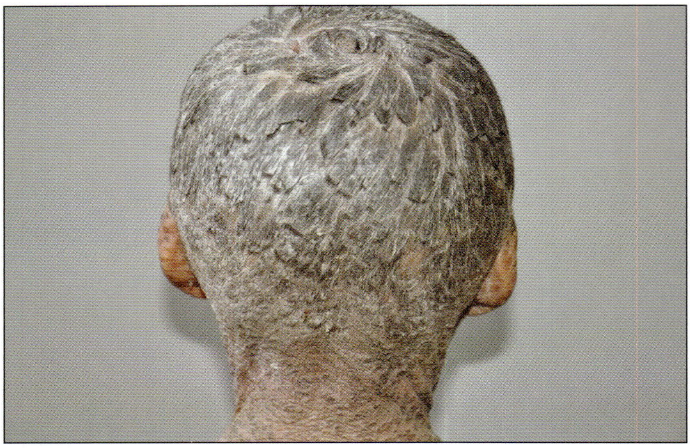

图 17.1-13 **板层状鱼鳞病**

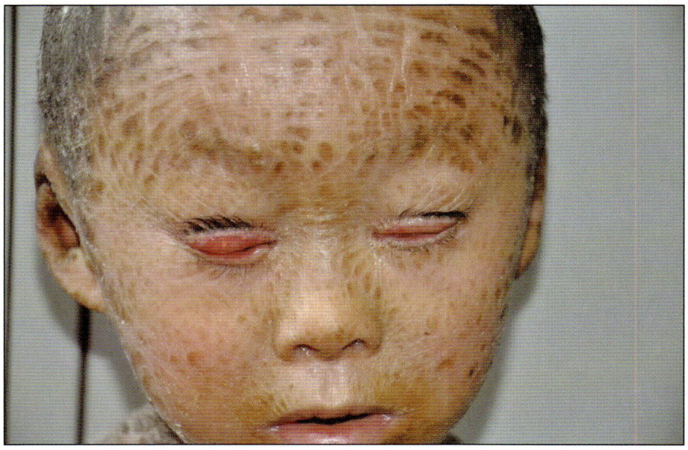

图 17.1-14 **板层状鱼鳞病**

17.1.1.4 大疱性先天性鱼鳞病样红皮病（bullous congenital ichthyosiform erythroderma，BCIE）

大疱性先天性鱼鳞病样红皮病又称为表皮松解性角化过度性鱼鳞病（epidermloytic hyperkeratosis ichthyosis）

组织病理特点

图 17.1-15，图 17.1-16

- 致密的正角化亢进；
- 棘细胞中、上层及颗粒层细胞核周空泡改变，细胞界限不清，可松解而造成表皮内疱；
- 颗粒层增厚，内含大小不等、不规则形的透明角质颗粒；
- 浅层血管周围稀疏淋巴组织细胞浸润。

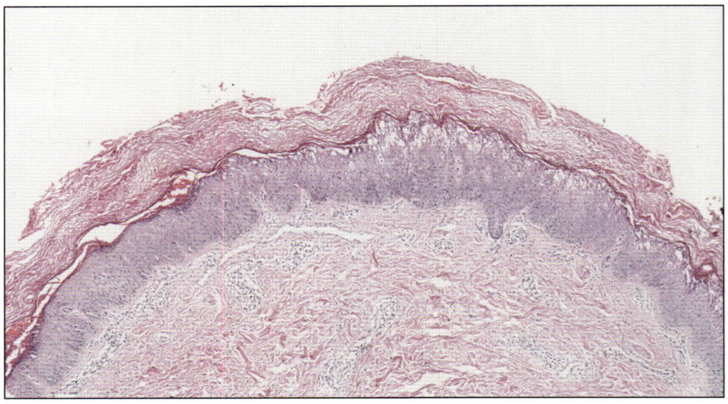

图 17.1-15 **大疱性先天性鱼鳞病样红皮病**
致密角化亢进；棘细胞中、上层及颗粒层细胞空泡改变

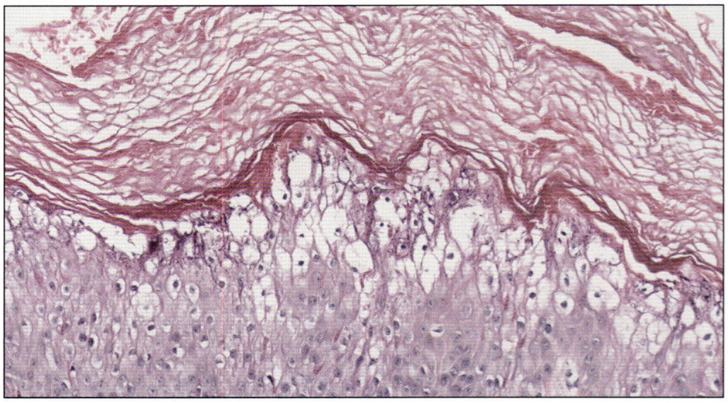

图 17.1-16 **大疱性先天性鱼鳞病样红皮病**
角化亢进，颗粒层增厚，棘细胞中、上层及颗粒层细胞空泡改变，内含大小不等、不规则形的透明角质颗粒

临床特点

出生时全身覆有铠甲样厚屑，生后即脱落，皮肤泛发潮红，可有松弛性水疱，以上组织学改变即为此期改变。随年龄增长，表现为四肢屈侧及皱折部位皮肤灰褐色增厚，上附鳞屑（图 17.1-17，图 17.1-18），至成年后皮损可减轻（图 17.1-19）。此时的组织学改变与板层状鱼鳞病相仿，不一定能见到表皮松解性角化过度的改变。

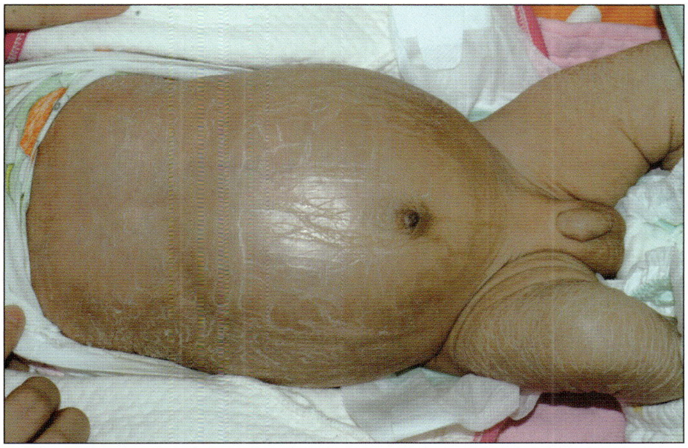

图 17.1-17 **先天性鱼鳞病样红皮病**

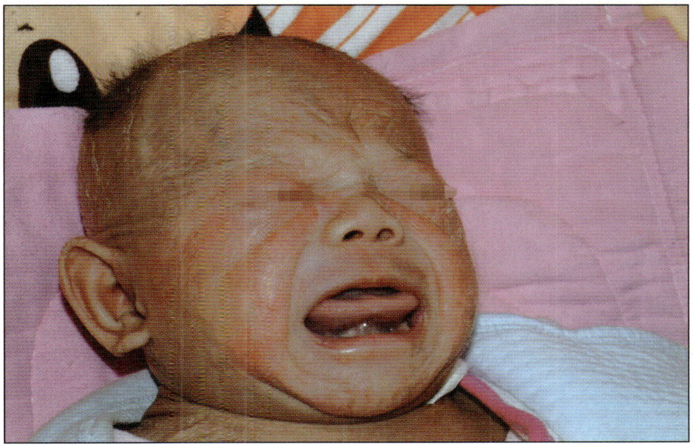

图 17.1-18 **先天性鱼鳞病样红皮病**

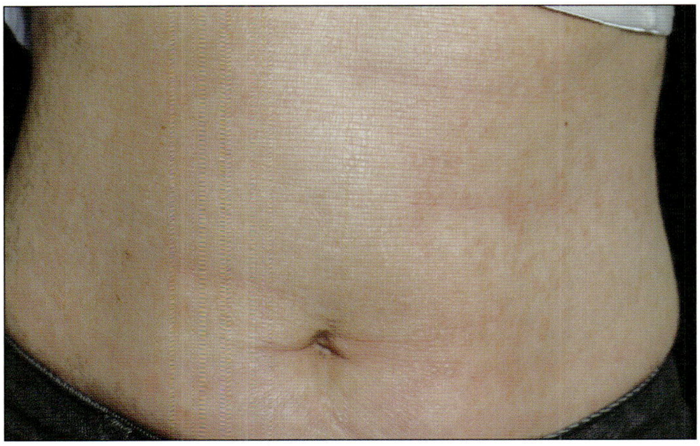

图 17.1-19 **先天性鱼鳞病样红皮病**
成年后皮疹渐减轻

鉴别诊断

上述表皮松解性角化过度并非该型鱼鳞病所特有，它还可见于其他一些皮肤病如表皮松解性棘皮瘤、掌跖表皮松解性角化症、表皮痣及日光性角化症等，结合临床表现是不难作出特异诊断的。

17.1.2 汗孔角化症（porokeratosis）

组织病理特点

图 17.1-20，图 17.1-21，图 17.1-22

- 鸡眼样板：为一角化不全的细胞柱充满在反打的表皮中，这是汗孔角化症最具特征性的组织学改变；
- 鸡眼样板下方无颗粒层，棘层内细胞排列不甚规则，有胞浆嗜酸性、核深染的角化不良细胞；
- 在鸡眼样板之间的表皮可正常，萎缩变薄或增生；
- 真皮浅层血管周围不同程度淋巴组织细胞浸润。

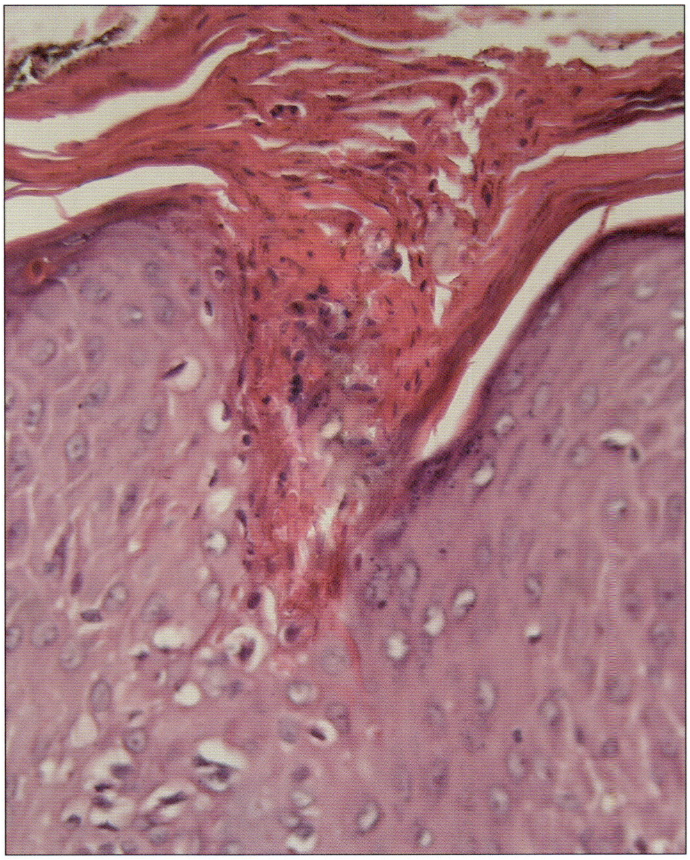

图 17.1-20 **汗孔角化症鸡眼样板**
一角化不全的细胞柱充满在反折的表皮中，这是汗孔角化症最具特征性的组织学改变

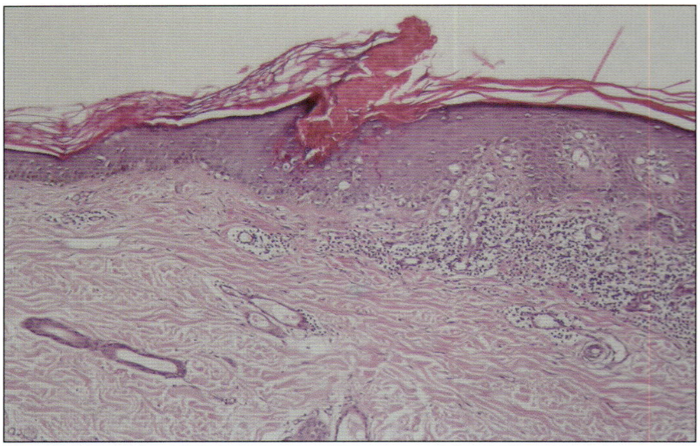

图 17.1-21 **汗孔角化症**
角化亢进，角质层局部区域角化不全柱，灶状基底细胞水肿，以真皮浅层淋巴细胞为主轻度带状浸润

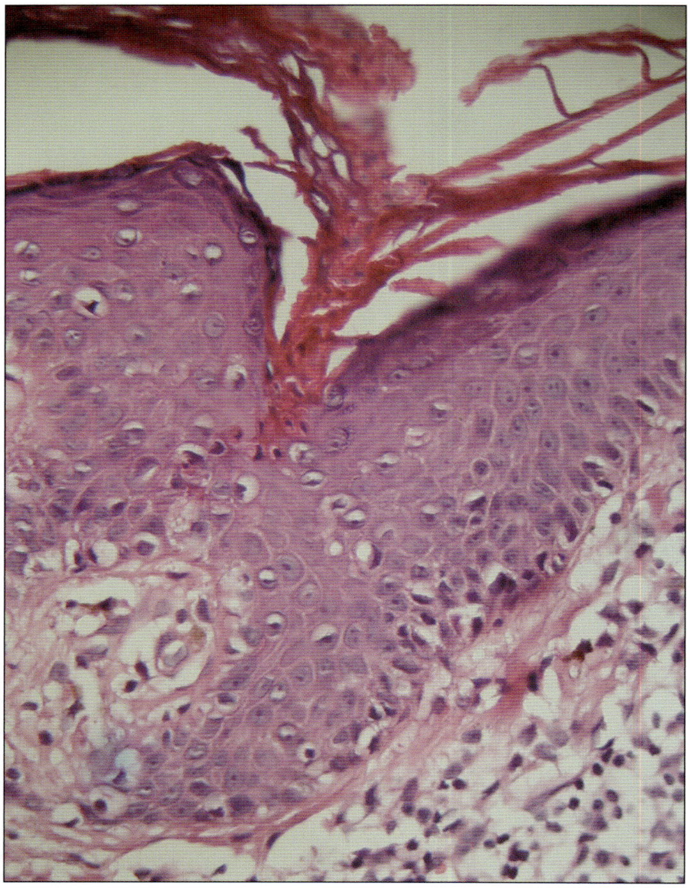

图 17.1-22 **汗孔角化症**
鸡眼样板下方无颗粒层，其下有胞浆嗜酸性、核深染的角化不良细胞。真皮浅层淋巴细胞浸润伴散在噬黑素细胞

临床特点

典型损害为圆形，边缘堤状、有沟槽的角质性隆起，中央平坦，淡褐色，轻度萎缩。损害境界清楚（图 17.1-23，图 17.1-24），大小数目因人而异。无自觉症状。好发生面、躯干及四肢。可见于掌跖，也可发生在口腔及阴部黏膜。

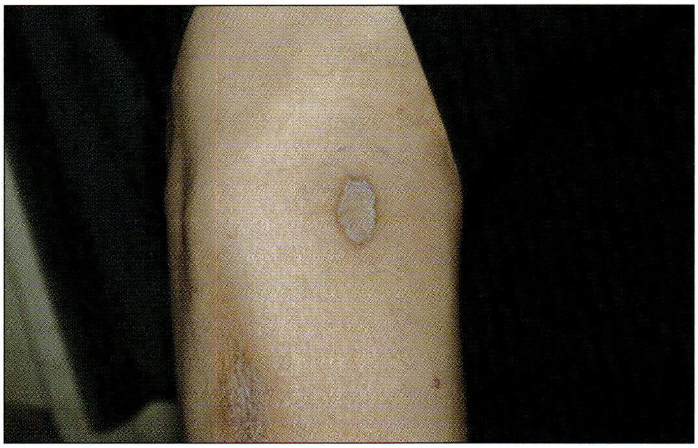

图 17.1-23 **汗孔角化症**

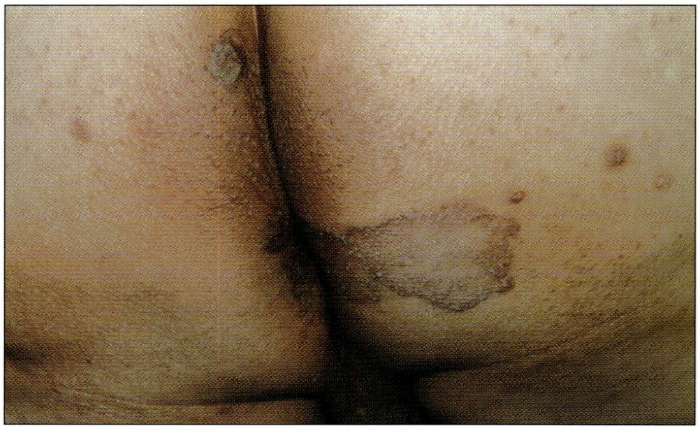

图 17.1-24 **汗孔角化症**

上述的鸡眼样板即相当于临床上的堤状角质隆起。鸡眼样板为一窄长的柱，成一定角度“插入”反折的表皮中，仅偶见鸡眼样板位于汗管或毛囊口，所以汗孔角化症的命名并不确切。

汗孔角化症有许多不同的类型。斑块型（图 17.1-25）：单发或仅数个，直径数厘米，边缘角化隆起明显；浅表播散型（图 17.1-26）：皮损小但数量多，好发于面、颈、躯干、上肢及掌跖；单侧线状型（图 17.1-27）：单侧线状分布；角化肥厚型（图 17.1-28）：常单发，角化十分显著，病程长者可在此基础上发生癌变；点状掌跖型（图 17.1-29）：皮损以掌跖为主，与点状掌跖角化症相似。不管其临床类型，它们组织学改变的基本特点是相同的，区别只在程度上，如浅表播散型的鸡眼样板可很小，很浅表，位于轻度反折的表皮内。

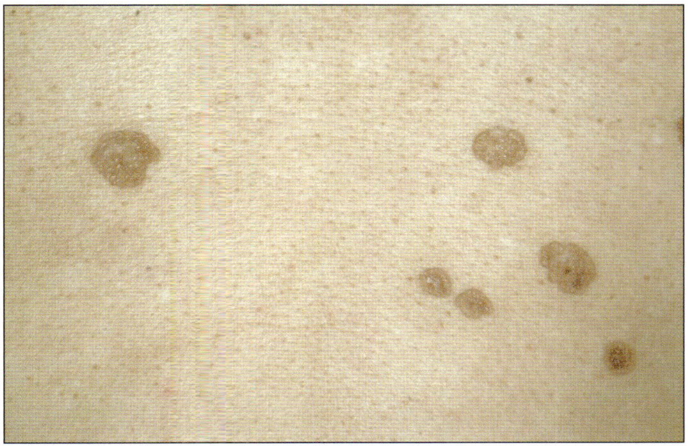

图 17.1-25 **汗孔角化症：斑块型，多发**

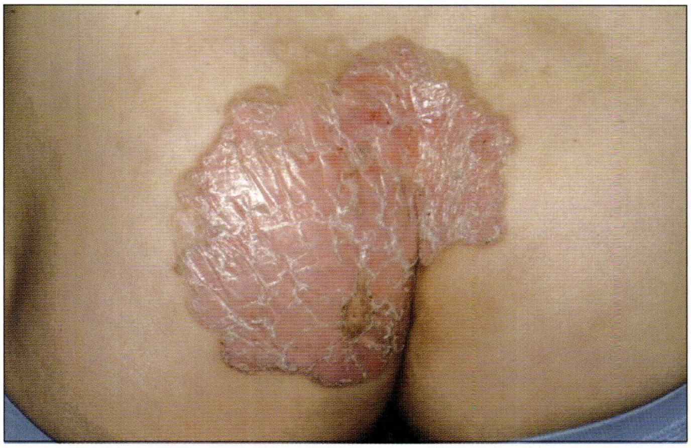

图 17.1-28 **汗孔角化症：肥厚型**

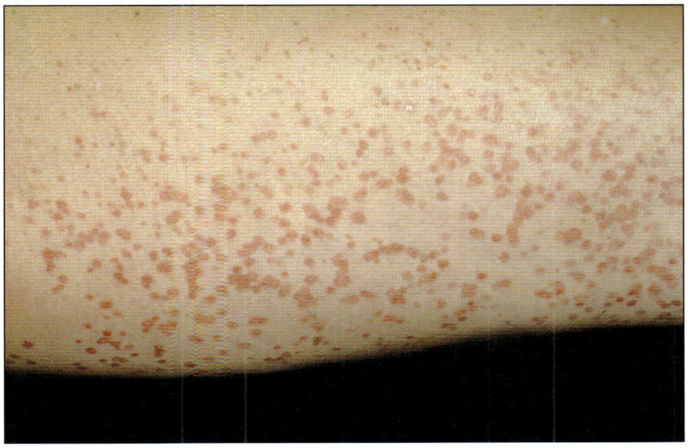

图 17.1-26 **汗孔角化症：浅表播散型**

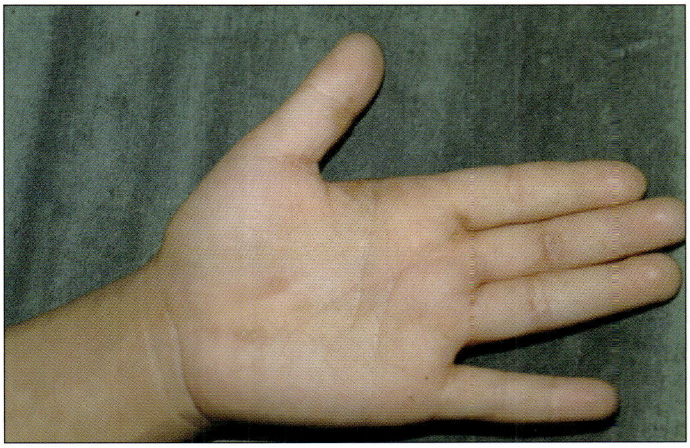

图 17.1-29 **汗孔角化症**
点状掌跖型汗孔角化症：点状掌跖型

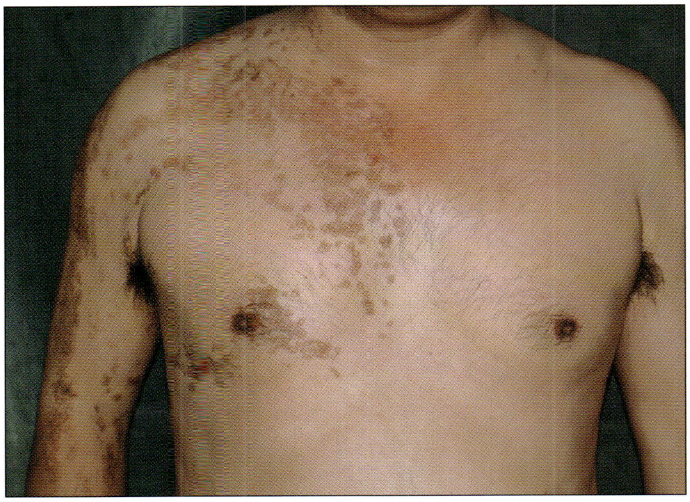

图 17.1-27 **汗孔角化症：单侧线状型**

17.1.2.1 播散性浅表性光线性汗孔角化症（disseminated superficial actinic porokeratosis）

组织病理特点

图 17.1-30，图 17.1-31，图 17.1-32

- 角层中有细长的角化不全柱称鸡眼样板，其下方的颗粒层减少，棘层中有少数角化不良细胞；
- 两个鸡眼样板之间的表皮萎缩变薄，表皮突变平，表皮真皮间波纹结构消失；
- 真皮乳头层早期为较为致密的淋巴组织细胞浸润，后期炎症消退，为纤维化及硬化所代替；
- 真皮浅层毛细血管扩张，可见噬黑素细胞。

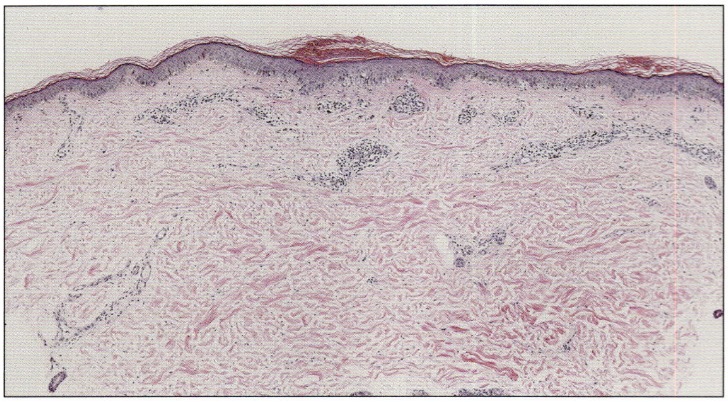

图 17.1-30 **汗孔角化症**
表皮萎缩，角质层有鸡眼样板

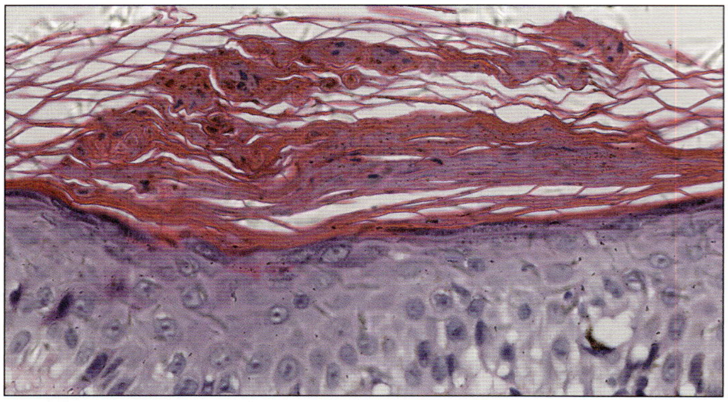

图 17.1-31 **汗孔角化症**
角层中有细长的角化不全柱称鸡眼样板，其下方的颗粒层减少，棘层中有少数角化不良细胞

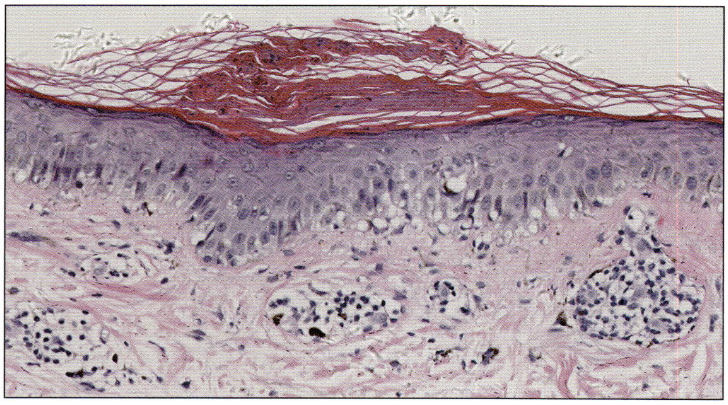

图 17.1-32 **汗孔角化症**
真皮浅层可见噬黑素细胞

临床特点

典型损害为中央平坦，萎缩，而周围绕以一角质性、嵴状、轻度隆起的边缘，呈圆形或椭圆形，直径自数毫米至数厘米不等，于暴露日光的部位如面部（图 17.1-33）及四肢伸侧，皮疹多发。无明显自觉症状。

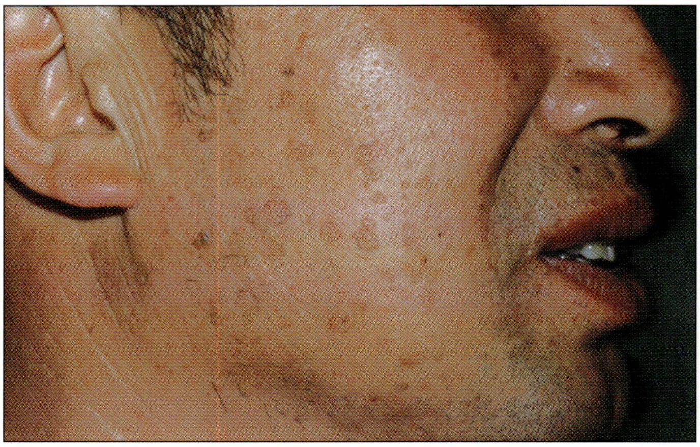

图 17.1-33 **汗孔角化症**
播散性浅表性光线性汗孔角化症

17.1.3 掌跖角化症（keratosis palmaris et plantaris）

组织病理特点

图 17.1-34
- 高度角化亢进，颗粒层增厚，棘层肥厚；
- 真皮浅层稀疏炎症细胞浸润；
- 有的皮损还可见表皮松解性角化过度的改变，此时称为表皮松解性掌跖角化症（epidermolytic keratosis palmaris et plantaris）（图 17.1-35，图 17.1-36）。

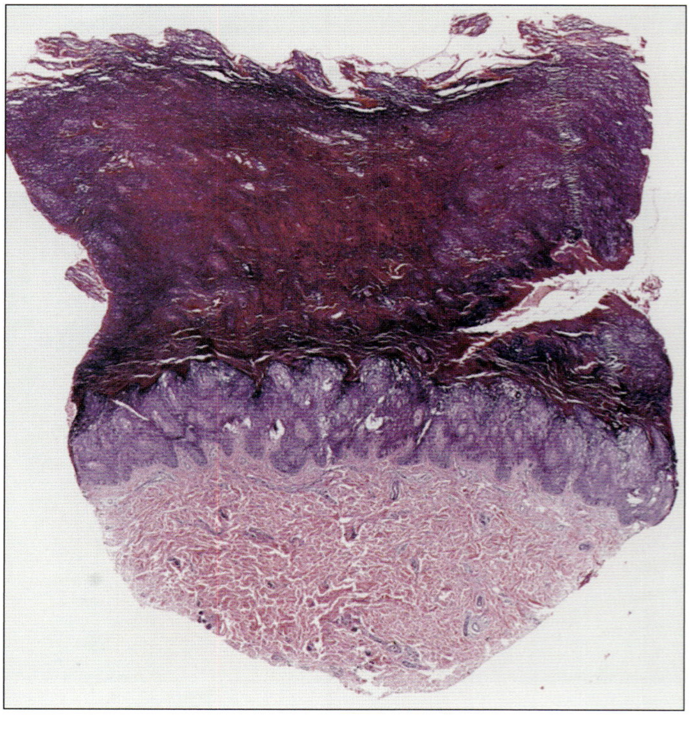

图 17.1-34 **掌跖角化症**
高度角化亢进，颗粒层增厚，棘层肥厚；真皮浅层稀疏炎症细胞浸润

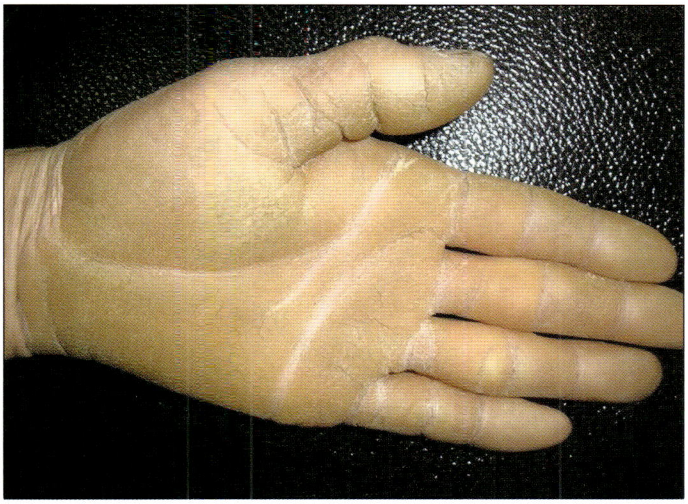

图 17.1-35 表皮松解性掌跖角化症

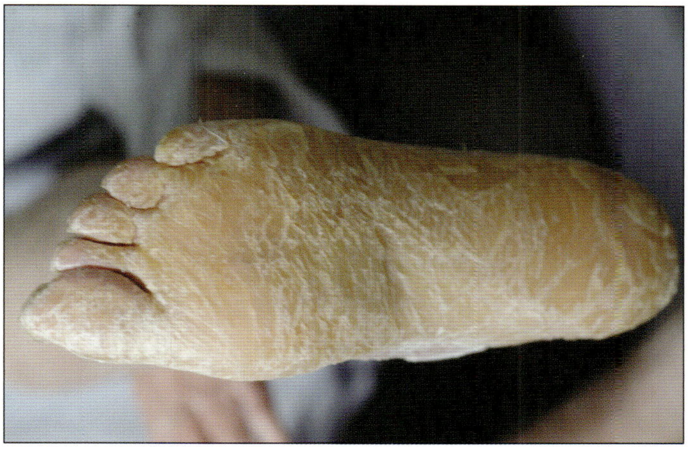

图 17.1-37 掌跖角化症

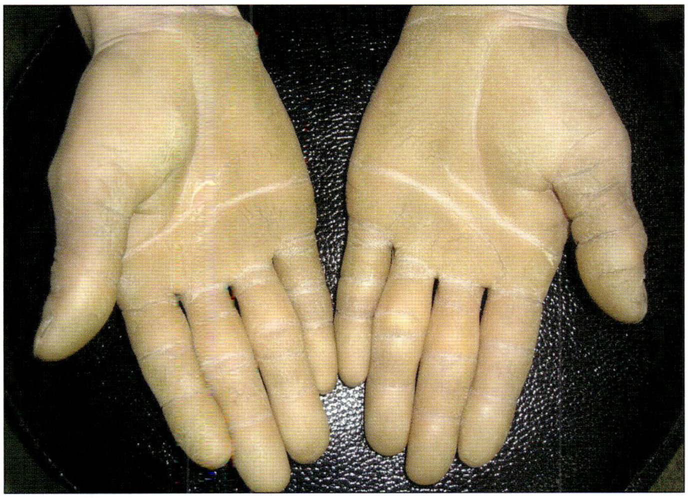

图 17.1-36 表皮松解性掌跖角化症

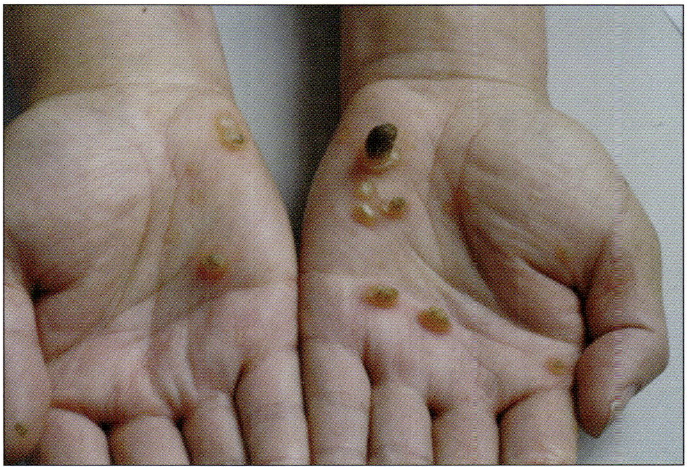

图 17.1-38 点状掌跖角化症

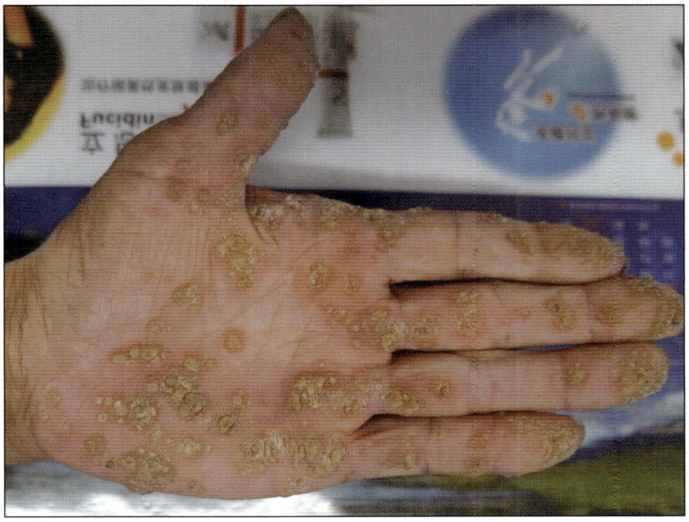

图 17.1-39 点状掌跖角化症

临床特点

掌跖弥漫性或局限性角化过度（图 17.1-37）偶可呈线状，有的病例还可表现为点状角化（图 17.1-38，图 17.1-39）。病变部位境界清楚，角层明显增厚，色黄犹如胼胝。可因皲裂疼痛而影响（图 17.1-40）。掌跖皮损常对称。本病大多为遗传性，婴幼儿期发病。

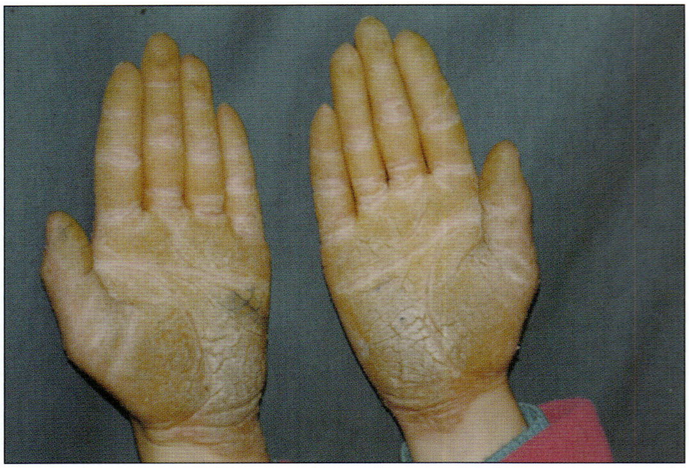

图 17.1-40 掌跖角化症

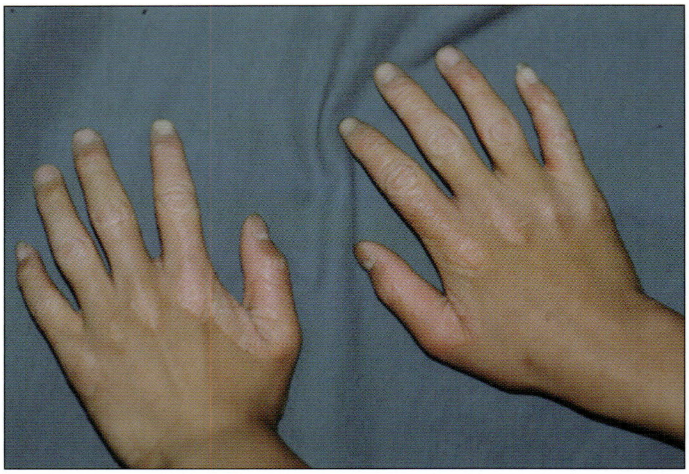

图 17.1-42 进行性对称性红斑角化症

17.1.4 进行性对称性红斑角化症（erythrokeratoderma symmetrica progressiva）

组织病理特点

- 表皮角化过度，角化不全；
- 不规则棘层增厚；
- 浅层血管扩张，管周轻度淋巴组织细胞浸润。

临床特点

多在幼年或儿童期发病。初为双侧掌跖弥漫性红斑角化，境界清楚。皮损缓慢发展，渐至指趾背、手足背、踝间、手腕及肘膝伸侧，出现境界清楚的红斑角化，上附鳞屑（图 17.1-41 ～图 17.1-44）。

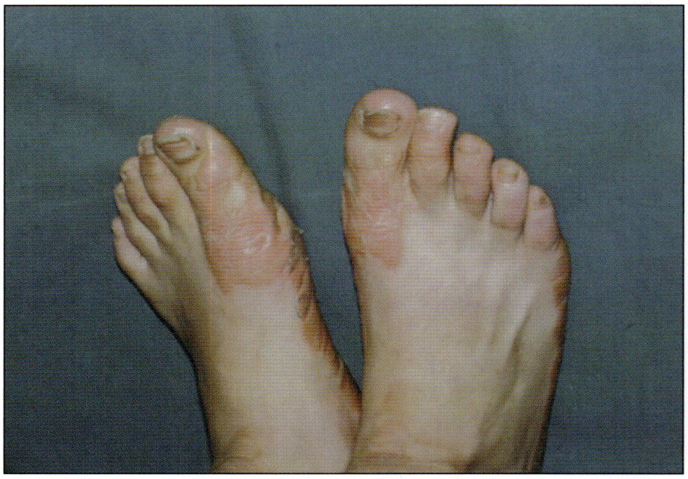

图 17.1-43 进行性对称性红斑角化症

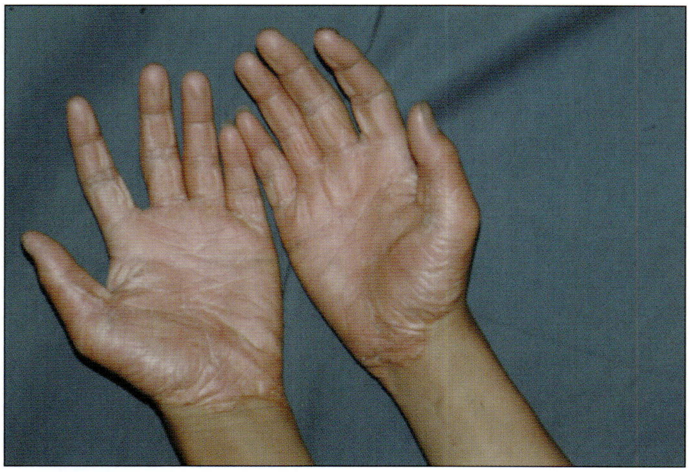

图 17.1-41 进行性对称性红斑角化症

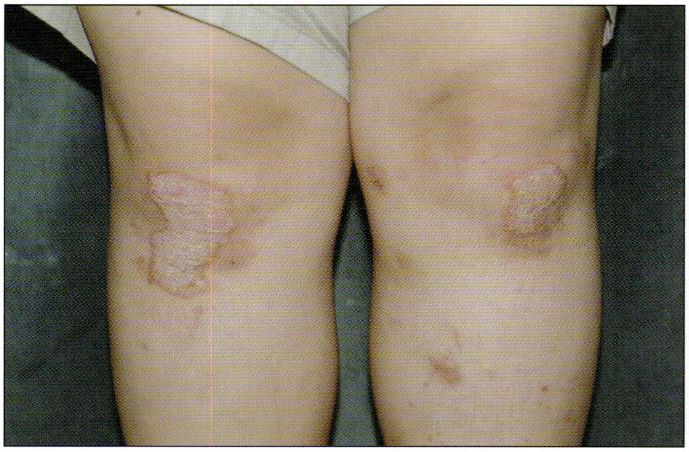

图 17.1-44 进行性对称性红斑角化症

17.1.5 先天性角化不良（dyskeratosis congenita）

这是一个少见的性联隐性遗传性疾患。患者在多为男性。临床上有以下 3 个特点：①为甲发育不良，不能形成甲板（图 17.1-45）；②为口腔黏膜发白增厚（图 17.1-46）；③为支肤网状色素异常（图 17.1-47）。组织病理学改变无特异性，从皮肤网状色素异常处取材可在真皮浅层血管周围见到噬黑素细胞及稀疏炎症细胞浸润。

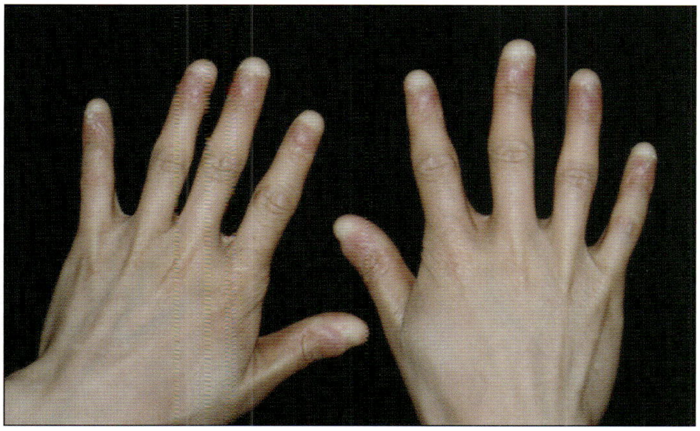

图 17.1-45 **先天性角化不良**
示甲发育不良

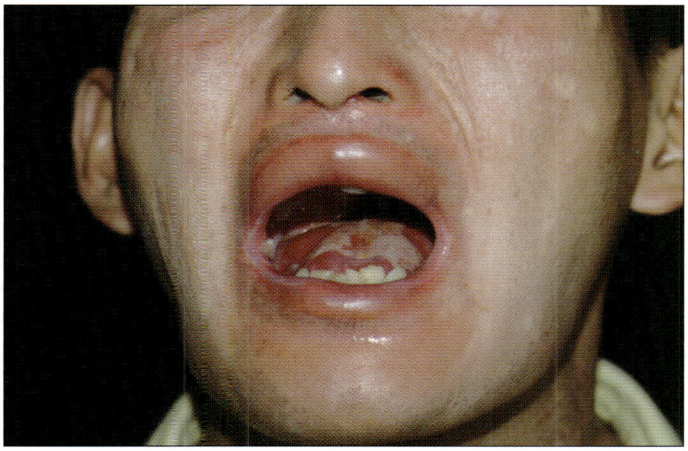

图 17.1-46 **先天性角化不良**
示口腔黏膜发白增厚

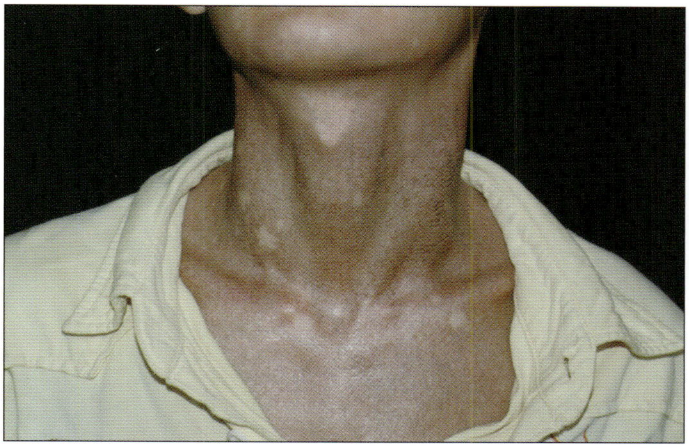

图 17.1-47 **先天性角化不良**
示皮肤网状色素异常

17.1.6 疣状肢端角化症（acrokeratosis verruciformis）

组织病理特点

图 17.1-48

- 限局性明显角化亢进，颗粒层增厚，棘层肥厚；
- 表皮呈轻度乳头瘤状，有的乳头顶部犹似教堂的塔尖；
- 表皮突轻度下延，并大致在同一水平。

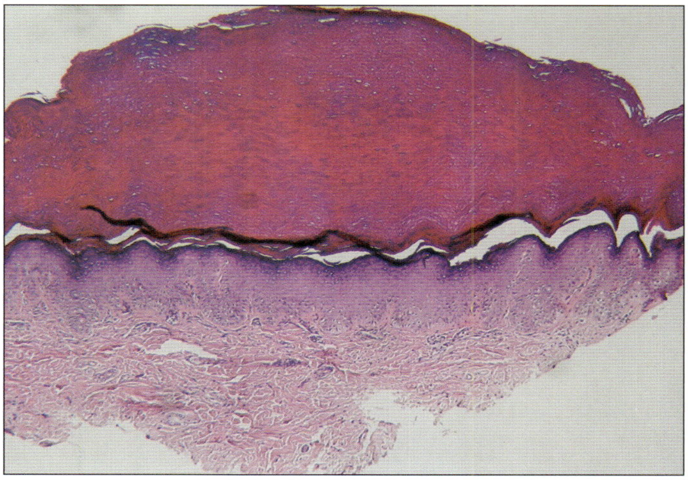

图 17.1-48 **疣状肢端角化症**
限局性明显角化亢进，颗粒层增厚，棘层肥厚

临床表现

本病是一个少见的常染色体显性遗传性疾病。为肢端，尤手足背多数角化性坚实的扁平丘疹（图 17.1-49，图 17.1-50），无自觉症状。常在幼年时发症。

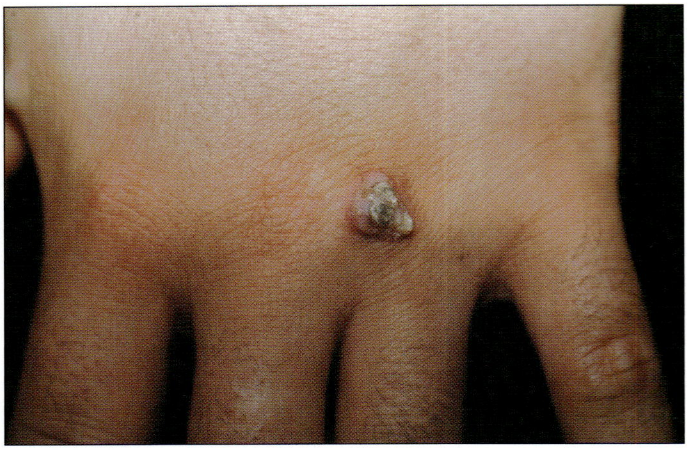

图 17.1-49 疣状肢端角化症

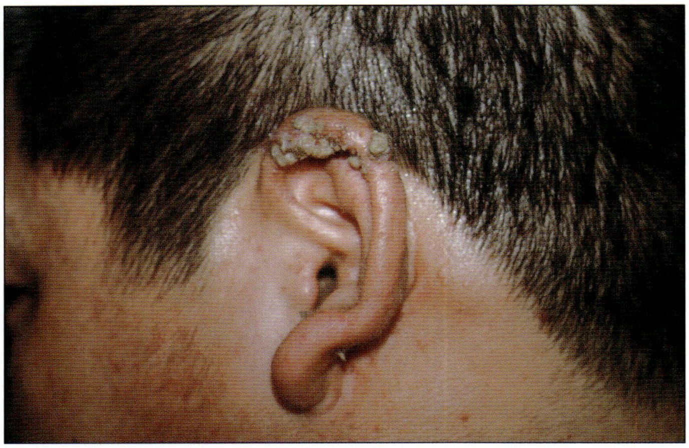

图 17.1-50 疣状肢端角化症
耳郭坚实疣状皮疹

鉴别诊断

本病的组织学改变与脂溢性角化症相似，鉴别需结合临床。与扁平疣的鉴别是本病的粒层及棘细胞上层中无空泡化细胞，与寻常疣的区别要点是本病无角化不全。

17.1.7 着色性干皮病（xeroderma pigmentosa）

组织病理特点

图 17.1-51，图 17.1-52，图 17.1-53

- 最初的表现为角化亢进，棘层不规则，有的萎缩，有的增生，在基底细胞层黑素颗粒增多，真皮浅层以淋巴组织细胞为主的炎性浸润；
- 第二阶段上述表皮改变更为显著，特征性的改变是表皮内细胞核的排列紊乱，有向真皮方向芽蕾状的生长，其中有不典型细胞，真皮浅层可见日光弹力变性改变；
- 第三阶段表皮出现基底细胞癌、鳞状细胞癌或恶性黑素瘤改变，这些改变的组织学特点详见第三部分相应章节。

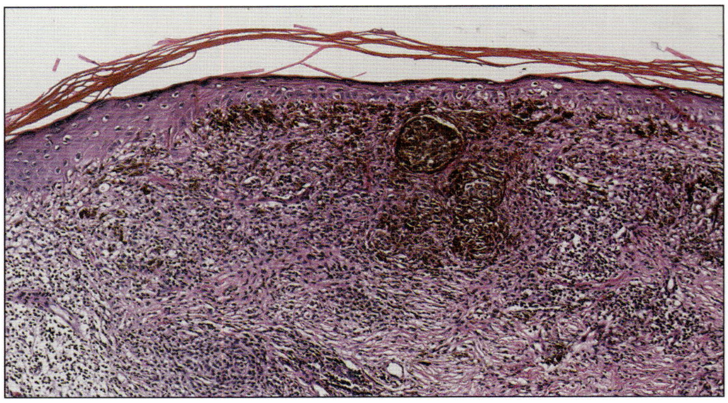

图 17.1-51 着色性干皮病
角化亢进，表皮萎缩。表皮基底细胞层及真皮内黑素细胞及黑素颗粒增多，真皮浅层淋巴细胞苔藓样浸润

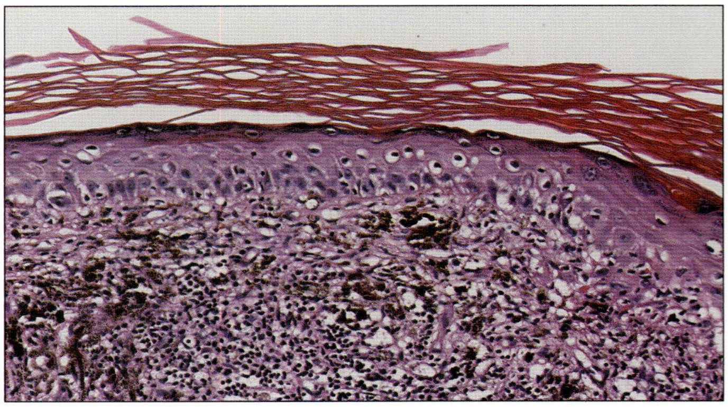

图 17.1-52 着色性干皮病
表皮基底层细胞排列拥挤核大深染，为日光性角化表现

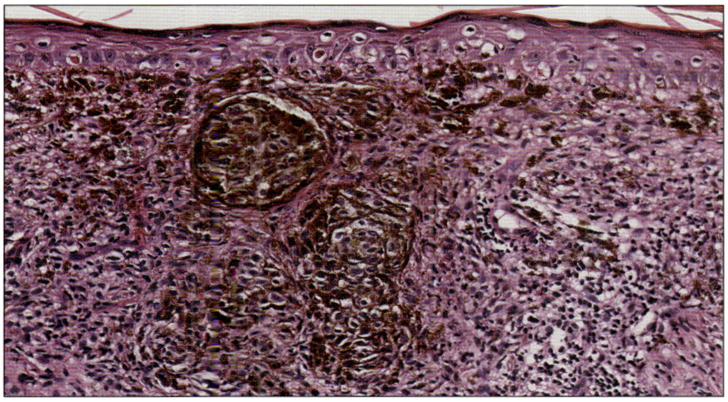

图 17.1-53　**着色性干皮病**
表皮基底层及真皮浅层多数散在及成巢的黑色细胞增生，有细胞异形性，为恶性黑素瘤表现

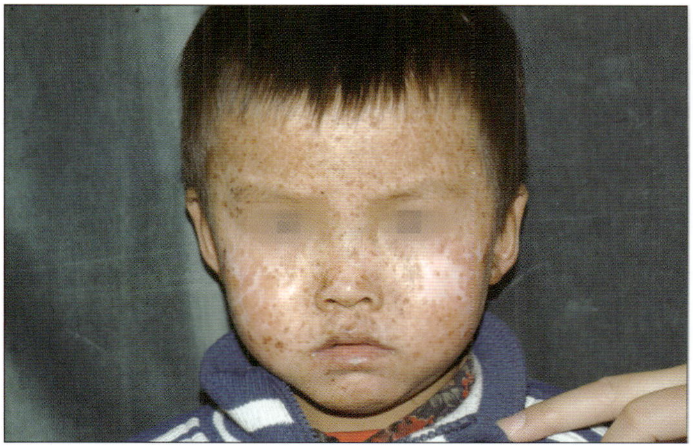

图 17.1-55　**着色性干皮病**
示斑点状色素沉着、毛细血管扩张及点状萎缩发白

临床特点

本病为常染色体隐性遗传。家长能注意到的最初症状是患儿皮肤受日光照晒即发红，畏光，皮肤上有少许脱屑及色素沉着，如雀斑样改变（图 17.1-54）；第二阶段在暴露日光的部位表现为斑点状色素沉着、毛细血管扩张及点状萎缩发白，如慢性放射性皮炎改变（图 17.1-55，图 17.1-56），还有如日光角化症那样上附鳞屑的角化性斑丘疹；在此基础上将发生皮肤癌（图 17.1-57），患者常在青春期前死于皮肤癌。

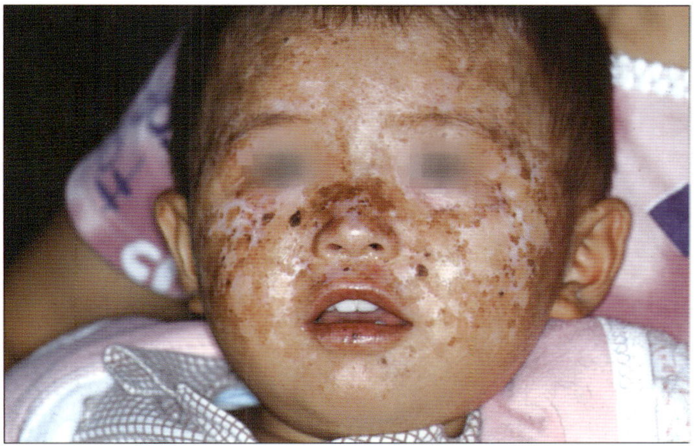

图 17.1-56　**着色性干皮病**
示斑点状色素沉着、毛细血管扩张及点状萎缩发白

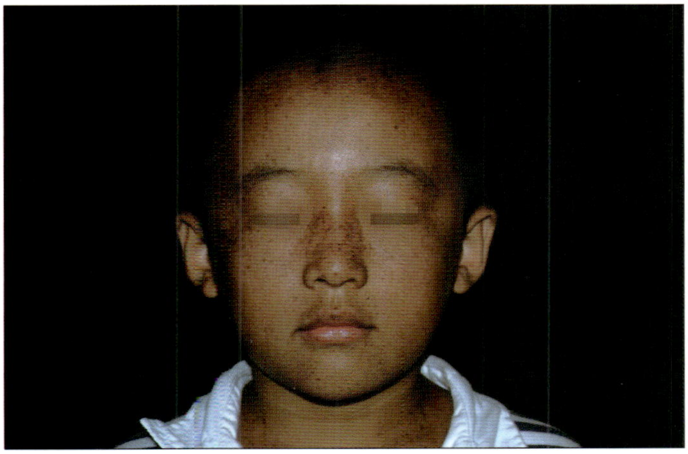

图 17.1-54　**着色性干皮病**
示雀斑样皮肤改变

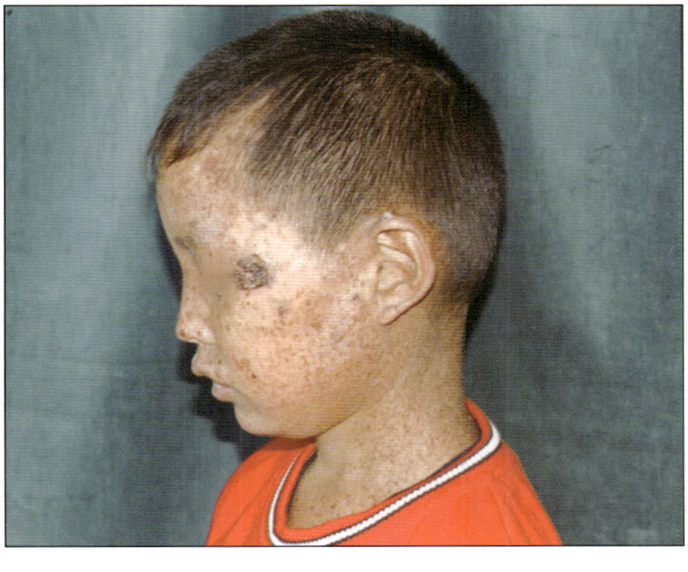

图 17.1-57　**着色性干皮病**
在原有病变基础上发生鳞状细胞癌

17.1.8 先天性外胚叶发育不良（congenital ectodermal dysplasia）

组织病理特点

- 毛发、皮脂腺数量明显减少，形状小；
- 小汗腺可有可无。在无汗性外胚叶发育不良患者皮损的切片上，小汗腺数量明显减少，分泌细胞扁而小，导管可仅由一层细胞而非两层细胞所组成，大汗腺亦可减少，变小；
- 表皮大致正常。

临床特点

典型损害为患者少毛或无毛，头皮稀少，细软（图17.1-58）；牙齿小且发育迟缓及不良，有的可缺如；甲发育不良（图17.1-59），少汗或无汗。患儿在湿热天气，因不能排汗体温可升至38 ~ 39℃以上，家长常因此带患儿去医院，怀疑本病时取皮肤作组织病理学检查有助于确诊。有的患者出汗可大致正常。根据有汗及无汗，本病可分为无汗性外胚叶发育不良及有汗性外胚叶发育不良两型。

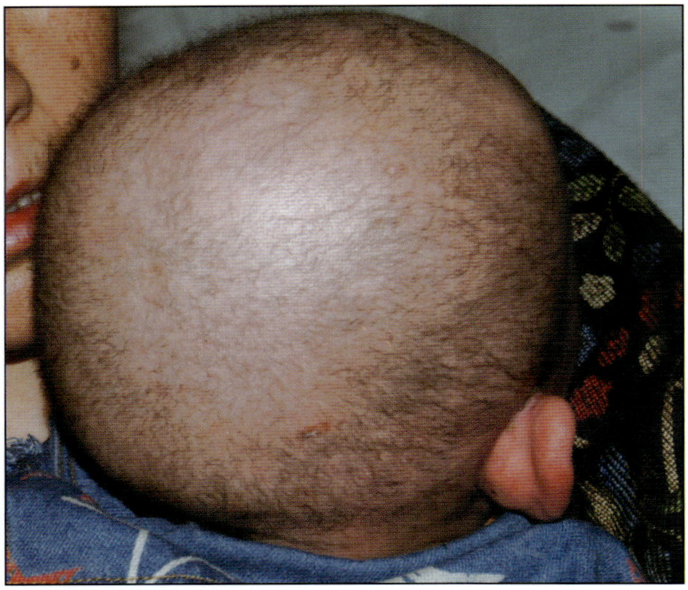

图 17.1-58 外胚叶发育不良

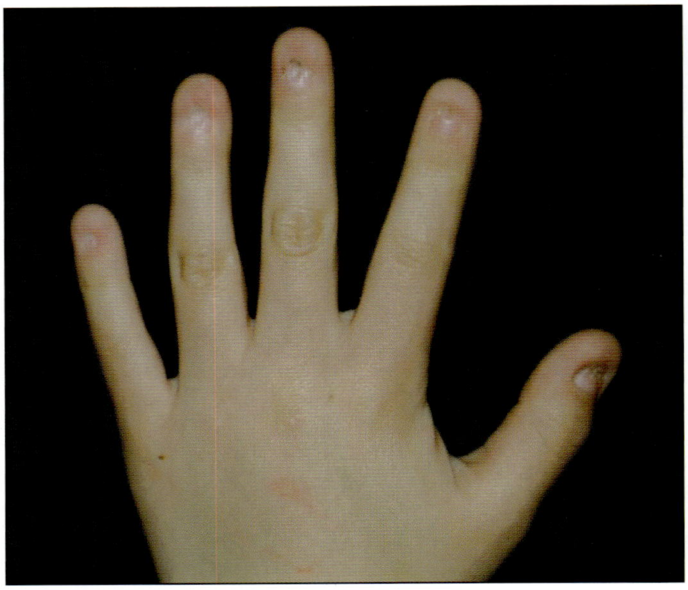

图 17.1-59 外胚叶发育不良

17.1.9 毛囊角化病（keratosis follicularis，Darier 病）

组织病理特点

图 17.1-60，图 17.1-61，图 17.1-62

- 局灶性基底细胞层上裂隙，裂隙下方常有与其垂直的基底细胞索伸向真皮乳头；
- 在裂隙上，棘层及颗粒层内有棘刺松解性角化不良，又称圆体细胞，角层内有角化不良细胞即谷粒细胞；
- 表皮增生，棘层轻度肥厚；
- 真皮乳头不规则向上增生，形成绒毛；
- 在裂隙上的角层呈局灶性角化不全；
- 浅层血管周围淋巴组织细胞浸润。

毛囊角化病时的棘细胞松解都是局限性的，它们不像寻常性天疱疮时出现基底细胞与其上棘细胞间连续性的分离，因此在临床上很少见到水疱或大疱。其基本损害是污褐色或灰褐色的角化性丘疹，组织病理学上相当于裂隙上局灶性的角化不全。正如在组织学上所见的那样，角化不全灶大多数并不是与毛囊相一致，因此毛囊角化病的命名实际上并不确切，只是Darier在1889年首次描述了本病，1896年Bowen将其称为毛囊角化病后就一直沿用了下来。

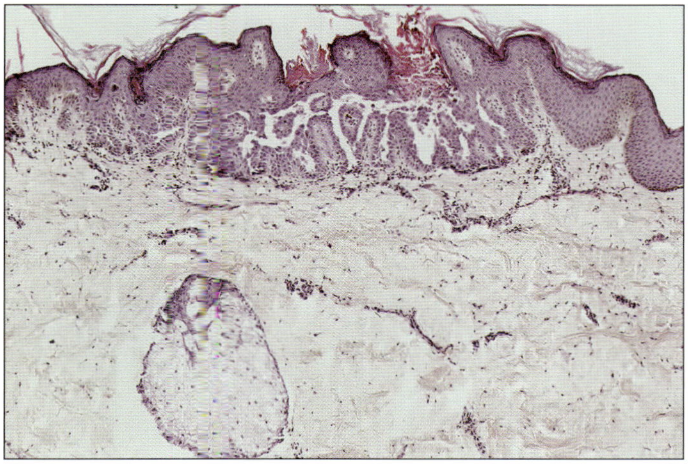

图 17.1-60 **毛囊角化症**
表皮增生，轻度棘层肥厚；局灶性基底细胞层上裂隙，裂隙与下方真皮乳头垂直

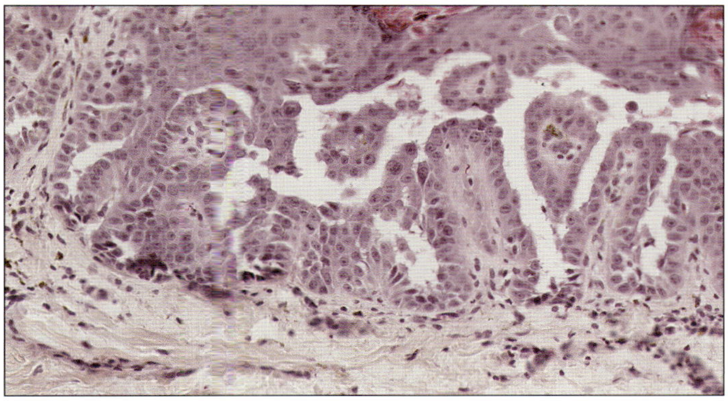

图 17.1-61 **毛囊角化症**
棘层松解

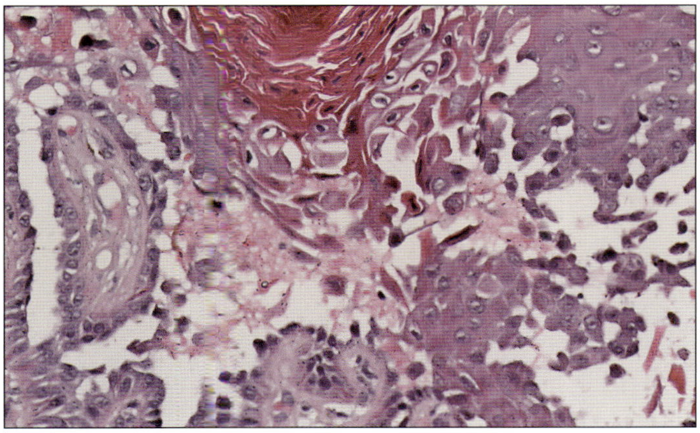

图 17.1-62 **毛囊角化症**
在裂隙上，棘刺及颗粒层内有棘刺松解性角化不良细胞，又称圆体细胞，角层内有角化不良细胞即谷粒细胞

临床特点

典型损害为污褐色或灰褐色的角化性丘疹（图 17.1-63，图 17.1-64，图 17.1-65），可渐增大呈疣状．好发于皮脂溢出部位如头皮、面部、前胸、后背中部及腋窝、腹股沟、外阴等皱折部位（图 17.1-66，图 17.1-67）。除皮肤外，本病还可侵犯黏膜及趾指甲。自觉轻度瘙痒。病程慢性。发病与遗传有关，一般为常染色体不规则显性遗传。

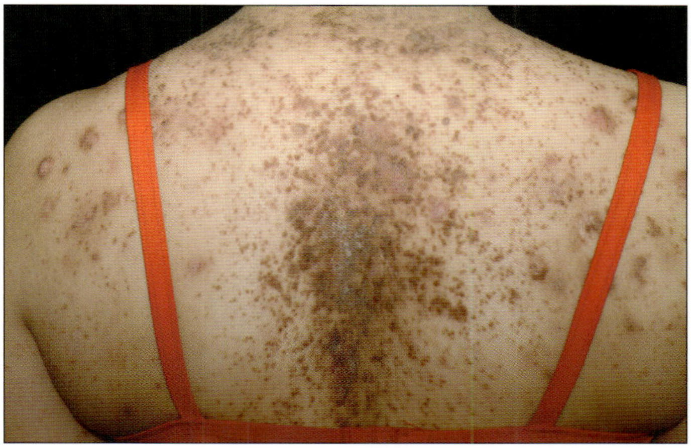

图 17.1-63 **毛囊角化病**

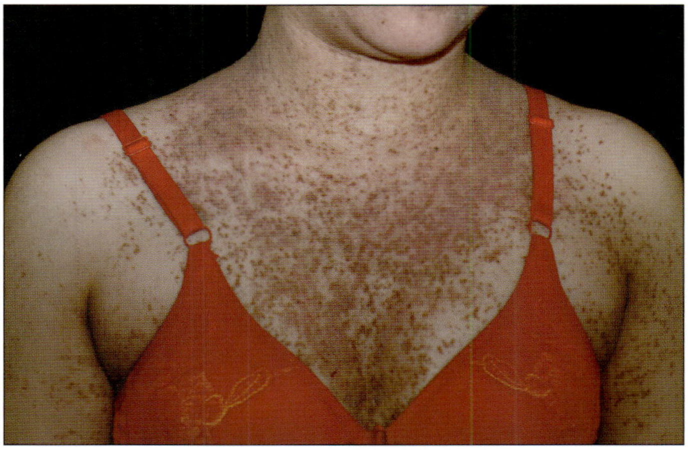

图 17.1-64 **毛囊角化病**

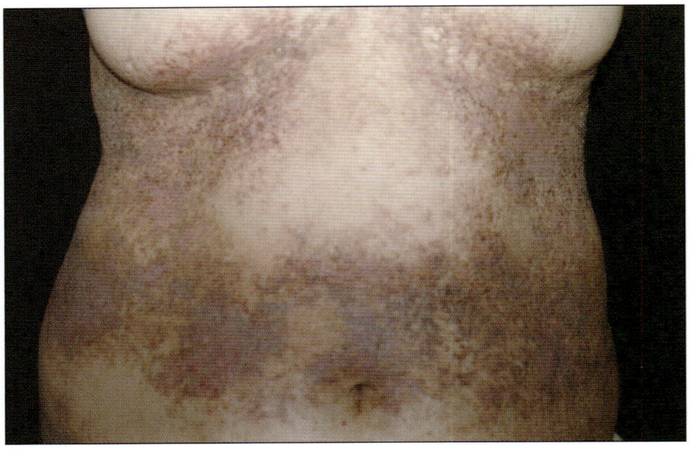

图 17.1-65 **毛囊角化病**

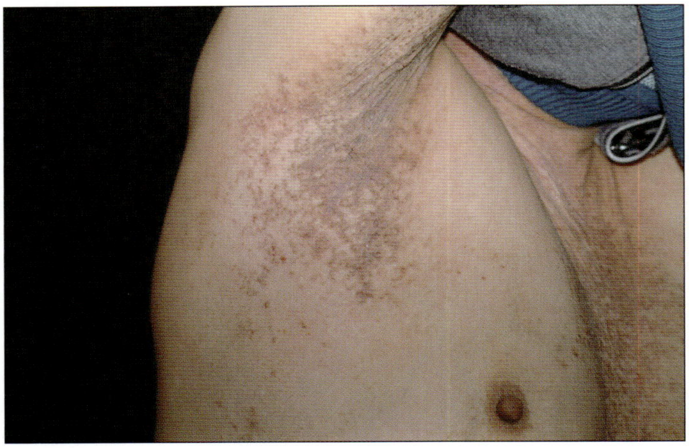

图 17.1-66 **毛囊角化病**

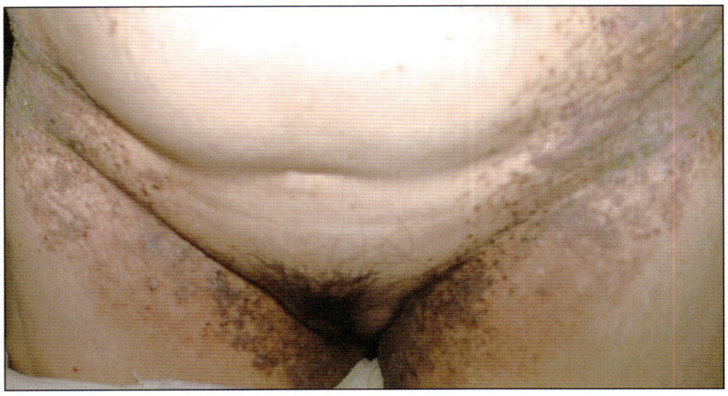

图 17.1-67 **毛囊角化病**

17.2 疣（warts）

疣主要由人类乳头瘤病毒（human papilloma virus. HPV）所引起，以表皮增生为特点的一组皮肤病。已证明某些 HPV 的慢性感染可导致皮肤癌的发生。

17.2.1 寻常疣（verruca vulgaris）

组织病理特点

图 17.2-1，图 17.2-2，图 17.2-3，图 17.2-4

- 表皮角化亢进，棘层肥厚，乳头瘤样增生；
- 在乳头状隆起嵴上方的角质层内有呈叠瓦状角化不全，其核较大，染色较深，在该处角层内常可见陈旧出血；
- 在棘细胞上层及颗粒层可见空泡化细胞，该细胞的核小、圆、嗜碱性，周围绕以一狭窄透亮晕，胞浆淡染，其中透明角质颗粒很少；
- 在两个乳头状嵴之间的凹陷处，颗粒细胞的大小及数量均增加，胞内有大而不规则的角质透明颗粒；
- 表皮突伸长，在疣周围的表皮突向中心弯曲呈抱球状；
- 真皮乳头上延，其中血管扩张，一直达到乳头顶部；
- 浅层血丛周围少数淋巴细胞浸润。细胞浸润在寻常疣的消退期更为显著。

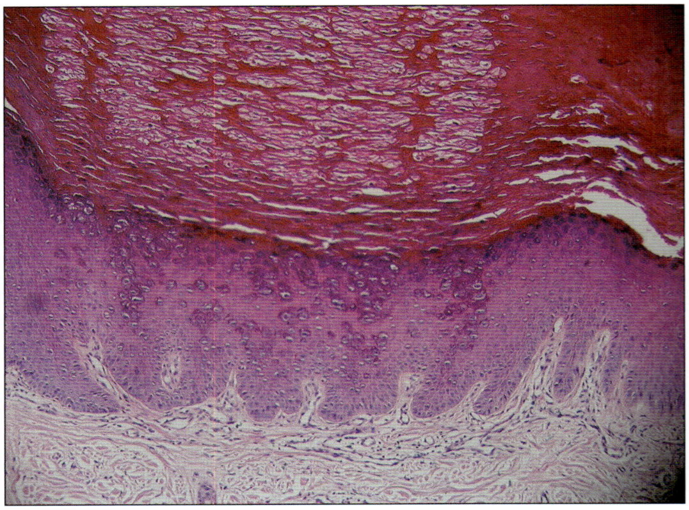

图 17.2-1 **寻常疣**
高度角化亢进，颗粒层增厚，颗粒层细胞大，其内颗粒增多，棘层肥厚

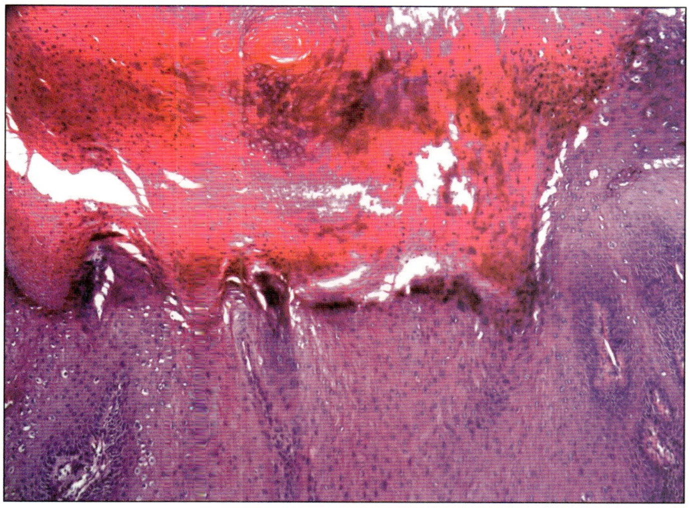

图 17.2-2 **寻常疣**
角质层内有呈叠瓦状角化不全

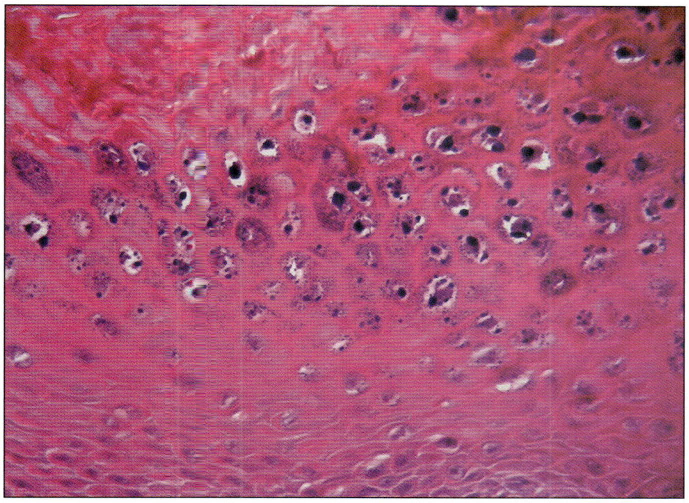

图 17.2-3 **寻常疣**
颗粒细胞数量增加，胞内有大而不规则的角质透明颗粒

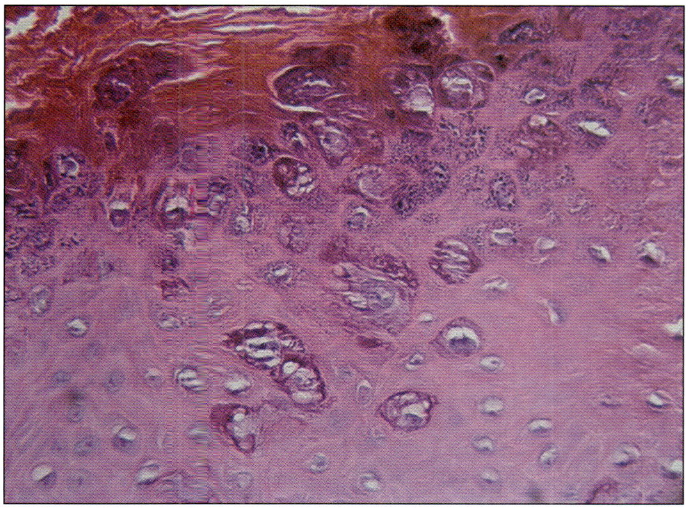

图 17.2-4 **寻常疣**
颗粒细胞增大，胞内有不规则的角质透明颗粒

临床特点

典型损害为绿豆至黄豆大半球形隆起皮面的丘疹或结节，表面干燥粗糙，触之较硬，呈灰褐色或正常皮色（图 17.2-5）。有的损害顶端分裂成刺状或花蕊状。无自觉症状。好发于手背、指背、甲周及面部。单发或多发（图 17.2-6）

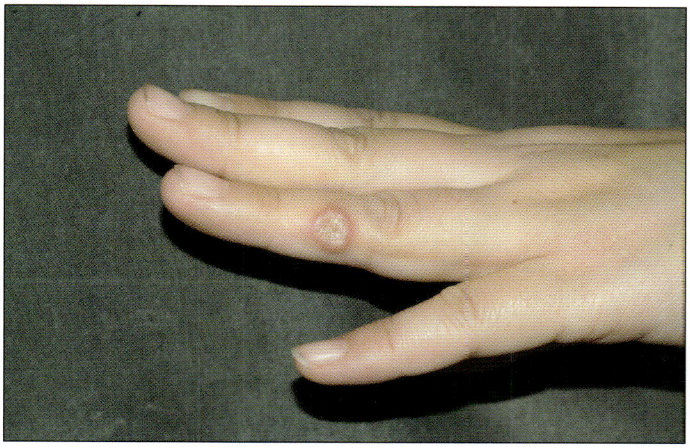

图 17.2-5 **寻常疣**

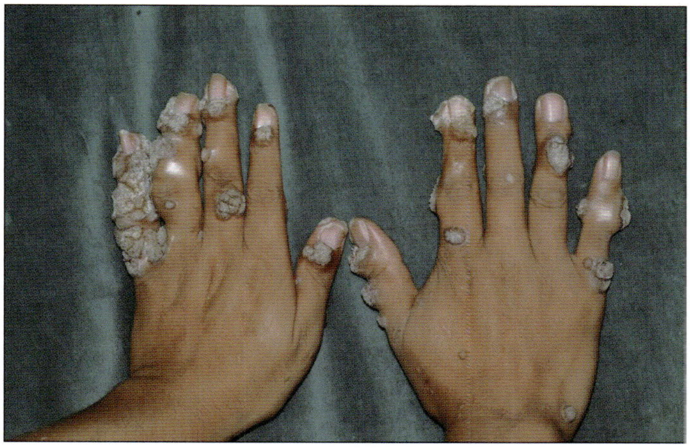

图 17.2-6 **多发寻常疣**

跖疣（verruca plantaris）为发生在足跖的寻常疣（图 17.2-7）。组织学上皮损不是向外、而因挤压而向内生长，除角质层明显增厚外，其组织学改变的基本特点与寻常疣相同。

丝状疣（filiform warts）为发生在眼睑、颈部等部位呈单个细软的丝状突起，皮损要多发。它是一个特殊类型的寻常疣。

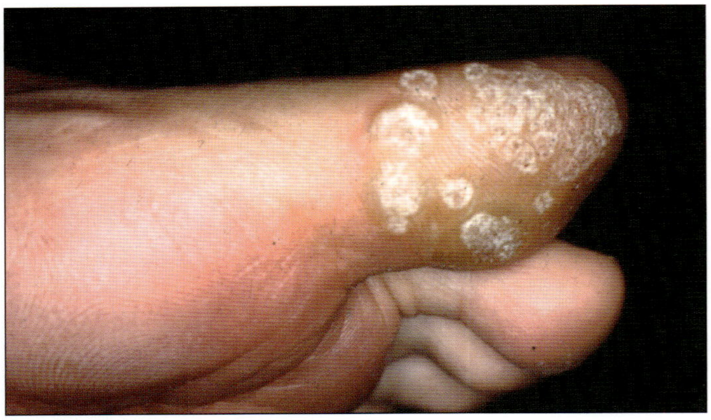

图 17.2-7 跖疣

17.2.2 扁平疣（verruca plana）

组织病理特点

图 17.2-8，图 17.2-9

- 表皮角化亢进，粒层及棘层轻度肥厚。但并无乳头瘤样增生；
- 棘细胞上层及粒层内可见多数空泡化细胞，细胞胞体大，核位于中央，特称为鸟眼细胞；
- 真皮大致正常。在扁平疣消退期，真皮浅层血管周有以淋巴细胞为主的浸润；

临床特点

为约 2mm 大小的扁平丘疹，正常皮色或淡褐色（图 17.2-10），表面无鳞屑，本病可自身接种，皮损成线状（图 17.2-11）一般无自觉症状。好发于面部及手背。患者以青少年青壮年居多。

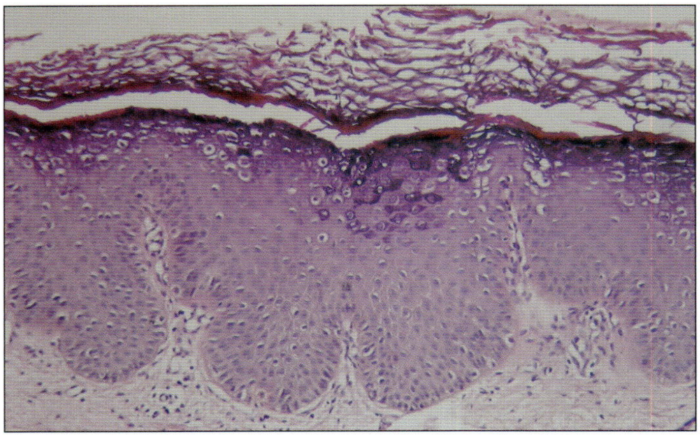

图 17.2-8 扁平疣
表皮角化亢进，粒层及棘层轻度肥厚，棘细胞上层及粒层内可见多数空泡化细胞

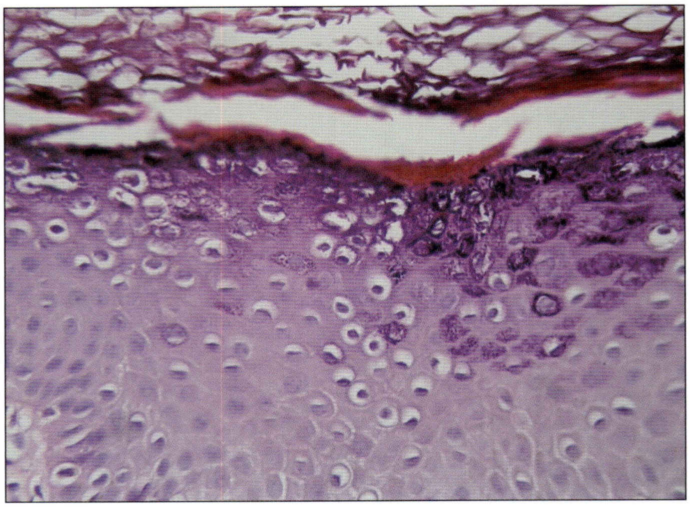

图 17.2-9 扁平疣
棘细胞上层及粒层内可见多数空泡化细胞，细胞胞体大，核位于中央，特称为鸟眼细胞

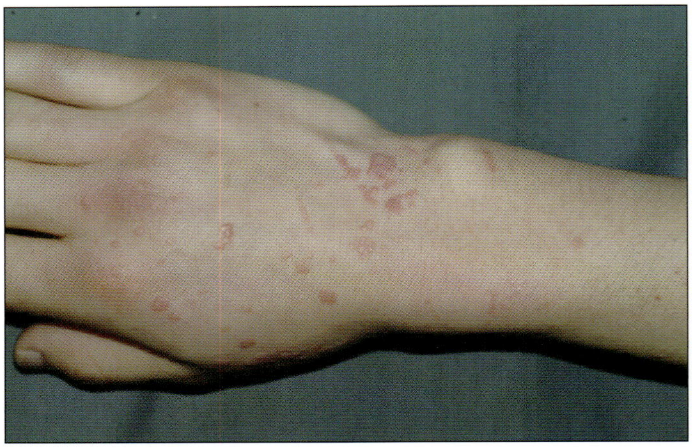

图 17.2-10 扁平疣

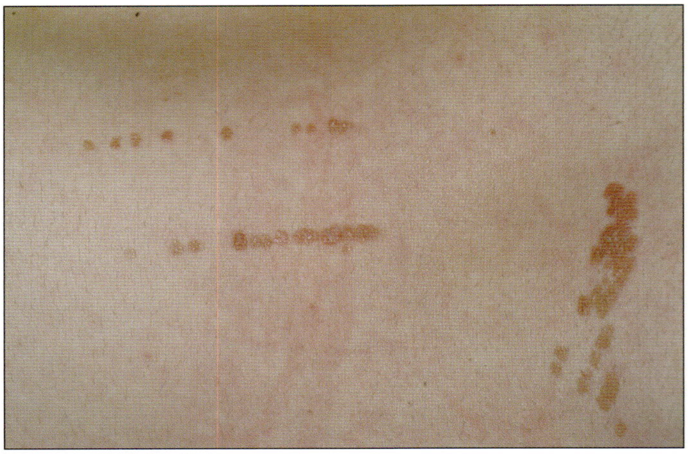

图 17.2-11 扁平疣
呈线状皮损

17.2.3 尖锐湿疣（condyloma auminatum）

组织病理特点

图 17.2-12，图 17.2-13

- 损害隆起皮面，呈乳头瘤样增生，棘层肥厚，表面可有轻度角化亢进及角化不全；
- 棘细胞上层及粒层内可见空泡化细胞，细胞胞体较大，有一圆形深染的核，在核膜及浆膜间有丝状物相连，使细胞呈猫眼状；
- 真皮乳头增宽，上延，轻度水肿．血管扩张；
- 真皮浅层血管周围中等密度以淋巴细胞为主浸润，还有浆细胞。

临床特点

本病好发于阴肛部，多见于男性的龟头冠状沟、包皮内侧（图 17.2-14，图 17.2-15），女性的外阴部（图 17.2-16，图 17.2-17）及两性的肛周（图 17.2-18）。初起为针帽口淡红色柔软丘疹，之后增大至乳头状、乃至菜花状，表面凹凸不平，淡褐色或污灰色，湿润柔软，有分泌物。本病常通过性交传染，是一个常见的性传播疾病。

在尖锐湿疣的基础上可发生鲍温样丘疹病及鳞状细胞癌，将在第三部分中讲述。

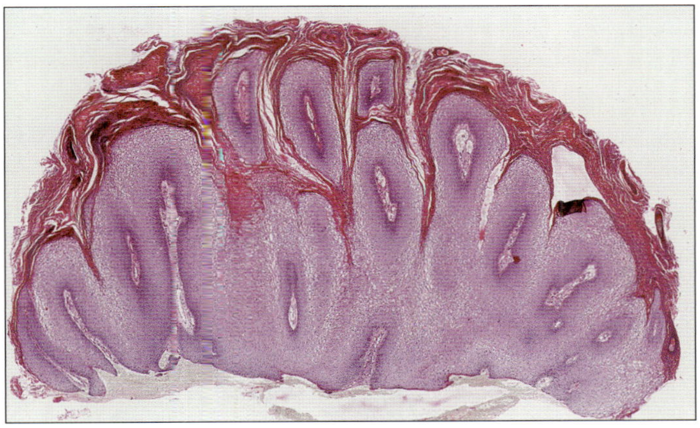

图 17.2-12 尖锐湿疣
表皮乳头瘤样增生，棘层肥厚，棘细胞上层及粒层内可见空泡化细胞

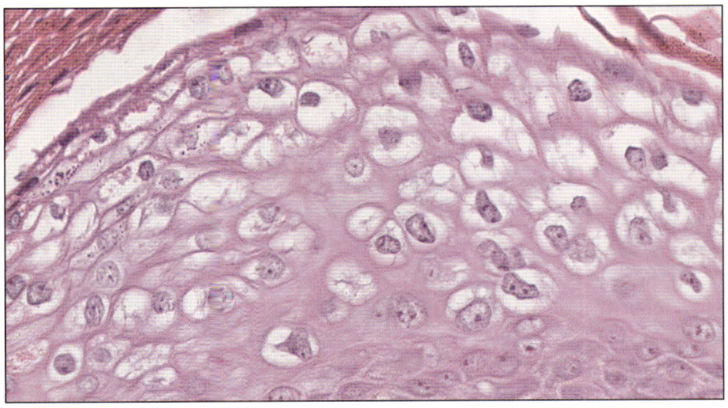

图 17.2-13 尖锐湿疣
空泡化细胞，细胞胞体较大，有一圆形深染的核，在核膜及浆膜间有丝状物相连，使细胞呈猫眼状

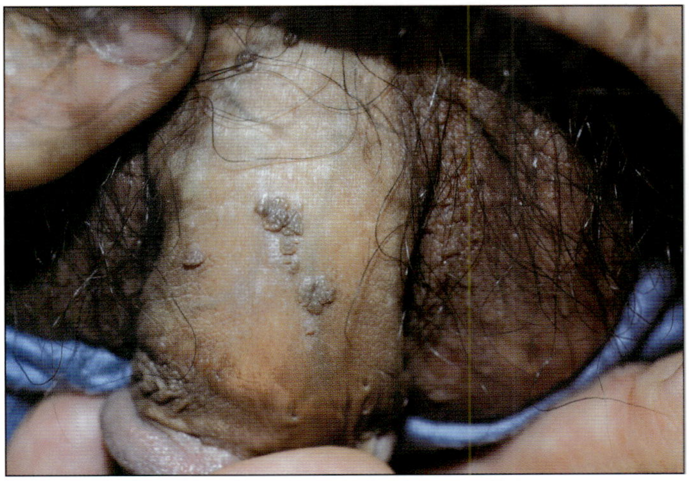

图 17.2-14 尖锐湿疣

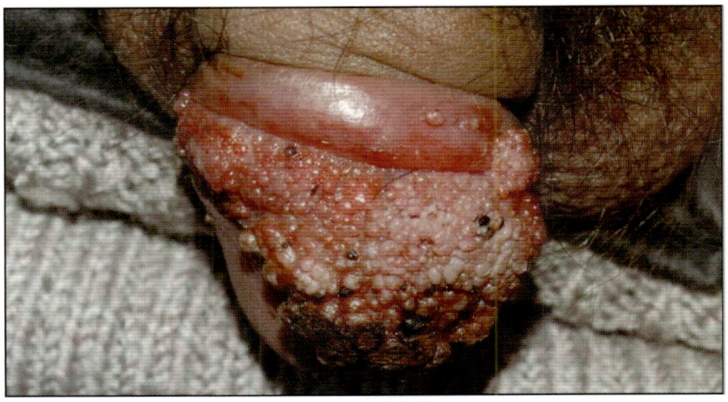

图 17.2-15 尖锐湿疣

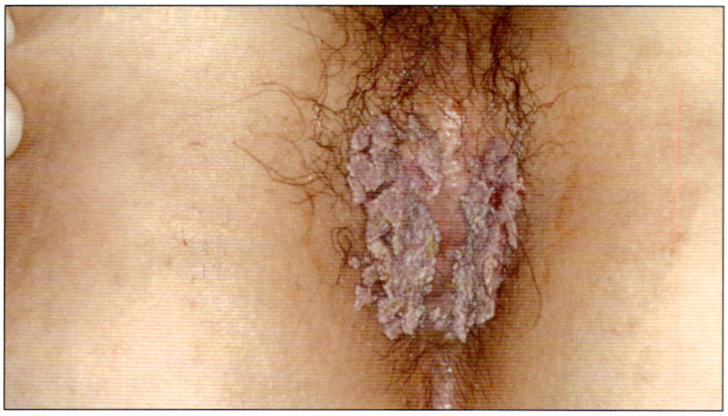

图 17.2-16 **外阴尖锐湿疣**

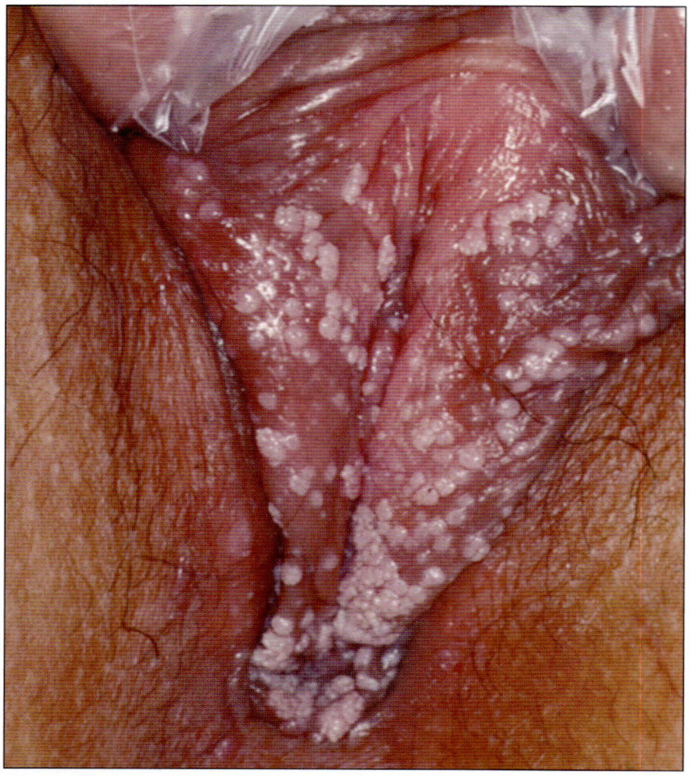

图 17.2-17 **外阴尖锐湿疣**

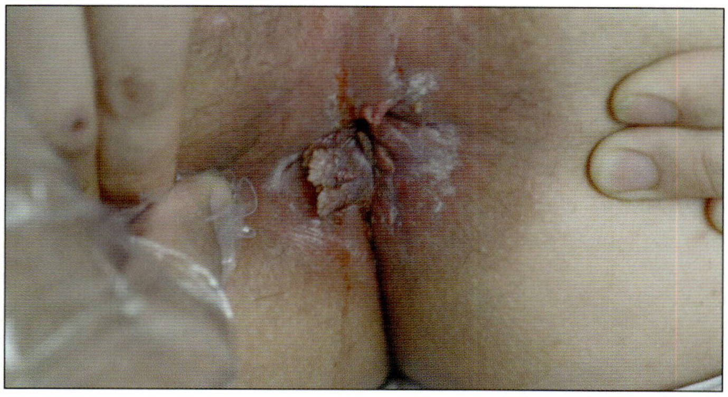

图 17.2-18 **肛周尖锐湿疣**

鉴别诊断

女阴假性湿疣（pseudocondyloma of vulval），在女性小阴唇内侧，有时可见到多数如针帽大群集的丝绒状小丘疹，呈鱼卵状，此为一正常所见，亦可为慢性炎症刺激所致。组织学上假性湿疣仅为轻度乳头瘤样增生，棘细胞上层为大小一致的空泡化细胞，且在核周为透明的空晕，无猫眼现象（图 17.2-19）。

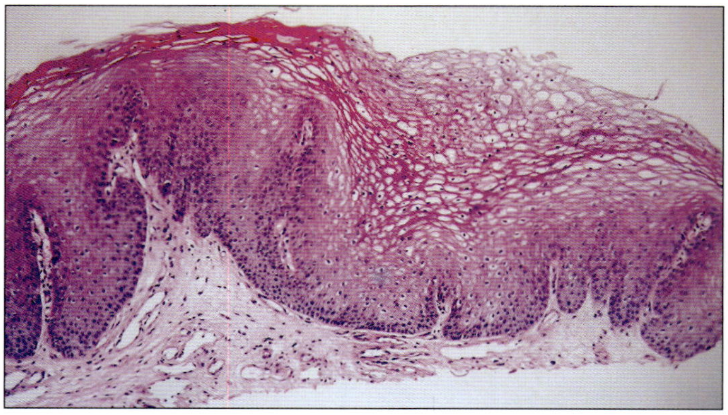

图 17.2-19 **尖锐湿疣**

假性湿疣棘细胞上层为大小一致的空泡化细胞，且在核周为透明的空晕，无猫眼现象

17.2.4 疣状表皮发育不良（epidermodysplasia verruciformis）

组织病理特点

图 17.2-20，图 17.2-21

- 表皮角化亢进，棘层肥厚；
- 在棘细胞上半及粒层内可见三五成群的病变细胞，它们胞体大，胞浆淡蓝染，有的可呈泡沫状，核大、圆，由于染色质位于核缘，故胞核内染色浅。这些细胞间无细胞间桥；
- 真皮无改变，或浅层血管周围有少许炎症细胞浸润。

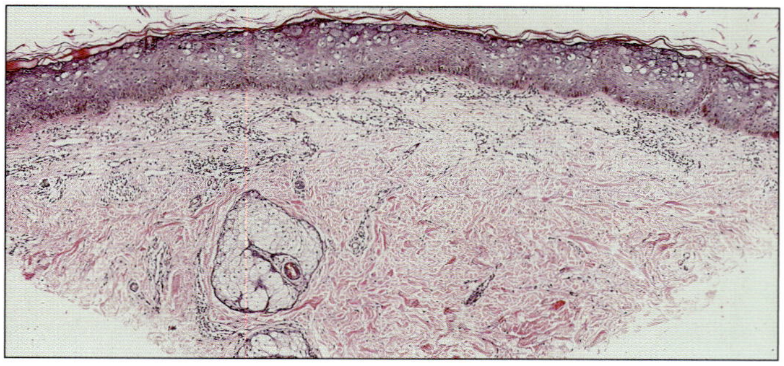

图 17.2-20 **疣状表皮发育不良**

轻度表皮角化亢进，棘层肥厚。颗粒层及棘细胞上层多数细胞胞体增大

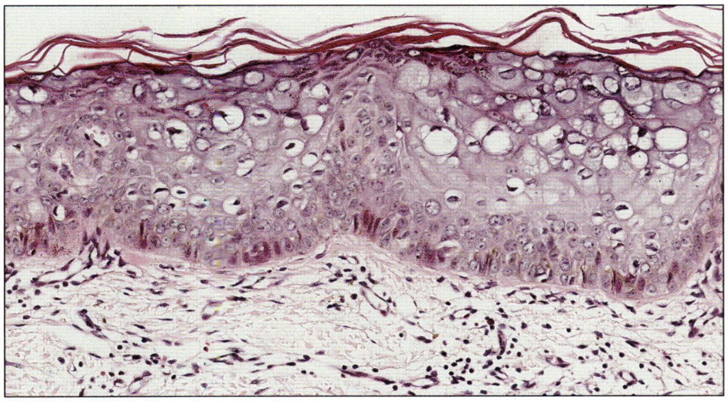

图 17.2-21 疣状表皮发育不良
颗粒层及棘细胞上层细胞胞体大，胞浆淡蓝染，部分细胞核大

临床特点

本病亦由 HPV 病毒感染所致，主要是 HPV-3 及 HPV-5。由 HPV-3 所致的临床及组织学特点均与上述扁平疣相似。由 HPV-5 所致的则可见红褐色及紫红色扁平丘疹及轻度色素减退斑，有细小鳞屑（图 17.2-22），外观似花斑癣样。皮损以头面、手背等外露部位为主，亦可见于躯干、四肢等（图 17.2-23，图 17.2-24）。患者常有家族史，发病年龄早。病程长者在原有皮损基础上常发生癌变，常见的是鳞状细胞癌和基底细胞癌。上述的组织学改变为 HPV-5 感染损害的特点。

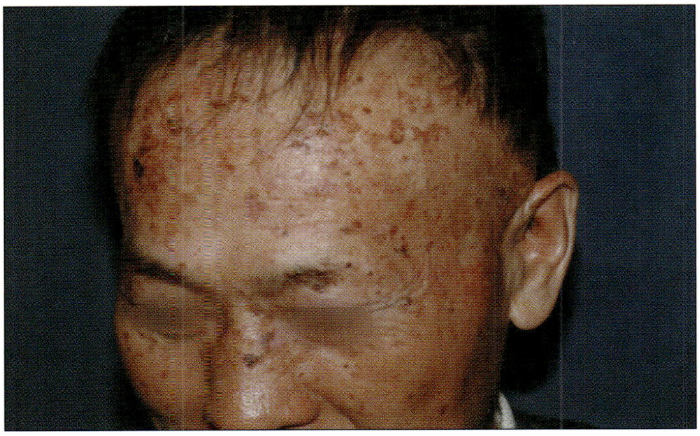

图 17.2-22 疣状表皮发育不良

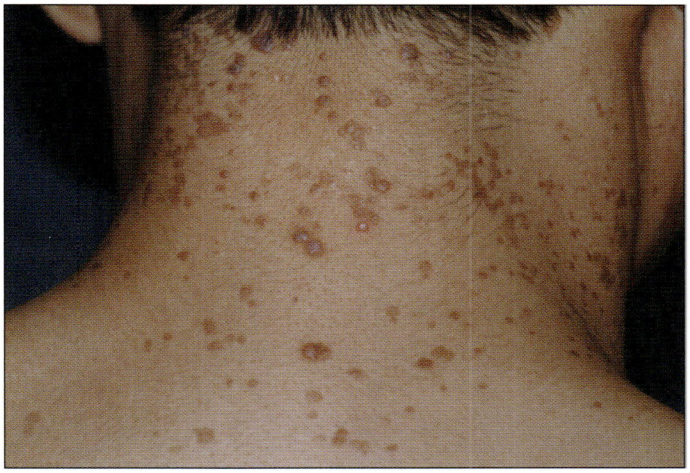

图 17.2-23 疣状表皮发育不良

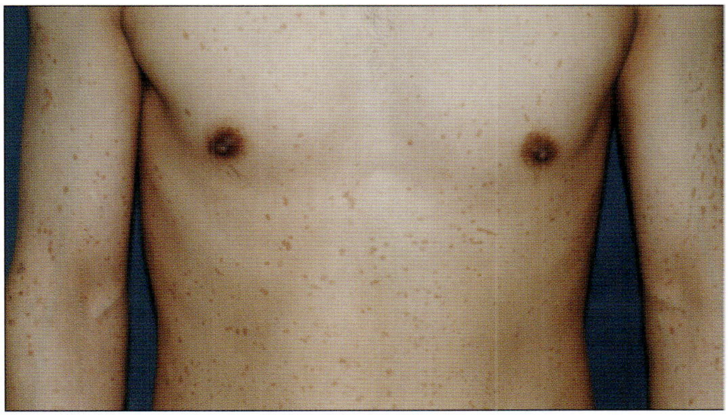

图 17.2-24 疣状表皮发育不良

17.2.5 传染性软疣（molluscum contagiosum）

组织病理特点

图 17.2-25，图 17.2-26

- 表皮明显增生，并向下伸入真皮，表面成火山口样；
- 增生表皮呈梨状，彼此相邻，其间的真皮乳头变窄，成为一狭窄的间隔；
- 表皮内除基底细胞外，在胞浆内可见病毒包涵体。它在棘细胞内为一个均一红染、嗜酸性的小体，称为软疣小体。软疣小体逐渐增大，至棘细胞上层时将细胞核挤至一边成半月形。至粒层，软疣小体染色成嗜碱性，这些增大的软疣小体最终突破角层，使表面呈火山口样开口。

- 若软疣小体进入真皮，则将出现异物肉芽肿反应。

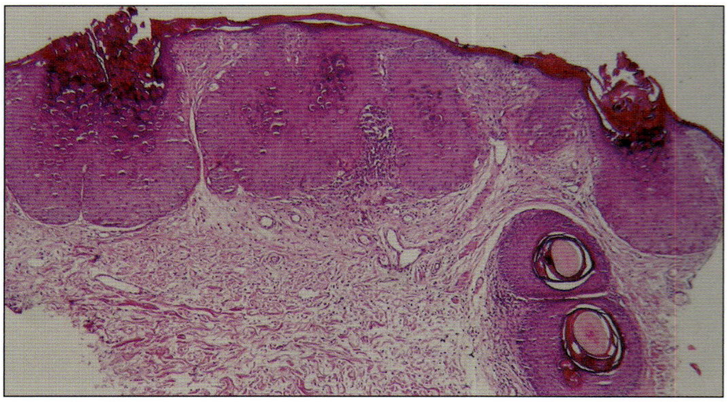

图 17.2-25 **传染性软疣**
表皮明显增生，并向下伸入真皮，表面成火山口样；表皮内多数均一红染、嗜酸性的小体

临床特点

典型损害为半球形、具有蜡样光泽的丘疹，直径约 2 ~ 3mm，顶端有一脐样凹陷（图 17.2-27）。用力挤压可挤出乳酪状物，即软疣小体。本病多见于儿童及中青年女性，好发于面部和躯干部。传染性软疣系痘类病毒所致，而非 HPV 所致。

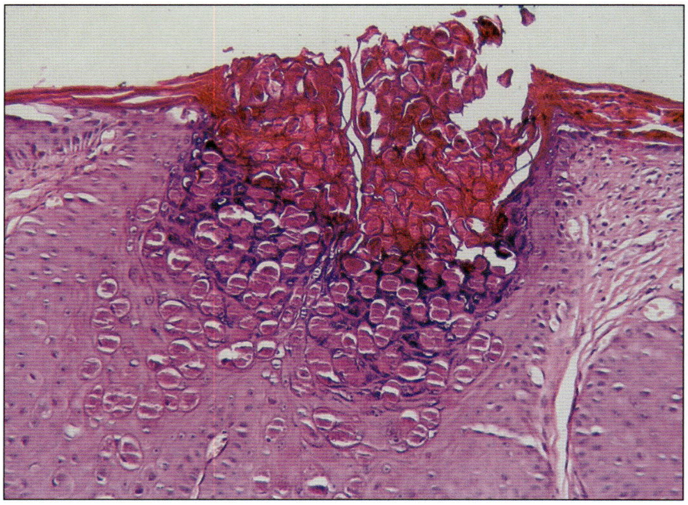

图 17.2-26 **传染性软疣**
表皮内除基底细胞外，在胞浆内可见病毒包涵体。它在棘细胞内为一个均一红染、嗜酸性的小体，称为软疣小体

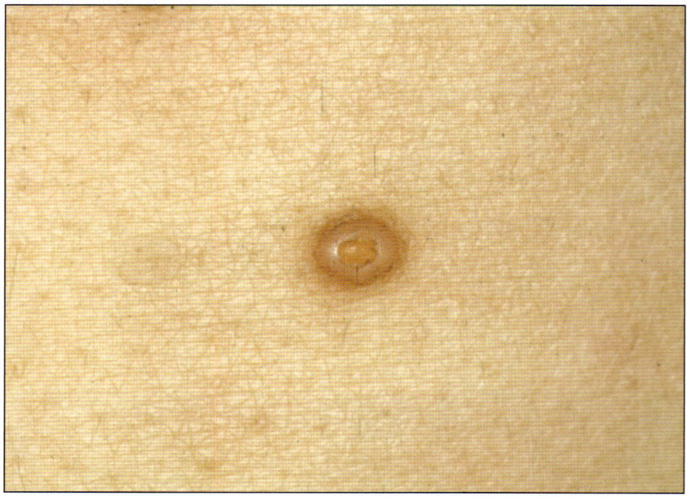

图 17.2-27 **传染性软疣**

第三部分

皮肤肿瘤

18 表皮肿瘤

表皮肿瘤指发生在表皮的良性和恶性肿瘤，是一类常见的上皮性皮肤肿瘤。

18.1 表皮痣（epidermal nevus）

表皮痣又称线状表皮痣（linear epidermal nevus），疣状痣（verrucous nevus）

组织病理特点

图 18.1-1，图 18.1-2

- 角化亢进，与脂溢性角化病相似，需结合临床作鉴别；
- 棘层肥厚，表皮突下延，基层色素增多；
- 表皮呈乳头瘤状增生；
- 有的病例可见灶性表皮松解性角化过度。亦可见棘刺松解性角化不良。

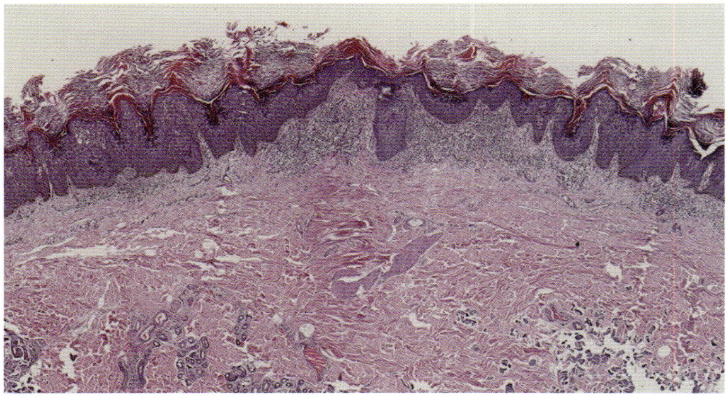

图 18.1-1 **线状表皮痣**
表皮痣，肿瘤呈外生性，高度角化亢进，乳头瘤样增生，棘层肥厚

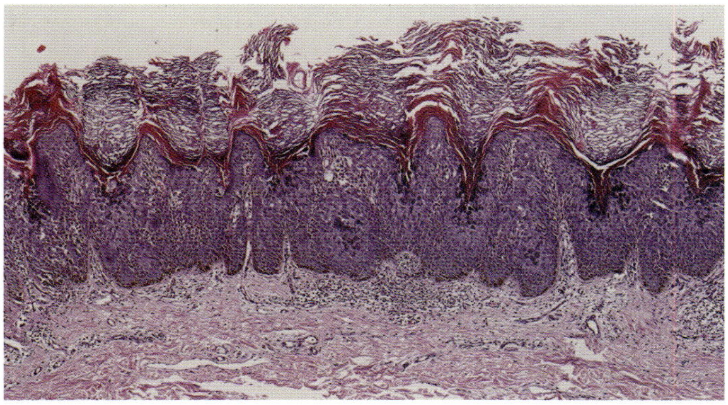

图 18.1-2 **线状表皮痣**
表皮痣，肿瘤组织主要为棘细胞增生

临床特点

大多为单侧限局性，呈线状或条带状分布的乳头状隆起性损害，大小在各种病例互不相同，有的可沿单侧肢体呈线状（图 18.1-3）。本病可发生在身体的任何部位，通常在初生时就有，但也可生后发生。偶见系统性，此时的基本损害与上述限局性相同，但分布广泛，特别在躯干部呈平行排列，皮损呈灰褐至棕褐色（图 18.1-4，图 18.1-5），有的书上将其称之为豪猪状鱼鳞病（ichthyosis hystrix）。

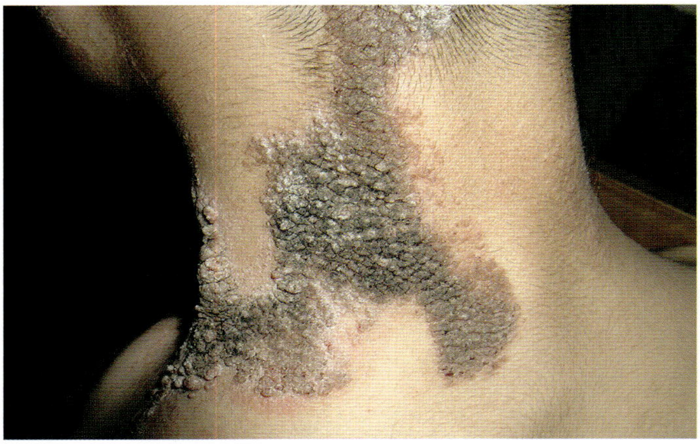

图 18.1-3 **线状表皮痣**

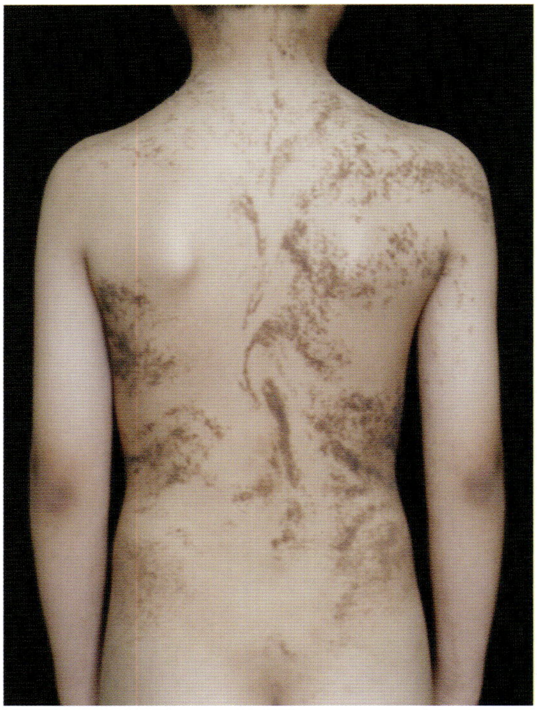

图 18.1-4 **表皮痣：广泛分布**

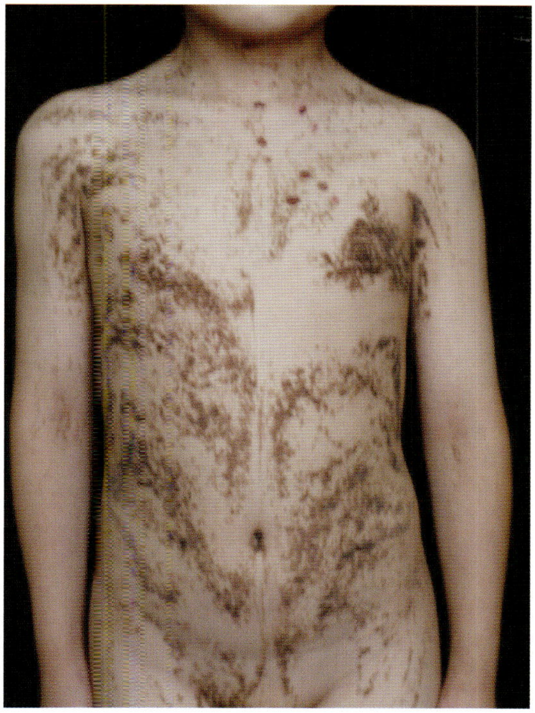

图 18.1-5 表皮痣：广泛分布

18.2 炎性线状表皮痣（inflammatory linear verrucous epidermal nevus）

组织病理特点

- 角化不全、角化亢进间断出现；
- 颗粒层变薄、增厚间断出现；
- 棘层肥厚，表突较规则延伸；
- 真皮浅层小血管扩张，周围轻度淋巴细胞浸润。

临床特点

本病为表皮痣的特殊类型，常幼年发病，常累及四肢，特别是下肢。由红色小丘疹融合成线状或带状损害，境界清楚，表面有鳞屑（图 18.2-1）。自觉瘙痒。

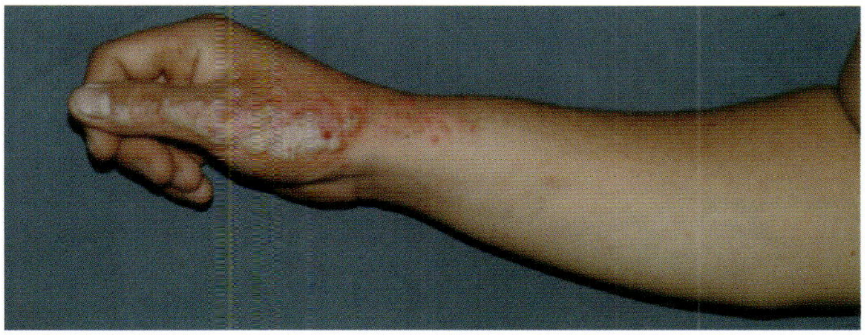

图 18.2-1 炎性线状表皮痣

病理应与银屑病鉴别，后者无明显角化亢进，可有 Munro 小脓疡。

18.3 脂溢性角化症（seborrheic keratosis）

脂溢性角化症又称老年疣（verruca senilis），基底细胞乳头瘤（basal cell papilloma）

组织病理特点

图 18.3-1 ～图 18.3-8

- 角化亢进，棘层肥厚及乳头瘤样增生；
- 瘤体一般向外生长，其宽度大于高度，肿瘤的下缘与正常表皮平齐；
- 组成瘤体的细胞有基底样细胞及鳞状细胞。前者类似基底细胞，胞体较小，形态一致，核相对较大；后者类似棘细胞。
- 可见假性角囊肿；
- 真皮浅层炎症浸润细胞稀少或无，有时可见程度不等的日光弹力组织变性。

以上是脂溢性角化病共同的组织学特点。本病有 3 个常见的组织学类型：棘层肥厚型、角化过度型和腺样型。

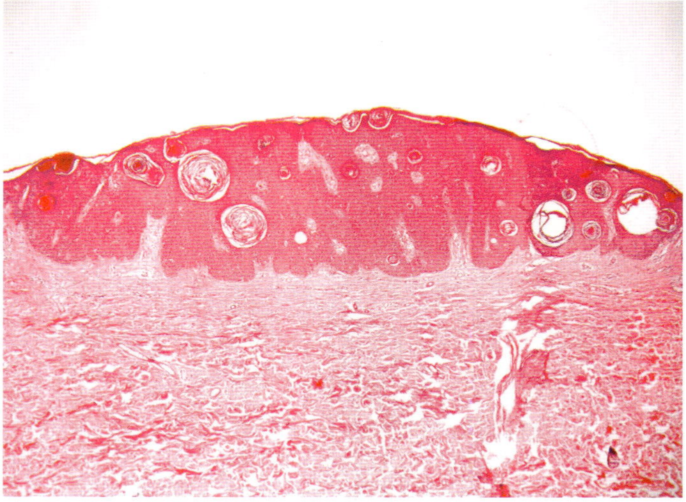

图 18.3-1 脂溢性角化症，肥厚型
表皮规则、外生性明显增生，基底与正常表皮在同一基线上

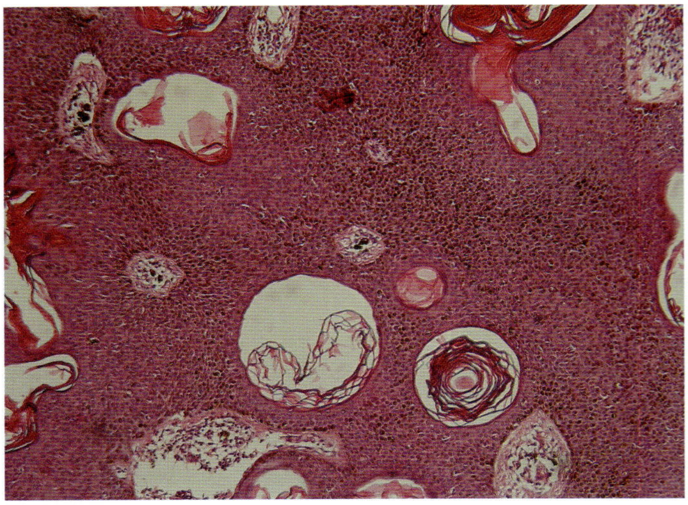

图 18.3-2 **脂溢性角化症，肥厚型**
肿瘤主要为基底样细胞增生，有角质囊肿，常有明显色素颗粒

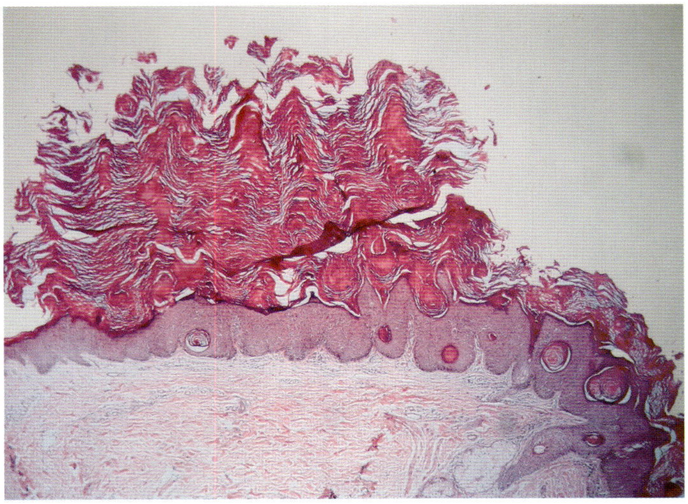

图 18.3-3 **脂溢性角化症，角化过度型**
显著角化亢进，乳头瘤样增生

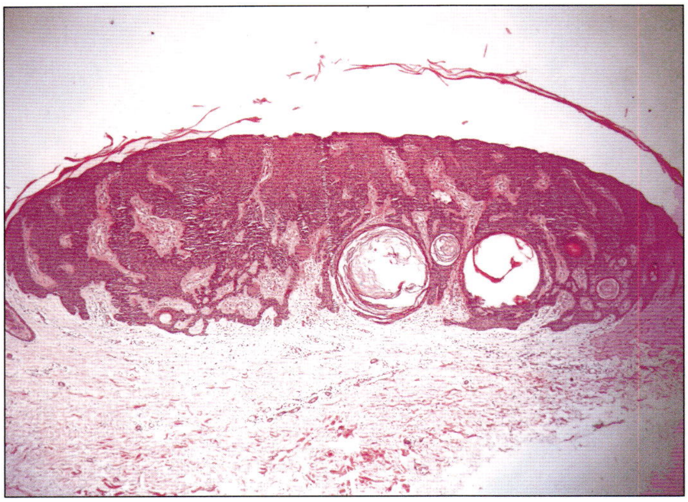

图 18.3-4 **脂溢性角化症，腺样型**
肿瘤组织呈条索状自表皮向下增生

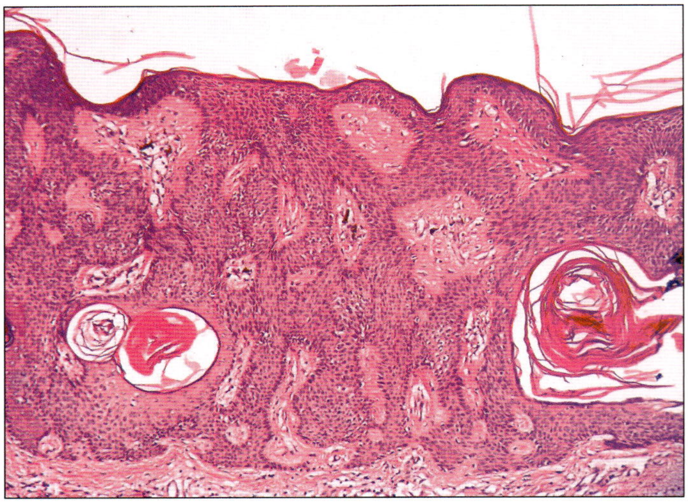

图 18.3-5 **脂溢性角化症，腺样型**
肿瘤组织呈条索状自表皮向下增生，融合呈网状

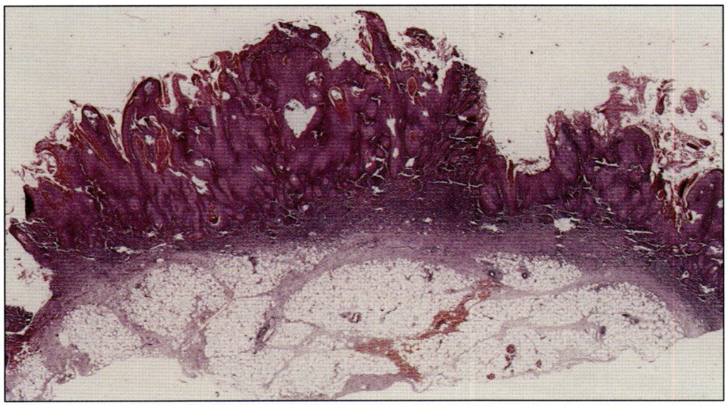

图 18.3-6 **脂溢性角化症，激惹型**
基本结构与其他类型的脂溢性角化症近似

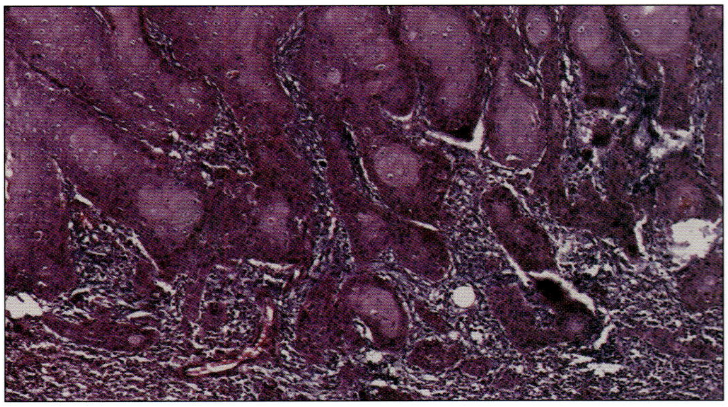

图 18.3-7 **脂溢性角化症，激惹型**
肿瘤组织内见多数“鳞状涡”结构，真皮明显炎症浸润

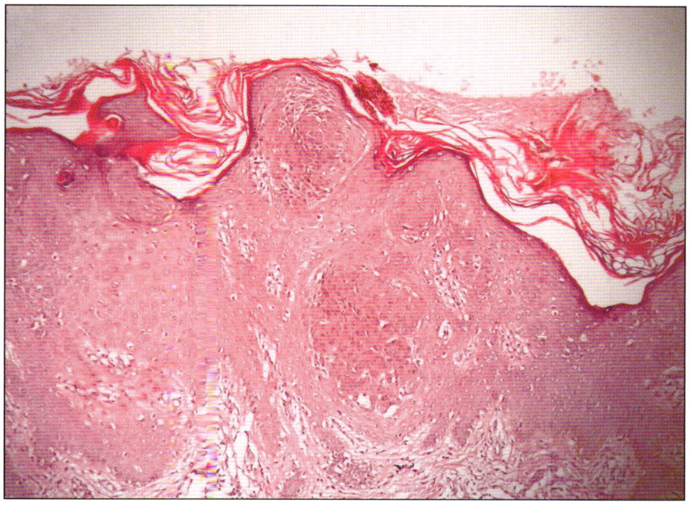

图 18.3-8 **脂溢性角化症，克隆型**
基本结构与其他类型与脂溢性角化症近似。肿瘤组织内见多数基底样细胞巢

棘层肥厚型（acanthotic type）：棘细胞层明显增厚，而角化过度及乳头瘤样增生不明显。棘细胞层内主要为基底样细胞，它们组成宽的索相互交织，其间为真皮乳头的胶原及血管。在表皮真皮交界的基底细胞及其上细胞内可见黑素颗粒增多。

角化过度型（hyperkeratotic type）：角化过度及乳头瘤样增生明显，而棘层肥厚则较轻，主要是鳞状细胞的增生。黑素颗粒一般并不增多。

腺样型（adenoid type）：可见多数由两层基底样细胞所组成的条索自表皮向真皮延伸，它们分支并相互交织成网。肿瘤细胞内常含较多色素颗粒。

除了这 3 型常见的外，还可见以下 2 型：激惹型、克隆型。

激惹型（irritated type）：特点是皮损内可见多数“鳞状涡”，即成同心排列嗜伊红染扁平的鳞状细胞，可以因此而误诊为鳞状细胞癌。区别是激惹型脂溢性角化的鳞状涡数量多，形状小，而且均在一限局的皮损内。皮损内鳞状细胞的数量多于基底样细胞。在真皮浅层及皮损内有少许炎症细胞浸润。

克隆型（clonal type）：在皮损区表皮内可见成巢的细胞，它们与周围细胞间有清楚的界线。成巢细胞可以是核小深染的基底样细胞所组成，也可以是胞体大、有细胞间桥的细胞所组成。对前者，以往曾误认为属于 Borst-Jadassohn 表皮内上皮瘤（一种基底细胞癌）。

临床特点

典型损害为淡褐至深褐色，境界清楚，表面粗糙或呈轻度乳头状隆起皮面的肿物，大小多数在 0.5 ~ 1.0cm（图 18.3-9，图 18.3-10），亦可更大（图 18-3.11）。好发于面部，尤以颞部及颊部为著，亦可在头皮、躯干及上肢等，数目多少不等。皮损大多在 40 岁后出现，随年龄增长而逐渐增多。无自觉症状。本病良性，极少发生恶变。

若短期内脂溢性角化皮损数量明显增多，特别是以前无或很少有脂溢性角化患者，应怀疑有否内脏恶性肿瘤，如消化道腺癌等。这种短期内突然出现多数脂溢性角化的现象特称为 Leser-Trélat 征。

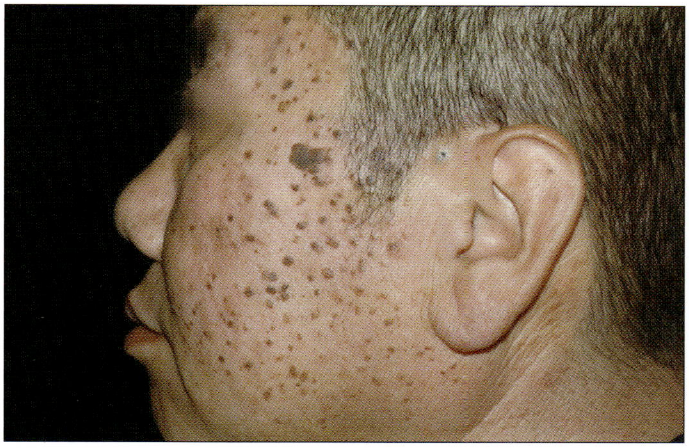

图 18.3-9 **脂溢性角化症**

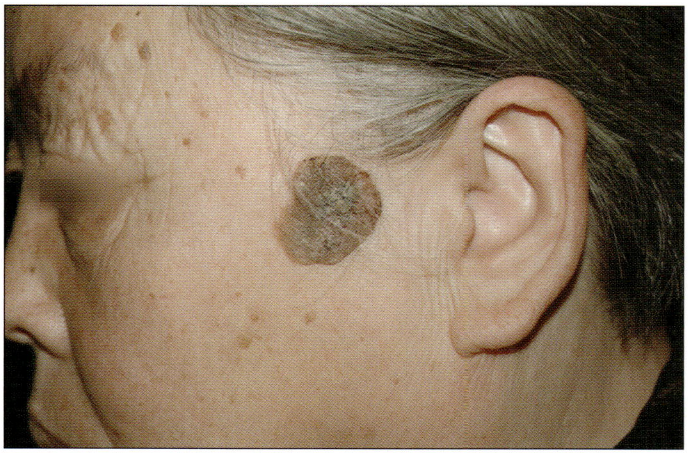

图 18.3-10 **脂溢性角化症**

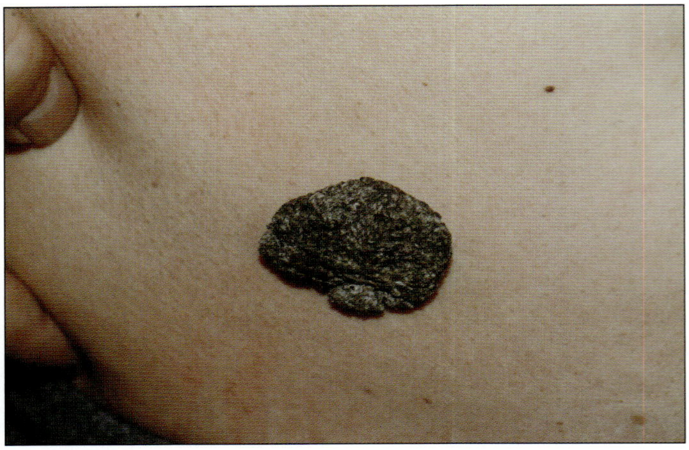

图 18.3-11 脂溢性角化症

灰泥角化症（stucco keratosis）也是一种特殊类型的脂溢性角化，好发于四肢远端，尤踝部。皮损小，直径 1 ~ 3mm，灰褐色（图 18.3-12，图 18.3-13）。易刮去而不出血。组织学上与角化过度型相似，向上的乳头状生长及角化亢进成教堂塔尖样，角珠少见。

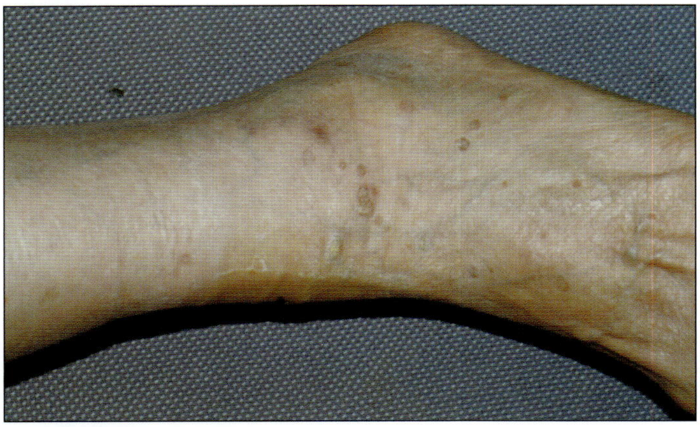

图 18.3-12 灰泥角化症

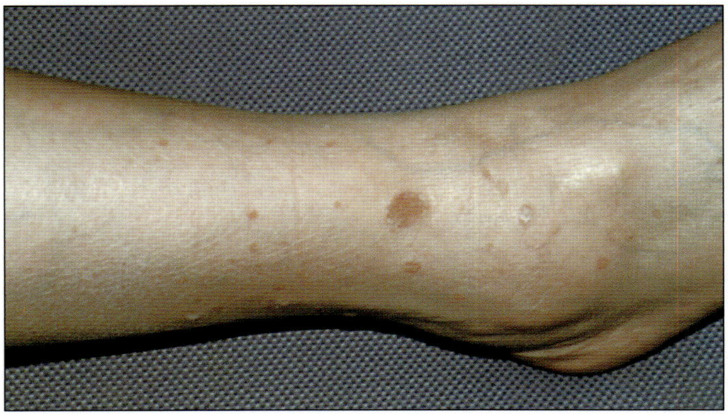

图 18.3-13 灰泥角化症

鉴别诊断

脂溢性角化需与组织学上以角化亢进、棘层肥厚及表皮呈乳头瘤样增生为特点的一组疾病相鉴别，主要有寻常疣、表皮痣及日光性角化症。脂溢性角化的特点是有多数假性角囊肿。寻常疣的特点是棘细胞上层及颗粒层的空泡化细胞；乳头状隆起嵴上方的角质层内呈叠瓦状角化不全；表皮突向中心呈抱球状。表皮痣除了角化亢进，棘层肥厚和乳头瘤样增生这 3 个特点，缺乏特有的组织学改变，有助于鉴别诊断的一个要点是真皮乳头胶原纤维纤细，由于胶原内有较多黏蛋白，染色较浅，这是因为患者多数为儿童或青少年，除表皮病变外皮肤未受到其他内外因素的刺激，所以完全呈现正常的形态。黑棘皮病也可有类似的组织学改变，一般来说，黑棘皮病棘层肥厚不明显，基底细胞层色素增加可资鉴别。日光角化症的特点是表皮下半部细胞排列不规则，可见核的非典型性，表皮有向真皮乳头芽蕾状的突起。

18.4 黑色丘疹性皮病（dermatosis papulosa nigra）

组织病理特点

- 轻度角化过度伴角化不全；
- 棘层肥厚，主要为棘细胞增生；
- 基层色素增加；
- 可有假性角囊肿；
- 真皮浅层周围稀疏淋巴细胞浸润。

临床特点

以往文献报告主要发生于黑人。儿童及青年发病。但实际临床中，在国内的青年中并不少见。皮损多发生于面部及躯干部，为 1 ~ 3mm 大小褐色及黑褐色丘疹，光滑。临床和组织病理与脂溢角化症不易区别。

18.5 乳头状瘤（papilloma）

乳头状瘤是既用于临床又用于组织学的一个专用词。临床上表现为表皮呈乳头状向外突起，如正常成年女性乳头上所见的改变。一个孤立的皮肤乳头状瘤常见于脂溢性角化、寻常疣、表皮痣、日光性角化及皮内痣。确诊除根据临床特点外，还常需作组织病理学的检查。乳头状瘤共同的组织学特点是表皮及其下方真皮乳头向上呈乳头状的突出及角化亢进，还常伴棘层肥厚（图 18.5-1，图 18.5-2）。乳头状瘤的鉴别诊断已如上述（皮内痣将在“21 黑素性疾病及黑素细胞肿瘤”中介绍）。个别病例组织学上呈典型乳头状瘤改变，但与任何一个已知病变对不上，此时就可作出乳头状瘤的诊断。在临床上也有同样的情况，当仅靠临床表现难以确定病变性质时，也可作出“乳头状瘤”的诊断（图 18.5-3）。但从严格意义上讲，乳头状瘤只是一个形态学的概念，它代表了一组疾病，而不能作为一个独立的疾病。

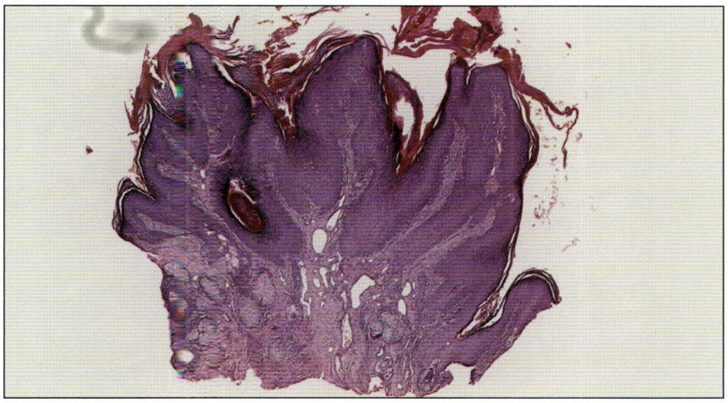

图 18.5-1 **乳头状瘤**
肿瘤呈乳头瘤样增生，角化亢进

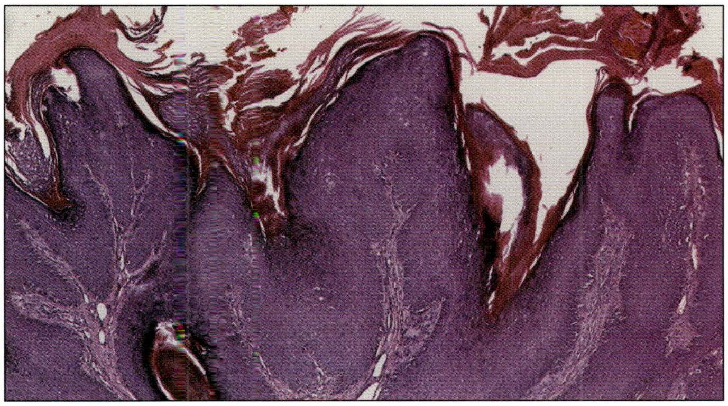

图 18.5-2 **乳头状瘤**
棘细胞为主的表皮不规则增生

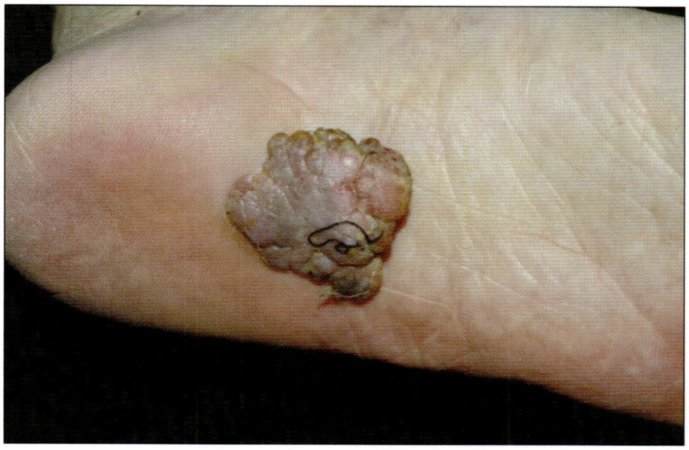

图 18.5-3 **乳头状瘤**

18.6 融合性网状乳头瘤病（confluent and reticulate papillomatosis）

组织病理特点

图 18.6-1，图 18.6-2

- 轻度角化亢进，可有角化不全；
- 轻度乳头瘤样增生
- 皮突延伸；棘层稍厚；
- 基层色素轻度增加；
- 真皮浅层稀疏炎性细胞浸润。

临床特点

好发于青年。损害发生于躯干上部中央区域，特别是两乳间处。典型皮损为灰褐色扁平丘疹，可融合成网状（图 18.6-3，图 18.6-4）。无不适感觉，慢性病程。

病理应当与黑棘皮病和早期脂溢性角化症鉴别。

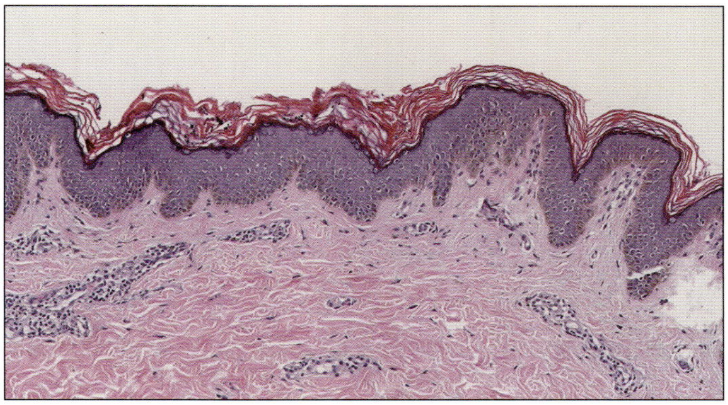

图 18.6-1 **融合性网状乳头瘤病**
呈轻度乳头瘤样增生

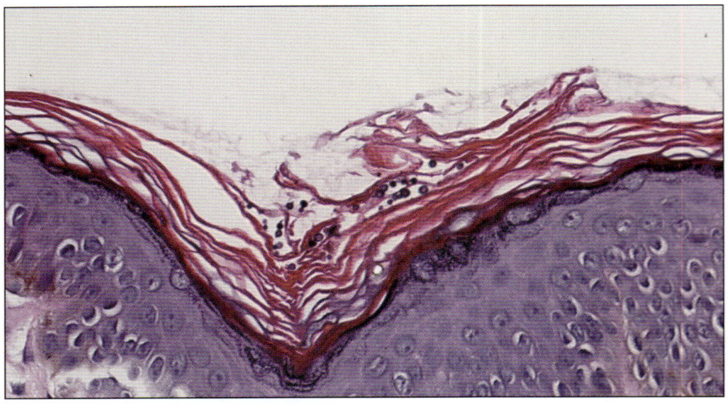

图 18.6-2 **融合性网状乳头瘤病**
角质层常见马拉色菌孢子

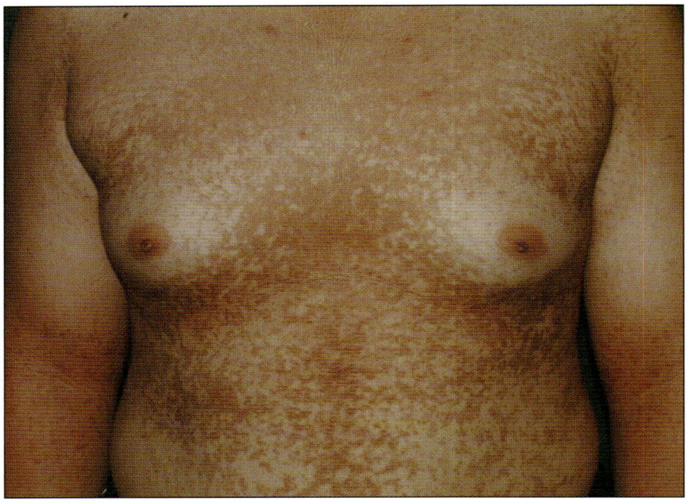

图 18.6-3 **融合性网状乳头瘤病**

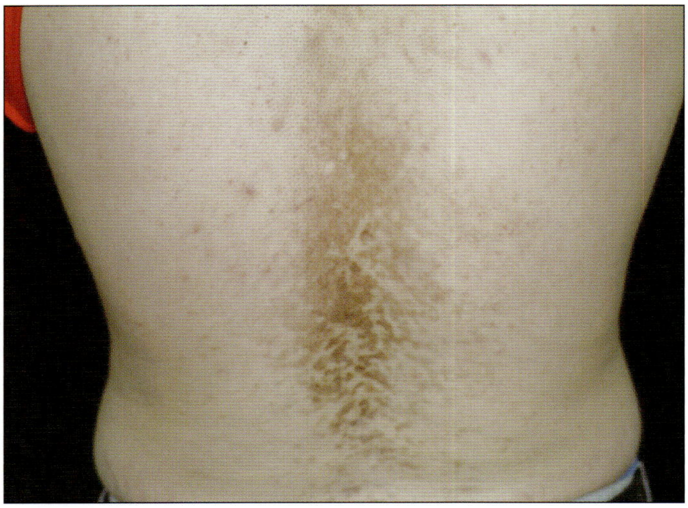

图 18.6-4 **融合性网状乳头瘤病**

18.7 透明细胞棘皮瘤（clear cell acanthoma）

组织病理特点

图 18.7-1，图 18.7-2

- 棘层肥厚，表皮突增宽，并轻度下延；
- 除基底细胞外，表皮内均为胞体稍大、胞浆淡染的透明细胞。以 PAS 染色可显示细胞内含有大量糖原；
- 在表皮内可见中性粒细胞及核尘散布其间。这为本病特征性的改变；
- 角化不全，其间有中性粒细胞，颗粒层减少或消失；
- 真皮浅层血管扩张，管周及乳头内有中等密度炎症细胞，包括淋巴细胞及中性粒细胞浸润。

临床特点

为单发的结节或斑块，隆起皮面，境界清楚，表面有少许痂屑，色暗红，直径可达 1 ~ 2cm。好发于小腿。多见于中年人。

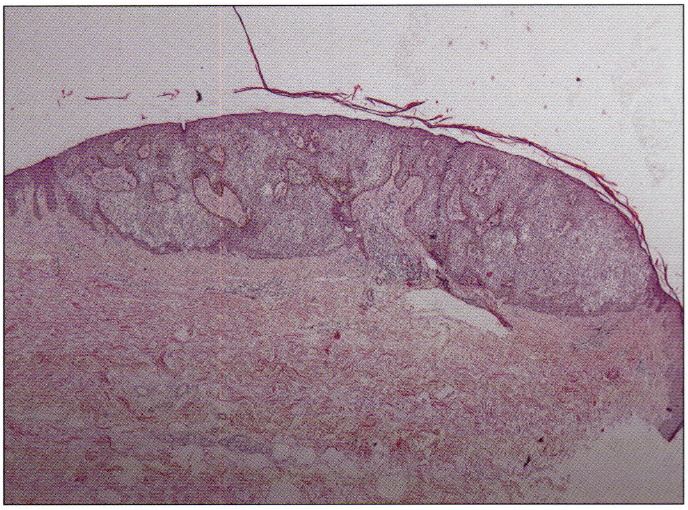

图 18.7-1 **透明细胞棘皮瘤**
表皮规则增生，皮突延伸，融合

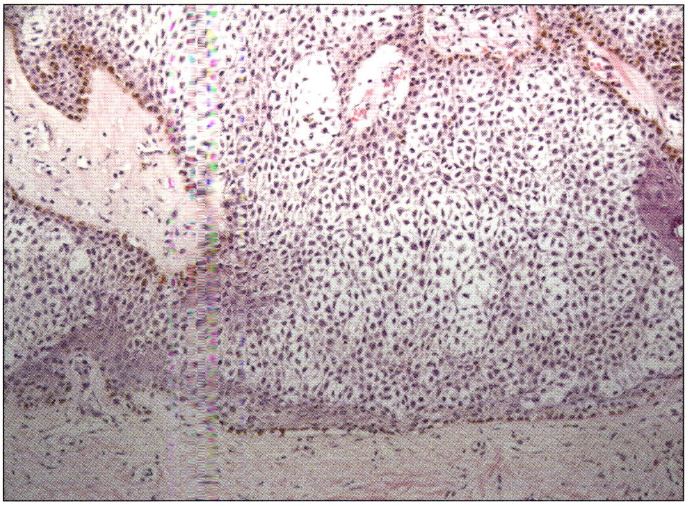

图 18.7-2 **透明细胞棘皮瘤**
肿瘤由一致性的、稍大、胞浆丰富、淡染的角质形成细胞组成

18.8 表皮松解性棘皮瘤 (epidermolytic acanthoma)

组织病理特点

本病组织学改变的特点是限局性表皮松解性角化过度，又称颗粒变性，表现为：

- 棘细胞中、上层及粒层细胞核周空泡改变；
- 粒层增厚，细胞内透明角质颗粒增多，位于空泡变性区域周围近胞膜处；
- 致密的角化过度，表皮呈乳头瘤样增生。

表皮松解性角化过度除见于本病外，还可见于大疱性先天性鱼鳞病样红皮病，掌跖表皮松解性角化病，表皮痣等，详见 17.1.1.4。

临床特点

本病有单发和多发两型，多发的为多数彼此孤立、扁平、棕褐色丘疹或斑丘疹，好发于躯干，特别是背部。单发的为一表面乳头状的丘疹或结节，褐色，无特殊好发部位。

18.9 裂纹性棘皮瘤 (acanthoma fissuratum)

组织病理特点

- 角化亢进，角化不全；
- 棘层肥厚，可呈假上皮瘤样增生；
- 有海绵水肿；
- 表皮有一明显裂隙；
- 真皮浅层小血管周围轻度淋巴细胞、浆细胞和嗜酸性白细胞浸润；
- 真皮轻度纤维组织增生。

临床特点

有慢性机械刺激引起。好发于耳后、鼻根等眼镜易引起摩擦处。皮损为红色结节，质硬，表面常有一深裂缝。慢性过程。去除刺激后可消退。

18.10 大细胞棘皮瘤 (large cell acanthoma)

组织病理特点

- 轻度角化亢进，可伴角化不全；
- 肿瘤境界清楚，由显著增大的角质形成细胞组成；
- 肿瘤细胞相当于一般角质形成细胞的 2 倍大小，核较大，无深染，但核丝分裂象增多，可有细胞排列紊乱；
- 基层色素增加；
- 真皮无明显炎症浸润。

临床特点

发生于老年人，多见于暴露部位，单发性。典型损害为境界清楚的褐色斑丘疹，表面轻度角化，光滑，直径 1.0cm 左右。无症状。

18.11 黑棘皮瘤 (melanoacanthoma)

组织病理特点

- 轻度角化亢进；
- 棘层肥厚，皮突延伸增宽；
- 增生的上皮主要由基底样细胞和棘细胞组成；
- 伴黑素细胞及黑素颗粒明显增加；
- 口腔黏膜的损害中上皮可有海绵水肿；
- 真皮浅层中有噬黑素细胞。

临床特点

本病罕见，发生于老年人颈部或躯干、四肢。也可发生于年轻人口腔黏膜。为单发性棕褐色或黑色丘疹，表面乳头瘤状，0.5 ~ 1.0cm 大小。临床应与基底细胞癌及恶性黑素瘤鉴别。

组织病理应与脂溢性角化症鉴别，后者角化亢进更明显，常有假性角囊肿。

18.12 日光性角化病 (solar keratosis)

日光性角化病又称光线性角化病（actinic keratosis），老年性角化病（senile keratosis）

组织病理特点

图 18.12-1 ~图 18.12-4

- 表皮下层有不典型角质形成细胞，核大，染色质丰富，有时可见丝状分裂象，细胞排列有些紊乱。这种不典型细胞成芽蕾状向下进入真皮乳头层。若达到真皮网状层，就成为鳞状细胞癌；
- 病变部位角质层在 H · E 染色标本中示蓝色的角化不全柱与粉红色的角化过度柱相互交替，这是因为附属器上皮及其附近角质形成细胞并不受到影响，所以在汗管口及毛囊口上方角质层呈现正常角化；
- 真皮浅层胶原示明显的日光弹力变性；
- 真皮乳头层有程度不等以淋巴细胞为主的浸润，有时可致密呈苔藓样浸润；
- 有的损害在基层上可见裂隙，裂隙中有棘刺松解细胞，有的损害在棘细胞上层及粒层出现表皮松解性角化过度改变。

以上是日光性角化病共同的组织学特点。本病在临床上有多种类型，如肥厚型、萎缩型、鲍恩样型、棘刺松解型、色素型和指样型等。

肥厚型（hypertrophic type）：特点是角质层明显增厚，有的病例可见棘层增厚，乳头瘤样增生。还有的病例在表皮上层可见表皮松解性角化过度的改变。

萎缩型（atrophic type）：角化亢进不明显，表皮萎缩，表皮突变平、消失。表皮内不典型的细胞主要在基底细胞层，且排列紊乱。

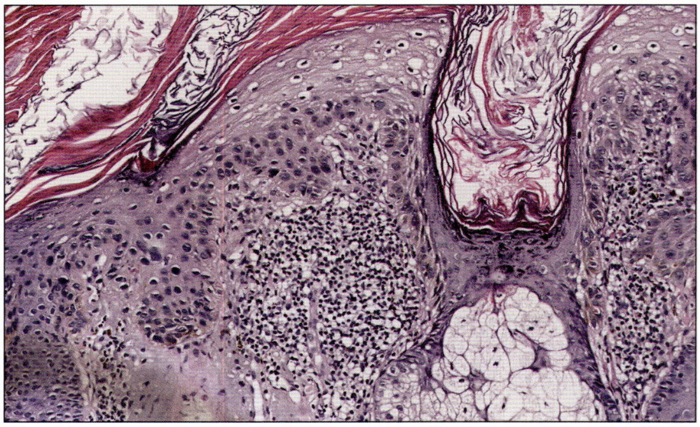

图 18.12-1 日光性角化病
表皮基底层细胞异常增生，表现为排列紧密，可呈两层以上，部分呈芽蕾状向真皮乳头突起。真皮浅层明显日光弹力纤维变性。伴慢性炎症反应

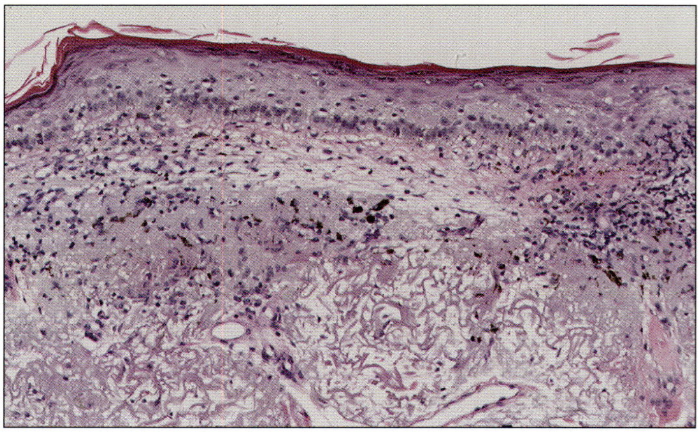

图 18.12-2 日光性角化病
部分病例表现为表皮萎缩，皮突消失，但基底层细胞排列紧密，紊乱，个别核异形。称为萎缩型日光性角化病。因为不表现为基底层细胞呈芽蕾状突起，容易被漏诊

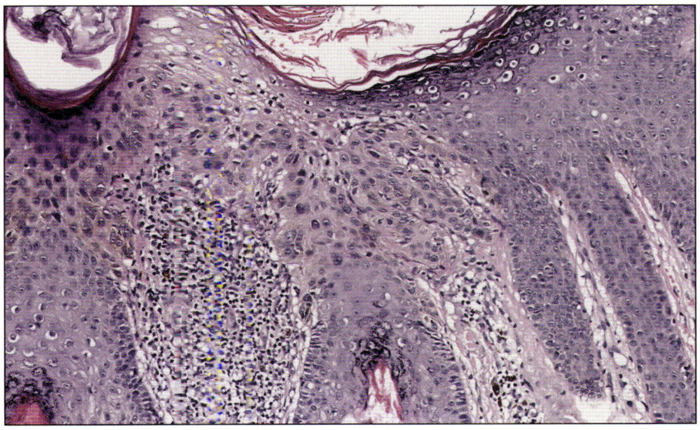

图 18.12-3 **日光性角化病**
部分表皮下部异形细胞明显增生，使得表皮增厚，称为增生型

鲍恩样型（bowenoid type）：本病表现为全层表皮内可见不典型的角质形成细胞，与鲍恩病（下述）的组织学改变相似。但作为日光性角化病真皮浅层可见日光弹力组织变性；由于附属器及其周围角质形成细胞未受侵，因此角层中可见蓝色角化不全柱与粉红色角化过度柱相互交替。有助于与鲍恩病的鉴别。

棘刺松解型（acantholytic type）：在基底层不典型细胞上方可见裂隙，裂隙内有棘刺松解细胞。本病棘刺松解与寻常性天疱疮、毛囊角化病（Darier 病）时的不同，后者棘刺松解是原发性的，而本病的棘刺松解继发于角质形成细胞的改变。在裂隙下方常可见不典型角质形成细胞呈芽蕾状突向真皮乳头层。

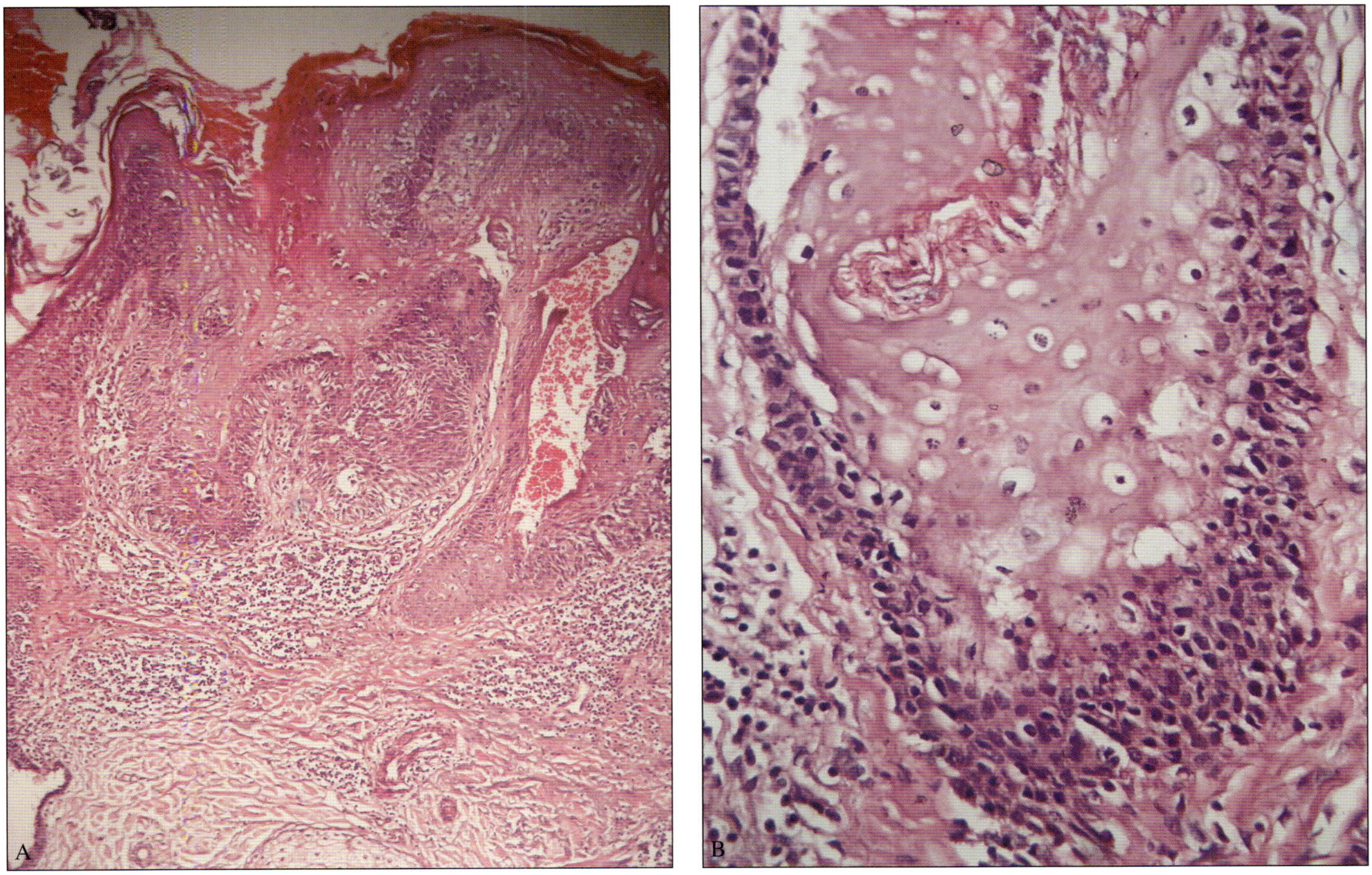

图 18.12-4 **日光性角化病发展成鳞状细胞癌**
A．表皮基底层细胞增生，浸润深度达到真皮网状层。肿瘤组织浸润真皮中层；B．中央区域细胞体积大，胞浆丰富淡染，有明显角化

色素型（pigmented type）：表皮内、尤其是基底细胞内有多数黑素颗粒，有时在表皮尚可见充满着黑素颗粒的树枝状黑素细胞。在真皮浅层可见噬黑素细胞。

指样型（digitated type）：整个损害如指样突起，高度明显大于宽度，指样突起主要系角化过度所致，在表皮下部可见不典型角质形成细胞。

临床特点

多见于中老年人，尤长期户外工作者，好发于暴露于日光的部位如头面部等，典型损害为淡红色或淡褐色表面粗糙圆形或椭圆形、轻度隆起皮面的斑丘疹，直径约1cm，有少许鳞屑但不易被刮去（图18.12-5，18.12-6）。单发或多发，无自觉症状。患者皮肤可见其他老年性改变。日光性角化病是一个癌前期病变，若不治疗，病程长者可转变成鳞状细胞癌。但这类鳞癌发生转移的少，破坏性亦小，故及时治疗，预后较好。

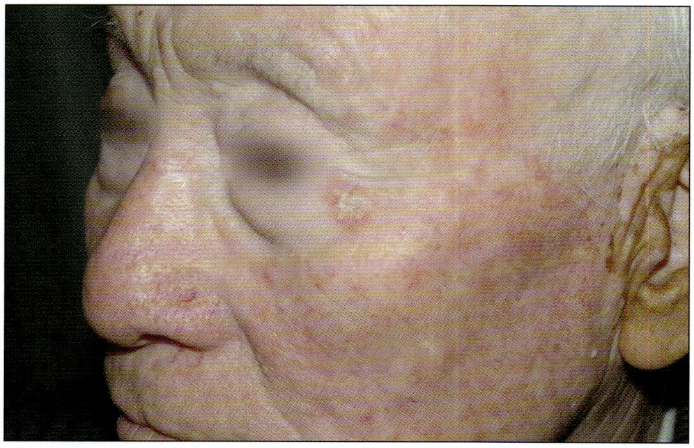

图18.12-5 **日光性角化病**

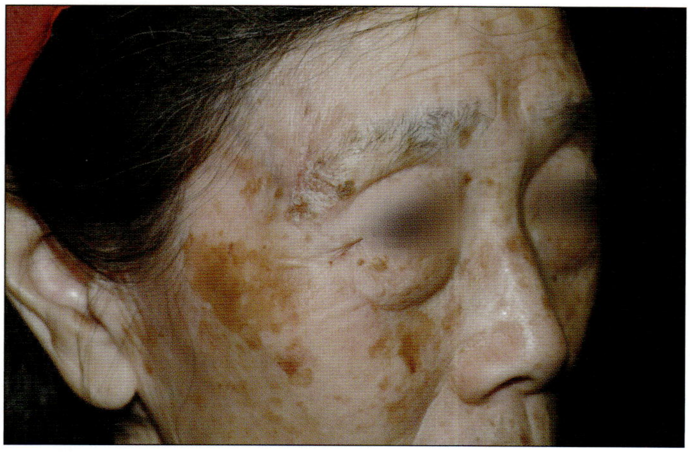

图18.12-6 **日光性角化病**

鉴别诊断

与脂溢性角化病需鉴别。这两个病都属于老年性皮肤改变，但脂溢性角化是一个良性增生，极少发生癌变，可不予治疗；日光性角化病则是一个癌前期病变，可以发展成鳞癌，应予积极治疗。临床上，脂溢性角化可发生在身体的任何部位，皮损犹如一块粘在皮肤上的土块，其上的角化性鳞屑较为松软，很容易被刮除；日光性角化都发生在长期受到日光照晒的外露部位，皮损上的角化性鳞屑牢固固着，不易被刮去；组织学上日光性角化症时表皮内可见不典型角质形成细胞，有向乳头方向的芽蕾状突起，而脂溢性角化病时表皮内无不典型角质形成细胞，亦无芽蕾状的突起。

与鳞状细胞癌的鉴别。如前所述，日光性角化症可以演变为鳞癌。两者的界线在于表皮内不典型角质形成细胞所组成芽蕾的水平，如果在真皮乳头层内，且未突破基底膜，则为日光性角化；若突破基底膜，达到真皮网状层水平则为鳞癌。由于芽蕾的深度往往只在某一局部达到真皮网状层，所以对临床上怀疑为鳞癌的病例，应作连续切片仔细检查，以免遗漏早期鳞癌。

18.13 砷角化症（arsenical keratosis）

组织病理特点

图18.13-1，图18.13-2

- 明显角化亢进；
- 表皮轻度增生；
- 基底层及表皮下部细胞非典型性增生；
- 真皮浅层轻中度炎症细胞浸润，但无明显日光弹力纤维变性。

临床特点

发生于饮水含砷量过高地区或长期服用含砷剂中药的患者。掌跖点状角化（图18.13-3），或躯干四肢多发性角化性丘疹、斑片，伴多发性色素增加和色素减退斑疹（图18.13-4）。砷在表皮内长期沉积可导致角质形成细胞的过度增殖，最终发展成原位癌或鳞状细胞癌。临床应当与掌跖角化或寻常疣鉴别。

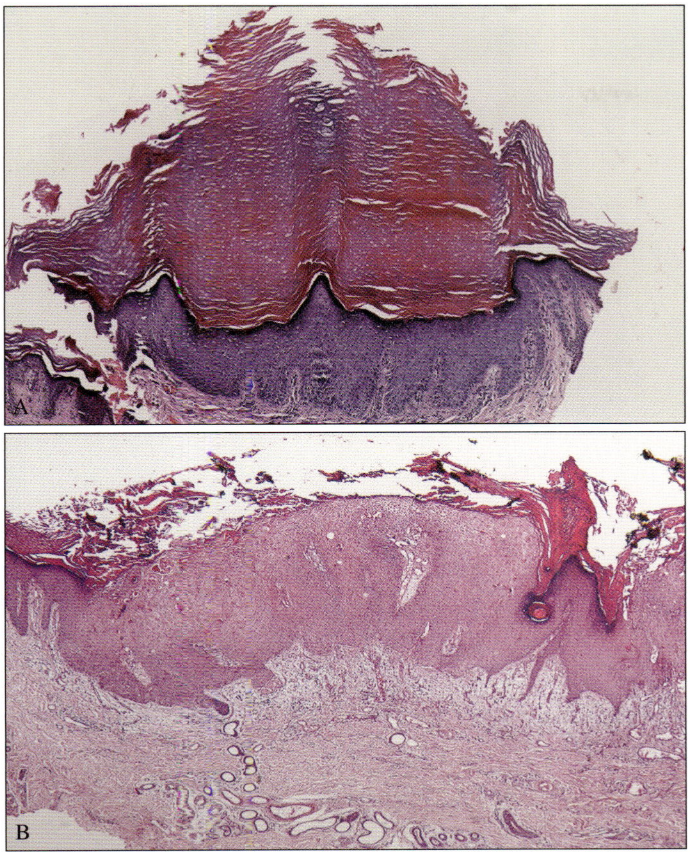

图 18.13-1 **砷角化症**
A．表皮角化亢进；B．不规则增生

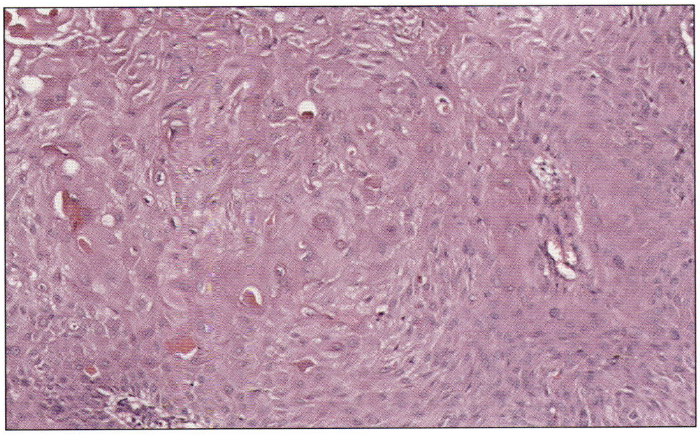

图 18.13-2 **砷角化症**
表皮部分角质形成细胞排列紊乱，细胞轻度异形，角化不良

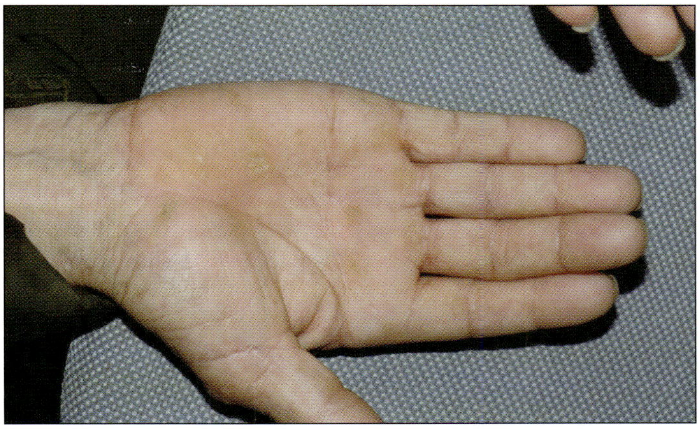

图 18.13-3 **手掌可见多数点状角化**

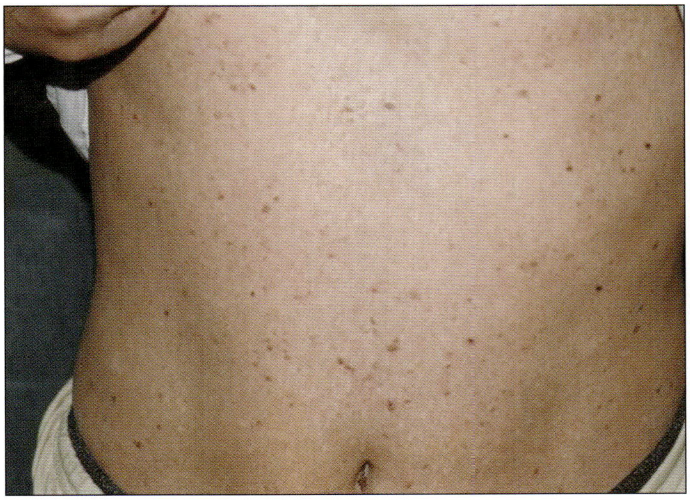

图 18.13-4 **砷角化症**

18.14 皮角（cutaneous horn）

多数病例为指样型日光性角化症，少数病例为早期鳞癌改变（图 18.14-1，图 18.14-2）。临床上本病常见于头皮及面部，为一指样突出皮面的锥形角质性损害，触之坚硬，基底可以潮红（图 18.14-3）。本病为癌前期病变，有的则可能已经转变成了鳞癌，应切除作组织病理检查。

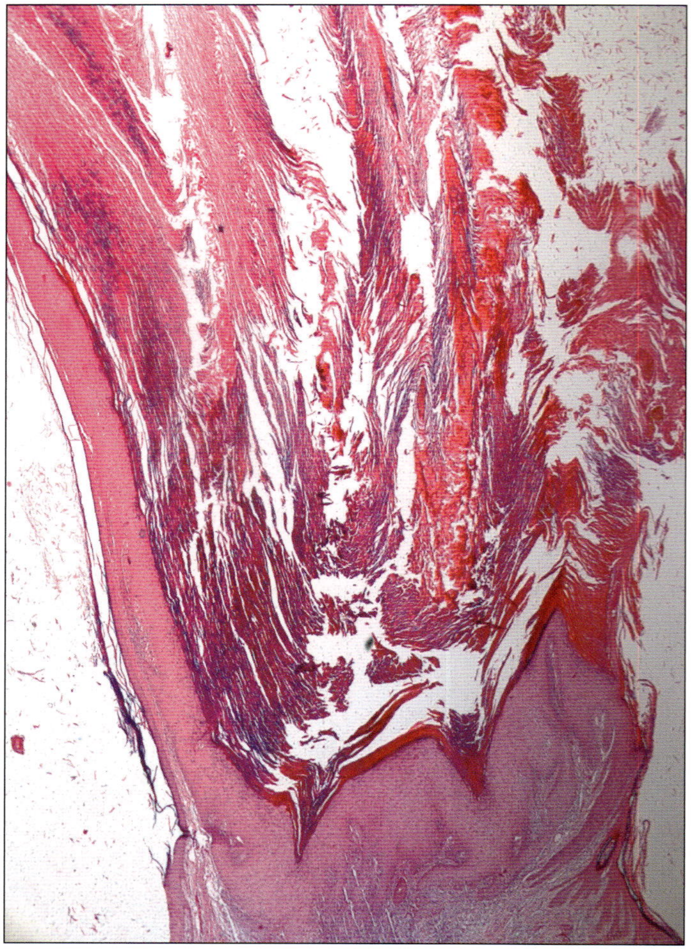

图 18.14-1 **皮角**
柱状角质物，其下表皮增生

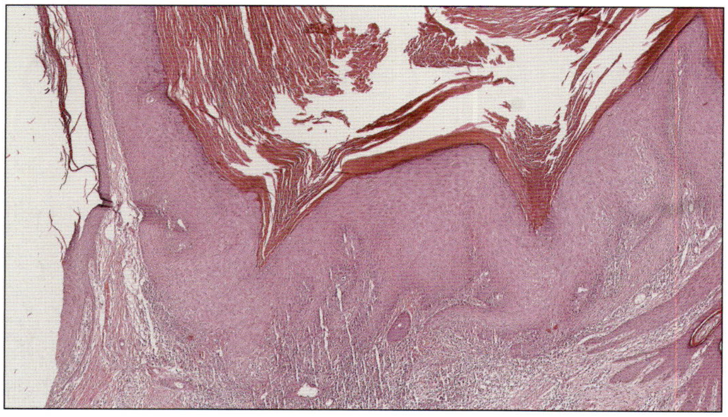

图 18.14-2 **皮角**
表皮不规则增生，部分区域可见细胞排列紊乱及非典型性

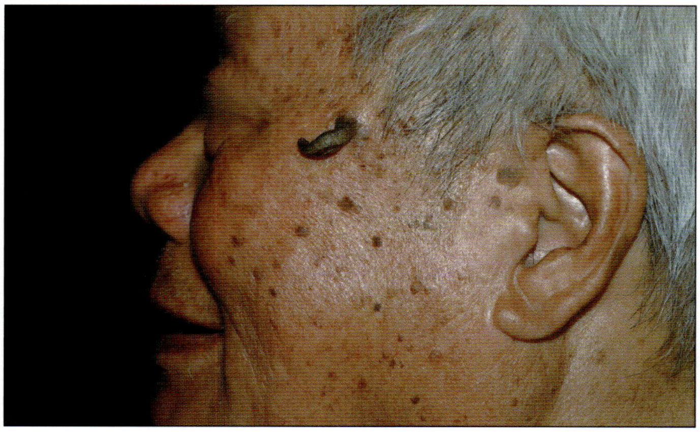

图 18.14-3 **皮角**

18.15 黏膜白斑（leukoplakia）

黏膜白斑这一名词的使用较为混乱，至今尚无一公认的定义。作者认为黏膜白斑可以从两个层次上来考虑。广义上，黏膜白斑泛指发生在口腔及外阴黏膜上的白色斑片或斑块性病变，病因可以是盘状红斑狼疮、扁平苔藓、萎缩硬化苔藓、白癜风和神经性皮炎等，也可以是特发性的。在这个层次上，黏膜白斑只是作为一个临床形态学的描述，并无组织学的含义，因此不能作为一个独立疾病的诊断。有时仅从临床上难以对黏膜白斑的性质作出判断，可以下“黏膜白斑性质待定”的诊断。待组织病理学检查结果出来后再作确切的诊断。不能认为黏膜白斑就是一个癌前期病变。狭义上，黏膜白斑是指组织学上有上皮非典型性增生的病变，相当于上述肥厚型日光性角化症。在病变黏膜的组织切片上可见角化亢进及角化不全（正常黏膜无角质层），棘层肥厚，在表皮下半部可见不典型角质形成细胞、核大、染色质丰富、有时有丝状分裂象，细胞排列有些紊乱，失去极性，这种不典型细胞可呈芽蕾状向真皮乳头层突起。有时在皮损内还可见过早角化的角化不良细胞，对具有这样组织学改变的黏膜白斑作者称之为黏膜白斑病，如同日光性角化病一样是一个癌前期病变，在临床上应积极处理。

概括说，作者认为黏膜白斑是临床上一个描述性名词，泛指黏膜上白色的斑片或斑块。它可是许多皮肤病在黏膜上的表现，也包括了黏膜白斑病。黏膜白斑病则是指组织学上有上皮非典型增生的黏膜白斑，是一个独立的疾病，而且是一个癌前期病变。

临床特点

临床上见到口腔（包括口唇及口腔黏膜）及外阴部黏膜上有白色斑疹或斑块的患者，应仔细检查全身皮肤有否诸如盘状红斑狼疮、扁平苔藓、萎缩硬化性苔藓或白癜风等病变，以判断是否黏膜白斑是全身皮肤病变的一个组成部分；若不能找到皮肤病变，则应取病变部位黏膜作组织病理学检查，以确定是否系黏膜白斑病。

黏膜白斑病多见于40岁以上的成人，为黏膜上限局性白斑，其上角化过度，可有少许鳞屑，触之皮损增厚，浸润。可无自觉症状，也可有程度不等的瘙痒。好发于口唇（图18.15-1）及女阴部黏膜（图18.15-2）。也可见于口腔黏膜及肛门部黏膜。若不治疗，部分病例将发展成癌，常见为鳞状细胞癌。

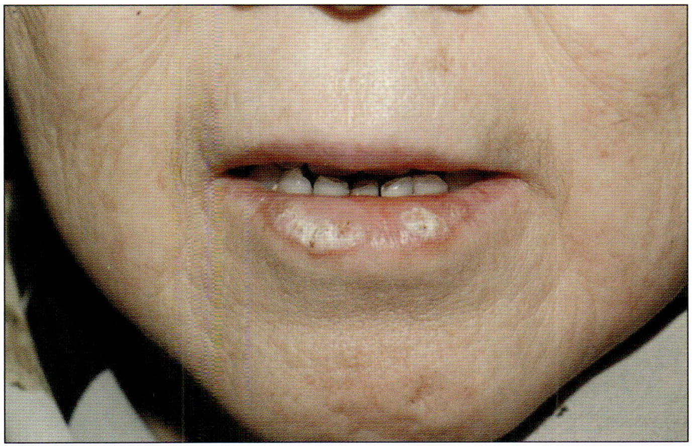

图 18.15-1 黏膜白斑

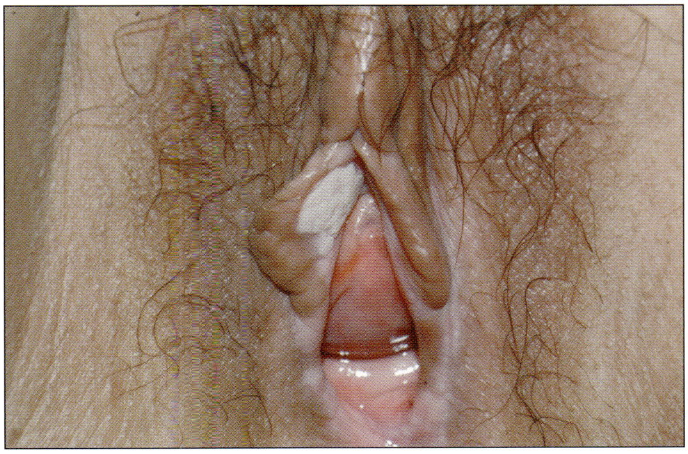

图 18.15-2 黏膜白斑

18.16 原位鳞状细胞癌（squamous cell carcinoma in situ）

原位鳞癌有不同的类型，包括鲍恩病、鲍恩样丘疹病、Queyrat 红斑增殖等，它们的临床表现各异，但其组织学改变则相似。

18.16.1 鲍恩病（Bowen's disease）

组织病理特点

图 18.16-1 ~ 图 18.16-4

- 表皮增生，棘层肥厚，表皮突增宽；
- 角化亢进和角化不全，有时可有痂屑；
- 全层表皮内有不典型角质形成细胞和角化不良细胞。前者核大小不一、染色深、有丝状分裂象，有时可见多核细胞；后者细胞大而圆，胞浆均一红染，核固缩或完全消失。此外，细胞的排列亦不规则；
- 真皮浅层中等密度以淋巴细胞为主的炎症浸润；
- 表皮真皮界线清楚，基底膜完整。

诊断本病的要点是表皮全层细胞的不典型性。由于病变仅限于表皮内，故为原位鳞癌。

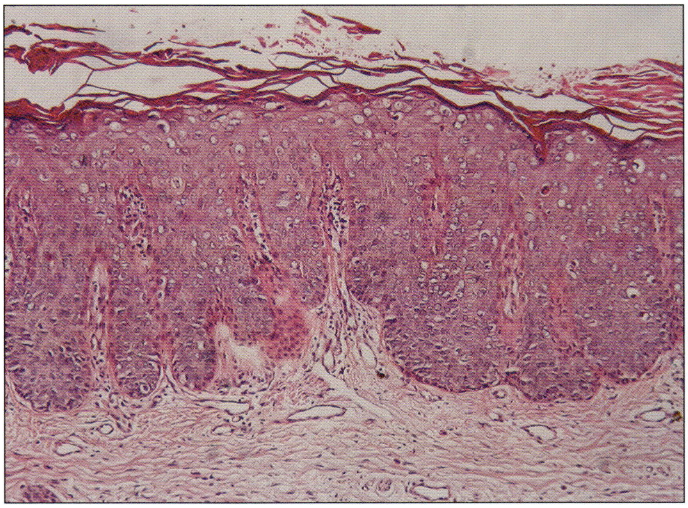

图 18.16-1 鲍恩病
表皮不规则增厚，细胞排列紊乱，部分细胞有异形性

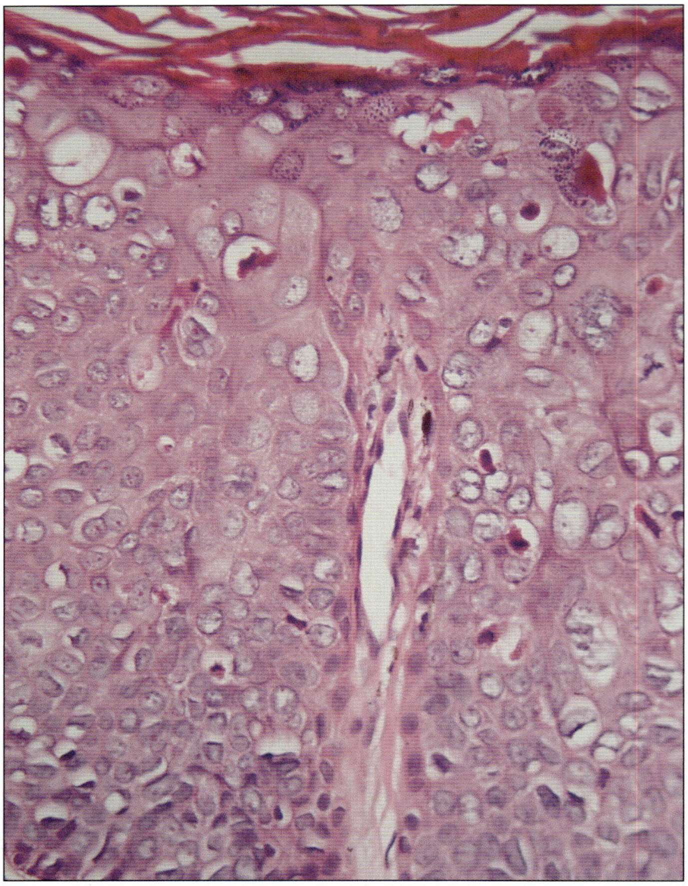

图 18.16-2 **鲍恩病**
表皮全层细胞排列紊乱，部分细胞异形性，可见角化不良细胞

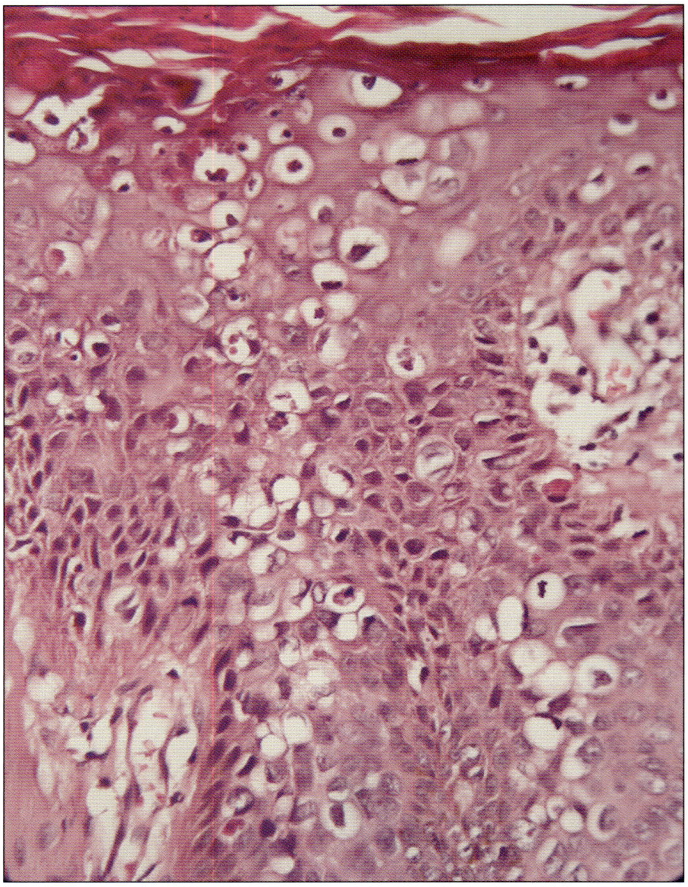

图 18.16-4 **鲍恩病**
表皮部分细胞胞浆淡染，似 Paget 细胞，此时称 Paget 样型鲍恩病

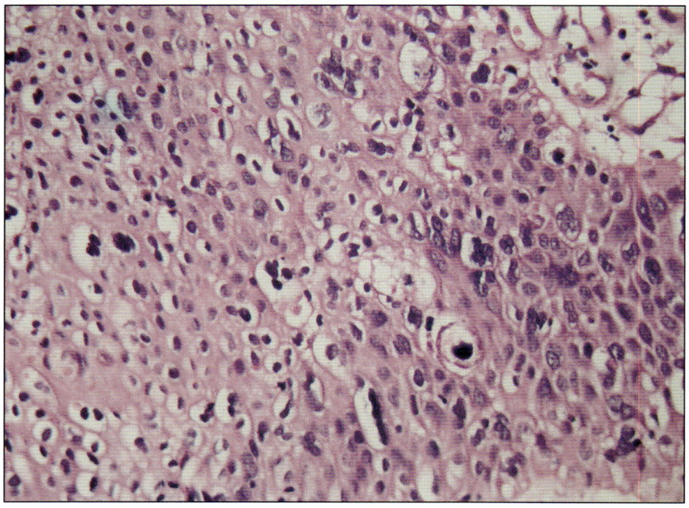

图 18.16-3 **鲍恩病**
表皮全层细胞排列紊乱，细胞异形性明显

临床特点

暗红色、棕红色或褐色的斑块、境界清楚，但边缘不甚规则。表面可不平，上附鳞屑结痂（图 18.16-5，图 18.16-6，图 18.16-7）。起病隐匿，无自觉症状，就诊时损害一般如 5 分钱币大小。本病进展十分缓慢，若不治疗，最终将演变为鳞状细胞癌。皮损大多单发，可见于皮肤的任何部位。偶见皮损多发者，皮损多位于躯干。应仔细询问病史，有否长期服用砷剂如含雄黄的药物；当地有否类似患者，曾有长期饮用含砷量过高的井水，而在人群中出现多发掌跖点状角化，鲍恩病乃至鳞癌的报告（图 18.16-8，图 18.16-9）。

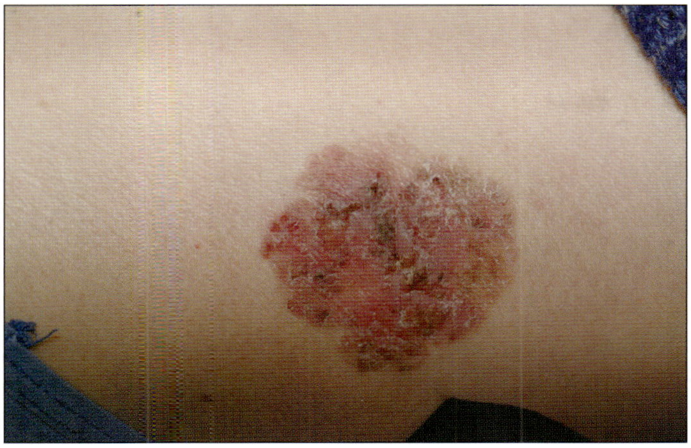

图 18.16-5 **鲍恩病**

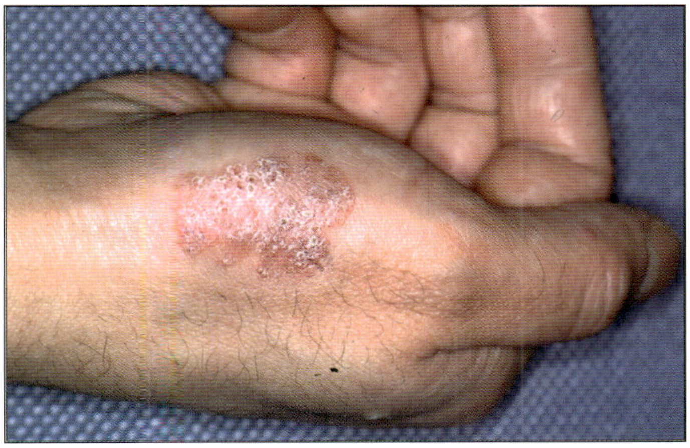

图 18.16-6 **鲍恩病**

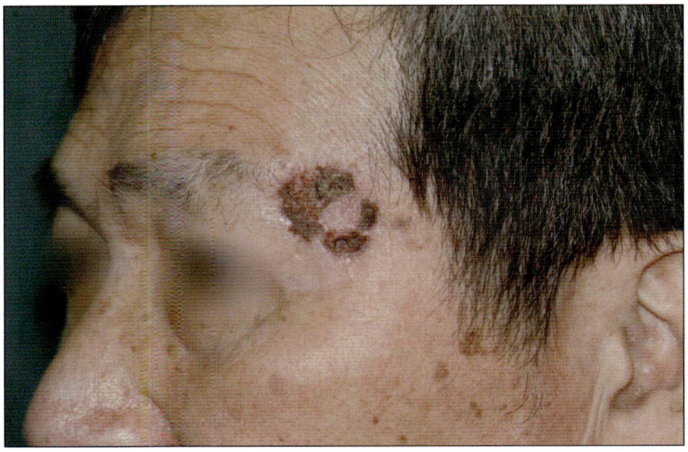

图 18.16-7 **鲍恩病**

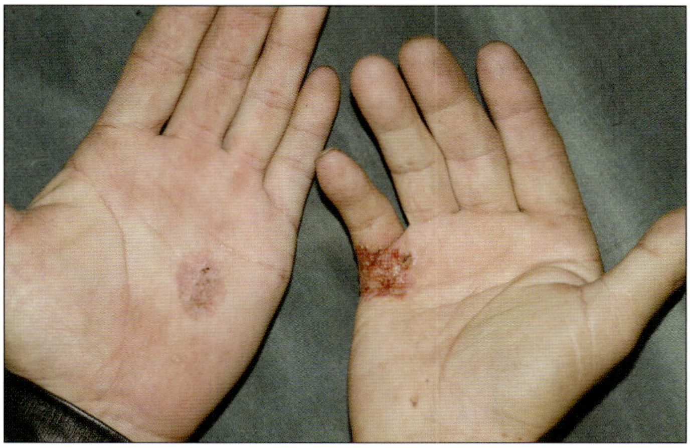

图 18.16-8 **鲍恩病**
双手掌多数点状角化基础上，左手继发鲍恩病，右手继发早期鳞癌

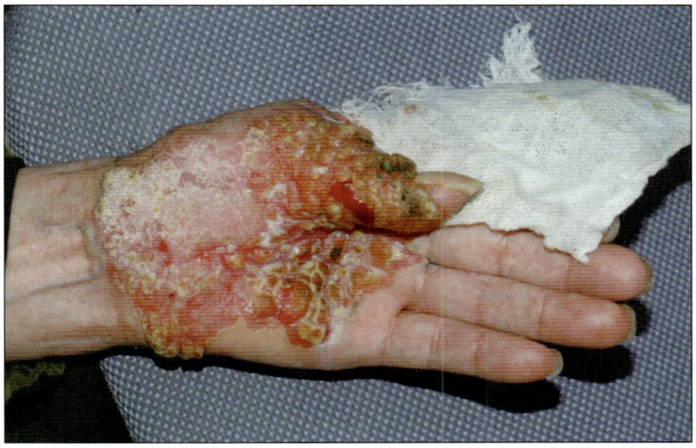

图 18.16-9 **鲍恩病**
在长期砷角化基础上，继发鳞状细胞癌

18.16.2 鲍恩样丘疹病（bowenoid papulosis）

组织病理特点

图 18.16-10 ～图 18.16-12

- 表皮呈轻度乳头瘤样增生，与尖锐湿疣的结构型式相似；
- 表皮全层可见不典型角质形成细胞及分化不良细胞，核排列紧密，有些紊乱，可见丝状分裂象；
- 灶性颗粒层增厚，在乳头顶上有角化不全；
- 真皮乳头层增厚，毛细血管扩张迂曲；
- 真皮浅层血管丛周围有中等密度淋巴细胞及浆细胞等浸润。

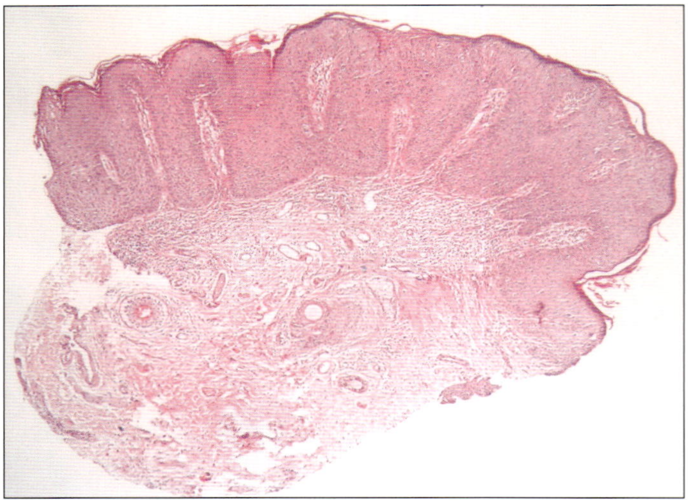

图 18.16-10 **鲍恩样丘疹病**
表皮不规则增生，真皮浅层轻中度淋巴细胞浸润

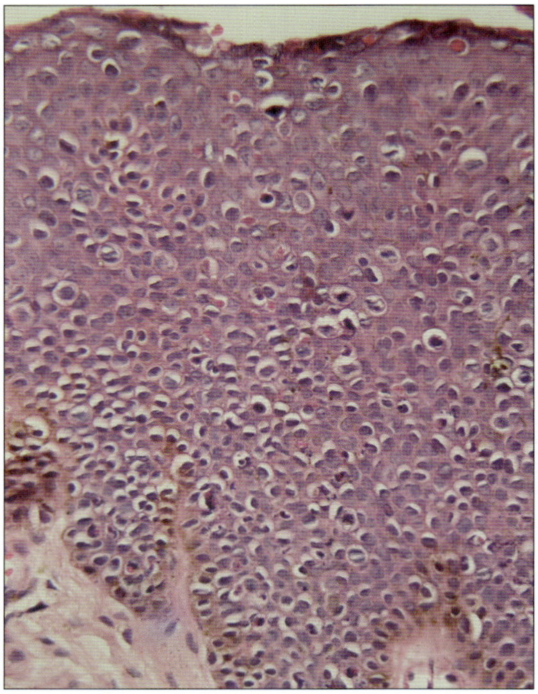

图 18.16-12 **鲍恩样丘疹病**
肿瘤内见部分细胞有异形性，并有少许角化不良细胞

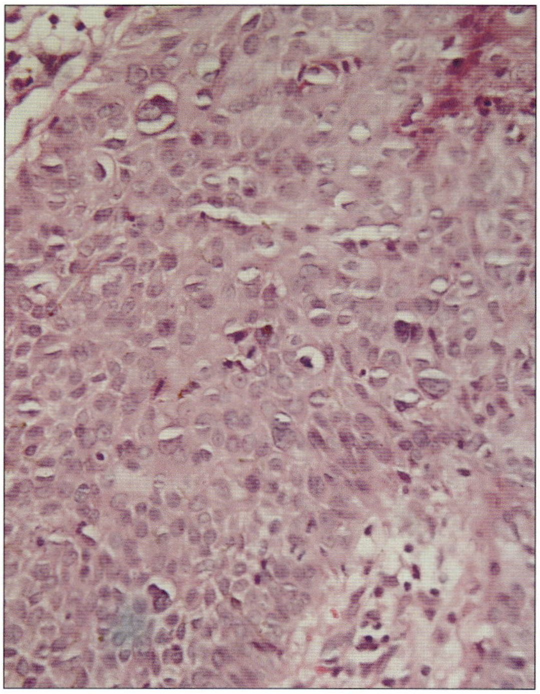

图 18.16-11 **鲍恩样丘疹病**
表皮部分细胞核大，轻度异形性

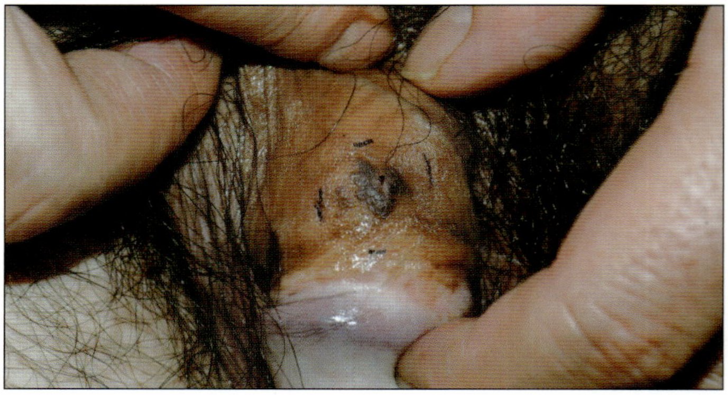

图 18.16-13 **鲍恩样丘疹病**

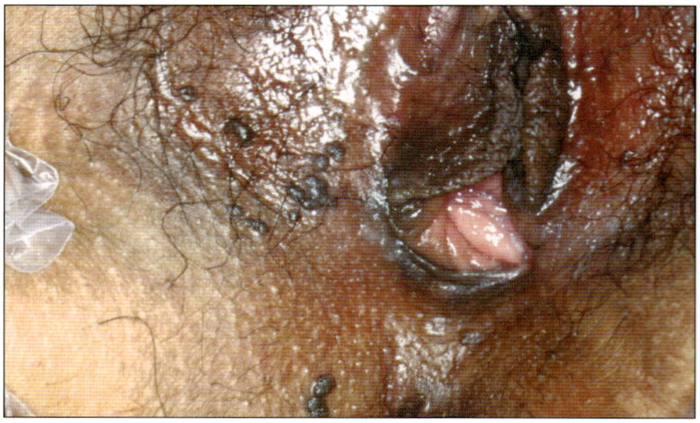

图 18.16-14 **鲍恩样丘疹病**

临床特点

多见于中青年，好发于外阴部如男性的阴茎及龟头、女性的阴唇及会阴部。皮损为 2 ～ 5mm 大小红棕色或棕褐色，扁平，半球形、轻度乳头状的丘疹（图 18.16-13，图 18.16-14），无自觉症状。多数患者曾有生殖器疣的病史，有的患者可与尖锐湿疣并发。

鉴别诊断

应与外用了竹叶草脂，鬼臼毒素或其他刺激性药物的尖锐湿疣相鉴别。前者在表皮全层可见不典型细胞及角化不良细胞，有丝状分裂象。后者的丝状分裂象多在基底层及表皮下部，在表皮内可见多数坏死的角质形成细胞，表皮细胞内及细胞间水肿，细胞淡染。

18.16.3 Queyrat红斑增殖（erythroplasia of Queyrat）即龟头红斑增殖

组织病理特点

组织学变化的基本特点与上述鲍恩病相同，即为全层表皮的细胞学非典型性，有多数丝状分裂象，真皮浅层血管周围中度致密以淋巴细胞为主浸润，还有浆细胞及组织细胞（图 18.16-15）。所不同者是本病多见于龟头黏膜，故表皮角化不明显，真皮浅层血管成分多，血管内皮细胞增生。

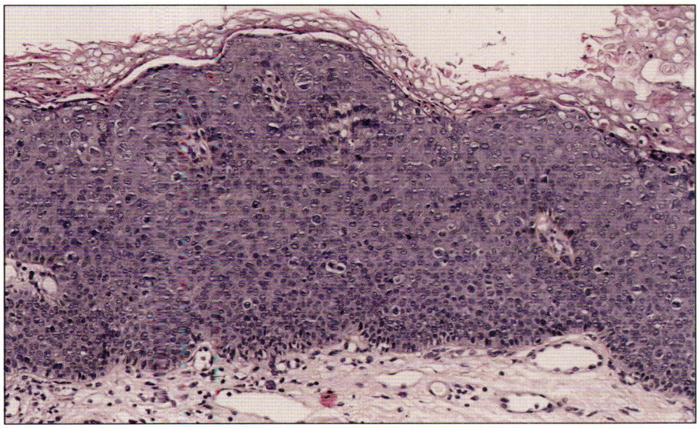

图 18.16-15　Queyrat 红斑增生症
表皮不规则增厚　表皮细胞排列紊乱，部分细胞有异形性

临床特点

本病主要发生在包皮过长或有包茎的中老年男性的龟头、冠状沟部位，为一境界清楚的浸润性红斑（图 18.16-16，图 18.16-17）。损害偶亦见于口腔黏膜。与 Bowen's 病比较，本病较易发生癌变（图 18.16-18）。当皮损上出现糜烂、破溃或乳头瘤样生长时，应注意及时活检以发现早期鳞癌。

鉴别诊断

本病在临床上不易与浆细胞性龟头炎相鉴别，但在组织学上是明显不同的（16.3.6）。

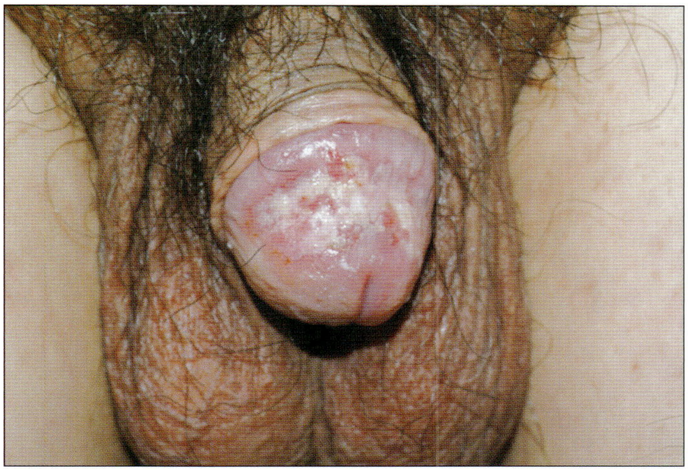

图 18.16-16　龟头红斑增殖

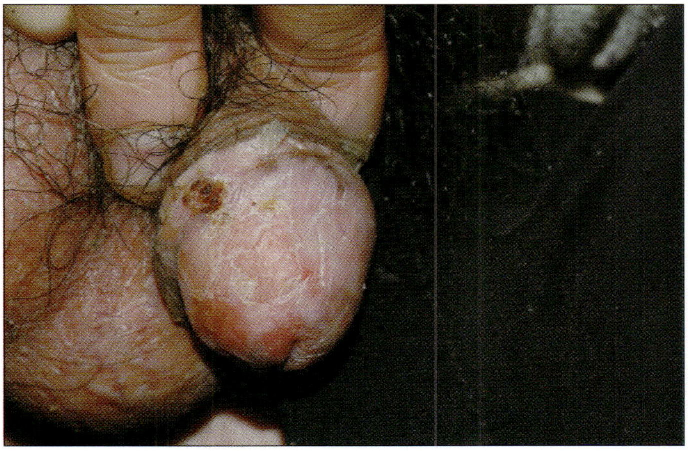

图 18.16-17　龟头红斑增殖

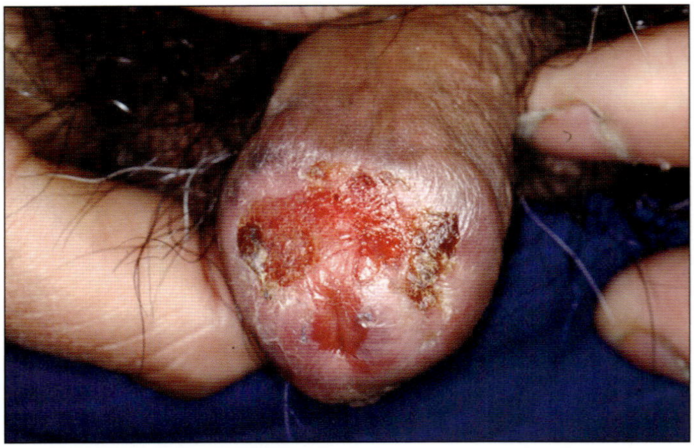

图 18.16-18 龟头红斑增殖，已发展成鳞癌

18.17 鳞状细胞癌（squamous cell carcinoma，S.C.C.）

鳞状细胞癌简称鳞癌。

组织病理特点

图 18.17-1 ～图 18.17-9

- 不典型角质形成细胞增生，并向下生长进入到真皮网状层；
- 肿瘤显示有角化的特点，它们可表现为损害中有个别角化或角化不良的细胞，这种细胞胞浆均一红染，可有一固缩的核，肿瘤有角珠，即呈旋涡状排列的角化不全细胞，在旋涡中心有时可完全角化；
- 肿瘤细胞的非典型性表现为核大小不一，染色质丰富，染色深；处于丝状分裂象的细胞数目多；有多核细胞及坏死的瘤细胞。由于它们是角质形成细胞，在瘤细胞间可见到细胞间桥，有的病例可出现棘刺松解细胞；
- 瘤体境界不甚清楚，表面常有溃疡，肿瘤除向外生长，还向内生长，达到真皮网状层或更深的组织，附属器亦常受侵。

诊断鳞癌最基本的要点是有角化的证据，它可表现为瘤体中有个别细胞角化；有角珠，即旋涡状排列的角化不全细胞，中心偶可见完全角化；肿瘤表面有角化不全等。根据细胞分化的程度，角化程度及肿瘤深度可判断肿瘤相对的良恶性程度。

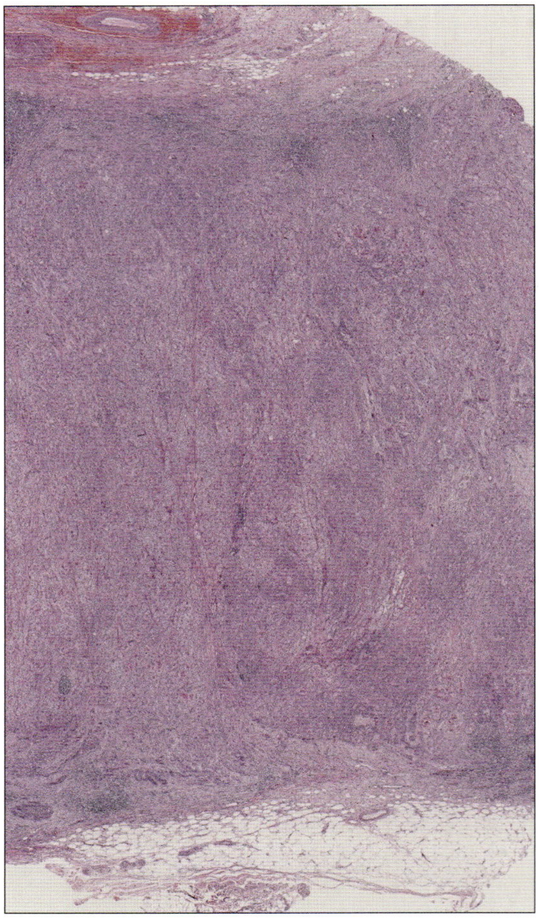

图 18.17-1 鳞状细胞癌
肿瘤组织侵犯真皮全层，境界不清楚

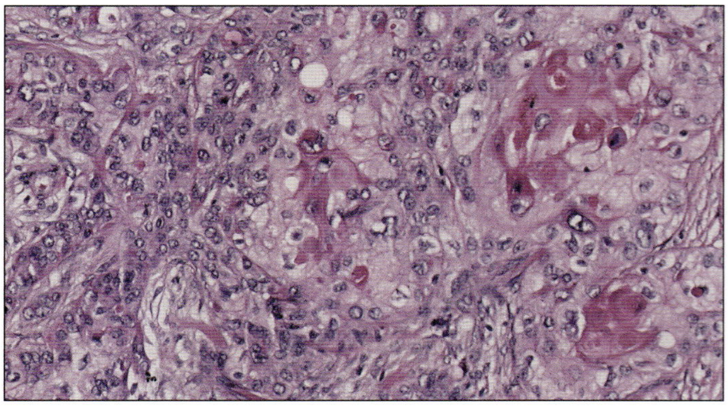

图 18.17-2 鳞状细胞癌
肿瘤细胞呈上皮样，部分细胞体积较大，胞浆丰富、淡染，可见明显角化。即高分化鳞癌

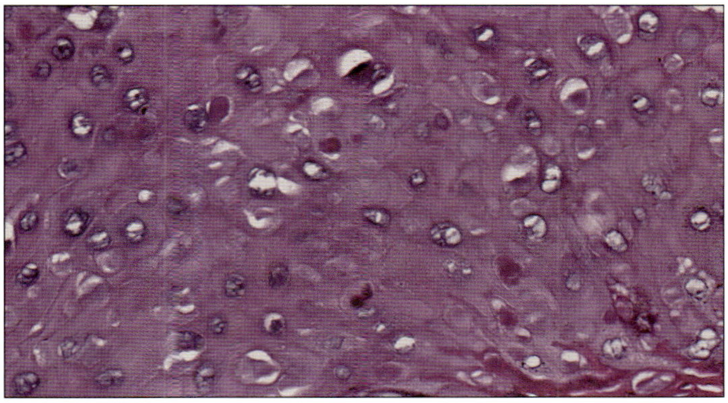

图 18.17-3 **鳞状细胞癌**
肿瘤细胞体积较大，胞浆丰富，可见角化

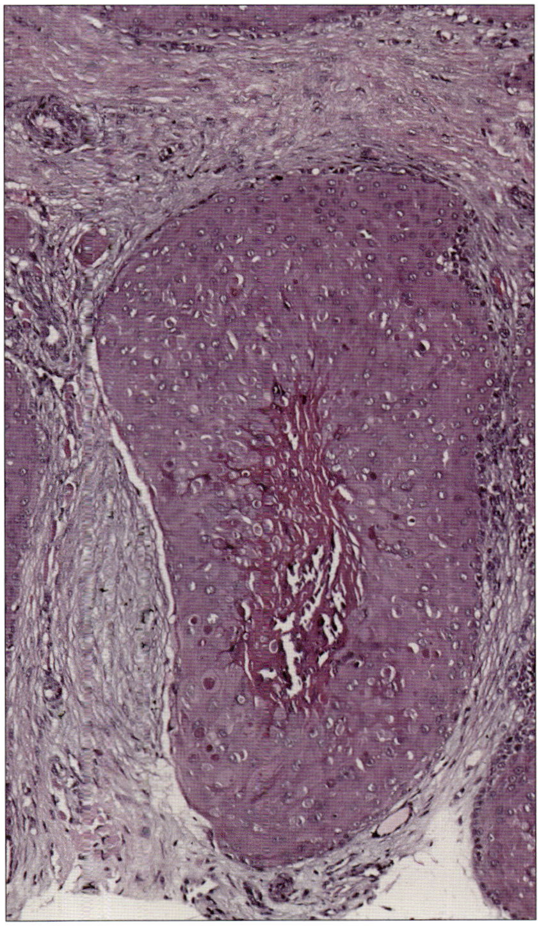

图 18.17-4 **鳞状细胞癌**
肿瘤组织团块侵犯真皮中层，中央明显坏死

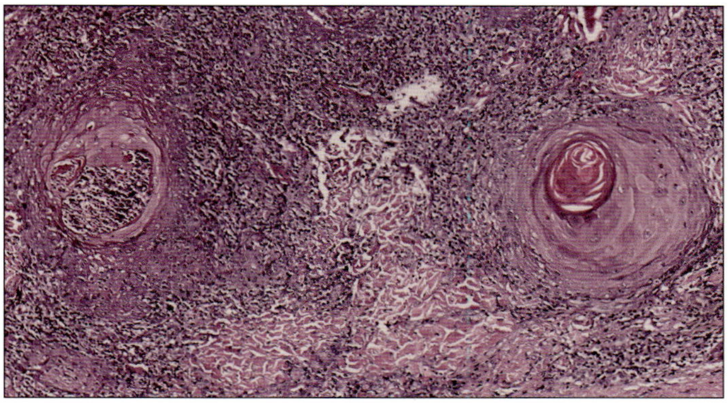

图 18.17-5 **鳞状细胞癌**
真皮深层肿瘤细胞团块，中央角珠，周围显著淋巴细胞浸润

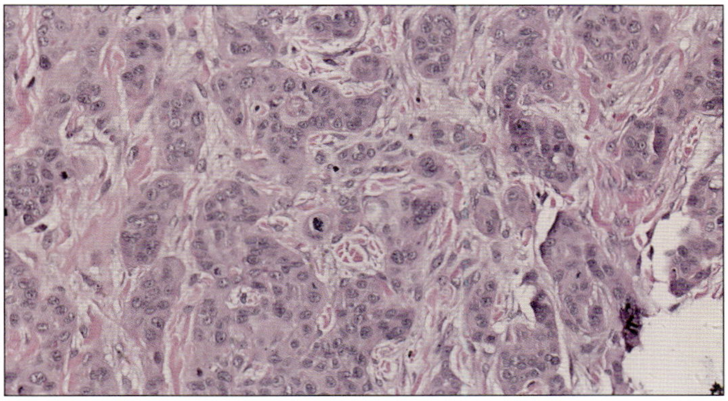

图 18.17-6 **鳞状细胞癌**
多数肿瘤细胞巢浸润性生长，见异形细胞，角化少见，中分化鳞癌

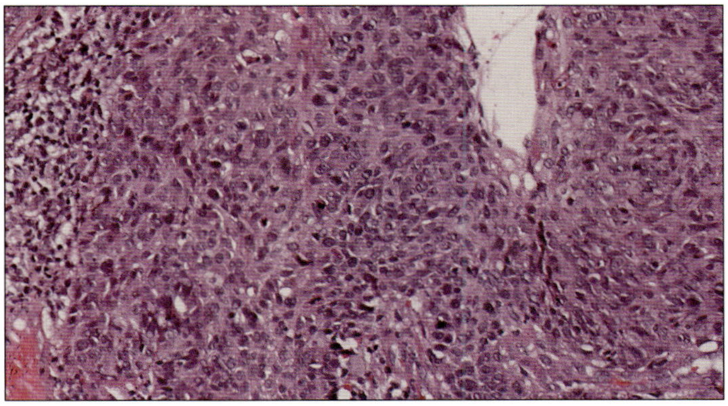

图 18.17-7 **鳞状细胞癌**
大片状鳞癌组织，角化少见，中分化鳞癌

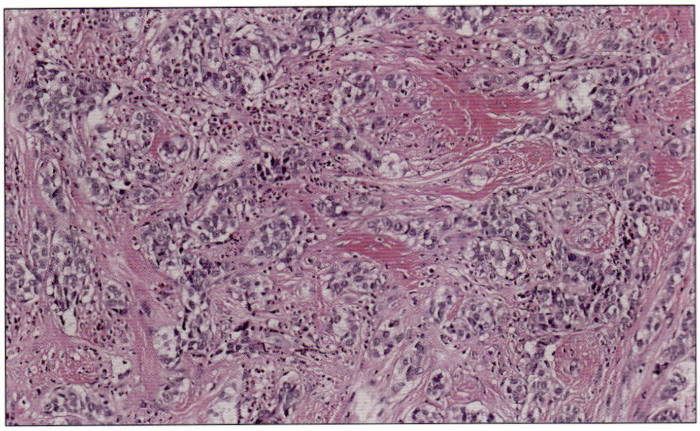

图 18.17-8 **鳞状细胞癌**
肿瘤组织呈上皮样细胞团块和索条状，浸润于真皮内胶原束之间，肿瘤细胞没有角化，易与肉瘤或其他肿瘤混淆

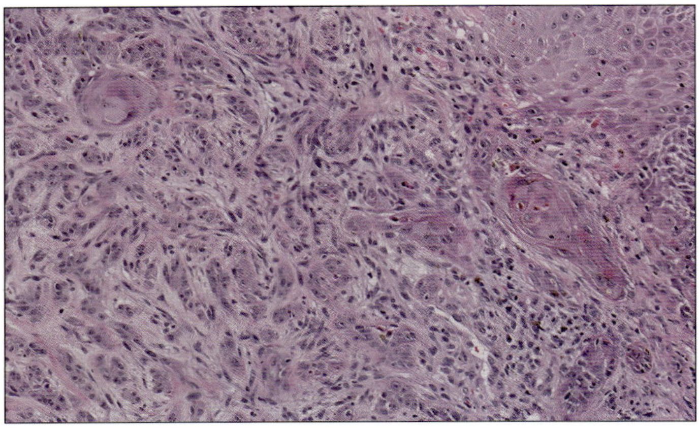

图 18.17-9 **基底鳞癌**
肿瘤组织呈索条状浸润与真皮内，多数细胞没有角化，似基底样细胞，但可见部分明显鳞状细胞巢

鳞癌有许多不同的类型：寻常性、棘刺松解性或假腺性，梭形细胞性和疣状鳞癌等。

寻常性鳞状细胞癌（S.C.C. Common type）：这是鳞癌最为常见的组织学类型，瘤体呈结节状半球形隆起皮面，有的中心溃破。肿瘤向下向内生长，有的达到网状层上半部，有的则达到网状层深部，且瘤体与周围组织间无明确界线。有的肿瘤细胞分化好，可见较多角珠及角化的细胞，有的肿瘤分化差些，角珠少，甚或无。仔细检查瘤细胞团块，在细胞间可见细胞间桥。瘤体内均可见核的非典型性。在肿瘤周围的结缔组织中，可见数量不等炎症细胞浸润，大多为淋巴细胞，还有中性粒细胞、组织细胞及浆细胞等，位于真皮中的附属器结构大多被肿瘤破坏。

棘刺松解性或假腺性鳞癌（S.C.C. Acantholytic or pseudoglandunar type）：除了上述鳞癌的基本组织学特点外，在瘤体内可见类似腺腔或导管的结构。腔壁可衬以单层上皮细胞，该细胞类似于腺上皮；腔壁也可衬以多层上皮，其中有鳞状细胞或部分角化的细胞。在腔中可见到棘刺松解细胞，它们部分或完全角化。由于本病组织学上有类似腺腔样结构，故又称为假腺性鳞癌。本病大多见于长期受日光照射的部位。

梭形细胞鳞癌（S.C.C. Spindle cell type）：本病组织学的主要特点是肿瘤细胞分化差，胞体及胞核均呈梭形，核大小不等，有多核细胞，核染色质丰富，可见多数丝状分裂象。瘤体内无角珠及角化的细胞。这型鳞癌与其他梭形细胞肿瘤、特别是各类肉瘤及非典型性纤维黄瘤应注意鉴别。若见到肿瘤细胞是与表皮相延续、肿瘤细胞间有细胞间桥则可确诊为鳞癌。

临床特点

初起为暗红色或肉色的斑块或结节，中央常有溃疡或呈菜花状增生（图 18.17-10）。以后损害逐渐向四周扩展，溃疡也渐增大、加深，溃疡底部高低不平，有乳白色颗粒及坏死组织，其上常有黏稠的脓液及分泌物，有异常臭味。与基底细胞癌不同，鳞癌常在原有皮肤病基础上发生，如在日光性角化病、盘状红斑狼疮（图 18.17-11）、黏膜白斑病、小腿慢性溃疡、慢性放射性皮炎（图 18.17-12）或烧伤瘢痕（图 18.17-13）等皮损上发生；而且鳞癌的发展较快、破坏性大、恶性度亦较高，常可发生区域性淋巴结转移、晚期则可通过血行全身播散（图 18.17-14，图 18.17-15）。

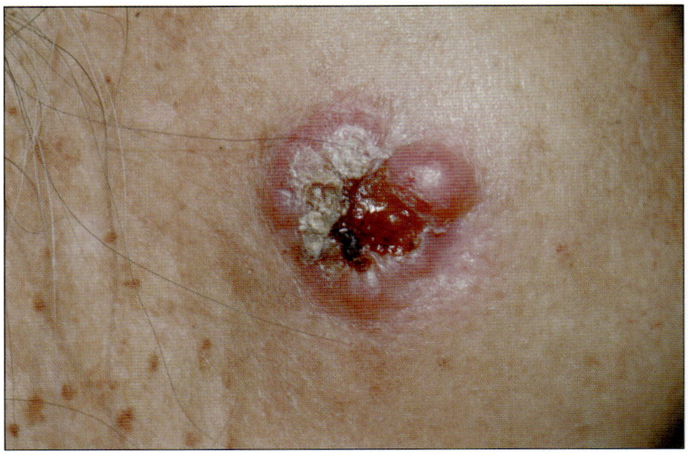

图 18.17-10 **鳞状细胞癌**

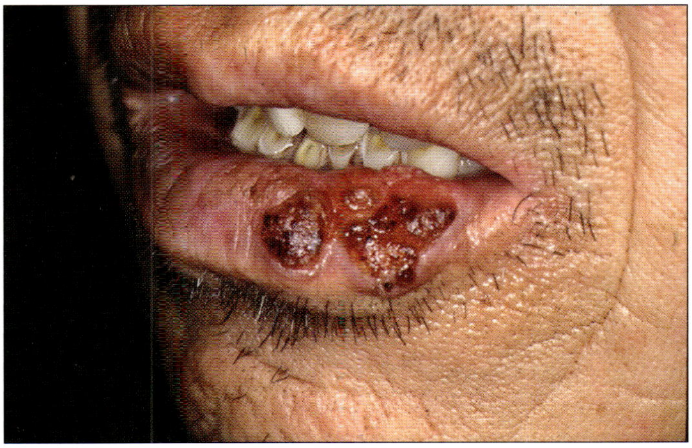

图 18.17-11 **鳞状细胞癌**
在口唇盘状红斑狼疮基础上发生

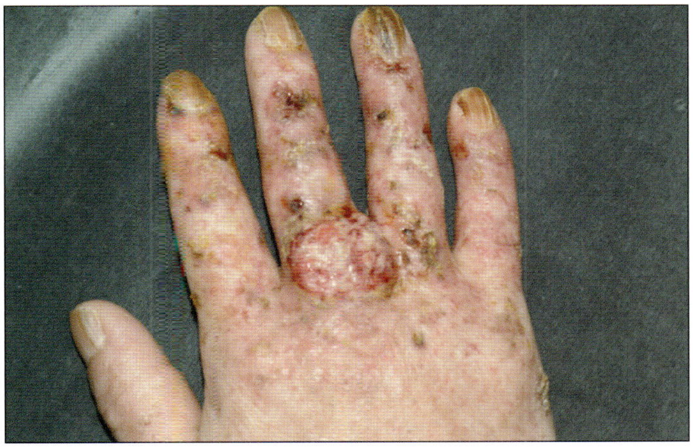

图 18.17-12 **鳞状细胞癌**
男性，36 岁。农村骨科医生，长期在放射线下接骨

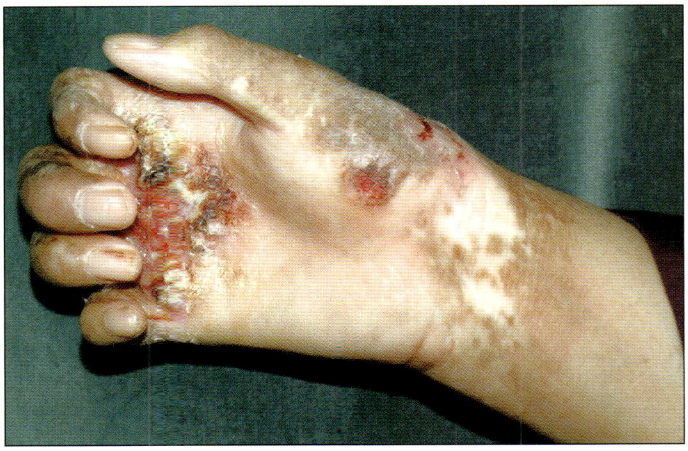

图 18.17-13 **鳞状细胞癌**
女性，54 岁。在 34 年前的烧伤瘢痕上发生

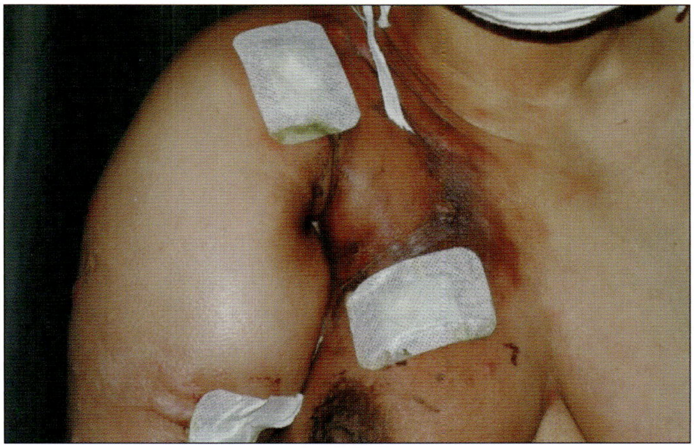

图 18.17-14 **鳞状细胞癌**
女性，54 岁。由于鳞癌没有及时切除，1 年后发生广泛转移

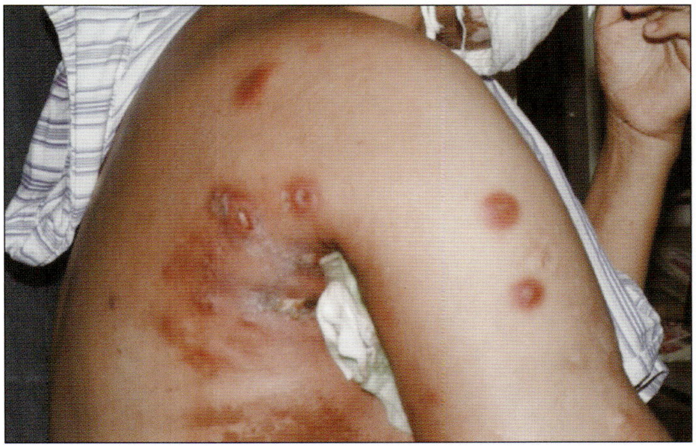

图 18.17-15 **鳞状细胞癌**
女性，54 岁。由于鳞癌没有及时切除，1 年后发生广泛转移

鉴别诊断

本病应与角化棘皮瘤相鉴别，详见角化棘皮瘤一节（18.23）

18.18 原发性皮肤腺性鳞癌（primary cutaneous adenosquamous carcinoma）

组织病理特点

- 肿瘤与表皮相连，成巢状、索条状团块，可见导管

样结构；

- 瘤团区见鳞癌样表现，有角化；腺样区有异形细胞和黏液变性；
- 部分区域有坏死；
- 间质中有成纤维细胞和小血管增生。

临床特点

本病好发于头颈部，为孤立性结节、斑块，表面疣状，坚实，严重者中央溃疡。病程慢性。

18.19 原发性皮肤黏膜表皮样癌（primary mucoepidermoid carcinoma of the skin）

组织病理特点

- 肿瘤组织弥漫浸润于真皮和皮下组织，境界不清；
- 瘤体以鳞状细胞增生为主，同时有立方细胞和上皮细胞，可见充满粘蛋白的微囊肿；
- 瘤细胞核空泡化，异形性明显；
- 间质慢性炎性细胞浸润。

临床特点

好发于头面部，单发性结节，正常皮肤色，生长缓慢，可出现溃疡。无自觉症状。

18.20 疣状癌（verrucous carcinoma）

组织病理特点

本病是一个低度鳞癌。诊断疣状癌的活检标本一定要切得很深，而且要大。肿瘤的浅表部分与疣相似，表现为角化亢进、角化不全及棘层肥厚，角质形成细胞分化好，胞浆呈淡嗜伊红染，核小。肿瘤呈宽的带向下侵入，中央常有充满角质物的囊肿。大的、成团块状向下增生的肿瘤细胞挤压了胶原束并将它推向一边。在瘤体内，核的非典型性并不明显，甚至也没有个别细胞的角化及角珠。在有的瘤体内则可见多数核的非典型性，此时肿瘤的恶性度较高（图 18.20-1，图 18.20-2，图 18.20-3）。

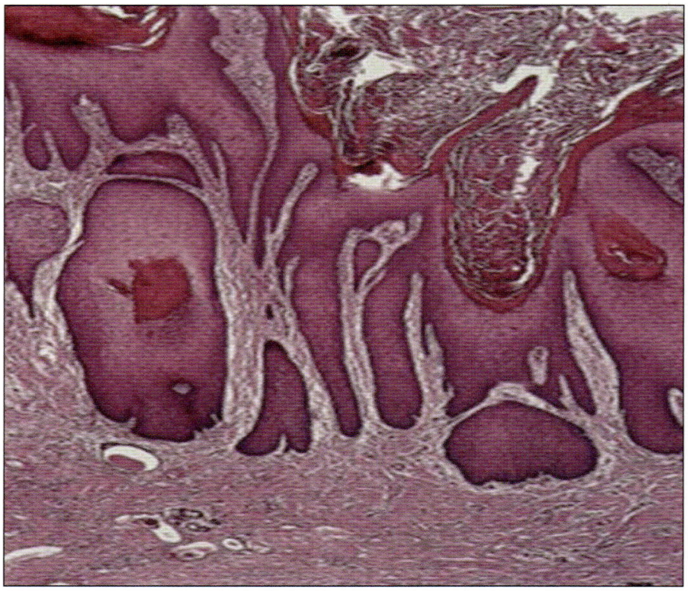

图 18.20-1 **疣状癌**
表皮呈假上皮瘤样增生

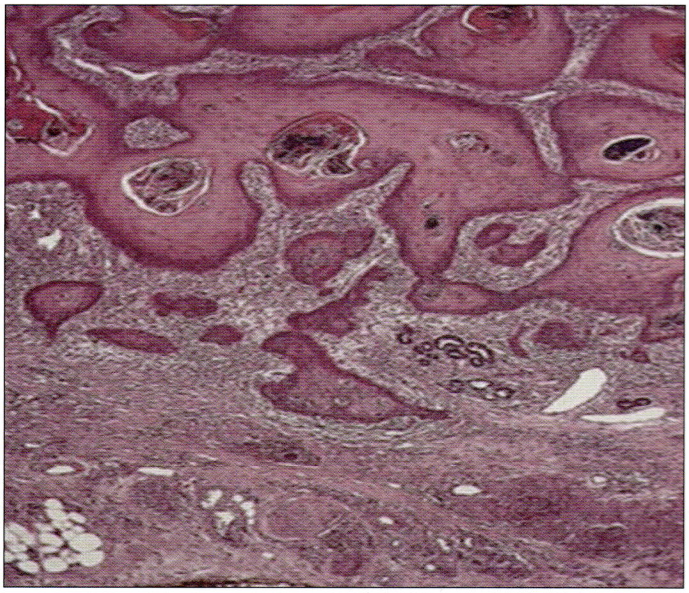

图 18.20-2 **疣状癌**
肿瘤细胞为不规则的鳞状细胞团块，有明显角化，向真皮深层浸润性生长

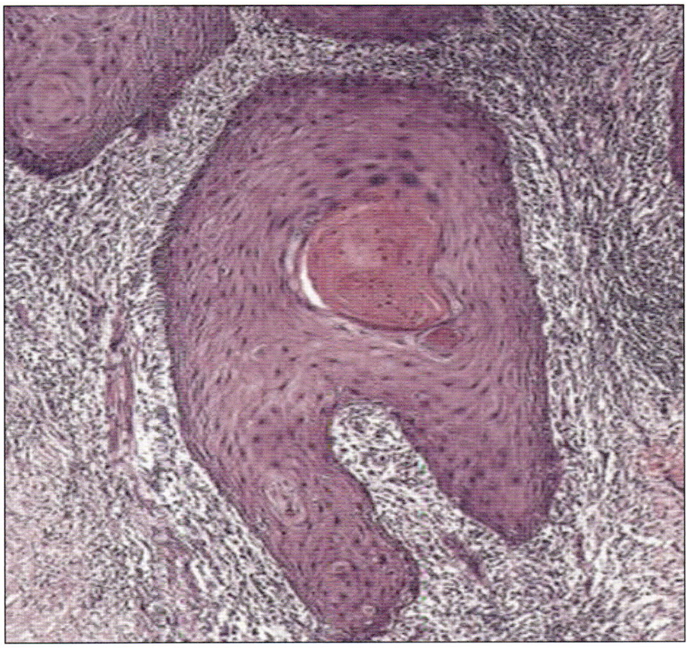

图 18.20-3 **疣状癌**
肿瘤细胞体积较大，胞浆丰富，淡嗜伊红染色，伴明显角化，但异形性不明显

临床特点

本病发展很慢，最初向外生长呈疣状或蕈样，以后向下进入深部组织，最终可发生溃疡，并出现局部转移。由于组织学上分化良好，本病常需结合临床特点诊断。疣状癌主要有 3 种形式：

（1）口腔疣状癌（verrucous carcinoma of the oral cavity）：在口腔内可见白色、菜花状的肿瘤，可累及大片口腔黏膜。

（2）生殖器部位的疣状癌（verrucous carcinoma of the genitoanal region），又称巨大尖锐湿疣：常见于男性龟头及包皮，女性外阴部，表现为巨大的乳头瘤样增生（图 18.20-4，图 18.20-5）。本病系尖锐湿疣不经治疗，长期慢性刺激而演变成的低度鳞癌。

（3）跖部疣状癌（plantar verrucous carcinoma）（图 18.20-6）：最初表现与跖疣相似，它不但向外生长，也向深层穿透性生长，从而形成许多深的、其中充满角质和脓液的隐窝。肿瘤最终可穿通跖筋膜，甚至破坏跖骨，侵犯至足背的皮肤。

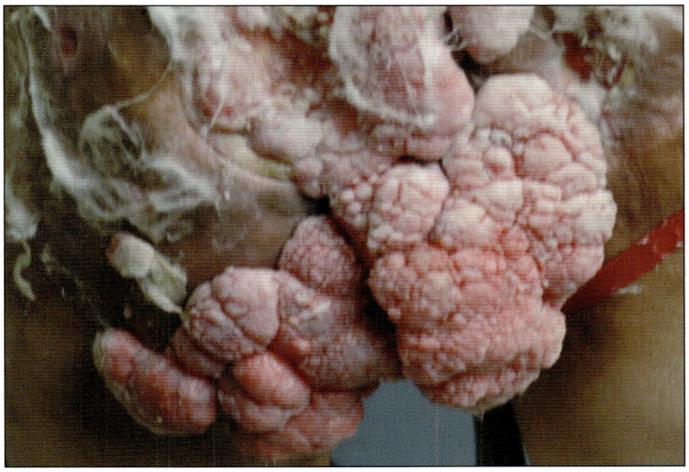

图 18.20-4 **发生在外阴部的疣状癌**

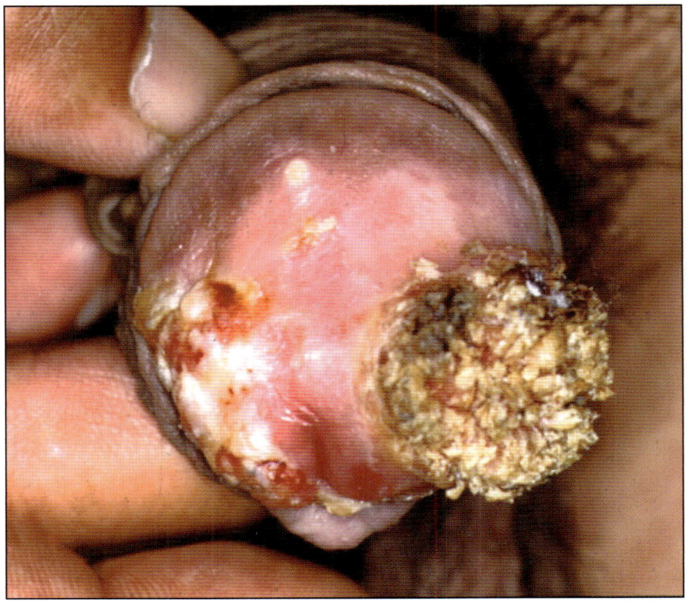

图 18.20-5 **发生在外阴部的疣状癌**

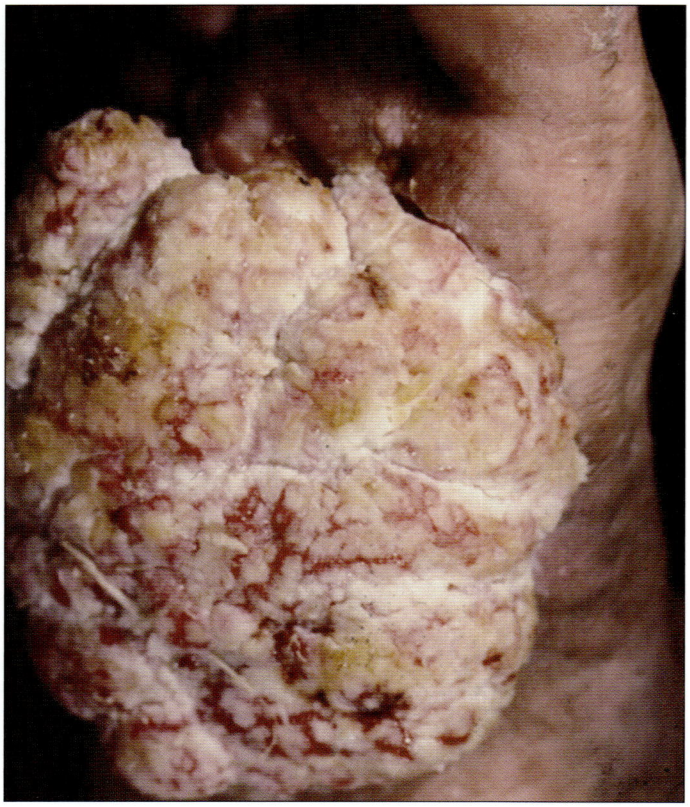

图 18.20-6 发生在足跖的疣状癌

18.21 黏液样表皮癌（mucoepidermoid carinoma）

组织病理特点

- 肿瘤可累及表皮和附属器；
- 肿瘤由鳞状细胞和杯状细胞组成；
- 杯状细胞大而淡染，富含黏蛋白，PAS 染色阳性；
- 肿瘤弥漫性生长，一般不形成癌巢。

临床特点

临床特征性不明显，主要见于老年人，多发生于暴露部位，为皮肤颜色的结节。生长较快。

18.22 癌肉瘤（carcinosarcoma）

组织病理特点

- 肿瘤由两种细胞构成；
- 浅层主要为鳞状细胞和（或）基底样细胞增生，癌巢周边细胞可为栅状排列，与基质间可见裂隙；
- 深层见纺锤状细胞增生，有非典型性。

临床特点

本病少见，主要发生于老年人。无特定好发部位。皮损为皮下结节，质地较硬，可形成溃疡，恶性程度较高。

18.23 角化棘皮瘤（keratoacanthoma）

组织病理特点

图 18.23-1 ～图 18.23-7

早期损害

- 轻度半球形隆出皮面；
- 损害中心表皮向真皮方向凹陷，呈假性侵入性上皮细胞小叶，周围为基底样细胞层，在呈火山口样的凹陷内充满着正角化及角化不全的角质性团块；
- 下陷的表皮中常有数个毛囊漏斗部上皮，它们向真皮方向增生；
- 瘤体周围有以淋巴细胞为主的浸润。

充分发展损害

- 半球形隆出皮肤表面；
- 中央火山口样凹陷内充满着角质物及炎症细胞碎片；
- 瘤体由大、淡染的角质形成细胞所组成，细胞核有的正常，有的示明显的非典型性，它们大小不一、染色深、有大的核仁及多数丝状分裂象；
- 在肿瘤内可见多数中性粒细胞，有时还有嗜酸性粒细胞所形成的微脓肿；
- 在中性粒细胞间可见多数坏死的或棘刺松解性角质形成细胞；
- 肿瘤境界较清楚，在瘤体两侧的上皮细胞成抱球状，在火山口样凹陷的两侧则如口唇状围绕瘤体；
- 肿瘤周围为混合类型炎细胞浸润，包括淋巴细胞、组织细胞、浆细胞、中性粒细胞及嗜酸性粒细胞。

晚期损害

- 瘤体周围为肉芽肿性浸润，可见组织细胞，有时多核组织细胞包绕着坏死角质形成细胞；
- 在瘤体下方先为肉芽组织，之后为纤维化所代替，此纤维化的过程从肿瘤基底开始，逐渐将瘤体推向外方；
- 火山口样凹陷内的角质物完全被推至皮肤表面，犹如一皮角。

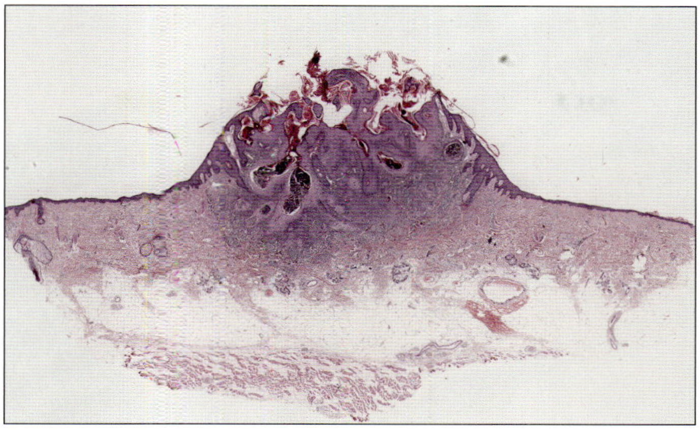

图 18.23-1 **角化棘皮瘤**
早期表现，肿瘤结构对称，呈半球状隆起皮面，角化亢进，乳头瘤样增生

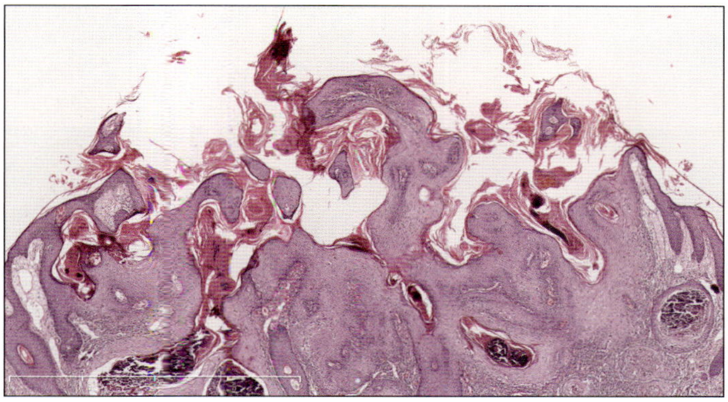

图 18.23-2 **角化棘皮瘤**
角化亢进，乳头瘤样增生

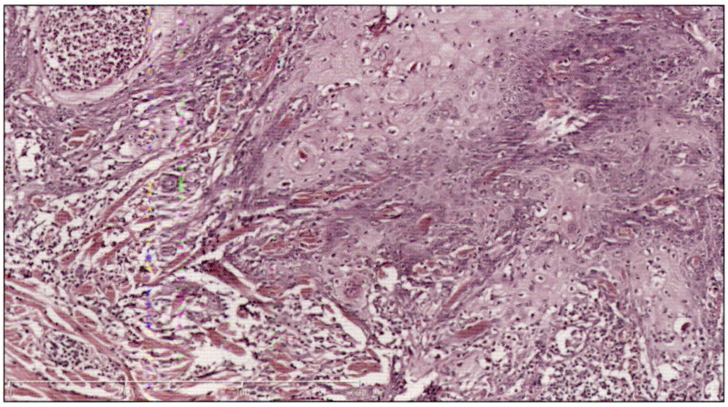

图 18.23-3 **角化棘皮瘤**
肿瘤下部呈假上皮瘤样增生，中央为鳞状细胞，周边为基底样细胞，可见中性粒细胞脓疡

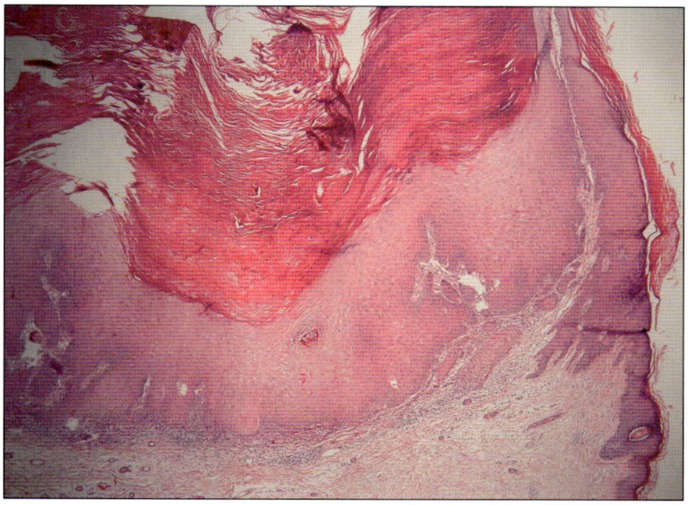

图 18.23-4 **角化棘皮瘤**
充分发展阶段，中央火山口样角质物，周边上支呈唇样增生包绕

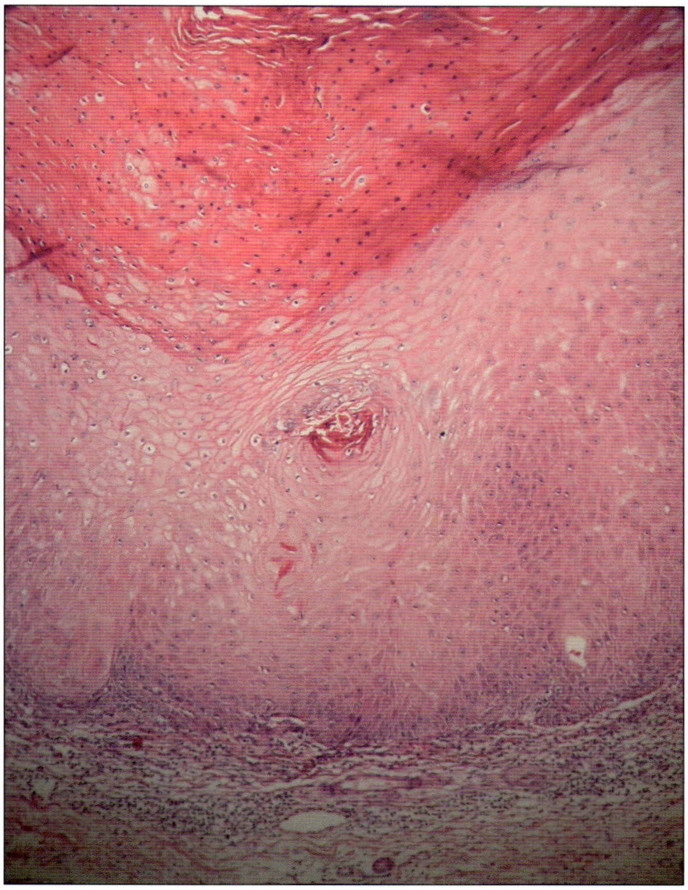

图 18.23-5 **角化棘皮瘤**
肿瘤主要为大的鳞状细胞增生，胞浆丰富淡染，可见鳞状窝

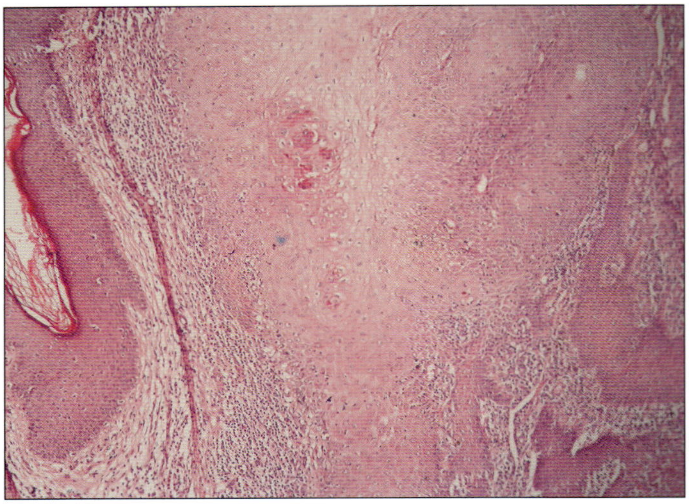

图 18.23-6 **角化棘皮瘤**
肿瘤组织内角化不良细胞

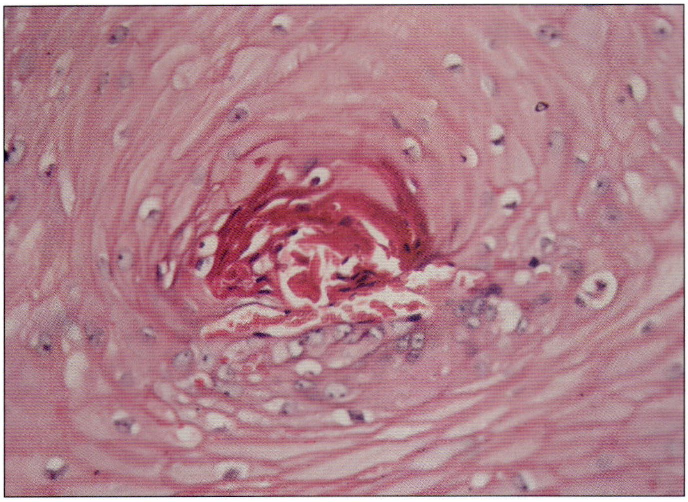

图 18.23-7 **角化棘皮瘤**
肿瘤组织内角化不良细胞

临床特点

早期损害为一角化性丘疹，在数周内增大至直径约 1cm 的坚实圆顶形结节，中央充满角质（图 18.23-8，图 18.23-9，图 18.23-10），除去角栓后则成火山口样。损害基底无明显浸润，中央不发生溃疡。数月后可逐渐自然消退。少数文献报告有发展成鳞癌的。本病有单发型、多发型和发疹型，以单发型最为常见。皮损好发于暴露部位，尤其是面中部，口唇也可发生。多见于老年人。

对于本病的性质目前尚有争论。多数学者认为它是一个良性肿瘤，可以自然消退，但也认为它可能是一个特殊类型的鳞癌。

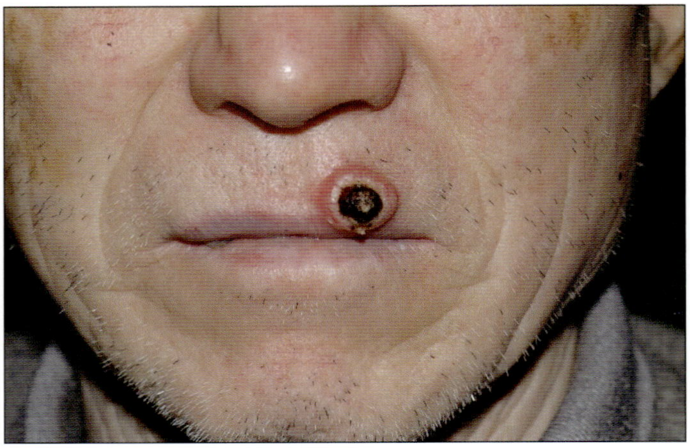

图 18.23-8 **角化棘皮瘤**

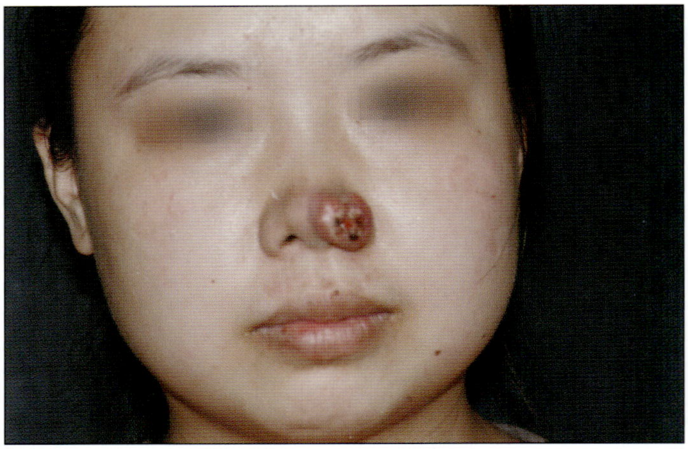

图 18.23-9 **角化棘皮瘤**

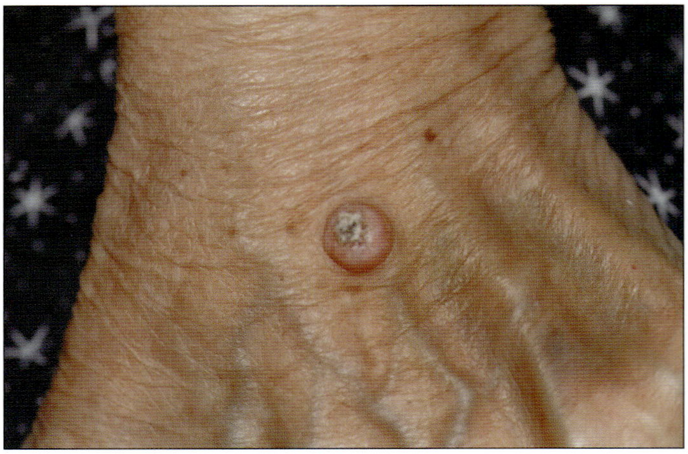

图 18.23-10 **角化棘皮瘤**

鉴别诊断

应注意与鳞状细胞癌相鉴别。诊断角化棘皮瘤最基本的要点是肿瘤为外生性具有向鳞状上皮分化的特点，中心呈火山口样，其中充满着角质物，两侧为唇状上皮所包绕。为了作出正确的诊断，必须对整个病变的结构型式进行评估，因此活检时应用切除法为宜。镜下应首先在扫视下检查。若以环钻法取材，则难以判断病变的结构型式，而从高倍镜下分析肿瘤的细胞学特点，由于常见到明显的核非典型性可误诊为鳞癌。

鳞癌与角化棘皮瘤的鉴别要点是：

（1）鳞癌是内生性的，而 KA 主要是外生性的；

（2）KA 损害的中央呈火山口样，其中充满着角质物，周围为唇状上皮所包绕，而鳞癌时无此结构；

（3）鳞癌时可见到假腺样结构及个别坏死的角质形成细胞，而 KA 时很少见；

（4）鳞癌时浸润的炎症细胞以淋巴细胞为主，而 KA 时可见多数中性粒细胞及嗜酸性粒细胞。尽管这两个病有上述区别，但有时鉴别仍很困难，此时应密切随访，或对肿瘤作诊断性的切除，在组织病理学确诊后再决定下一步如何处理。如果确诊为角化棘皮瘤则不一定要扩大切除。但文献和临床工作中偶有角化棘皮瘤发生转移的病例，所以，如果皮疹在 2cm 以上，尽管组织学符合角化棘皮瘤，临床治疗建议按鳞癌处理。

18.24 基底细胞癌（basal cell carcinoma，B.C.C.）

基底细胞癌又称基底细胞上皮瘤（basal cell epithelioma）

组织病理特点

图 18.24-1 ~图 18.24-12

基底细胞癌（基癌）

有许多组织学类型，它们所共同具有的基本诊断要点是：

- 瘤体由基底样细胞所组成，细胞核大、胞浆少，染色嗜碱性，与基底细胞相似，但细胞间无细胞间桥，核在细胞中所占比例更大；
- 瘤细胞呈大小不等的集合状，瘤细胞的形态十分一致，核呈圆形或椭圆形，核的非典型性及丝状分裂象无或很少见，有时可见个别坏死或成片坏死的瘤细胞；
- 肿瘤周边的细胞常呈栅栏状排列；
- 肿瘤周围结缔组织基质增生，有较多成纤维细胞，产生的胶原纤维包绕在瘤体周围。黏蛋白在标本制作过程中收缩，使瘤体与周围组织间出现裂隙。

浅表性基癌（superficial B.C.C.）

- 瘤体十分浅表，瘤细胞集合从表皮下缘呈芽蕾状或不规则形进入真皮浅层；
- 形态、大小一致、胞浆嗜碱性染的瘤细胞集合，周边瘤细胞呈栅栏状排列及瘤体与周围组织间的裂隙；
- 瘤体周围结缔组织明显增生，有成层的胶原纤维包绕瘤体，成纤维细胞数量增多，真皮浅层有少许以淋巴细胞为主的炎症浸润。

结节溃疡性基癌（Nodule-ulcerative B.C.C.）

- 肿瘤呈结节状、半环状隆起皮面；
- 表皮萎缩，表皮突变平、消失、在有的病例可出现溃疡；
- 肿瘤细胞集合成大小不等的团块状，细胞核形态一致，很少见丝状分裂象及核的非典型性，周边细胞核排列成栅状，瘤体与周围组织间有裂隙；
- 可见个别坏死及大片坏死的瘤细胞。

微结节性基癌（micronodular basal cell carcinoma）

肿瘤为结节状，可隆起皮面

真皮全层，特别是深层和皮下组织多发性肿瘤细胞小结节，大小较一致，周边栅栏状排列和收缩间隙可不明显。

囊性基癌（Cystic B.C.C.）

- 具有上述基癌组织学的共同特点；
- 瘤体中央可见大的囊腔，该囊腔多数是由于肿瘤细胞的大片状坏死所致；
- 少数情况下，在瘤体中央可见向皮脂腺分化的空泡化细胞，由于这些细胞解离而成为囊腔。

纤维上皮瘤型基癌（fibroepithelial B.C.C.）

其又称（fibroepithelial tumor of Pinkus）

- 在瘤体内可见典型基癌的组织学改变；
- 还可见多数由两层或多层瘤细胞所组成的索，它们相互交织成网；
- 肿瘤周围结缔组织基质明显增生，有多数成纤维细胞及新形成的胶原纤维，黏蛋白量亦增多，毛细血管数量增加。

硬斑病样基癌（morphea like B.C.C.）

其又称硬化性或纤维性基癌（sclerosing or Fibrosing

B.C.C.）

- 瘤体并不隆起皮面，它向下、向内生长，表皮轻度萎缩，表皮突变平，有时可见溃疡；
- 瘤体界限不清，可达到真皮深层或更深；
- 瘤体内可见多数由一二层瘤细胞组成的索或小的瘤细胞集合；
- 结缔组织明显增生，可见多数成熟的成纤维细胞及胶原纤维，后者示硬化改变、红染，瘤细胞索散布其间，在有的瘤细胞索或集合周围可见裂隙；
- 本型基癌应与结缔组织增生性毛发上皮瘤相鉴别，详见鉴别诊断部分。

浸润型基癌（infiltrative basal cell carcinoma）

- 肿瘤呈弥漫性生长，境界不清楚；
- 肿瘤常侵犯真皮深层；
- 肿瘤细胞为细小岛状、小索条状或鹿角状，与硬斑病样型不同的是，肿瘤周围的间质是疏松的纤维结缔组织，常有黏液，而不是致密的纤维组织。

色素性基癌（Pigmented B.C.C.）

- 肿瘤具有结节性或浅表性基癌的组织学特点；
- 肿瘤细胞集合内有许多黑素颗粒；
- 可见明显树枝状的黑素细胞，在这些细胞的胞浆及树枝状突起内有多数黑素颗粒；
- 在临床上本型应注意与良性肿瘤如脂溢性角化病相区别，与恶性肿瘤如恶性黑素瘤相区别。

釉彩状基癌（Adamantinoid B.C.C.）

- 本病因在组织学上与发生在口腔的成釉细胞瘤（ameloblastoma）或釉质上皮瘤（adamantinoma）相似而命名：
- 具有基癌的特点即基底样细胞的集合，周围核呈栅栏状排列、在瘤细胞集合与周围基质间有裂隙；
- 在瘤细胞集合中，中央的细胞核成长形，胞浆染色浅，有星状突起，且彼此相互联结；
- 瘤体周围有丰富的纤维性基质。

基底细胞癌多数是未分化的，由基底样细胞所组成。但正如基底细胞是一个生发细胞那样，基底细胞癌的瘤细胞可以呈现分化征象。当向角化方向即棘细胞方向分化时就成为基底鳞癌。瘤细胞还可以呈现向皮肤附属器上皮即毛囊、皮脂腺、小汗腺及大汗腺的分化。在分化与未分化基癌间很难划出一条界线。事实上在未分化基癌中有时可见少数分化的细胞，而在分化基癌中可有未分化的区域。

基底鳞癌（basal squamous cell carcinoma）

- 可见基底细胞癌典型的组织学改变；
- 肿瘤境界不清，表面有溃疡，下方深达皮下，瘤体内可见片状坏死的区域；
- 瘤细胞团块的周缘仍为基底样细胞，胞浆嗜碱性，中心则出现向鳞状细胞的分化，胞体较大，胞浆嗜酸红染，可见个别角化的细胞，有的瘤细胞团块中央可见角珠，即呈旋涡状排列的角化不全细胞。

具有毛囊分化特点的基癌（B.C.C. with follicular differentiation），又称角化性基癌（keratotic B.C.C.）：瘤体内可见角化不全细胞及角囊肿，角囊肿由完全角化的细胞所组成，代表着向毛囊分化的倾向。还有的瘤细胞可集合成毛球状。本型在组织学上应与毛发上皮瘤相鉴别。

具有皮脂腺分化特点的基癌（B.C.C. with sebaceous differentiation），又称囊性基癌（cystic B.C.C.）：肿瘤境界清楚，呈半球形隆起皮面。在瘤细胞团块中可见不少向皮脂腺分化的细胞，胞浆染色较浅，有的呈泡沫状，核被挤压。有时，这些细胞可解离而呈现囊腔样改变。在瘤细胞团块的周边，核呈典型的栅栏状排列，在有些局部可见瘤细胞团块与周围组织间的裂隙。

具有汗腺分化特点的基癌（B.C.C. with eccrine and apocrine gland differentia-tion），又称腺样基癌（adenoid B.C.C.）：瘤体内有管状、腺样的结构。基底样肿瘤细胞常成单行或双列，成相互交织的索，其间有丰富的纤维结缔组织及酸性黏多糖，有时还可见淀粉样蛋白的沉积。偶尔，腺样结构的内衬瘤细胞可与分泌细胞相似。

总之，尽管基癌许多不同的临床及组织学类型，组织学上最基本的诊断要点是：①瘤体由基底样细胞组成；②周边细胞有呈栅状排列的倾向；③在肿瘤细胞团块与周围基质间常有裂隙。

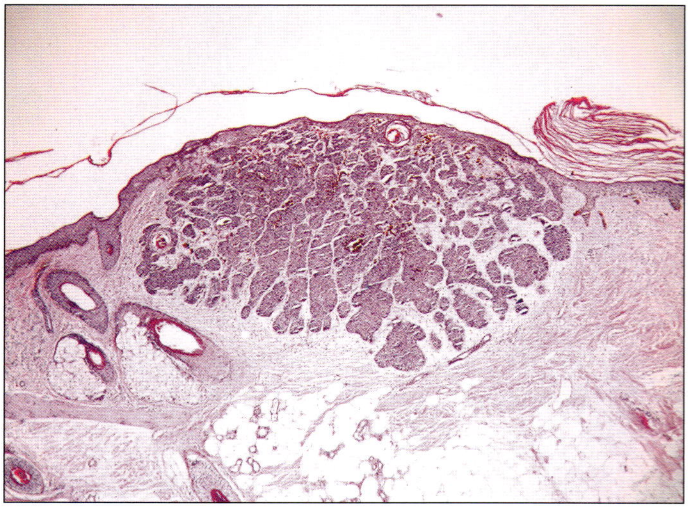

图 18.24-1 基底细胞癌
真皮内肿瘤组织非对称性增生，大小不一、不规则的基底样细胞团块

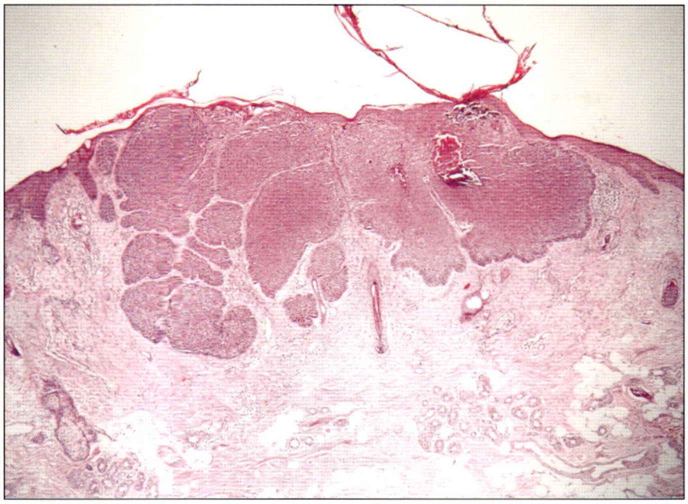

图 18.24-2 **基底细胞癌**
真皮内不规则的基底样细胞团块

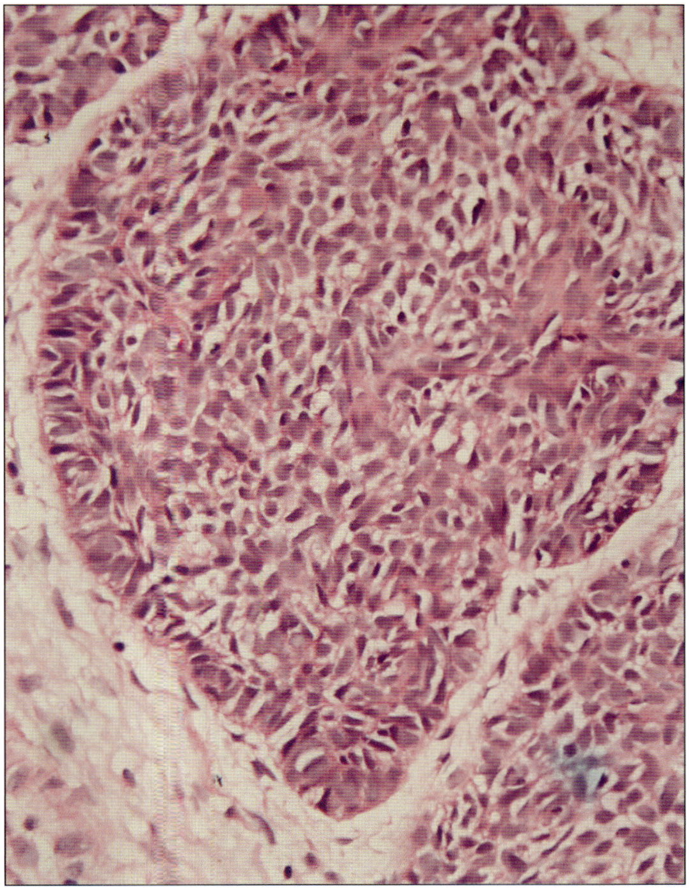

图 18.24-3 **基底细胞癌**
基底样细胞团块边缘细胞呈栅栏状排列

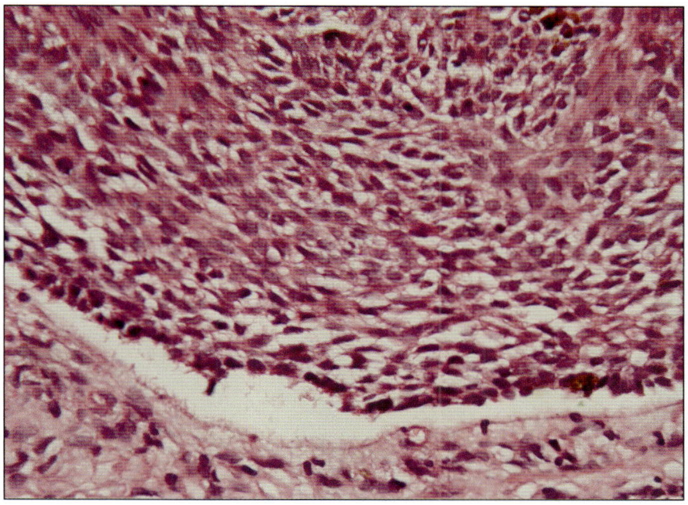

图 18.24-4 **基底细胞癌**
肿瘤组织与周围真皮纤维结缔组织间常有裂隙

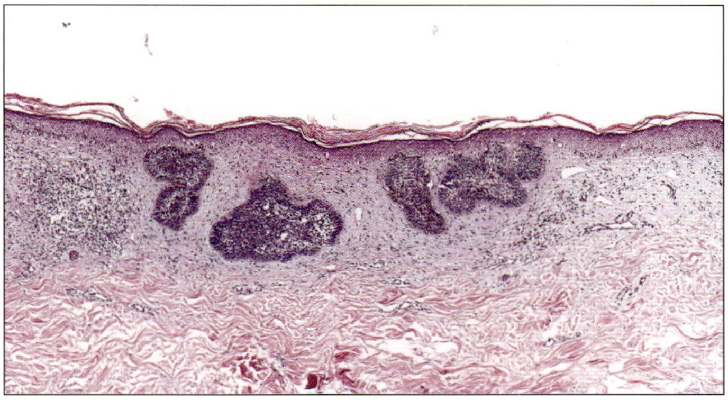

图 18.24-5 **浅表型基底细胞癌**
肿瘤组织呈芽蕾状侵犯真皮浅层

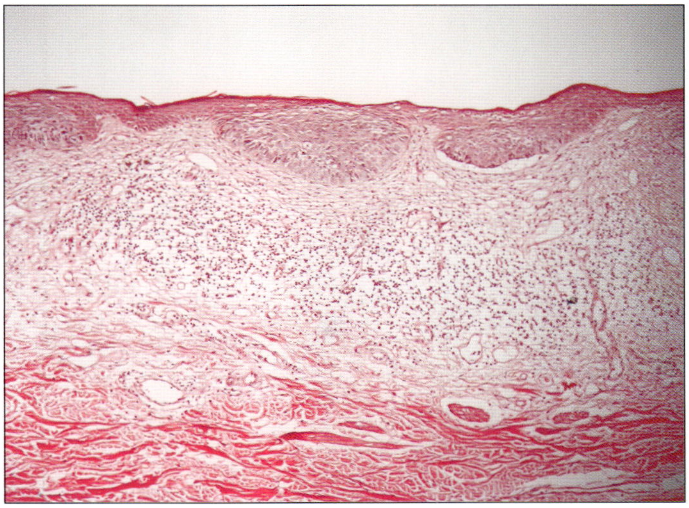

图 18.24-6 **浅表型基底细胞癌**
肿瘤组织呈芽蕾状侵犯真皮浅层

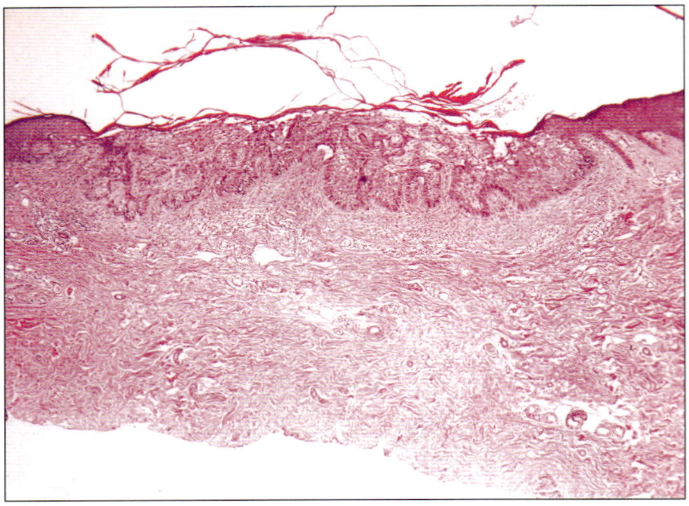

图 18.24-7 **浅表型基底细胞癌**
肿瘤组织与表皮相连，主要侵犯真皮浅层

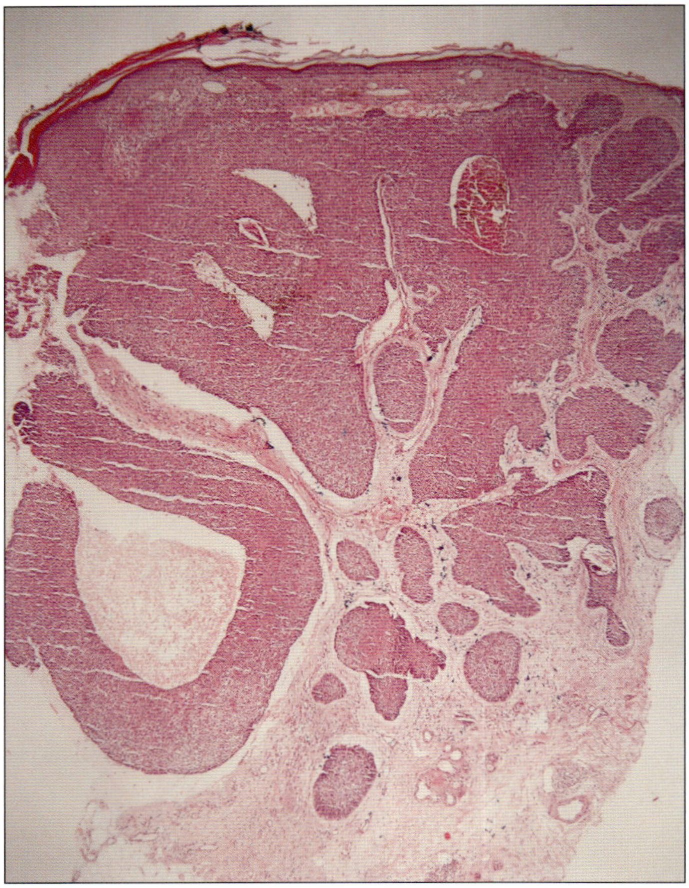

图 18.24-8 **囊性基底细胞癌**
肿瘤组织内大片坏死，形成囊腔

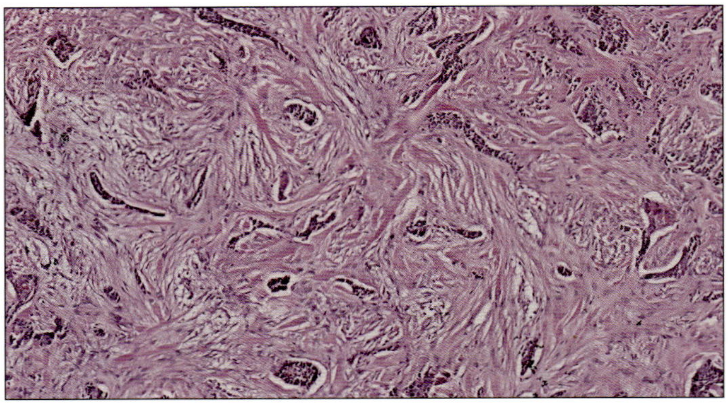

图 18.24-9 **硬斑病样基底细胞癌**
肿瘤组织散布于真皮内，因为明显纤维组织增生肿瘤组织被压缩成小岛状或短条索状

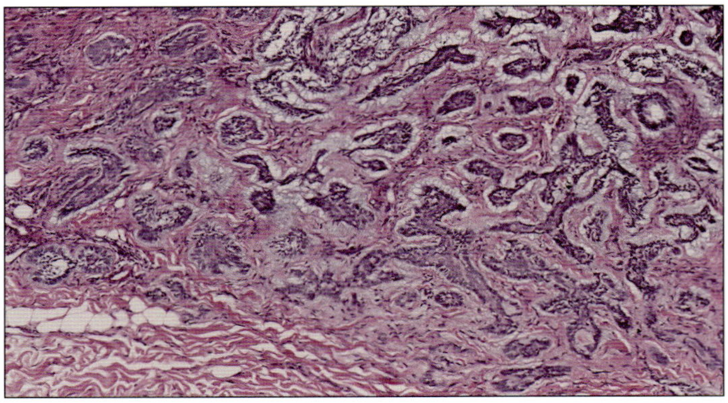

图 18.24-10 **浸润型基底细胞癌**
肿瘤组织弥漫分布疏松的真皮组织内，呈小岛状或鹿角状

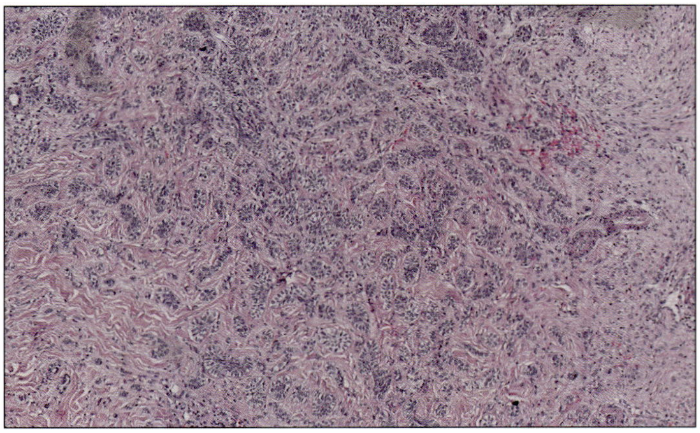

图 18.24-11 **微结节型基底细胞癌**
真皮全层散在分布小巢状肿瘤组织团块，多形呈较规则的圆形

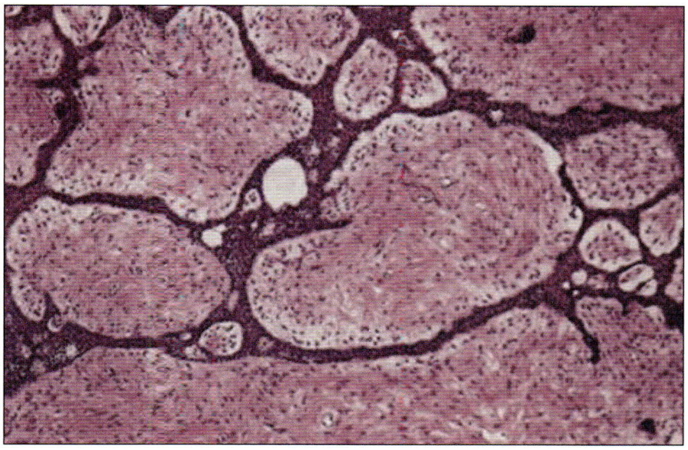

图 18.24-12 **纤维上皮瘤型基底细胞癌**
基底样细胞呈索条状从表皮向真皮内延伸，相互交织成网状

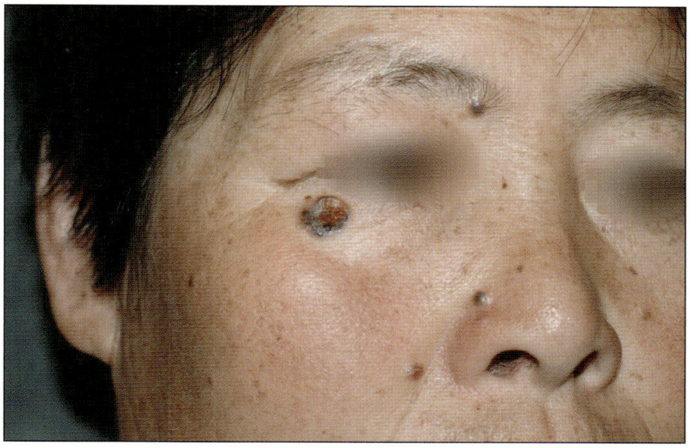

图 18.24-14 **基底细胞癌**

临床特点

本病大多见于40岁以上的中老年人。典型损害为表面蜡样光泽，并有少许扩张毛细血管的结节或斑块。边缘可有珍珠样隆起（图18.23-13，图18.23-14）。发病隐匿，无自觉症状，一般在就诊时多为黄豆大小，有的中心有浅在溃疡。肿瘤发展缓慢，一般仅在局部扩展，很少转移。临床上常见结节溃疡型（图18.23-15）、色素型（图18.23-16）、硬斑病样型（图18.23-17）和浅表型（图18.23-18）。除浅表型多见于躯干部外，其他三型均好发头面部等暴露于日光的部位。

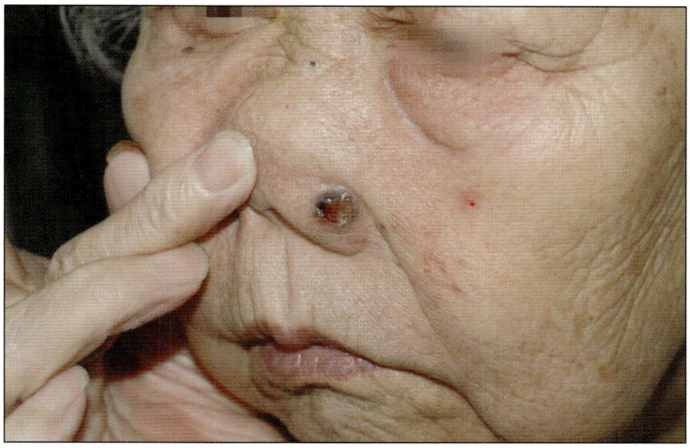

图 18.24-15 **基底细胞癌：结节溃疡型**

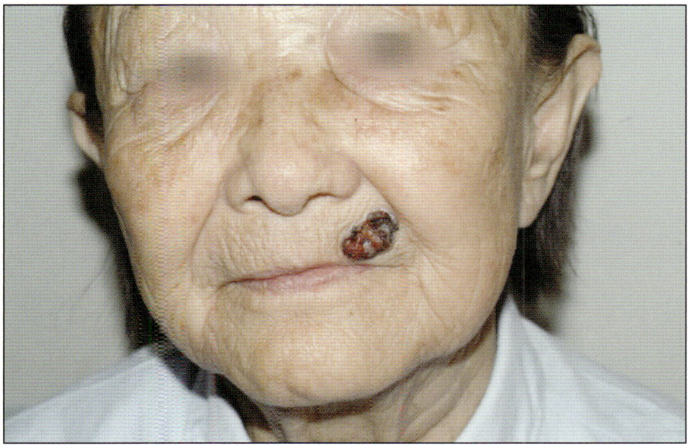

图 18.24-13 **基底细胞癌**

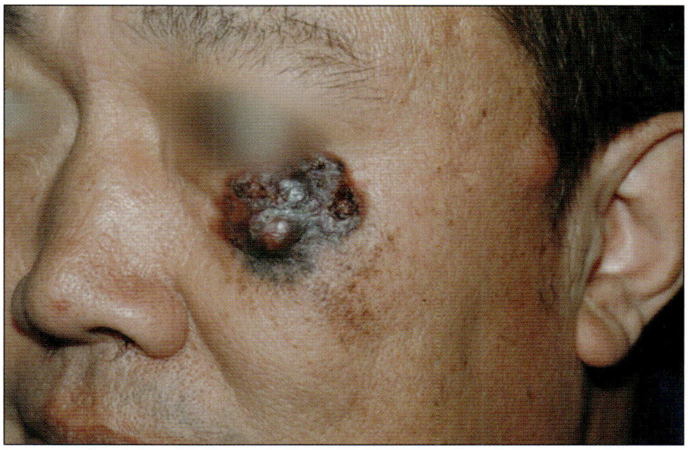

图 18.24-16 **基底细胞癌：色素型**

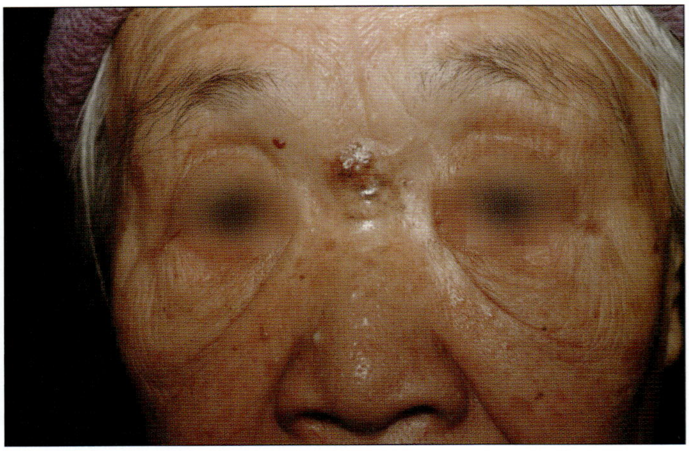

图 18.24-17 基底细胞癌：硬斑病样型

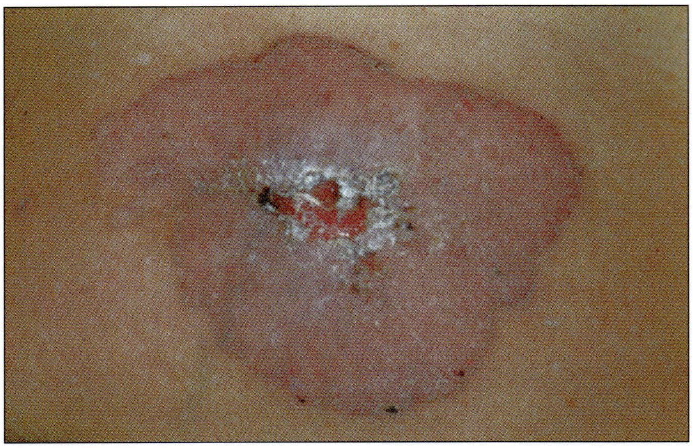

图 18.24-18 基底细胞癌：浅表型

鉴别诊断

具有毛囊分化特点的结节型基癌需与毛发上皮瘤相鉴别。要点是：①基癌中原始毛发结构及角囊肿少见，瘤体中可见典型基癌的改变。毛发上皮瘤中较易见到毛乳头及毛球等原始毛发的结构，角囊肿亦较为常见；②基癌在瘤细胞团块与周围基质间常有裂隙，毛发上皮瘤瘤细胞团块外无裂隙，若有则是存在于瘤细胞团块周围的结缔组织与正常真皮结缔组织之间；③基癌时表面可有溃疡，而毛发上皮瘤时一般无溃疡；④毛发上皮瘤的角囊肿可以破裂出现肉芽肿性炎症，基癌时无。

硬斑型基癌需与结缔组织增生性毛发上皮瘤相鉴别。要点是：

（1）毛发上皮瘤瘤体内可见多数囊肿样结构，基癌时无；

（2）基癌的瘤细胞与表皮相连续，毛发上皮瘤的瘤细胞不与表皮相连续；

（3）基癌时瘤细胞周围有小的裂隙，而本型毛发上皮瘤时无；最后毛发上皮瘤瘤体中可见向毛囊的分化，而硬斑型基癌时无。

色素型基癌在临床上需与脂溢性角化病及恶性黑素瘤等鉴别，取病变组织做病理检查则很容易将它们区分开。

19
皮肤附属器肿瘤

向皮肤附属器方向分化的肿瘤有四类，即向毛囊方向、向皮脂腺方向、向外泌腺方向和向顶泌腺方向分化的肿瘤。

为了判断肿瘤是向何方向分化，我们首先应熟悉向各组织结构分化所起码具备的条件。

19.1 向毛囊方向分化的肿瘤（tumors of the hair follicle）

毛囊分为3部分，即漏斗部、峡部和下部。漏斗部位于毛囊的最上部，其上皮与表皮相似。峡部位于皮脂腺导管开口至立毛肌附着的部位，峡部上皮的角质为致密的正角化，无或很少有颗粒层细胞，棘细胞层苍白淡染，又称苍白细胞（Pale cell）。自立毛肌以下的毛囊部分称为下部。毛囊下部的膨大部分称为毛球，毛球内与毛乳头相邻的细胞为毛母质细胞。与表皮基底细胞相似，毛母质细胞为毛囊内的生发细胞，它不断分化成熟，产生一些同心排列的细胞柱内到外依次为内根鞘三层（包括Huxley层及Henle层）和外根鞘3层。内根鞘细胞中有透明角质颗粒，外根鞘细胞由于如同窗玻璃那样洁净而又称为清洁细胞（Clear cell）。外根鞘仅见于毛囊下部。外根鞘外方为玻璃膜，再外为纤维结缔组织。内根鞘内方为内根鞘小皮、毛小皮及毛皮质即毛干。在毛球中央有一凹陷，其中富含血管及纤细的胶原，称为毛乳头。毛乳头相当于真皮乳头，其中的结缔组织与毛囊周围结缔组织相互连续。

如果在一个肿瘤中见到毛乳头、毛球、外根鞘、内根鞘、毛干或与毛囊结构相仿的改变，就应该考虑这是向毛囊结构分化的肿瘤。

19.1.1 黑头粉刺痣（comedo nevus）

黑头粉刺痣又称毛囊角化痣（nevus follicularis keratosis）

组织病理特点

图 19.1-1

- 每一个黑头粉刺为一扩张的毛囊漏斗部，其中充满着角质物；
- 在扩张毛囊的底部，偶可见一至数根毛干，还可见萎缩的皮脂腺小叶。

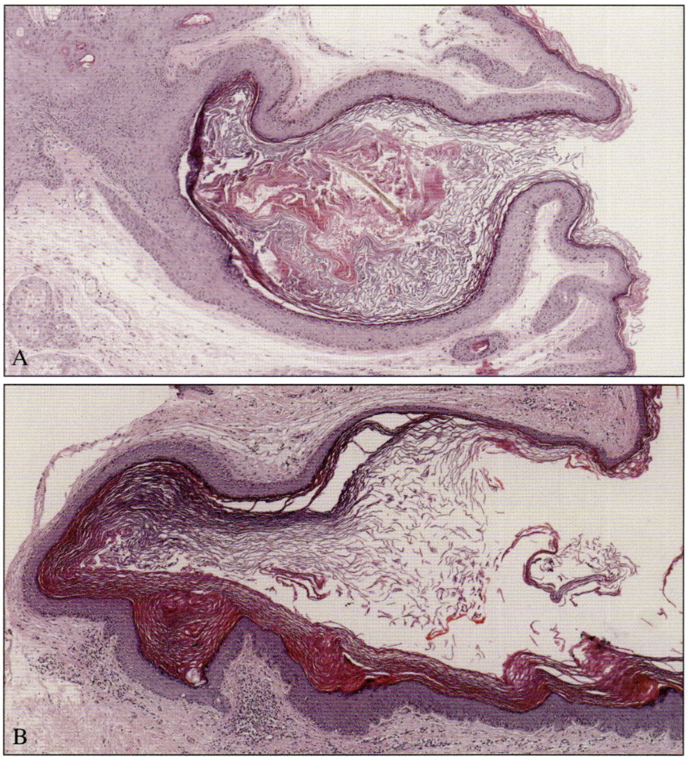

图 19.1-1 黑头粉刺
A，B．明显扩张的毛囊漏斗部，其中充满角质

临床特点

为群集的黑头粉刺样丘疹，可呈线状排列，单侧分布。本病在初生时就已存在，但要到青春发育期才变得明显（图 19.1-2）。通常无自觉症状。

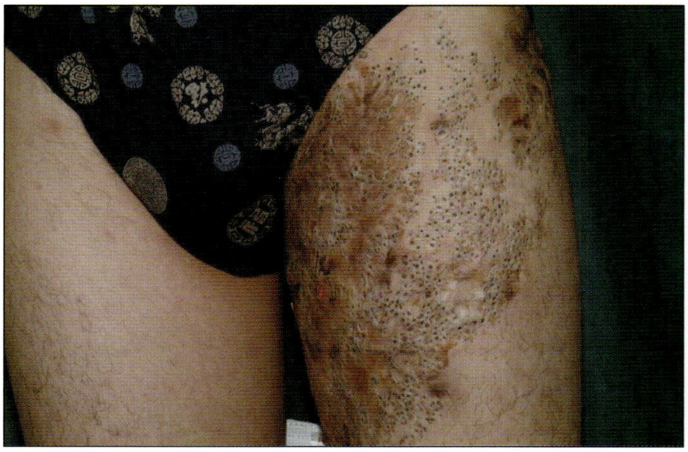

图 19.1-2 黑头粉刺痣
（男性，19岁）

19.1.2 毛发毛囊瘤（trichofolliculoma）

组织病理特点

图 19.1-3，图 19.1-4

- 肿瘤限局，呈半球形隆起皮面；
- 损害中心为一大的毛囊漏斗部囊肿，其中有角质物及多数毛发；
- 许多条束状增生的上皮组织自该中央囊肿向外呈放射状排列，有的形成不成熟的毛囊，而且可见处于不同阶段的毳毛，还有毛乳头；
- 肿瘤周围有丰富的纤维结缔组织，成纤维细胞增生，彼此平行的胶原纤维包绕了增生的上皮。

临床特点

见于成人，好发于面部。单发，为小的、皮色、半球形丘疹或结节，中央有一束银白色细软的毛发穿过。偶可见于头皮、颈部。

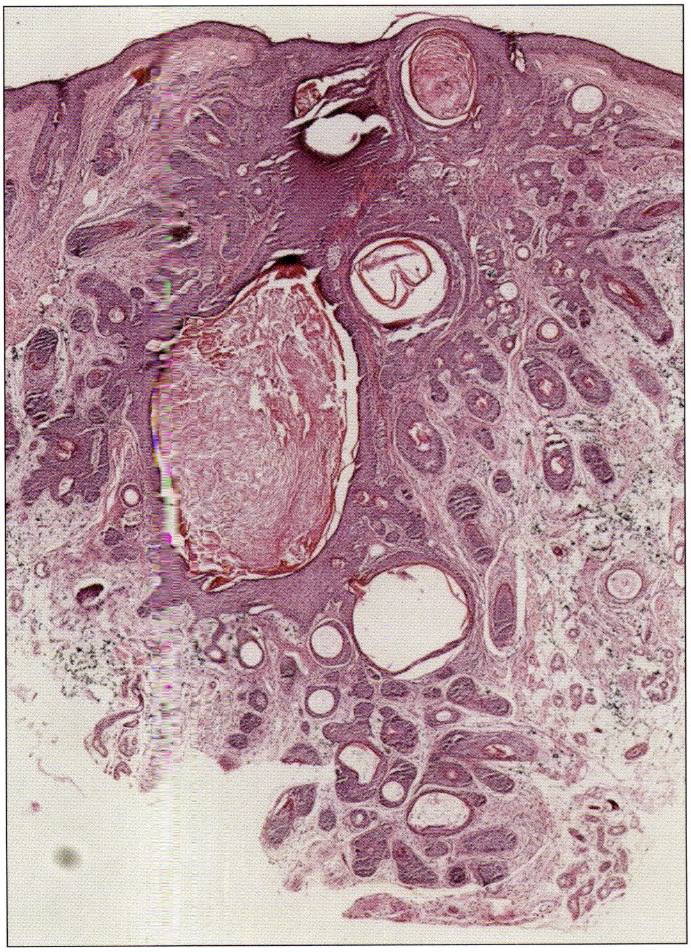

图 19.1-3 **毛发毛囊瘤**
肿瘤中央一个扩张的毛囊，充满角质物，囊壁上皮呈条索状向周围延伸，派生出次级毛囊芽

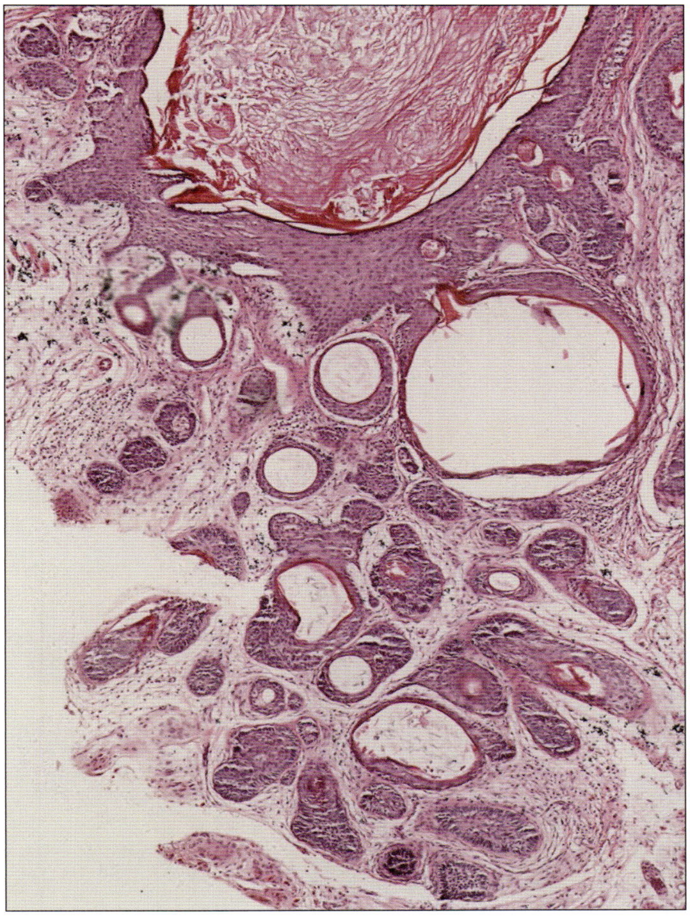

图 19.1-4 **毛发毛囊瘤**
中央毛囊囊肿周围，大量次级毛囊囊肿

19.1.3 扩张毛孔（dilated pore）

组织病理特点

图 19.1-5，图 19.1-6

- 毛囊漏斗部明显扩张呈囊腔状，其中充满角质物，并向下方组织伸入；
- 囊腔底部毛囊上皮增生，有的呈索状突向周围基质。

临床特点

皮损单发，毛囊口开张，其中充满角质栓，犹如一个大的的黑头粉刺。多见于中年男性，好发于面部。

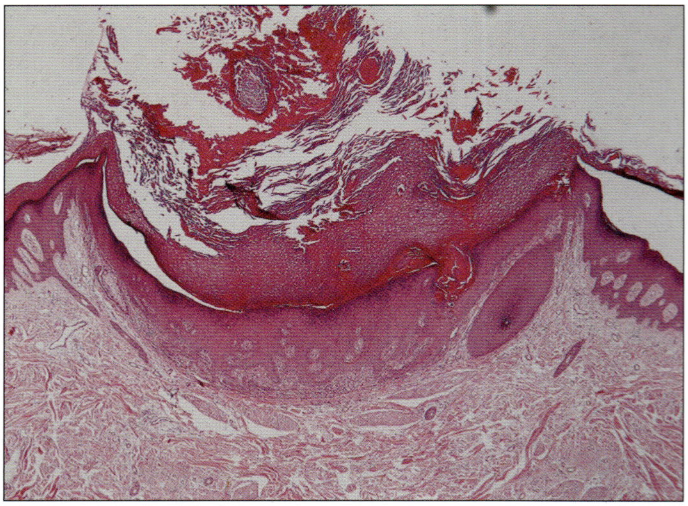

图 19.1-5 **扩张毛孔**
毛囊漏斗部囊状扩张，中央充满角质物

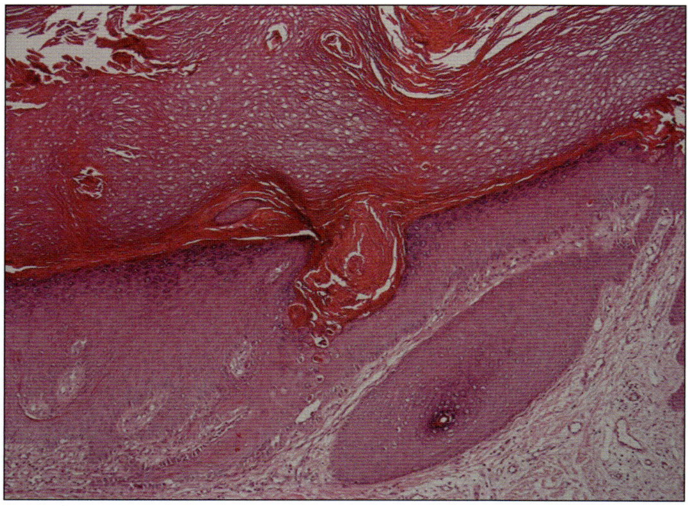

图 19.1-6 **扩张毛孔**
毛囊上皮呈条索状向周围增生

19.1.4 毛囊漏斗部肿瘤（tumor of the follicular infundibulum）

组织病理特点

- 瘤体局限，境界清楚；
- 位于真皮上部，似盘状。肿瘤周缘细胞呈栅状排列，中央的细胞胞浆苍白嗜酸性染；
- 可见小的毛囊从下方进入瘤体；
- 瘤体下方瘤细胞可向内有小的反折，而出现似毛乳头的结构。

临床特点

为单发、扁平的实性丘疹，好发于面部。

19.1.5 毛腺瘤（trichoadenoma）

组织病理特点

- 多数角囊肿，外绕以胞浆嗜酸性的上皮细胞，有时在其间可见一层扁平的颗粒细胞；
- 可见仅有嗜酸性胞浆上皮细胞所组成的细胞岛，中央无角化，有时可见细胞间桥；
- 有多个内含角质的角囊肿，角囊肿破裂可造成异物肉芽肿反应。

临床特点

见于成人，好发于面部。为直径 3 ～ 15mm 的单发结节。本病的结构型式与毛发上皮瘤相同，但本病系嗜酸性胞浆的上皮细胞所组成，推测为向着毛囊皮脂腺导管方向所分化的肿瘤。

19.1.6 毛鞘棘皮瘤（pilar sheath acanthoma）

组织病理特点

- 与扩张毛孔相仿，亦可见毛囊漏斗部呈明显的囊性扩张，不同的是该囊腔有规则的分支，囊壁上方不是呈细的索状，而是呈分叶的团块状突向周围基质、可一直达到皮下组织。

临床特点

多见于成人上唇，为单发、正常皮色的结节，中央有一扩张的毛孔开口。

19.1.7 毛发上皮瘤（trichoepithelioma）

组织病理特点

图 19.1-7，图 19.1-8

- 肿瘤境界清楚，位置浅表，呈半球形隆起皮面；
- 可见多数基底样细胞的集合及相互交织的细胞索，周边细胞核成栅栏状排列；
- 在基底样细胞集合周围有明显的纤维性基质及许多成纤维细胞；
- 有多数毛母质及毛乳头样结构，但一般不形成毛干；
- 肿瘤内可见多数小的毛囊漏斗部囊肿。若囊肿破裂，则可出现异物肉芽肿反应，可见多数组织细胞及异物巨细胞；
- 有时可见角化组织发生钙化，呈深蓝染不规则状。

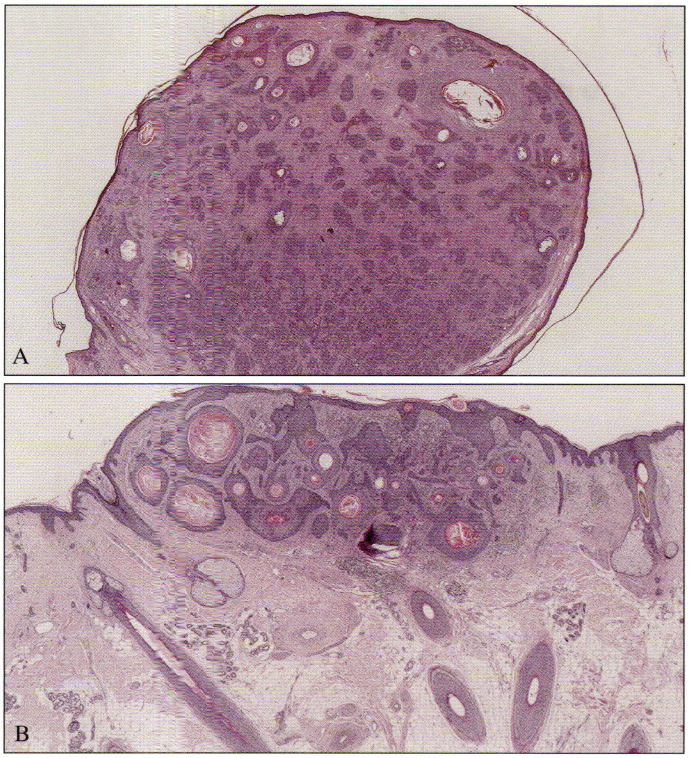

图 19.1-7　**毛发上皮瘤**

A，B．肿瘤位于真皮内，由多数基底样细胞小团块，以及小角质囊肿组成，结构对称，境界清楚

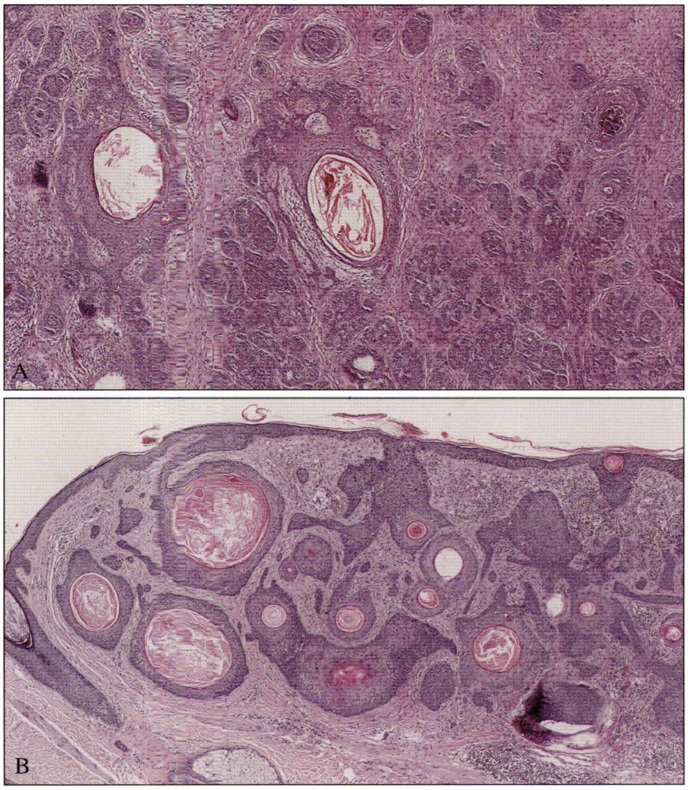

图 19.1-8　**毛发上皮瘤**

A，B．基底样细胞团块向毛球样分化，不形成成熟毛囊

临床特点

典型损害为皮色、半球形隆起皮面的丘疹或结节，直径自 2mm ~ 2cm 不等。单发或多发。单发的多见于面部，儿童或青壮年发病，无遗传性。多发的常于鼻唇沟，也见于鼻部、上唇及前额（图 19.1-9），为常染色体显性遗传；在儿童时发病（图 19.1-10），以后数目逐渐增多。本病为良性肿瘤。

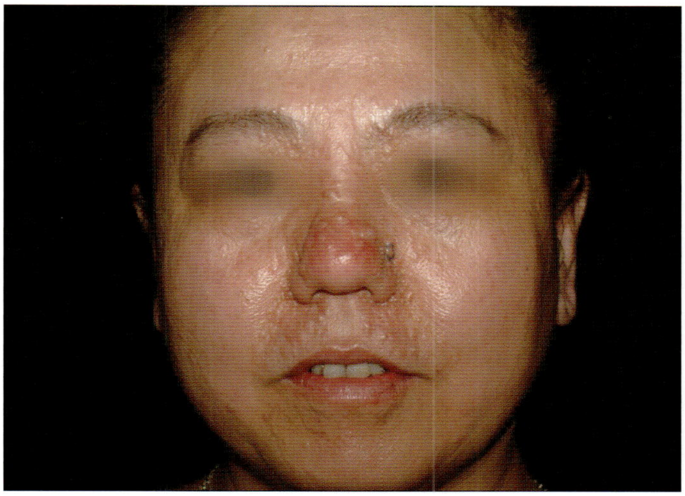

图 19.1-9　**毛发上皮瘤**

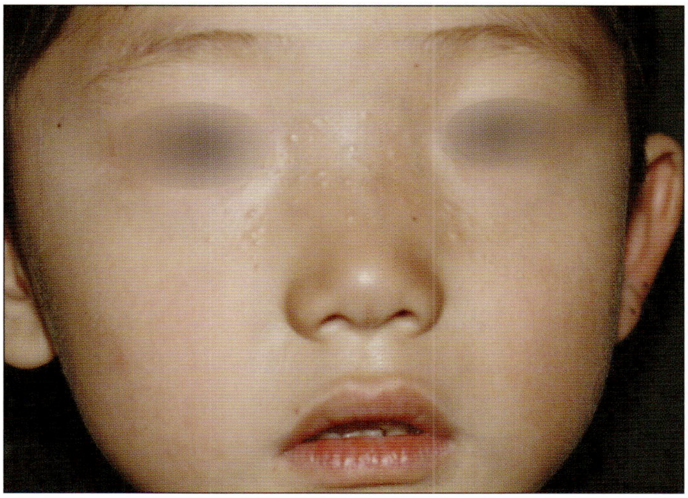

图 19.1-10　**毛发上皮瘤**

鉴别诊断

应与具有毛囊分化特点的结节性基底细胞癌相鉴别，详见第 18.24 章。

结缔组织增生性毛发上皮瘤（desmoplastic trichoepithelioma）

- 损害并不隆起皮面，有时中心有一浅的凹陷；

- 基质中结缔组织明显增生；
- 基质中有许多基底样细胞所组成的条索。可见裂隙存在于结缔组织间，而不是在基底样细胞周围，这是与基底细胞癌的鉴别要点之一；
- 多数小的毛囊漏斗部囊肿，有时可见囊肿破裂所致的异物肉芽肿反应；
- 有的角囊肿内可见钙化。

临床特点

为单发、直径 3 ~ 8mm、质硬的丘疹或结节，有时中心凹陷（图 19.1-11），可相似于环状肉芽肿。好发于面部、口周，以儿童多见。本病系上述毛发上皮瘤的一个特殊类型。

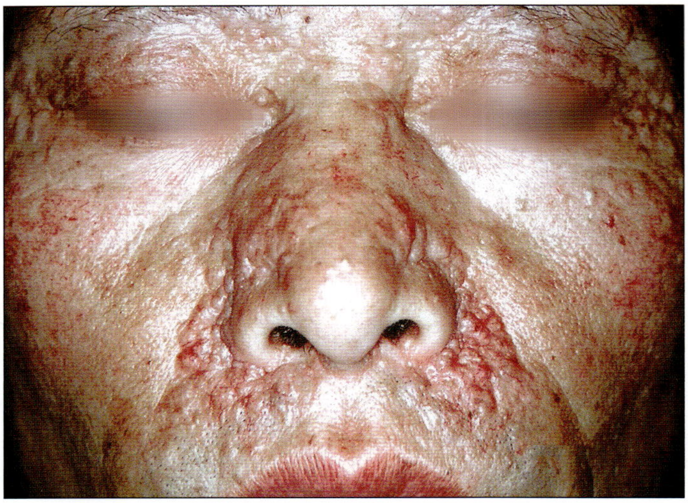

图 19.1-11 **结缔组织增生性毛发上皮瘤**

鉴别诊断

应与硬斑型基底细胞癌相鉴别，要点是本病有多数角囊肿；有向毛囊分化的特点；有的角囊肿可破裂，产生异物肉芽肿反应；有的角囊肿内则可发生钙化，以上变化在硬斑型基癌时则见不到。关于鉴别诊断请阅 18.24

未成熟毛发上皮瘤（immature trichoepithlioma）

- 肿瘤境界清楚；
- 肿瘤主要由基底样细胞组成团块，分叶状；
- 无角质囊肿和腺样结构。

本病为毛发上皮瘤的早期表现。

19.1.8 毛母细胞瘤（trichoblastoma）

组织病理特点

图 19.1-12，图 19.1-13

- 肿瘤位于真皮深层或皮下组织；
- 肿瘤由基底样细胞组成，形成索条状或团块状，并可相互交织；
- 瘤团内可见嗜酸性球状角化物质，周围细胞呈栅状排列；
- 可有坏死；
- 瘤团周围可见透明膜，瘤团间有纤维基质分隔。

临床特点

多发生于成年。主要见于头面部，1 ~ 2cm 单发性丘疹或结节。无自觉症状。

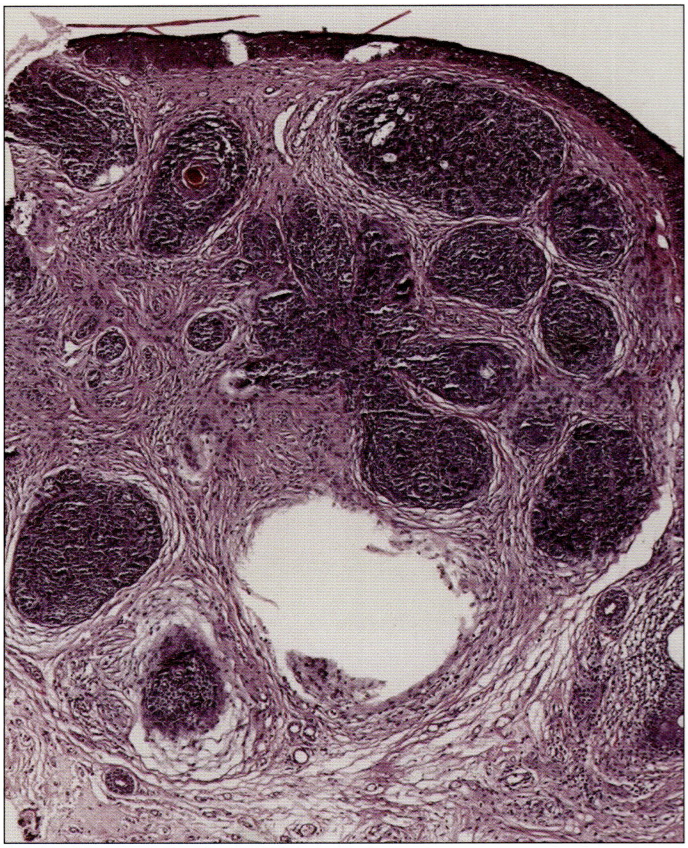

图 19.1-12 **毛母细胞瘤**

真皮内多数基底样细胞团块，较均匀。无明显角化

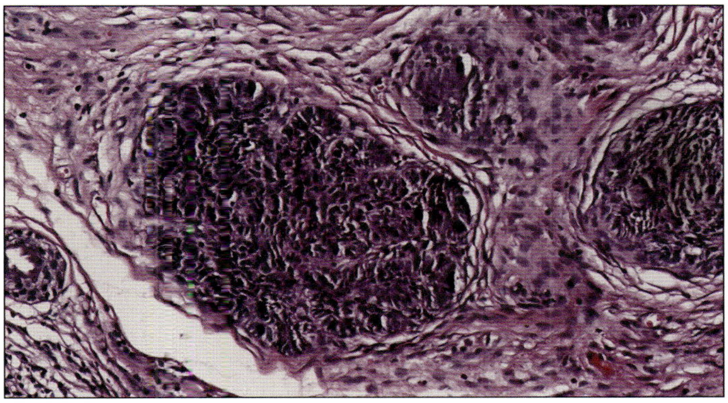

图 19.1-13 毛母细胞瘤
肿瘤细胞为一致性的基底样细胞边缘细胞呈栅栏状排列

19.1.9 毛母质瘤（pilomatricoma）又名钙化上皮瘤（calcifying epithelioma）

组织病理特点

图 19.1-14，图 19.1-15

- 肿瘤境界清楚，位于真皮、甚至皮下，与表皮不连；
- 在肿瘤上半部，细胞具有嗜酸性染胞浆，显示向鳞状细胞的分化，相当于毛囊漏斗部上皮；
- 在肿瘤下半部，细胞具有嗜碱性染胞浆，核圆形，形状大小十分一致，染色深，似毛母质细胞；
- 向着瘤体中央，这种嗜碱性染的基底样细胞核逐渐消失，成为“过度细胞”，最后细胞发生角化，嗜酸性染，但仍可见核的阴影，故称这类细胞为“影细胞”，这是本病特征性的改变；
- 角化的细胞可发生钙化、甚至骨化。由于钙化较为常见，故又名为钙化上皮瘤；
- 肿瘤基质内常可见异物肉芽肿反应，特别是围绕“影细胞”的周围。

临床特点

为位于真皮或皮下的实性结节，质硬，直径在2cm左右。表面皮肤或正常皮色或暗红色或褐红色（图19.1-16）。肿物可程度不等的隆出皮面。大多单发，好发于头面及颈部。可见于任何年龄。有时，肿瘤压迫淋巴管，可导致局部淋巴液淤滞，使皮损呈囊状（图19.1-17）。本病系良性肿瘤。

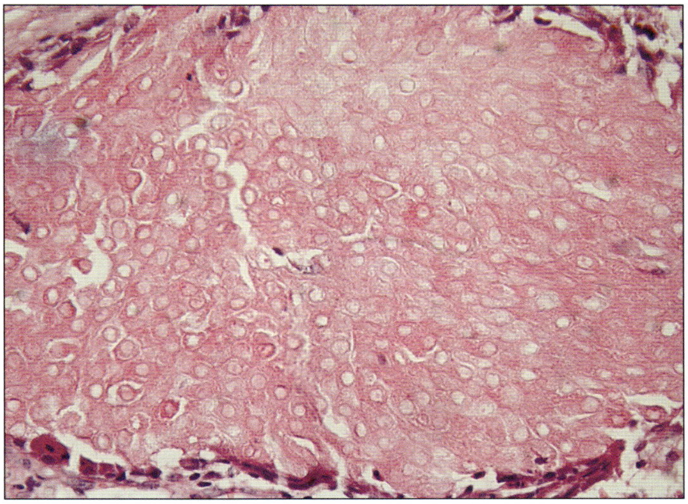

图 19.1-14 毛母质瘤
细胞核消失，胞浆嗜酸染色，形成典型的影细胞组织团块

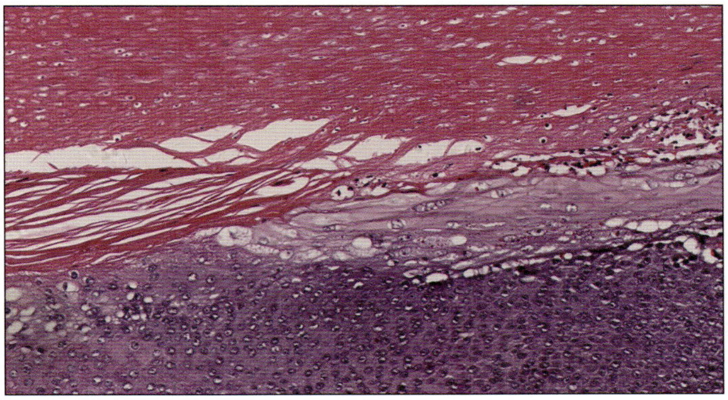

图 19.1-15 毛母质瘤
肿瘤主要由嗜碱性基底样细胞团块和嗜酸性粒细胞团块组织组成

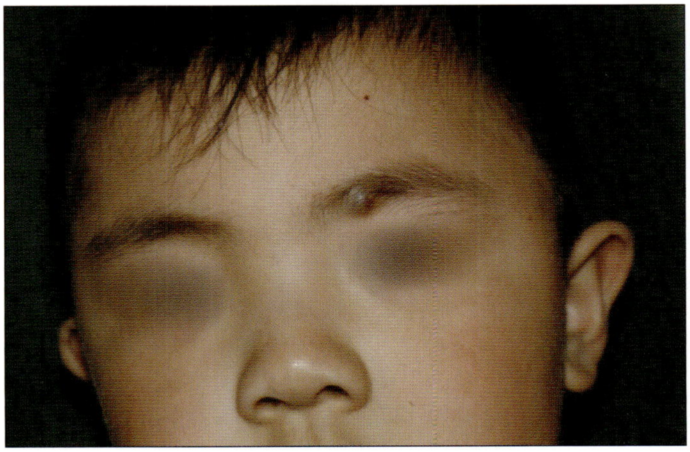

图 19.1-16 毛母质瘤

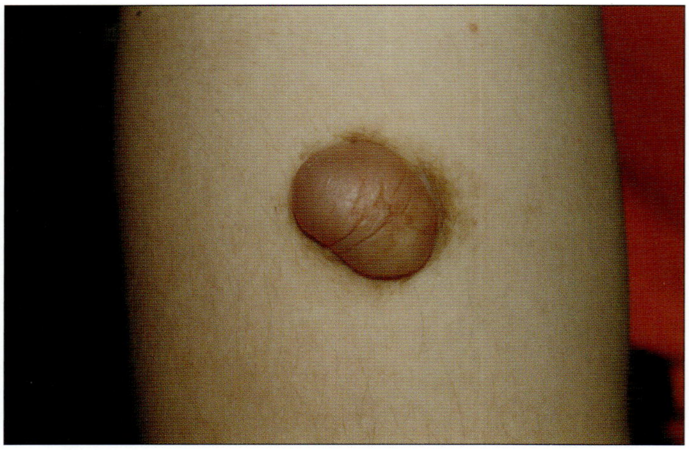

图 19.1-17 **毛母质瘤**
由于肿瘤压迫淋巴管，致局部淋巴液淤滞，使皮损呈囊状

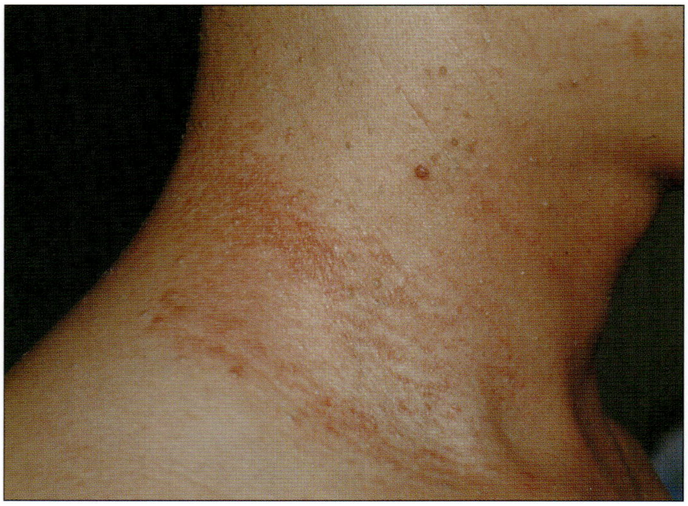

图 19.1-18 **多发性纤维毛囊瘤**

19.1.10 毛盘瘤（trichodiscoma）

组织病理特点

- 瘤体位于真皮乳头，境界清楚，呈半球形隆起皮面，肿瘤两侧常为毛囊；
- 可见稀疏排列、纤细的结缔组织，成纤维细胞及酸性粘多糖数量增加；
- 血管数量增多、扩张、管壁增厚。

临床特点

本病常与多发性纤维毛囊瘤伴发，直径为 2 ~ 3mm 的丘疹，可单发或多发。毛盘位于真皮乳头，邻近 Merkel 细胞，本病认为是毛盘的错构瘤。

19.1.11 多发性纤维毛囊瘤（multiple fibrofolliculoma）

组织病理特点

- 病变中央为一外形不规则的毛囊。它向周围基质中伸展出相互交织、细的毛囊上皮索；
- 病变毛囊周围有一厚层嗜碱性、黏液性基质。

临床特点

多数为 2 ~ 4mm 大小、半球形、黄白色，表面光滑的丘疹、好发于面颈部（图 19.1-18，图 19.1-19）。

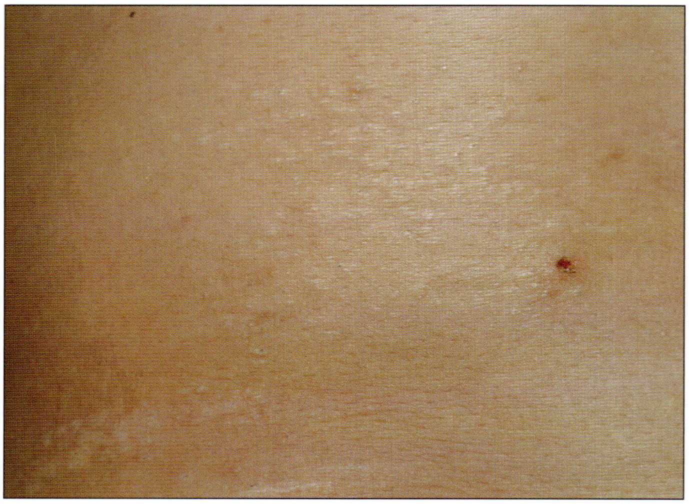

图 19.1-19 **多发性纤维毛囊瘤**

19.1.12 毛囊周围纤维瘤（perifollicular fibroma）

组织病理特点

图 19.1-20，图 19.1-21

- 真皮中毳毛毛囊增多，有些毛囊形态奇异；
- 从毛囊壁伸出基底样细胞条索，并相互交织；
- 毛囊周围有多环层纤维组织包绕，并与基质间有裂隙；
- 基质内有成纤维细胞和小血管增生。

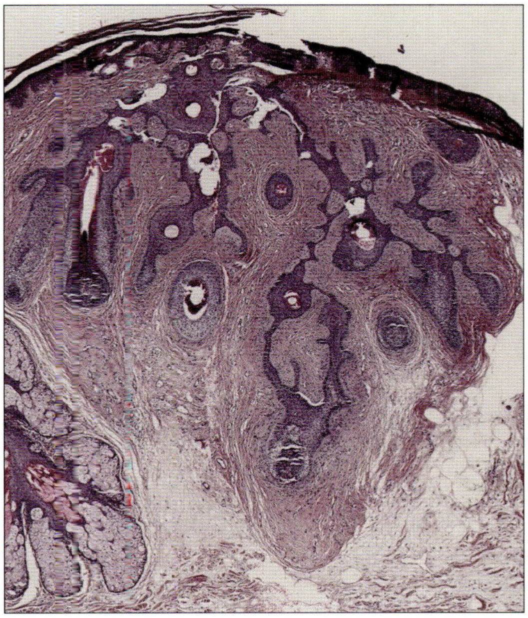

图 19.1-20 毛囊周围纤维瘤
真皮内多数毳毛毛囊，形态不规则

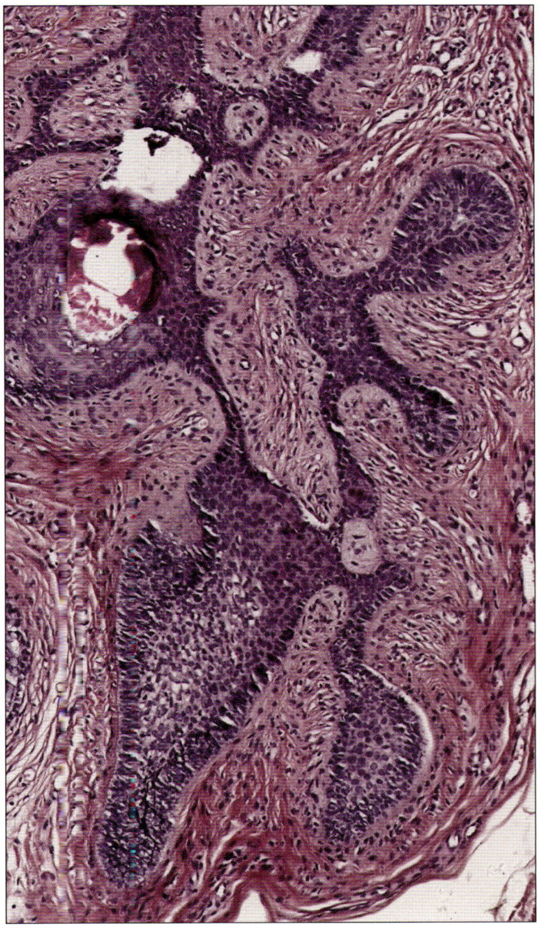

图 19.1-21 毛囊周围纤维瘤
真皮内毳毛毛囊上皮增生，交织成网状，周围纤维组织包绕

临床特点

主要发生于成年人。可与家族性直肠息肉有关。皮损常见于头部、颈部、躯干和四肢，为多发性正常皮肤色的平顶丘疹、结节。

19.1.13 毛囊黏液瘤（follicular fibroma）

组织病理特点

- 表皮呈乳头瘤样增生；
- 真皮中大量黏液性基质；
- 黏液基质周围有毛囊皮脂腺结构，相互连接形成小叶状；
- 黏液基质中有树枝状毛细血管和聚集性毛囊上皮细胞；

临床特点

本病罕见，主要见于年轻人，头面部。

19.1.14 基底样毛囊错构瘤（basaliod follicular hamartoma）

组织病理特点

- 肿瘤中心为毛囊；
- 纤维性基质中有基底样细胞条索和团块；
- 可见角质囊肿。

临床特点

棕褐色斑块，表面有毛囊状小丘疹，可伴黑头粉刺及囊肿，单发或片状，线状分布。

19.1.15 毛鞘瘤（trichilemmoma）

组织病理特点

图 19.1-22，图 19.1-23

- 肿瘤境界清楚，位于真皮上层，呈碗形或小的分叶状，与其上表皮相连续；
- 肿瘤周围细胞呈栅状排列，而中央细胞胞浆苍白淡染，由于这些细胞与毛囊外根鞘的细胞形态相似，且同样富含糖原，故称为毛鞘肿瘤；
- 其上表皮角化亢进。

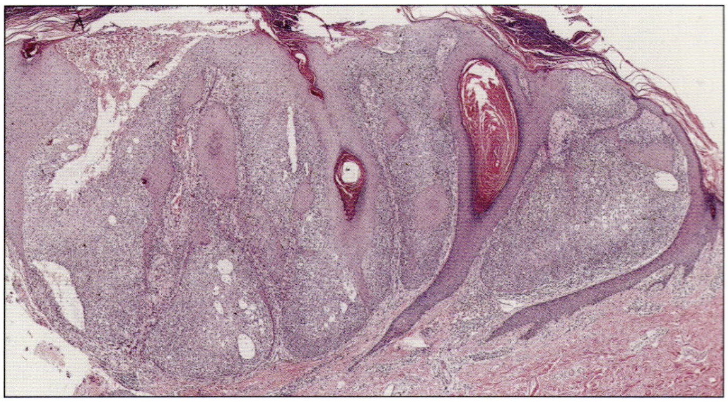

图 19.1-22 **毛鞘瘤**
肿瘤组织与表皮相连，呈分叶中向真皮中层增生

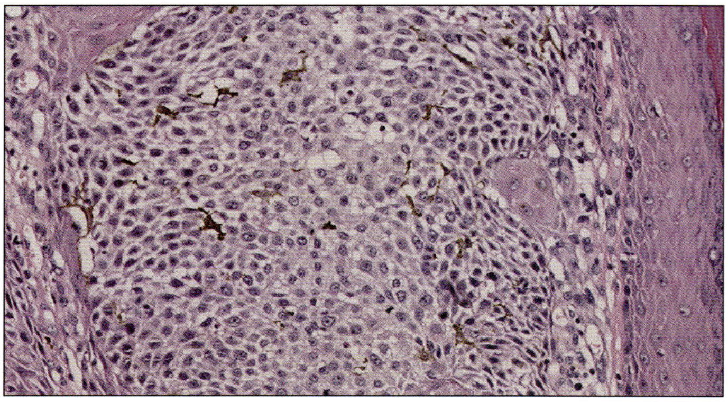

图 19.1-23 **毛鞘瘤**
肿瘤细胞为一致性基底样细胞，胞浆淡染

临床特点

为 0.5cm 左右的实性丘疹或结节，多见于面部。本病有单发和多发两型。我科曾见一例女性患者，58 岁。臀部结节数年，约 3cm 圆形隆起皮面肿物，病理为增生性毛鞘瘤（图 19.1-24）。多发性的可在口周、鼻及耳周见到多数皮损。口腔黏膜如口唇、齿龈及舌上也可有多数结节而呈鹅卵石样外观，此时的毛鞘瘤为多发性错构瘤综合征（multiple hamartoma syndrome，即 Cowden 病）的皮肤表现。女性多发性错构瘤综合征患者乳癌的发生率高，且多发性毛鞘瘤常在乳癌发生前出现。因此对多发性毛鞘瘤的成年女性患者，应注意随访以发现早期乳癌。

鉴别诊断

当毛鞘瘤表面有角化亢进，颗粒层增厚时，本病与寻常疣不好区别。可能有的毛鞘瘤就是一个陈旧的寻常疣。有的学者认为毛鞘瘤是伴发了毛囊外根鞘增生的寻常疣。

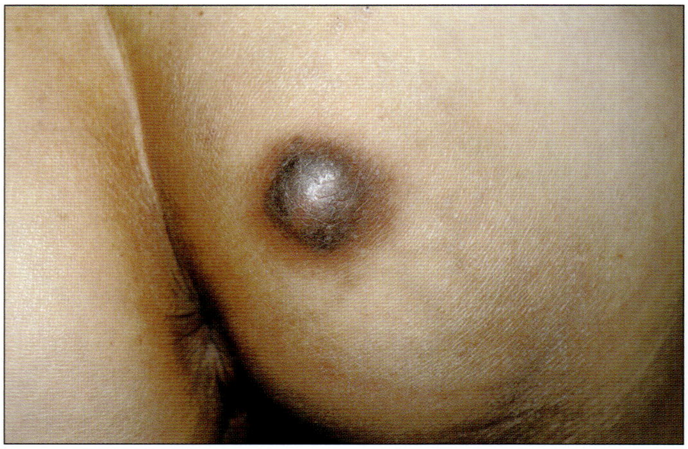

图 19.1-24 **毛鞘瘤**

19.1.16 外毛根鞘癌（trichilemmal carcinoma）

组织病理特点

- 肿瘤呈分叶状；
- 可见外毛根鞘瘤的特点，可见外毛根鞘角化；
- 异形性癌细胞侵犯部分毛囊，部分肿瘤细胞胞浆丰富，淡染，PAS 染色阳性；
- 癌细胞沿毛囊向真皮浸润性生长；
- 真皮可有炎性细胞浸润。

临床特点

好发于 50 岁以上老年人，主要发生于面、头皮、耳等暴露部位，直径 1 ~ 3cm 结节或斑块，表面角化、光滑或溃疡。发展较快。

19.1.17 毛胚细胞瘤（trichogerminoma）

组织病理特点

- 肿瘤位于真皮深层，境界清楚；
- 肿瘤由基底样细胞聚集成细胞球，瘤体中央细胞成同心圆排列，周边呈栅状排列，可见小角质囊肿；
- 细胞球周边有玻璃膜包绕，瘤块间有间质分隔。

临床特点

可发生于各年龄段。主要见于男性。肿瘤可发生在头、颈、躯干和四肢等处。为大小不等的皮下结节，无症状。生长缓慢。

19.1.18 良性增殖性毛发瘤（benign proliferating pilar tumor）

组织病理特点

- 肿瘤位于真皮及皮下组织内，境界清楚；
- 肿瘤与表皮相连呈分叶状，实性、囊性；
- 瘤细胞较大，胞浆丰富，淡染；周边细胞栅状排列，绕以玻璃膜；
- 肿瘤组织内可发现突然角化现象，并有角珠或鳞状涡；
- 部分细胞有核异形性和分裂象。

临床特点

女性多见。主要发生于头皮。为皮下结节，0.4 ～ 1.0cm 大小，逐渐隆起形成斑块，如有破溃与鳞癌相似。

19.1.19 恶性增殖性毛发瘤（malignant proliferating pilar tumor）

组织病理特点

- 低度恶性增殖性毛发瘤基本结构与良性者类似，但可有异形性肿瘤细胞浸润至周围结缔组织中；
- 高度恶性增殖性毛发瘤因肿瘤细胞广泛侵袭，已失去良性时的分叶状结构；
- 瘤细胞异形性明显，异常核丝分裂象更常见；
- 瘤组织可有地图状坏死。

临床特点

多见发于老年女性。好发于头皮。主要为结节，中央有溃疡。

19.1.20 毛母质癌（pilomatrix carcinoma）

毛母质瘤偶可发生癌变，此时在瘤体的某些区域，特别在周缘可见胞体大，具有核非典型性、染色质丰富的嗜碱性细胞即毛母质细胞的异常增生，并可见多数丝状分裂象。根据瘤体内存在有过渡细胞及影细胞诊断是不困难的。

19.2 向皮脂腺方向分化的肿瘤（tumors of the sebaceous gland）

皮脂腺由小叶及导管组成。导管开口于毛囊漏斗部，皮脂腺的最终产物皮脂经皮脂腺导管至毛囊漏斗部而分布于皮肤表面。皮脂腺小叶的特点是周围为生发细胞，中心则为成熟的皮脂细胞，其中充满脂质，最后细胞破裂释出皮脂，这种分泌方式称为全浆分泌。皮脂腺细胞的特点是胞浆呈空泡状，核由于被胞浆挤压而成为扇贝状。

当在瘤体内见到与皮脂腺细胞相似的细胞则应想到向皮脂腺方向分化肿瘤的可能。

19.2.1 皮脂腺增生（sebaceous hyperplasia）

组织病理特点

图 19.2-1

- 为正常皮脂腺增生，故可见正常皮脂腺的结构；
- 皮脂腺小叶的数量及形状增加，均开口于中心扩大的导管及毛囊漏斗部。

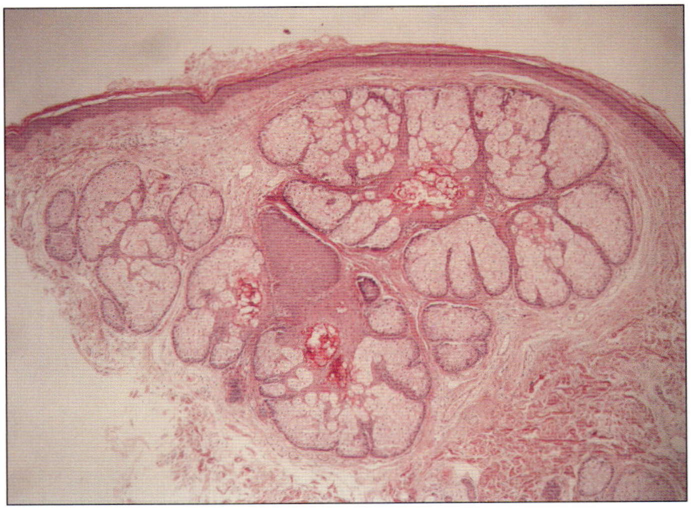

图 19.2-1 **皮脂腺增生**
真皮内见成熟的皮脂腺小叶增生，围绕着毛囊聚集成团块

临床特点

见于中老年人面部，尤其是前额及颊部，为一个或多个 2 ～ 3mm 大小、质软、黄色、中心轻度凹陷的丘疹（图 19.2-2）。

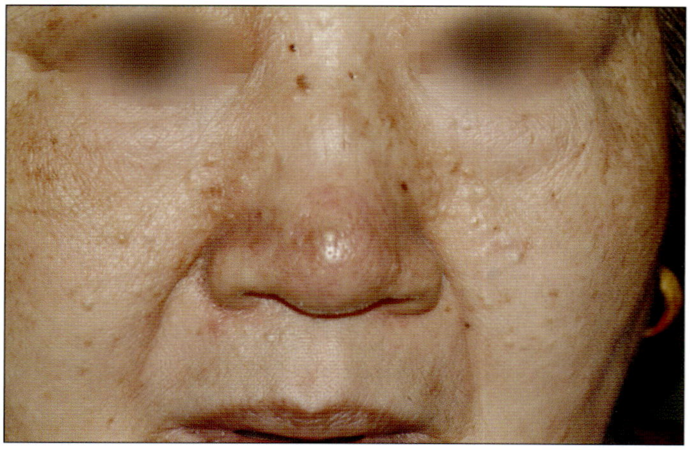

图 19.2-2 **老年性皮脂腺增生**

鉴别诊断

与皮脂腺痣应予鉴别。要点是：皮脂腺增生系成熟的皮脂腺小叶所组成，各皮脂腺小叶共同开口于一个皮脂腺导管。皮脂腺痣则是错构瘤，每个皮脂腺小叶分别开口于皮脂腺导管；皮脂腺痣常同时可见向其他皮肤附属器分化的结构，如在真皮下部常可见顶泌腺腺体。而皮脂腺增生时无；皮脂腺增生大多发生在中老年，受日光照晒的部位，因此常可见其他皮肤的老年改变如日光弹力组织变性等。而皮脂腺痣大多在儿童或青壮年时取材检查，无皮肤老年改变。

19.2.2 皮脂腺痣（nevus sebaceous）

组织病理特点

图 19.2-3，图 19.2-4

- 表皮程度不等的角化亢进、乳头瘤样增生；
- 真皮内多数大的、正常分化成熟的皮脂腺体，它们或通过皮脂腺导管开口于表皮，或开口于毳毛毛囊的漏斗部；
- 在皮损区域内无终毛毛囊；
- 在真皮内常可见血管纤维性基质。真皮深层常可见许多顶泌腺腺体，在浅层则可见成纤维细胞数量增加。

以上是青春期皮脂腺痣的典型组织学改变。由于皮脂腺的发育受性激素、主要是雄激素的影响，因此除了在初生时皮脂腺由于受母体性激素水平影响发育较好外，生后很快萎缩变小，此时的皮脂腺痣平坦，表面无明显乳头状增生，反映在组织学上皮脂腺小叶小，真皮上部可见分化不完全的毛囊结构，常为小圆形细胞组成的索，与胚胎期的毛囊相似。有时可见中央充满着角质物的毛囊漏斗部，由漏斗部上皮向下长出由不分化细胞所组成的芽蕾或细胞索。至青春期后除了皮脂腺的增生外，有时还可见其他一些皮肤附属器的增生，最常见的有生乳头汗管囊腺瘤，其次有顶泌腺囊腺瘤、汗管瘤及皮脂腺上皮瘤等。还可见基底样细胞增生，少数可发生癌变，大多为基底细胞癌，个别可发展成鳞状细胞癌。

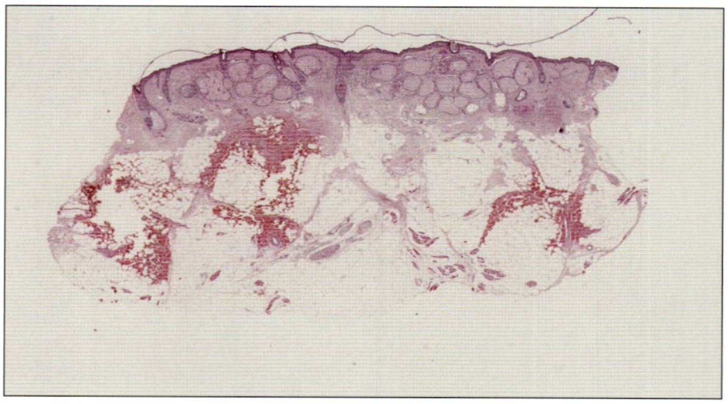

图 19.2-3 **皮脂腺痣**
真皮浅层多数脂腺小叶结构，呈多灶性聚集

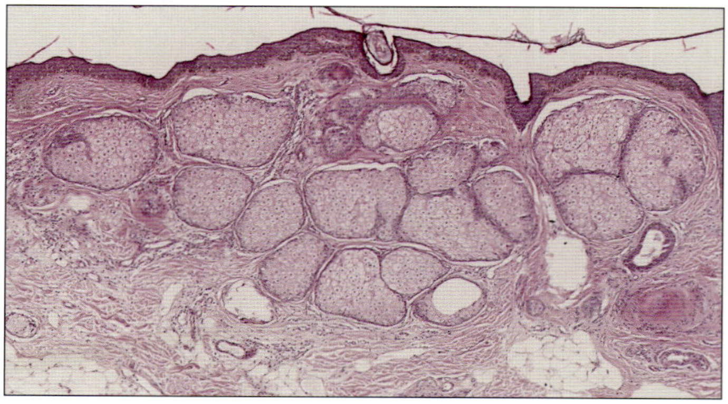

图 19.2-4 **皮脂腺痣**
真皮浅层成熟的皮脂腺小叶增生，没有成熟的毛囊

临床特点

皮脂腺痣多为单发，出生时就已存在。好发于头皮及面部。呈线条形、圆形或不规则形、其上无毛发生长。由于皮脂腺的发育是受雄激素水平的影响，在儿童期皮脂腺尚未发育，皮损表现为轻度隆起、淡黄色，表面较为光滑的斑块（图 19.2-5）。至青春期，皮脂腺充分发育，皮损表面呈乳头瘤状或疣状高低不平的斑块，色黄（图 19.2-6）。至老年，在皮脂腺痣基础上可发生肿瘤样增生，包括上面提到的基底样细胞增生，但这种增生为错构瘤性增生。少数皮脂腺痣可发生癌变（图 19.2-7）。

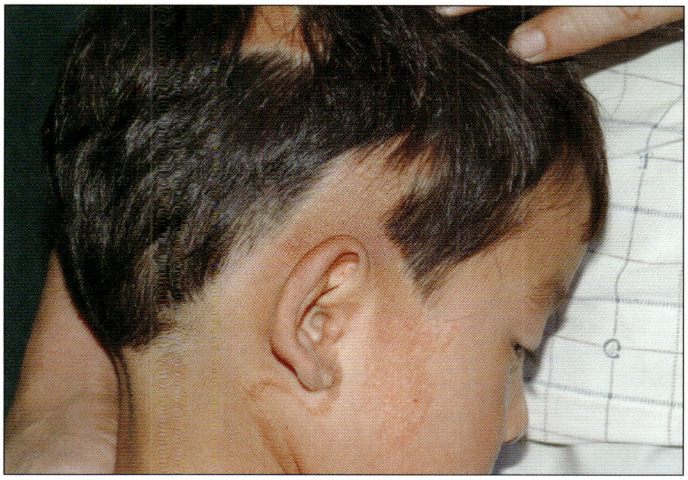

图 19.2-5 皮脂腺痣（男性，5 岁）

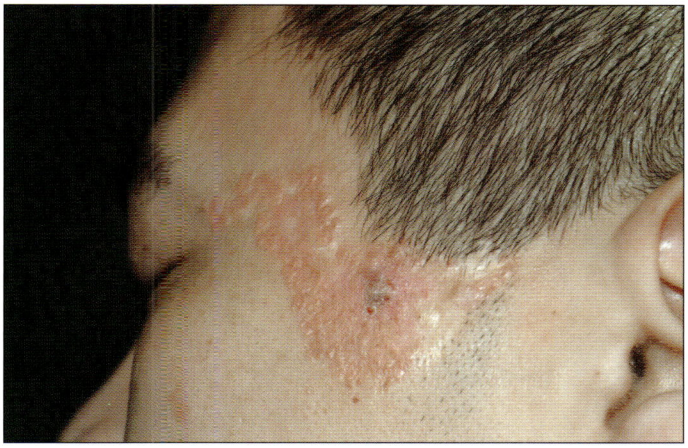

图 19.2-6 皮脂腺痣

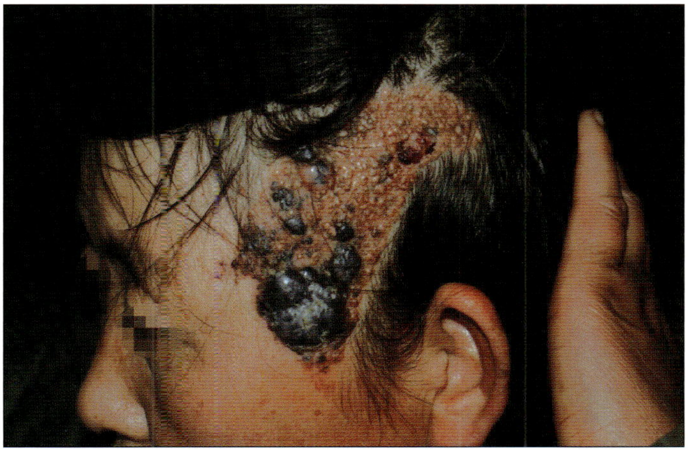

图 19.2-7 在皮脂腺痣的基础上发生基底细胞癌

19.2.3 皮脂腺腺瘤（sebaceous adenoma）

组织病理特点

图 19.2-8，图 19.2-9

- 可见许多小叶结构的腺体，其导管或开口于毛囊漏斗部，或直接开口于皮肤表面；
- 小叶中可见生发细胞及成熟皮脂细胞，相互混合存在，数量大致相同；
- 在大的小叶中，有时可见囊样腔，内含皮脂。

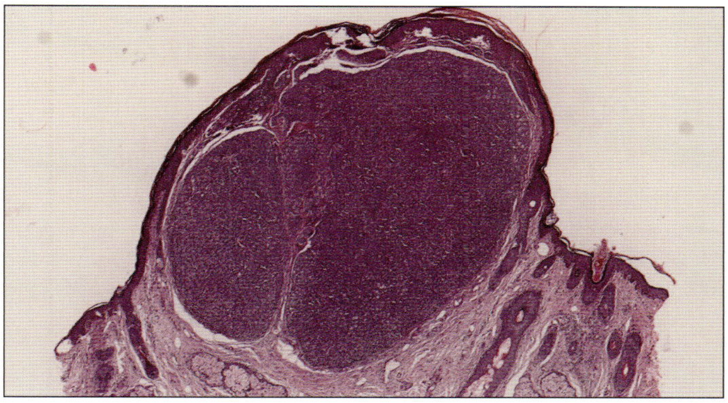

图 19.2-8 皮脂腺腺瘤
真皮内肿瘤组织由基底样细胞团块组成，境界清楚

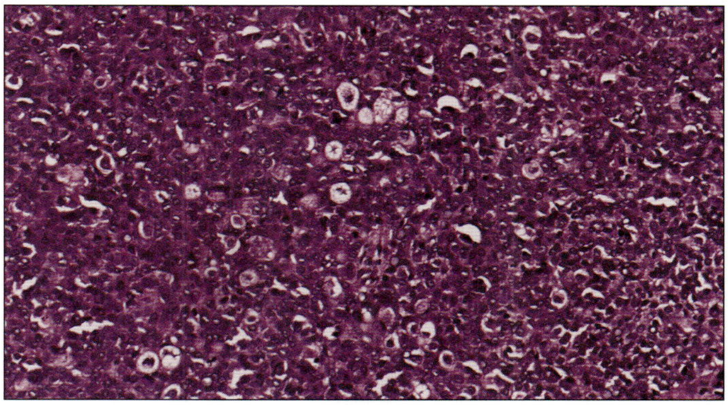

图 19.2-9 皮脂腺腺瘤
肿瘤细胞多数为基底样细胞，间有部分细胞胞浆丰富，淡染，呈泡沫状，类似皮脂腺细胞，但不形成成熟的皮脂腺小叶结构

临床特点

为一单发，0.5 ～ 1.0cm 大小实性丘疹或结节，橘黄色，好发于面部及头皮（图 19.2-10）。

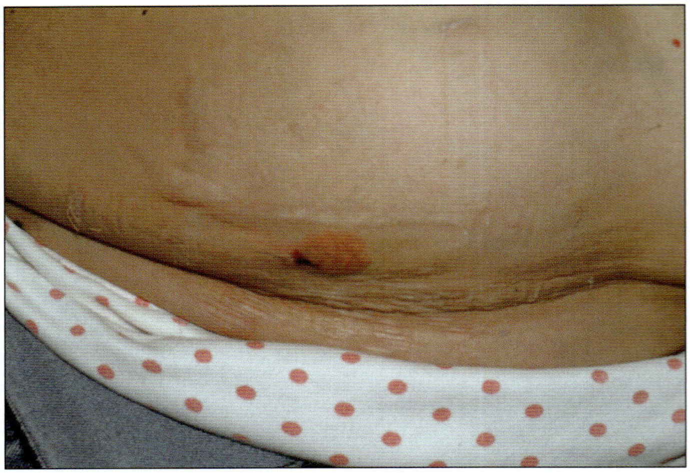

图 19.2-10 **发生在腹部的皮脂腺腺瘤**

19.2.4 皮脂腺上皮瘤（sebaceous epithelioma）

皮脂腺上皮瘤即皮脂腺瘤（sebaceoma）。

组织病理特点

图 19.2-11，图 19.2-12，图 19.2-13

- 肿瘤境界清楚，与表皮不相连接；
- 瘤体内有多数形状不规则的瘤细胞团块，后者由基底样生发细胞、成熟的皮脂腺细胞及介于两者的过渡细胞所组成，以基底样细胞占大多数，皮脂腺细胞数量较少，且限局分布；
- 基底样细胞具有大、圆形、形状一致、呈嗜碱性的核，大多位于瘤细胞团块的边缘；
- 成熟皮脂腺细胞多位于瘤细胞团块中心，由于细胞解离，瘤体内可见内含皮脂的囊腔。

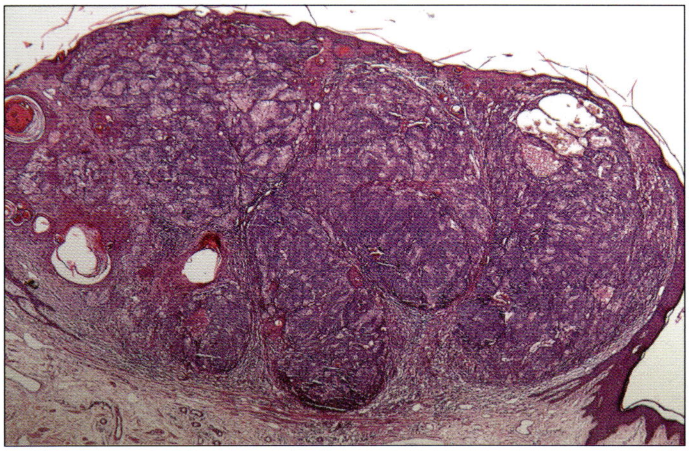

图 19.2-11 **皮脂腺上皮瘤**
肿瘤为境界清楚的疣状结节，形成小叶状

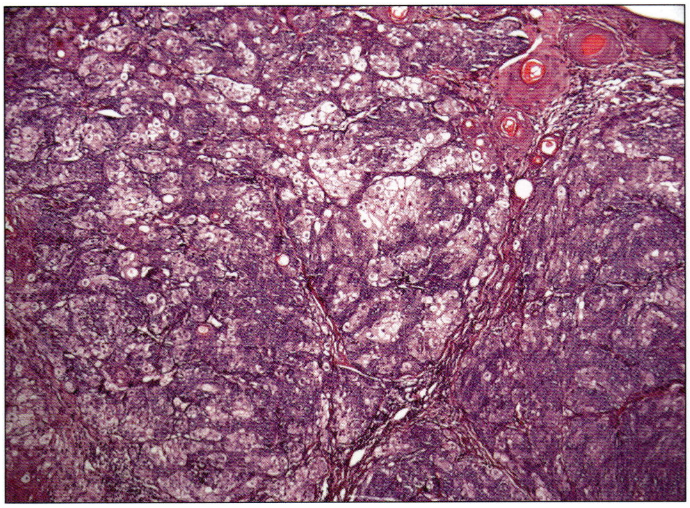

图 19.2-12 **皮脂腺上皮瘤**
肿瘤组织由两种细胞组成，一种为基底样细胞，即皮脂腺上皮细胞；另一种为向皮脂腺分化的细胞，部分形成皮脂腺小叶结构，部分散在分布

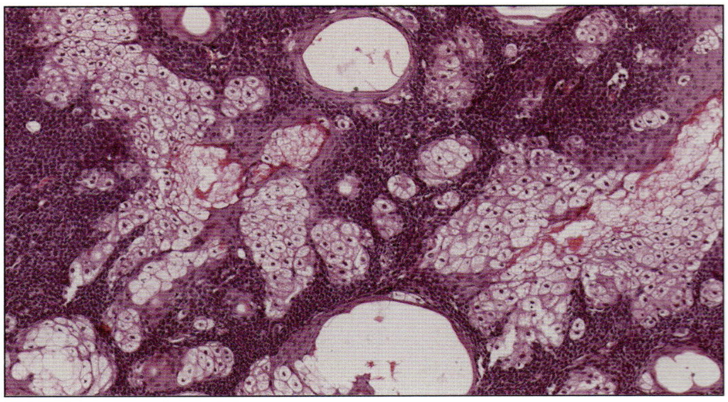

图 19.2-13 **皮脂腺上皮瘤**
分化成熟的皮脂腺细胞形成皮脂腺小叶，位于肿瘤组织中央区域

近年来，有些文献将此病归属于皮脂腺腺瘤，而不作为独立的分类。

临床特点

为单发橘黄色的丘疹或结节，好发于老年人的前额，患者以女性居多。

19.2.5 异位皮脂腺（ectopic Sebaceous glands）

异位皮脂腺又称 Fordyce 点（Fordyce spots）

图 19.2-14

本病并非肿瘤，而是一种皮脂腺异位改变。临床上表现为口腔唇红缘及颊黏膜上的黄白小点，常常多发。组织学上每个小点系一组小的、但是成熟的皮脂腺小叶所组成，它们围绕着一根皮脂腺导管。开口于黏膜上皮。

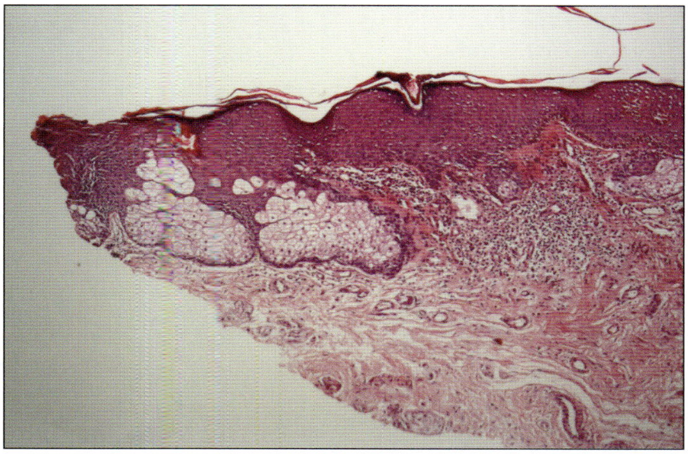

图 19.2-14 **皮脂腺异位症**
真皮浅层成熟的皮脂腺小叶，通过导管直接开口于表皮

19.2.6 皮脂腺癌（sebaceous carcinoma）

组织病理特点

图 19.2-15，图 19.2-16，图 19.2-17

- 瘤体较大、境界不清、不对称，且深达真皮网状层及皮下组织。瘤体表面有一浅表溃疡形成；
- 肿瘤细胞集聚成大小、形状不一的小叶性团块，它们与其上表皮均不相连接；
- 肿瘤细胞有具有核非典型性的基底样细胞及分化良好的皮脂腺细胞所组成，前者细胞核大小不等，排列不规则，有较多丝状分裂象，还有坏死的瘤细胞。

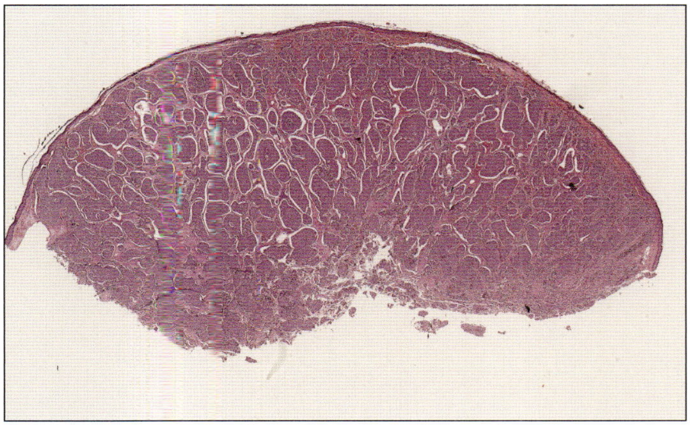

图 19.2-15 **皮脂腺癌**
真皮内广泛基底样细胞团块，与表皮不粘连，肿瘤组织境界不清楚

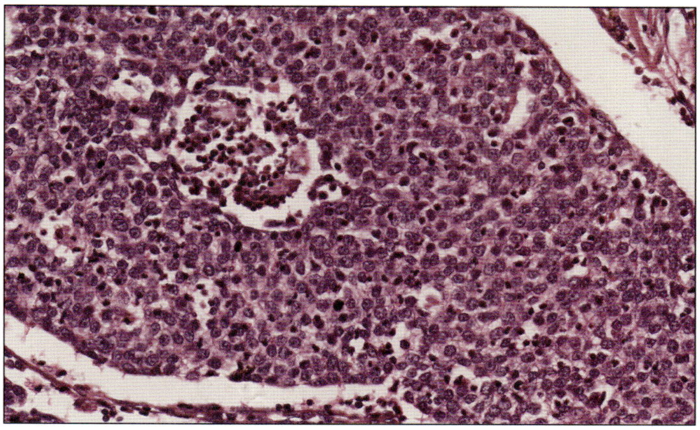

图 19.2-16 **皮脂腺癌**
分化差的肿瘤细胞多数为基底样细胞，细胞核大小不一，不规则，深染，胞浆较丰富，淡染，部分呈网状，向皮脂腺细胞分化

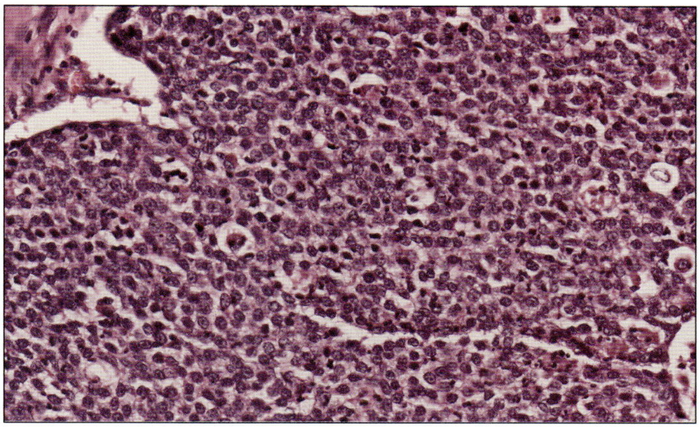

图 19.2-17 **皮脂腺癌**
分化差的皮脂腺癌

皮脂腺癌的恶性程度视瘤细胞的分化程度而定。如果瘤体以不典型基底样细胞为主，它们成大小不等的瘤细胞团块，无小叶样结构，则肿瘤的恶性度大；如果瘤体中有多数成熟皮脂腺细胞，有小叶样结构，则恶性度就小。

临床特点

患者多为老年人，好发于头面部，损害为大小不等隆起皮面的肿物，表面常有溃疡（图 19.2-18），确诊需靠活体组织检查。

具有皮脂腺分化特点的基底细胞癌：见 18.24。

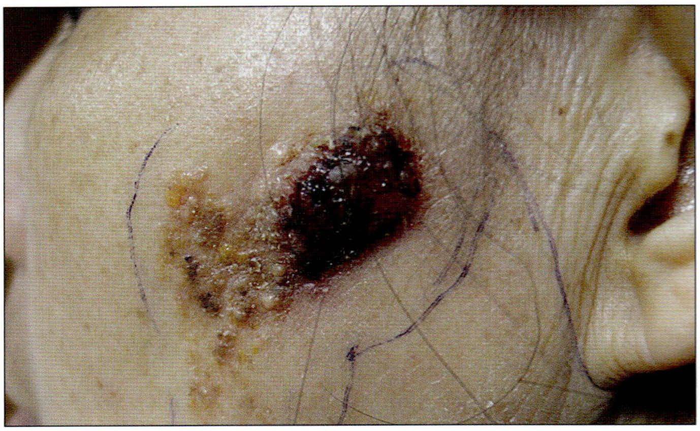

图 19.2-18 **皮脂腺癌**

19.3 向外泌腺方向分化的肿瘤（tumors of the exocrine glands）

外泌腺可分为四部分：即位于真皮深层盘绕的腺体、盘绕的导管、真皮内垂直走行的导管和表皮内螺旋状走行的导管。腺体主要由胞浆淡染的苍白细胞所组成，腺体外为均一嗜酸性染的基底膜及肌上皮细胞。导管有两层立方形细胞，它们核小、圆、形状一致，导管内壁衬有均一嗜酸性的护膜，导管表皮部分在导管上皮内有角质透明颗粒。当见到上述特征的肿瘤应该考虑为向外泌腺方向分化的肿瘤。

向外泌腺方向分化的肿瘤其实是一个简单的课题，但由于人为原因，搞得十分复杂，有了许多名称，所有向外泌腺分化的良性肿瘤都称为外泌腺腺瘤，如果瘤细胞不是成巢，而是成片弥漫在表皮内就称为汗孔瘤；如果瘤细胞不但在表皮而且也见于真皮内就称为真皮导管瘤；如果真皮导管瘤中的瘤细胞有苍白细胞则就称为苍白细胞汗腺腺瘤；如果上述肿瘤中出现囊肿则称为实体囊性汗腺腺瘤。所以本来是一个简单的汗腺腺瘤却人为地起了许多不同的命名。做病理诊断时，我们应首先把握住这是否是向外泌腺方向分化的肿瘤，是良性还是恶性的。

19.3.1 外泌腺痣（eccrine nevus）

组织病理特点

图 19.3-1，图 19.3-2

- 外泌腺腺体及导管（主要是真皮深层盘绕的导管）数目增加；
- 有的病例外泌腺周围有多数毛细血管，此时称为外泌腺血管瘤性错构瘤；
- 表皮可增生，基层色素增加。

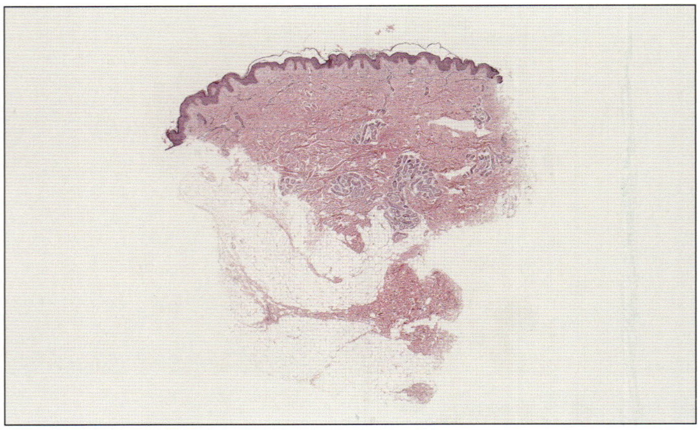

图 19.3-1 **外泌腺痣**
真皮深层外泌腺数目增加

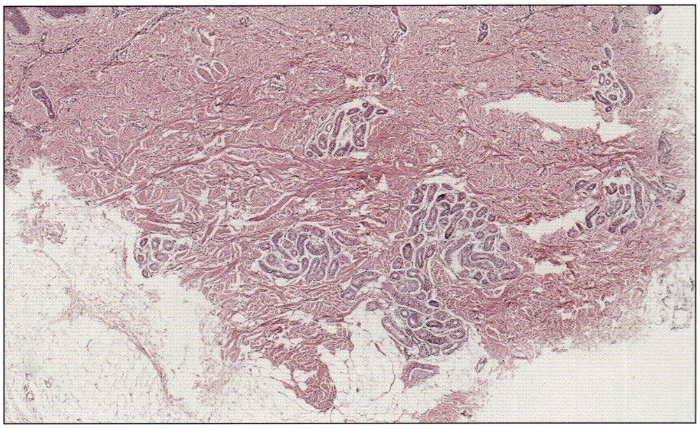

图 19.3-2 **外泌腺痣**
真皮深层成熟的外泌腺腺体明显增多

临床特点

为一局限性多汗区，呈淡褐色。外泌腺血管瘤性错构瘤呈棕褐色斑块或结节（图 19.3-3，图 19.3-4），局部多汗可有可无。损害单发或多发。

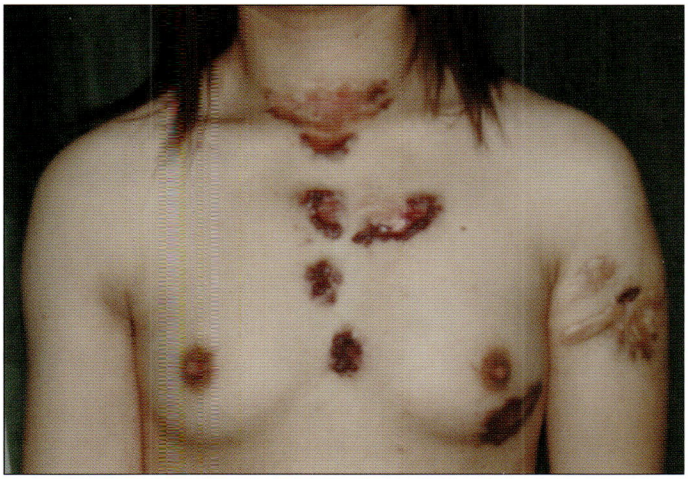

图 19.3-3 外泌腺血管错构瘤

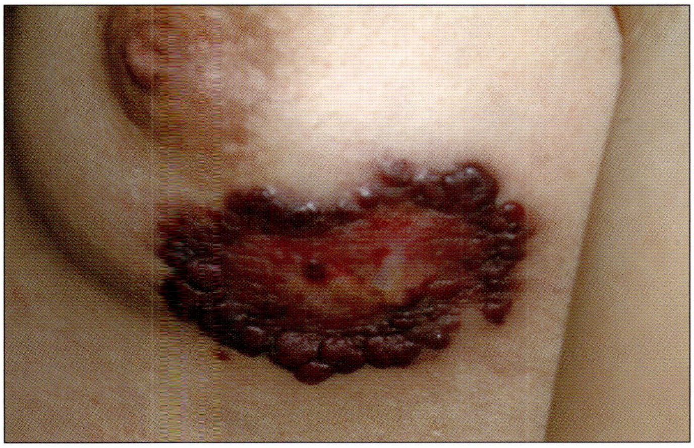

图 19.3-4 外泌腺血管错构瘤

19.3.2 汗孔瘤（poroma）

组织病理特点

图 19.3-5 ~ 图 19.3-10

- 肿瘤完全在表皮内，主要在表皮下半部；
- 病变部位表皮增厚，表皮突增宽延长、突向真皮乳头；
- 肿瘤细胞呈立方形，较棘细胞小，核圆形或椭圆形，嗜碱性，胞浆少，肿瘤细胞大小、形状十分一致，排列紧密。在瘤体周边细胞并不成栅栏状排列，瘤体与正常表皮细胞及真皮间的界限清楚；
- 瘤细胞间有细胞间桥；
- 瘤体内有时可见向外泌腺导管的分化，出现内衬嗜酸性小皮的导管；
- 有时可见成片坏死的肿瘤细胞，真皮乳头层内毛细血管扩张。

临床特点

为数毫米至 2cm 大小、轻度隆起皮面的肿物，质硬（图 19.3-11，图 19.3-12）。好发于足跖及其侧缘，但亦可见于其他部位。损害单发，一般无自觉症状，多在中年后发生。

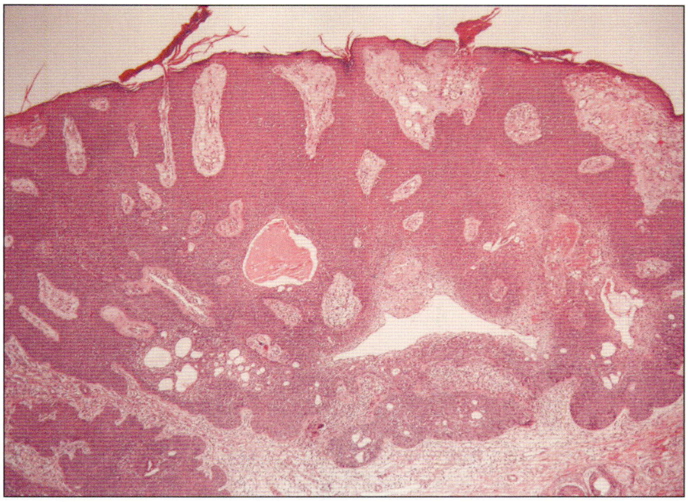

图 19.3-5 外泌腺汗孔瘤
肿瘤组织自表皮下部开始向真皮内增生，表现为明显皮突增宽、延伸。结构对称，境界清楚

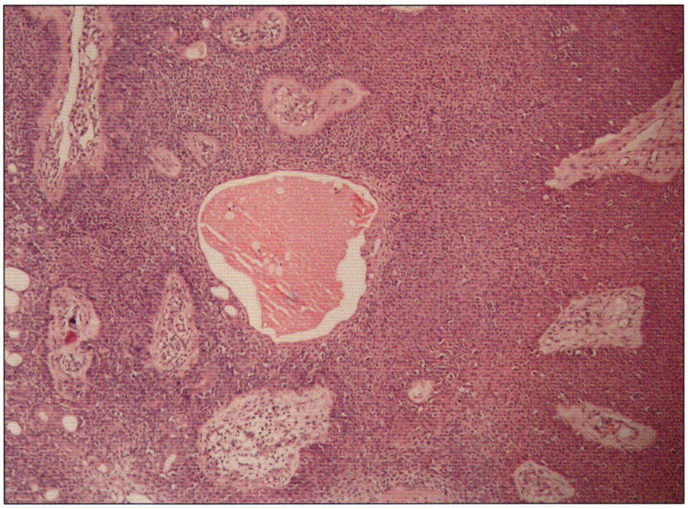

图 19.3-6 外泌腺汗孔瘤
肿瘤细胞有一致性小圆细胞集合而成，整体呈嗜碱性染色，胞浆较少，组织边缘细胞不呈栅栏状排列。组织内常有腔样结构。并可见红染的坏死区域

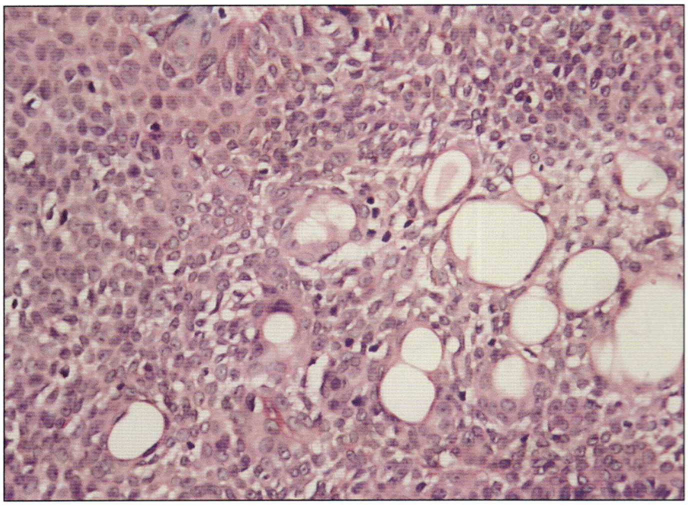

图 19.3-7 **外泌腺汗孔瘤**
肿瘤细胞为一致性小圆细胞，典型表现有管腔样结构，内衬红色护膜，与汗孔结构相似

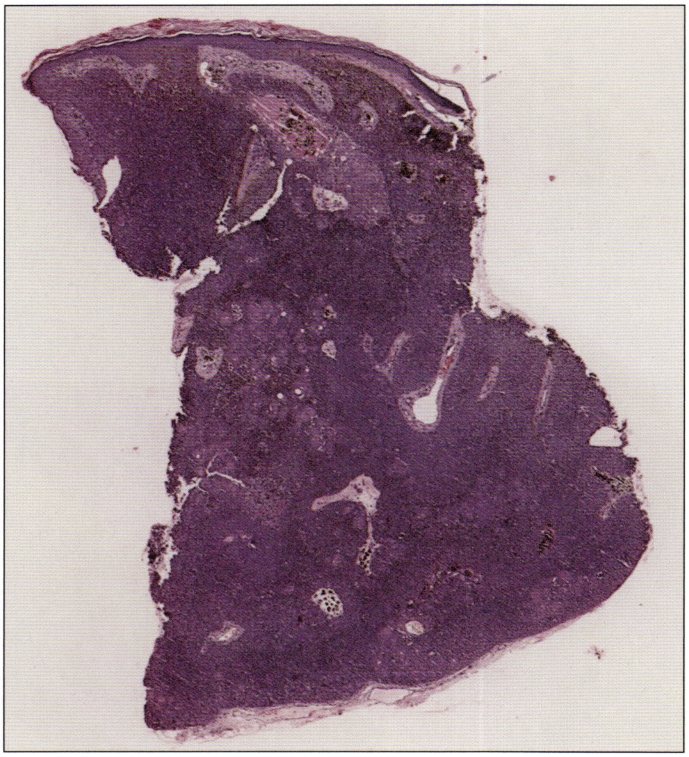

图 19.3-8 **外泌腺汗孔瘤**
低倍镜下肿瘤组织为团块状基底样细胞，容易与基底细胞癌混淆

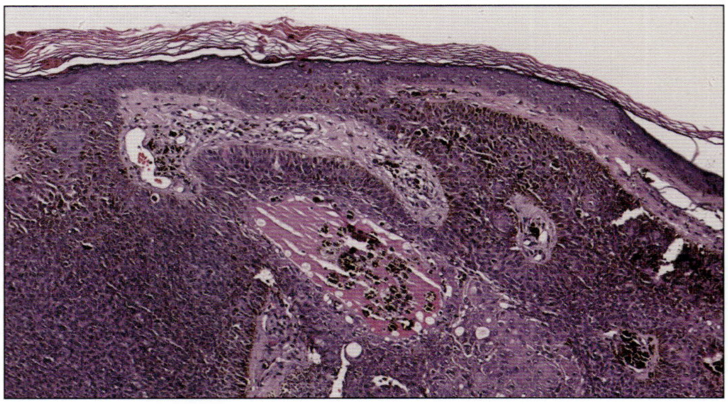

图 19.3-9 **外泌腺汗孔瘤**
部分组织内含有丰富的色素颗粒。与基底细胞癌鉴别点是，组织周边无栅栏状排列细胞，并见向汗孔分化的腺腔样结构

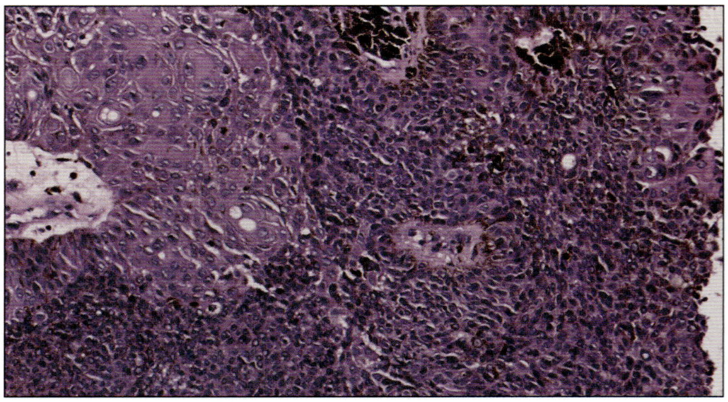

图 19.3-10 **外泌腺汗孔瘤**
组织中有典型的汗孔样结构

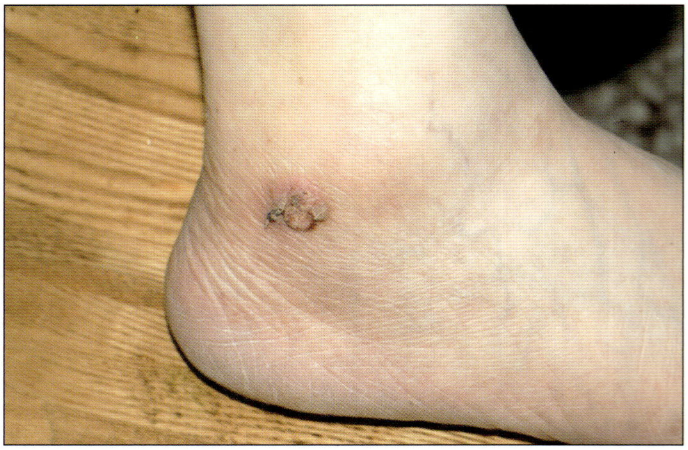

图 19.3-11 **汗孔瘤**

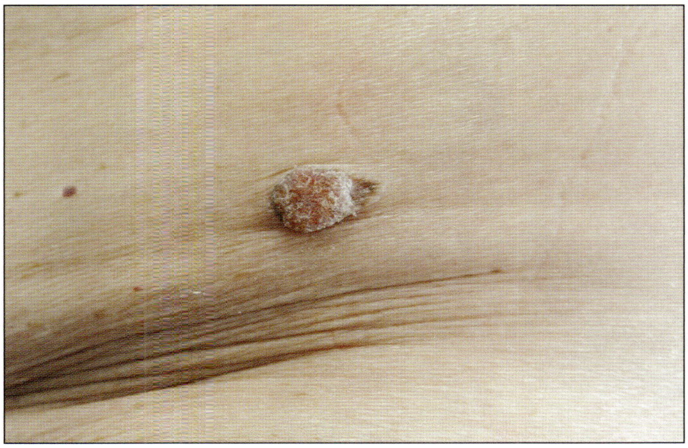

图 19.3-12 **汗孔瘤，发生在腹部**

19.3.3 单纯性汗腺棘皮瘤（hidroacanthoma simplex）

组织病理特点

图 19.3-13，图 19.3-14，图 19.3-15

- 表皮内可见成巢的肿瘤细胞，这些细胞巢在表皮中彼此孤立存在，境界十分清楚；
- 瘤细胞特点与汗孔瘤的相同。瘤体周边仍为表皮基底层角质形成细胞；
- 瘤细胞巢内有时可见向导管的分化，有时可见坏死的细胞。

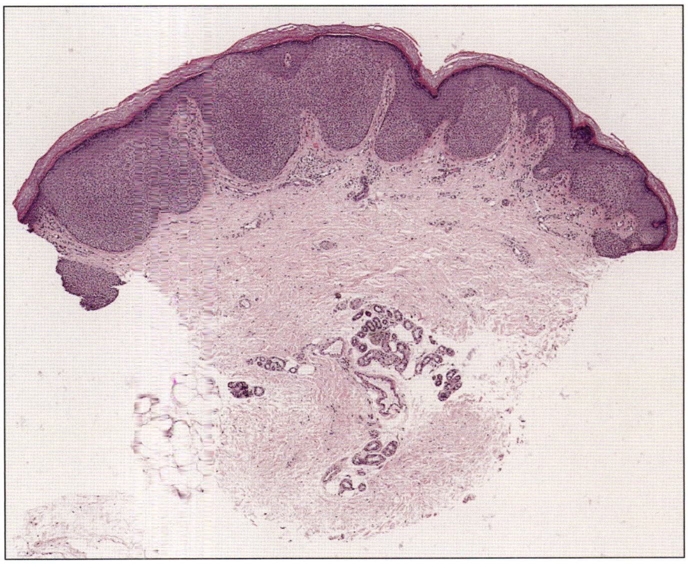

图 19.3-13 **单纯汗腺棘皮瘤**
肿瘤表现为表皮增生，皮突增宽，基底境界清楚

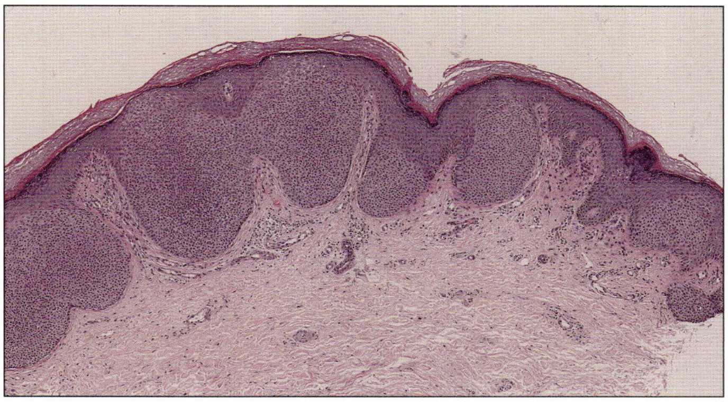

图 19.3-14 **单纯汗腺棘皮瘤**
肿瘤由基底样细胞增生，形成圆形或椭圆形团块，与周围表皮组织分界清楚

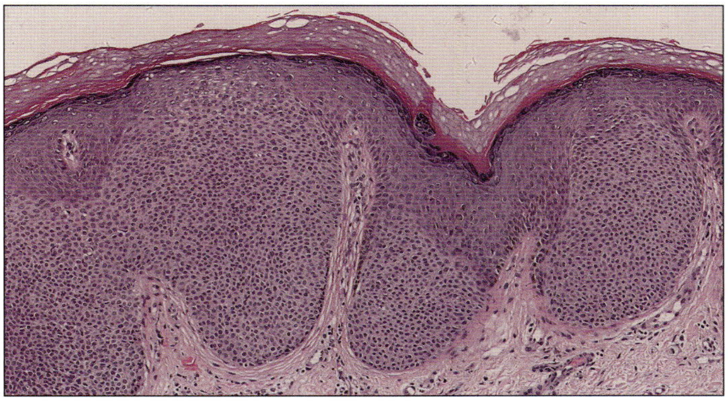

图 19.3-15 **单纯汗腺棘皮瘤**
肿瘤组织由一致性嗜碱性小圆细胞组成，边缘细胞不形成栅栏状排列

临床特点

为直径 1 ~ 2cm、轻度隆起皮肤表面的斑块或肿物，境界清楚，色淡红，无自觉不适（图 19.3-16）。

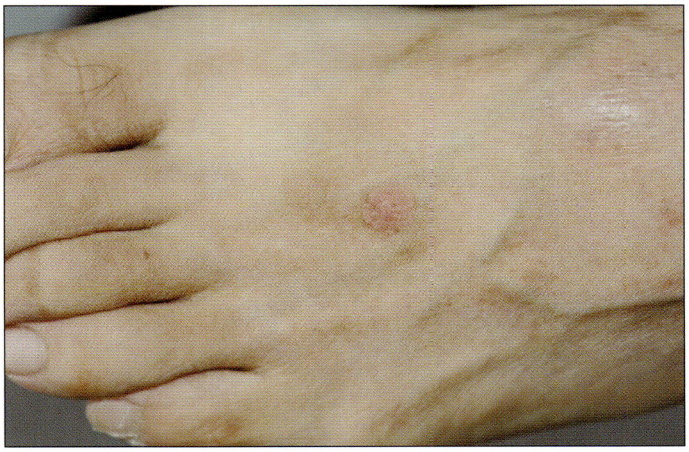

图 19.3-16 **单纯性汗腺棘皮瘤**

19.3.4 外泌腺真皮导管瘤（eccrine dermal duct tumor）

- 具有与外泌腺汗孔瘤相似的组织学特点，只是肿瘤不仅存在于表皮，而且也在真皮内；
- 在真皮内有肿瘤细胞，可不与表皮连结；
- 瘤体内常可见向导管的分化；
- 瘤体内常可见大片状的坏死区域。

本病与单纯性汗腺棘皮瘤均为汗孔瘤的特殊类型，它们在临床表现上相似，只有从组织病理学特点上才能分开。

19.3.5 透明细胞汗腺瘤（clear cell hidradenoma）

组织病理特点

图 19.3-17，图 19.3-18

- 瘤体位于真皮内，境界清楚，向下可达皮下组织，偶与表皮相连；
- 瘤体由小叶状瘤细胞团块所组成，其中有大小不一的囊腔，还可见导管结构；
- 囊腔内壁可衬以立方形导管细胞，但更多见囊壁即为肿瘤细胞，因此囊腔很可能系瘤细胞坏死所致，囊内为均一嗜酸性物；
- 在实性瘤细胞团块中有两类细胞，一类细胞呈多角形，胞浆轻度嗜碱性染，核圆；另一类细胞胞体圆，胞浆苍白淡染，胞膜清晰可见，故名透明细胞，这些细胞中富含糖原；
- 可见内衬立方形或柱形细胞的导管结构，管壁有嗜酸性的护膜；
- 基质中血管，纤维成分明显增多，并有丰富的黏蛋白。

当瘤体内既有大的囊腔区，又有实性瘤细胞团块，且瘤细胞是以轻度嗜碱性胞浆、核圆为主，此时又称为实性囊性汗腺瘤（solid cystic hidradenoma）。

临床特点

为 0.5 ～ 2.0cm 大小半球形丘疹或结节，一般为单发的实性肿物，无自觉不适，偶可多发。患者以女性为多。

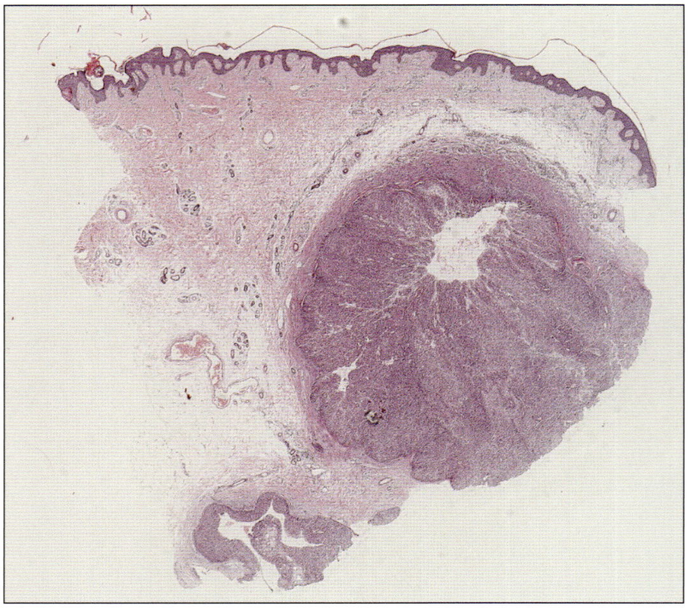

图 19.3-17 透明细胞汗腺瘤
肿瘤细胞位于真皮内，境界清楚的团块

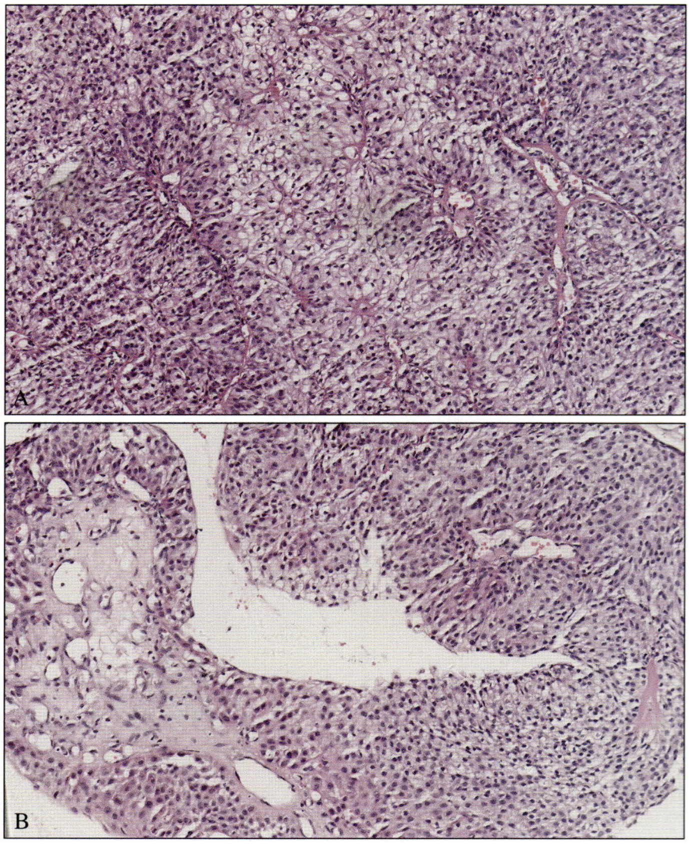

图 19.3-18 透明细胞汗腺瘤
A，B．肿瘤组织内明显透明细胞增生，细胞胞浆丰富，淡染

19.3.6 外泌腺螺旋腺瘤（eccrine spiradenoma）

组织病理特点

图 19.3-19，图 19.3-20，图 19.3-21

- 真皮内可见数个较大、由瘤细胞集合成的瘤体，它们境界清楚、边缘平整、与表皮不相连接；
- 瘤体内有两类细胞组成，一类细胞较小，有深染圆形的核，胞浆少；一类细胞较大，有淡染的核及丰富胞浆。前者在瘤体周边较多；
- 瘤内可见外泌腺导管结构，管壁内衬嗜酸性小皮；
- 瘤体内散在多数粉红色玻璃样物。

临床特点

为轻度隆起皮面、半球形的丘疹或结节（图 19.3-22），有压痛及自发痛。好发于躯干部，也可见于其他部位，患者以中青年居多。

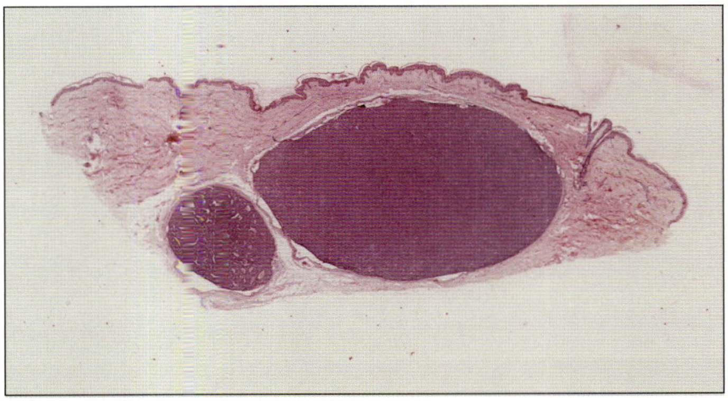

图 19.3-19 外泌腺螺旋汗腺瘤
真皮内境界清楚的嗜碱性细胞团块。似淋巴结

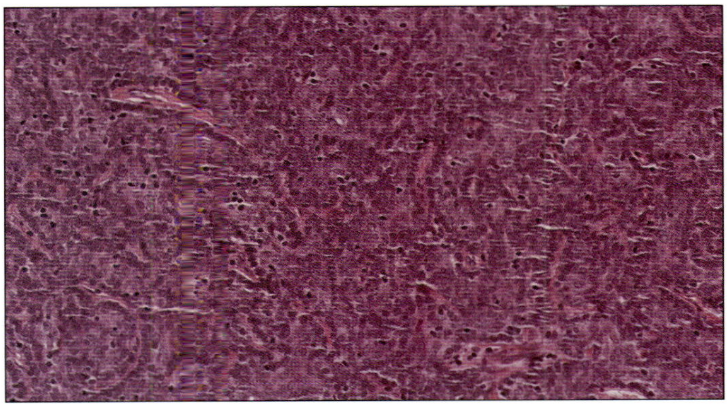

图 19.3-20 外泌腺螺旋汗腺瘤
肿瘤细胞呈团块状增生，由明细胞和暗细胞组成，与顶泌腺的分泌不相似

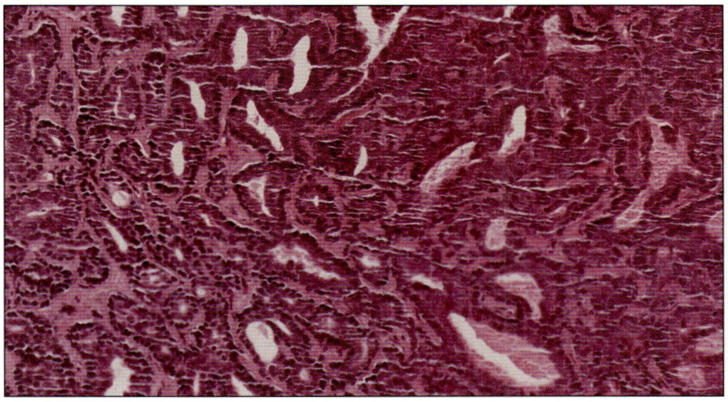

图 19.3-21 外泌腺螺旋汗腺瘤
肿瘤组织内见多数腺腔样结构，由一层细胞组成，腔内嗜酸性均质物质沉积

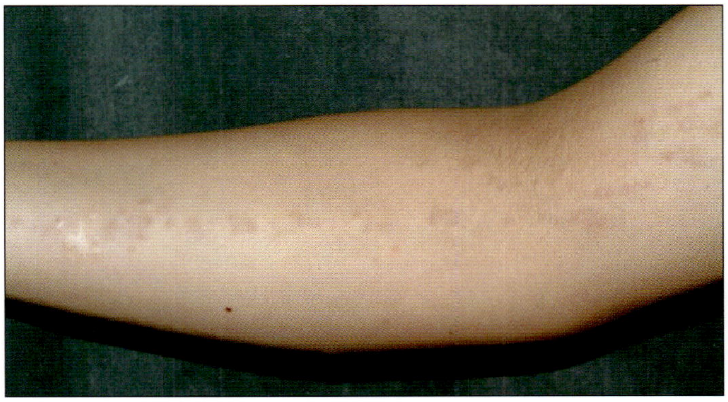

图 19.3-22 小汗腺螺旋腺瘤

19.3.7 外泌腺汗管纤维腺瘤（eccrine syringofibroadenoma）

组织病理特点

- 表皮呈假癌样增生；
- 瘤细胞呈索条状增生，相互交织，呈实体性或有管腔样结构；
- 瘤细胞比棘细胞小，与汗孔瘤细胞相似，大小一致，胞浆染色淡；
- 间质中明显成纤维细胞和血管增生。

临床特点

主要发生于老年女性，好发于上唇、小腿及踝部。皮损为单发性结节或斑块，表面角化，一般无症状。

19.3.8 圆柱瘤（cylindroma）

组织病理特点

- 肿瘤位于真皮内，呈半球形隆起皮面；
- 瘤体由多数形状、大小不一的瘤细胞团块组成。它们犹如七巧板紧密排列在一起，每个瘤细胞团周围有嗜酸性基底膜样物质所包绕，并借此将瘤细胞团彼此分开，该嗜酸性膜是颇为特征性的改变；
- 瘤体内有两类细胞，一类核小、圆形、嗜碱性染，呈栅栏状排列在瘤细胞团块的周边；一类核稍大、淡染、位于瘤体中央；
- 在细胞团块中，可见嗜酸性的球状物，有时可见导管结构、

临床特点

单发或多发。多发者多见于头皮，为圆顶形、表面平滑、隆起皮面的结节，正常皮色或淡红色。皮损大小自数毫米至数厘米不等。多在青壮年后发病。

19.3.9 汗管瘤（syringoma）

组织病理特点

图 19.3-23，图 19.3-24，图 19.3-25，图 19.3-26

- 真皮内可见多数导管、小的囊腔及由上皮细胞所组成的小细胞巢及索；
- 导管及囊肿的壁由两层上皮细胞组成，腔内含无定形物质；
- 上皮细胞集合常呈长形，一端变细，另一端为管腔，使呈蝌蚪状；
- 瘤体部位的结缔组织间质明显增生，成纤维细胞数量增多，胶原细胞增粗，有时可见玻璃样变及硬化。

临床特点

为 2 ~ 3mm 大小、皮色或淡黄色、淡褐色扁平丘疹。好发于眼周、尤下睑（图 19.3-27），也可泛发（图 19.3-28，19.3-29，19.3-30）于颈、躯干、腋及外阴部（图 19.3-31）。女性多见。皮损常在青春期时出现并渐增多。

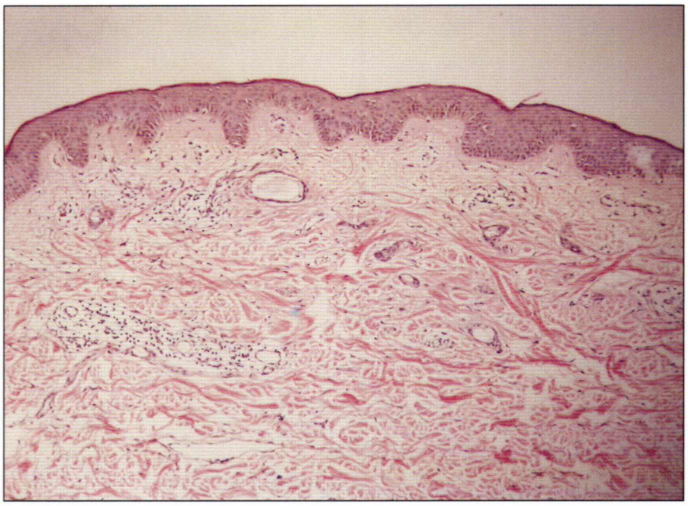

图 19.3-23 汗管瘤
真皮浅中层散在嗜碱性上皮样细胞巢，部分中央有管腔

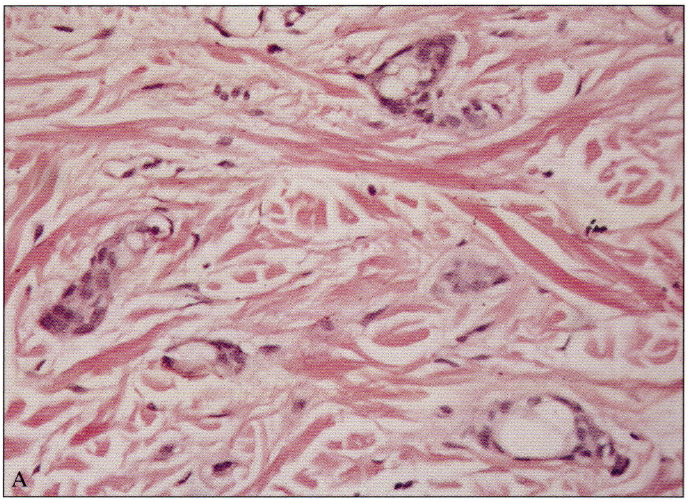

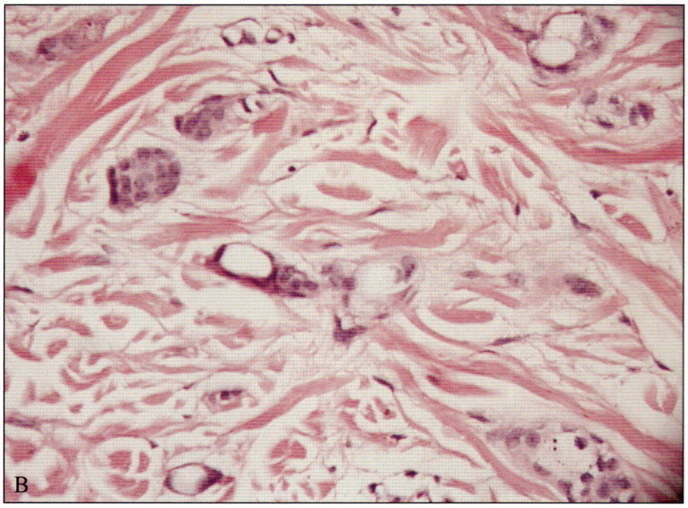

图 19.3-24 汗管瘤
A，B. 上皮样细胞巢呈小岛屿状或条索状，部分实体性，部分出现小管腔，典型时呈蝌蚪状

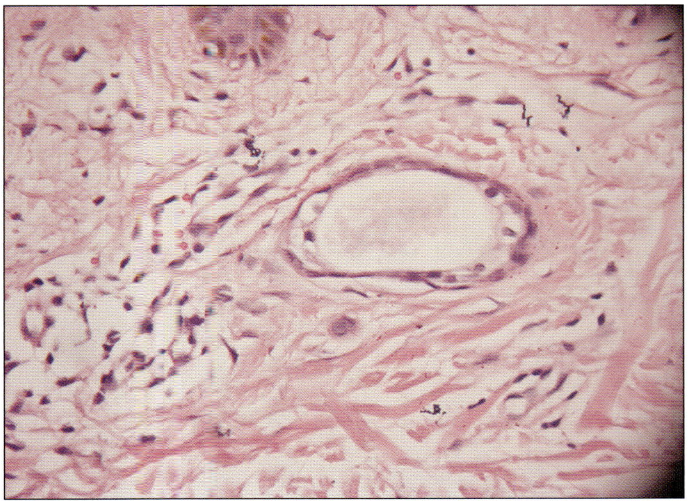

图 19.3-25 **汗管瘤**
管腔由 2 层上皮细胞组成，腔内有无定型物质沉积

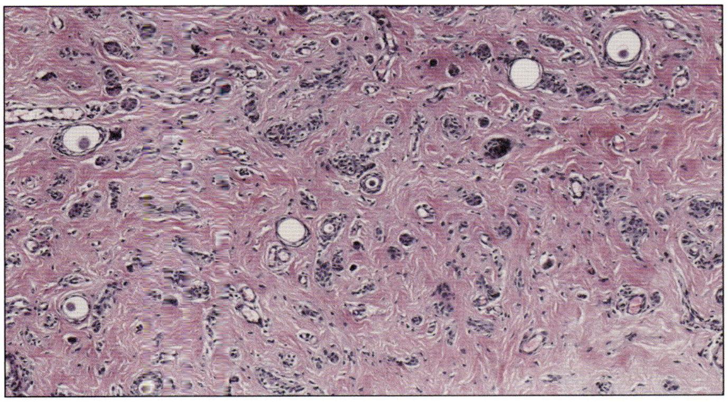

图 19.3-26 **汗管瘤**
部分病例肿瘤组织广泛分布，周围纤维组织增生，硬化，此时称为伴结缔组织增生性汗管瘤

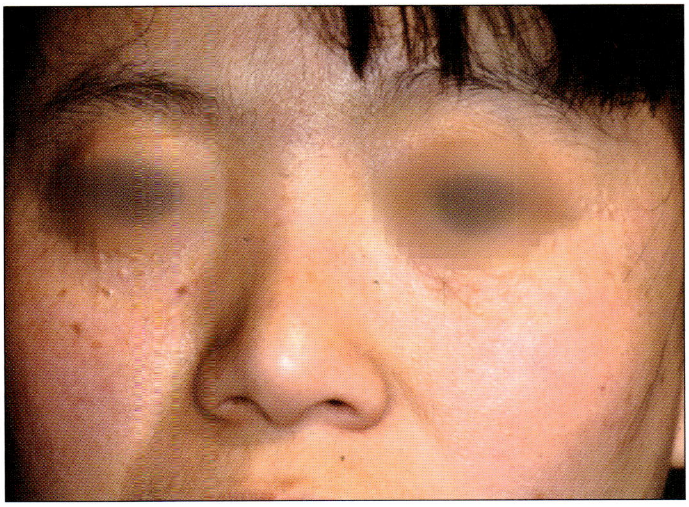

图 19.3-27 **汗管瘤**

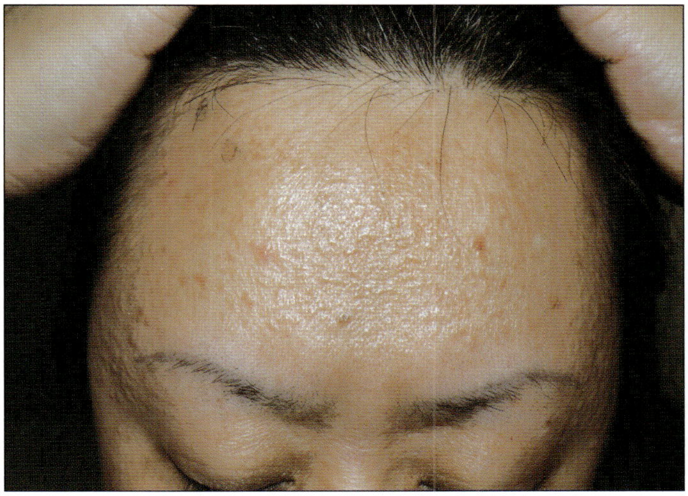

图 19.3-28 **汗管瘤**

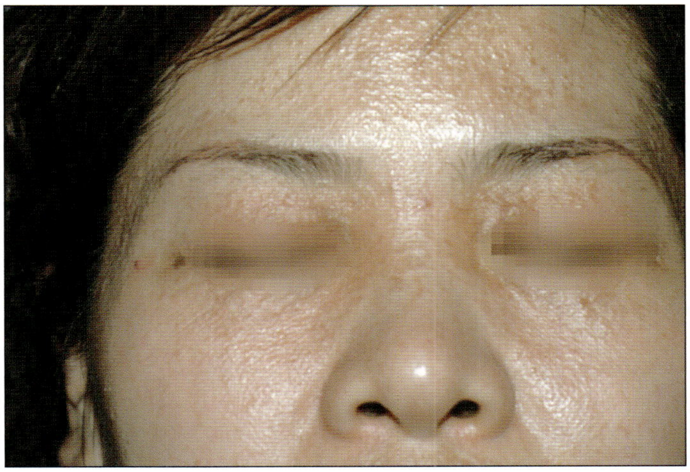

图 19.3-29 **汗管瘤**

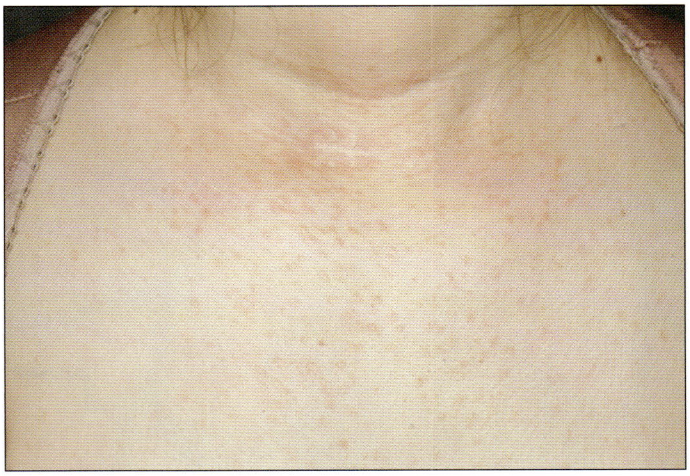

图 19.3-30 **汗管瘤**

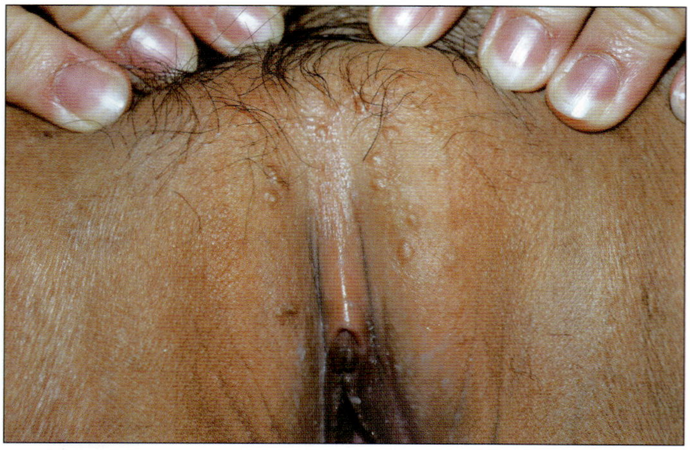

图 19.3-31 **汗管瘤**

19.3.10 乳头状外泌腺腺瘤（papillary eccrine adenoma）

组织病理特点

- 肿瘤位于真皮内，境界清楚；
- 瘤体由囊状或导管状结构组成，导管由两层细胞构成，部分瘤组织呈乳头状增生，向囊内突起；
- 瘤体中可见透明细胞和鳞状角化细胞；
- 瘤体下方可见向外泌腺分化现象；
- 肿瘤小叶周围有纤维性和血管性间质包绕。

临床特点

主要发生于女性。皮损好发于四肢和头面部。直径 0.5 ~ 2.0cm 结节，表面轻度乳头瘤状。

19.3.11 外泌腺乳头状囊腺瘤（eccrine papillated cystadenoma）

组织病理特点

- 肿瘤隆出皮肤表面，表面呈轻度乳头瘤状；
- 瘤体由有圆形核、淡染胞浆的细胞集合而成，它们集合成多个小叶，有的内为囊腔，小叶外有纤维性基质包绕；
- 可见向导管的分化；
- 瘤体内有时可以见到大片坏死的区域；
- 在细胞集合内可见瘤细胞成乳头状突入囊腔中。

临床特点

单发、以头面部多见。损害为隆起皮面的结节，表面呈轻度乳头瘤状，上面附有少许痂屑。无自觉症状。

19.3.12 软骨样汗管瘤（chondroid syringoma）

软骨样汗管瘤又称皮肤混合瘤（mixed tumor of the skin），外泌腺混合瘤（eccrine mixed tumor）

组织病理特点

图 19.3-32 ～图 19.3-35

- 肿瘤境界清楚，周围常有“包膜”（实际上为肿瘤生长过程中压迫周围结缔组织所致），易从真皮中分离出来。有时标本中可仅见瘤体，而见不到其上的表皮；
- 肿瘤由数叶组成，每叶中有上皮细胞索、巢、片及大量黏液性基质；
- 瘤细胞多数呈基底样，核圆、嗜碱性、胞浆少，也有的瘤细胞具有丰富淡染胞浆及淡染的核，在瘤体内可见导管及囊腔结构；
- 肿瘤内可见丰富的基质，为黏液性，嗜弱碱性，类似软骨样。

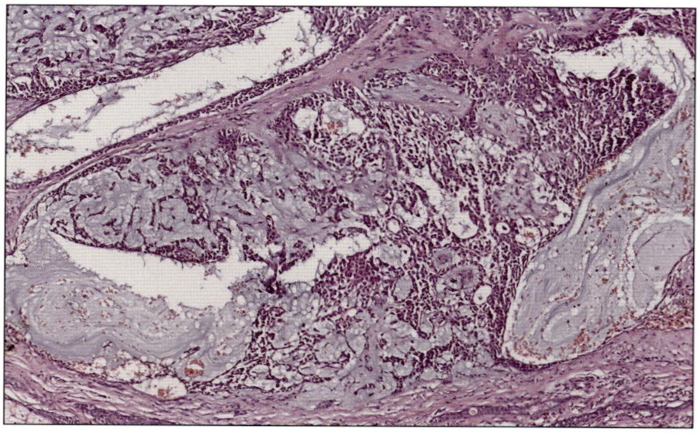

图 19.3-32 **皮肤混合瘤**
肿瘤组织内基底样细胞呈条索状及网状增生，周围有丰富的黏液基质包绕

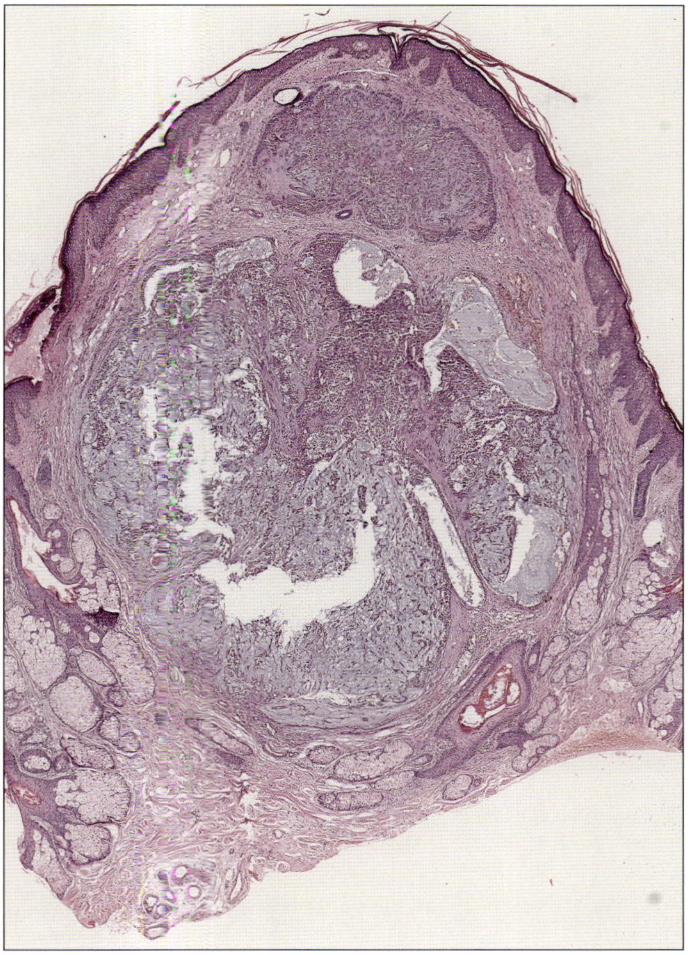

图 19.3-33 **皮肤混合瘤**
肿瘤位于真皮内，境界清楚，瘤体呈分叶状，主要由基底样细胞团块和黏液基质组成

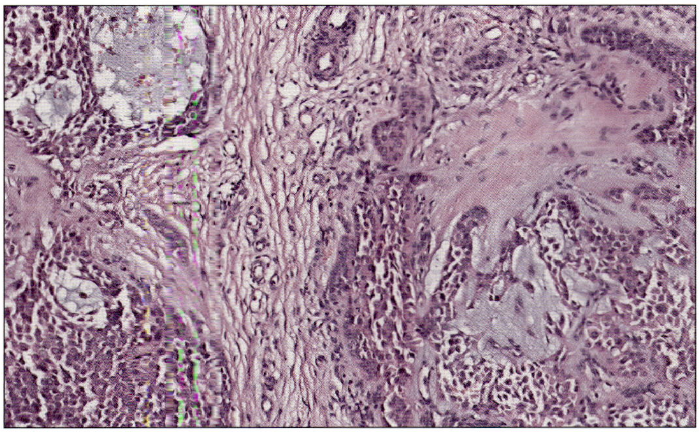

图 19.3-34 **皮肤混合瘤**
肿瘤组织分叶状，基底样细胞增生，除黏液外，部分基质呈软骨样结构

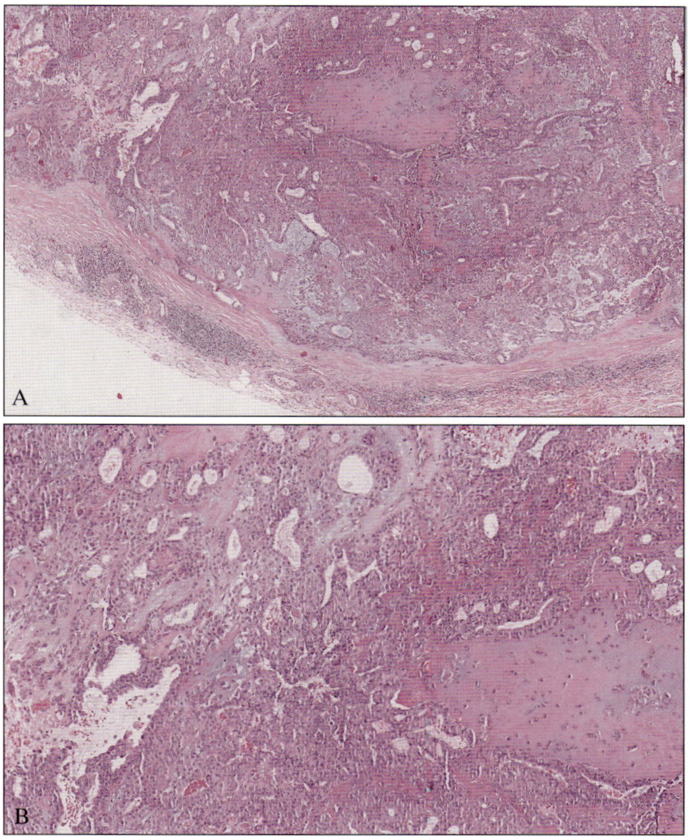

图 19.3-35 **皮肤混合瘤**
A，B．肿瘤组织境界清楚，主要由基底样细胞呈巢状、片状、条索状增生，可见多数腺腔样及囊腔样结构。间质黏蛋白沉积，部分区域呈软骨样

临床特点

为单发、约 0.5 ～ 3.0cm 大小的结节，可轻度隆起皮面（图 19.3-36）。好发于头面部及颈部，中年患者居多，男性多见。

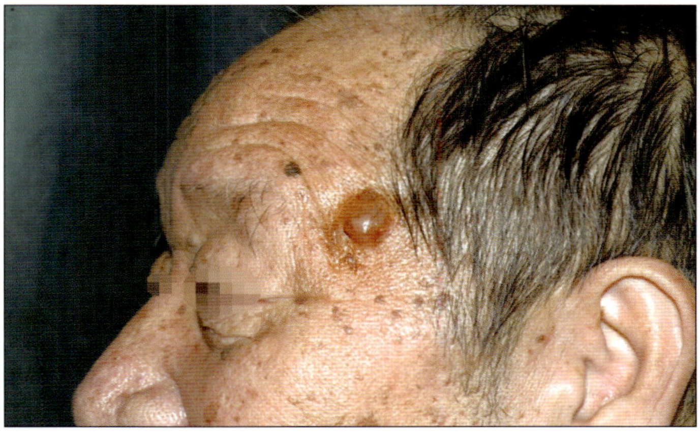

图 19.3-36 **软骨样汗管瘤（皮肤混合瘤）**

19.3.13 外泌腺癌（eccrine carcinoma）

外泌腺癌有几个不同的类型，包括汗孔癌，透明细胞汗腺癌，微囊肿性附件癌和恶性软骨样汗腺瘤等，它们的共同特点是具有向外泌腺分化的结构及明显的细胞学非典型性，瘤体境界不清、不对称、边缘不规则。它们可以是原发，也可以是原有良性肿瘤基础上发生。

19.3.13.1 汗孔癌（porocarcinoma）

组织病理特点

图 19.3-37，图 19.3-38，图 19.3-39

汗孔癌常在原有汗孔瘤基础上发生，在皮损内可见汗孔瘤的组织学改变，也可见癌变的特点，表现为出现核大、染色质丰富、形状不规则的细胞及较多的核丝状分裂象。肿瘤境界不清楚，不仅在表皮内，还可见癌细胞巢在真皮的乳头层及网状层。临床上为暗红色的结节、斑块，有时表面可见溃疡。发生多发皮肤转移为汗孔癌的特点。

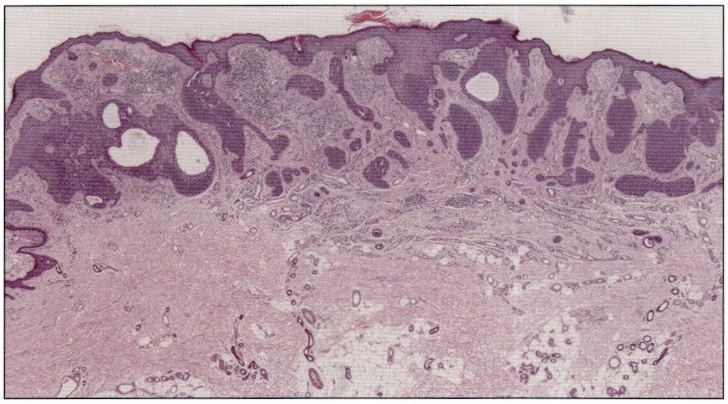

图 19.3-37 **汗孔癌**
结构与汗孔瘤相似，肿瘤组织与表皮相连，但结构不对称，为基底样细胞团块，见囊腔样结构

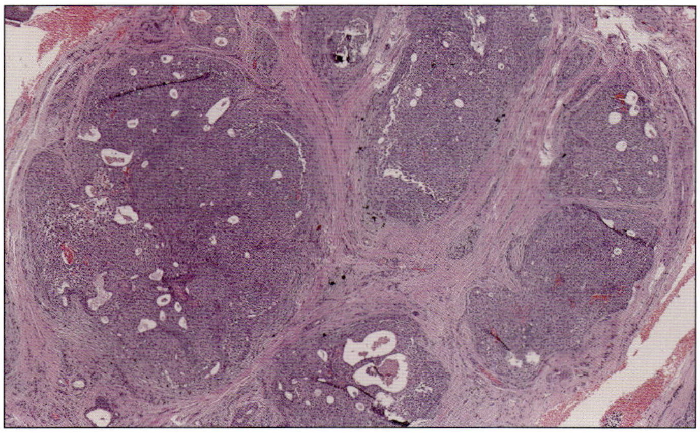

图 19.3-38 **汗孔癌**
肿瘤组织为大小不一的基底样细胞团块，见明显管腔样结构

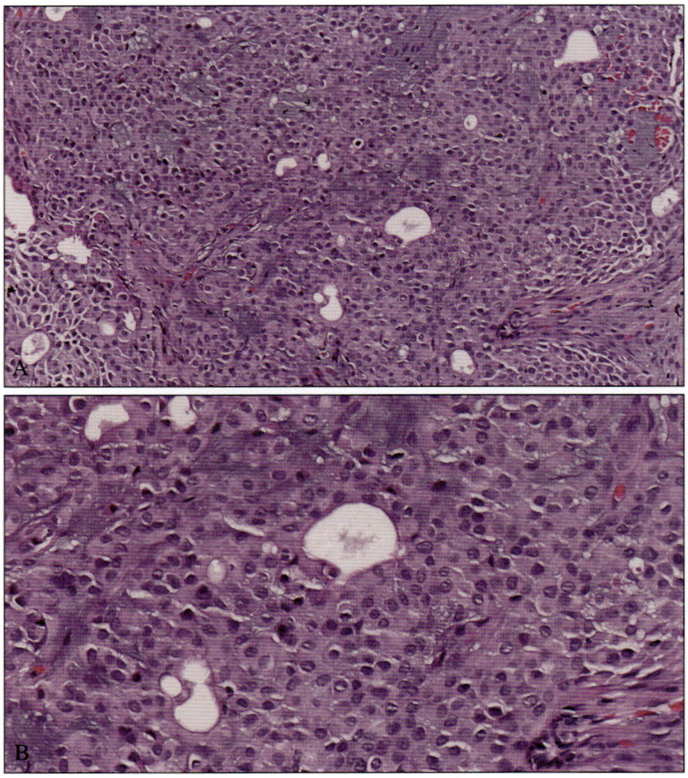

图 19.3-39 **汗孔癌**
A，B．部分肿瘤细胞核大，深染，不规则。见一些汗孔结构

19.3.13.2 透明细胞汗腺癌（malignant clear cell hidradenoma）

组织病理特点

图 19.3-40，图 19.3-41

肿瘤境界不清、不对称，组成肿瘤的基本细胞类型同透明细胞汗腺瘤，即胞浆苍白淡染的透明细胞及胞浆轻度嗜碱性染、核圆的细胞，但可以见到核的非典型性及癌细胞呈索状散布于真皮乃至皮下组织的胶原束之间。

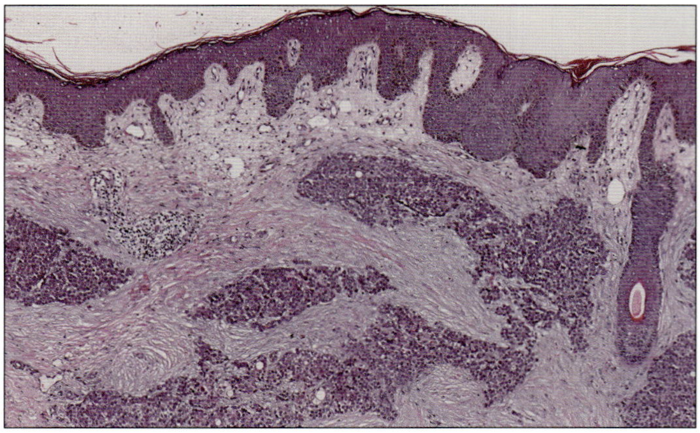

图 19.3-40 **透明细胞汗腺癌**
肿瘤组织团块大小不一，不对称分布于真皮浅全层

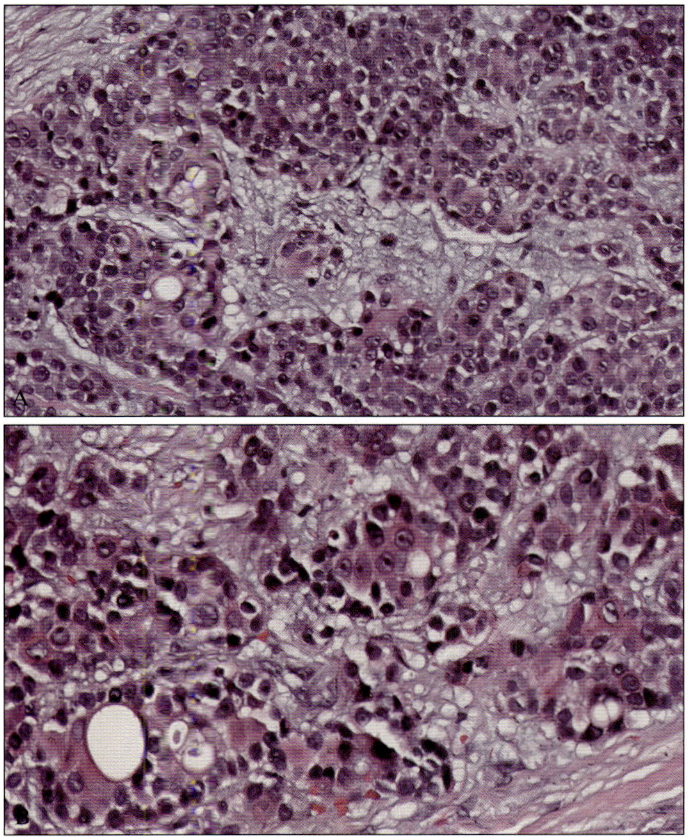

图 19.3-41　**透明细胞汗腺癌**

A，B．肿瘤细胞由胞浆淡染的透明细胞及轻度嗜酸性粒细胞，部分细胞核非典型。可见管腔结构

19.3.13.3　微囊肿性附件癌（microcystic adnexal carcinoma）

图 19.3-42，图 19.3-43，图 19.3-44

组织学特点是瘤体内可见主要向导管分化的改变，即多数内衬一两层立方形细胞的导管结构，导管的形状及大小各异；瘤体内还有多数瘤细胞索或巢，瘤细胞的核大小不等，染色质丰富，并有不典型的丝状分裂象。这些瘤细胞的索、巢散布于胶原束之间或胶原束内。整个瘤体境界不清、不对称、边缘不规则。临床上表现为皮色或暗红色的实性肿块，好发于中年妇女的上唇（图 19.3-45）。

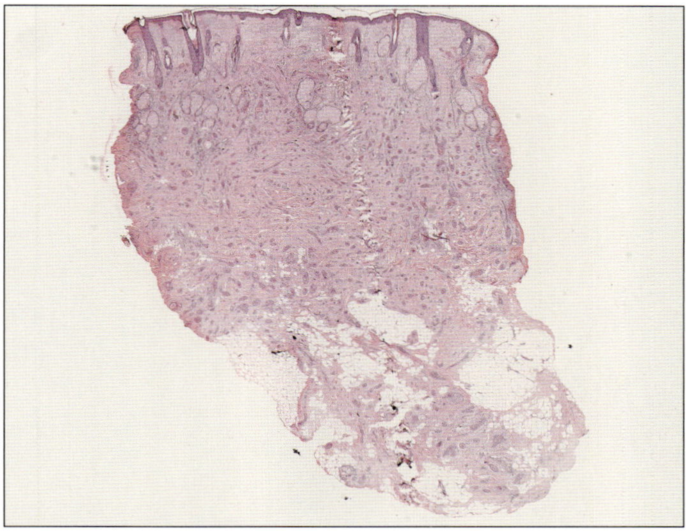

图 19.3-42　**微囊肿附属器癌**

内皮及皮下组织内广泛分布的上皮性肿瘤巢及条索，境界不清，浸润性生长

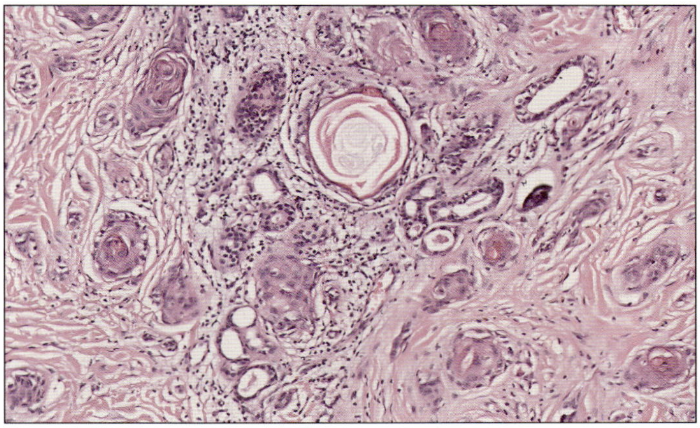

图 19.3-43　**微囊肿附属器癌**

部分肿瘤组织形成大小、形状各异的导管结构，部分呈巢状、条索状实体，部分中央角化

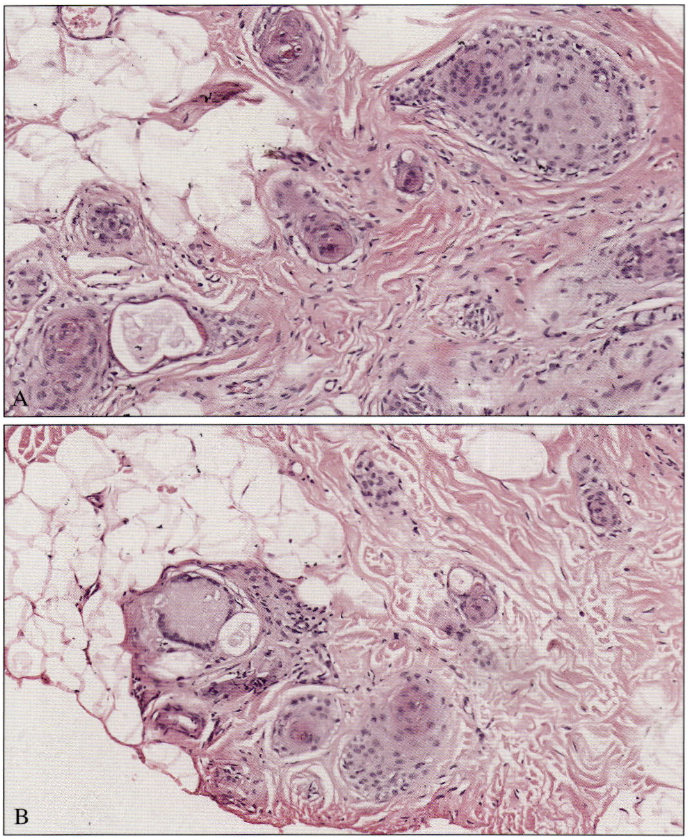

图 19.3-44 **微囊肿附属器癌**
A，B．皮下组织内散在导管结构，由数层上皮细胞组成，伴有巢状、条索状肿瘤组织

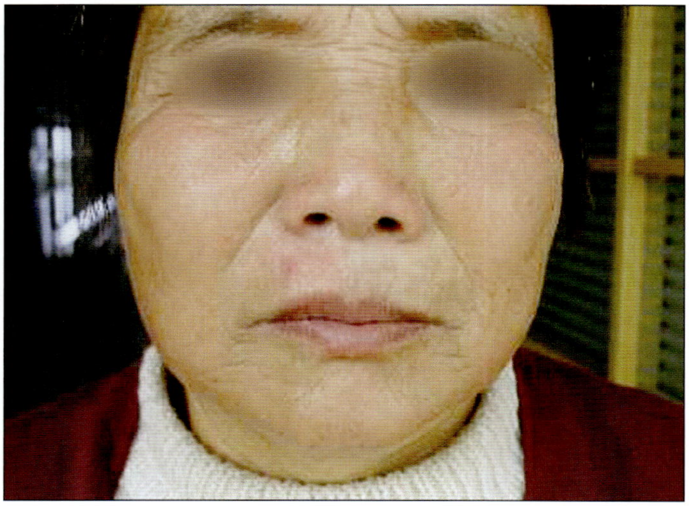

图 19.3-45 **微囊肿附属器癌**

19.3.13.4 恶性软骨样汗腺瘤（malignant chondroid syringoma）

组织学上可见软骨样汗腺瘤的改变，然而向导管的分化比良性损害低得多，瘤细胞排列成不规则的索，有核的非典型性及多数丝状分裂象。肿瘤境界不清楚，侵入至周围组织中。

19.3.13.5 外泌腺黏液癌（mucinous carcinoma）

组织学改变具有特征性。瘤体被纤维性间隔分成许多部分，每部分内有丰富淡染的黏蛋白，其中有肿瘤细胞小的集合，有的有腔样结构，肿瘤细胞呈中度核的非典型性，大小不一，有少许丝状分裂象。以组织化学染色证明该粘蛋白为流涎黏蛋白，这是一种上皮性黏蛋白。

19.3.13.6 腺样囊性癌（adenoid cystic carcinoma）

瘤体内有上皮细胞所组成的腺样结构及小的瘤细胞岛。由于黏蛋白积聚在腺样结构内，可使腺样结构变成为多囊腔，腔内充满着黏蛋白，腔壁衬以扁平的上皮细胞。此外，在瘤体中可见外泌腺导管样的结构。

外泌腺癌的临床特点

为实性结节或斑块，紫红色或暗红色，触之硬。它可以在原有良性肿瘤基础上发生恶变，亦可原发。除了见于手掌足跖外，外泌腺癌可发生在身体的任何部位，尤以头面部较为多见。

鉴别诊断

应注意与转移性腺癌相鉴别，有时是相当困难的。主要从结构型式上予以区分，必要时需依靠组织化学分析。

19.3.13.7 乳头状指（趾）外泌腺癌（papillary digital eccrine adenocarcinoma）

组织病理特点

- 肿瘤侵犯真皮及皮下组织，为实性或管状结构的癌巢，境界不清；
- 分化稍好者可见腺管样结构和乳头样突起，细胞异形不明显；
- 分化差者多为实性团块，细胞异形显著，病理核分裂象多，可有坏死；
- 可侵犯淋巴管和周围神经。

临床特点

好发于老年人指趾及邻近掌跖处，为单发性结节，质硬，稍高出皮肤，正常皮肤色，一般 2cm 左右。无自觉症状。切除后易复发，易发生肺转移。

19.4 向顶泌腺方向分化的肿瘤（tumors of the apocrine glands）

顶泌腺分腺体及导管两部分，腺体位于真皮深部，其特点是上皮细胞的顶浆分泌，上皮细胞呈长柱状，它的一端变尖，断头状脱落，故又称断头分泌。导管的组织学与外泌腺导管完全相同，无法区别，但顶泌腺导管开口于毛囊漏斗部，而外泌腺导管直接开口于皮肤表面。

顶泌腺肿瘤都是指腺体部分的增生，诊断具有顶泌腺分化肿瘤的起码条件是腺体内衬细胞的顶浆分泌或断头分泌。

19.4.1 生乳头汗管囊腺瘤（syringocystadenoma papilliferum）

组织病理特点

图 19.4-1，图 19.4-2，图 19.4-3

- 肿物隆起于皮肤，呈程度不等的乳头瘤状，表面常有结痂；
- 从表皮向下有数个囊样凹陷，凹陷上部衬以复层鳞状上皮；
- 囊样凹陷下部衬以腺体上皮，常由两层细胞，腔内面为一层高柱状细胞，具有卵圆形核及弱嗜酸性染的胞浆，有的可见断头分泌；外层为小立方形细胞、核圆、胞浆少。这种由两层细胞所组成的腺腔上皮成乳头状突入囊样凹陷中；
- 基质中毛细血管扩张，组织水肿；有中度致密炎症细胞浸润，其中许多是浆细胞。

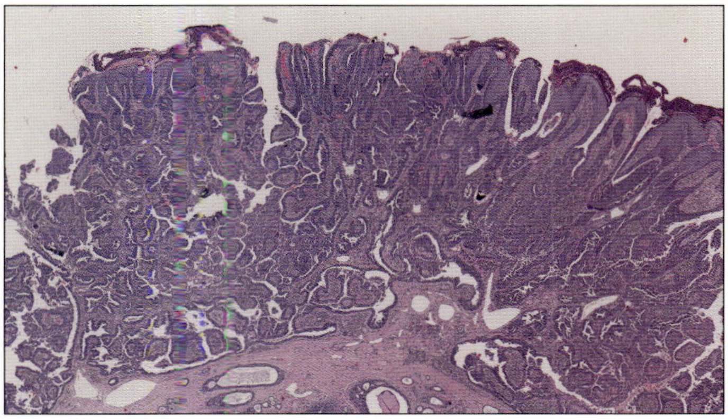

图 19.4-1 **生乳头汗管囊腺瘤**
肿瘤呈乳头瘤样增生，上皮组织向真皮内形成多数囊样凹陷，许多上皮向囊内突起

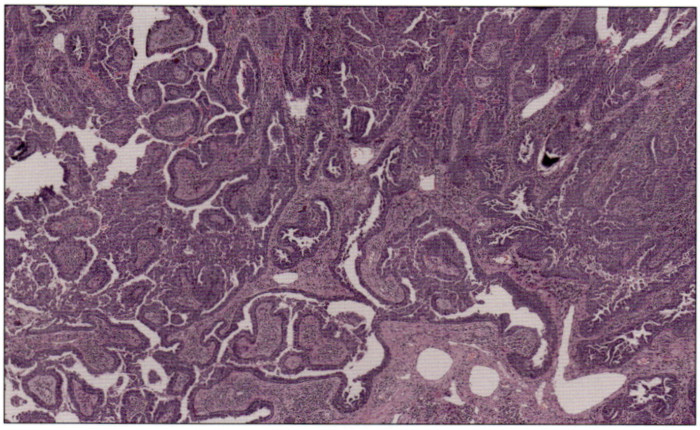

图 19.4-2 **生乳头汗管囊腺瘤**
真皮内囊样凹陷下部衬以腺体上皮，并呈乳头状向内腔内突起

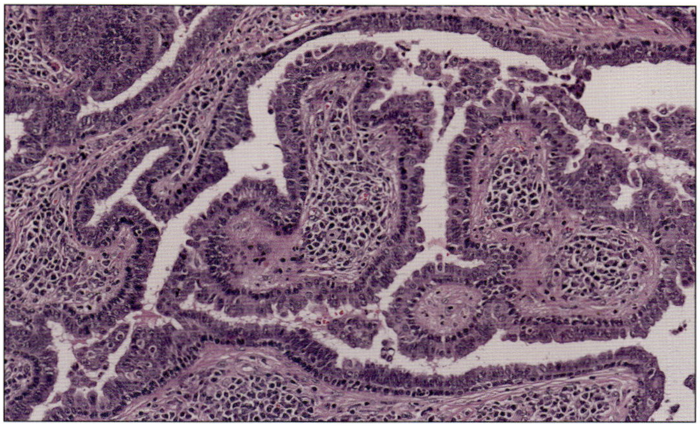

图 19.4-3 **生乳头汗管囊腺瘤**
囊壁由两层细胞组成，腔内面为一层高柱状细胞，具有卵圆形核及弱嗜酸性染的胞浆，可见断头分泌；外层为小立方形细胞、核圆、胞浆少。这种由两层细胞所组成的腺腔上皮成乳头状突入囊样凹陷中；间质有中度致密炎症细胞浸润，浆细胞常见

临床特点

本病在初生或生后不久即已出现，但直至青春期顶泌腺充分发育时该肿瘤才明显增大，表面呈乳头瘤状或疣状（图 19.4-4），上附结痂，大小不等，可成结节性损害，亦可为斑块性损害，色棕褐（图 19.4-5）。好发于头面部，亦可见于其他部位。有时可与皮脂腺痣并发。

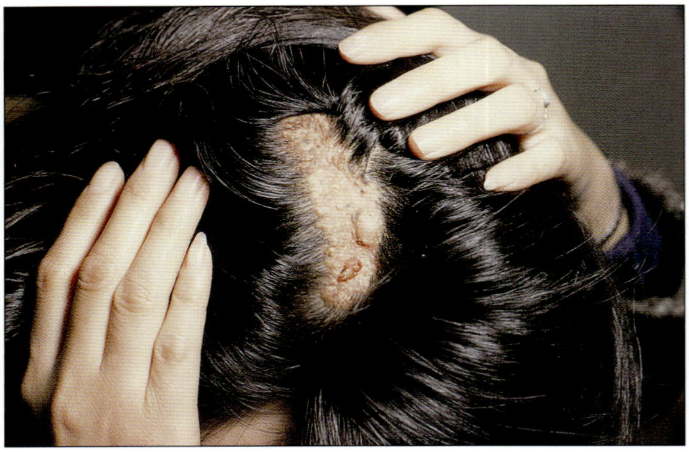

图 19.4-4 生乳头汗管囊腺瘤

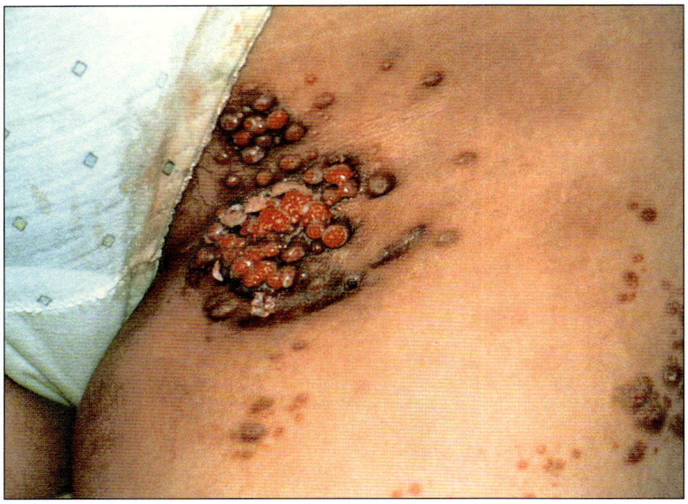

图 19.4-5 生乳头汗管囊腺瘤

19.4.2 生乳头汗腺瘤（hidradenoma papilliferum）

组织病理特点

图 19.4-6，图 19.4-7

- 肿瘤位于真皮内，与表皮不相连；
- 肿瘤境界清楚，边缘平整，外有“包膜”；
- 瘤体内呈梁状或囊样结构，小梁在囊内交织，向内有许多乳头状突出，囊腔上皮衬以一层长柱形细胞，可见断头分泌（即顶浆分泌）；
- 周围基质中有少许淋巴细胞及浆细胞浸润。

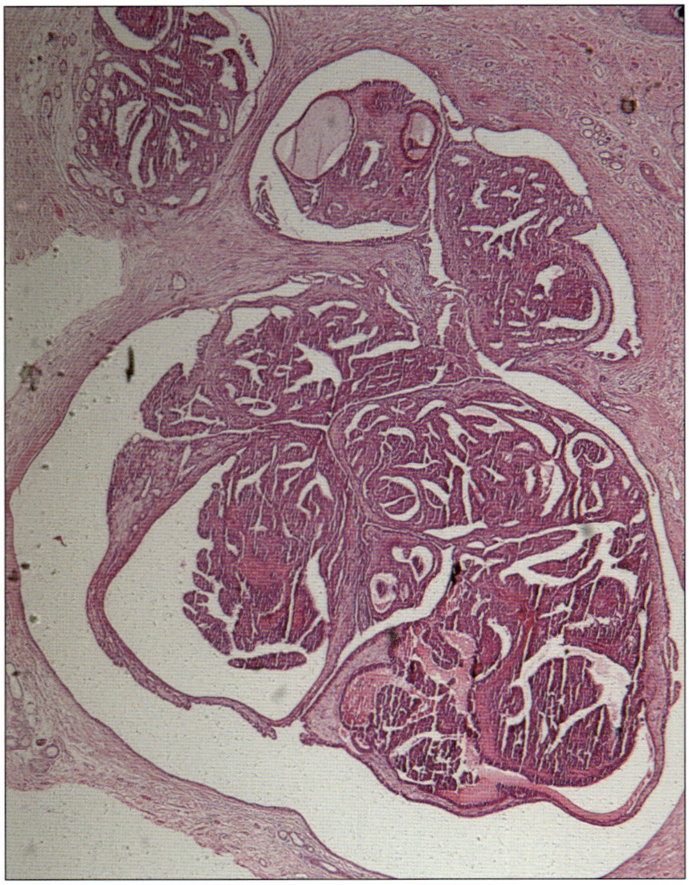

图 19.4-6 生乳头汗腺瘤
肿瘤位于真皮内，与表皮不相连；肿瘤境界清楚，边缘平整，外有“包膜”；瘤体内呈梁状或囊样结构

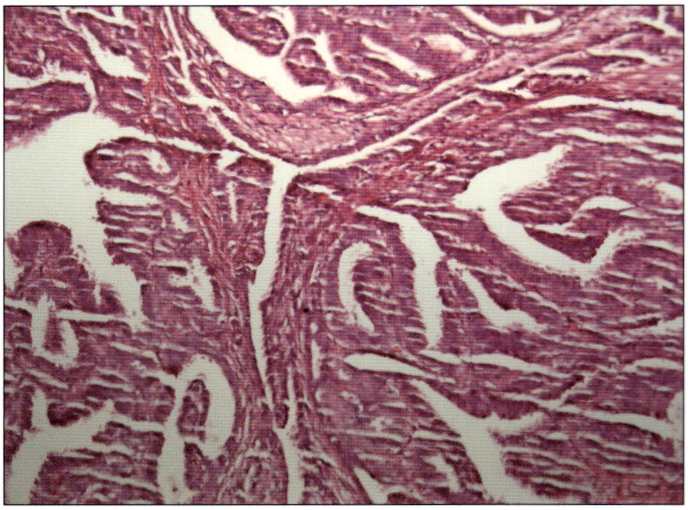

图 19.4-7 生乳头汗腺瘤
囊内小梁交织，向内有许多乳头状突出，囊腔上皮衬以一层长柱形细胞，可见断头分泌

临床特点

本病仅见于女性。大多发生在中老年妇女的外阴部，以大阴唇为多。损害为直径 0.5 ~ 1.5cm 大小半球形稍隆起皮面的肿物，无自觉不适。

19.4.3 顶泌腺腺瘤（apocrine adenoma）

组织病理特点

- 肿瘤位于真皮内，小、境界清楚；
- 瘤体由多数为衬两层细胞的管状及囊样结构组成，腔内面为长柱状细胞，核圆或椭圆形，胞浆较丰富，弱嗜酸性，可见明显的断头分泌，外层细胞扁平；
- 有的上皮呈小乳头状突入腔内；
- 肿瘤周围结缔组织基质明显增生，有较多成纤维细胞，在肿瘤周围基质与正常胶原纤维间可见有裂隙。

临床特点

为小半球形轻度隆起皮面的结节。多见于躯干及四肢近端。患者以中年人居多。

19.4.4 顶泌腺混合瘤（apocrine mixed tumor）

组织病理特点

与皮肤混合瘤（即软骨样汗管瘤）基本相同。肿瘤境界清楚，瘤体内由多数基底样细胞，成片、成巢或成索，并有向顶泌腺分化的囊腔样结构。腔上皮细胞呈长柱状，有典型的断头分泌。肿瘤内有丰富弱嗜碱性染的黏蛋白，有的部位示软骨样分化。临床特点亦与软骨样汗管瘤相似。

19.4.5 乳头糜烂性腺瘤病（erosive adenomatosis of the nipple）

组织病理特点

图 19.4-8，图 19.4-9

- 本病侵犯女性乳头，表面糜烂。肿瘤与表皮相连；
- 瘤体内由基底样细胞所组成的巢、索，细胞核圆、嗜碱性，胞浆少，细胞形状大小不一致，无异形性。在基底样细胞集合的外周是一层肌上皮细胞，再外面是一层红染的基底膜；

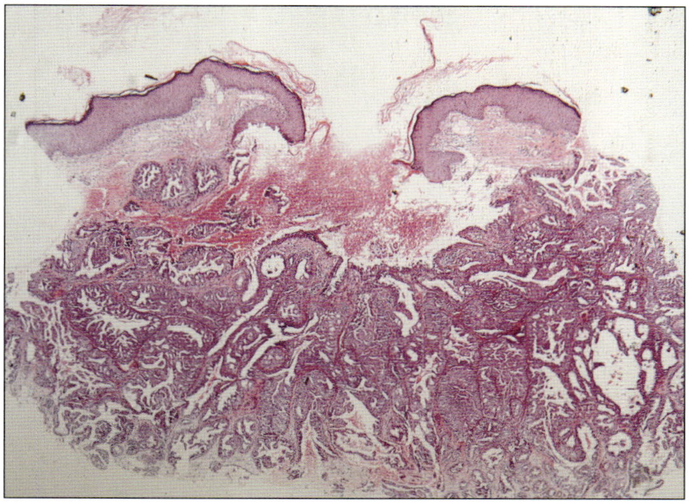

图 19.4-8 **乳头糜烂腺瘤病**
表皮部分缺如，真皮内多数不规则的腺腔样结构

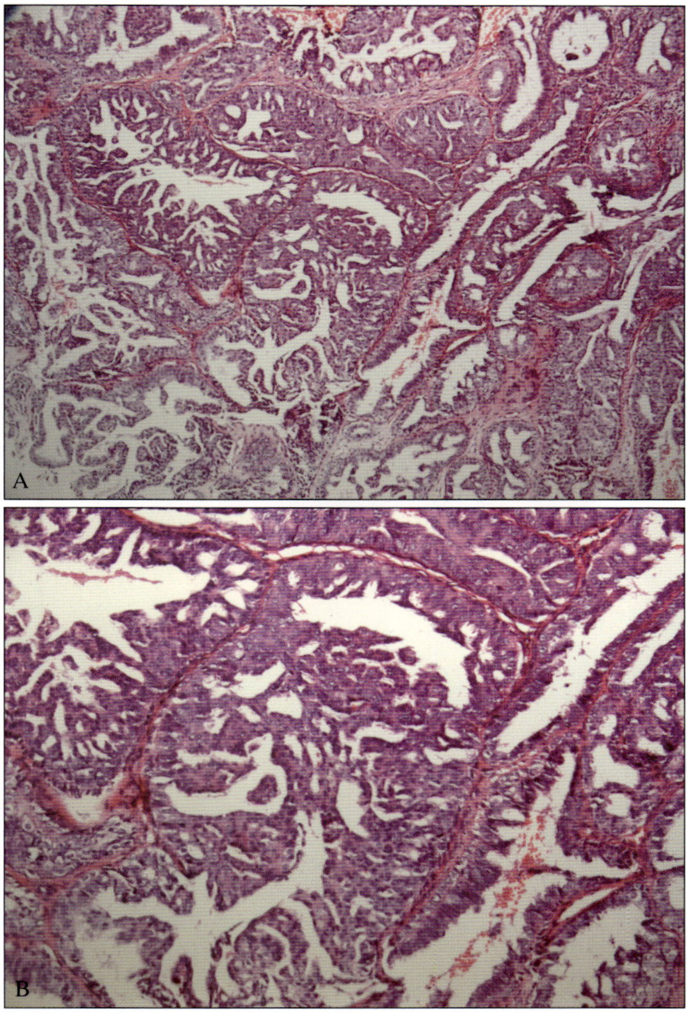

图 19.4-9 **乳头糜烂腺瘤病**
A，B．真皮内密集而大的腺腔结构，腺上皮由两层细胞组成，外侧为小立方细胞，内侧为柱状细胞，可见顶浆分泌现象

- 基底样细胞集合中可见腺腔样结构，有的可见断头分泌；
- 瘤细胞团块间结缔组织增生明显，可见浆细胞等炎症浸润细胞。

临床特点

本病为乳头顶泌腺的腺瘤，是良性肿瘤。多见于中青年女性，乳头部红斑、糜烂，可见 0.5cm 左右的结节或乳头增大（图 19.4-10，图 19.4-11），乳头可排出液体或出血。可误诊为湿疹样皮炎或湿疹样癌，病程长者出现乳头瘤样增生。

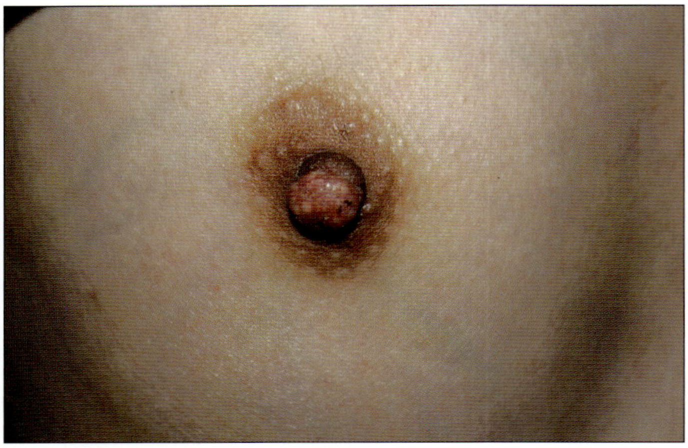

图 19.4-10 乳头糜烂性腺瘤病

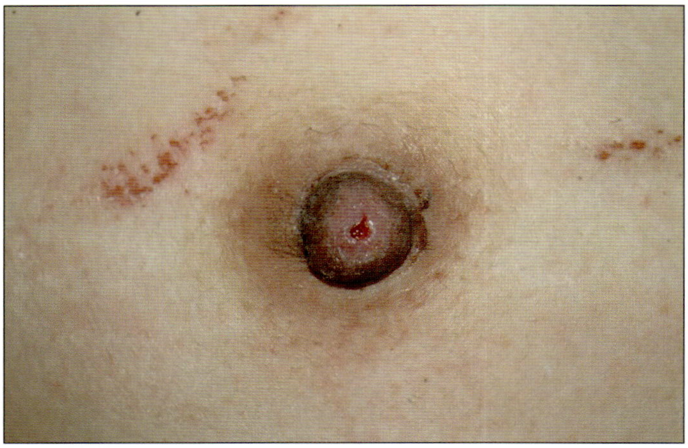

图 19.4-11 乳头糜烂性腺瘤病

19.4.6 顶泌腺癌（apocrine carcinoma）

组织病理特点

- 肿瘤较大、不对称、境界不清，下方达到皮下组织，瘤体内皮肤附属器结构均被破坏；
- 瘤体内可见多数有不典型上皮细胞所组成的索及小的集合，存在在胶原束之间；
- 瘤体内还有多数大小形状不同的腺腔及导管结构，有的腺腔上皮示断头分泌；
- 瘤细胞示异形性，胞体大，有颗粒状、嗜酸性胞浆，核深染，大小不一，有不典型丝状分裂象；
- 瘤体内结缔组织基质增生。

临床特点

本病少见，可见于腋窝、乳头及外阴部。为质硬的肿物，境界不清。应注意除外转移性腺癌，尤其是乳癌转移。

19.4.7 帕哲病（Paget's disease）

帕哲病又名湿疹样癌（eczematoid carcinoma）

组织病理特点

图 19.4-12 ～图 19.4-16

- 表皮全层，包括角质层内可见单个或成巢的肿瘤细胞 - 帕哲细胞；
- 帕哲细胞大，圆形或椭圆形，有丰富淡染的胞浆，多数以单个存在，亦可三五成巢，巢内细胞间无细胞间桥；
- 帕哲细胞亦见于毛囊及汗腺导管上皮内；
- 帕哲细胞周围的角质形成细胞常被挤压，有时基底细胞被挤压在帕哲细胞下基底膜间，呈扁平带状；
- 表皮角化亢进及角化不全，有的病例可出现糜烂、甚至溃疡；
- 真皮浅层有炎症浸润；
- 帕哲细胞可侵入真皮。

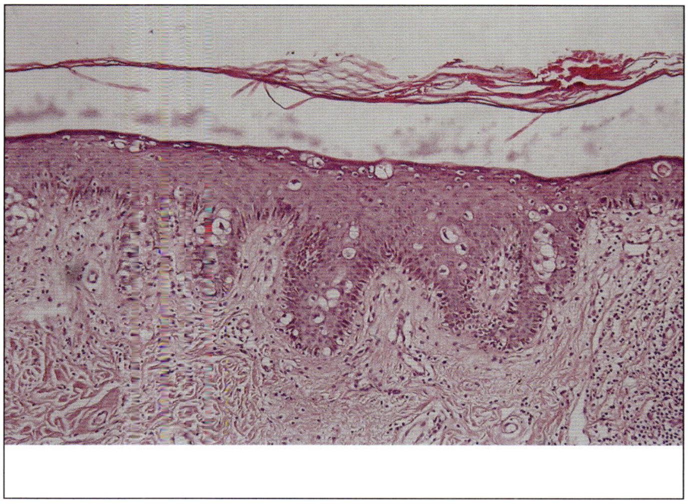

图 19.4-12 Paget 病
表内散在大的空泡样细胞

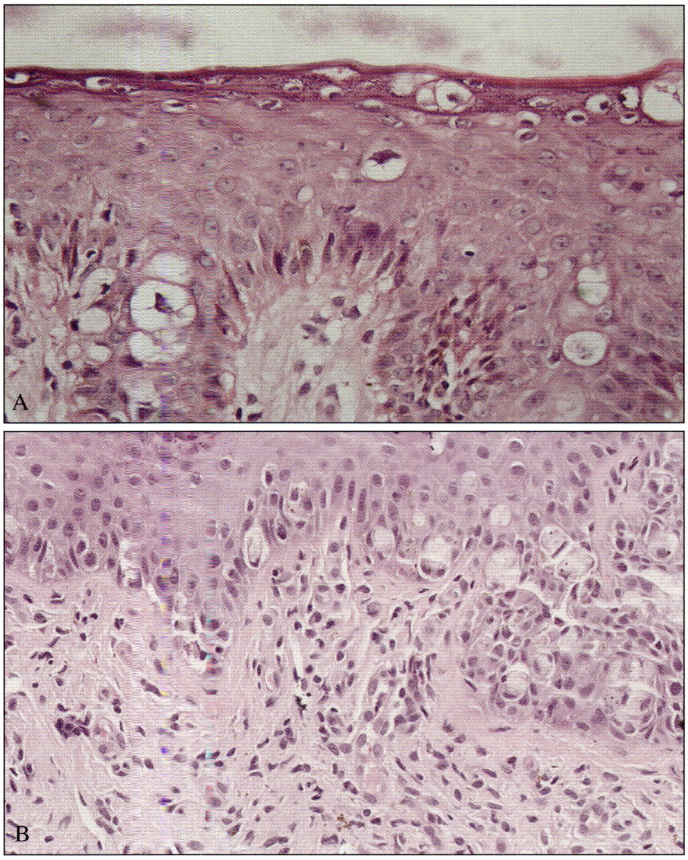

图 19.4-13 Paget 病
A，B．表内散在 Paget 细胞，细胞体积大，胞浆丰富，淡染。核较大，不规则

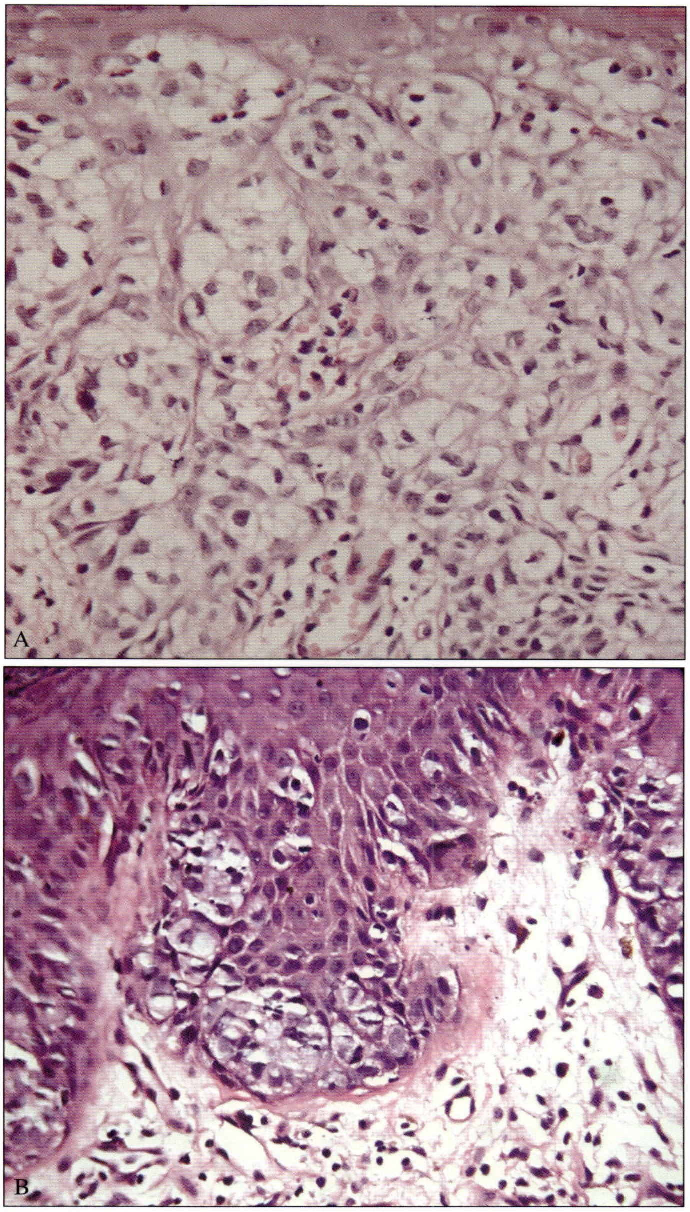

图 19.4-14 Paget 病
A，B．表内 Paget 细胞常呈巢状，细胞核异形

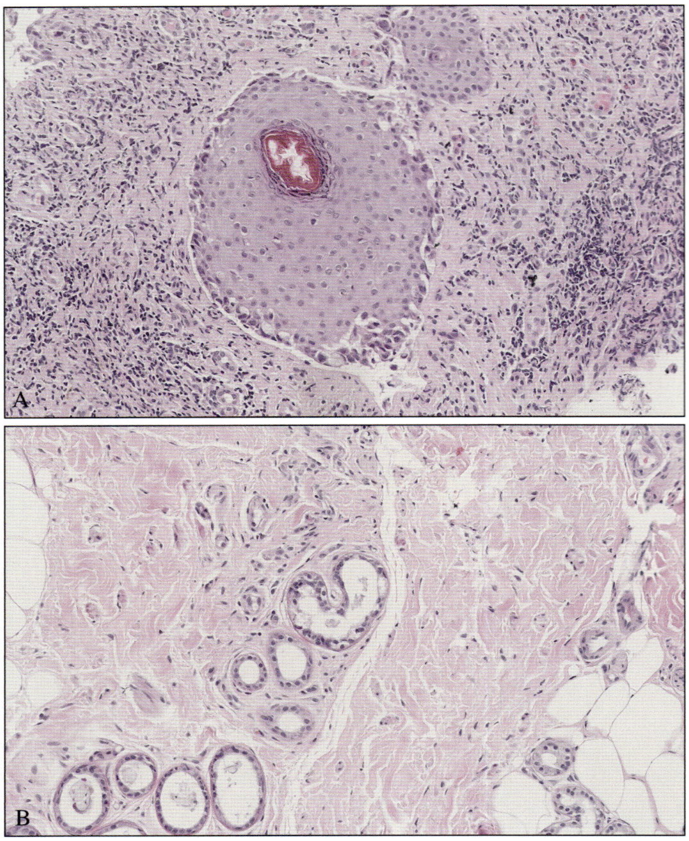

图 19.4-15 **Paget 病**
部分病例 Paget 细胞侵犯（A）毛囊上皮和（B）汗腺上皮

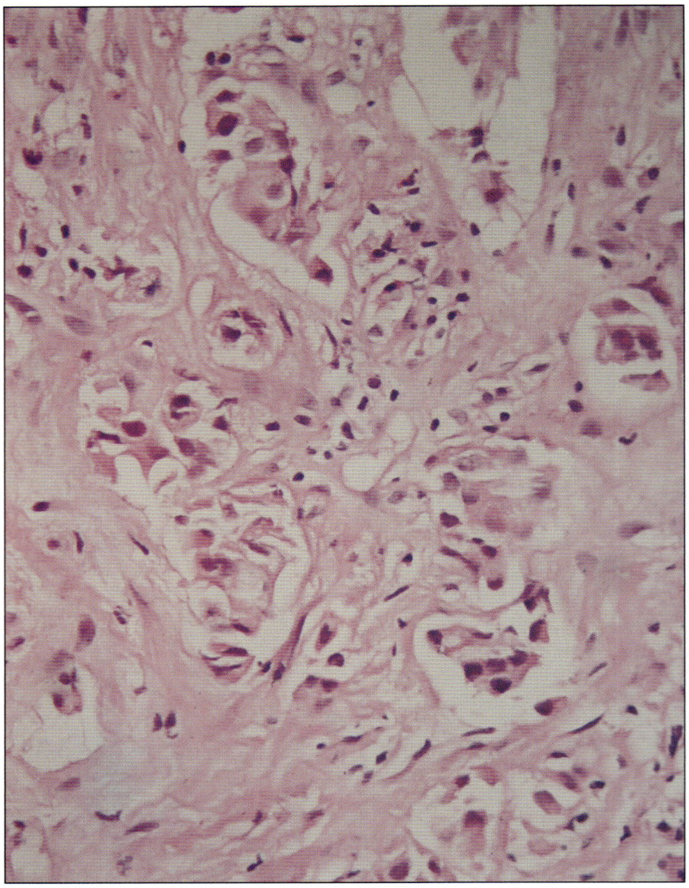

图 19.4-16 **Paget 病**
部分病例 Paget 细胞侵犯真皮浅中层

临床特点

帕哲病有发生在乳房即乳房帕哲病和发生在乳房外即乳房外帕哲病两型。这两型的组织学改变大致相同。乳房帕哲病多见于中年以上妇女，常侵犯单侧乳头、乳晕和周围皮肤，患处为浸润性红斑，上附少许痂屑（图 19.4-17，图 19.4-18），如湿疹样，故又名湿疹样癌。本病发展很缓慢，皮损逐渐扩大，乳头可以内陷（图 19.4-19）。有的患者在患侧乳房内可摸到肿块。目前认为帕哲病为起源于乳腺导管的肿瘤，因此在乳腺组织的导管内可见瘤细胞，以后瘤细胞突破管壁进入周围结缔组织中。乳房外帕哲病多发在富含顶泌腺的部位，如外阴部（图 19.4-20，图 19.4-21，图 19.4-22）、肛周，腋窝（图 19.4-23）等，其皮损表现与乳房帕哲病相似，为浸润性的红斑，境界清楚，表面可有少许渗出，可误诊为湿疹。后期，斑块上可出现结节及肿块（图 19.4-23）。

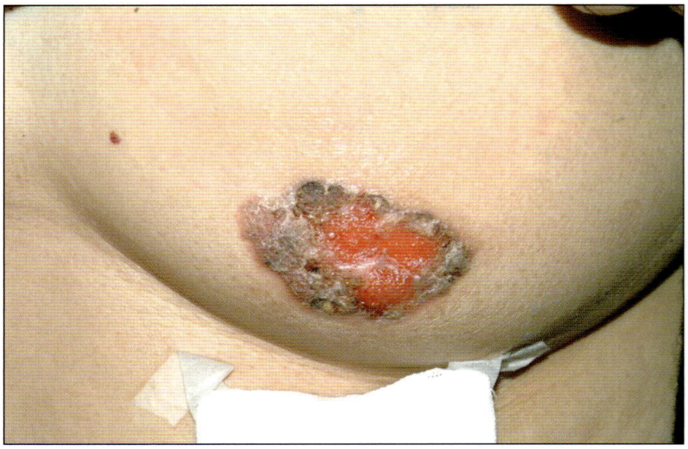

图 19.4-17 **Paget 病（湿疹样癌）**

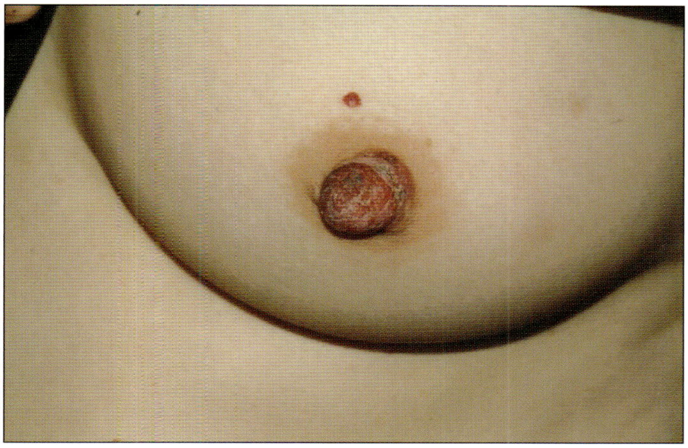

图 19.4-18 Paget 病

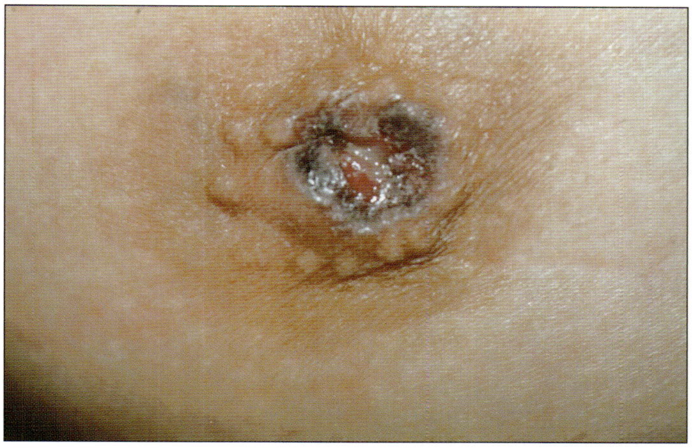

图 19.4-19 Paget 病

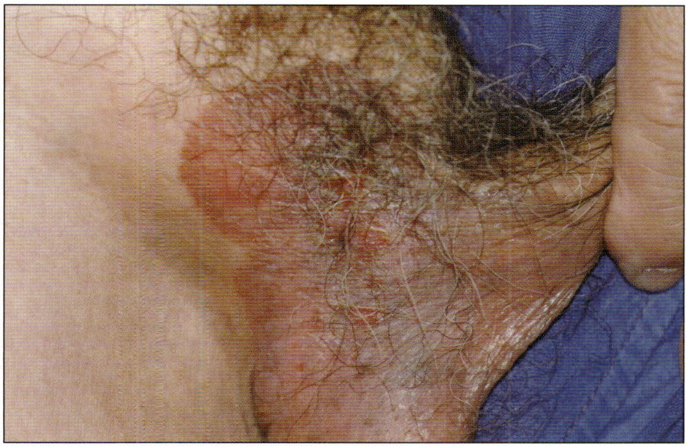

图 19.4-20 外阴 Paget 病

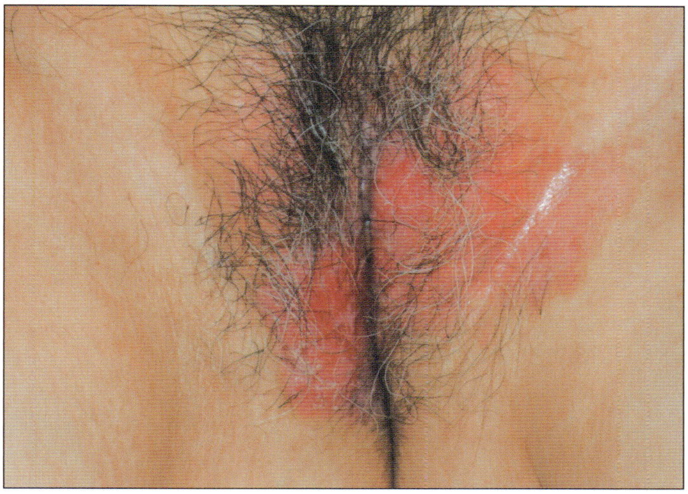

图 19.4-21 外阴 Paget 病

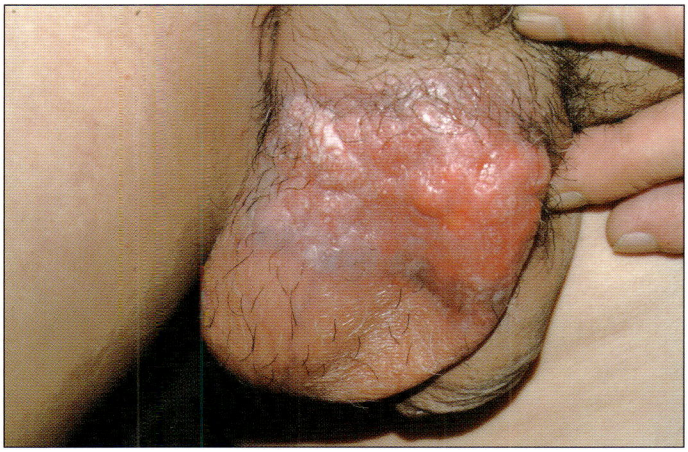

图 19.4-22 外阴 Paget 病

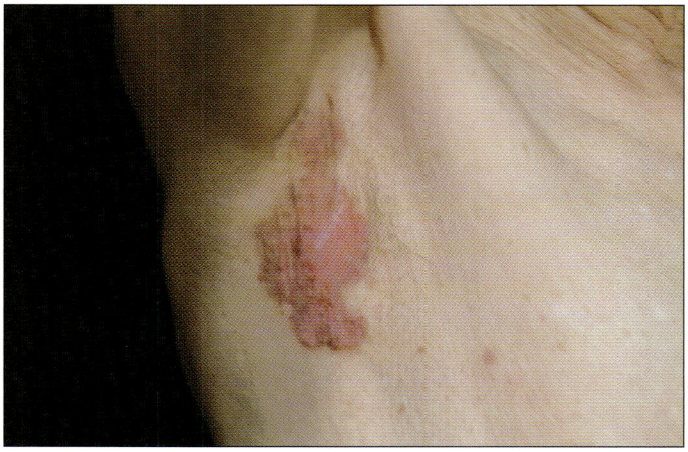

图 19.4-23 腋窝 Paget 病

20 皮肤囊肿

囊肿（cyst）是内衬上皮的囊腔，内含液体、细胞及细胞产物。皮肤囊肿（cysts of the skin）几乎都是由皮肤附属器的上皮结构所形成，位于真皮内。真正的表皮囊肿极少，如表皮包涵体囊肿，大多为创伤所致。阿克曼教授认为囊肿应根据囊肿上皮与何种皮肤附属器上皮的组织学结构最相似来命名。如果我们注意观察囊肿上皮的组织学，又注意了囊肿的内容物，如角化细胞、毛发、顶泌腺的分泌物等，我们就能对绝大多数皮肤囊肿作出特异的诊断。

临床上，约 95% 的皮肤囊肿是毛囊性囊肿，其他依次是顶泌腺囊肿、皮脂腺导管囊肿及外泌腺囊肿。为了对这些囊肿作出正确的诊断，我们首先应熟悉皮肤附属器上皮结构的正常组织学所见。

对皮肤附属器囊肿，阿克曼教授的分类及命名如下：

毛囊性囊肿

毛囊漏斗部囊肿：表皮样囊肿

毛囊漏斗部囊肿内含毳毛：发疹性毳毛囊肿

毛囊漏斗部囊肿伴有棘刺松解性角化不良：疣状角化不良瘤

毛囊漏斗部 - 皮脂腺导管囊肿：皮样囊肿

毛囊漏斗部 - 毛母质囊肿：毛母质瘤，见 19.1.9

毛囊峡部 - 退行期囊肿：毛鞘囊肿，又称皮脂腺囊肿

增生性峡部 - 退行期囊肿；增生性表皮样囊肿，又称增生性毛鞘囊肿，皮下棘皮瘤

皮脂腺导管囊肿：多发性脂囊瘤

外泌腺囊肿

外泌腺汗囊瘤

外泌腺乳头状囊腺瘤

汗管瘤，见 19.3.9

顶泌腺囊肿

顶泌腺汗囊瘤

顶泌腺乳头状囊腺瘤：生乳头汗管囊腺瘤，见 19.4.1

皮肤囊肿极大部分来源自皮肤附属器的上皮结构。少数可来自其他上皮，如呼吸道上皮、泌尿生殖器上皮等。

20.1 表皮样囊肿（epidermoid cyst）

表皮样囊肿又名毛囊漏斗部囊肿（infundibular cyst）

组织病理特点

图 20.1-1，图 20.1-2

- 囊壁为复层鳞状上皮，与毛囊漏斗部上皮，即与正常表皮相似，即由基底细胞、棘细胞及粒细胞层组成，只是由于囊腔内容物的挤压而将细胞挤扁了；
- 囊腔内容物为呈网篮状或板层状的角质物，有时可见到一些角化不全细胞；
- 囊壁与表皮相连。如作连续切片，将会看到囊壁与表皮相连的部分。

临床特点

本病并不少见，好发于儿童、青壮年的头面部，大多单发。为半球形隆起皮面的囊性肿物，正常皮色，大小自 0.5cm 至数厘米不等（图 20.1-3）。

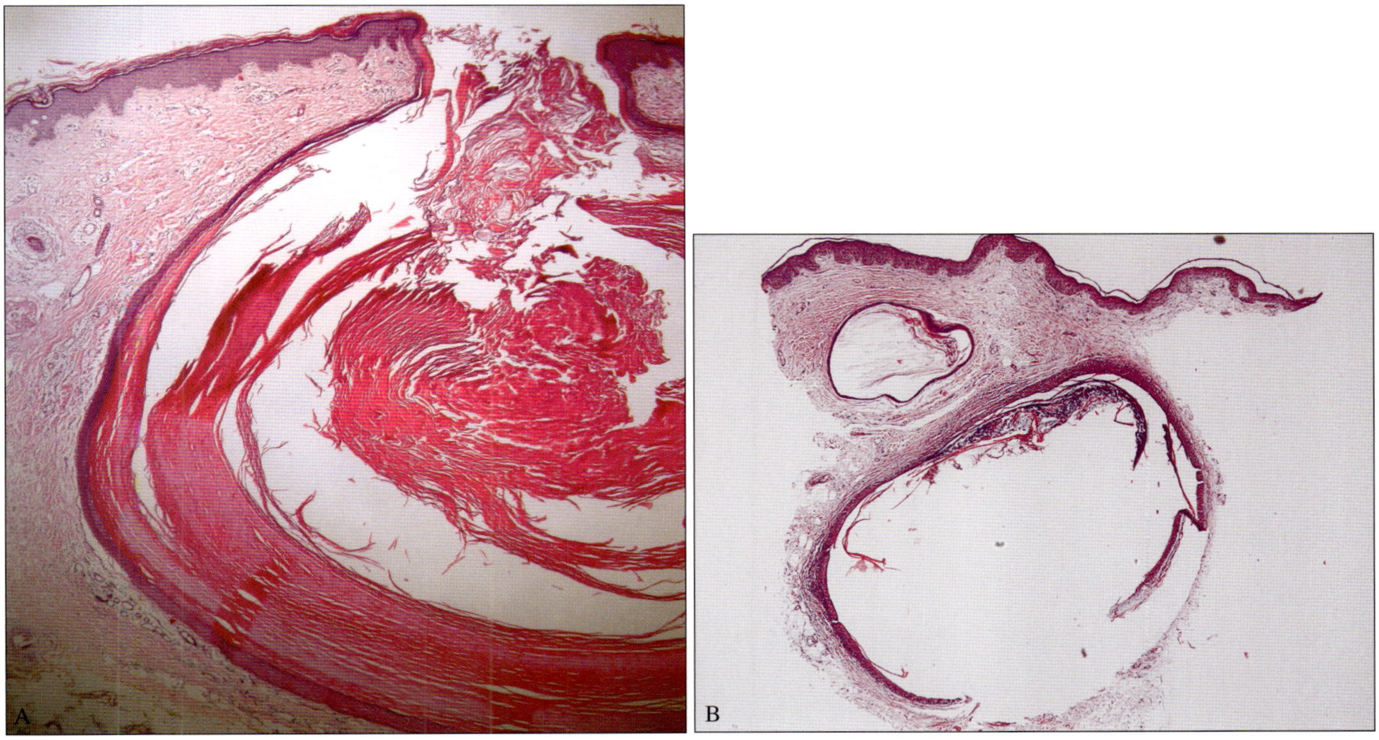

图 20.1-1 **表皮样囊肿**

A．真皮内境界清楚的囊腔，多与表皮相连；B．腔内充满角质物

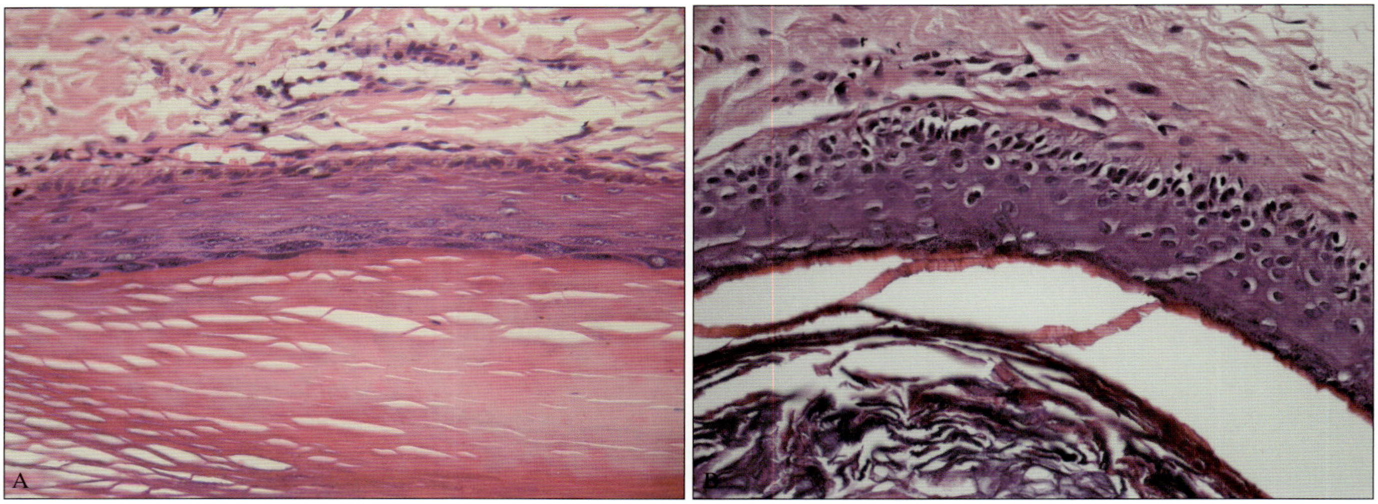

图 20.1-2 **表皮样囊肿**
A，B．囊壁与表皮结构类似，有颗粒层。但因为张力，角质形成细胞可呈梭形。囊内为网篮状角质层

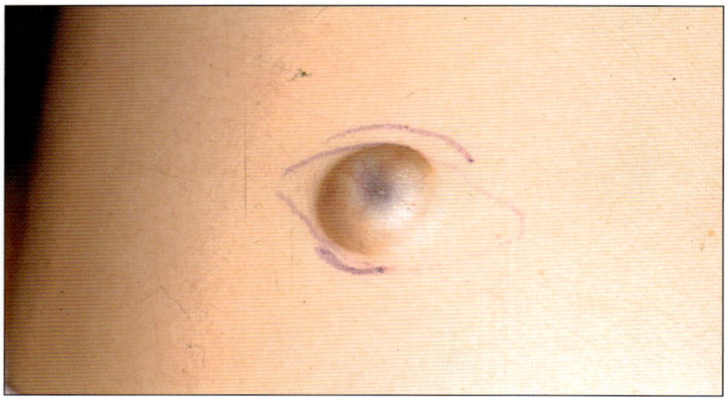

图 20.1-3 **表皮样囊肿**

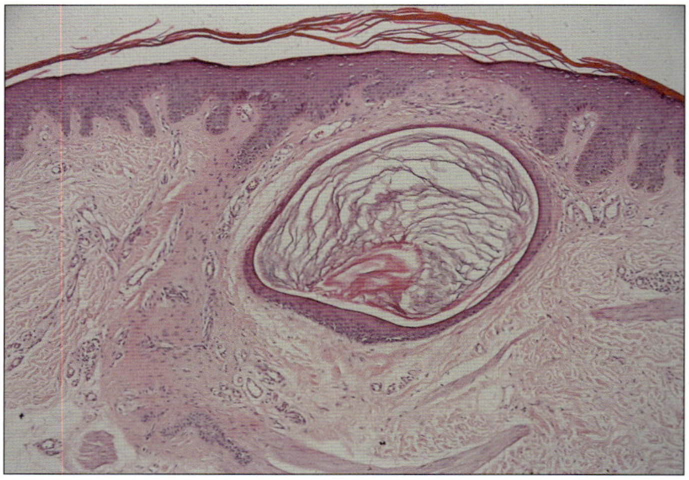

图 20.2-1 **粟丘疹**
一种小而浅表的表皮样囊肿

20.2 粟丘疹（milium）

组织病理特点

图 20.2-1，图 20.2-2

组织学上为小的表皮样囊肿，囊腔小、位置浅表，囊壁仅几层鳞状上皮。

临床特点

常见于面部，尤其是眼睑、眼周及颊部，为黄白色的实性小丘疹，约 2 ～ 3mm 大小（图 20.1-3）。用针一挑，很易挑出角质性的内容物。损害孤立散在，常多发。它是一个潴留性囊肿。粟丘疹也可在外伤部位或一些皮肤病如迟发性皮肤卟啉症、大疱性类天疱疮等愈后的瘢痕上出现，此时皮疹就可出现在体表任何部位。

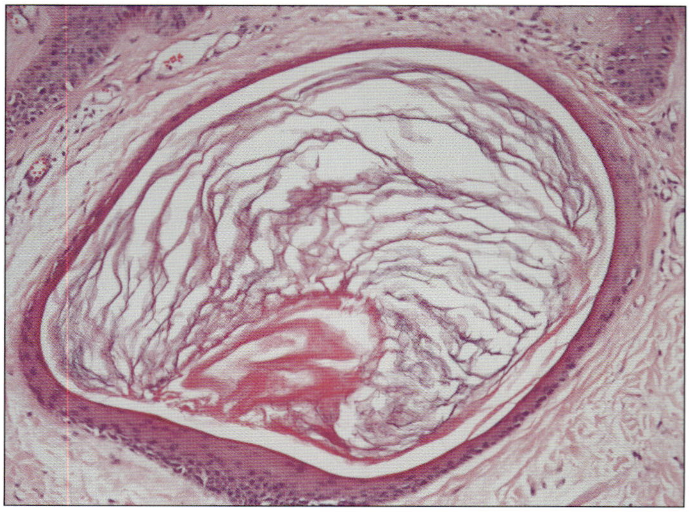

图 20.2-2 **粟丘疹**
局限在真皮浅层的表皮样囊肿，中央网篮状角化，囊壁有颗粒层

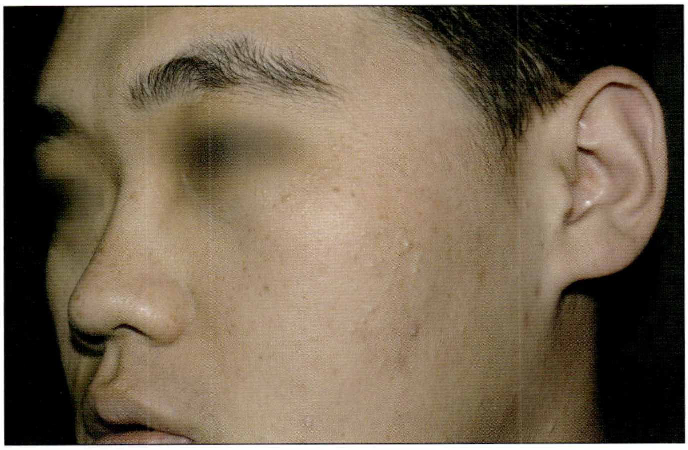

图 20.2-3 **粟丘疹**

20.3 发疹性毳毛囊肿（eruptive vellus hair cyst）

组织病理特点

图 20.3-1，图 20.3-2

- 囊肿位于真皮中部；
- 囊壁为复层鳞状上皮，有时可见静止期毛囊从其下面伸向皮下组织；
- 囊腔内容物为成层角质物及多数毳毛断面；
- 若囊肿破坏则在真皮内出现异物肉芽肿性反应。

临床特点

为直径 1 ~ 2mm 的毛囊性丘疹，好发于胸部（图 20.3-3，图 20.3-4）。患者以儿童及青年居多。

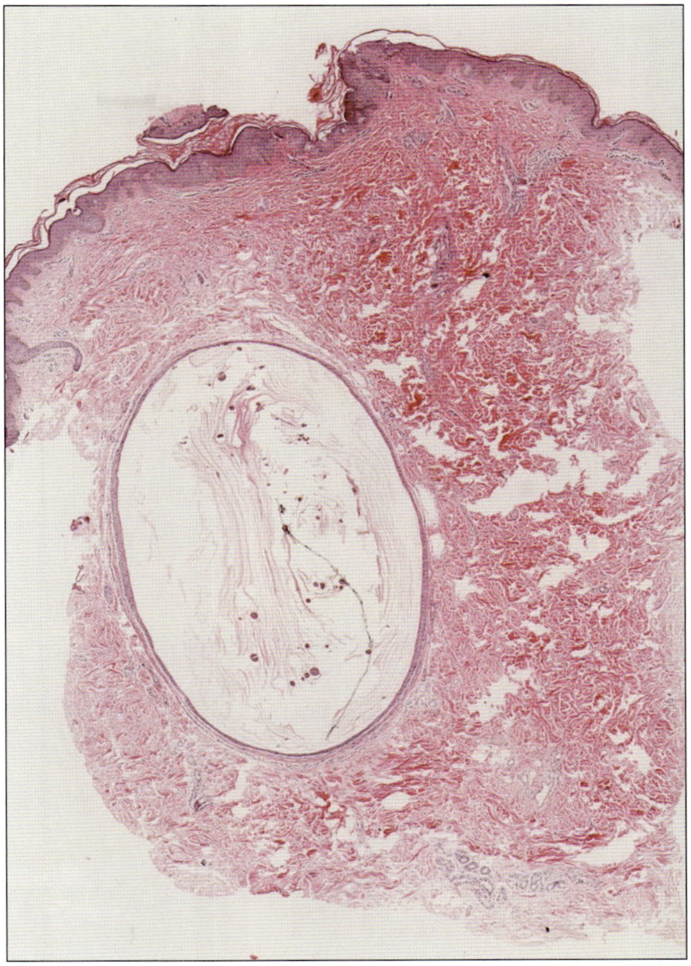

图 20.3-1 **发疹性毳毛囊肿**
真皮中层一个囊腔，内有角质物

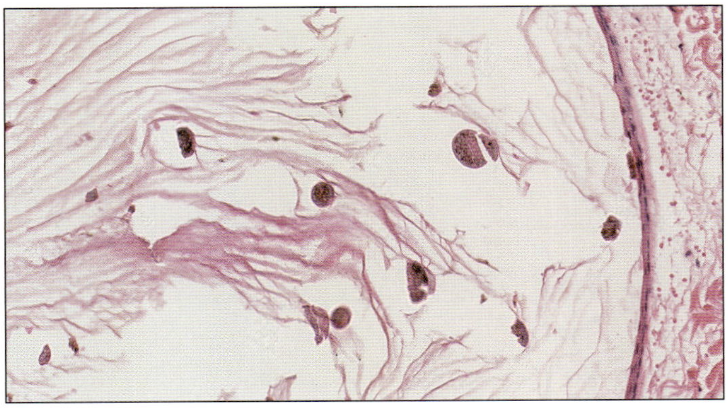

图 20.3-2 **发疹性毳毛囊肿**
囊壁为复层鳞状上皮，囊内角质物和一些毳毛断面

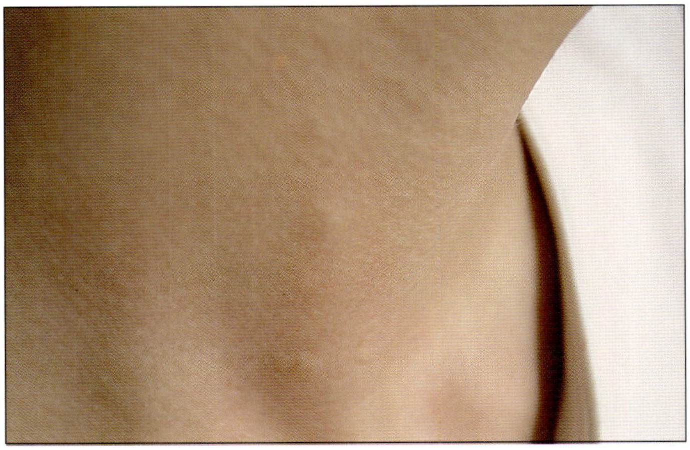

图 20.3-3 **发疹性毳毛囊肿**

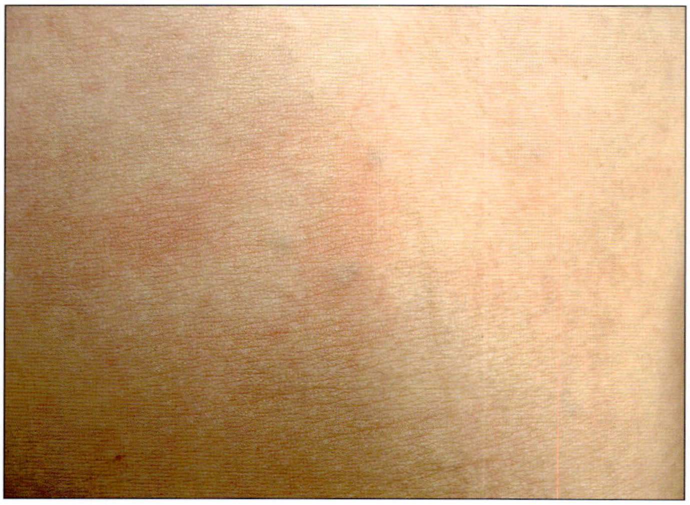

图 20.3-4 **发疹性毳毛囊肿**

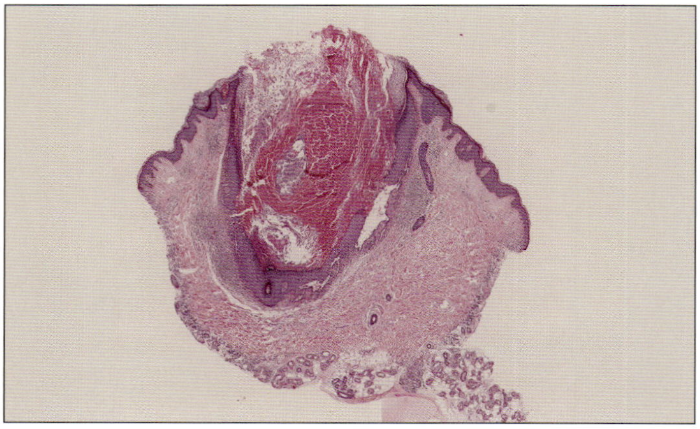

图 20.4-1 **疣状角化不良瘤**
典型肿瘤呈杯状向真皮内增生，中央明显角化

20.4 疣状角化不良瘤（warty dyskeratoma）

疣状角化不良瘤又名漏斗部棘刺松解、角化不良囊肿（infundibular acantholytic dyskeratotic cyst）

组织病理特点

图 20.4-1，图 20.4-2，图 20.4-3

- 可表现为真皮内囊肿或是自毛囊漏斗部向下呈一杯状的扩张腔，腔内充满角质物；表面有角化不全。
- 腔壁为毛囊漏斗部上皮。在棘细胞上层及粒层，由于棘刺松解可见多数棘刺松解、角化不良性细胞。有时可见具有大，嗜酸性染的圆体细胞及小，皱缩核的谷粒细胞；
- 瘤体底部的毛囊上皮常呈索状向下延伸入真皮，与其相应，真皮乳头部则呈绒毛状突入腔底。

临床特点

为单发的红斑丘疹或结节，中央可有一脐窝，内为角质物。好发于头、面及颈部等外露部位，无自觉症状。

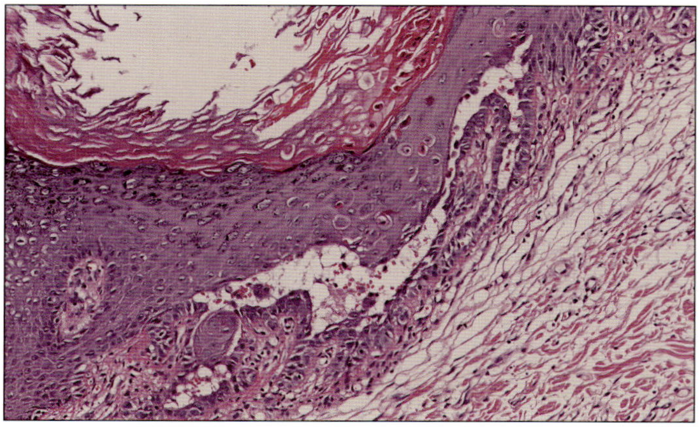

图 20.4-2 **疣状角化不良瘤**
颗粒层区域裂隙，其上方明显角化不良细胞

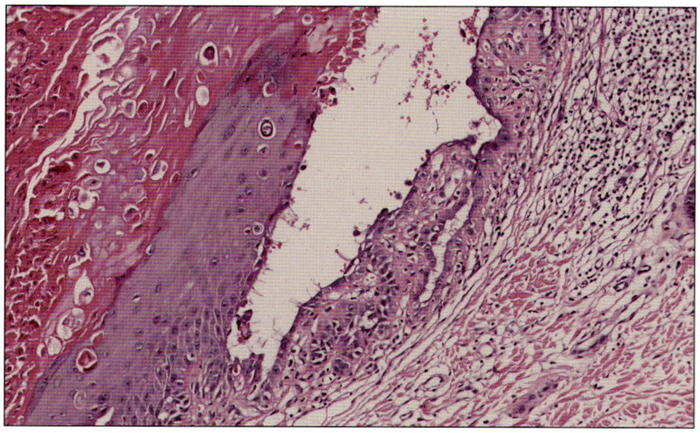

图 20.4-3 **疣状角化不良瘤**
表皮内裂隙处多数角化不良细胞及棘刺松解细胞

20.5 毛鞘囊肿（tricholemmal cyst）

毛鞘囊肿又称皮脂腺囊肿（sebaceous cyst），毛囊峡部-退行期囊肿（isthmus-catagen cyst），毛发囊肿（pilar cyst）

组织病理特点

图 20.5-1，图 20.5-2

- 囊肿位于真皮内；
- 囊壁最外层为核呈栅状排列的基底样细胞；
- 棘层细胞间桥不明显，近囊腔处细胞较大，有丰富淡染的胞浆，无颗粒层；
- 囊腔内容物为均一红染、致密排列的角质物，有的病例囊腔内容物可发生钙化。

由于囊肿上皮与正常毛囊峡部上皮或退行期的毛囊上皮相似，故命名为毛囊峡部－退行期囊肿。将其称为皮脂腺囊肿或粉瘤是不对的，这个错误是由于老的病理医生将囊壁具淡染胞浆的细胞误认为是皮脂腺细胞所致。

临床特点

好发于头皮，可单发或多发，为半球形隆起皮面的肿物（图 20.5-3，图 20.5-4）。

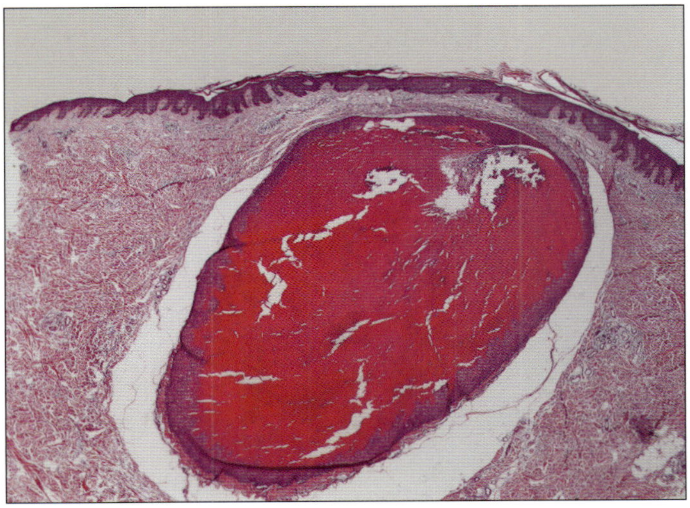

图 20.5-1 毛鞘囊肿
真皮内一个大囊腔，内容物为致密的角质物

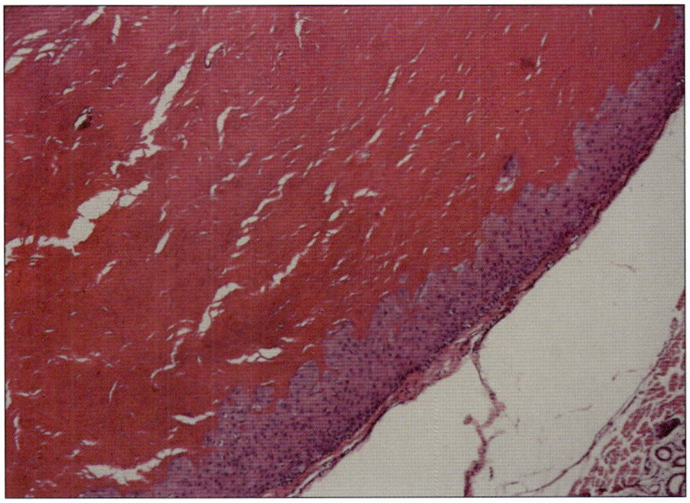

图 20.5-2 毛鞘囊肿
囊腔内为融合性角化不全，囊壁为鳞状细胞，但没有颗粒层，近囊腔的细胞胞浆淡染

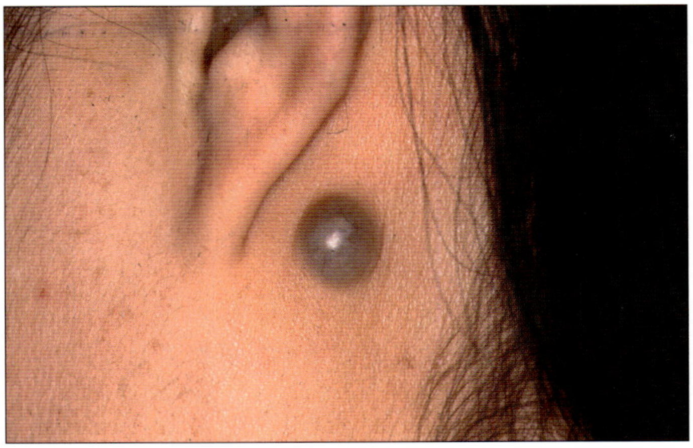

图 20.5-3 毛鞘囊肿

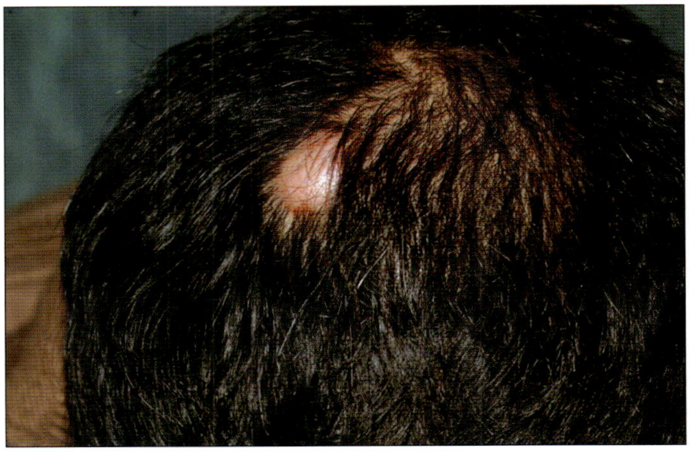

图 20.5-4 毛鞘囊肿

20.6 增生性毛鞘囊肿（proliferating tricholemmal cyst）

增生性毛鞘瘤（proliferating trichoemmal tumor）、又称为增生性表皮样囊肿（proliferating epidermoid cyst）

组织病理特点

- 肿瘤大，但境界清楚。与正常组织间有清楚的分界；
- 组织学改变的结构型式基本上与毛鞘囊肿相似，但囊壁上皮向内增生突入囊腔内，不断地增长使囊肿增大，囊腔内充满了增生的上皮，并可出现压迫性坏死的区域。
- 囊肿由多个鳞状上皮细胞团块所组成，每个细胞团块周缘可见成栅状排列的基底样细胞，中央则为嗜酸性无定形的角质物，有时可见钙化，这个结构与正常毛囊峡部上皮或退行期的毛囊上皮相似；
- 此外，还可见与毛囊漏斗部相似的角化改变，包括角珠形成；
- 增生细胞中有些呈轻度的核非典型性，有个别细胞的角化。

临床特点

患者大多为老年女性，好发于头皮，其次是后背。最初为一半球形隆起皮面的结节（可能为毛鞘囊肿），以后渐增大，隆起，可呈分叶状。尽管它是良性肿瘤，仍以切除为宜。

本病应与鳞状细胞癌作鉴别。区别的要点：

1. 毛鞘囊肿的境界清楚，与正常组织间有清楚的分界，而鳞癌的边界不清楚；

2. 毛鞘囊肿囊壁上皮从棘细胞直接角化，因此无颗粒细胞层，与囊肿内容物交界的囊壁细胞胞浆苍白淡染，是与鳞癌不同的。

20.7 皮样囊肿（dermoid cyst）

皮样囊肿又称毛囊漏斗部－皮脂腺导管囊肿（infundibular-sebaceous duct cyst）

组织病理特点

- 囊肿位于真皮或皮下；
- 囊壁为复层鳞状上皮，部分与毛囊漏斗部上皮相似，部分则与皮脂腺导管上皮相似。后者表面有一薄层致密排列的角质层，轻度向腔内凸起，囊壁有成熟的皮脂结构；
- 囊肿内容物为稀疏排列的角质层，内含毛发，囊肿内容物不发生钙化。

临床特点

与表皮样囊肿相同。可在初生时就已存在。皮样囊肿较表皮样囊肿为少见。

20.8 多发性脂囊瘤（steatocystoma multiplex）

组织病理特点

图 20.8-1，图 20.8-2，图 20.8-3

- 位于真皮内；
- 囊壁与皮脂腺导管结构相同，为复层鳞状上皮，表面有一薄层致密的角质层，并向腔内有小突起，有的囊壁因被挤压仅存一两层上皮；
- 在囊壁内可见被挤压变小的皮脂腺小叶；
- 囊壁常成多层反折状；
- 囊腔内容物大部分为皮脂，有少许角质物，有时可有毛干。

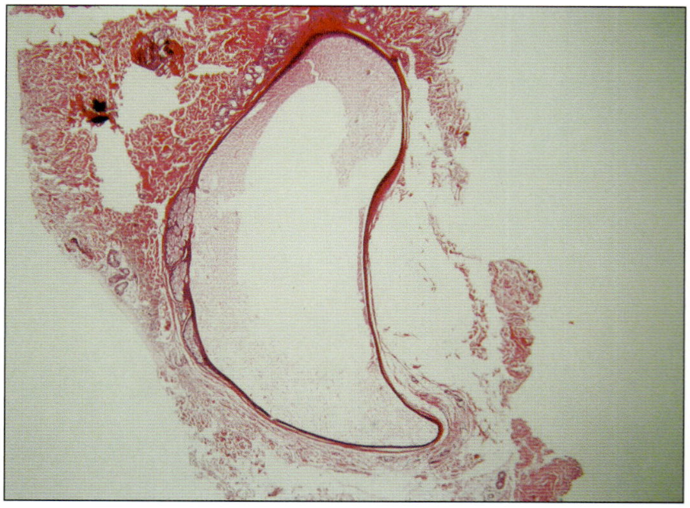

图 20.8-1 **多发性脂囊瘤**
真皮内大囊腔，囊壁附着有皮脂腺

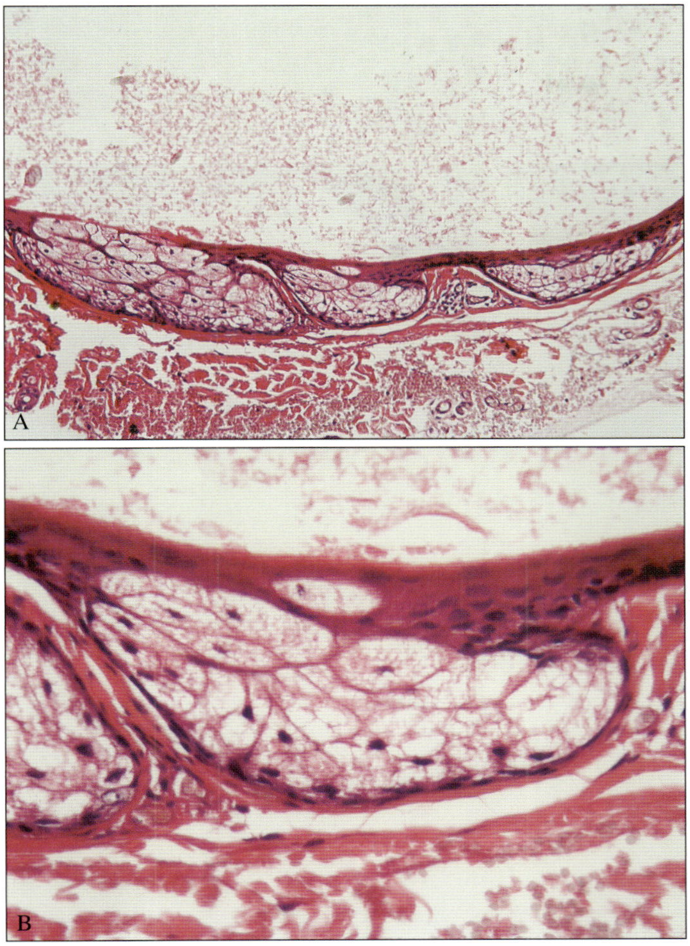

图 20.8-2 **多发性脂囊瘤**
A，B．囊壁上有皮脂腺小叶

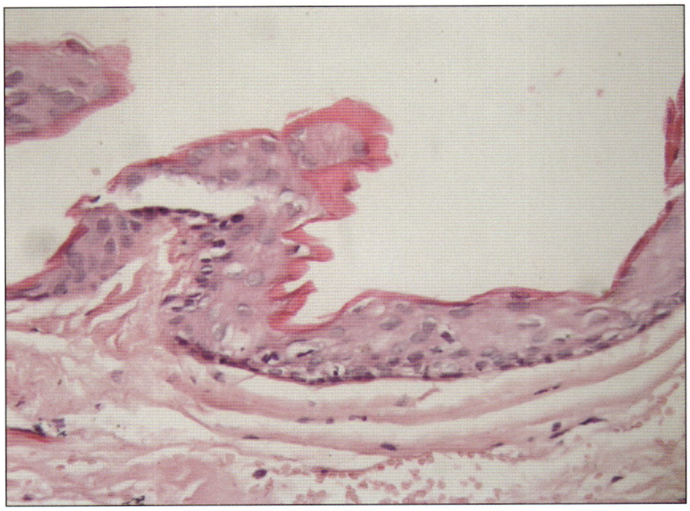

图 20.8-3 **多发性脂囊瘤**
囊壁内衬折光性有皱褶的角质层

临床特点

典型损害为 0.3 ～ 0.5cm 皮色或淡黄色的囊性结节（图 20.8-4），无自觉症状。常在青春期时出现。多发，自数十个至数百个。好发于腋、前胸、腹部、腹股沟、男性的阴囊等部位（图 20.8-5，图 20.8-6，图 20.8-7），可有家族发病史。

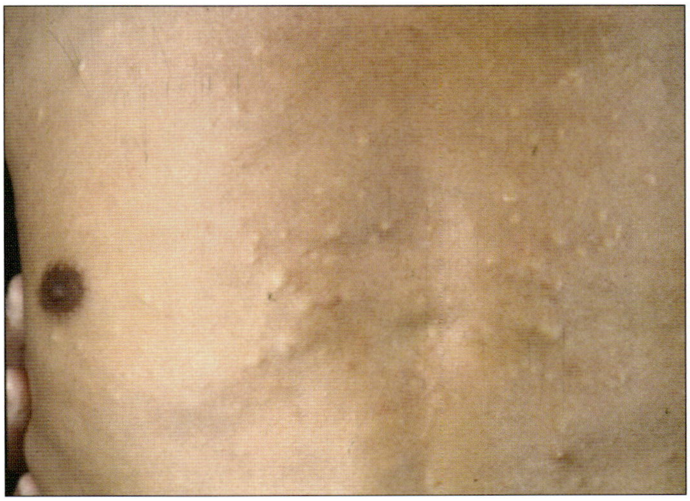

图 20.8-4 **多发性脂囊瘤**

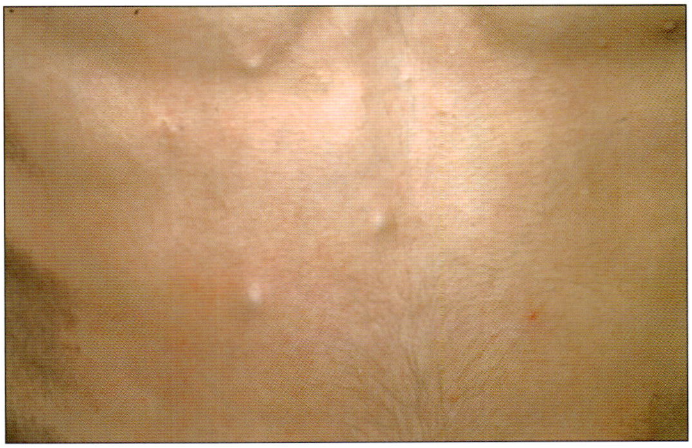

图 20.8-5 **多发性脂囊瘤**

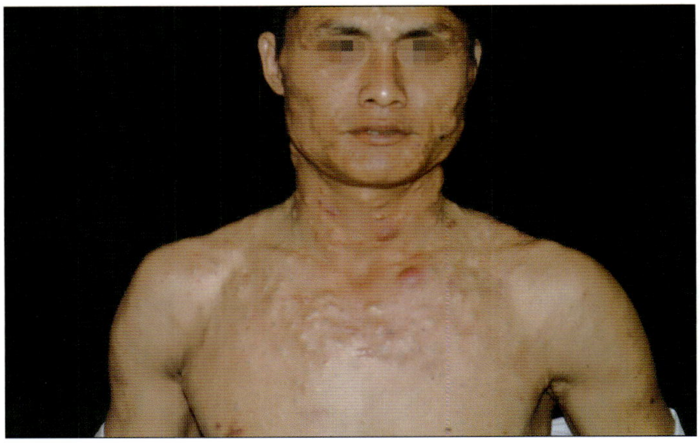

图 20.8-6 **多发性脂囊瘤**

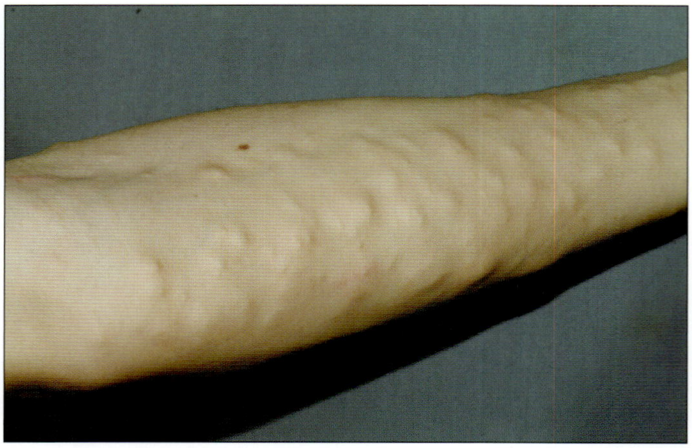

图 20.8-7 多发性脂囊瘤

20.9 顶泌腺汗囊瘤（apocrine hidrocystoma）

组织病理特点

图 20.9-1

- 位于真皮内；
- 囊壁由两层细胞组成，内层细胞呈长柱形，具有断头分泌或顶浆分泌；外层为肌上皮细胞，扁平长形；
- 囊壁上皮向腔内呈乳头状突起；
- 囊内含透明液体。

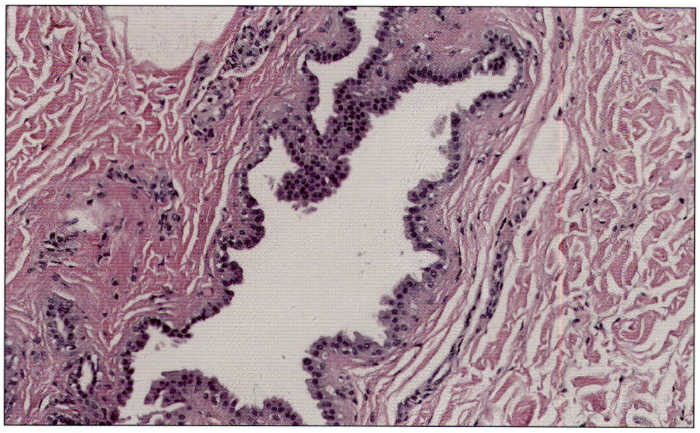

图 20.9-1 顶泌腺汗囊瘤
真皮内明显扩张的囊腔，内有浆液，囊壁见顶浆分泌细胞

临床特点

为单发，隆起皮面，囊性的圆形结节，有时可呈半透明状，表面光亮（图 20.9-2）。若囊肿位置较深，则可呈皮色或灰蓝色。好发于面部，患者大多为中老年人，无自觉症状。

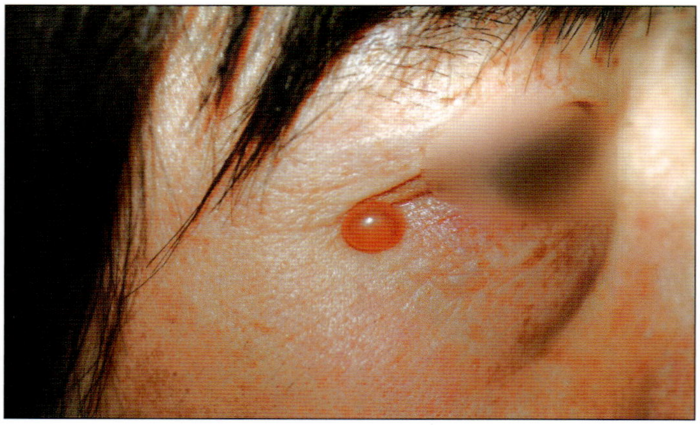

图 20.9-2 顶泌腺汗囊瘤

20.10 外泌腺汗囊瘤（eccrine hidrocystoma）

组织病理特点

图 20.10-1，图 20.10-2

- 位于真皮内；
- 囊壁由两层小的立方形细胞所组成，有时则仅见单层被挤扁的上皮细胞；
- 囊壁上皮可向腔内呈乳头状突起；
- 囊肿下方有外泌腺腺体及导管，在连续切片中，有时可见囊腔与其下方的外泌腺导管相通。

本病系汗腺导管扩张所致，很可能系潴留性囊肿。

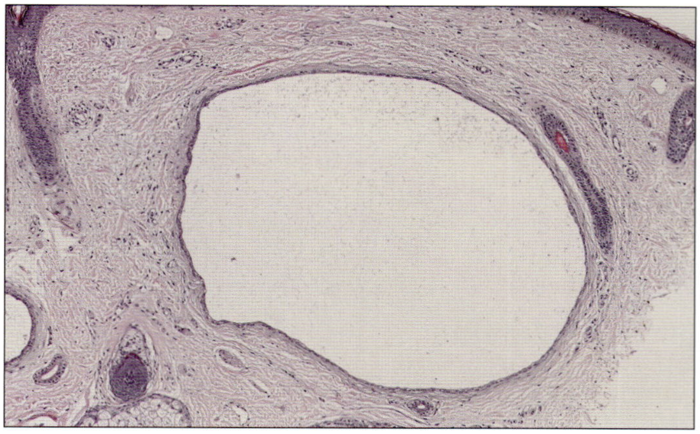

图 20.10-1 外泌腺汗囊瘤
真皮中层扩张的囊腔，腔内为絮状物

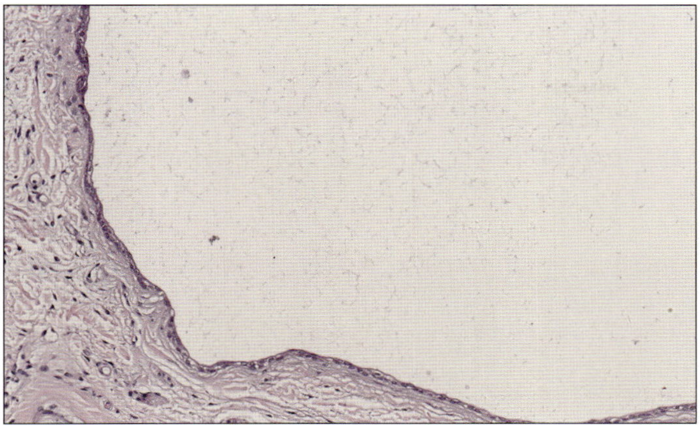

图 20.10-2 外泌腺汗囊瘤
囊壁由 2 层细胞组成

临床特点

为 1 ~ 3mm 大小的囊性损害，半透明，呈淡蓝色。常单发或多发，以面部多见（图 20.10-3，图 20.10-4）。

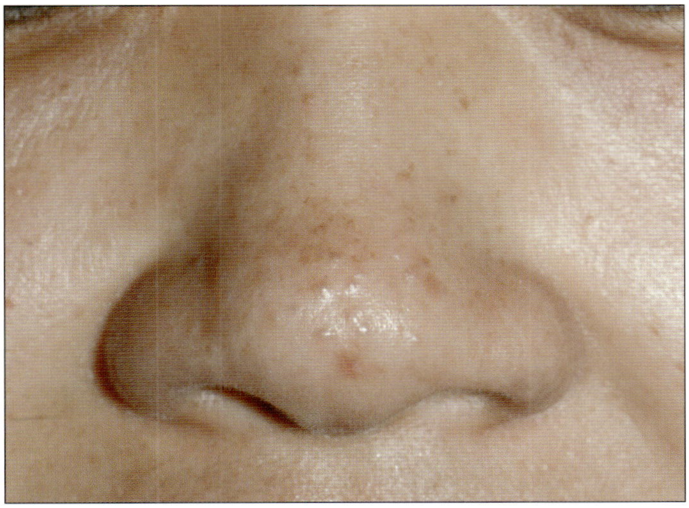

图 20.10-3 外泌腺汗囊瘤

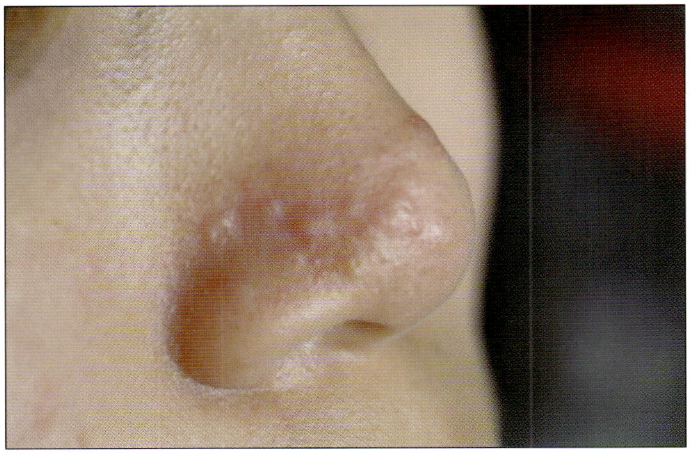

图 20.10-4 外泌腺汗囊瘤

20.11 皮肤纤毛性囊肿（cutaneous ciliated cyst）

组织病理特点

- 囊肿位于真皮内，囊壁由单层立方形或柱状纤毛上皮所组成；
- 囊壁上皮向囊腔内有许多乳头状的突起，该囊肿的囊壁上皮与输卵管上皮相似。

临床特点

见于女性，大多在下肢。囊肿单发，内为清亮或琥珀色液体。损害较大，直径可达数厘米。

20.12 阴茎中线囊肿（median raphe cyst of the penis）

组织病理特点

- 囊壁为假复层柱状上皮，通常有 1 ~ 4 层；
- 有些上皮细胞具有透明胞浆，仅少数细胞内含黏蛋白。

临床特点

见于成年男性，为阴茎腹侧或龟头、直径数毫米的囊肿，单发（图 20.12-1）。囊肿的发生可能系先天性发育异常所致。

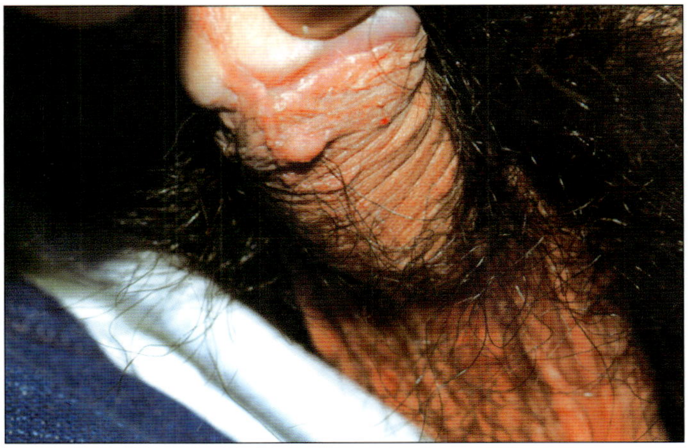

图 20.12-1 阴茎中线囊肿

20.13 黏液样囊肿（myxoid cyst）

黏液样囊肿又称为手指黏液囊肿（digital mucous cyst）

组织病理特点

图 20.13-1，图 20.13-2

- 囊肿紧位于表皮下方；
- 无囊壁，囊腔内充满着黏蛋白，主要为透明质酸，以阿申蓝及胶样铁染色可清楚显示，其中散布有成纤维细胞。

由于无囊壁，严格意义上它并不是一个囊肿，而只是代谢物即黏蛋白的局限性沉积。对于黏液样“囊肿”的形成，一种观点认为系成纤维细胞产生了过量的透明质酸，而胶原纤维的形成减少所致；另一种观点认为系远端指间关节的关节腔内容物外渗并积聚于指端所致。

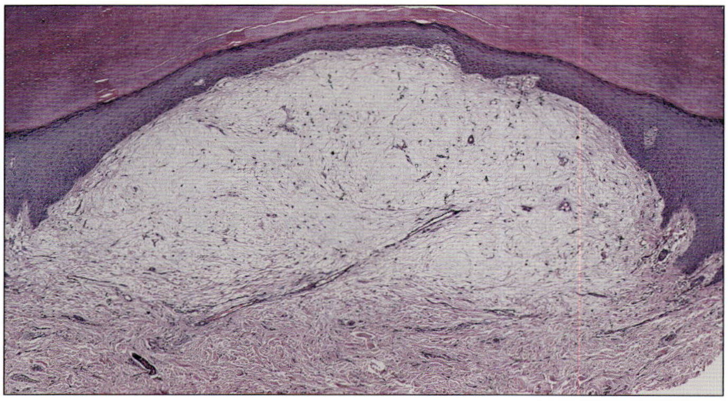

图 20.13-1 **黏液样囊肿**
真皮浅层囊状结缔组织疏松、淡染。没有囊壁

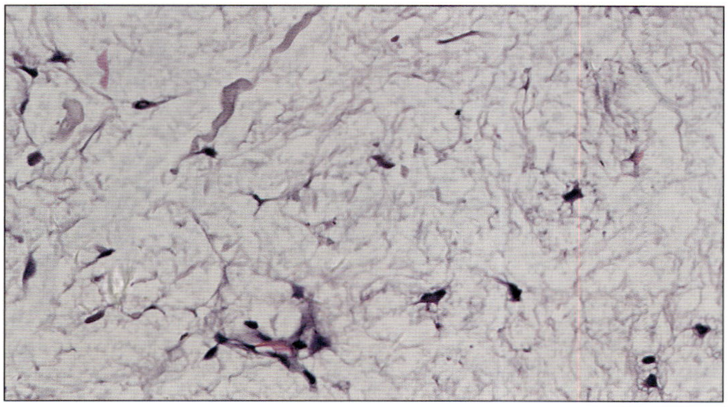

图 20.13-2 **黏液样囊肿**
黏液囊肿内含有大量黏蛋白，纤维组织纤细疏松，散在星状成纤维细胞

临床表现

常见于手指末节背面，为约 0.5 ~ 1.0cm 半透明、半球形稍隆起皮面的囊性肿物（图 20.13-3，图 20.13-4），穿刺可有清亮的黏液流出，无自觉症状，偶见于足趾远端。均为单发。

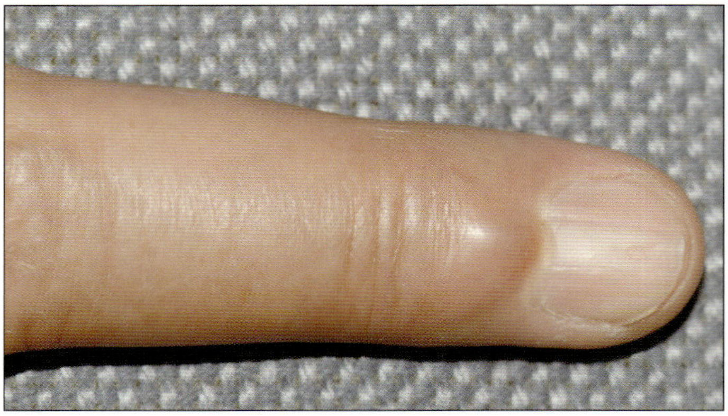

图 20.13-3 **黏液样囊肿**

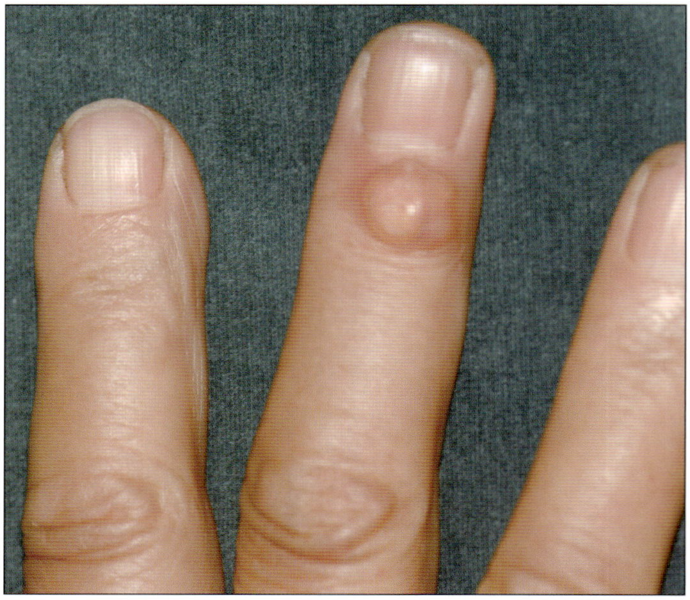

图 20.13-4 **黏液样囊肿**

20.14 口腔黏膜黏液囊肿（mucous cyst of the oral mucosa）

口腔黏膜黏液囊肿又称为黏液囊肿（mucoceles）

组织病理特点

- 初期损害为多个其中充满着唾液黏蛋白的小腔，周围有肉芽组织；
- 陈旧损害为单房大囊腔或数个囊腔，外壁为厚层的肉芽组织，可见中性粒细胞、淋巴细胞及成纤维细胞浸润，巨噬细胞由于吞噬了唾液黏蛋白而使胞浆呈空泡状；
- 囊腔内容物为唾液黏蛋白，在 H · E 切片上呈淡红染，以阿申蓝及胶样铁染色阳性；
- 连续切片有时可见破裂的唾液腺导管开口于囊腔。

与上述黏液样囊肿相似，本囊肿亦无囊壁上皮。“囊肿”的发生是由于小的创伤、口腔唾液腺导管破裂，使唾液黏蛋白进入组织所致。

临床表现

发生在口腔黏膜，常见于下唇黏膜面，也可发生在颊黏膜或舌，为直径 0.5 ~ 1.0cm 半球形、半透明的囊性物，内含清亮黏液，一般单发，无自觉症状。

20.15 支气管源性囊肿（bronchogenic cyst）

组织病理特点

- 位于真皮内或皮下；
- 囊壁内衬假复层柱状上皮性黏膜，有些上皮细胞有纤毛伸入腔内；
- 囊壁内常可见平滑肌及黏液腺，但很少有软骨。

临床特点

为先天发育异常，常在出生时就有。为单发的肿物，最常见于胸骨切迹上方，也可见于颈侧及颏部。有时有与表皮相通的瘘管。

20.16 甲状舌骨导管囊肿（thyroglossal duct cyst）

组织病理特点

- 囊壁为假复层柱状上皮，囊壁内无平滑肌，但可见甲状腺滤泡；
- 位于真皮内或皮下。

临床特点

为单发的皮内或皮下肿物，最常见于颈侧。本病的发生系甲状舌骨不完全闭合所致，在生后即已存在。

21 黑素性疾病及黑素细胞肿瘤

黑素细胞位于表皮的基底层，核小深染，位置一般比基底细胞核要低，胞浆透明，故又称透明细胞。正常表皮基底层内每 10 个基底细胞间有一个黑素细胞。黑素细胞的主要作用是产生黑素，并通过其树枝状的胞浆突起输送至邻近的角质形成细胞中，起着防止紫外线照晒损伤的作用。

黑素性皮肤病有炎症性、非炎症性和增生性 3 类：

（1）炎症性的如中毒性黑变病、炎症后色素沉着、皮肤异色症等均已在第二部分炎症性皮肤病中详述了。

（2）非炎症性的可以因为黑素细胞产生黑素数量的增加或减少，前者如雀斑、黄褐斑、浅表色素毛痣，后者如白化病等，非炎症性的也可以因为黑素细胞数目增加或减少，前者如单纯性雀斑，后者如白癜风等。

（3）增生性的即黑素细胞性肿瘤，可以是先天性的，也可以是后天性的，可以是良性的，也可以是恶性的。

黑素细胞性肿瘤中最常见的是黑素细胞痣。本章将讨论非炎症性黑素性疾病和黑素细胞性肿瘤，为叙述方便，我们将这两组病放在一起讨论。

21.1 白癜风（vitiligo）

表皮中黑素细胞数量明显减少乃至消失，同时黑素颗粒也明显减少或消失。在某些情况下，真皮乳头层，或表皮基底层内见少许淋巴细胞浸润。

临床特点

限局性色素完全丧失，呈境界清楚的白色斑，周围色素可略增加。皮损大多为限局性，大小不一，单发或多发（图 21.1-1 ～图 21.1-3），偶可见全身泛发，大部分区域均变白者。白癜风也可侵及口唇或阴肛部黏膜，此时应与黏膜白斑病相鉴别。

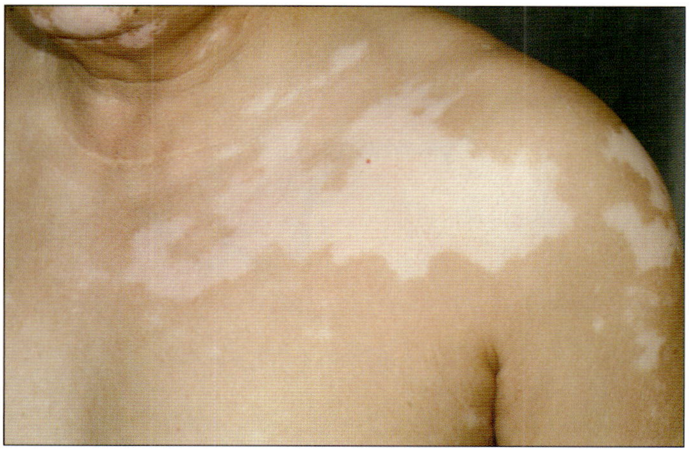

图 21.1-1 白癜风

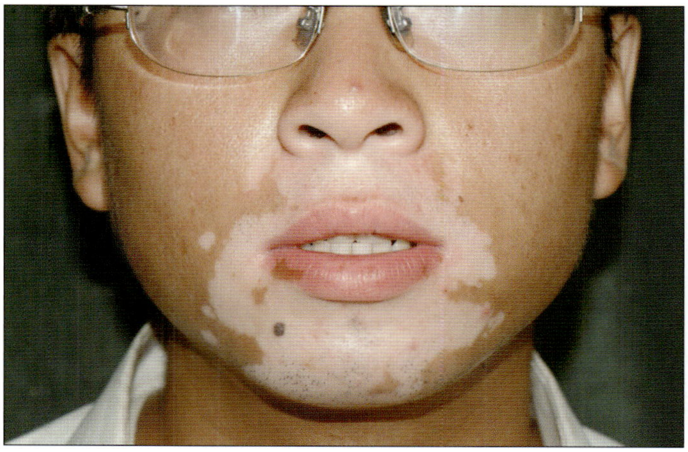

图 21.1-2 白癜风

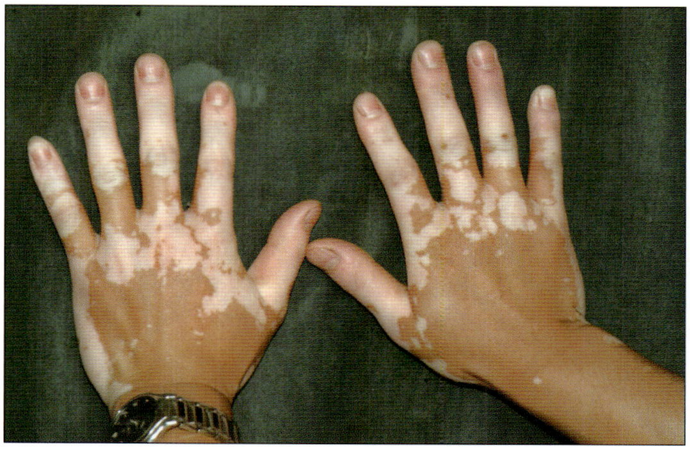

图 21.1-3 白癜风

21.2 白化病（albinism）

组织病理特点

- 表皮中黑素细胞数量大致正常；
- 以银盐染色示黑素细胞及角质形成细胞内均无黑素颗粒。证明本病系黑素细胞不能产生黑素所致。

临床特点

患者毛发、眼及皮肤缺乏色素。毛发呈现淡黄色、纤细，眼畏光，全身皮肤呈乳白色（图 21.2-1），易发生日光性损伤。本病为隐性遗传。

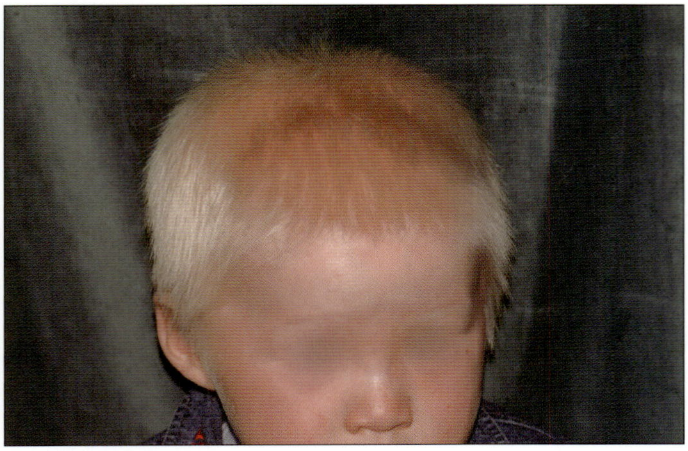

图 21.2-1 白化病

21.3 雀斑（freckles）

组织病理特点

- 表皮角质形成细胞中黑色素增多，但黑素细胞的数量是正常的；
- 附属器上皮中无黑色素增加；
- 有时在乳头真皮中可见噬黑素细胞；
- 表皮外观正常。

临床特点

雀斑仅发生在暴露于日光的部位，特别是面部、臂伸侧及手背。呈圆形、卵圆形或不规则形，境界清楚，但边缘常不规则。直径 1 ~ 2mm（图 21.3-1），很少超过数毫米。常在儿童时出现。雀斑的颜色视日光照晒的量而异，冬季色浅，呈淡棕色，夏季色加深，呈棕色或暗棕色，但从不呈黑色。临床上借此可将雀斑与单纯性雀斑样痣及交界痣区分开，后者均呈黑色，且颜色不受日光照晒的影响。

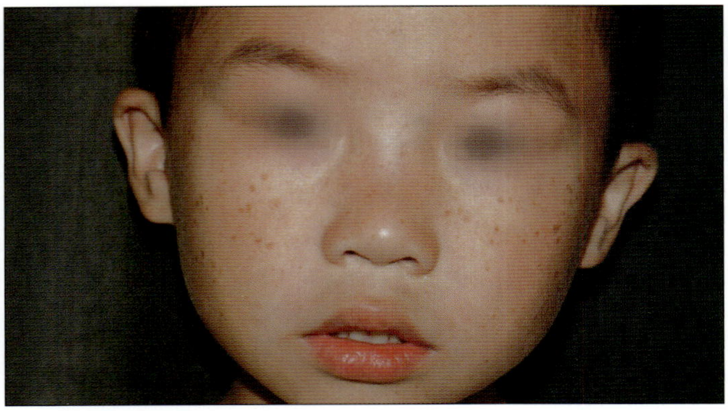

图 21.3-1 雀斑

组织病理学上表皮中黑素细胞的数量并不增加，但雀斑部位的黑素细胞受日光照晒后能产生更多的黑素。

雀斑的组织病理学改变与咖啡斑，黄褐斑及 Albright' s 综合征时的黑素斑相同，无法区别。

21.4 咖啡斑（café-au-lait spots）

咖啡斑组织学改变与雀斑相同，主要表现为表皮中的黑色素数量增多，而黑素细胞的数目正常。

临床特点

咖啡斑呈棕色，色泽自淡棕至深棕色不等，但每一片的颜色是相同的，且不受日光照晒的影响。大小自数毫米至数厘米，乃至几十厘米不等，边界清楚，表面平滑（图 21.4-1）。

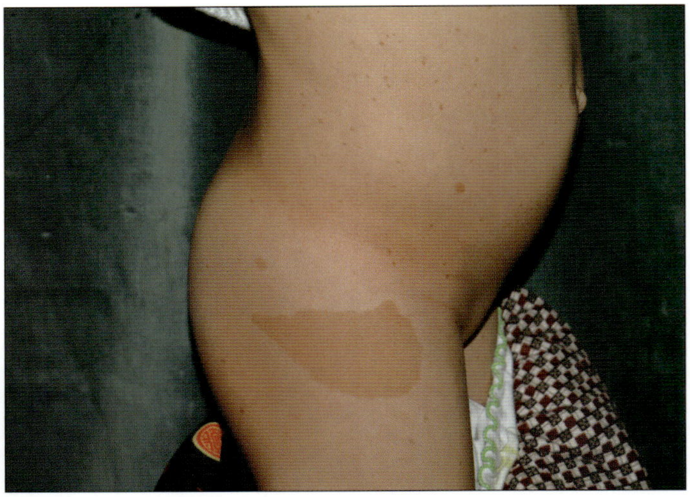

图 21.4-1 咖啡斑（为神经纤维瘤病患者）

咖啡斑最常见于神经纤维瘤病，约 90% 患者具有咖啡斑。若有 6 片直径大于 1.5cm 的咖啡斑，则患者常有神经纤维瘤病（图 21.4-2），事实上，大多数有咖啡斑的人并不患有神经纤维瘤病。咖啡斑还可见于结节硬化症及其他神经外胚叶综合征。

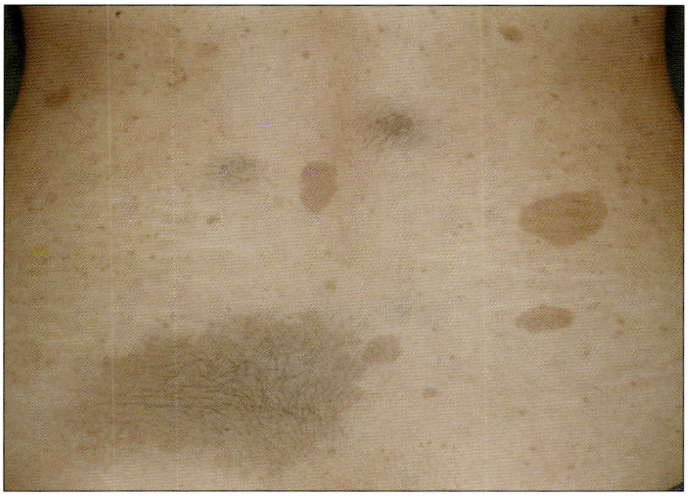

图 21.4-2 **多发咖啡斑，为神经纤维瘤病患者**

21.5 遗传性对称性色素异常症（dyschromatosis symmetrica hereditaria）

遗传性对称性色素异常症表皮中色素减少（白斑处）或色素增加（褐色斑处），由于皮损均取材自手足背，故可见角层增厚。

临床特点

手足背对称性大小不等、不规则形的色素减退斑，其边缘色素增加，或在减退斑中央可见褐色色素小岛（图 21.5-1，图 21.5-2）。

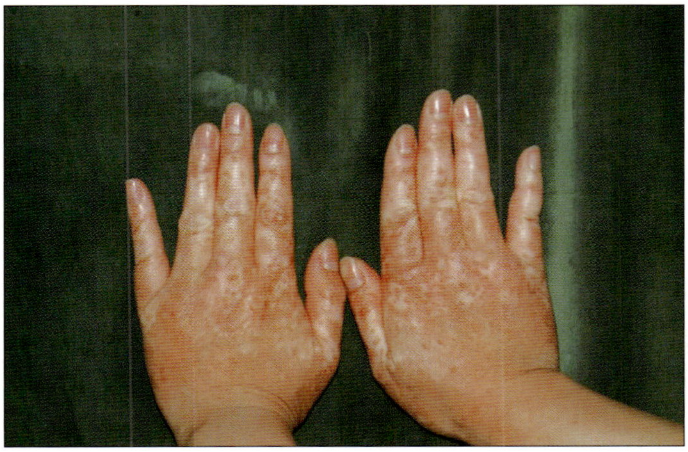

图 21.5-1 **遗传性对称性色素异常症**

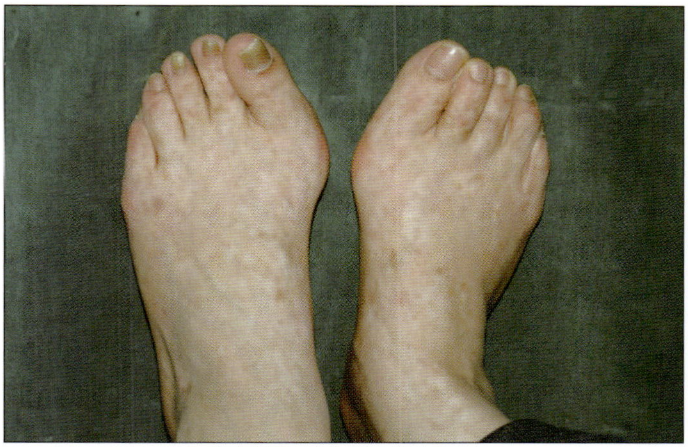

图 21.5-2 **遗传性对称性色素异常症**

21.6 色素性毛表皮痣（pigmented hairy epidermal nevus）

色素性毛表皮痣即 Becker 痣

组织病理特点

图 21.6-1，图 21.6-2

- 轻度正角化亢进，轻度表皮增厚，可呈轻度乳头瘤状。表皮突延长增宽，长度大致在同一水平，表皮突下缘有时可呈直角状；
- 表皮角质形成细胞中黑色素增加，但黑素细胞数量正常，有时在真皮乳头中可见噬黑素细胞；

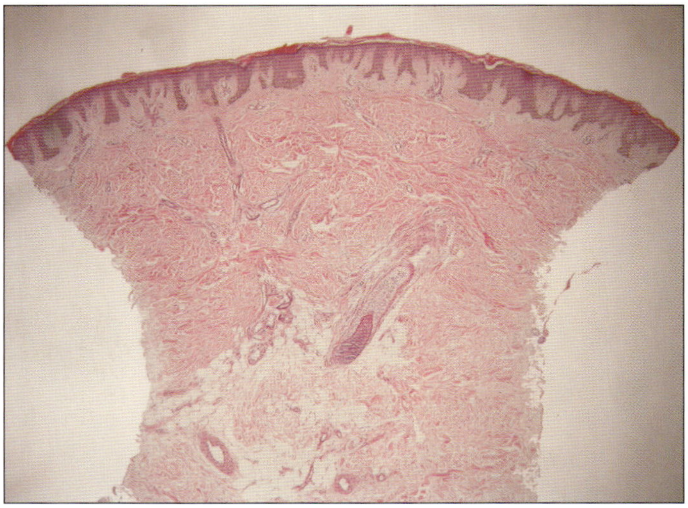

图 21.6-1 **色素型毛表皮痣**
表皮棘层增厚，皮突不规则延伸

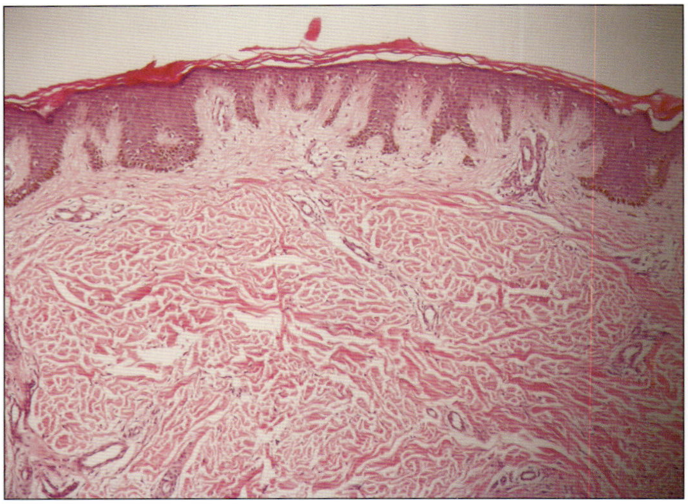

图 21.6-2 **色素性毛表皮痣**
表皮皮突延伸、增宽，部分皮突底层呈桌腿状，基底层色素增多，无明显黑素细胞增生。真皮胶原纤维较致密

- 终毛毛囊数量可增多；
- 有时可见多数平滑肌肌束（立毛肌）。

色素性毛表皮痣是一种错构痣，组织学改变不仅在表皮，亦在毛囊皮脂腺单位，有时还有立毛肌的改变。色泽改变主要是由于表皮角质形成细胞中的黑色素增加所致，表皮中黑素细胞的数量是正常的，无色素性痣细胞。

临床特点

本病的色素改变大多在 10 ~ 20 岁出现，一般至 25 岁左右不再发展。色素斑好发于肩背、前胸及上臂，多为单侧性（图 21.6-3，图 21.6-4）。刚出现时较小，以后逐渐扩大。色泽从淡棕色至深棕褐色不等。其上可有毛发，毛发随年龄增长而变粗并加深。

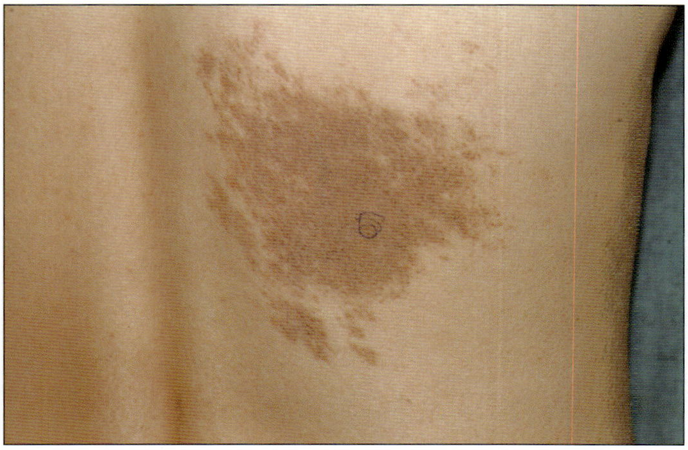

图 21.6-3 **色素性毛表皮痣**

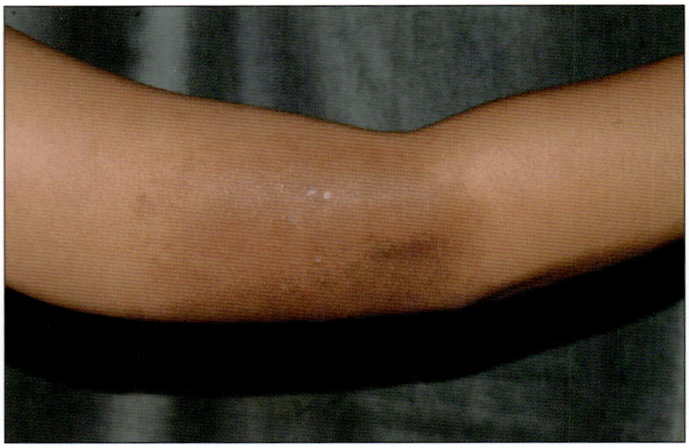

图 21.6-4 **色素性毛表皮痣**

21.7 单纯性雀斑痣（lentigo simplex）

组织病理特点

图 21.7-1，图 21.7-2

单纯性雀斑痣即单纯黑子，俗称痦子。

- 表皮轻度增生，表皮皮突细长，有的呈棒槌状，它们大致在同一水平上；
- 基底细胞层中黑素细胞数目增加，但并不成巢，亦无非典型性；
- 表皮中黑素增加，尤其在细长的表皮皮突中。角质层中有时也可见丰富的黑色素。

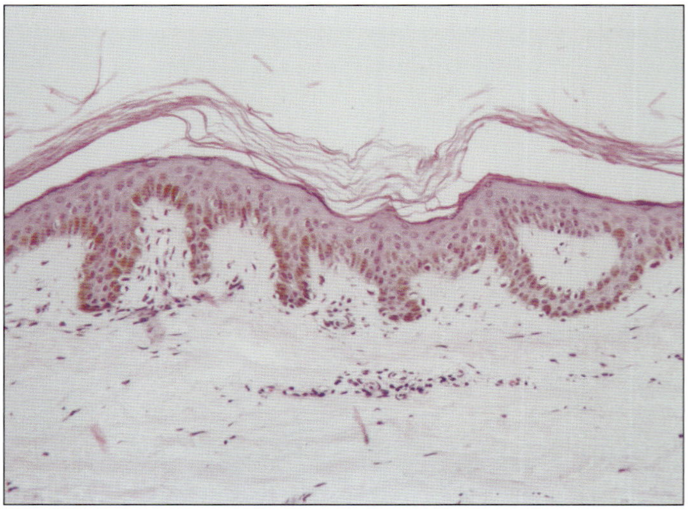

图 21.7-1 **单纯性雀斑痣**
表皮皮突延伸，基底层色素增加

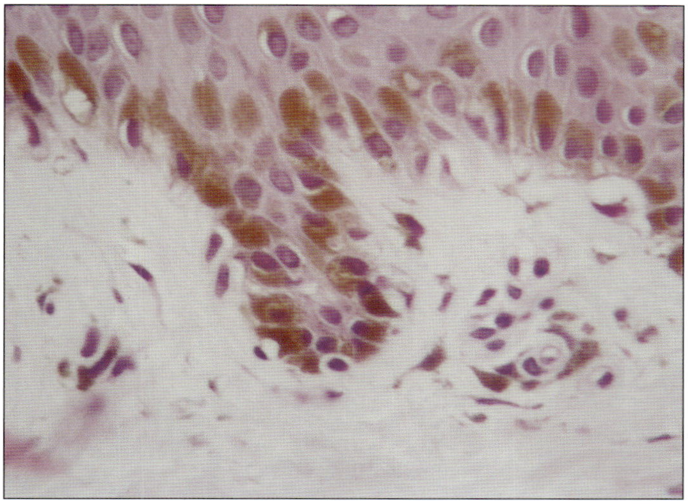

图 21.7-2 **单纯性雀斑痣**
表皮基底层黑素细胞数量增多，无核异形性

此外，浅层血管丛周围常可见稀疏的淋巴细胞浸润，有噬黑素细胞。在表皮突下方有时可见成板层状的胶原纤维，这是由于成纤维细胞增生所致。角质层可呈轻度、致密的正角化亢进。

单纯黑子的组织学改变与雀斑不同，后者表皮中虽有色素增加，但黑素细胞的数量并不增加。

临床特点

单纯黑子为直径 1 ~ 3mm 的棕色或黑色小斑点，呈圆形或椭圆形，境界清楚。其色泽并不受日晒影响。单纯黑子可见于体表的任何部位。

单纯黑子还可见于原发性黑子综合征（图 21.7-3）、色素沉着息肉综合征（Peutz-Jeghers syndrome）（图 21.7-4，图 21.7-5）及着色性干皮病等。

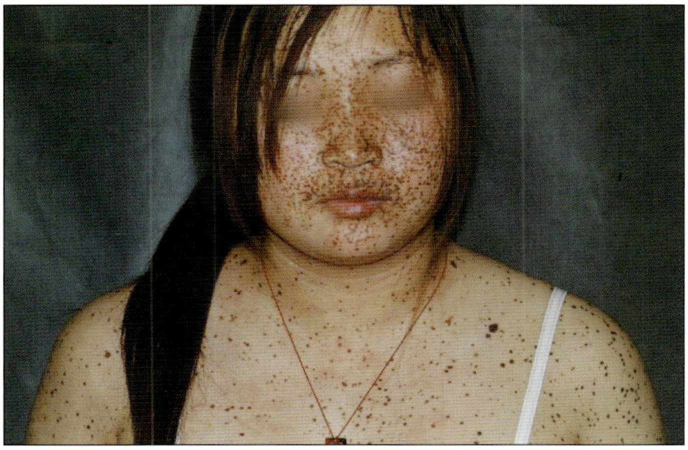

图 21.7-3 **单纯性雀斑痣（泛发性）**

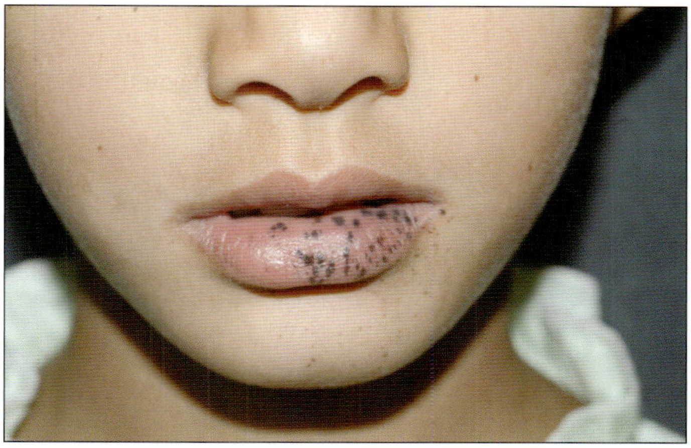

图 21.7-4 **单纯性雀斑痣**

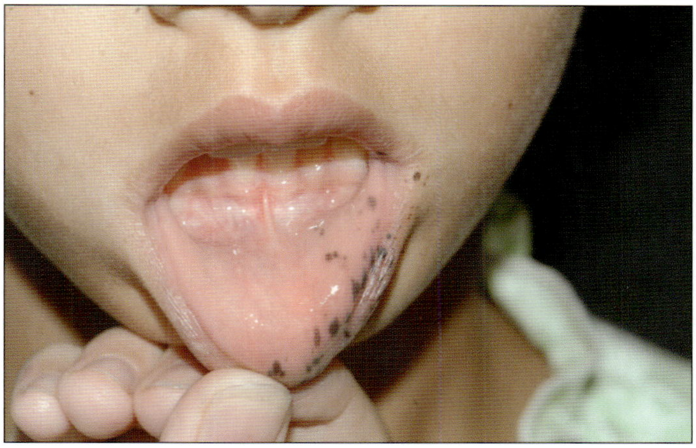

图 21.7-5 **单纯性雀斑痣**

21.8 老年性雀斑样痣（lentigo senilis）

老年性雀斑样痣俗称寿斑。

组织病理特点

图 21.8-1，图 21.8-2

- 表皮突明显延长，它们细长如棒槌状，且弯曲。有时细长弯曲的表皮可彼此吻合交织，而与脂溢性角化症的腺样型相似；
- 细长表皮突由基底样细胞及黑素细胞所组成。角质形成细胞中黑素明显增多，尤其在基底细胞层；
- 黑素细胞数目正常或仅略有增加；
- 浅层血管丛周围噬黑素细胞，有时少许淋巴细胞浸润。

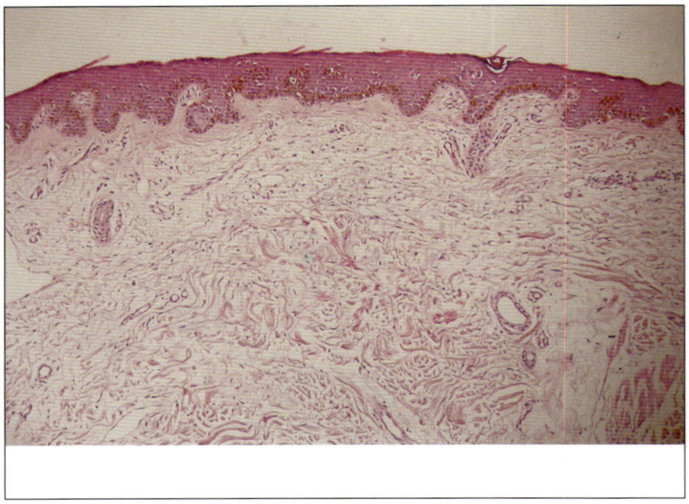

图 21.8-1 **老年性雀斑样痣**
表皮皮突延伸，基底层色素增加

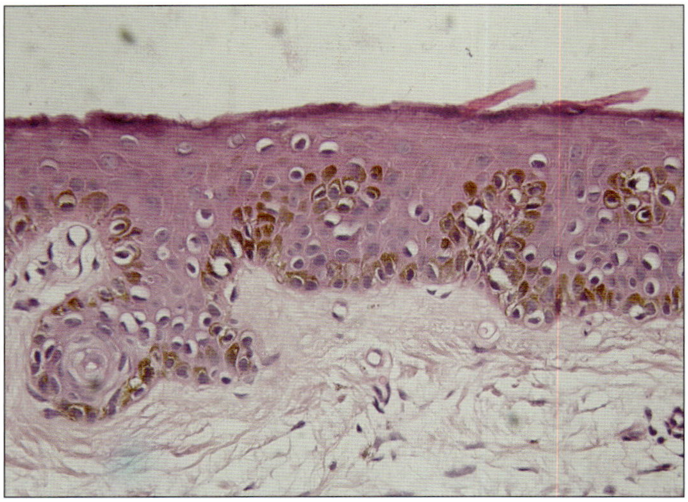

图 21.8-2 **老年性雀斑样痣**
表皮皮突延伸，基底层色素增加，黑素细胞无明显增生

临床特点

多见于老年人，但有的在 40 岁后即可出现。皮损为淡褐色或棕褐色的色素斑，直径 1cm 左右，边缘可不规则（图 21.8-3）。好发于手背、前臂伸侧及面部等暴露于日光部位。本病可演变成脂溢性角化症。

鉴别诊断

与单纯性雀斑样痣的鉴别要点：

（1）本病表皮突的延长、弯曲更为显著，可演变成脂溢性角化症；

（2）本病黑素细胞数量是大致正常的，而单纯性雀斑样痣时黑素细胞数量明显增加，偶可成巢，所以单纯性雀斑样痣可演变为交界痣。

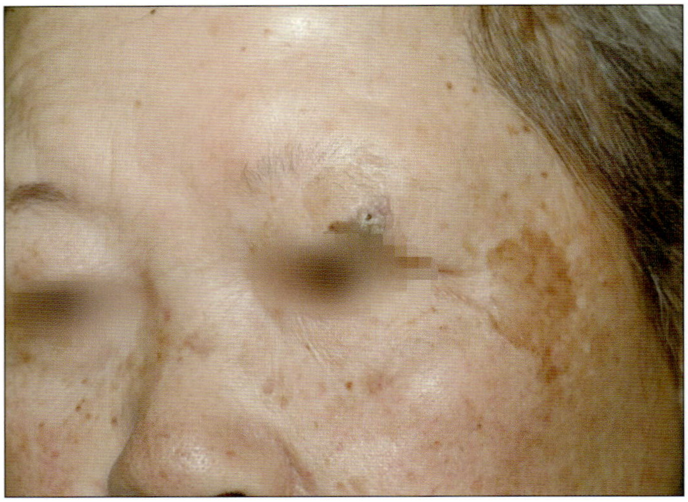

图 21.8-3 **老年性雀斑样痣**

21.9 斑痣（nevus of spilus）

咖啡斑样损害处黑素细胞增多，可有皮突延伸；黑褐色斑疹或斑丘疹处可见交界痣或复合痣表现。

临床特点

为大小不等的淡褐色斑片，境界清楚，斑片内可有数量不等的棕褐色、黑色斑疹、斑丘疹（图 21.9-1）。

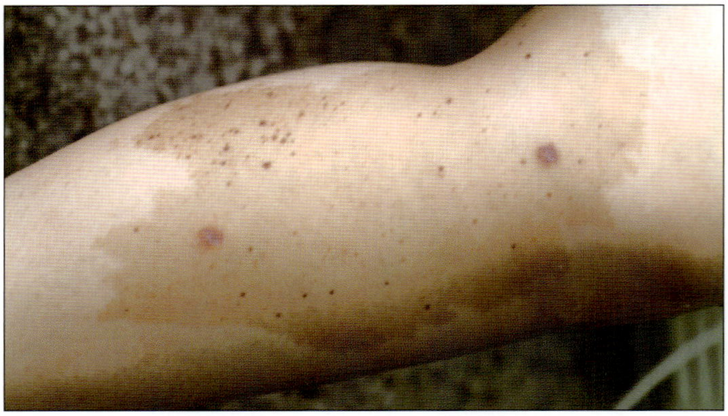

图 21.9-1 **斑状痣**

21.10 黑素细胞痣（melanocytic nevus）

黑素细胞痣是指由黑素性痣细胞所组成的良性肿

瘤。黑素性痣细胞一般简称为痣细胞，它可能由神经嵴前体细胞发展而来，有产生黑素的能力。痣细胞的形态多种多样，有小圆形、大圆形、气球形、佩吉特样、树枝状和梭形，还可以为多核细胞。黑素细胞痣的一个共同特点是痣细胞成巢排列，在表皮与真皮交界处可呈树枝状，在真皮上层为圆形，到了真皮下部则胞体渐变小，可呈梭形，在浅层痣细胞内常可见黑素。

黑素细胞性痣细胞痣有先天性及后天性之分。黑素细胞痣又可根据痣细胞所在部位分为交界痣、混合痣和皮内痣，现分述如下。

21.10.1 交界痣（junctional nevus）

组织病理特点

图 21.10-1，图 21.10-2

- 黑素细胞痣细胞巢位于表皮下层与真皮交界部位。痣细胞巢的形状规则，大小大致相仿，与周围角质形成细胞间有明确的界限；
- 与周围正常皮肤比，在痣细胞间表皮中单个黑素细胞数量增多；
- 无论是痣细胞巢中或单个的黑素细胞，其大小、形状均大致相仿，无细胞的非典型性；
- 表皮突下延，痣细胞巢主要位于表皮突的下部；
- 在痣细胞巢中可见均匀分布的黑素颗粒，偶见巨大的黑素颗粒。在角质形成细胞中黑素颗粒亦增多，有时还可见于角质层中；

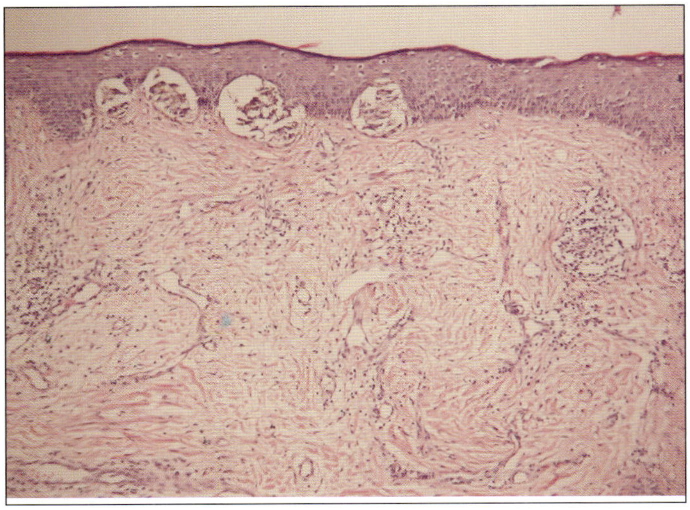

图 21.10-1　**交界痣**
表皮下部境界清楚的痣细胞巢，真皮内没有痣细胞

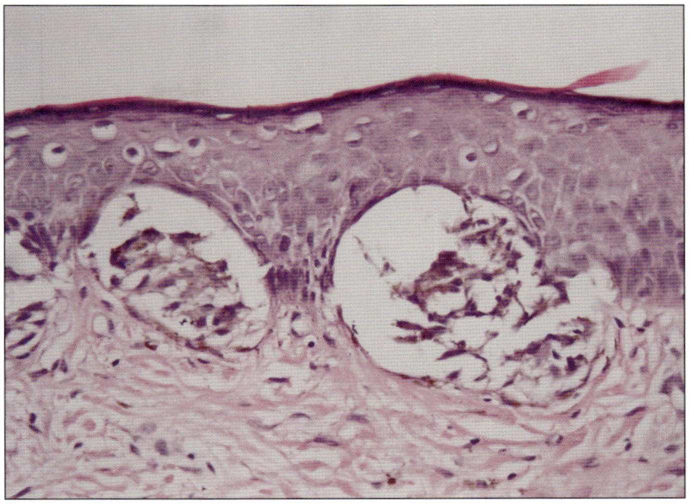

图 21.10-2　**交界痣**
表皮内痣细胞为上皮样，聚集呈巢状，规则，境界清楚。痣细胞内含有黑色颗粒。痣细胞间没有桥粒，所以常出现类似松解现象

- 在痣细胞巢下方的真皮乳头中，可见与痣细胞巢呈同心排列的成层纤细胶原纤维。真皮浅层可有稀疏淋巴细胞浸润和噬黑素细胞。

临床特点

为境界清楚、浅棕色至黑色的斑或轻度隆起皮面的丘疹，直径多在 0.6 ~ 0.8cm 之内。损害呈圆形或椭圆形，边缘光滑（图 21.10-3）。可发生在皮肤、黏膜的任何部位。大多在儿童期时出现。发生在手掌、足趾及外阴部的色素痣以交界痣居多。

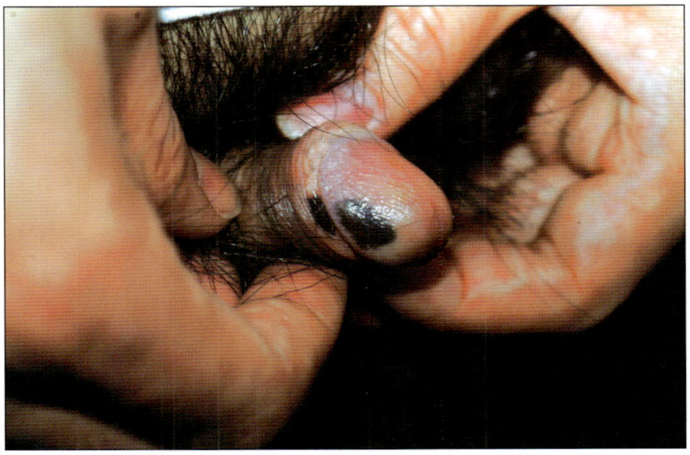

图 21.10-3　**交界痣**

鉴别诊断

单纯雀斑样痣表现为基底层中黑素细胞数目增多，但并不成巢。出现了巢，就可诊断为交界痣。单纯雀斑

样痣与交界痣在临床上完全相同，无法区别。发生在手掌、足趾的色素痣如上所述，几乎都为交界痣。但并不是发生在手掌、足趾的黑素斑都是色素痣，其中有一些为单纯雀斑样痣。有的病例，如果将取下的皮损做连续切片，可以是大部分切片上均表现为表皮基层黑素细胞增多，但有个别切片上可见到成巢的黑素细胞，这证明单纯雀斑样痣与交界痣间是可以过渡的。

21.10.2 混合痣（compound nevus）

组织病理特点

图 21.10-4

- 黑素细胞痣细胞巢不仅在表皮真皮交界部位、还在真皮上层。皮损呈半球形隆出皮面，境界清楚。

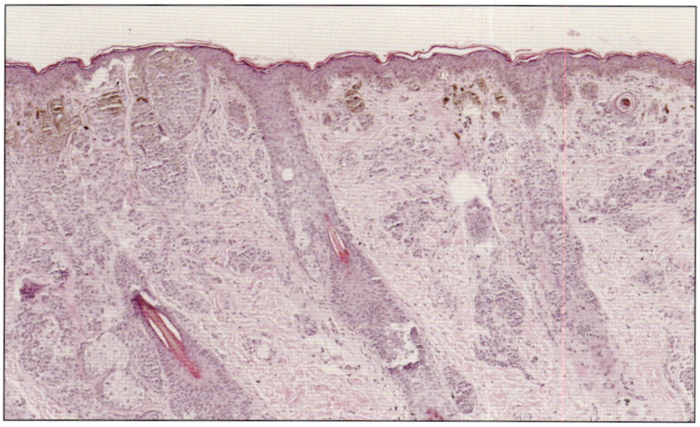

图 21.10-4 **混合痣**
真表皮交界处和真皮内均有痣细胞巢，表皮内和真皮浅层的痣细胞含有明显黑素颗粒。这是良性黑素细胞肿瘤分化成熟的表现之一

临床特点

为轻度隆起皮面的褐色至黑褐色的丘疹或斑丘疹（图 21.10-5）。多见于中青年。

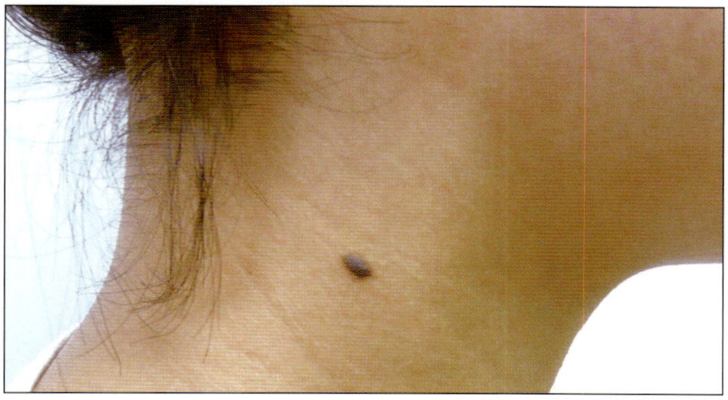

图 21.10-5 **混合痣**

21.10.3 皮内痣（intradermal nevus）

组织病理特点

图 21.10-6，图 21.10-7，图 21.10-8

- 黑素细胞痣细胞巢均位于真皮内，表皮大致正常；
- 肿瘤境界清楚，瘤内痣细胞巢排列规整；
- 巢内痣细胞形状、大小大致相仿，核圆，胞浆内有数量不等的黑素颗粒，无细胞的非典型性；
- 从真皮浅层至深层，痣细胞的形状逐渐变小，浅层痣细胞内可有明显黑素颗粒，但深层痣细胞内不含黑色颗粒。部分痣细胞发生老化改变，如神经化、脂肪变等。

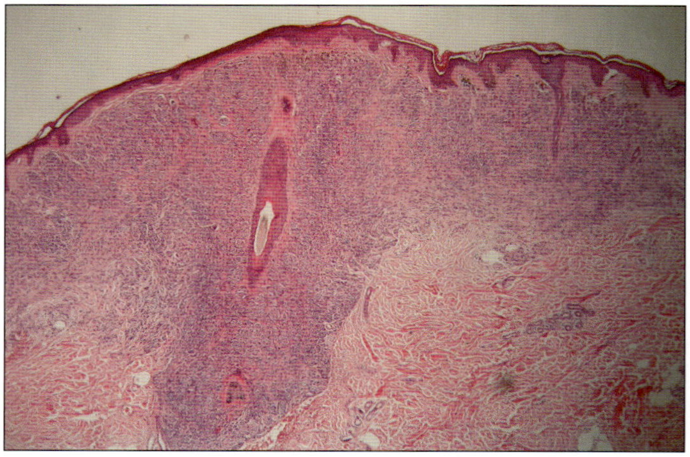

图 21.10-6 **皮内痣**
痣细胞位于真皮内，表皮内无痣细胞

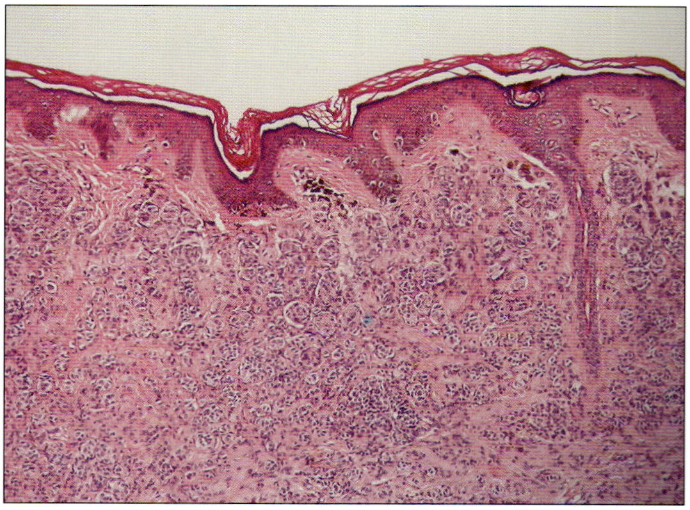

图 21.10-7 **皮内痣**
表皮下真皮乳头处有一条带状的无痣细胞巢的无浸润带。真皮浅层痣细胞巢较明显，痣细胞较大，部分含有黑素颗粒。中下层痣细胞体积逐渐变小，无黑素颗粒

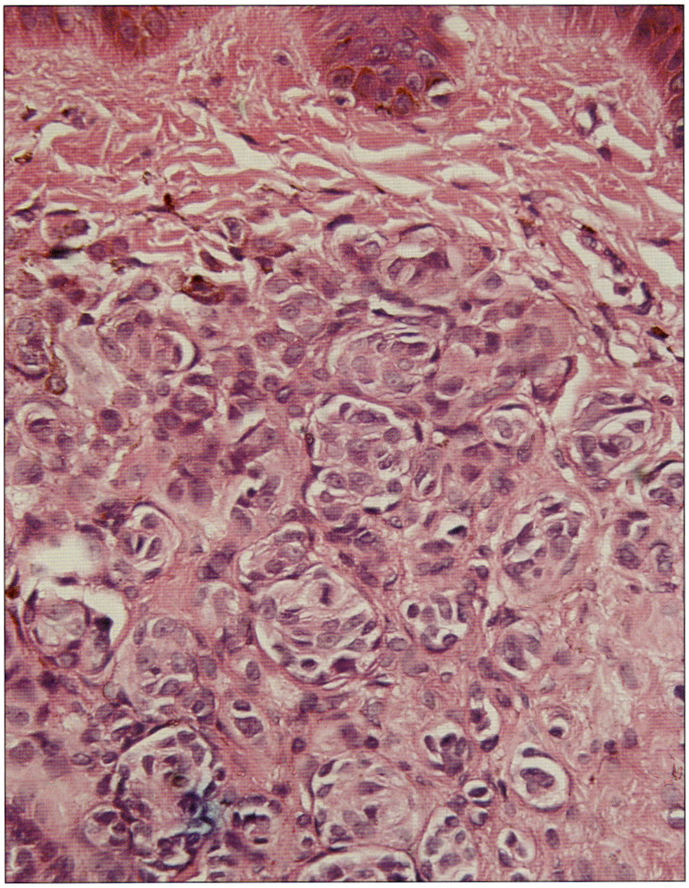

图 21.10-8 **皮内痣**
真皮乳头层无浸润带，其下上皮样痣细胞形成痣细胞巢，浅层痣细胞内有黑素颗粒

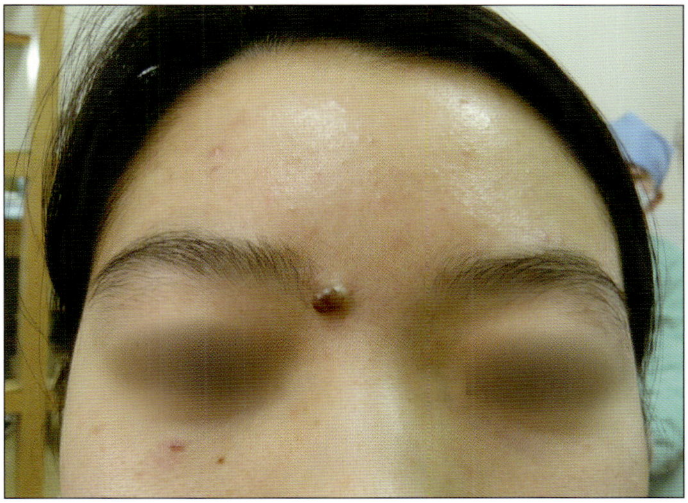

图 21.10-9 **皮内痣**

临床特点

为半球形隆起皮面，淡褐色或皮色的小肿物，表面光滑，有时中央可有一根或数根毛发。直径都在 1.0cm 之内（图 21.10-9）。多见于中老年人。

有时皮内痣可呈乳头状瘤状，表皮呈乳头瘤样增生。与其他乳头状瘤有时不好鉴别，需靠组织学检查才能确诊（参阅 18.5）。还有的病例，在皮内痣下方有一个表皮样囊肿，当该囊肿破裂时，组织学上表现为异物肉芽肿反应，可见多数淋巴细胞、组织细胞及异物巨细胞浸润，在临床上则表现为原有皮内痣损害轻度发红，疼痛及隆起，患者常疑为发生恶变而来就诊。

交界痣、混合痣及皮内痣可以是同一个疾病过程的不同表现。年轻时一般为交界痣，随着年龄增长，痣细胞逐渐成熟，由表皮进入真皮，而成为混合痣。最后痣细胞完全进入真皮内，成为皮内痣。

色素痣是否会发生癌变？一般来说，获得性色素痣癌变的机会极少。据阿克曼教授皮肤病理室过去 20 年的统计，约 80% 恶性黑素瘤在先前没有任何色素痣（包括先天性及获得性）的皮肤或黏膜上发生，仅 20% 是在原先存在的色素痣基础上癌变而来，这些色素痣大多为发育不良性痣。此外，巨大性先天性色素痣也较易发生癌变。鉴于国内恶性黑素瘤很少见，发生者又以掌跖及甲床较为多见，而这些部位的色素痣大多是交界痣，因此当发生在掌跖、甲母的色素痣短期内突然增大，边缘不规则，色素不匀，甚至溃疡、出血时就应及时取材检查。

21.10.4 先天性黑素细胞痣（congenital melanocytic nevus）

- 损害境界清楚，但范围宽广，直径大多在 1cm 以上；
- 痣细胞大多呈带状，位于增厚的真皮乳头层，也见于真皮深层，可达到皮下组织；
- 可见痣细胞围绕在皮肤附属器结构如毛囊、皮脂腺、小汗腺、立毛肌等周围及血管周围；
- 在真皮网状层的胶原之间可见散布有单行排列的痣细胞。

临床特点

在初生时就已存在，一般较大，大多为直径 1cm 以上的黑褐色至黑色稍隆起皮面的斑块（图 21.10-10），有的可很大，包括整个肢体，为大片状黑褐色斑块（图 21.10-11），其上呈乳头状或颗粒状高低不平，可有多数毛发，称为先天性巨大性色素毛痣（图 21.10-12）。这类痣癌变的机会较大。

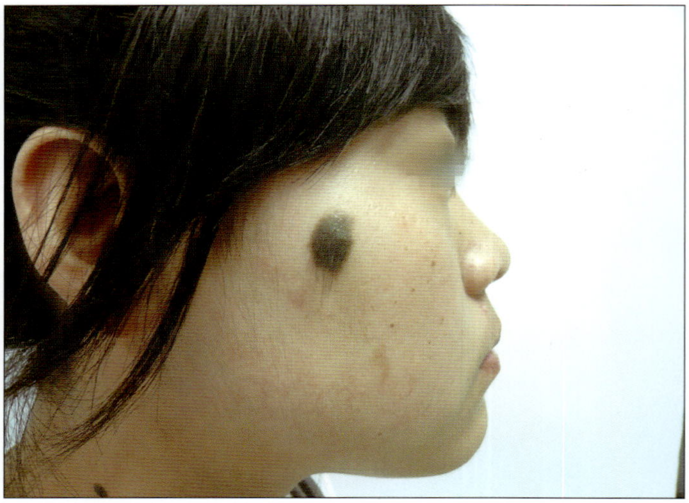

图 21.10-10 先天性色素痣

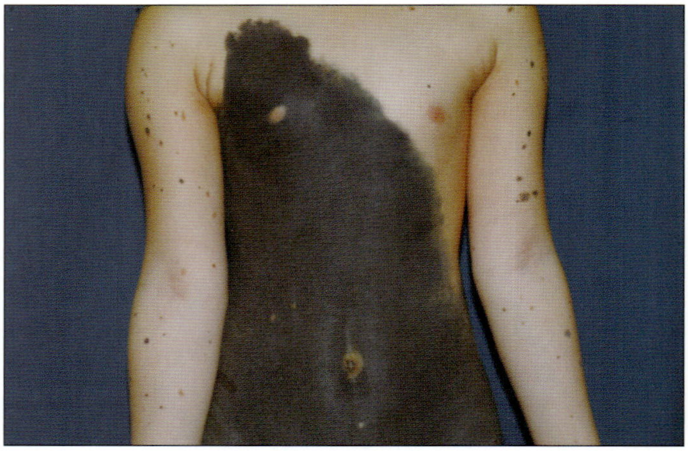

图 21.10-11 先天性巨大性色素痣

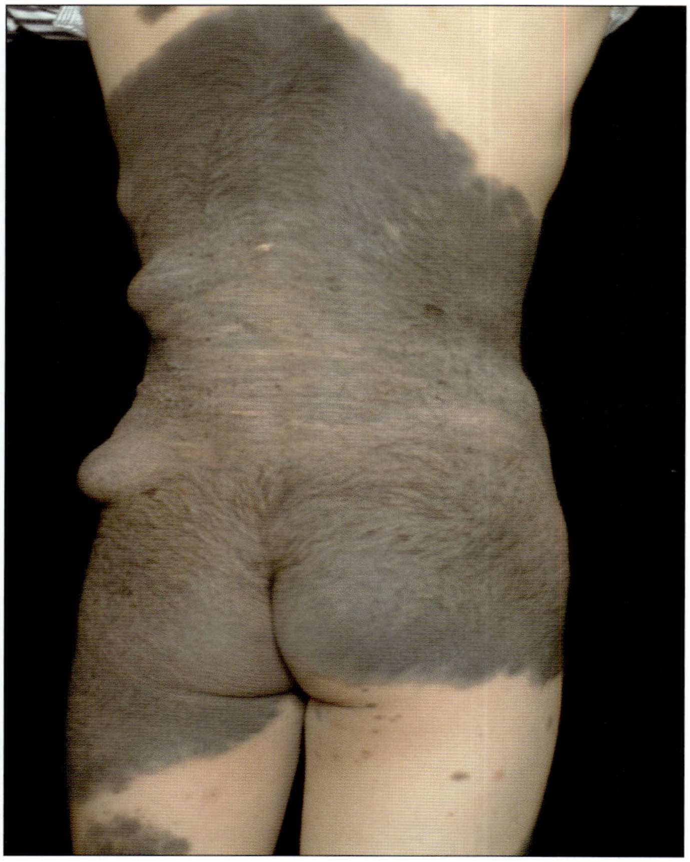

图 21.10-12 先天性巨大性色素毛痣

21.11 晕痣（halo nevus）

组织病理特点

图 21.11-1，图 21.11-2

- 损害境界清楚、呈半球形隆起皮面；
- 真皮内可见典型的黑素细胞性痣细胞巢，但在病程长些的病例，有时痣细胞巢不易辨认；
- 真皮内致密的炎症浸润，以淋巴细胞为主，也有组织细胞、浆细胞及噬黑素细胞等；
- 损害周围的表皮内黑素减少甚至无。

临床特点

中央为 0.5cm 左右的色素痣（一般多为皮内痣），周围绕以色素脱失晕，晕的大小不等，自数毫米至数厘米（图 21.11-3，图 21.11-4）。以躯干部、面颈部为多见。无自觉症状。本病又称为离心性后天性白斑（leukoderma acquisitum centrifugum）。

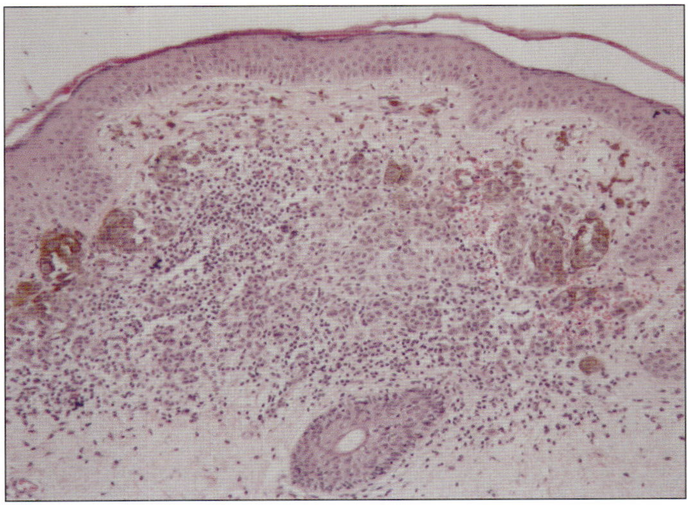

图 21.11-1　**晕痣**
真皮内一些含有黑素的痣细胞巢，混有炎症细胞浸润

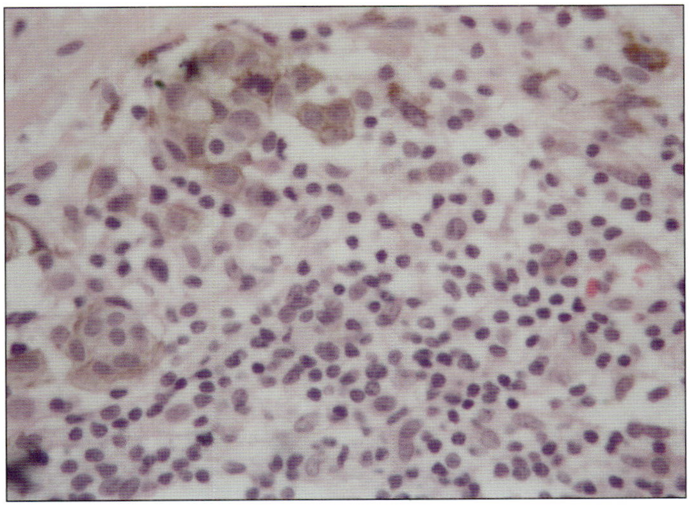

图 21.11-2　**晕痣**
痣细胞巢周围明显淋巴细胞为主浸润，伴一些组织细胞。表皮内无黑素

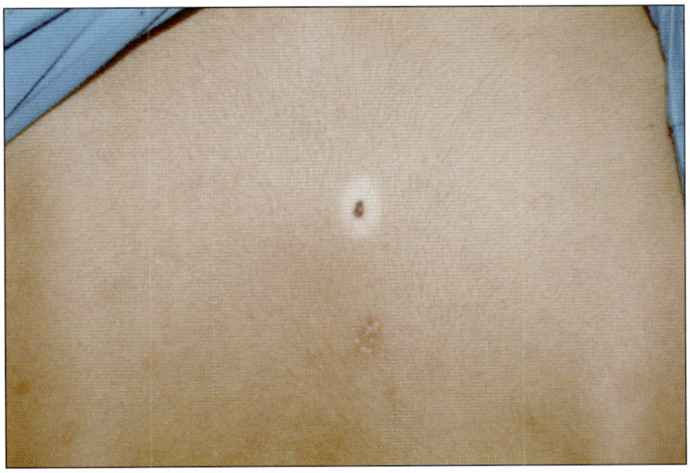

图 21.11-3　**晕痣**

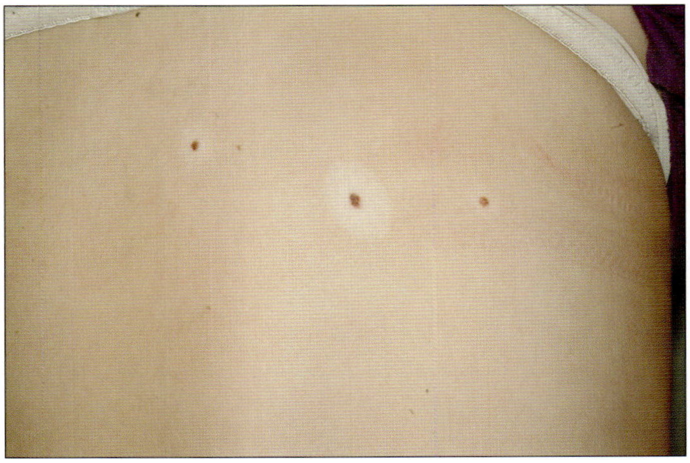

图 21.11-4　**晕痣**

21.12　气球状细胞痣（balloon cell nevus）

组织病理特点

- 色素痣损害中出现大量气球状黑素细胞；
- 气球状细胞约 20 ~ 40μm，核小而圆，位于中央，胞浆丰富，空泡化，有时含黑素颗粒少；

气球状细胞在表皮中呈小巢状，在真皮中呈巢状和团片状，可见多核气球状巨细胞。

21.13　深部穿通痣（deep-penetrating nevus）

组织病理特点

图 21.13-1，图 21.13-2

- 瘤体对称，边界清楚；
- 黑素痣细胞在真皮乳头层弥漫增生，成丛状向网状层及皮下组织延伸；
- 痣细胞围绕血管和神经周围增生；
- 痣细胞可呈梭形；
- 真皮中下层以及皮下组织内的痣细胞可含有明显色素颗粒，看似成熟现象不明显。但没有核异形性及病理核分裂。

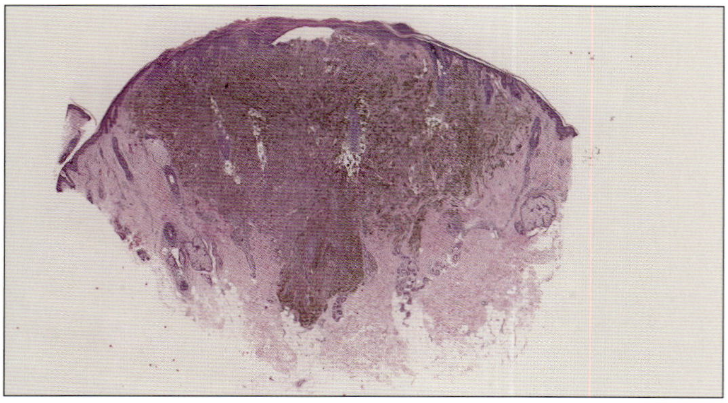

图 21.13-1 **深部穿通痣**
真皮全层大片黑素细胞增生，肿瘤对称，境界较清楚

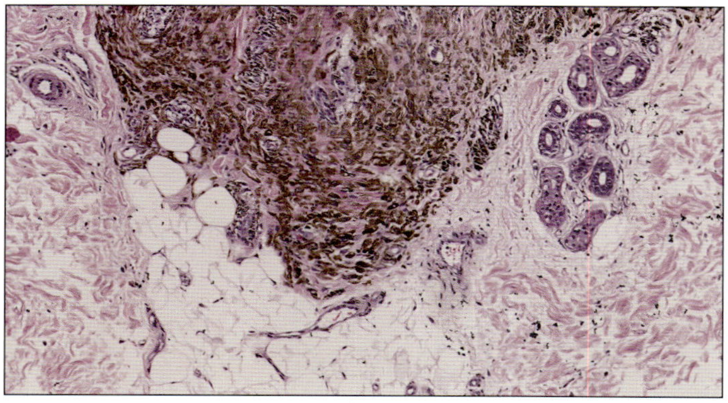

图 21.13-2 **深部穿通痣**
真皮深层密集、一致性上皮样黑素细胞增生，无异形性，胞浆内明显黑素颗粒，黑素细胞成熟现象不明显

临床特点

发生于青少年，多见于面部、躯干上部和四肢。皮损一般小于 1cm，为蓝黑色结节，临床类似于蓝痣。

21.14 良性幼年性黑素瘤（benign juvenile melanoma）

良性幼年性黑素瘤又称 Spitz 痣。

组织病理特点

图 21.14-1，图 21.14-2，图 21.14-3，图 21.14-4

- 皮损小，直径小于 0.6cm，对称，境界清楚，呈半球形轻度隆起皮肤表面；
- 角化过度、粒层增厚，表皮增生；
- 细胞巢呈椭圆形，长轴与皮肤表面垂直，黑素细胞痣细胞巢与周围角质形成细胞间有裂隙；
- 黑素细胞及痣细胞的核很大，倾向于呈梭形或上皮样，核仁显著，部分具有细胞的非典型性；
- 细胞巢的大小形态相对一致。在表皮最边缘的痣细胞巢外，无个别不典型黑素细胞向水平方向的伸展；
- 皮损中，痣细胞位置越深，细胞核渐变小，即成熟现象；
- 表皮内痣细胞巢周可见均一的嗜酸性小体，它们是由于坏死的黑素细胞所致。

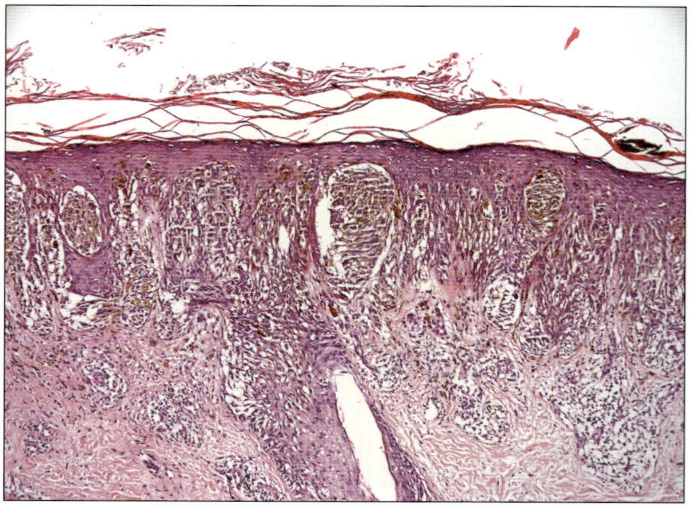

图 21.14-1 **幼年良性黑素瘤**
表皮突下部椭圆形较大黑素细胞巢，真皮浅层也有黑素细胞团块

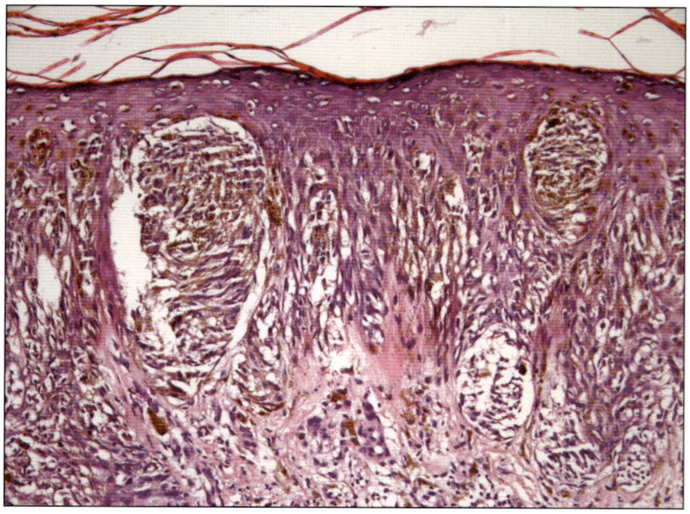

图 21.14-2 **幼年良性黑素瘤**
表皮内黑素细胞巢常呈椭圆形，长轴与表皮垂直，与周围上皮组织间有裂隙

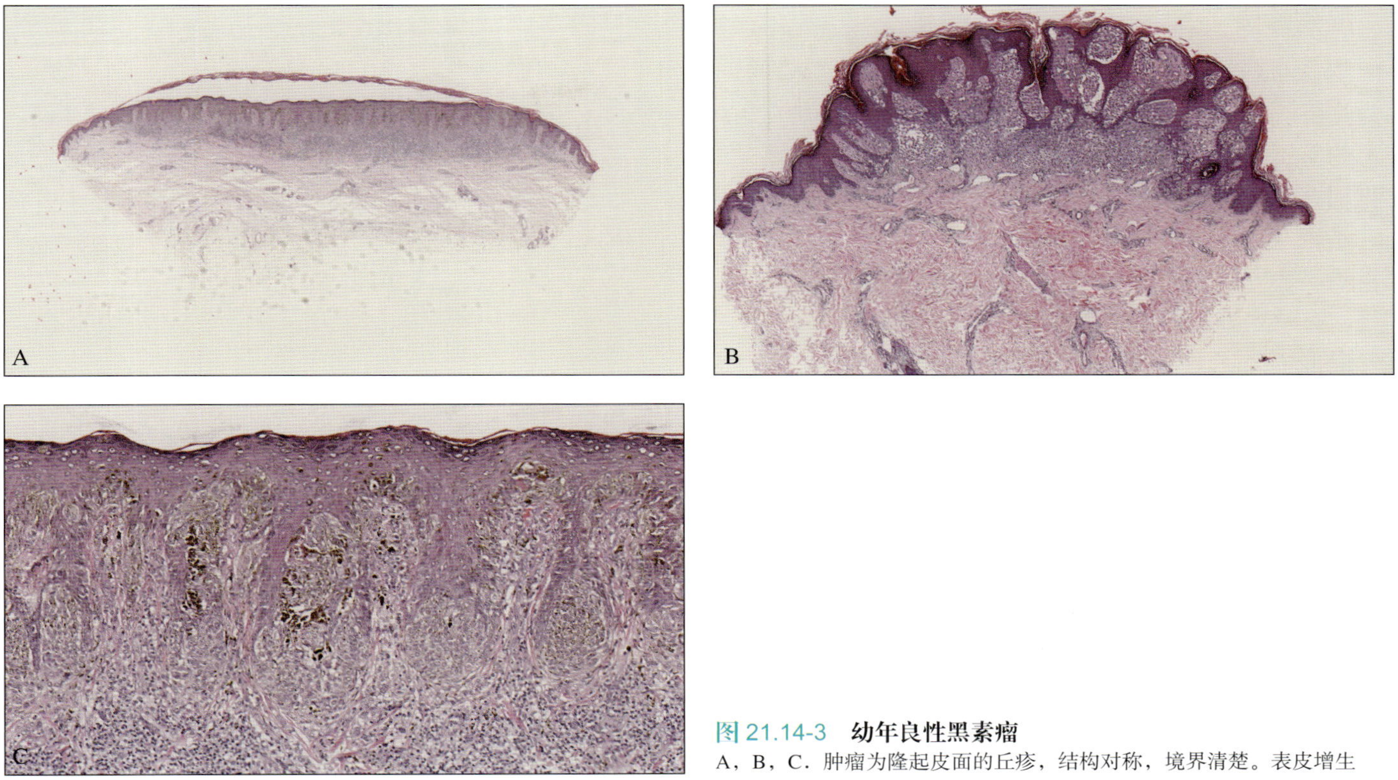

图 21.14-3 **幼年良性黑素瘤**
A，B，C．肿瘤为隆起皮面的丘疹，结构对称，境界清楚。表皮增生

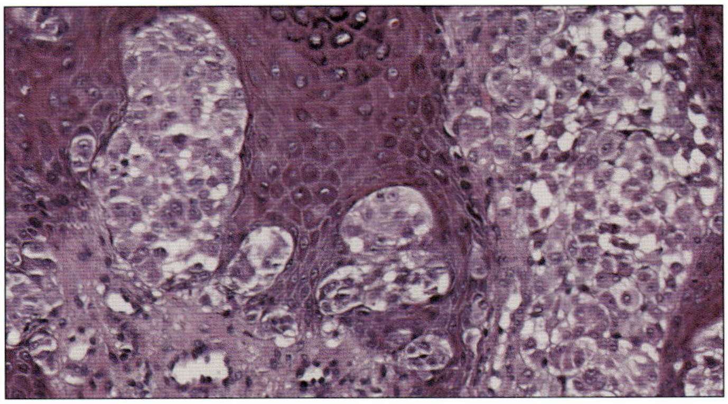

图 21.14-4 **幼年良性黑素瘤**
肿瘤细胞主要表现为梭形细胞和上皮样细胞。当黑素颗粒少时，临床表现为暗红色丘疹。表皮内肿瘤细胞呈巢状增生，很少有孤立的黑色细胞

临床特点

为粉红色、淡红褐色稍隆起皮面的丘疹或小结节，境界清楚，表面光滑，直径一般不超过 0.6cm（图 21.14-5，图 21.14-6）。儿童多见，好发于面部，亦可见于其他部位。本病虽然在组织学上可见细胞学的非典型性，并命名为黑素瘤（melanoma），但它完全是良性的肿瘤。

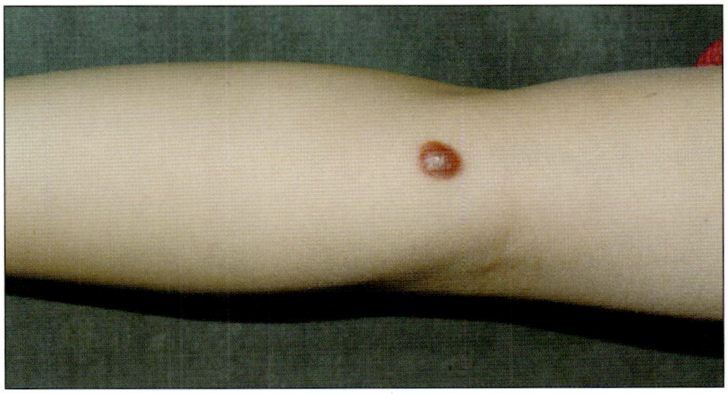

图 21.14-5 **良性幼年性黑素瘤（SPITZ 痣）**

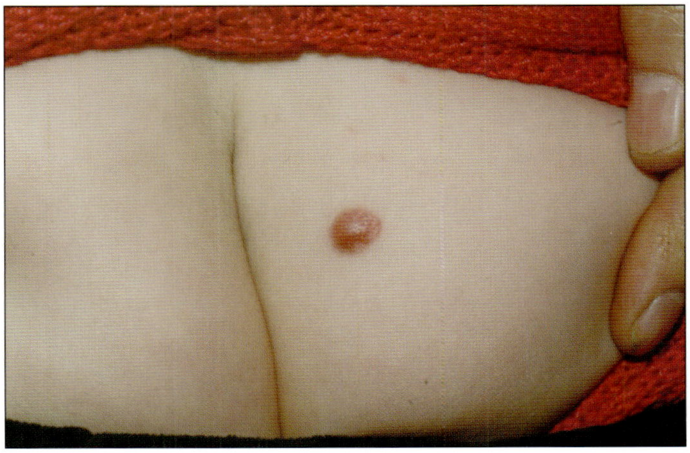

图 21.14-6 **良性幼年性黑素瘤（SPITZ 痣）**

鉴别诊断

本病与恶性黑素瘤之间的鉴别诊断是十分重要的，因为它将决定治疗方案及患者预后，然而这两个病在组织上的鉴别诊断有时十分困难。组织学上鉴别的关键是根据对病变结构型式的分析，在扫视下观察皮损的大小，是否对称，境界是否清楚等。如果过分强调细胞学的特点，由于 Spitz 痣可见多数核的非典型性，核大小不等，有丝状分裂相等很容易误诊为恶性黑素瘤。

Spitz 痣与恶性黑素瘤的鉴别诊断要点是：

（1）Spitz 痣小于 6mm，瘤体对称，境界清楚，在表皮最边缘的痣细胞巢外无个别不典型黑素细胞向水平方向的伸展；恶性黑素瘤一般大，不对称，境界不清楚，可见单个不典型黑素细胞散布在瘤体两侧；

（2）Spitz 痣痣细胞巢大小、形状明显不同，且常常融合成片；

（3）Spitz 痣的痣细胞在真皮内越深核渐变小，基底很少有丝状分裂象及大片状的黑素；

（4）Spitz 痣在表皮内可见单个或成巢、均一嗜酸性小体，恶性黑素瘤时表皮内无成巢、均一的嗜酸性小体。

21.15 蓝痣（blue nevus）

组织病理特点

图 21.15-1，图 21.15-2，图 21.15-3

- 痣细胞位于真皮内。肿瘤境界清楚，位于真皮上部，偶可达到真皮深部；
- 痣细胞呈树枝状、梭形，长轴大多与表面平行，细胞胞浆内含大量黑素颗粒；
- 损害中可见噬黑素细胞；
- 有的蓝痣损害中结缔组织明显增生，成纤维细胞数量增加，胶原纤维增多、红染，甚至出现硬化改变。

临床特点

为蓝色稍隆起皮面的斑丘疹或结节，直径一般在 0.5cm 左右（图 21.15-4）。

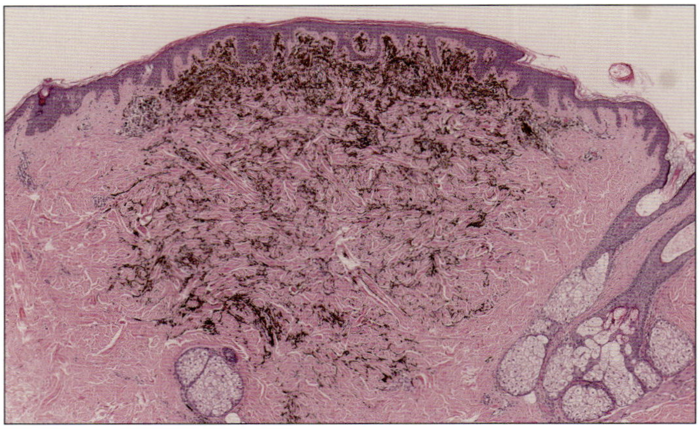

图 21.15-1 蓝痣
真皮内团块状、网状黑素细胞增生，肿瘤组织结构对称，境界较清楚

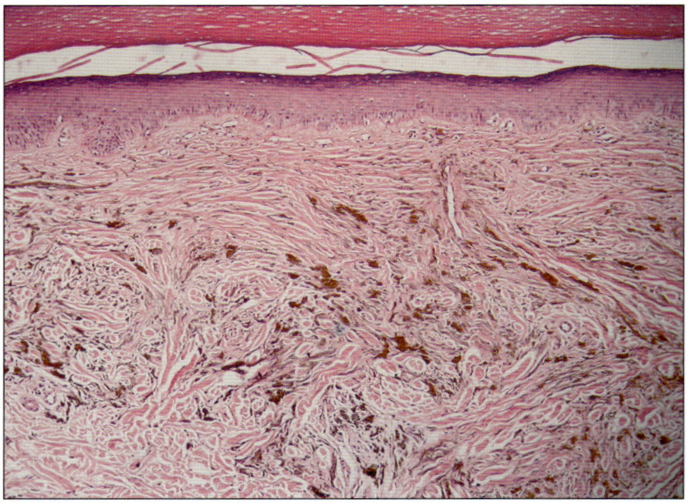

图 21.15-2 蓝痣
真皮浅中层黑素细胞呈束状交织性增生，间杂有胶原纤维束

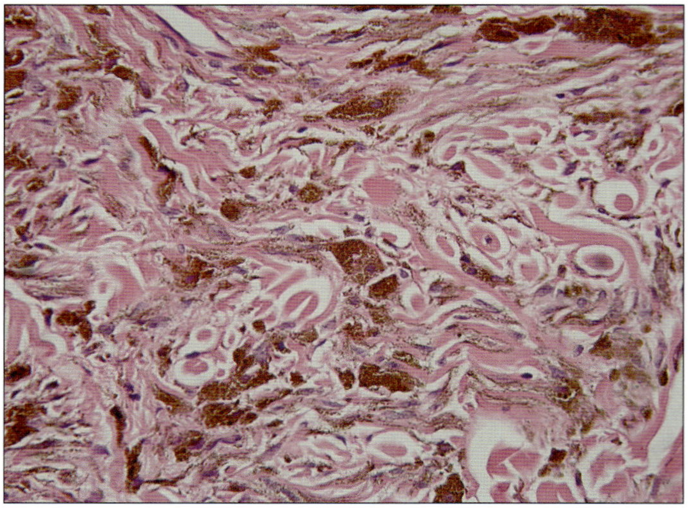

图 21.15-3 蓝痣
在某一个切面中，黑素细胞表现为梭形，树枝状，椭圆形，胞浆内丰富黑素颗粒掩盖了细胞核，常只能看到细胞轮廓

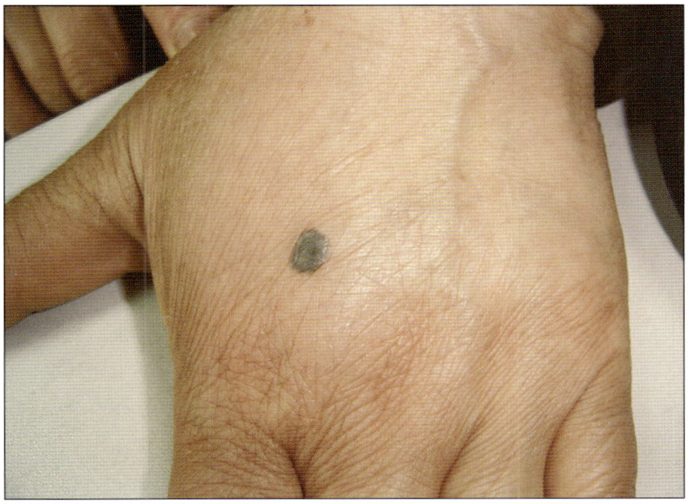

图 21.15-4 **蓝痣**

21.16 细胞性蓝痣 （cellular blue nevus）

组织病理特点

图 21.16-1，图 21.16-2

- 肿瘤侵犯真皮中下层，成小叶状和丛状；
- 细胞较大，椭圆形和梭形，胞浆丰富，部分细胞含少量黑素颗粒；
- 中央可见囊性变；
- 核分裂象少见。

临床特点

发生于中年人，好发于臀部、腰骶部、四肢。为淡蓝灰色结节、斑块；境界清楚，边界规则（图 21.16-3）。

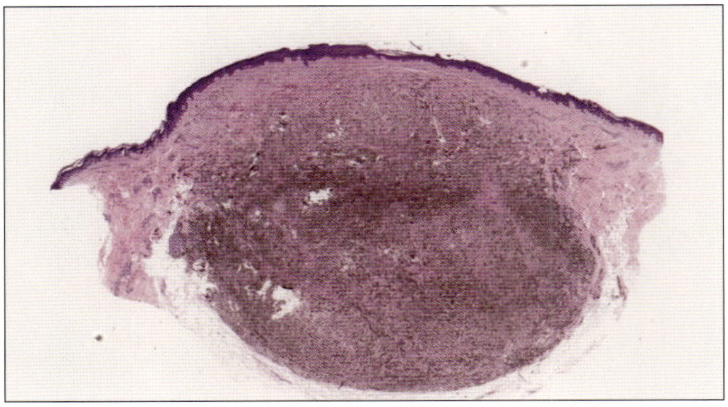

图 21.16-1 **细胞性蓝痣**
真皮内致密黑素细胞增生团块

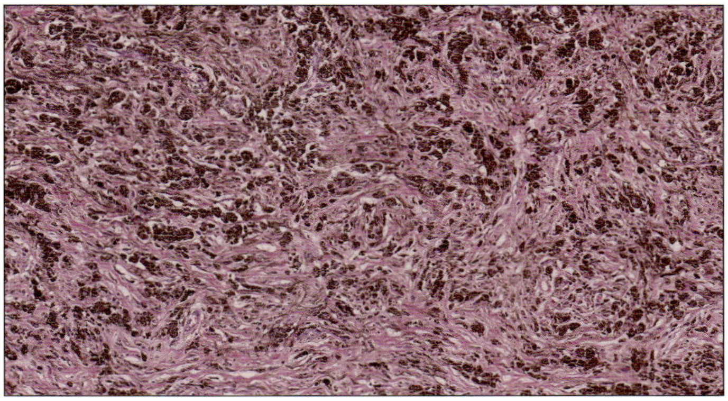

图 21.16-2 **细胞性蓝痣**
黑素细胞体积较大，呈椭圆形或梭形，胞浆丰富，黑素颗粒较普通性蓝痣少，易见细胞核

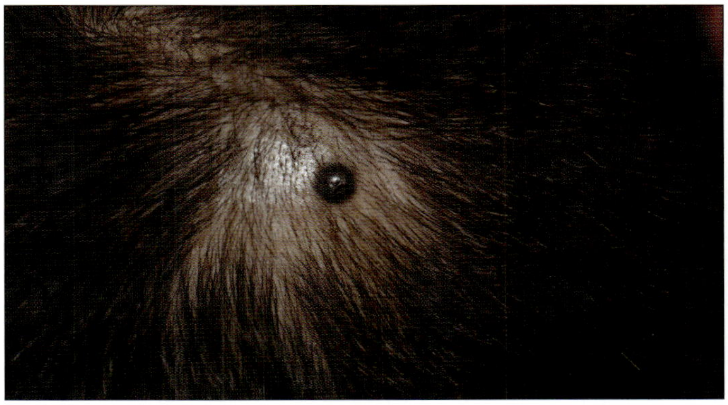

图 21.16-3 **细胞性蓝痣**

21.17 毛发神经错构瘤 （pilar neurocristic hamartoma）

组织病理特点

- 毛发周围树枝状黑素细胞增生；
- 真皮网状层内散在树枝状黑素细胞；

临床特点

为多发性毛囊性丘疹，皮疹褐色、蓝黑色，有些类似于蓝痣。

21.18 蒙古斑（mongolian spot）

组织病理特点

图 21.18-1，图 21.18-2

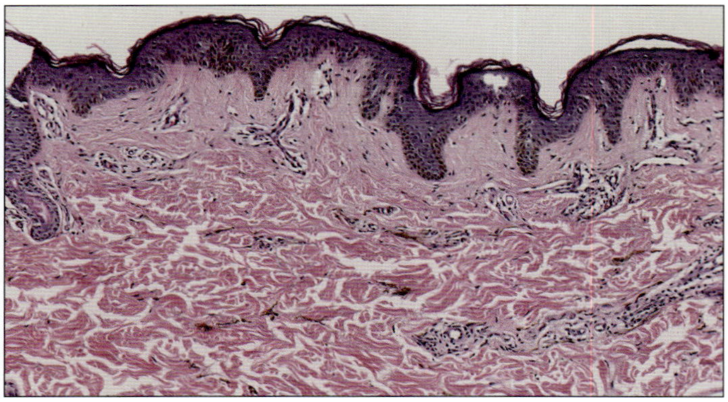

图 21.18-1 **蒙古斑**
真皮浅中层胶原束之间散在黑素细胞

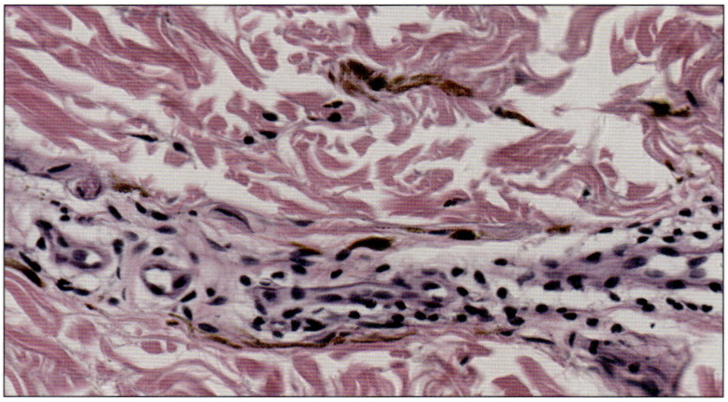

图 21.18-2 **蒙古斑**
胶原束间散在梭形黑素细胞。多与表皮平行排列

- 真皮中下部可见细长、其长轴与皮肤表面平行的树枝状或纺锤状细胞，胞浆内有黑素颗粒。这些细胞稀疏的散布于真皮胶原纤维之间；
- 以 Dopa 染色这些细胞呈阳性反应，说明是黑素细胞，而不是噬黑素细胞。

临床特点

常见于腰骶部，在出生时就已存在。损害呈灰蓝色或淡蓝色，圆形、椭圆形、或不规则形，边缘不甚清晰，大小不等，大者可占腰骶的大部分（图 21.18-3）。蒙古斑常在几年后自然消退而不留痕迹。

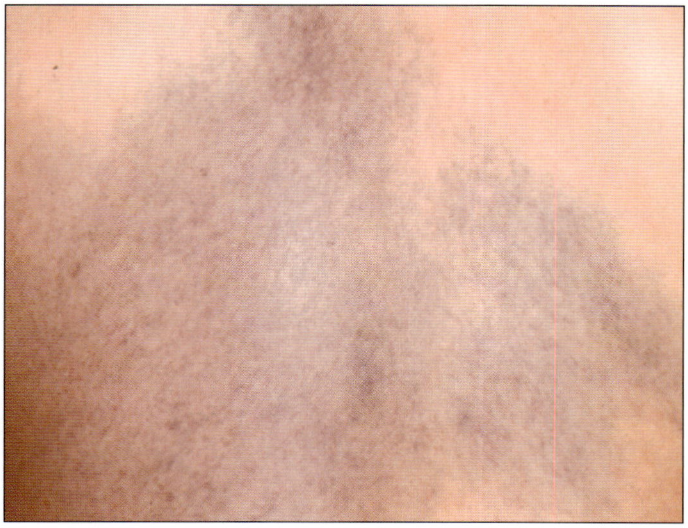

图 21.18-3 **蒙古斑**

21.19 太田痣（nevus of ota）及伊藤痣（nevus of Ito）

组织病理特点

图 21.19-1，图 21.19-2，图 21.19-3

太田痣又称眼上腭部褐青色斑；组织学改变与蒙古斑大致相同，只是呈纺缍状细长的黑素细胞较蒙古斑的数目多些，位置浅些，大多位于真皮网状层的中上部，在乳头层有时亦可见少许。

临床特点

太田痣多见于单侧面部，常在前额、眼周、颧部及颞部，有时还可见于同侧巩膜，为褐青色的斑，境界不甚清晰（图 21.19-4 ~ 图 21.19-6）。太田痣大多在生后才出现。伊藤痣为发生在躯干、四肢的太田痣，常见于肩及上臂三角肌区域，又称为肩峰三角肌褐青色斑。

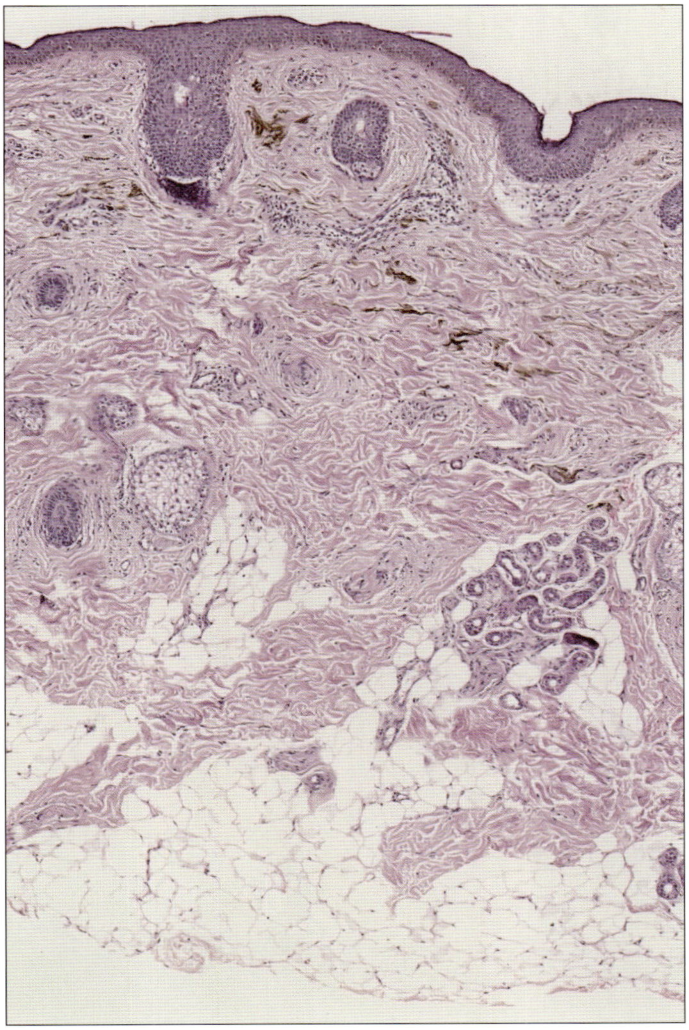

图 21.19-1 **太田痣**
真皮浅中层散在梭形黑素细胞

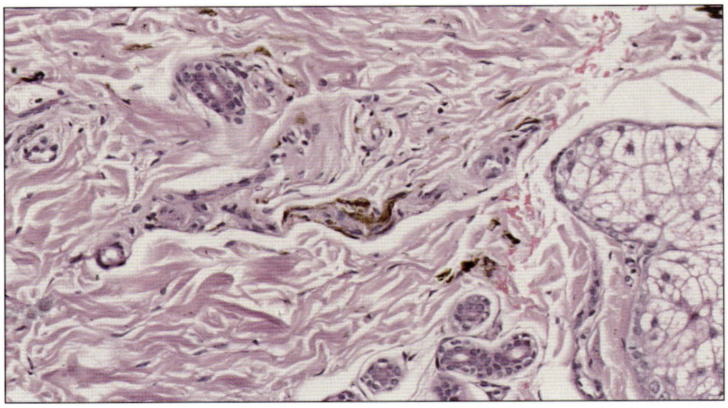

图 21.19-2 **太田痣**
在皮损边缘，散在稀疏的黑素细胞

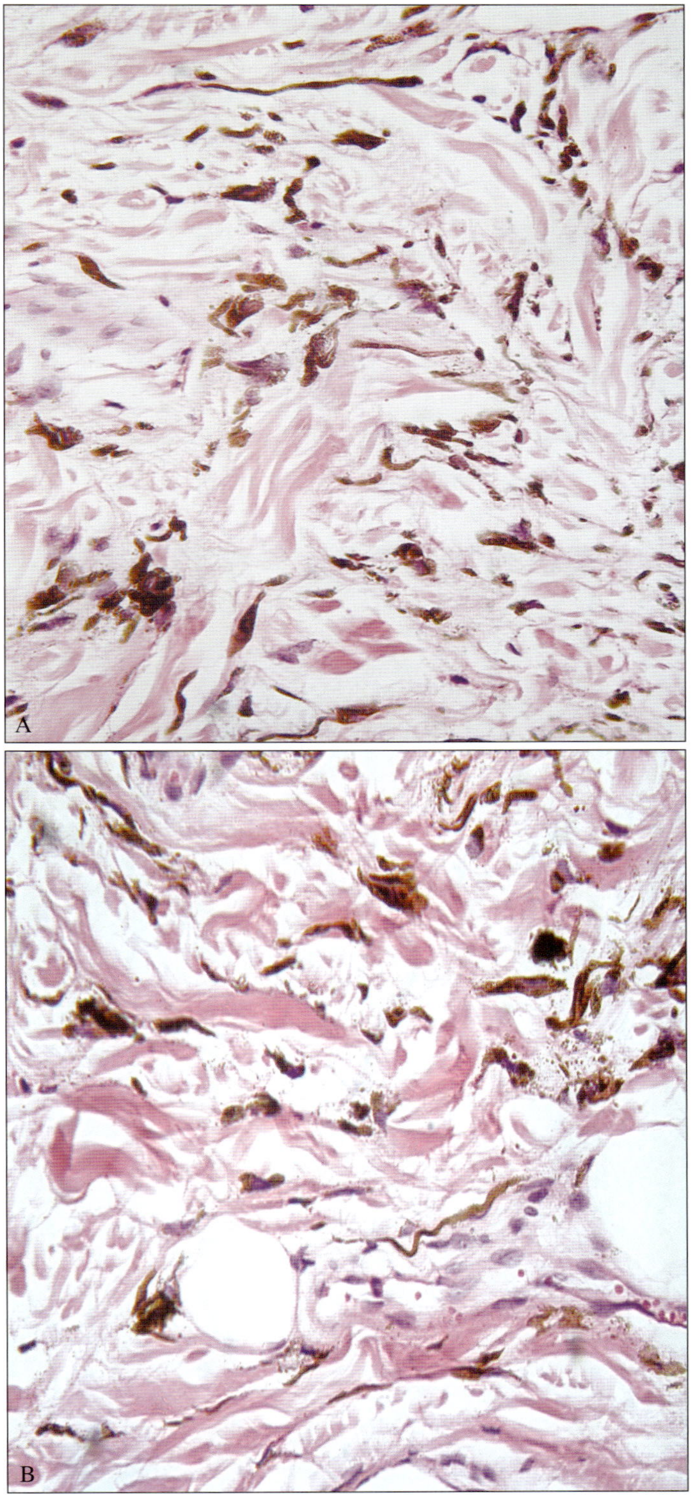

图 21.19-3 **太田痣**
A，B．真皮胶原束之间散在多与表皮平行的梭形黑素细胞

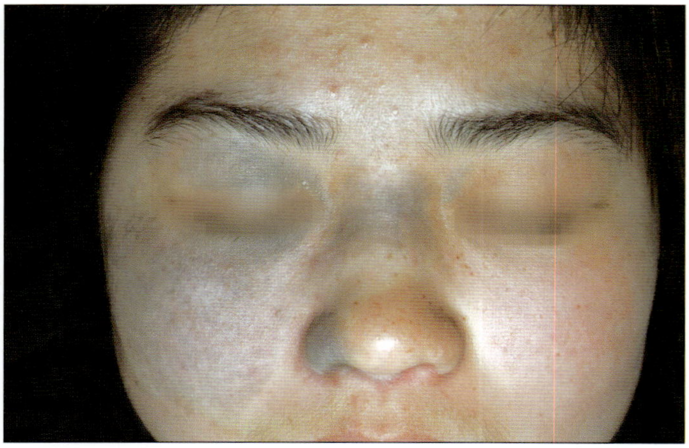

图 21.19-4 眼上腭部褐青色斑（太田痣）

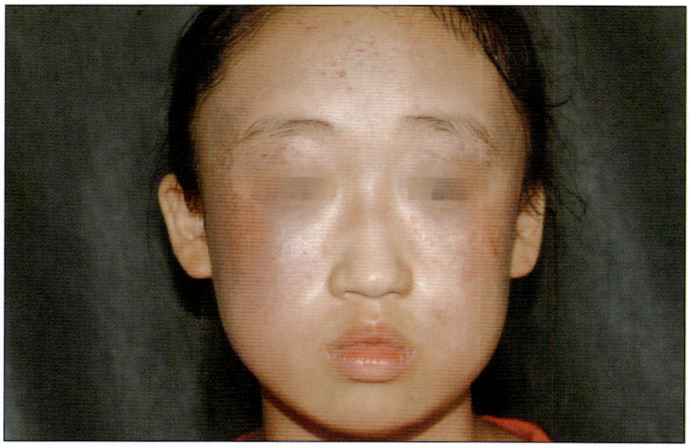

图 21.19-5 眼上腭部褐青色斑（太田痣）

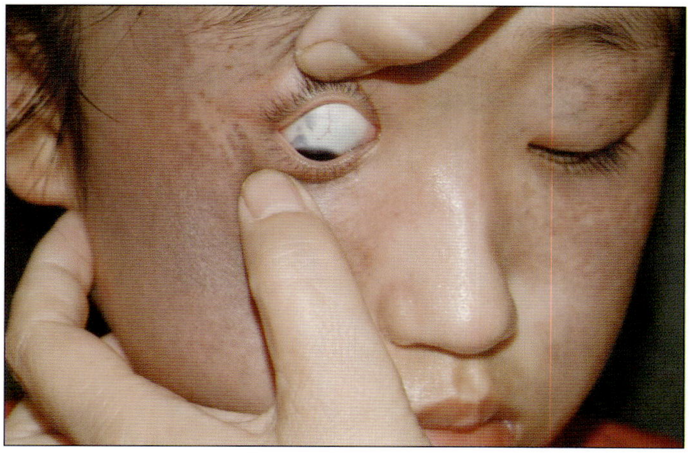

图 21.19-6 眼上腭部褐青色斑（太田痣）

21.20 原位恶性黑素瘤（malignant melanoma in situ）

组织病理特点

图 21.20-1，图 21.20-2，图 21.20-3，图 21.20-4

- 损害宽，大于 0.6cm，境界不清楚，可见单个不典型黑素细胞自瘤体两侧向水平方向的基底细胞层内伸展，但整个瘤体限局在表皮内；
- 表皮中单一黑素细胞数量增加，有的成巢，具有明显的细胞学非典型性，即细胞大小形状不一致，有的细胞大，具有丰富胞浆与佩吉特细胞相似，有的细胞成梭形，核呈显著的异形性，有丝状分裂象；
- 瘤细胞最初在基层，以后散布于表皮各层，包括角质层，也见于毛囊上皮内；
- 瘤细胞巢大小形状不一，有相互融合倾向，但整个瘤体仍局限在表皮内；
- 真皮浅层有中等密度以淋巴细胞为主的炎症浸润，还有噬黑素细胞。有时在真皮浅层还可见明显的日光弹力变性。

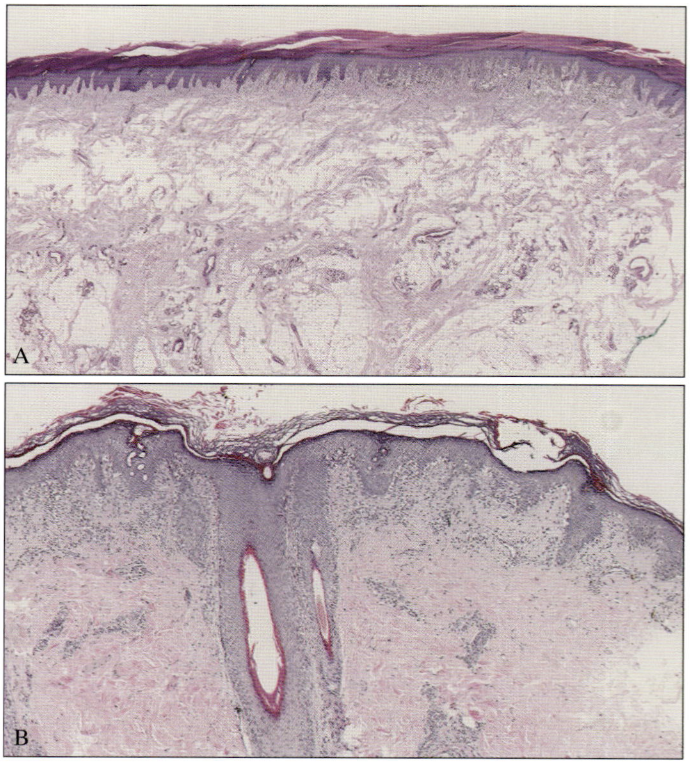

图 21.20-1 原位恶性黑素瘤
A，B．表皮增生，表皮基底层黑素细胞增生，真皮浅层淋巴细胞浸润

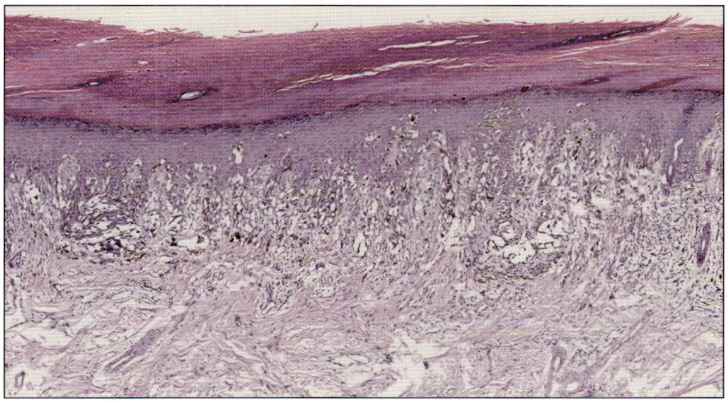

图 21.20-2 **原位恶性黑素瘤**
表皮下层明显黑素细胞增生，部分呈巢状，多数密集不呈巢

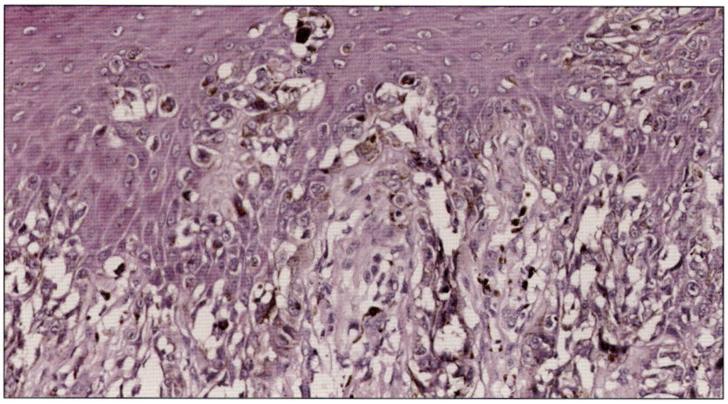

图 21.20-3 **原位恶性黑素瘤**
黑素细胞胞浆丰富，淡染，细胞异形明显，核大小不一，核大，不规则，深染。黑素瘤细胞沿基底层增生，在基层上一些散在的黑素瘤细胞

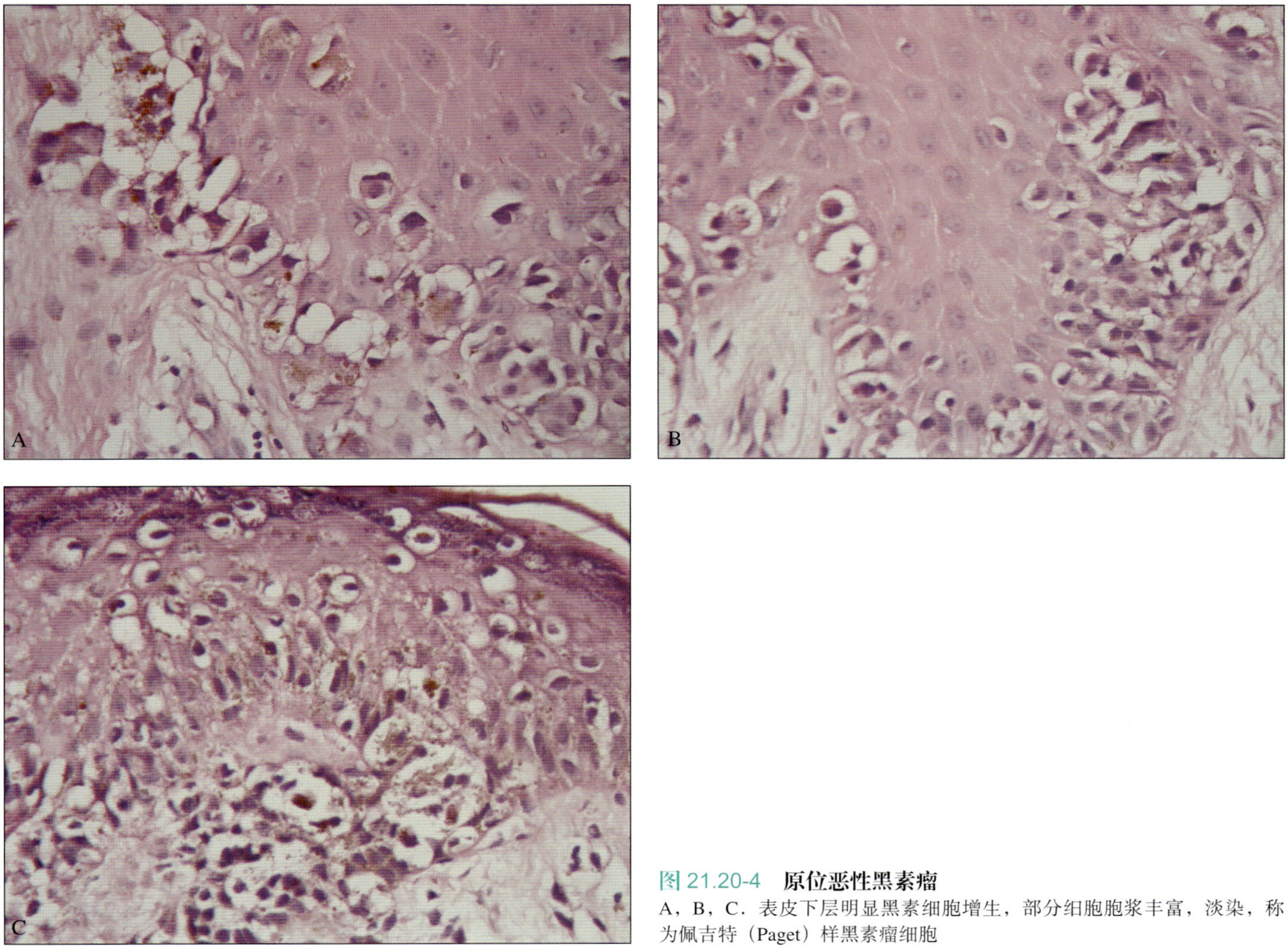

图 21.20-4 **原位恶性黑素瘤**
A，B，C. 表皮下层明显黑素细胞增生，部分细胞胞浆丰富，淡染，称为佩吉特（Paget）样黑素瘤细胞

临床特点

褐色、褐黑色或棕褐色的斑，表面色泽不甚均匀；边界不清，可见呈不规则形或扇贝状；不对称，损害直径大于0.6cm。好发于暴露于日光的部位，如面部（图21.20-5），又称为恶性雀斑样痣（lentigo maligna）。亦好发于掌跖及指端（图21.20-6）、尤其是甲母及甲周区域（图21.20-7，图21.20-8）。发展缓慢，无自觉不适，最终将演变成恶性黑素瘤。

鉴别诊断

具有佩吉特样细胞的原位恶黑应与乳房外佩吉特病相鉴别，这两种病在组织学上的共同特点是均在表皮内有多数胞体大、圆形、胞浆丰富淡染的细胞，在真皮浅层有中等密度炎性细胞浸润。鉴别要点是佩吉特样原位恶性黑素瘤时佩吉特样细胞大多成巢，位于表皮真皮交界面；附属器上皮受累较轻，细胞内含多少不等的黑素而无酸性黏多糖，染色呈棕灰色，且很少出现空泡化；乳房外佩吉特病时佩吉特细胞大多单个散在在全层表皮内，且附属器上皮亦广泛受累，细胞内含有多数酸性黏多糖，故轻度嗜碱性染，并可见空泡化。

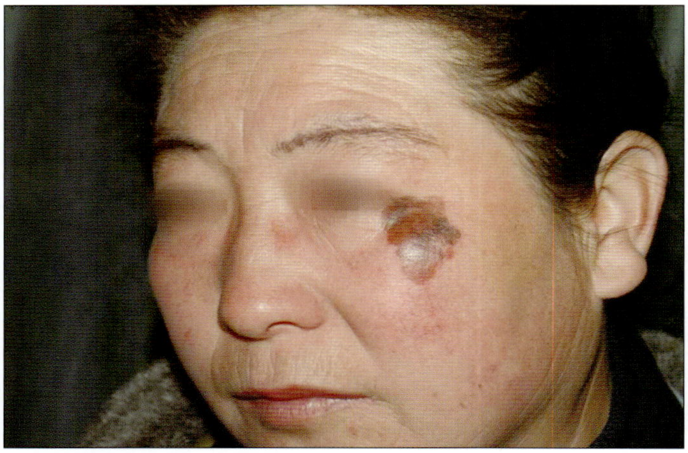

图21.20-5 **原位恶性黑素瘤**

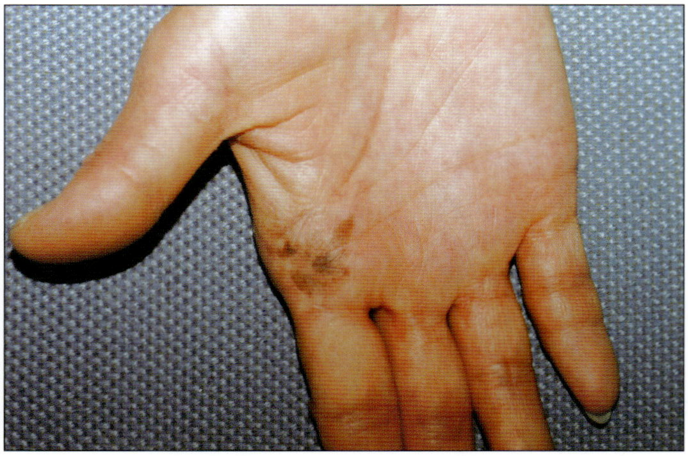

图21.20-6 **恶性雀斑样痣**

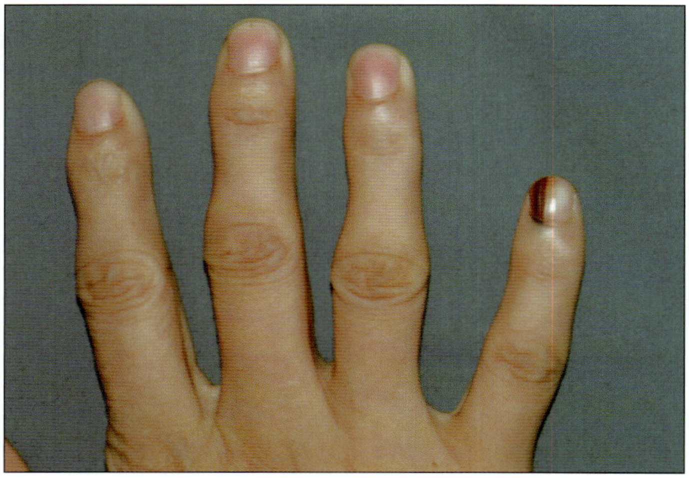

图21.20-7 **原位恶性黑素瘤**

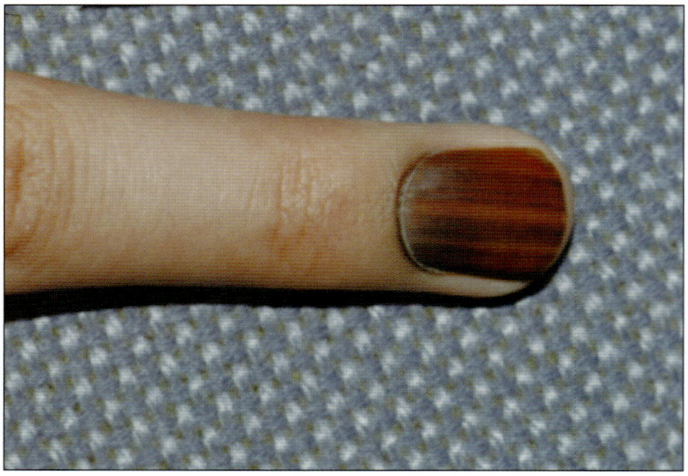

图21.20-8 **原位恶性黑素瘤**

21.21 发育不良性黑素细胞痣（dysplastic Melanocytic nevus）

发育不良性黑素细胞痣又称 B-K 痣（B-K mole），Clark 痣。

- 为混合痣，可见痣细胞巢同时存在于表皮真皮界面及真皮乳头内；
- 表皮内损害境界不甚清晰，在最边缘的痣细胞巢外仍可见数量较多单个黑素细胞向水平方向的伸展；
- 真皮乳头层增厚，其中有痣细胞巢，胶原纤维增多，并有少许淋巴细胞浸润；
- 偶在表皮真皮界面有不典型的黑素细胞。

临床特点

发育不良性黑素细胞痣较上述获得性痣要大，可 5 ~ 15mm，呈淡褐色、淡红色，边缘不甚清晰，大多发生在躯干部，患者以中青年居多。有的学者认为本病发生癌变的机会比上述获得性色素痣要大，故应注意随访。

发育不良性黑素细胞痣是 Clark 在 1978 年首先提出的，他发现一个家族中恶性黑素瘤的发病率较高，通过对家族人员的调查发现家族人员中常有多发如上述的色素痣，而以该家族人员的姓命名，即 B-K 痣综合征（B-K mole syndrome）。由于恶性黑素瘤在白种人中有较高的发病率，而且有的病例预后不好，所以能发现恶性黑素瘤的前驱表现将对其早期诊断、早期治疗有帮助。B-K 痣除了需有组织学依据外，还要有家族性恶性黑素瘤的发病史。自 1978 年提出本病后，各地学者又报告了大量病例，并称为发育不良性黑素细胞痣或发育不良性黑素细胞痣综合征。

21.22 恶性黑素瘤（malignant melanoma）

组织病理特点

图 21.22-1 ~图 21.22-8

- 恶性黑素瘤均源于表皮真皮交界处。当上述原位恶性黑素瘤的瘤细胞向下进入真皮就成为恶性黑素瘤。恶性黑素瘤可以具有上述原位恶性黑素瘤所有组织学改变的特点；
- 肿瘤隆起皮面，中央可以有溃疡；
- 在真皮内瘤细胞巢大小形状不一，倾向于融合成片；
- 瘤体内黑素含量不一，分布不匀，在瘤细胞内、间质中可见大块状色素；在肿瘤基底部也可见到大量色素。但有的病例，瘤体中可无黑素存在，称为无色素性恶性黑素瘤；
- 黑素细胞的非典型性，即核大小不等，有较多丝状分裂象，有多核细胞及坏死细胞。不典型黑素细胞可呈不同形状，而且这种细胞学特点常常与肿瘤的解剖部位有关，如足跖 、甲母原位恶黑中常见树枝状黑素细胞，头皮黑素瘤中常见大的立方形瘤细胞，躯干部的常见佩吉特样瘤细胞等；
- 真皮中常可见严重的日光弹力变性。肿瘤周围的炎症浸润除淋巴组织细胞外，有时还可见多数浆细胞。

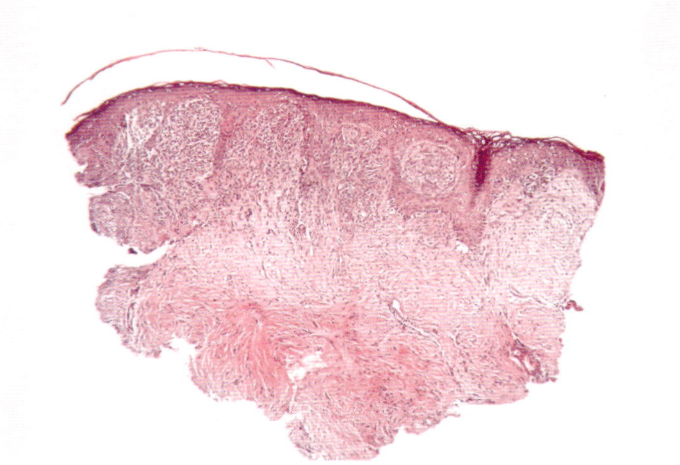

图 21.22-1 侵袭性黑素瘤

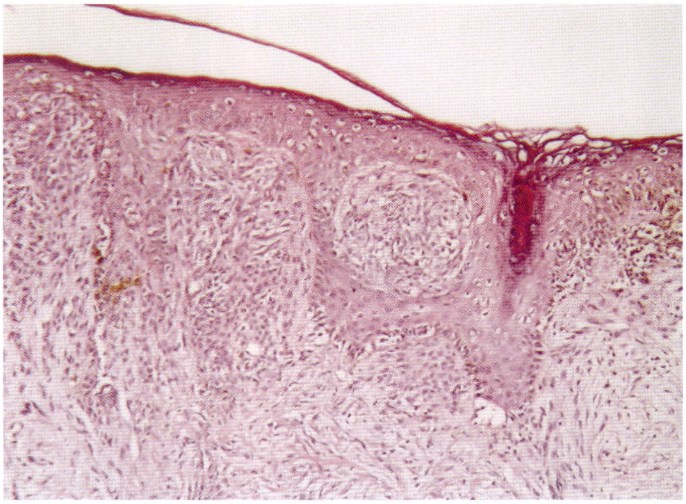

图 21.22-2 侵袭性黑素瘤

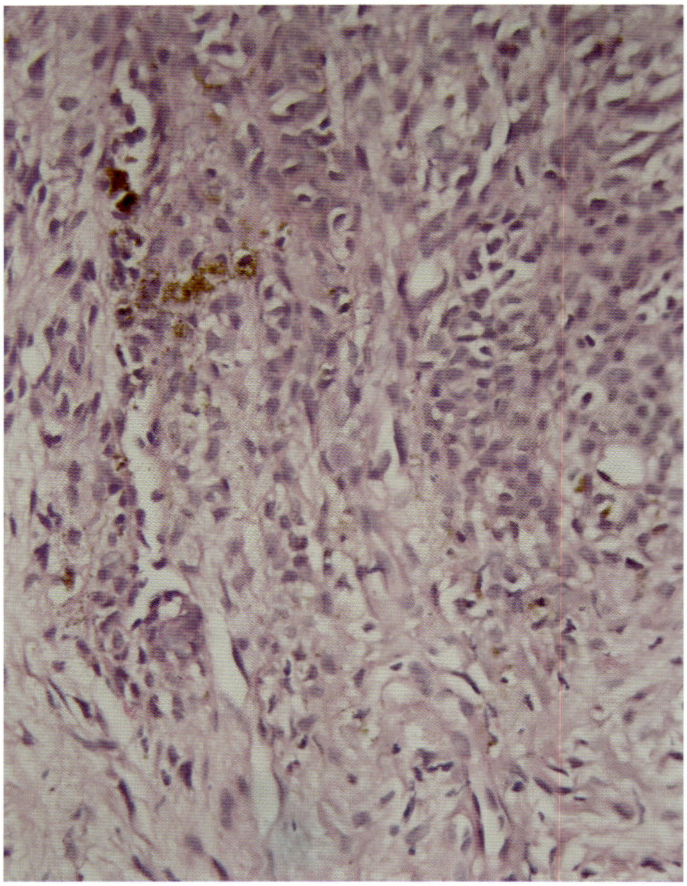

图 21.22-3 侵袭性黑素瘤

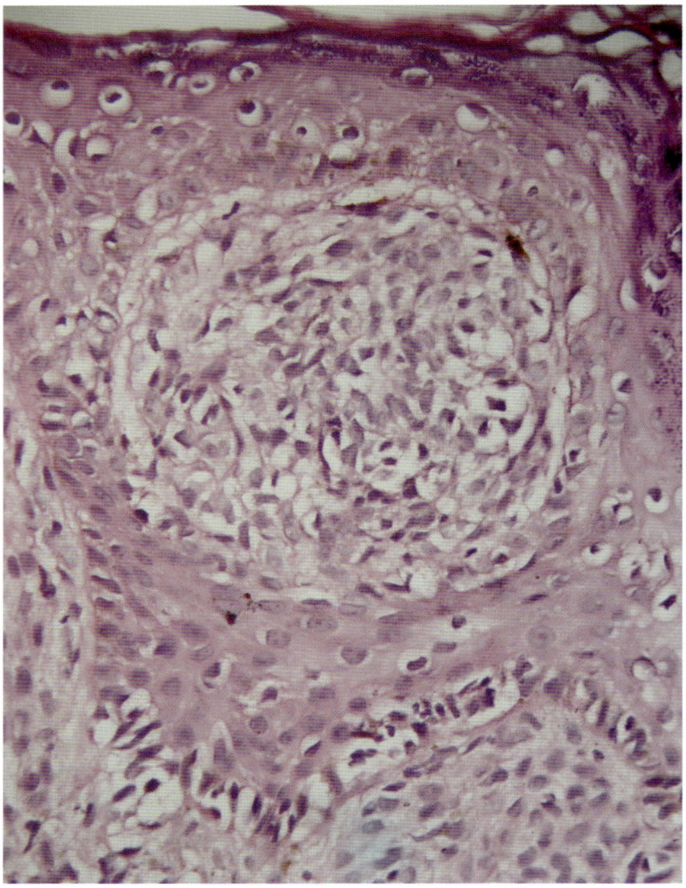

图 21.22-4 侵袭性黑素瘤

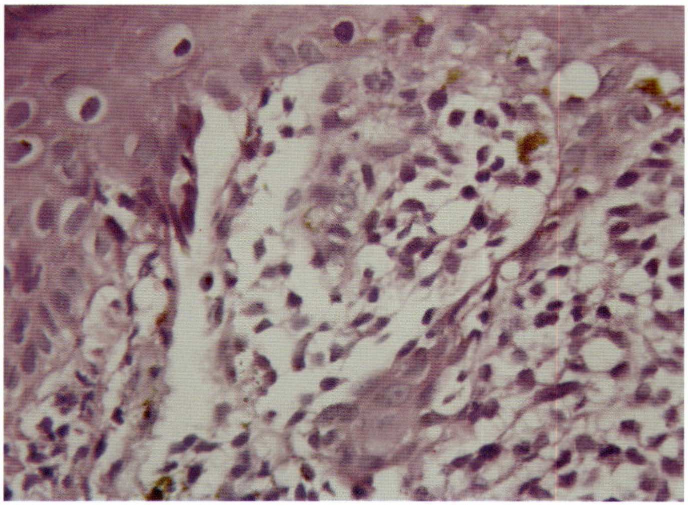

图 21.22-5 侵袭性黑素瘤

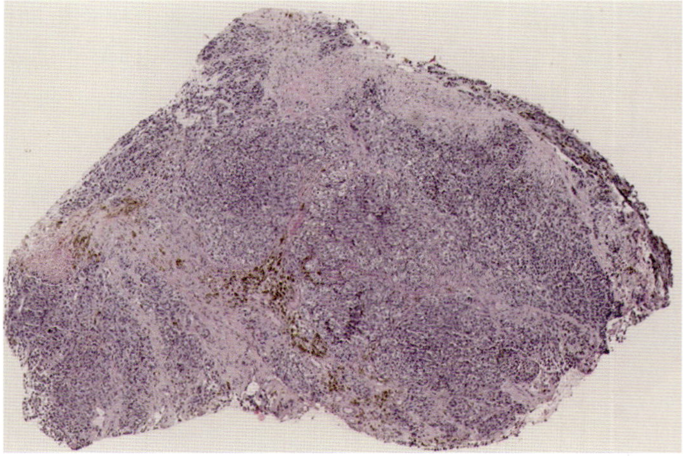

图 21.22-6 侵袭性黑素瘤

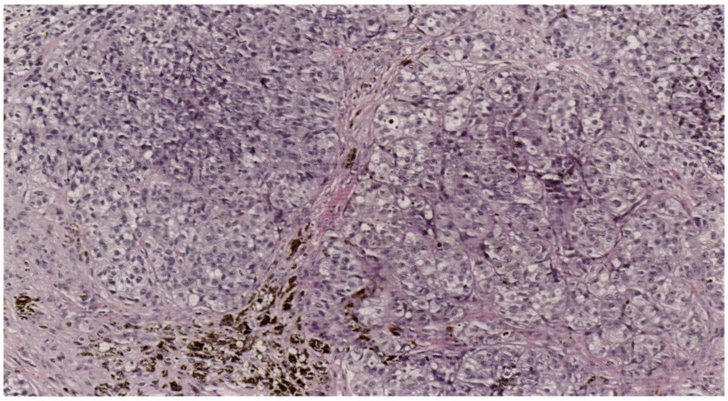

图 21.22-7 **侵袭性黑素瘤**

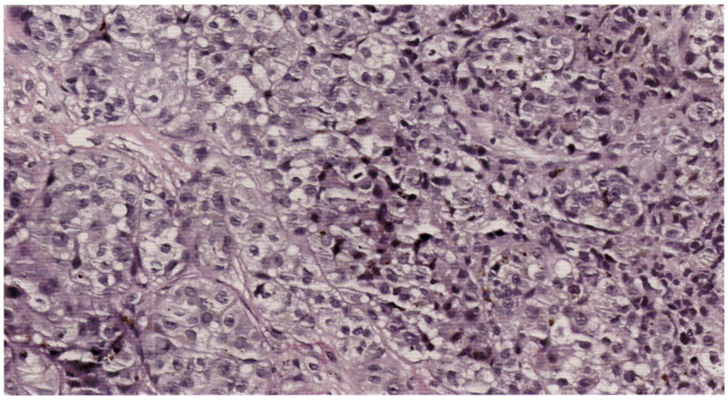

图 21.22-8 **侵袭性黑素瘤**

临床特点

可在原有黑素斑片上出现蓝黑色的结节，也可在一开始就表现为黑色的结节、斑块（图 21.22-9，图 21.22-10），其上可出现溃疡，周围有出现卫星状色素斑点（系局部扩散或转移所致）。肿瘤一般大，境界不甚清楚，患者大多为成年人，好发于暴露日光及掌跖、甲床周围等部位。恶性黑素瘤可在原有黑素痣基础上发生（图 21.22-11），但大部分（约占 70% ～ 80%）并不是在原有色素痣基础上发生的。

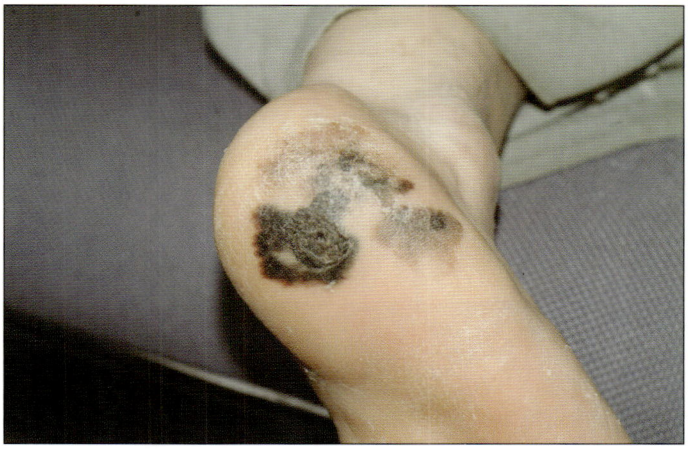

图 21.22-9 **恶性黑素瘤**

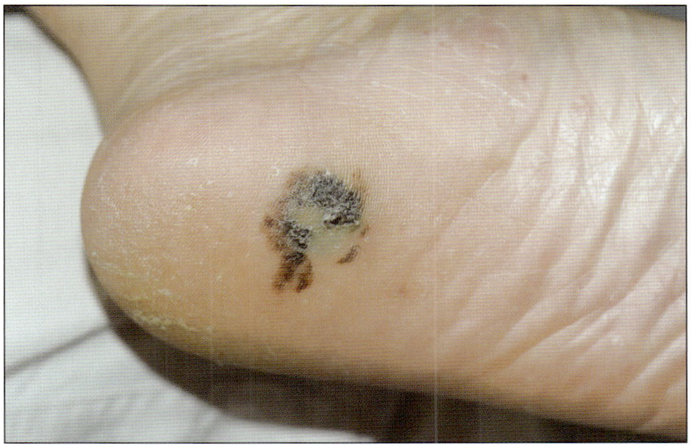

图 21.22-10 **恶性黑素瘤**

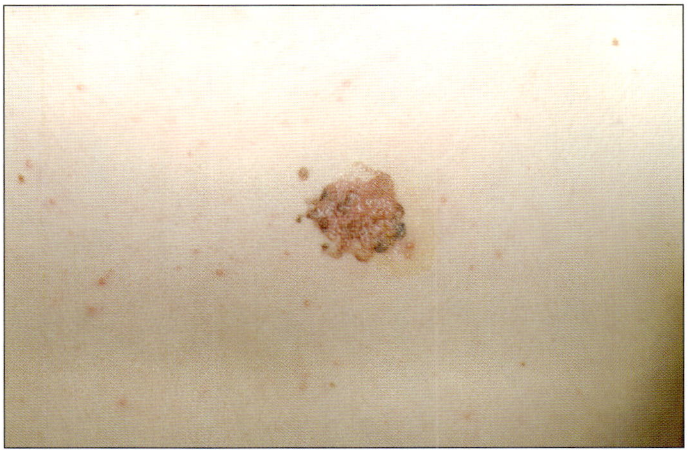

图 21.22-11 **恶性黑素瘤**

从先天性黑素痣基础上发展为黑素瘤（男性，24 岁）

恶性黑素瘤可分为以下四型：

（1）浅表扩散性黑素瘤：损害边界不规则，可有黄褐色、棕色、黑色等多种色泽，可稍隆起皮肤表面，生长较慢（图 21.22-12，图 21.22-13）。黑素瘤首先在水平方向浅表扩散，如不及时治疗，经数月或数年后将向垂直方向呈侵袭性生长，出现结节，预后较差。

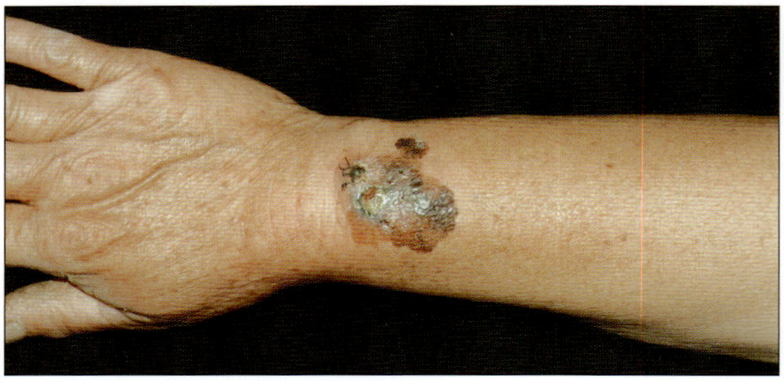

图 21.22-12 浅表扩散性恶性黑素瘤

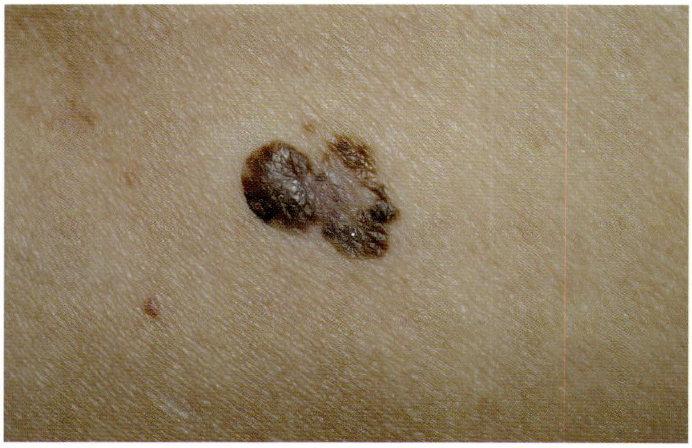

图 21.22-13 浅表扩散性恶性黑素瘤

（2）恶性雀斑样痣黑素瘤：多发生于老年人曝光部位，常在面部，初为黑褐色斑片，边界不规则（图 21.22-14，图 21.22-15）。皮损缓慢发展，一边消退，一边扩展，并出现结节。

（3）结节性恶性黑素瘤：男性较女性常见，常发生在 50 ～ 60 岁。好发于足底、外阴、头颈、下肢，为隆起结节，一般为黑色、蓝黑色、褐色，表面光滑，息肉样或蕈样，迅速增大并发生溃疡（图 21.22-16，图 21.22-17），易出血。由于一开始就垂直侵袭性生长，因而预后差，早期发生肝、肺和脑转移。

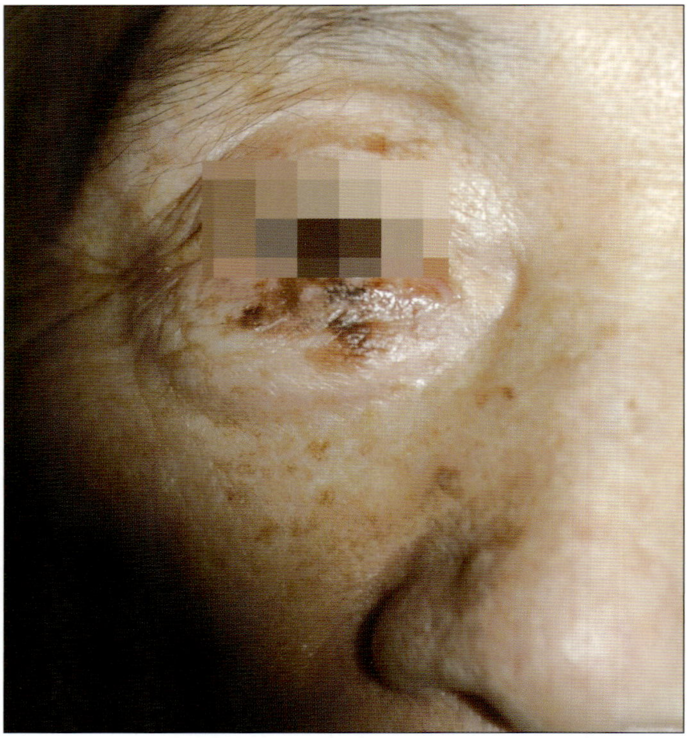

图 21.22-14 恶性雀斑样痣黑素瘤

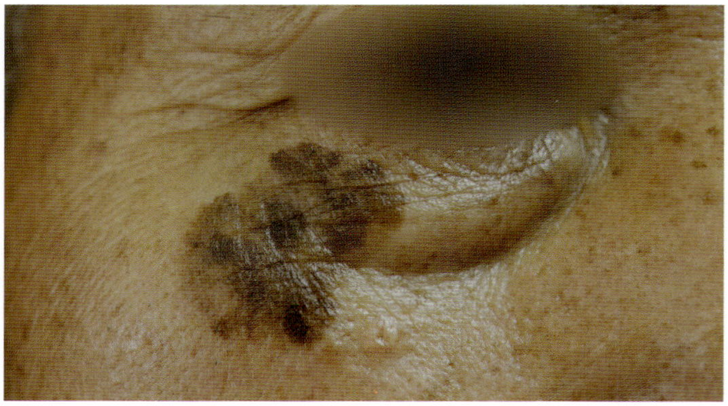

图 21.22-15 恶性雀斑样痣黑素瘤

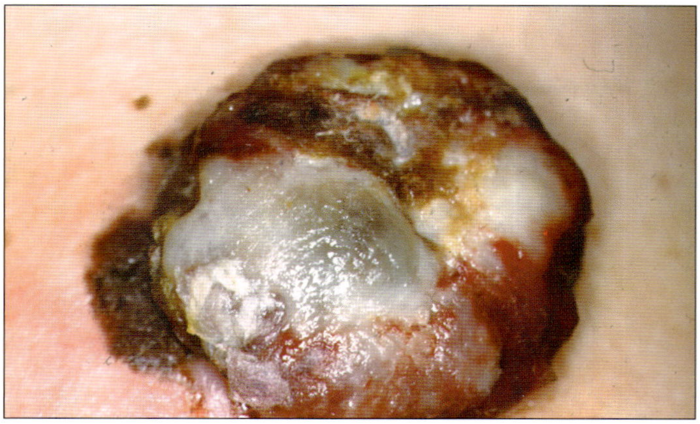

图 21.22-16 结节性恶性黑素瘤

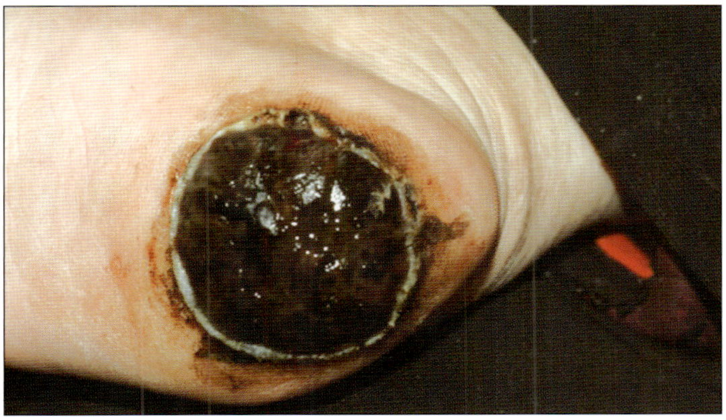

图 21.22-17 **结节性恶性黑素瘤**

（4）肢端恶性黑素瘤：常发生于手足掌及指趾端，是缓慢扩展的不规则形状色素斑，继而形成结节，易破溃与出血（图 21.22-18，图 21.22-19，图 21.22-20）。甲下黑素瘤是肢端黑素瘤的一种，可发生于甲周或甲下。开始时黑素瘤细胞呈水平方向生长，为原位黑素瘤。逐渐发展至垂直侵袭性生长，出现结节（图 21.22-21，图 21.22-22，图 21.22-23）。肢端恶性黑素瘤是我国最为常见的一型黑素瘤。

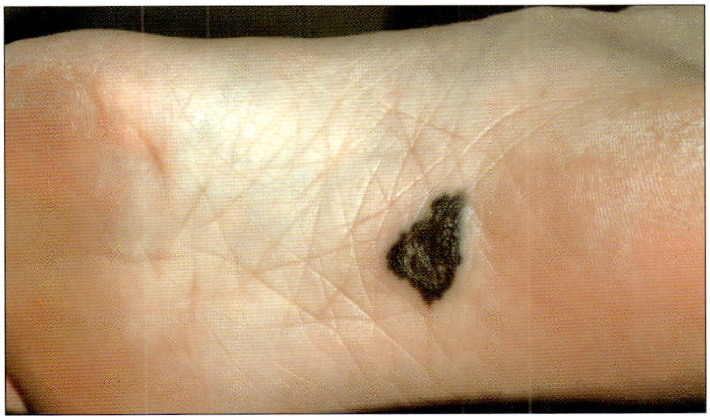

图 21.22-18 **肢端恶性黑素瘤**

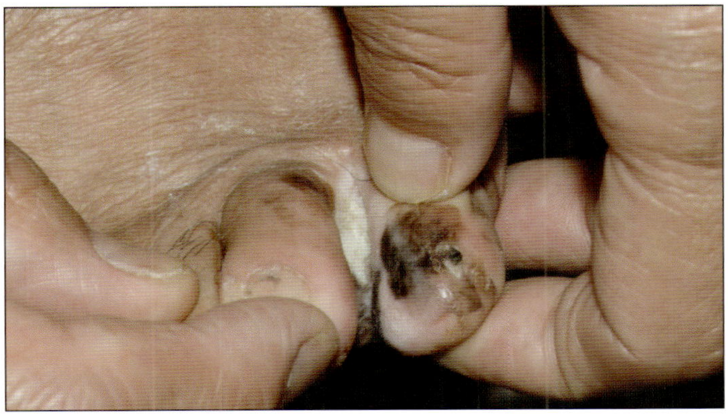

图 21.22-19 **肢端恶性黑素瘤**

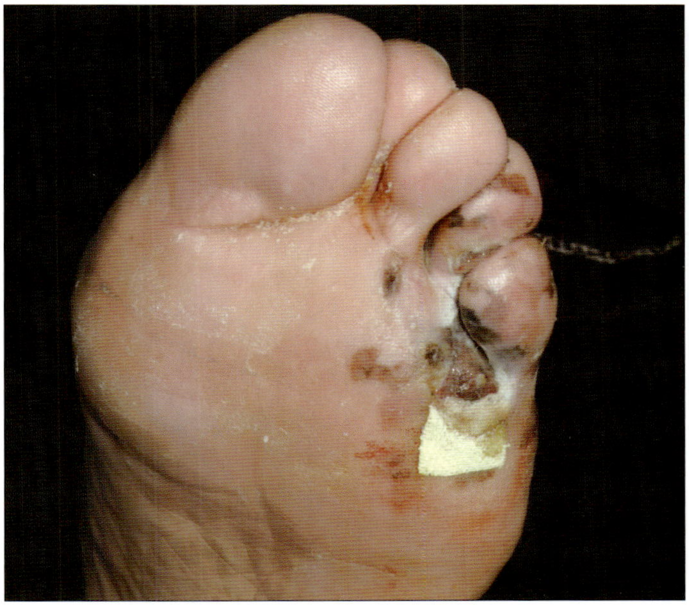

图 21.22-20 **肢端恶性黑素瘤**

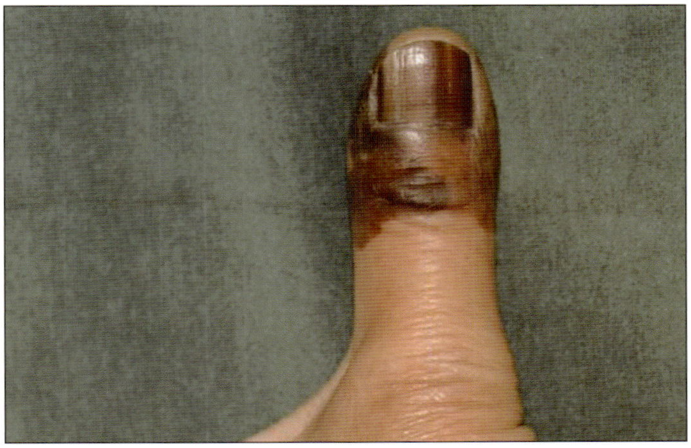

图 21.22-21 **肢端恶性黑素瘤**
从水平方向扩散至出现垂直侵袭性生长

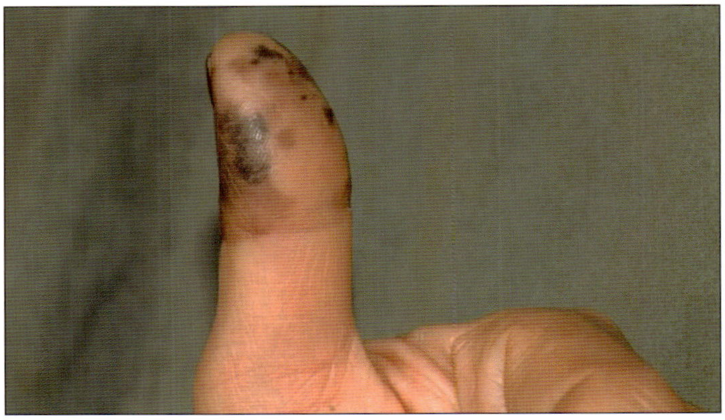

图 21.22-22 **肢端恶性黑素瘤**
从水平方向扩散至出现垂直侵袭性生长

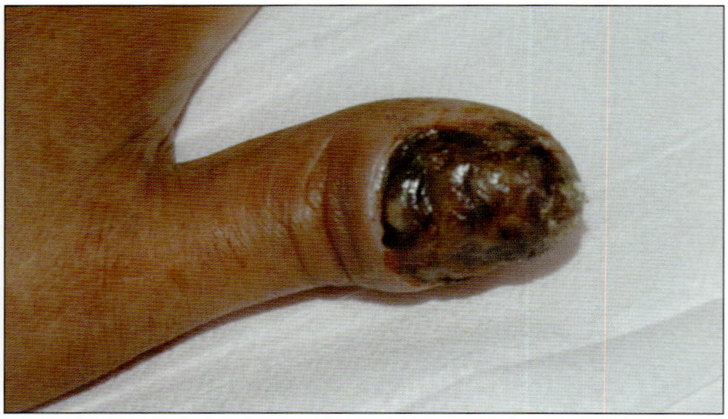

图 21.22-23　**肢端恶性黑素瘤**
发展至垂直侵袭性生长，出现结节、溃疡

- 无色素性恶性黑素瘤：

恶性黑素瘤绝大多数都呈黑色，但个别可缺乏明显色素甚至无色素（图 21.22-24 ～ 21.22-26）。在临床上容易误诊。此时，病理学检查、特别是免疫组化染色就显得重要，可有助于诊断。

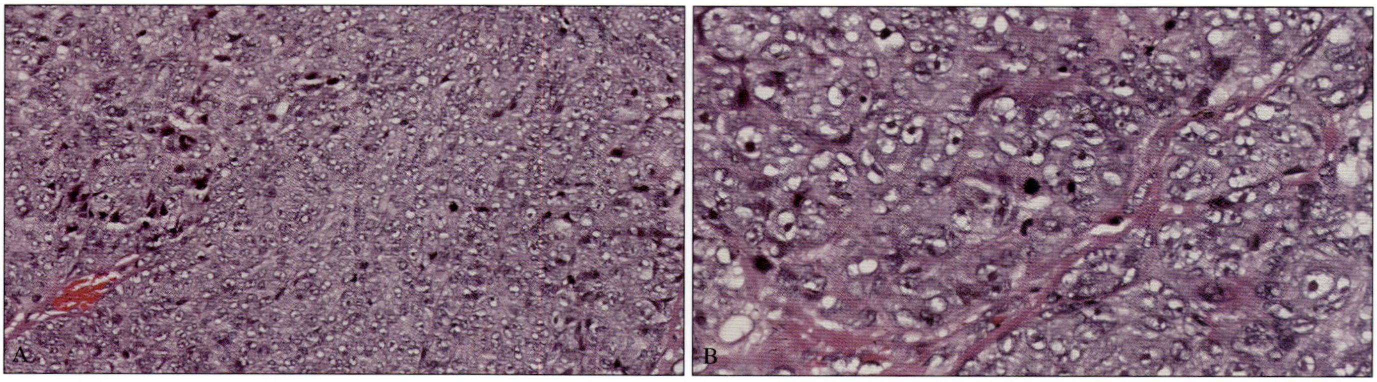

图 21.22-24　**无黑色黑素瘤**
A．肿瘤呈上皮样，密集成片，不呈巢。细胞核不规则，异形性明显，易见病理性核分裂；B．肿瘤细胞胞浆丰富，淡染，但没有黑素颗粒。此时与上皮类肿瘤不易鉴别，需要免疫组织化学染色辅助诊断

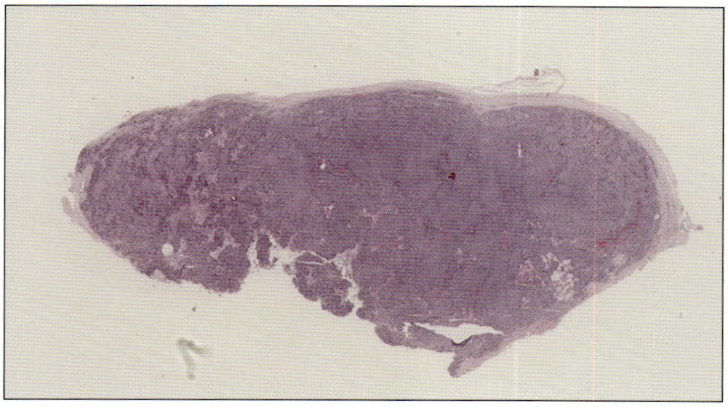

图 21.22-25　**无色素黑素瘤**
真皮内大片致密肿瘤细胞，没有黑色素

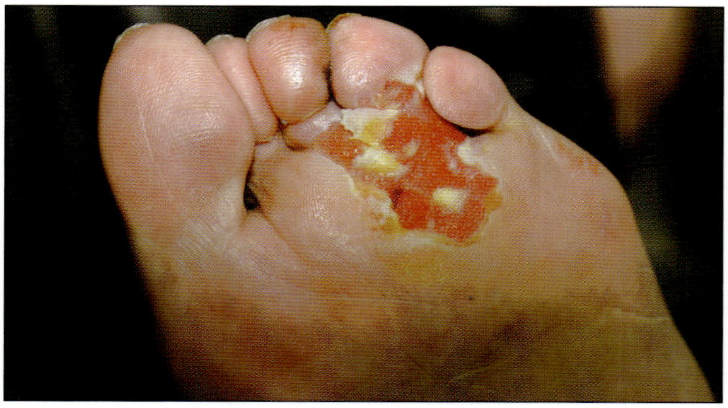

图 21.22-26　**无色素黑素瘤**

21.23 恶性蓝痣（malignant blue nevus）

组织病理特点

- 恶性蓝痣源于真皮，所以在表皮真皮交界部位无瘤细胞；
- 瘤体位于真皮内，可见细长、树枝状、内含黑素颗粒的瘤细胞，瘤体境界不清楚；
- 瘤细胞核大小不等，有非典型性及丝状分裂象，并可见坏死的区域。

临床特点

恶性蓝痣可在原有蓝痣的基础上，也可在正常皮肤上发生，为深蓝色的结节，质硬，表面可发生溃疡。

22 神经组织肿瘤

神经及皮肤中的黑素细胞均起源于神经嵴，故皮肤的神经组织肿瘤起源于神经嵴。皮肤中有感觉神经和运动神经。感觉神经末梢分枝至真皮乳头，有些至真皮网状层及皮下组织。运动神经末梢支配立毛肌、小汗腺和大汗腺。皮肤中有周围神经，每一根周围神经有很多神经束组成。皮肤的神经功能单位是神经纤维。轴索被神经内膜包绕，很多轴索及其神经内膜构成神经束。由神经束膜包绕。很多神经束被神经外膜包绕即周围神经。皮肤的神经肿瘤有神经瘤及神经鞘瘤。肿瘤中有神经纤维成分者为神经瘤，仅有神经内膜或神经束膜的结缔组织成分者为神经鞘瘤，如神经纤维瘤。神经纤维有有髓鞘神经纤维和无髓鞘神经纤维两种，两者的区别仅在于有否被髓鞘所包绕。两者均有轴索，施万（神经膜，Schwann）细胞，外面有基底膜。用 HE 染色不能见轴索，仅能见 Schwann 细胞的胞核，特征是呈蛇形或 S 形。用 Bodian 染色或其他特殊染色可显示轴索。

向神经组织分化的特征为有神经束、分化好的神经末梢如 Pacini 小体、Meissner 小体，蛇形或 S 形 Schwann 细胞核及纤细的胶原纤维。另外，很多神经肿瘤有疏松的结缔组织、丰富的酸性黏多糖及肥大细胞。

22.1 神经纤维瘤（neurofibroma）

组织病理特点

图 22.1-1，图 22.1-2，图 22.1-3

- 瘤体小，境界清楚，边缘平滑。隆起于皮肤表面，其上表皮萎缩变平；
- 瘤体染色较浅，内含多数呈 S 形和梭形核的细胞，杂乱排列；
- 多数纤细波状的纤维及颗粒状、淡蓝染的酸性黏多糖基质；
- 瘤体内可见散在分布的肥大细胞；
- 以网状纤维染色示波状纤维为网状纤维。以 Bodian 染色在瘤体内可见散在分布细长的神经纤维。

临床特点

单发、质地柔软的丘疹或结节，肉色。半球形或带蒂（图 22.1-4，图 22.1-5）。一般无自觉症状。该肿瘤由 Schwann 细胞分化而来。

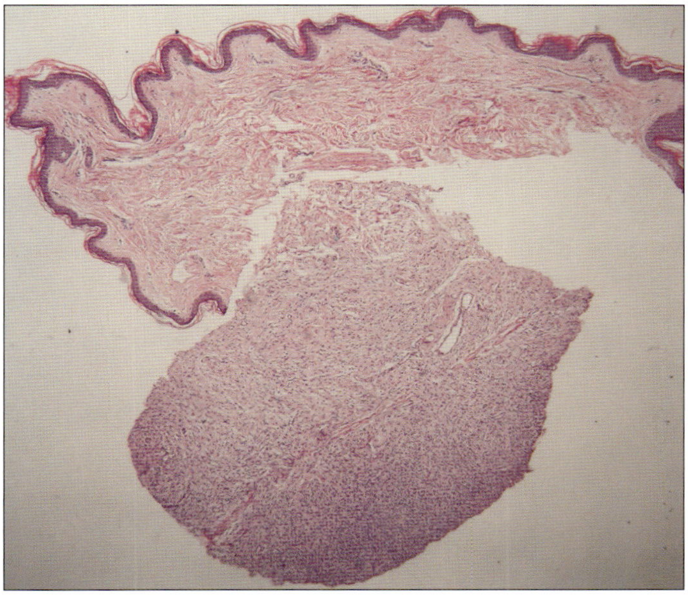

图 22.1-1　**神经纤维瘤**
肿瘤位于真皮内，为境界清楚的团块

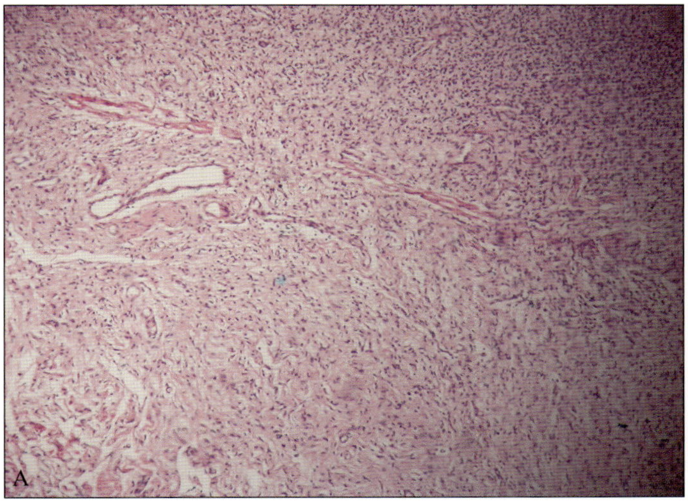

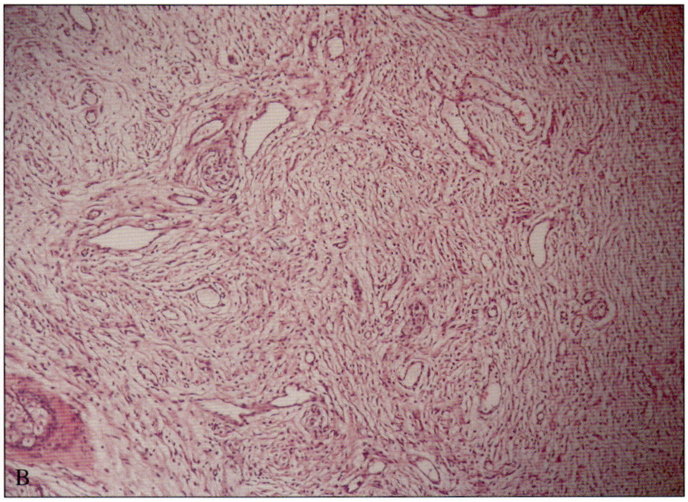

图 22.1-2　**神经纤维瘤**
A，B．肿瘤组织为均匀一致的梭形细胞增生，间质疏松，无粗大胶原纤维，可以因黏蛋白丰富而呈现淡嗜碱性

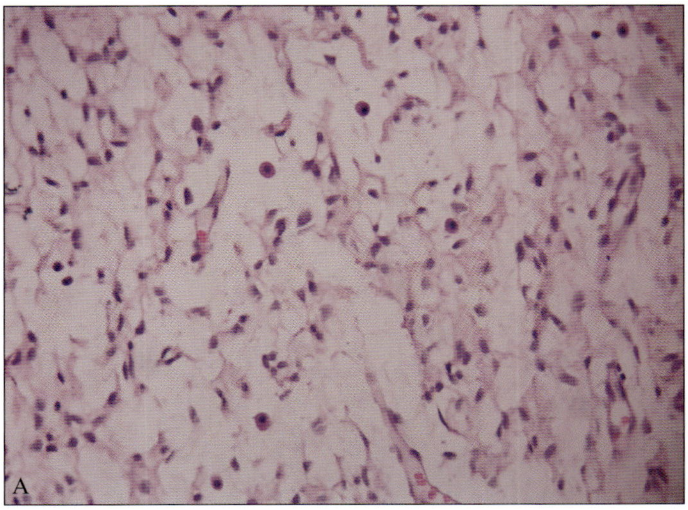

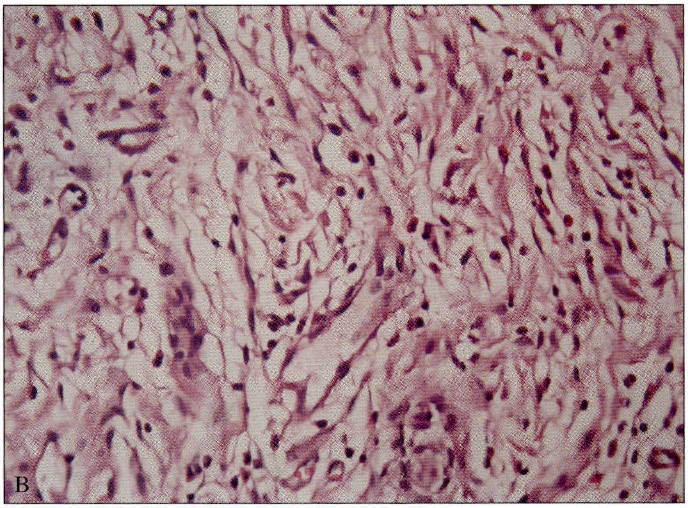

图 22.1-3　**神经纤维瘤**
A，B．肿瘤细胞核呈细梭形，两端尖，可弯曲呈“S”形；分布较均匀，常伴有一些肥大细胞

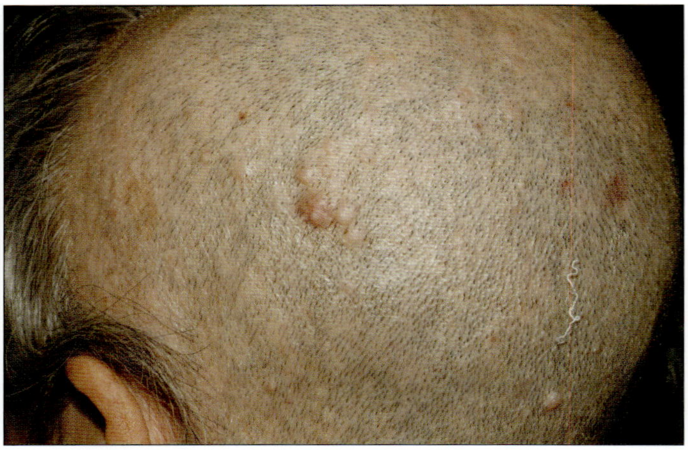

图 22.1-4 **神经纤维瘤**

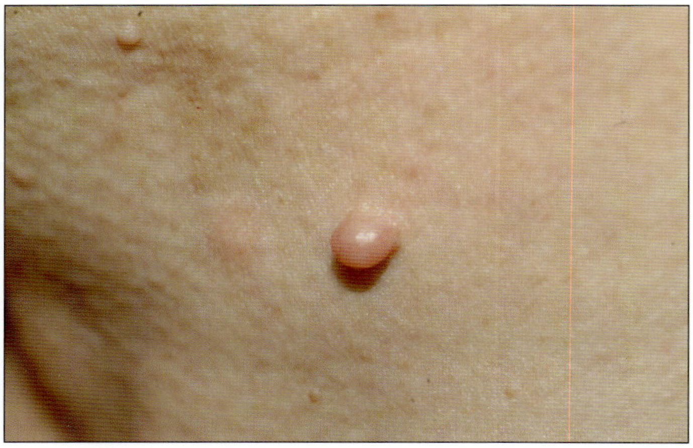

图 22.1-5 **神经纤维瘤（颈前）**

22.2 丛状神经纤维瘤（plexiform neurofibroma）

丛状神经纤维瘤见于神经纤维瘤病（neurofibromatosis），是神经纤维瘤的一个类型。

组织病理特点

- 肿瘤大，不对称，可深达皮下组织或更深；
- 可见多数纤细的波状纤维及丰富的黏蛋白；
- 多数具有 S 形或蛇形核的细胞；
- 可见含轴索的大神经纤维；
- 瘤体内散布有肥大细胞；
- 包绕瘤体的胶原纤维与周围结缔组织间有裂隙。

临床特点

神经纤维瘤病是一个遗传性皮肤病。有皮肤、神经系统等病变。皮肤病变在初生时就可存在，为咖啡斑，至青春期后才出现多数神经纤维瘤，它们大小不一，从数毫米至数厘米，甚至更大，皮色或淡褐色（图 22.2-1，图 22.2-2），质柔软，有的触之有疝囊样感觉。一般无自觉症状。少数病例可发生肉瘤改变。

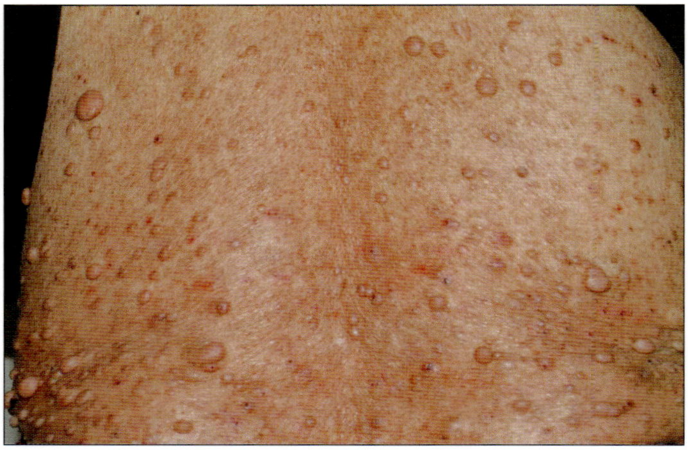

图 22.2-1 **丛状神经纤维瘤（为神经纤维瘤病患者）**

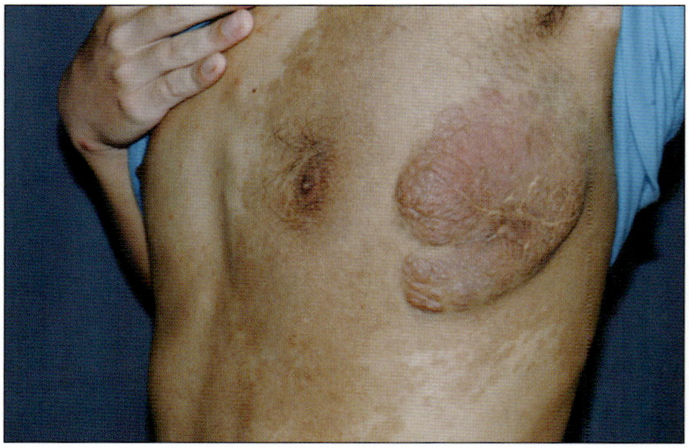

图 22.2-2 **丛状神经纤维瘤（为神经纤维瘤病患者）**

22.3 神经鞘瘤（neurolemmoma）

神经鞘瘤又称 Schwann 细胞瘤（Schwannoma）。

组织病理特点

图 22.3-1，图 22.3-2

神经鞘瘤是由周围神经的 Schwann 细胞鞘所形成的肿瘤。

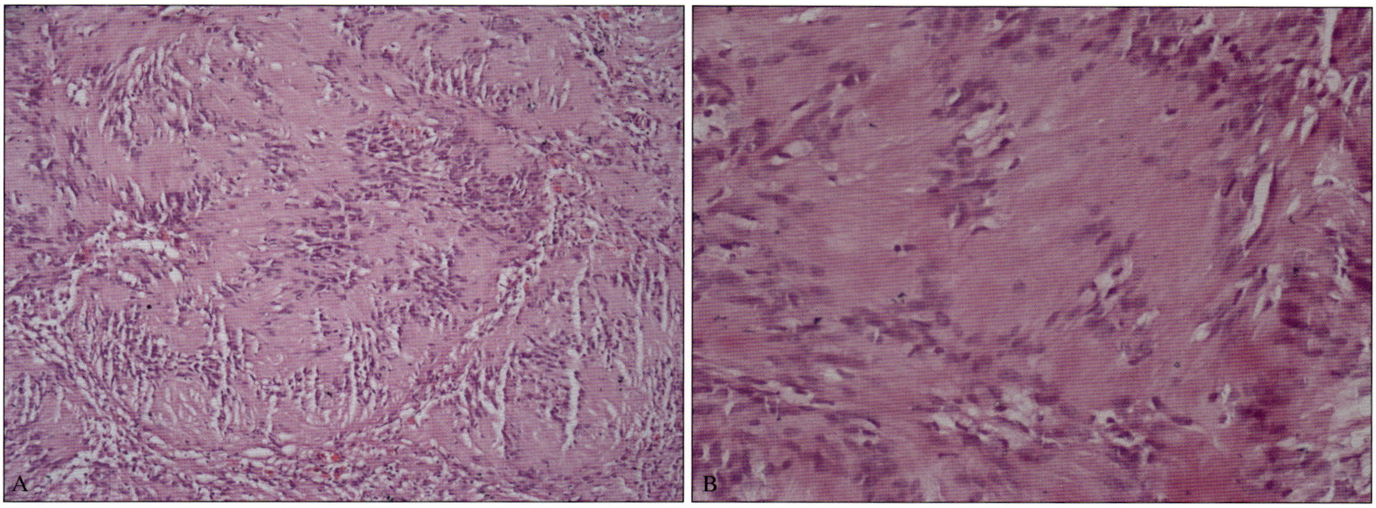

图 22.3-1 **神经鞘瘤**
A，B．梭形细胞核集中呈栅栏状排列，两排细胞核之间为红染的胞浆，这种疏密交替的结构称为 Verocay 小体，是 Antoni I 型神经鞘瘤的病理特征之一

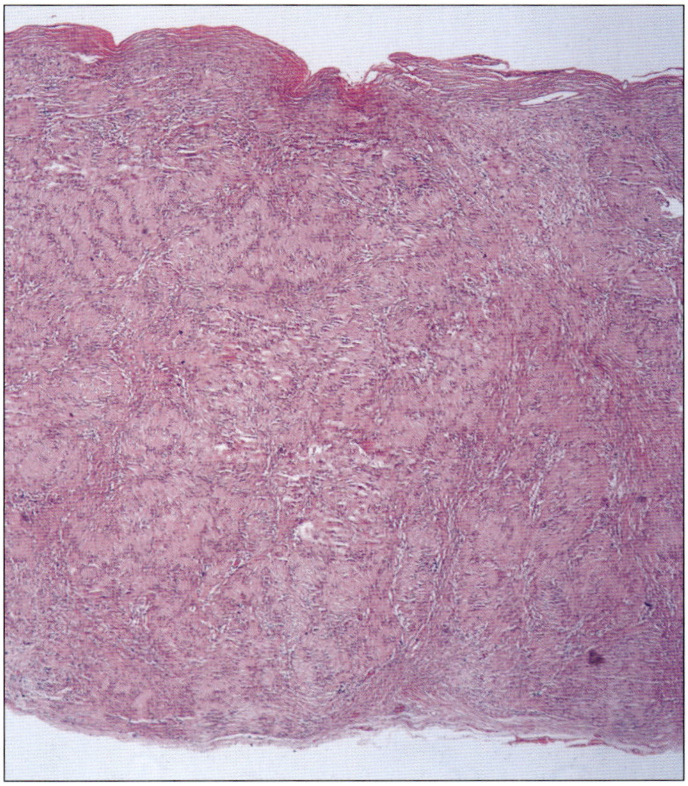

图 22.3-2 **神经鞘瘤**
肿瘤由梭形细胞增生形成的大团块，境界较清楚

- 肿瘤境界清楚、边缘平滑，常有“包膜”，与周围结缔组织间常有裂隙；
- 瘤体内可见多数具有 S 形核的梭形细胞；
- 以 Bodian 染色，瘤体内无神经纤维。

本病在组织学上分为两型，即 Antoni Ⅰ型和 Antoni Ⅱ型。

- Antoni Ⅰ型：以瘤体中有 Verocay 小体为特点，Verocay 小体为相对两排成栅栏状排列的施万细胞，胞体长形或蛇形，中间为无核均一的物质即细胞质成分。
- Antoni Ⅱ型：除杂乱排列有 S 形核的梭形细胞（Schwann 细胞）外，瘤体内有多数稀疏的结缔组织纤维及丰富黏蛋白的沉积，其间还可见多数肥大细胞。瘤体内可出现一些小囊腔。

临床特点

一般为单发的皮下结节，可隆起皮面，质中、境界清楚（图 22.3-3）。常沿外周神经或脑神经走行方向，以四肢、头颈部较为好发。一般无自觉症状。有时因瘤体较大，压迫神经出现麻木、疼痛感觉。本病系良性肿瘤。

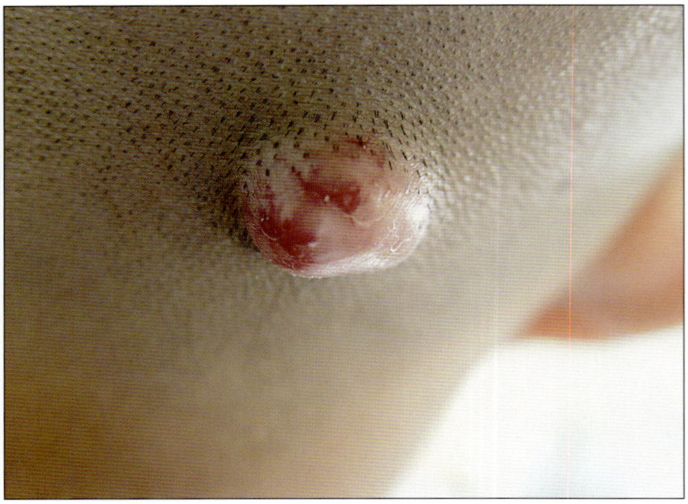

图 22.3-3 神经鞘瘤

22.4 神经鞘黏液瘤（nerve sheath myxoma）

组织病理特点

- 肿瘤局限，境界清楚，位于真皮内；
- 瘤体内可见大量黏液性物质，其中有具有 S 形、梭形或骰形核的神经膜细胞，它们呈小的集合状及纤细的波状纤维；
- 瘤体内有散在的肥大细胞。

临床特点

为轻度隆起皮面的结节或小肿物，以四肢较为多见。无自觉症状。

22.5 恶性神经鞘瘤（malignant schwannoma）

组织病理特点

- 瘤体大，境界不清，深达皮下组织以下；
- 瘤体内有多数梭形细胞，核 S 形，有明显的非典型性，核大小不等、深染，有丝状分裂象，有多核细胞；
- 可见散在的肥大细胞，特别在黏蛋白多的区域；
- 瘤体内有丰富的黏蛋白，呈颗粒状，轻度嗜碱性染；
- 瘤体内有时可见与神经束相似的结构。

临床特点

本病常由神经纤维瘤病患者的神经纤维瘤恶变而来。质硬、境界不清，失去了上述良性神经纤维瘤的特点。预后差。

22.6 栅状有包膜的神经瘤（palisaded encapsulated neuroma）

组织病理特点

图 22.6-1，图 22.6-2，图 22.6-3

- 肿瘤小，境界清楚，外有“包膜”，位于真皮内，肿瘤“包膜”与周围结缔组织间常有裂隙；
- 瘤体内有多数呈轻度波状的神经束，束间可见裂隙；
- 神经束内呈“S”形、梭形的核，有时它们在束周排列成栅状；
- 基质中为纤细的胶原纤维；
- 以 Bodian 染色示瘤体中有较多神经纤维轴索，所以是真正的神经瘤。

临床特点

为限局性境界清楚的丘疹或结节，质硬，好发于中老年人的面部及四肢（图 22.6-4）。有压痛或感觉过敏，偶尔有阵发性剧痛。

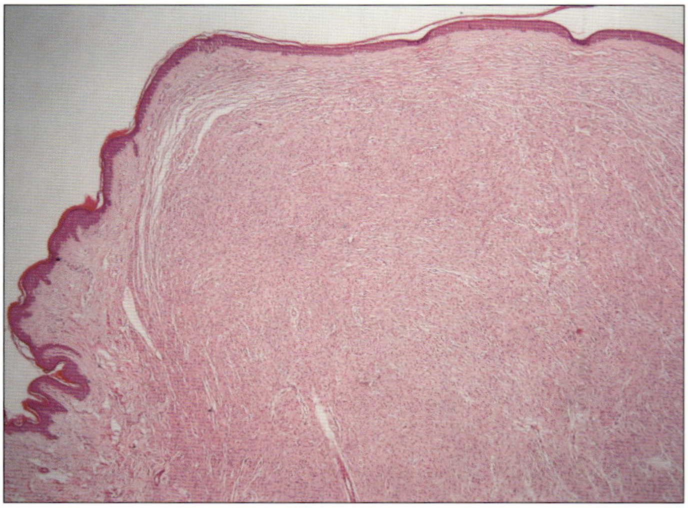

图 22.6-1 栅状有包膜的神经瘤
肿瘤为境界清楚的团块

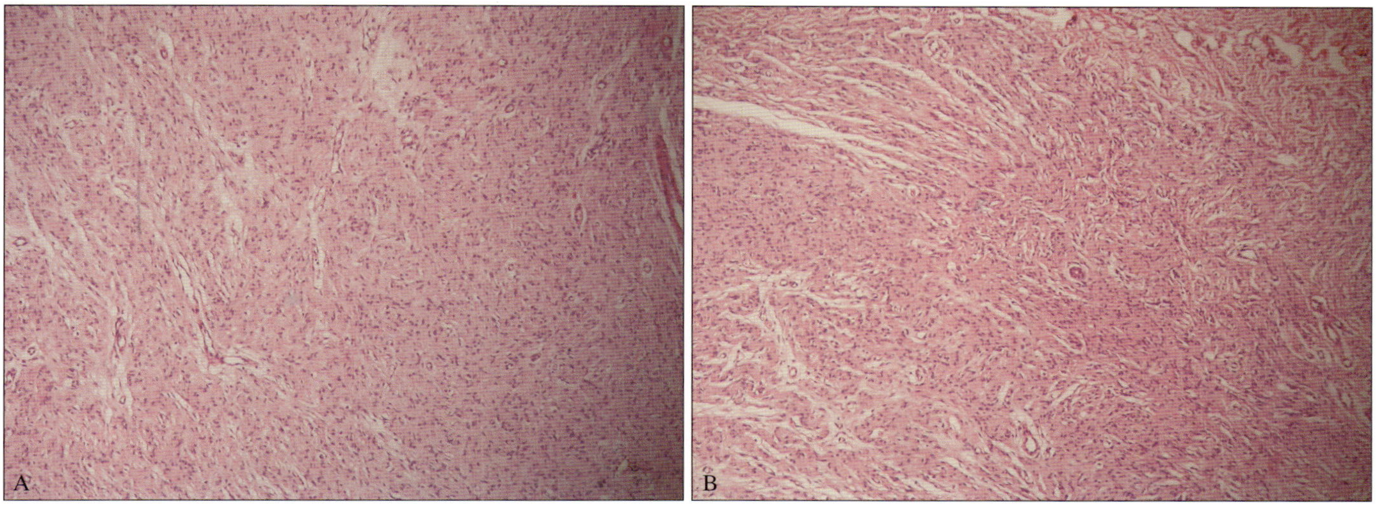

图 22.6-2 **栅状有包膜的神经瘤**
A，B．肿瘤组织为交织状排列的神经束结构，束间有裂隙

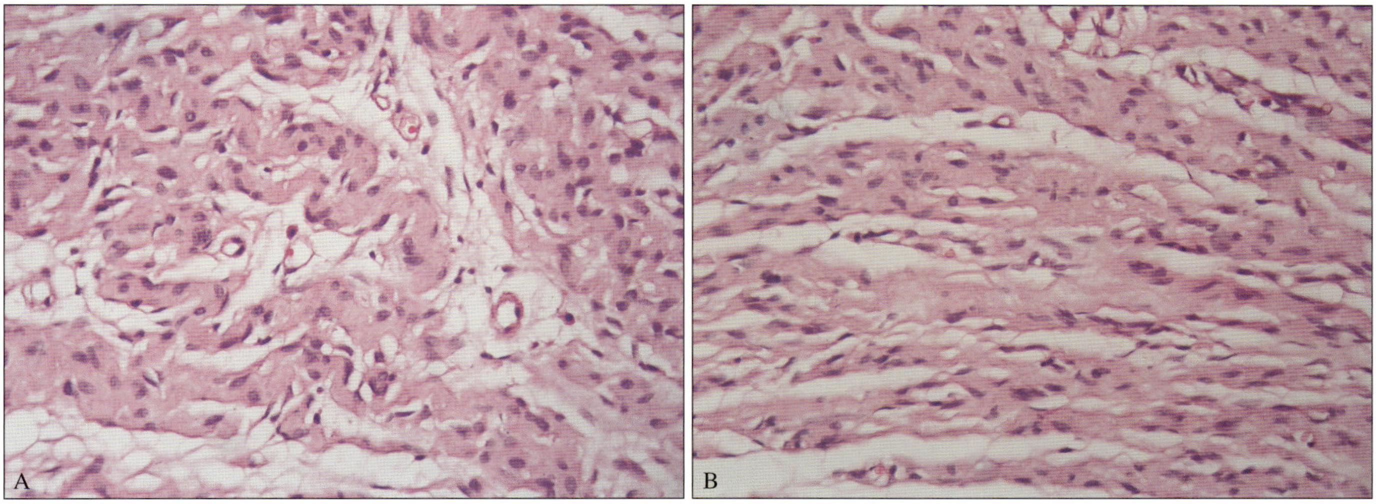

图 22.6-3 **栅状有包膜的神经瘤**
A，B．神经束内有明显的“S”形的梭形细胞增生

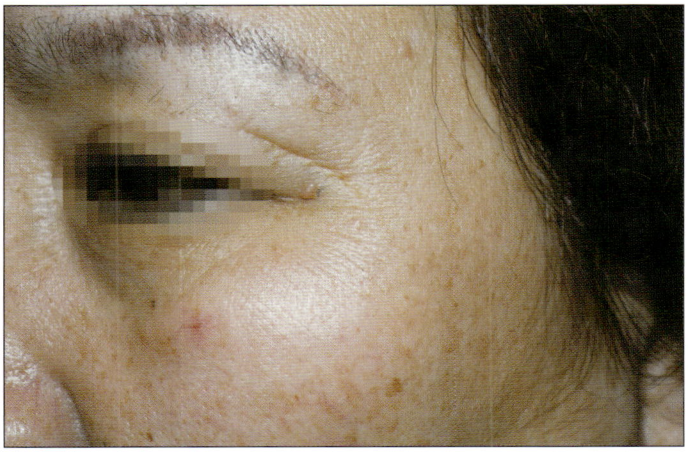

图 22.6-4 **栅状有包膜的神经瘤**

22.7 创伤性（截肢性）神经瘤（traumatic "amputation" neuroma）

组织病理特点

- 在整个真皮内可见多数形状不规则的神经束；
- 胶原束粗厚，成纤维细胞数量增多；
- 整个皮损呈半球形隆起，表皮增生，角化过度。

本病可在多指截指或外科截肢后发生。

临床特点

在截指（肢）残端表面平滑或疣状的丘疹（图22.7-1），触之有疼痛感。

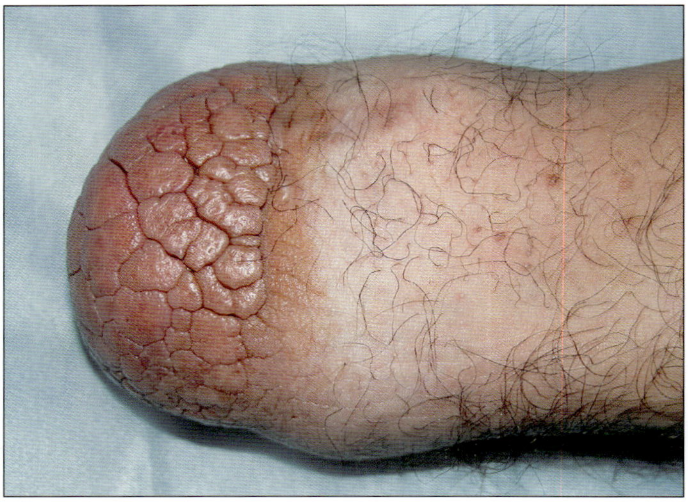

图 22.7-1 **截肢性神经瘤**

22.8 颗粒细胞瘤（granular cell tumor）

组织病理特点

图 22.8-1，图 22.8-2

- 瘤体局限，境界较清，位于真皮内；
- 瘤体内为成片的瘤细胞，有时亦可成索、或单个在胶原束间；
- 瘤细胞较大，多角形，细胞膜清晰，胞浆淡染、丰富、嗜酸性，内含细小颗粒，故称颗粒细胞，这些颗粒 PAS 阳性，S-100 阳性；

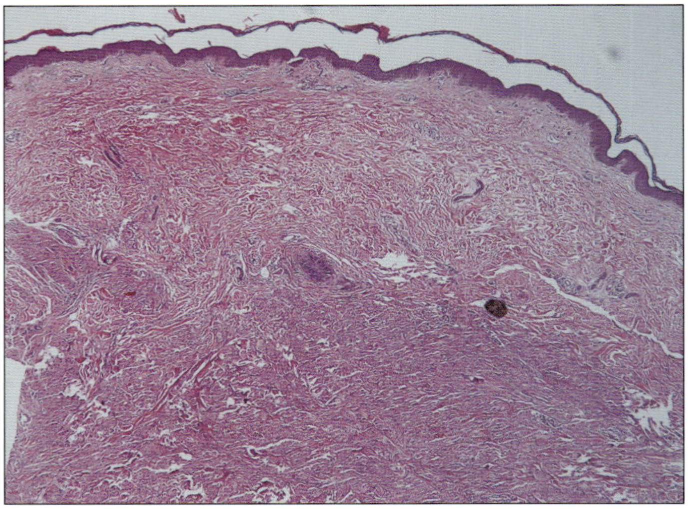

图 22.8-1 **颗粒细胞瘤**
肿瘤位于真皮内，境界清楚的嗜酸性染色组织团块

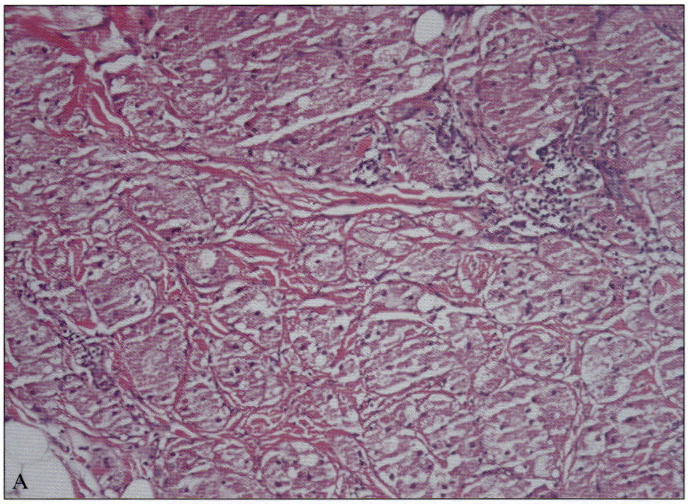

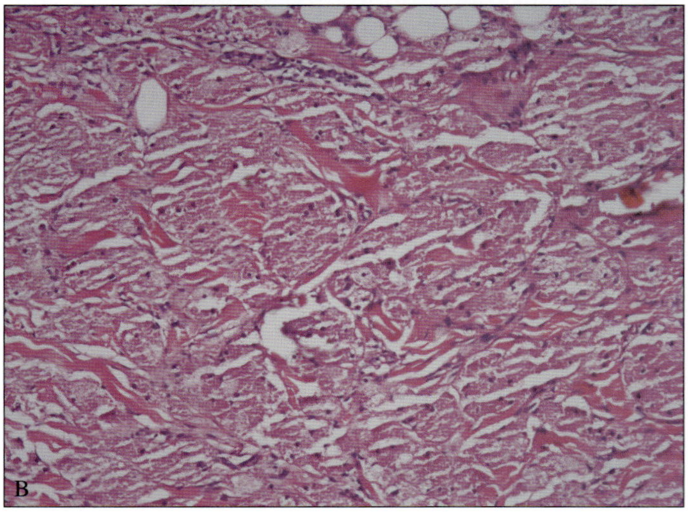

图 22.8-2 **颗粒细胞瘤**
A，B．肿瘤组织呈条索状或单个细胞聚集成片，细胞体积大，胞浆丰富，嗜酸性颗粒状，细胞核位于中央

- 瘤细胞核小、圆，深染，形态一致，位于细胞中央；
- 瘤细胞形状大小一致，无非典型性；
- 瘤体上方表皮大致正常，亦可呈显著假上皮瘤样增生。

临床特点

本病多见于舌，其次是皮肤及皮下组织。以四肢好发，为淡红黄色结节，质硬，0.5 ~ 2.0cm 大小，常群集多个。一般无自觉症状。关于颗粒状肿瘤细胞的性质目前尚未完全搞清，多数学者认为它是 Schwann 细胞。

22.9 Merkel 细胞癌（merkel cell carcinoma）

组织病理特点

- 肿瘤大，境界不清，深达皮下，瘤体与表皮不连续；
- 肿瘤表面可有溃疡，瘤体内有片状坏死；
- 瘤细胞成片状或成索状相互交织；
- 瘤细胞形状大小较为一致，具大而圆的核；有时核呈空泡状，可见明显核仁，有较多的丝状分裂象，胞浆甚少。由于细胞排列紧密，细胞间境界不清，因此瘤体内可见密集排列的核。

临床特点

为单发的肿物，稍隆起皮面，质硬（图 22.9-1，图 22.9-2），表面可有溃疡，多见于头面部及颈部。预后较差。

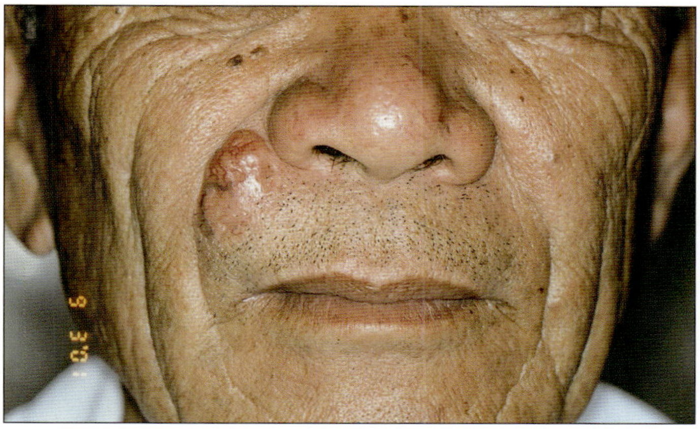

图 22.9-1 Merkel 细胞癌

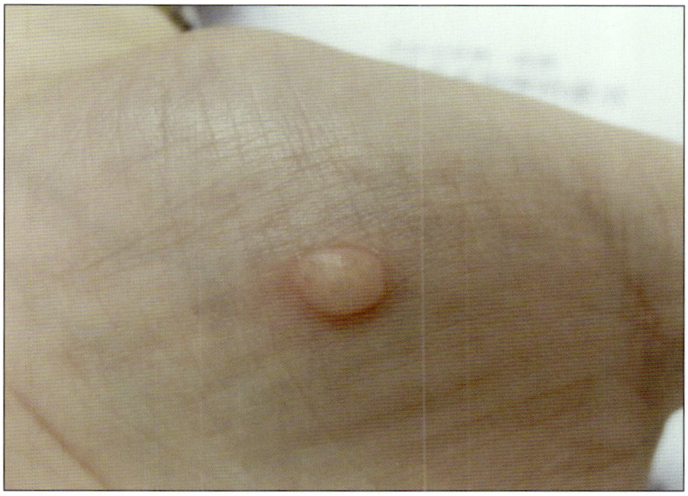

图 22.9-2 Merkel 细胞癌

23
血管、平滑肌和脂肪组织肿瘤

23.1 血管组织肿瘤（tumors of vascular origin）

皮肤中有两个血管丛，即浅层血管丛和深层血管丛，它们均与皮肤表面平行。浅层血管丛位于网状真皮上部，真皮乳头下方，从浅层血管丛向上发出毛细血管攀。深层血管丛位于网状真皮下部。这两个血管丛间有垂直的交通支相连接。在皮下组织中有较大的静脉和动脉。

毛细血管仅为单层内皮细胞，外围有周细胞，有薄的胶原或网状纤维鞘。小动脉有内皮细胞，中层平滑肌细胞及外周的胶原纤维、弹力纤维；中动脉有内皮细胞，内弹力膜，中层为多层平滑肌细胞，外层有胶原纤维及外弹力膜。动脉的腔小、圆、壁厚。静脉也有3层，但内层、中层很薄。静脉的腔大，椭圆形，腔内有时可见瓣膜，管壁薄。淋巴管管壁更薄，内皮细胞稀疏，管腔不甚规则，有时可见瓣膜，在淋巴管管腔内无红细胞。

就组织病理学而言，只有血管内皮增生者才称为血管瘤，而只有血管数目增多、管腔不规则、或分布不正常的情况统称为血管畸形。所以，在皮肤科临床中，大多数临床称为血管瘤的疾病实际上是血管畸形。但为了符合多数医生的临床诊断习惯，仍然沿用血管瘤的名称。

先天性血管瘤（congenital hemangiomas），常见有三型，即鲜红斑痣、毛细血管瘤和海绵状血管瘤。

23.1.1 鲜红斑痣（nevus flammeus）

鲜红斑痣又称毛细血管扩张性痣，也称为焰色痣（图23.1-1）。

- 真皮乳头层毛细血管及毛细血管后静脉扩张，数目增多，但无内皮细胞增生；
- 扩张的毛细血管内充满着红细胞。

临床特点

为暗红色的斑片，大小不等，压之褪色，去除压力又迅速回复成暗红色。生后就已存在，随人长大而增大。常见于后枕及颈项部，称为中位型鲜红斑痣。少数见单侧颜面部及躯干、四肢，称为侧位型鲜红斑痣。Sturge-Weber综合征又称为脑、三叉神经、血管瘤综合征，就是发生在单侧面部、三叉神经支配区域的侧位型鲜红斑痣（图23.1-2，图23.1-3）。

由于鲜红斑痣在组织学上仅表现为毛细血管扩张，而无内皮细胞增生，所以鲜红斑痣并不是一个真正的血管瘤。

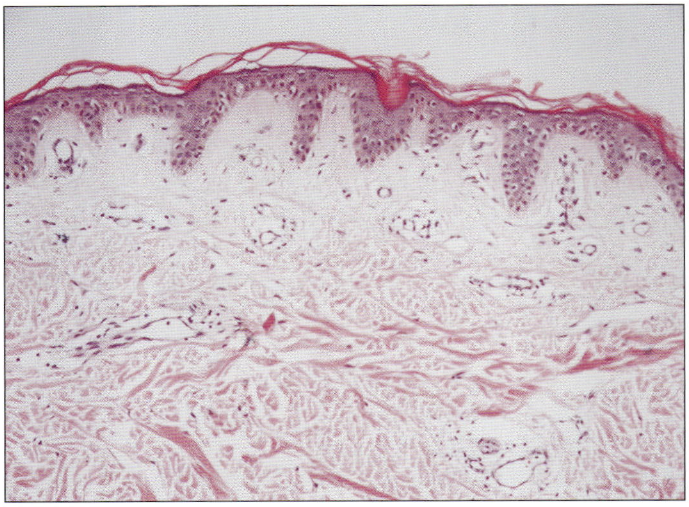

图23.1-1 **鲜红斑痣**
表皮正常，真皮浅中层小血管断面增多，扩张，血管壁只有一层内皮细胞，无增生，管壁菲薄，属于毛细血管后静脉畸形

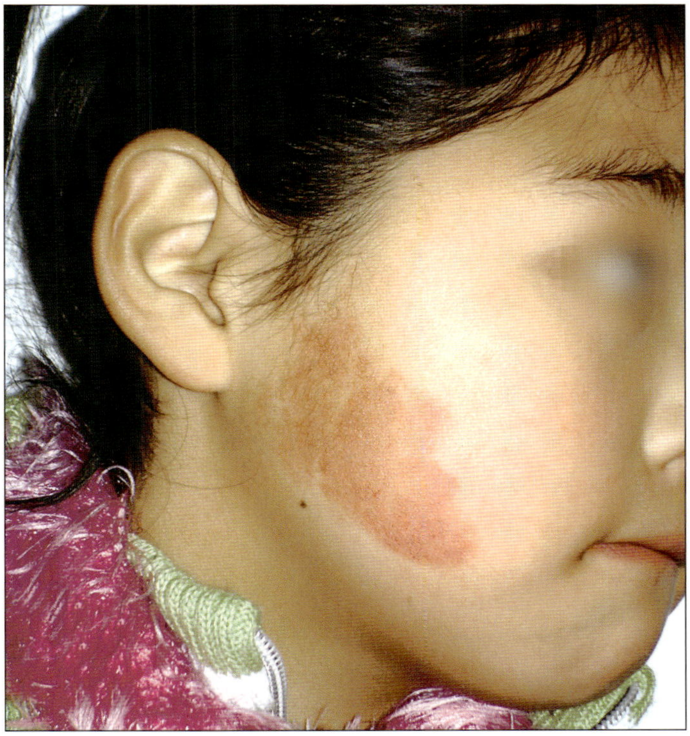

图23.1-2 **鲜红斑痣**

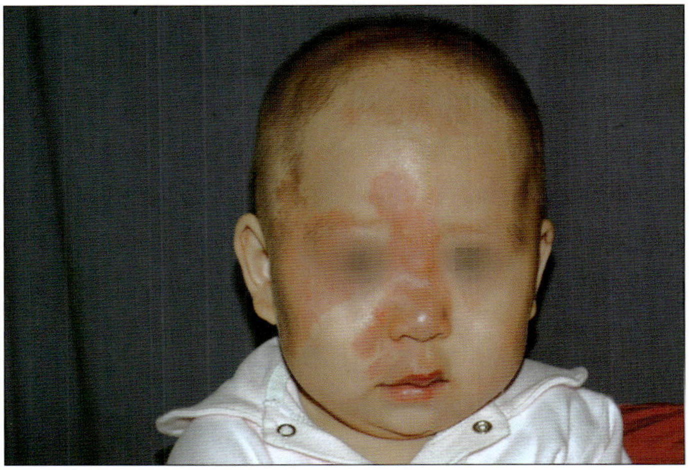

图23.1-3 **鲜红斑痣**

23.1.2 毛细血管瘤（capillary hemangioma）

毛细血管瘤又称草莓状血管瘤（strawberry hemangioma）、单纯性血管瘤（hemangioma simplex）。

组织病理特点

图 23.1-4，图 23.1-5

- 肿瘤境界清楚，常呈半球形隆起皮面；
- 毛细血管增生、排列紧密，主要位于真皮内，可达到皮下组织；
- 内皮细胞增生，可集聚成实性束或团块；
- 消退期毛细血管腔渐变窄、甚至闭塞，最后为纤维化所代替。

临床特点

高出皮肤，表面呈草莓状、鲜红色柔软的肿物，约 1 ~ 3cm 大小（图 23.1-6，图 23.1-7）。生后不久出现，一般在 2 岁内渐增大，但 3 ~ 4 岁后则开始消退，至 9 ~ 10 岁时 90% 以上的毛细血管瘤均可自然消退而不留明显的痕迹（图 23.1-8）。本病可见于任何部位，包括口腔、外阴部黏膜。

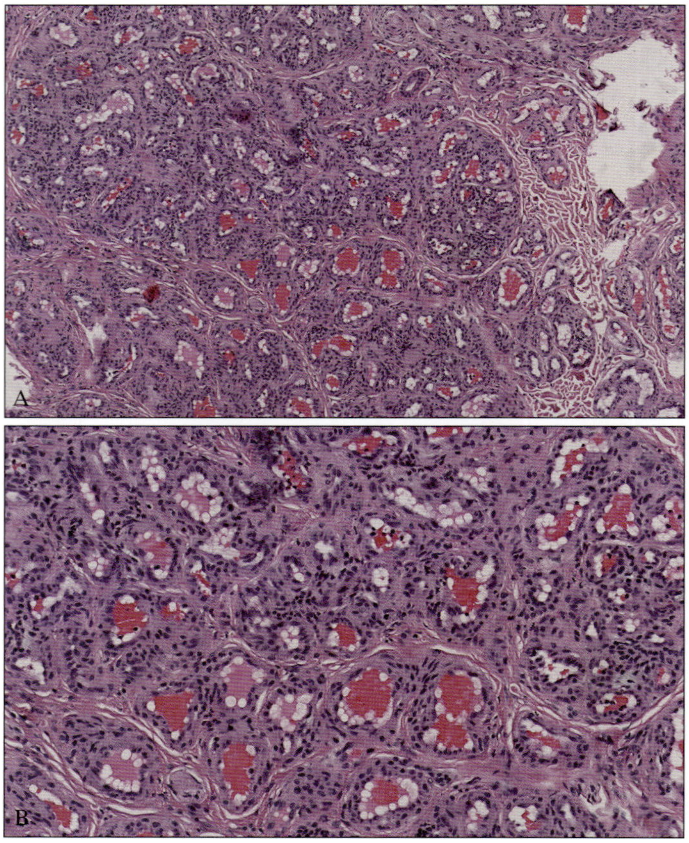

图 23.1-5 毛细血管瘤

A，B．内皮细胞增生，集聚成大小不一的实性团块；团块中央常有较规则、成熟的小血管腔，细胞无异型性

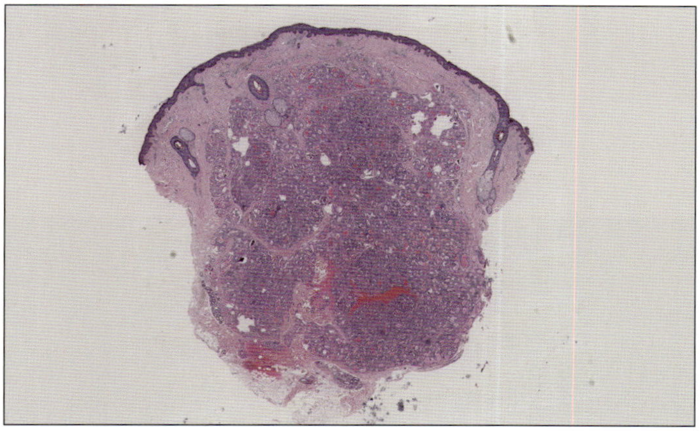

图 23.1-4 毛细血管瘤

又称草莓状血管瘤、单纯性血管瘤。肿瘤位于真皮内，常呈半球形隆起皮面，境界清楚，肿瘤细胞增生形成实体性团块。见一些管腔结构

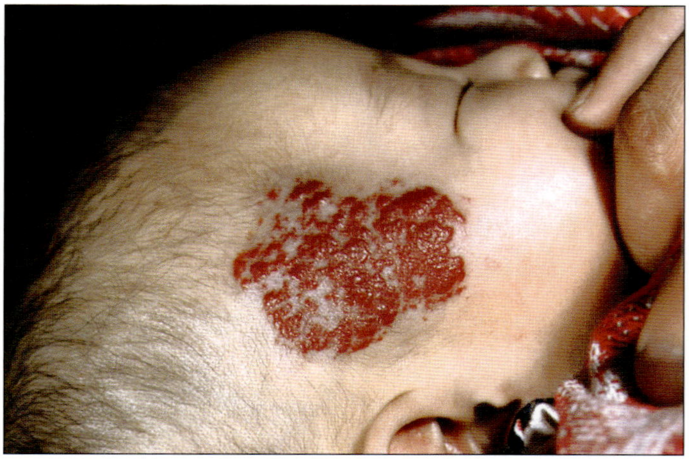

图 23.1-6 毛细血管瘤（草莓状血管瘤）

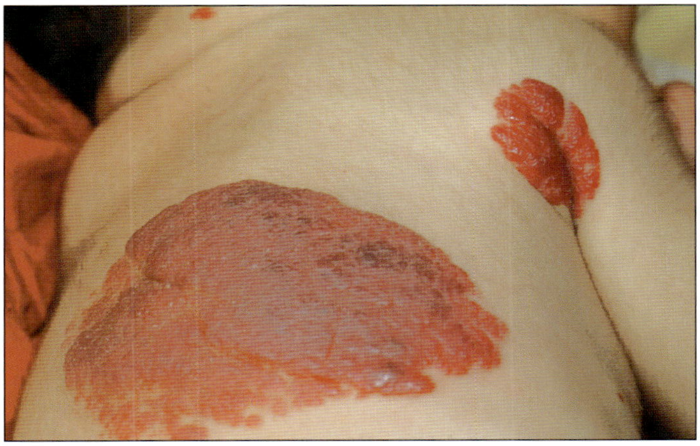

图 23.1-7 毛细血管瘤（草莓状血管瘤）

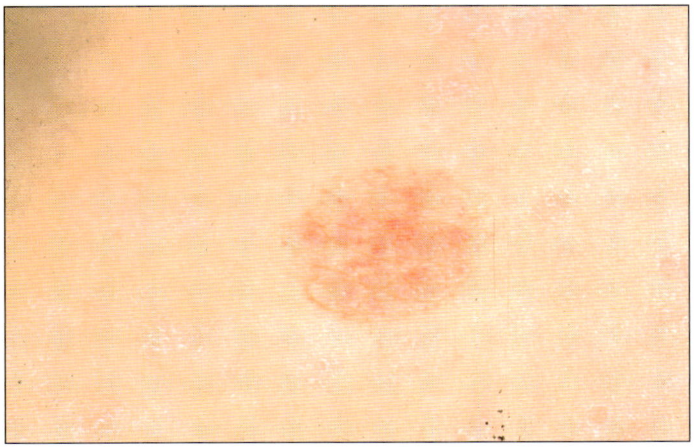

图 23.1-8 毛细血管瘤可自然消退

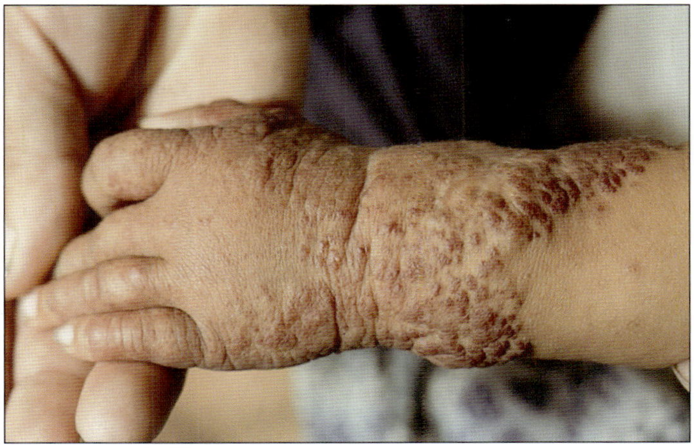

图 23.1-9 海绵状血管瘤

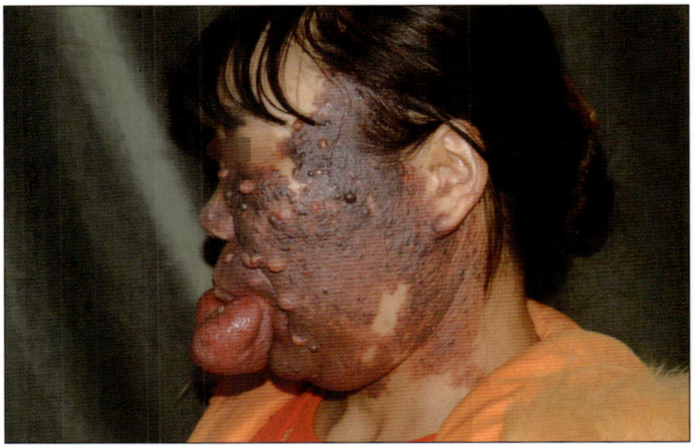

图 23.1-10 海绵状血管瘤

23.1.3 海绵状血管瘤（cavernous hemangioma）

组织病理特点

- 瘤体境界不清楚，位于真皮网状层下部及皮下组织，甚至更深；
- 可见多数大、外形不规则的血管腔，都为中等静脉，管壁厚薄不一，可有肌层增厚，或外膜结缔组织较厚；
- 内皮细胞一般不增生。有时可见集聚的内皮细胞团块，其中有毛细血管。

临床特点

- 为浅紫色或蓝紫色的结节状大片状肿块，柔软而有弹性，状如海绵故名（图 23.1-9，图 23.1-10）。

23.1.4 毛细血管动脉瘤（capillary aneurysm）

组织病理特点

- 真皮中有一扩张的血管腔，内可有血栓；
- 血管内皮细胞无增生；
- 内皮细胞外由纤维组织包绕形成血管壁，不含平滑肌和弹力膜；

临床特点

常发生于面部和躯干，为单发性蓝色结节，质软，偶有疼痛。

23.1.5 疣状血管瘤（verrucous hemangioma）

组织病理特点

- 表皮角化亢进，表皮呈乳头瘤样增生；
- 真皮和皮下组织可见静脉样血管增生，管腔大，不规则，管壁纤维组织包绕；
- 间质纤维组织增生，伴炎性细胞浸润和含铁血黄素。

临床特点

幼年发病，随年龄逐渐发展。主要发生在四肢远端。早期为暗红色或蓝黑色丘疹，逐渐发生角化，表面粗糙，疣状，融合成斑块或线状（图 23.1-11，图 23.1-12）。

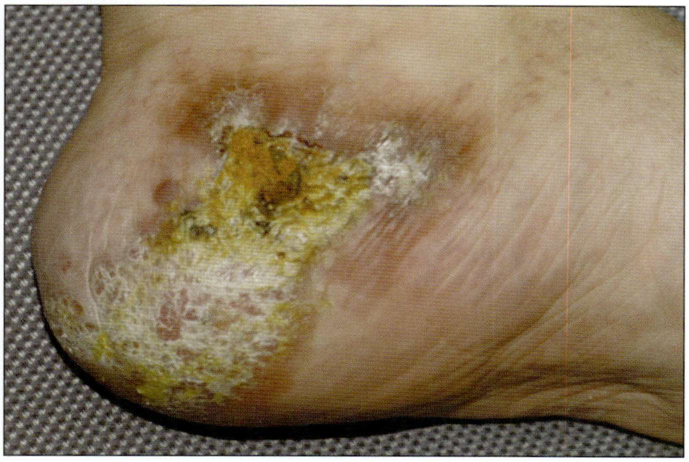

图 23.1-11 疣状血管瘤

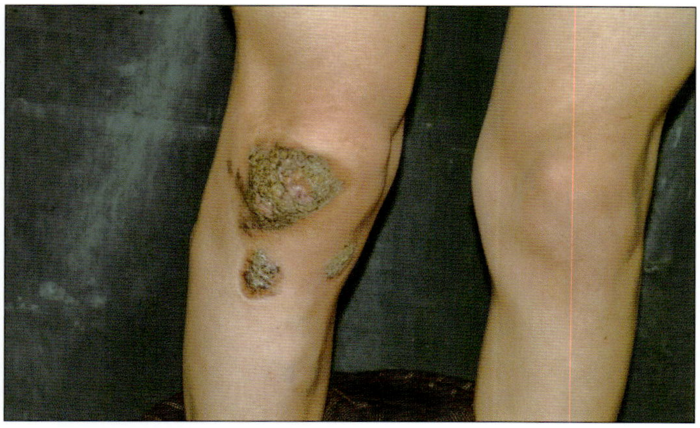

图 23.1-12 疣状血管淋巴管瘤

23.1.6 梭形细胞血管瘤（spindle cell hemangioendothelioma）

组织病理特点

- 真皮内梭形细胞为主增生形成实体和束状；
- 梭形细胞可形成网状血窦和裂隙；
- 窦腔内有血栓和静脉石；
- 梭形细胞无异形性和核分裂象。

临床特点

好发于青年男性，主要是四肢远端。单发或多发，为红色结节。可与 Maffuci 综合征、静脉曲张及先天性淋巴水肿等有关。

23.1.7 获得性丛状血管瘤（acquired tufted angioma）

组织病理特点

图 23.1-13，图 23.1-14

- 真皮中散布小球团状血管样结构；
- 血管丛向一小腔内突起，形成球样结构；
- 血管丛主要由内皮细胞增生形成，可见到一些细小的毛细血管腔断面；
- 细胞异形性不明显，可见到核丝分裂象。

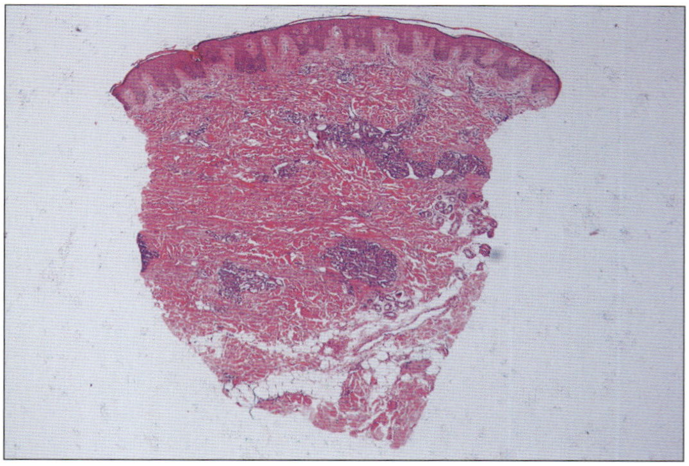

图 23.1-13 丛状血管瘤
真皮全层结节状血管组织增生，境界清楚

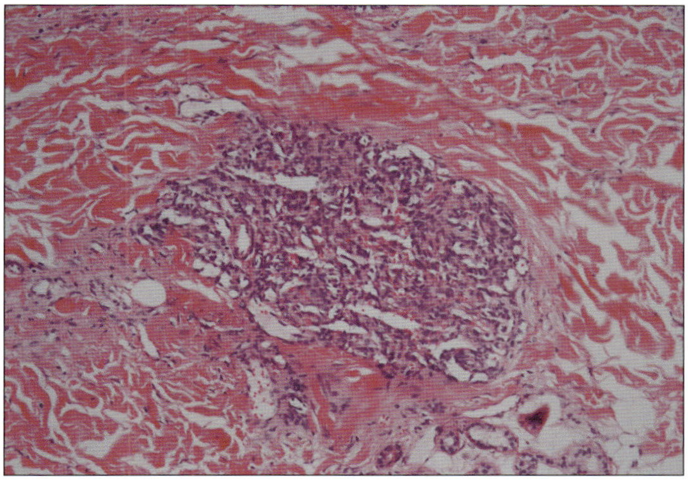

图 23.1-14 **丛状血管瘤**
血管内皮细胞呈团块状增生，形成多数毛细血管腔

临床特点

多于幼儿发病，主要发生在颈部和躯干。初为暗红色斑丘疹，生长缓慢，可逐渐发展成斑块（图 23.1-15）。

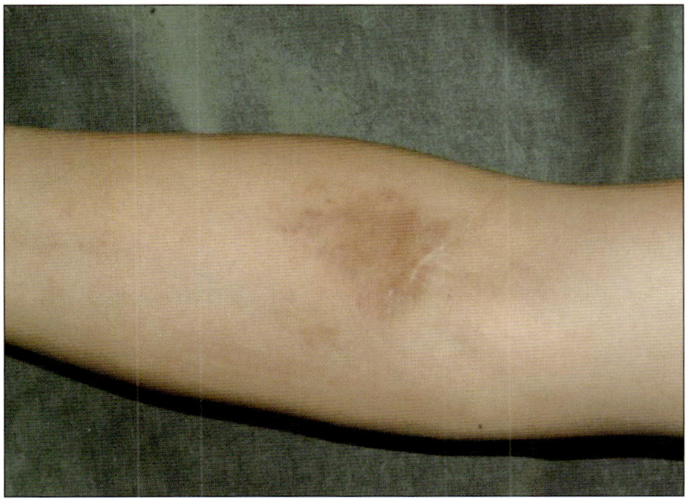

图 23.1-15 **丛状血管瘤**

23.1.8 樱桃样血管瘤（cherry angioma），老年性血管瘤（senile angioma）

组织病理特点

图 23.1-16，图 23.1-17

- 损害呈半球状，表皮萎缩，两侧基底处皮突向内突出，呈领圈样；
- 真皮浅中层分叶状血管增多；
- 血管腔扩张，充血，壁薄，为静脉血管；
- 血管周围有纤维组织分隔。

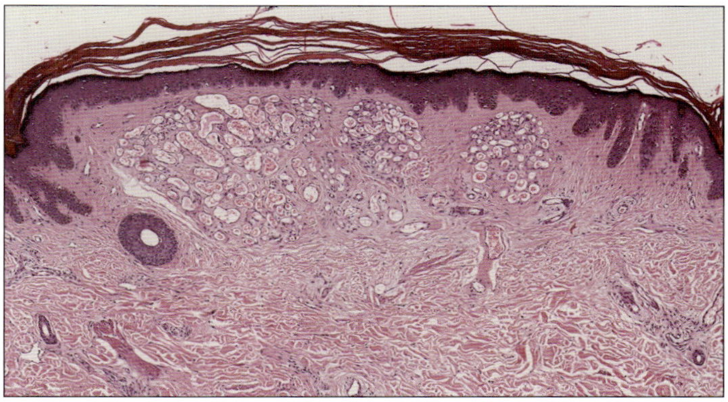

图 23.1-16 **樱桃样血管瘤**
真皮乳头增宽，两侧表皮突包绕。在真皮乳头内多数聚集性小血管腔

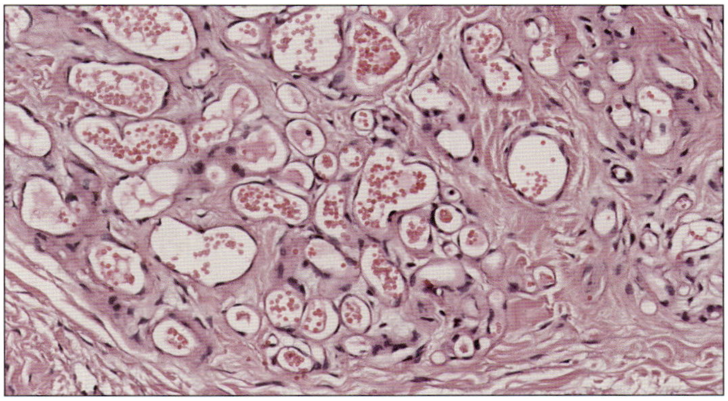

图 23.1-17 **樱桃样血管瘤**
血管腔内衬一层内皮细胞，无增生，管壁薄

临床特点

本病常见，发生于中老年人躯干四肢，为数毫米大小的红色半球性丘疹，境界清楚，散在分布，又称老年性血管瘤（图 23.1-18）。类似的皮损也见于中青年，以女性居多，称为樱桃样血管瘤。

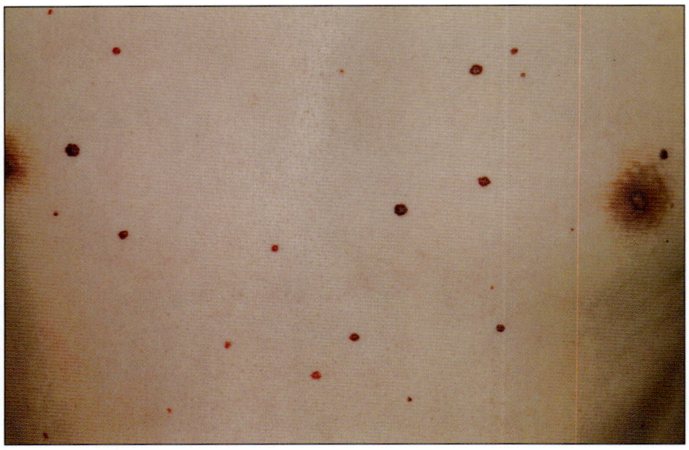

图 23.1-18 **老年性血管瘤**

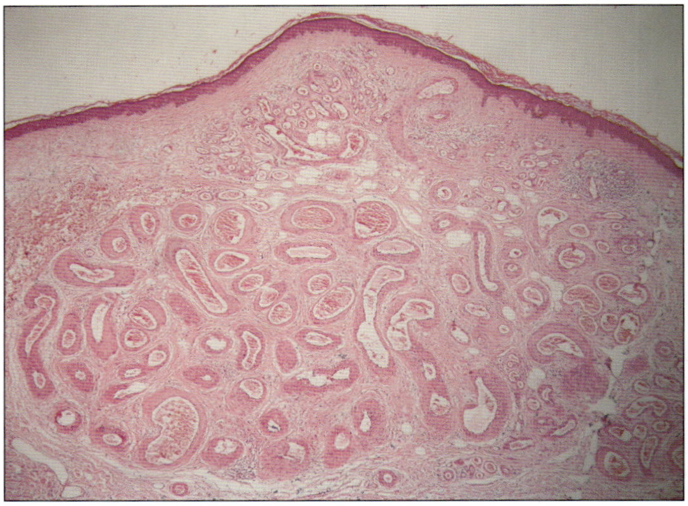

图 23.1-19 **动静脉血管瘤**
真皮中层聚集性多数中等大厚壁血管

23.1.9 微静脉血管瘤（microvenular hemangioma）

组织病理特点

- 真皮浅中层多数圆形细小血管腔，大小较一致，也可见一些细小血管分支；
- 内皮细胞无增生，管壁比毛细血管厚；
- 间质有纤维组织增生，无明显炎性浸润。

临床特点

青壮年肢端孤立性结节、斑块，紫红色，生长缓慢，无自觉症状。

23.1.10 动静脉血管瘤（arteriovenous hemangioma）

组织病理特点

图 23.1-19，图 23.1-20

- 真皮中层多个血管腔；
- 血管腔大小不等，形状可不规则；
- 管腔内衬以单层内皮细胞，个别血管内皮细胞向腔内突起增生；
- 血管壁多数较厚，管壁主要为纤维组织，类似静脉，可含平滑肌，也可见动脉结构，部分管壁薄；
- 血管腔内充满红细胞。

临床特点

多见于青壮年男性，常发生于头面颈部，为单发性暗红色或红褐色结节，1 ～ 2cm 大小，质较硬。

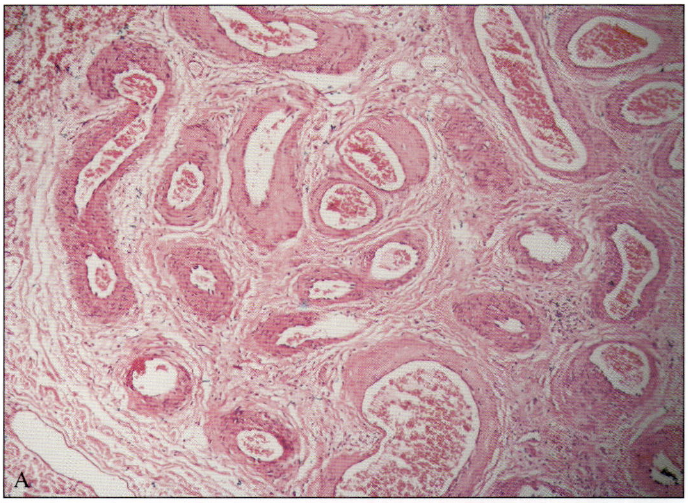

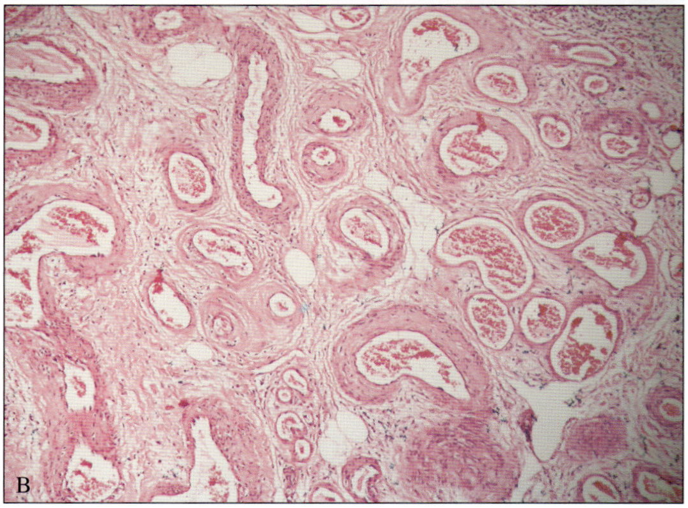

图 23.1-20 **动静脉血管瘤**
A，B．真皮内多数不规则中等大血管，多数管壁厚，含肌性或纤维组织，为动脉和静脉。内皮细胞无增生

23.1.11 血管角皮瘤（angiokeratoma）

组织病理特点

图 23.1-21

- 肿瘤浅表，位于真皮乳头层，并隆起皮肤表面；
- 瘤体紧贴表皮，由多数扩张的毛细血管组成，管内衬一层内皮细胞，腔内充满着红细胞，有时可有血栓形成；
- 瘤体两侧的表皮突向下延伸，包绕了大部分瘤体；
- 表皮角化过度，呈程度不等的棘层肥厚及乳头瘤样增生，有时尚可见出血至角层内，并有角化不全。

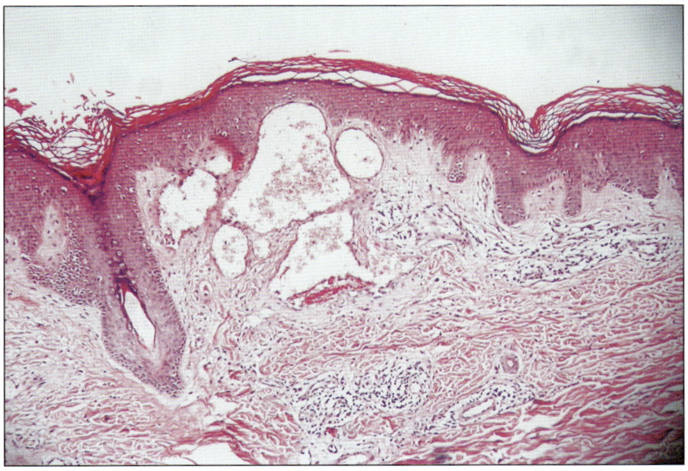

图 23.1-21 血管角皮瘤
真皮乳头增宽，真皮乳头紧贴表皮下扩张的毛细血管腔，内皮细胞无增生，充满红细胞

临床特点

血管角皮瘤在临床上有多种类型，常见的有发生在阴部（以男性阴囊多见）的血管角皮瘤（图 23.1-22）和发生在双手背的血管角皮瘤。它们均多发，见于中老年人，为暗红色或带有蓝色的角化性丘疹，早期损害灶软，病程长者质稍硬，大小在 0.3 ~ 0.5cm 左右。也可为单发的暗红斑块（图 23.1-23 ~ 图 23.1-25）。无自觉症状。患者常因不慎弄破出血而来就诊。

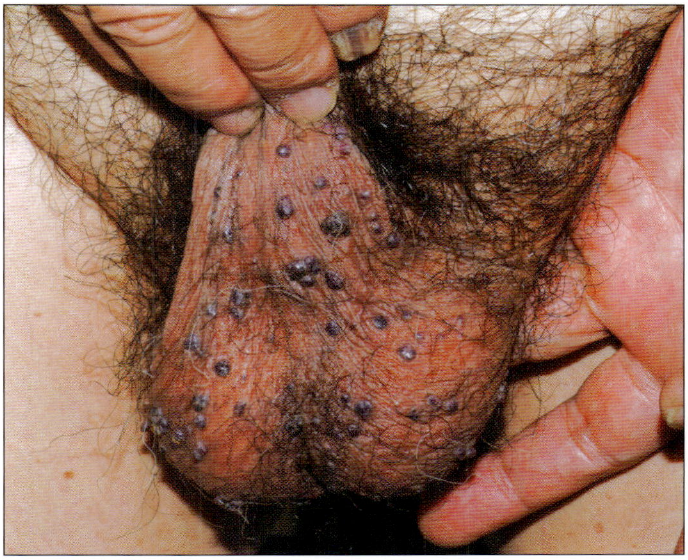

图 23.1-22 血管角皮瘤

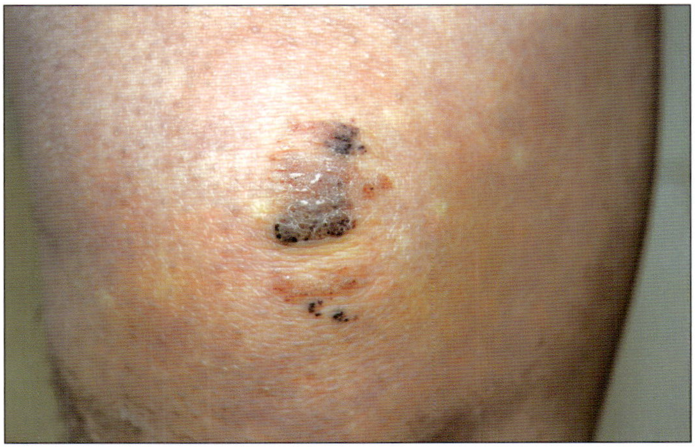

图 23.1-23 右膝前血管角皮瘤

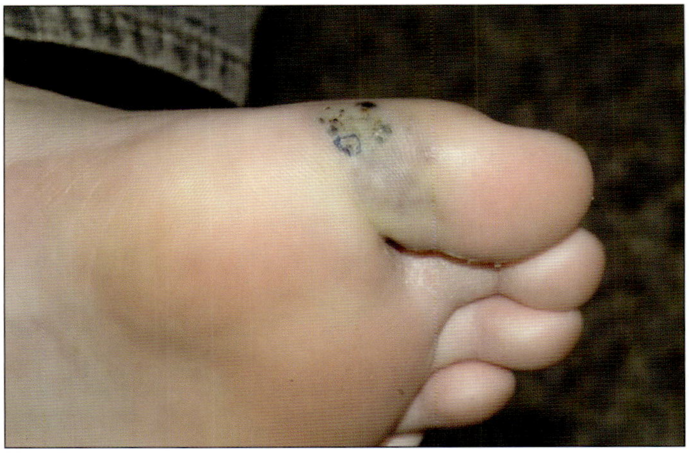

图 23.1-24 血管角皮瘤

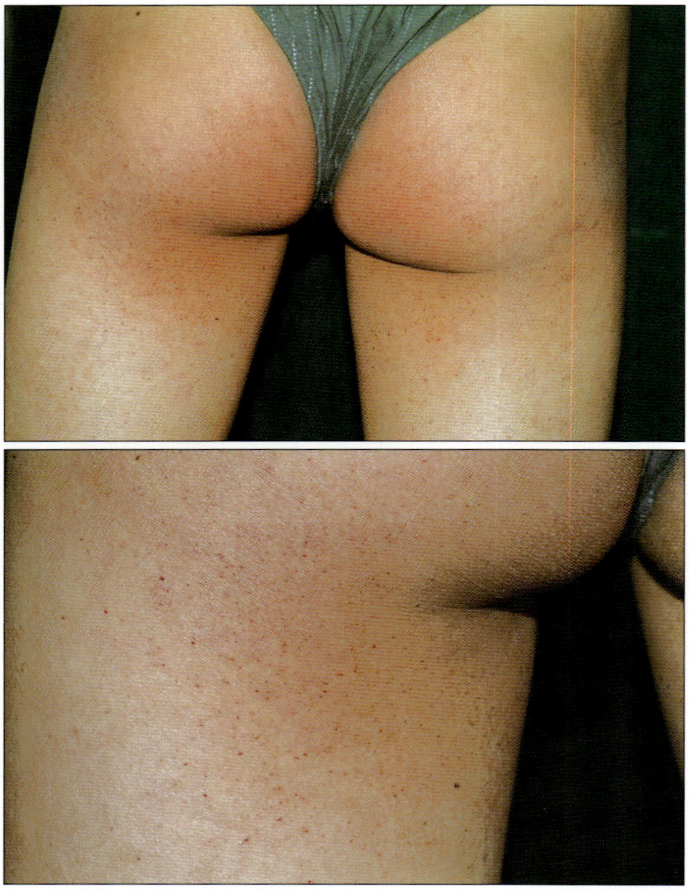

图 23.1-25 弥漫性体部血管角皮瘤

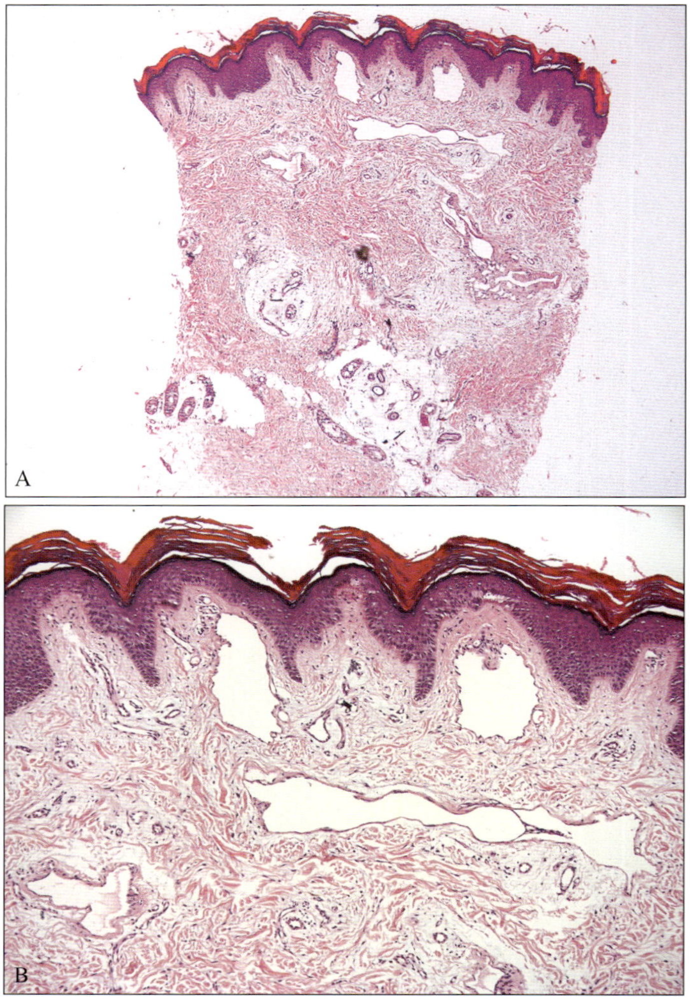

图 23.1-26 淋巴管瘤
异常管腔明显扩张，不规则，单层稀疏的内皮细胞，无异形。管壁很薄。腔内无红细胞

23.1.12 淋巴管瘤（lymphangioma）

组织病理特点

图 23.1-26

- 真皮乳头层内可见多数空腔，内含淋巴液，而无红细胞；
- 空腔内壁衬以一层稀疏排列的内皮细胞；
- 在管腔内可见瓣膜；
- 表皮轻度角化亢进，在扩张管壁上方的棘层变薄，其余部位则轻度增生，表皮突下延。

临床特点

淋巴管瘤在临床上分为局限性、海绵状和囊性三型。局限性损害为约 2 ~ 3mm 大小张力性水疱，疱内容物清亮，常数个群集在一起（图 23.1-27，图 23.1-28）。有时亦可有血性，或同时有血疱，这是因为同时有血管瘤成分，称为淋巴血管瘤（图 23.1-29）。淋巴血管瘤瘤体内扩张的淋巴管亦可位于真皮深层、甚至皮下。

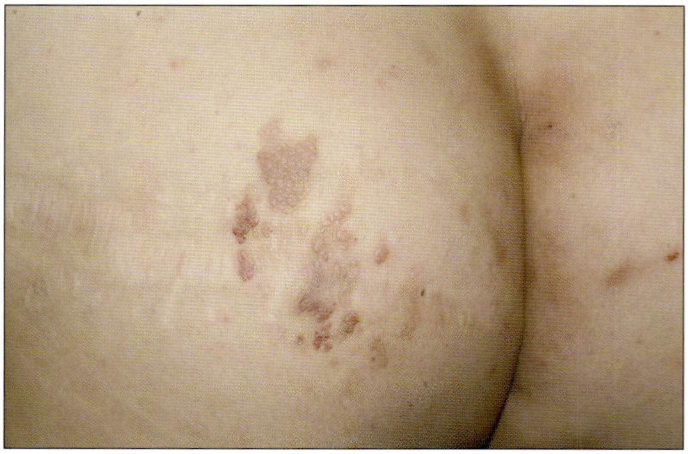

图 23.1-27 淋巴管瘤

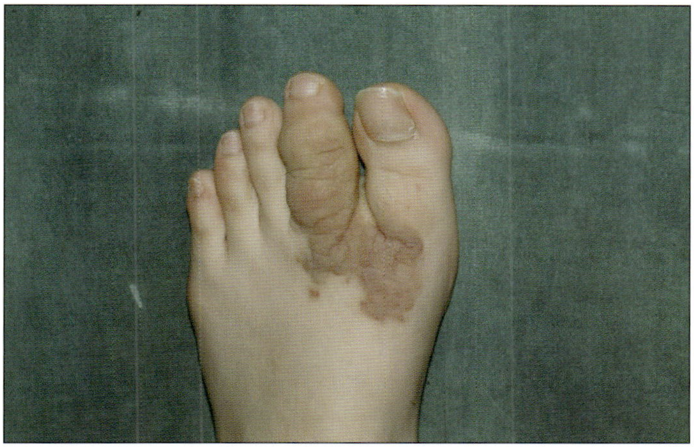

图 23.1-28 淋巴管瘤

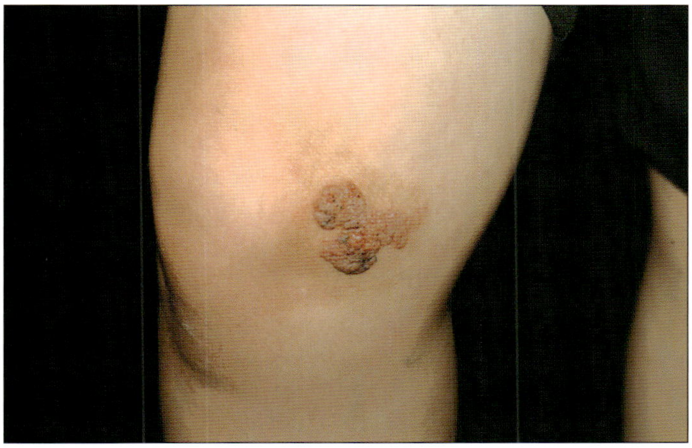

图 23.1-29 淋巴管瘤

23.1.13 良性淋巴内皮细胞瘤（benign lymphangioendothelioma）

组织病理特点

- 表皮大致正常；
- 真皮浅中层为主多数不规则薄壁管腔，常与表皮平行排列；
- 管腔只有一层内皮细胞，无异形性；
- 腔内无红细胞；
- 间质无明显炎性细胞浸润，无红细胞外渗及含铁血黄素。

临床特点

多发生于婴幼儿，无特殊好发部位。皮损为境界清楚的结节或斑块，灰红色或青紫色。无自觉症状，生长缓慢。

23.1.14 静脉湖（venous lakes）

组织病理特点

图 23.1-30，图 23.1-31

- 真皮上部可见一个或多个高度扩张的血管腔，形状不规则，管壁为一层扁平内皮细胞及薄层管壁结缔组织，包括血管平滑肌细胞；
- 管腔内有红细胞，有时可见瓣膜，说明为扩张的静脉管腔。

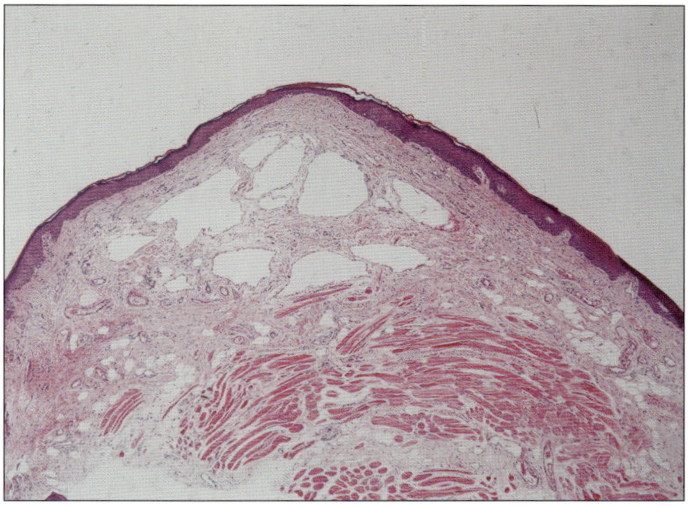

图 23.1-30 静脉湖
真皮浅中层不规则扩张的静脉血管腔

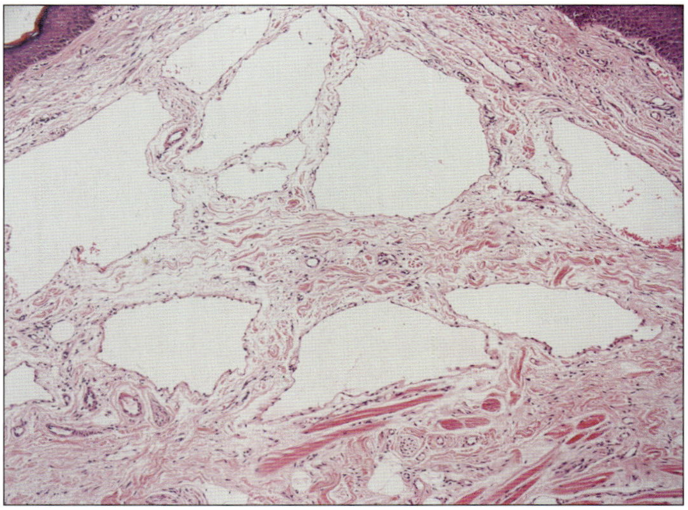

图 23.1-31 静脉湖
血管腔内衬单层内皮细胞，无增生，管壁很薄、腔内见静脉瓣膜样结构

临床特点

损害小，深蓝色、轻度隆起皮面，按之颜色可变浅。多见于老年人的外露部位，如面部、耳郭及口唇部（图 23.1-32）。

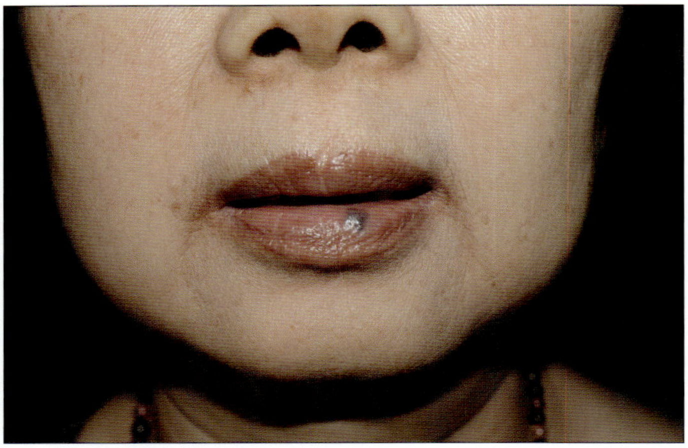

图 23.1-32 **静脉湖**

23.1.15 化脓性肉芽肿（pyogenic granuloma）

组织病理特点

图 23.1-33，图 23.1-34

- 皮损隆出皮面，在基底的上皮向内收缩成领圈状；
- 急性期为表面成溃疡的肉芽组织，结缔组织水肿，毛细血管及小静脉数目明显增加，内皮细胞肿胀，有多数炎症细胞浸润，还有多数成纤维细胞；
- 慢性期病变部位逐渐为纤维化所代替，可见多数成纤维细胞及新生胶原纤维，血管数目虽减少但仍丰富，与血管纤维瘤改变相似。
- 在损害内有纵行的纤维性间隔。

临床特点

为隆起皮面鲜红色或棕红色的小肿物，直径一般为 5 ~ 10μm，有时肿物基底缩窄成蒂。受到轻微外伤即易出血为其特点。易误诊为血管瘤。好发于易受创伤的部位如手指（图 23.1-35，图 23.1-36）及面颈部（图 23.1-37）。发病原因包括外伤、扎进木刺、虫咬等，并非细菌感染，故无化脓现象。

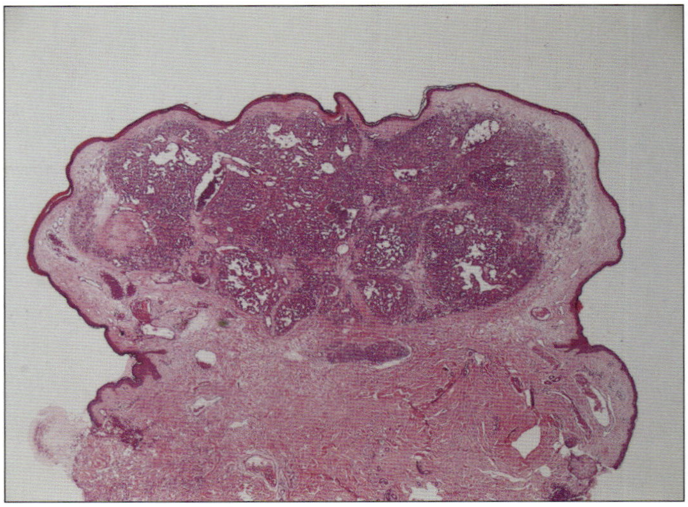

图 23.1-33 **化脓性肉芽肿**
为外生性结节，肿物根部表皮突呈衣领状增生。真皮内分叶状血管瘤组织团块，其间有纤维组织分隔

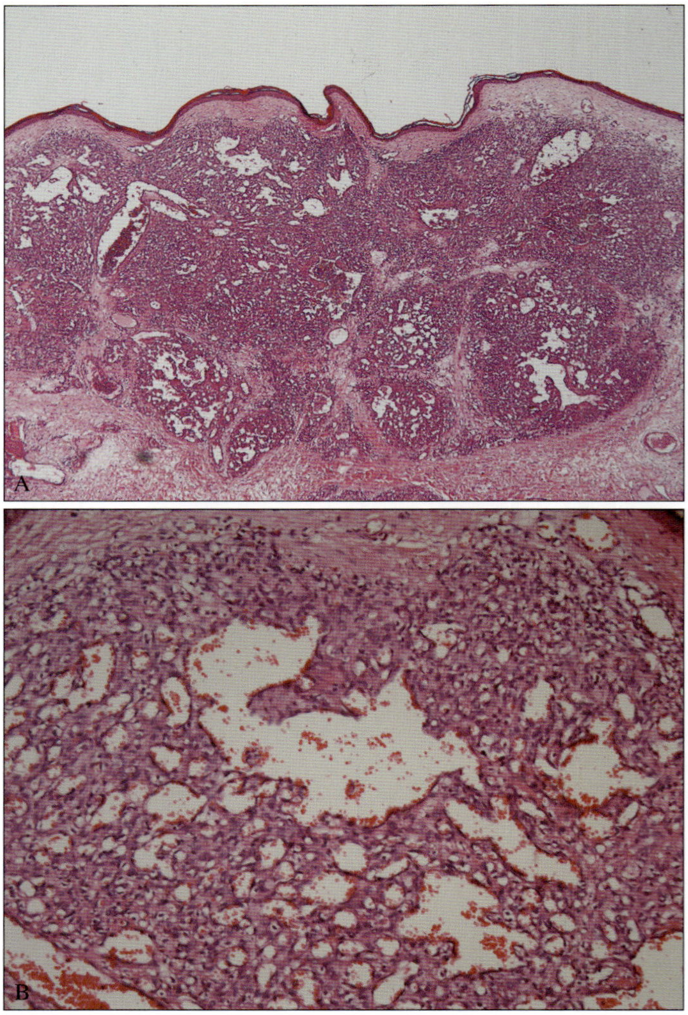

图 23.1-34 **化脓性肉芽肿**
A，B．小叶由密集血管内皮细胞组成，形成很多毛细血管腔，细胞无异形性

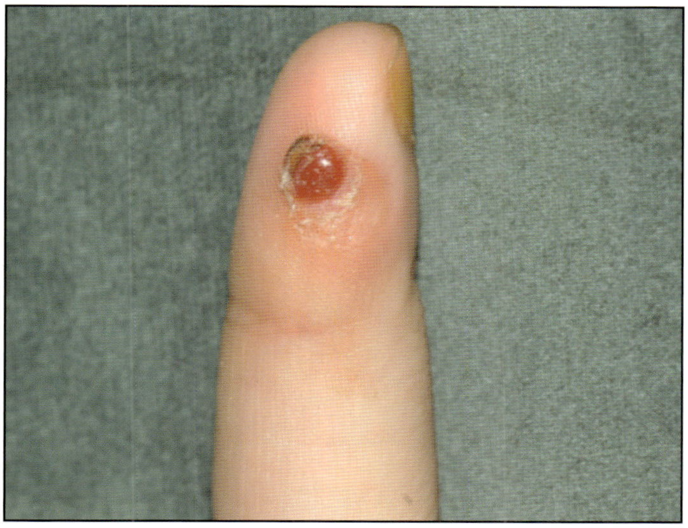

图 23.1-35 **化脓性肉芽肿**

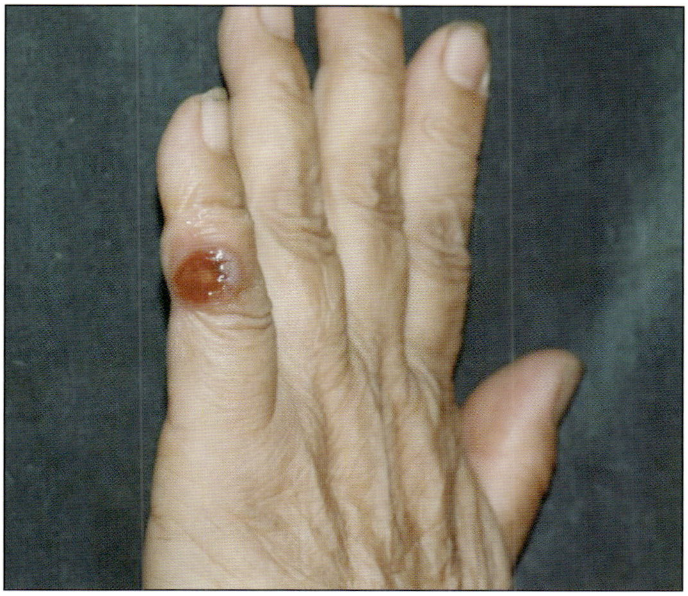

图 23.1-36 **化脓性肉芽肿**

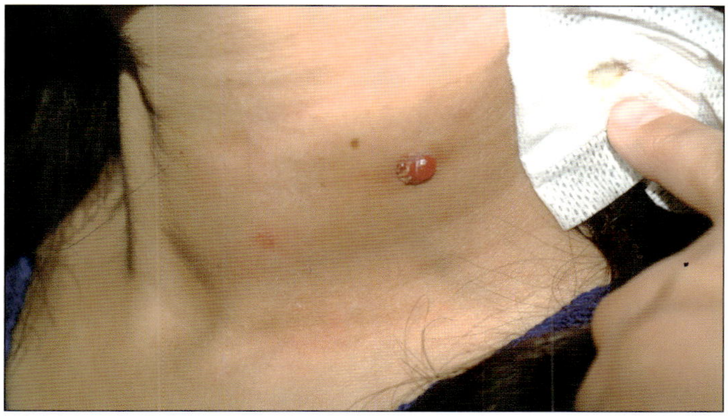

图 23.1-37 **化脓性肉芽肿**

鉴别诊断

本病是一个炎症性皮肤病，但无论在临床上还是组织学上均容易误诊为血管瘤。组织学上鉴别本病的要点是：

（1）皮损高出皮面，基底上皮向内成领圈状；

（2）在瘤体内有纵行的纤维性间隔；

（3）炎症十分明显，表面常有溃疡及结痂。

23.1.16 杆菌性血管瘤病（bacillary angiomatosis）

组织病理特点

- 表皮可有溃疡；
- 真皮内血管增生呈分叶状；
- 部分增生的内皮细胞较大，向腔内突起；
- 损害中附属器减少；
- 间质中大量中性粒细胞浸润，伴碎核；
- 血管附近有嗜碱性颗粒状物质，特殊染色证实为细菌。

临床特点

多发生于免疫功能低下者。为多发性红色半球形丘疹、结节，表面有渗出或溃疡，可有疼痛感。

23.1.17 单侧痣样毛细血管扩张（unilateral nevoid telangiectasia）

组织病理特点

- 真皮中上部许多血管扩张，内支细胞并不增生。

临床特点

为单侧毛细血管扩张，大部分呈点状、星状（图 23.1-38）。泛发性特发性毛细血管扩张（generalized essential telangiectasia）：表现为全身泛发毛细血管扩张，组织学上为真皮乳头血管扩张（图 23.1-39，图 23.1-40）。

23.1.18 匐行性血管瘤（angioma serpiginosum）

组织病理特点

- 真皮乳头毛细血管扩张。乳头内或为单一明显扩张的毛细血管，或为成簇中度扩张的毛细血管；
- 扩张毛细血管的管壁均增厚。

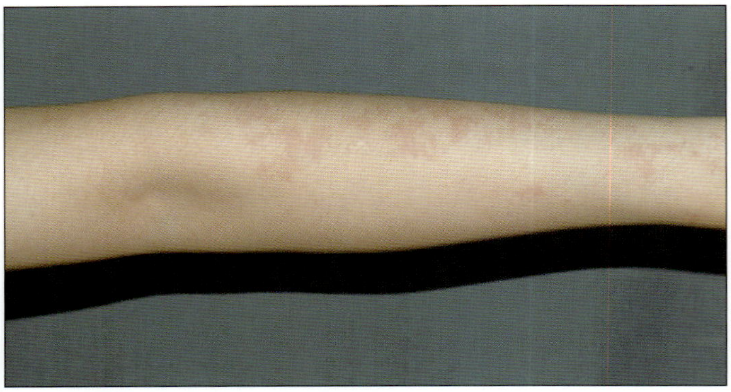

图 23.1-38 单侧痣样毛细血管扩张

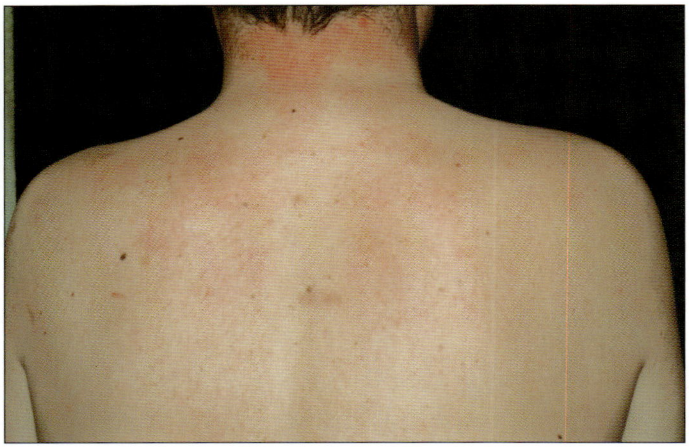

图 23.1-39 泛发性特发性毛细血管扩张

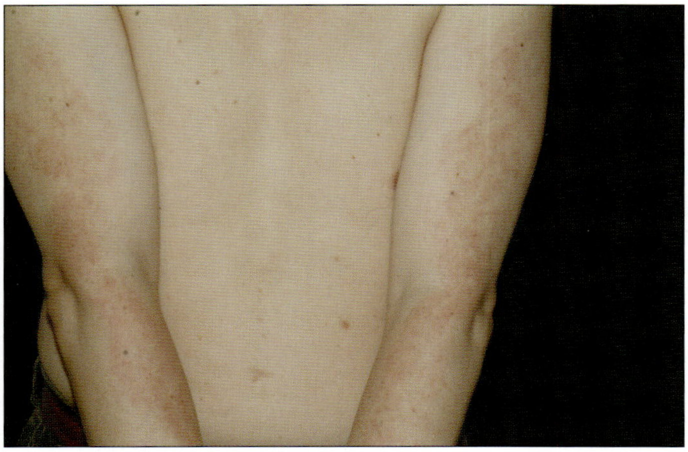

图 23.1-40 泛发性特发性毛细血管扩张

临床特点

为匐行分布，群集的深红色斑点，压之可明显褪色，解除压力又恢复深红色。本病多见于女性，好发于四肢（图 23.1-41）。

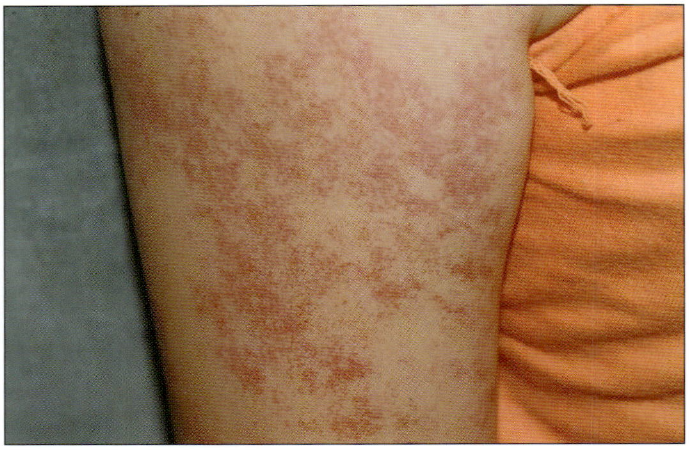

图 23.1-41 匐行性血管瘤

23.1.19 蜘蛛痣（nevus araneus）

皮损中央为一上行的小动脉，至表皮下扩张成薄壁的壶腹状，并由此向四周放射出许多毛细血管（图 23.1-42）。临床上为中央略隆起的红点，由此向四周有放射状排列的毛细血管，状如蜘蛛故名。

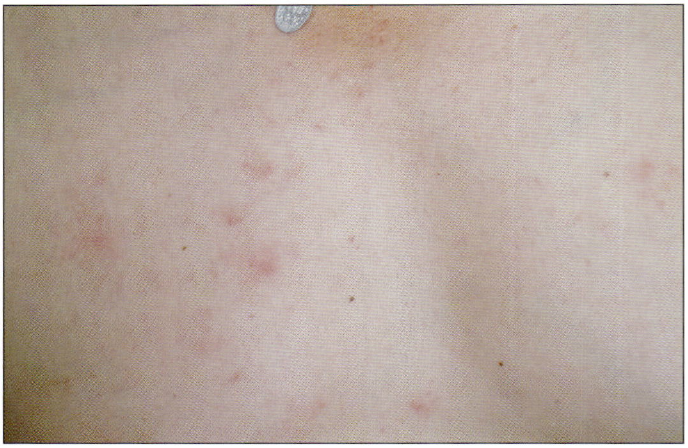

图 23.1-42 多发蜘蛛痣（患者长期酗酒，有肝硬化）

23.1.20 血管球瘤（glomus tumor）

组织病理特点

图 23.1-43 ～图 23.1-45

血管球是一种特殊的血管结构，为连接小动脉和小静脉间的吻合支，位于真皮网状层。血管球管腔内衬以一层内皮细胞，周围为 4 ～ 6 层血管球细胞，该细胞具有轻度嗜酸性胞浆及大小一致、较大、圆形及卵圆形的核。血管球在甲床、指趾端屈侧分布较多。

血管球瘤有单发性和多发性两型。

单发性血管球瘤（solitary glomus tumor）

- 肿瘤位于真皮内，小，境界清楚，边缘平滑，有“包膜”；
- 瘤体内血管腔少、小且不规则，细胞成分则很多；
- 腔内壁衬以一层扁平的内皮细胞，外围则为多数血管球细胞，它们核大、圆、均匀一致，有嗜酸性胞浆；
- 肿瘤基质中有轻度蓝染的黏蛋白。

临床特点

为紫红色、直径数毫米的结节，有压痛。还常有发作性疼痛，尤其在外伤或暴露于冷的环境时。好发于四肢，尤其是甲下（图 23.1-46）。

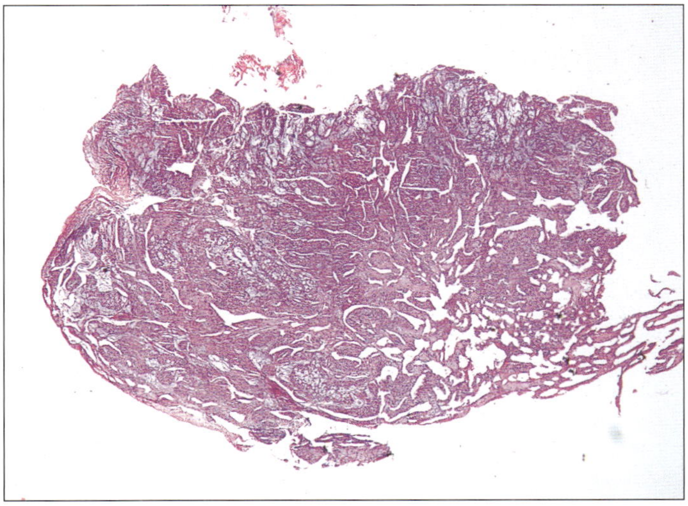

图 23.1-43 **血管球瘤**
真皮内弥漫致密肿瘤细胞增生，组织间有很多管腔结构

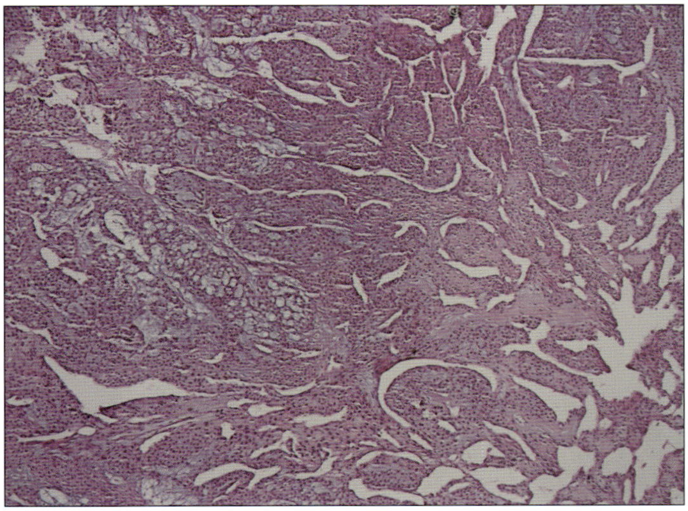

图 23.1-44 **血管球瘤**
肿瘤细胞成团块，周围绕以明显血管腔

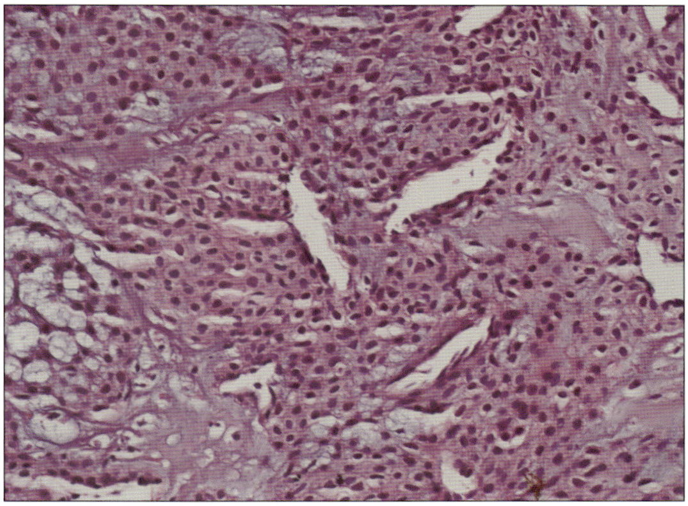

图 23.1-45 **血管球瘤**
肿瘤细胞为一致性小立方细胞集合而成，间质中明显黏液沉积

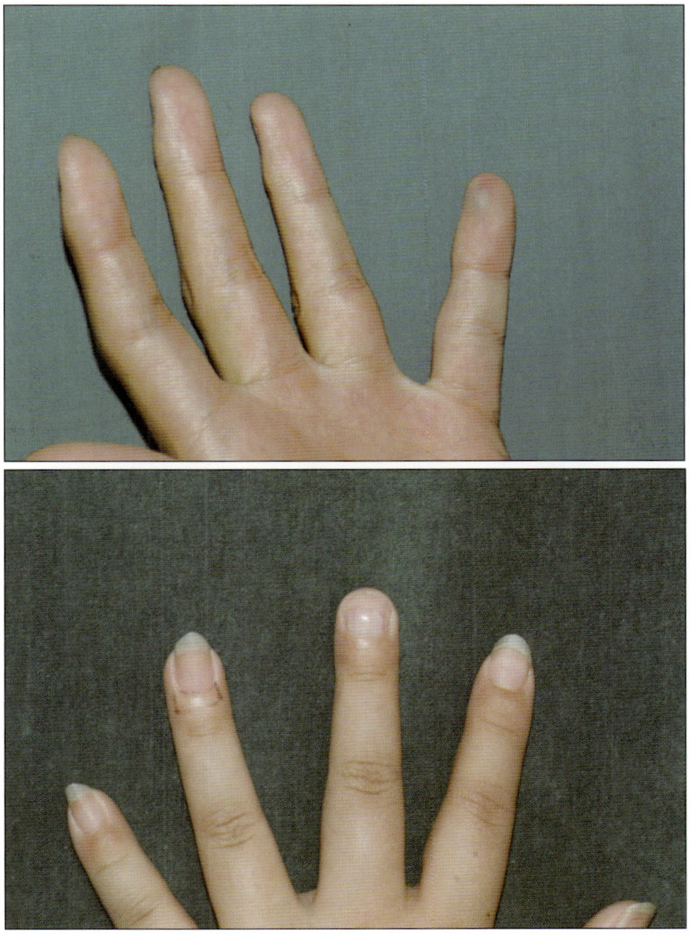

图 23.1-46 **血管球瘤**

多发性血管球瘤（Multiple glomus tumors）：

- 肿瘤位于真皮深层及皮下，较大，境界清，边缘不甚规整，无“包膜”；
- 瘤体内血管腔多、大、形状不规则，细胞成分相对少；
- 腔内壁为一层扁平的内皮细胞，周围为血管球细胞，数量较单发性者少，有的管周仅有一二层，二三层血管球细胞。

临床特点

个别皮损形态与单发性相似，只是损害大些。疼痛可有可无，一般无疼痛感。

23.1.21 伴嗜酸性粒细胞增多的血管淋巴样增生（angiolymphoid hyperplasia）

组织病理特点

图 23.1-47，图 23.1-48，图 23.1-49

- 皮损位于真皮，皮下亦可受累，病变较为限局；
- 皮损内可见多数肌性厚壁、不规则的血管腔及炎症浸润区域；
- 血管壁厚，腔内衬一层内皮细胞。内皮细胞大，有的突入管腔；
- 血管间可见以淋巴细胞为主浸润，还有组织细胞、嗜酸性粒细胞等，有时可见多数嗜酸性粒细胞浸润。
- 有时可见淋巴滤泡形成；
- 基质中有黏蛋白的沉积及较多成纤维细胞。偶可见毛囊黏液变性；
- 常可见血管外红细胞及噬含铁血黄素细胞。

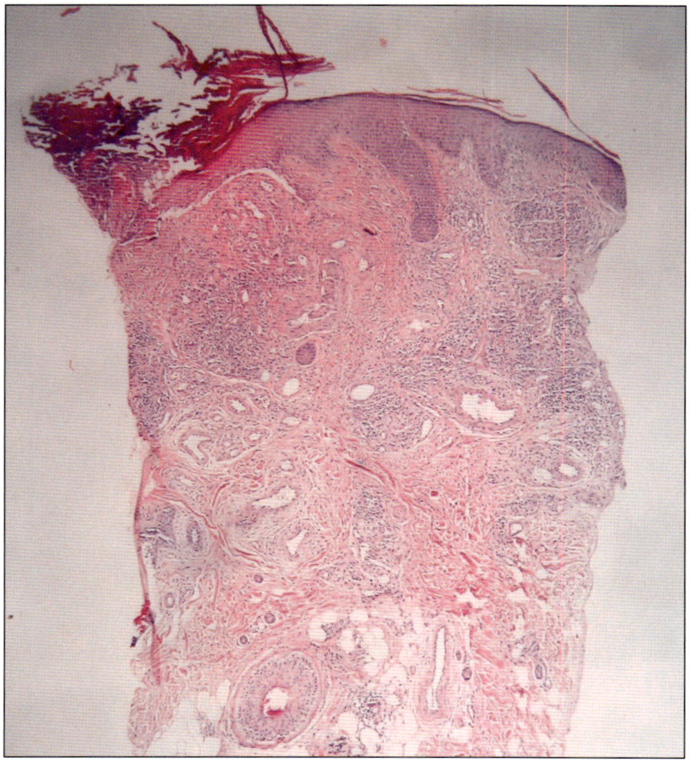

图 23.1-47 **血管淋巴样增生伴嗜酸粒细胞增多**
真皮全层结节状皮炎，伴一些不规则厚壁血管

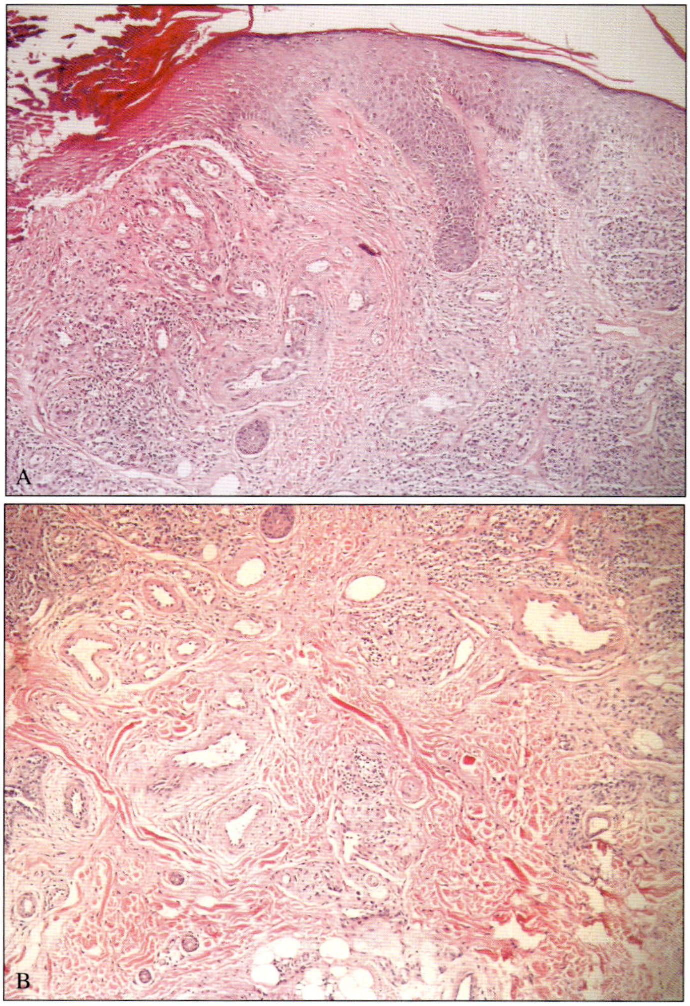

图 23.1-48 **血管淋巴样增生伴嗜酸性粒细胞增多**
A，B．真皮内不规则厚壁血管增多，部分血管内皮细胞向腔内突起，血管周围结节状淋巴细胞为主浸润

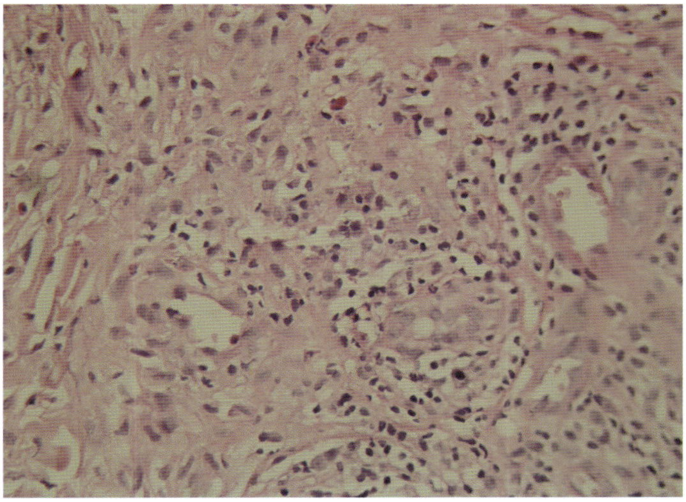

图 23.1-49 **血管淋巴样增生伴嗜酸性粒细胞增多**
结节状淋巴细胞为主浸润，部分区域伴明显嗜酸性粒细胞

临床特点

见于中老年患者的头面部，为单个或多个结节，直径约 1cm，暗红色（图 23.1-50，图 23.1-51，图 23.1-52）。

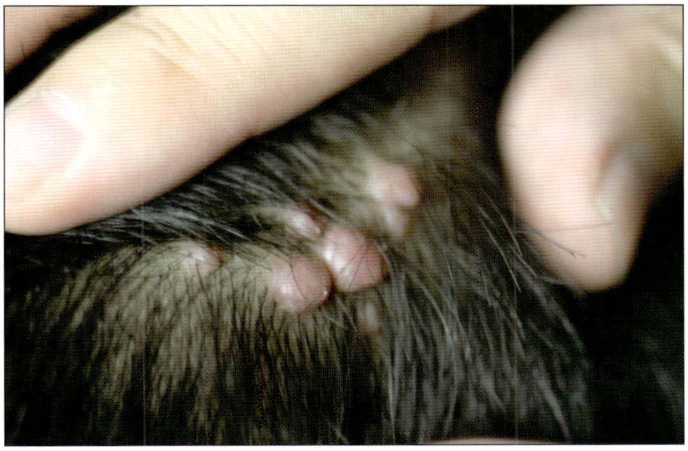

图 23.1-50 **血管淋巴样增生伴嗜酸性粒细胞增多**

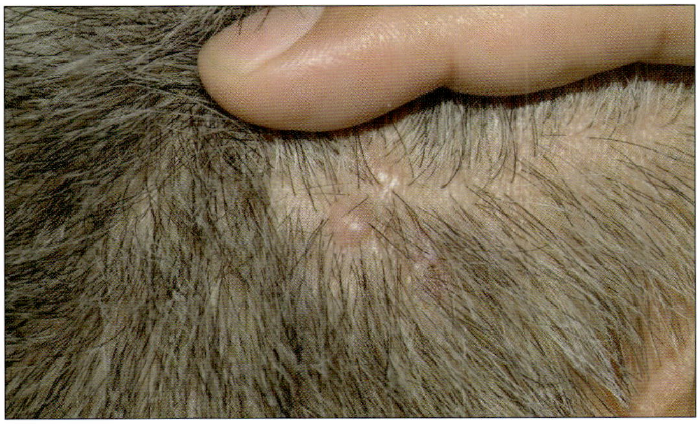

图 23.1-51 **血管淋巴样增生伴嗜酸性粒细胞增多**

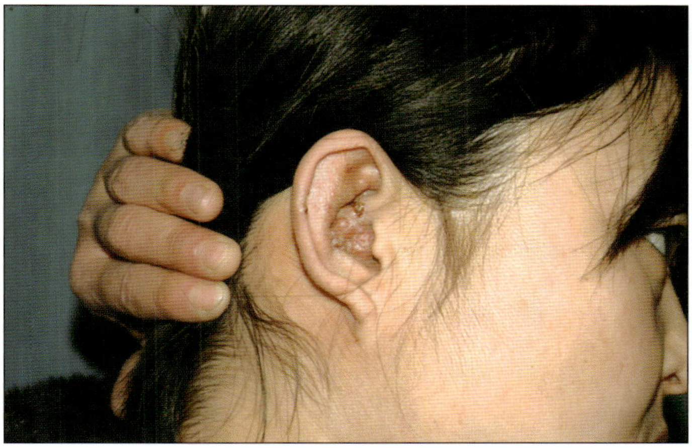

图 23.1-52 **血管淋巴样增生伴嗜酸性粒细胞增多**

23.1.22 卡波西（Kaposi）肉瘤（Kaposi's sarcoma）

卡波西（Kaposi）肉瘤又名多发性特发性出血性肉瘤（multiple idiopathic hemorrhagic sarcoma）

组织病理特点

图 23.1-53，图 23.1-54

早期损害（斑片）

- 真皮内可见许多扩张、锯齿形、薄壁的腔，内壁衬以细长的内皮细胞，这在真皮上部正常血管丛的静脉周围尤为明显；
- 在新形成血管腔周有稀疏至中等密度淋巴细胞和浆细胞的浸润；
- 血管外红细胞；
- 真皮胶原束间有散在的梭形细胞。

充分发展期损害（斑块）

- 真皮全层可见明显扩张、锯齿状、薄壁的血管腔，内壁衬以细长、轻度不典型的内皮细胞；
- 在这些形状奇特血管周围有中等致密浆细胞的浸润；
- 可见血管外红细胞及噬含铁血黄素细胞。在真皮网状层的深部有时亦可见到噬含铁黄素细胞；
- 真皮全层可见单个或成小堆聚集的梭形细胞。在这些梭形细胞间隙中可以有少数红细胞；

晚期损害（结节）

- 真皮全层内有大量梭形细胞的聚集，它们相互交织成束状；
- 在梭形细胞间隙中有少许红细胞；
- 在梭形细胞团块周围的基质中有血管外红细胞及噬

含铁血黄素细胞；

- 明显扩张的血管腔，它们彼此相连，在有些局部可与血管瘤相似；
- 有时在梭形细胞聚集的上方可见结痂、溃疡及肉芽组织。

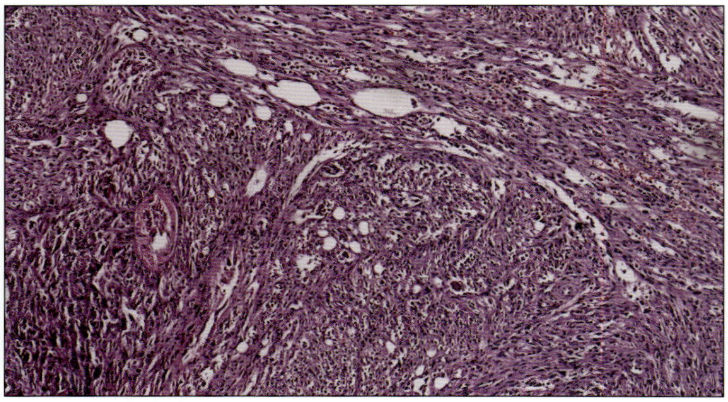

图 23.1-53 Kaposi 肉瘤
密集梭形细胞增生，呈束状交织排列，形成很多管腔样结构

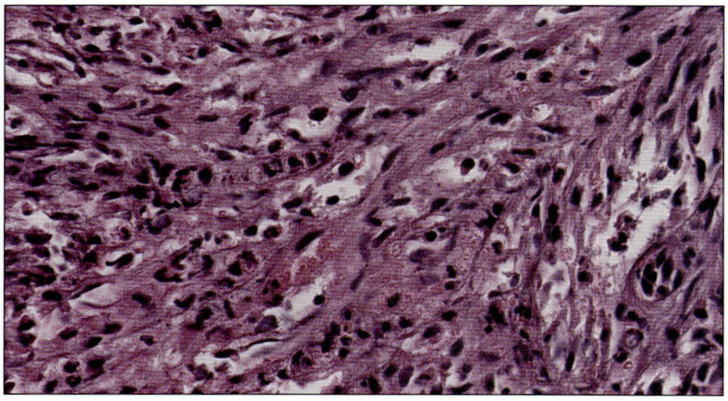

图 23.1-54 Kaposi 肉瘤
梭形细胞部分呈实体性条索，部分形成不规则管腔，部分细胞有核异形及病理性核分裂。血管腔内及梭形细胞间有红细胞

临床特点

经典的 Kaposi 肉瘤多见于 50 岁以上的男性，在欧洲和非洲多见，我国除新疆外，本病极为少见。好发于四肢（图 23.1-55，图 23.1-56），尤其是下肢远端，初起为淡红、紫红色的斑疹，以后渐增大隆起成为斑块及结节（图 23.1-57，图 23.1-58），肿瘤硬、多发，大小不等，可彼此融合成大片。有的结节中央可出现溃疡、结痂。晚期皮损泛发，内脏亦可受侵。艾滋病（AIDS）患者出现 Kaposi 肉瘤，尤其以同性恋的年轻男性患者多见，皮损以躯干部、上肢较为好发（图 23.1-59），而且进展远较经典型为迅速，患者常在 1 ～ 2 年内死亡。这两型 Kaposi 肉瘤的组织病理学改变完全相同，无法区别。在肿瘤组织中均存在 HHV8。

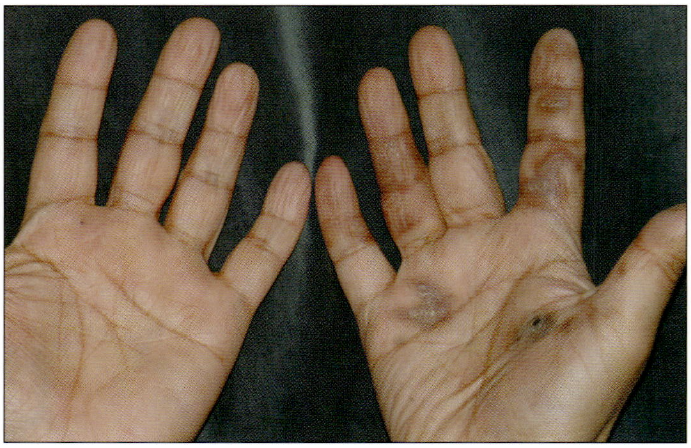

图 23.1-55 Kaposi 肉瘤

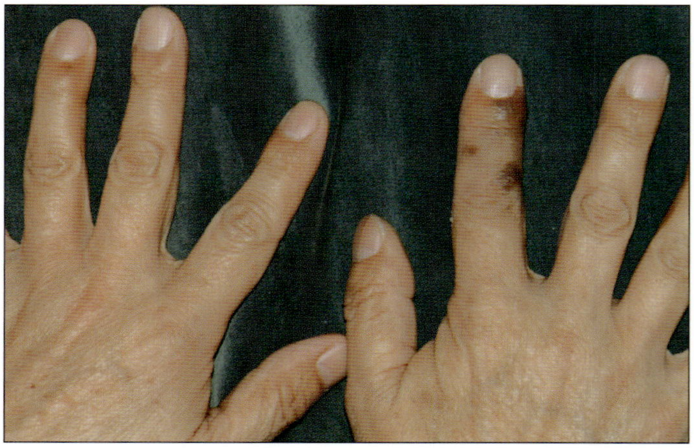

图 23.1-56 Kaposi 肉瘤

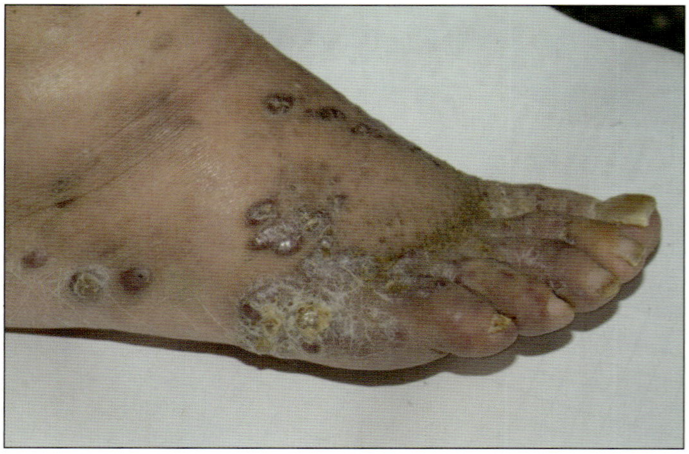

图 23.1-57 Kaposi 肉瘤

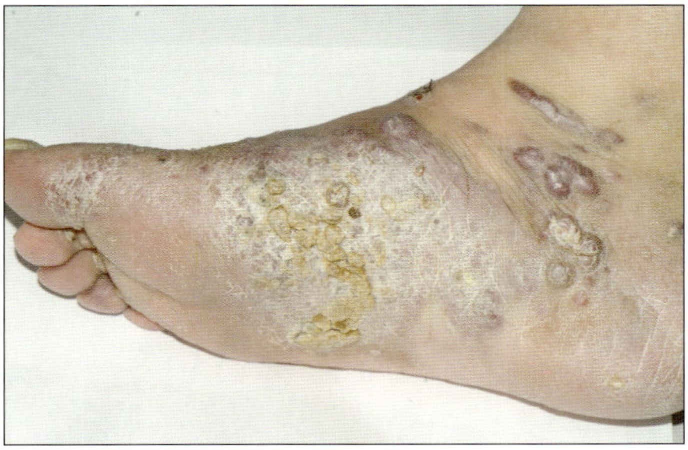

图 23.1-58 Kaposi 肉瘤

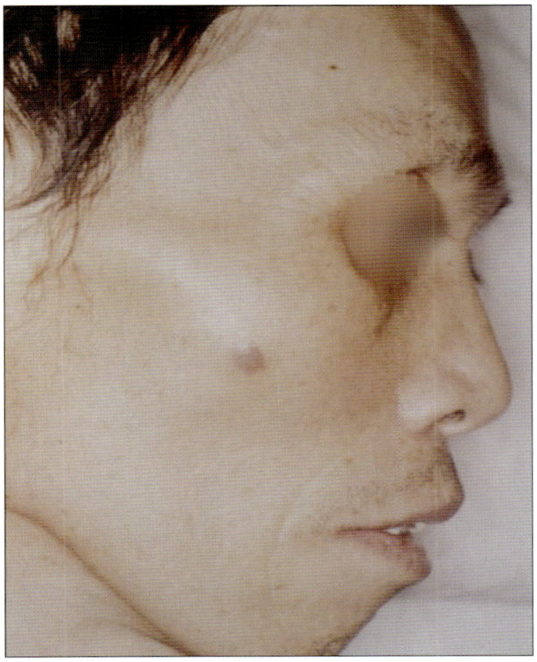

图 23.1-59 kaposi 肉瘤
艾滋病患者

23.1.23 良性血管周皮细胞瘤（benign hemangiopericytoma）

组织病理特点

- 良性血管周皮细胞瘤是毛细血管及小静脉周皮细胞增生所致的肿瘤，位于真皮、皮下或更深；
- 血管腔内衬一层血管内皮细胞，其外围则是梭形或卵圆形周皮细胞的不规则增生，排列紧密；
- 以网织纤维染色，可见网织纤维环的内方为血管内皮细胞，而外方则为肿瘤细胞。

临床特点

可发生在全身各部位的软组织中。皮肤损害大多单发，为暗红色、质硬的斑块或结节。

鉴别诊断

本病需与单发性血管球瘤相鉴别。本病瘤细胞呈梭形或卵圆形，血管球瘤的瘤细胞大小十分一致，有呈圆形或卵圆形的核；本病瘤细胞的增生不规则，而血管球瘤时增生瘤细胞的排列很规则。结合临床这两个病的鉴别是不困难的。

23.1.24 恶性血管周皮细胞瘤（malignant hemangiopericytoma）

若在上述血管周皮细胞瘤中有更多的瘤细胞成分，它们成团成巢，有明显的核非典型性，即大小不一，染色质丰富，有多数分裂象，瘤体大，境界不清楚，则为恶性血管周皮细胞瘤。一般来说，细胞的异形性越显著，恶性度也就越高。恶性血管周皮细胞瘤可发生广泛的转移，如转移至肺，可致死亡。

23.1.25 血管内皮细胞瘤（angioendotheliomatosis）

本病分为反应性血管内皮细胞瘤病和恶性血管内皮细胞瘤病，但后者实际为一种血管内恶性淋巴瘤，所以不在本节中介绍。

组织病理特点

图 23.1-60，图 23.1-61，图 23.1-62
- 真皮及皮下组织明显血管增生；
- 可伴有内皮细胞增生；
- 管腔内有血栓形成。

临床特点

常伴有感染等及其他疾病，如亚急性心内膜炎、肺结核、急性中耳炎等。发生于面部、耳郭、四肢、躯干等处。紫红色、棕红色斑片、结节和斑块（图 23.1-63），可有溃疡。

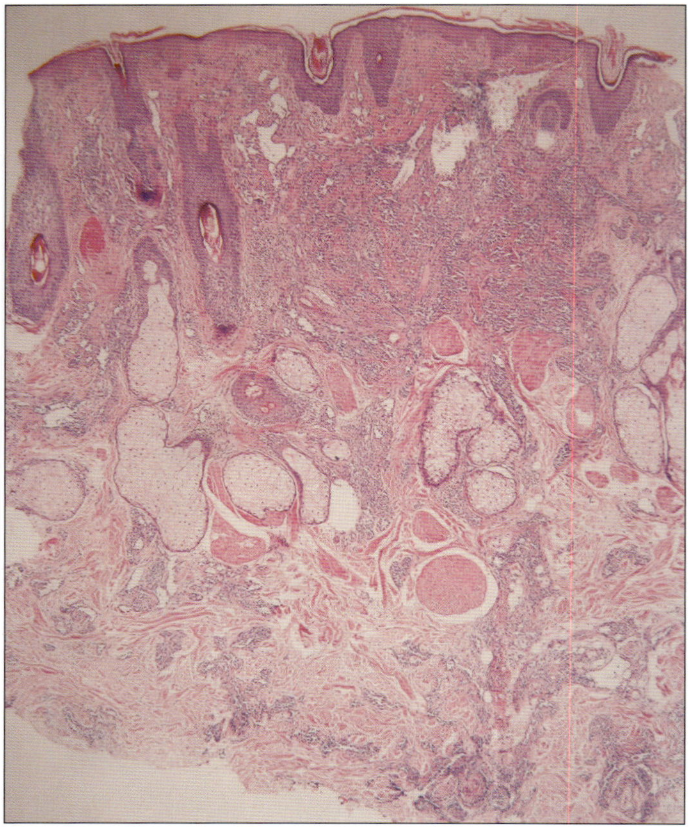

图 23.1-60 **血管内皮细胞瘤**
真皮全层弥漫性、片状、条索状血管组织增生

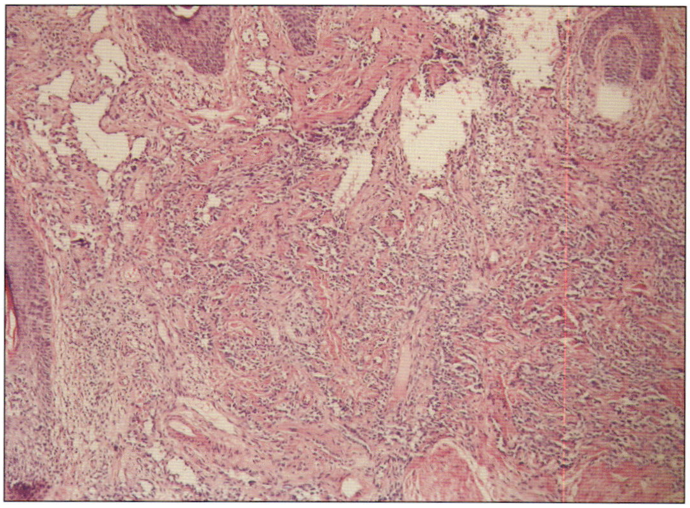

图 23.1-61 **血管内皮细胞瘤**
真皮内弥漫性大小不一、不规则血管腔，很长呈裂隙状

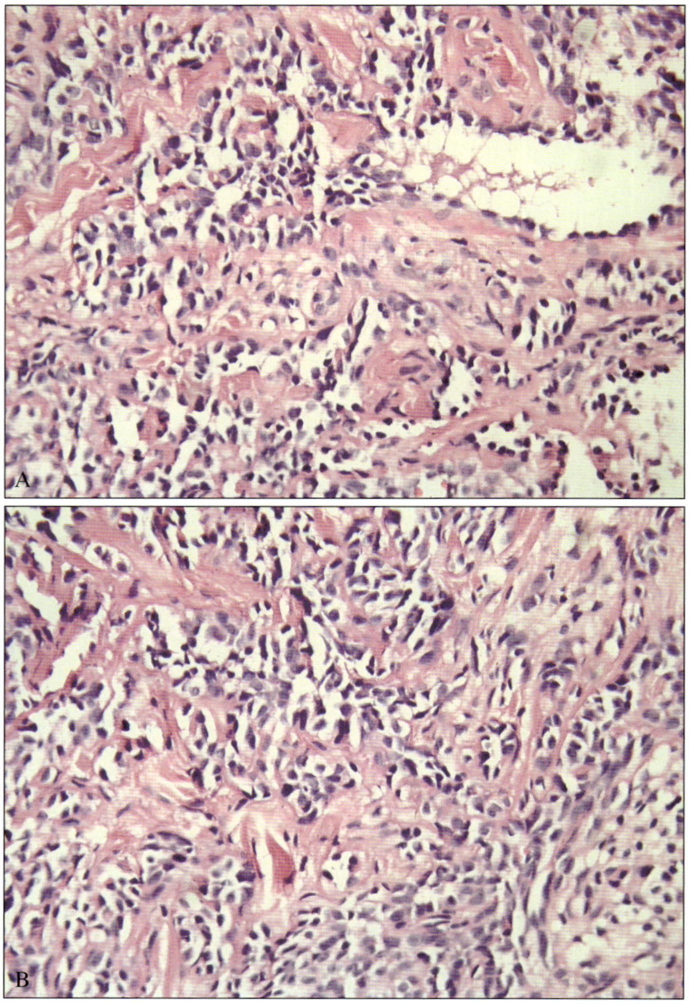

图 23.1-62 **血管内细胞皮瘤**
A．不规则血管腔内衬密集的内皮细胞，部分向腔内突起；B．部分区域呈索条状实体性增生

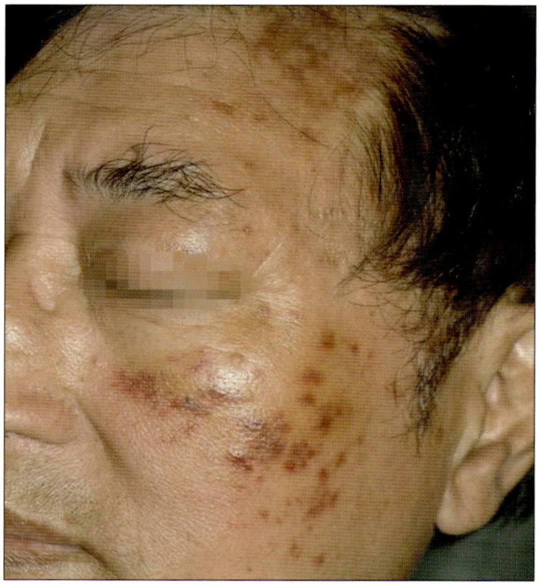

图 23.1-63 **恶性血管内皮细胞瘤**

23.1.26 血管肉瘤（angiosarcoma）

血管肉瘤即恶性血管内皮细胞瘤（malignant angioendo-thelioma）

组织病理特点

图 23.1-64 ～图 23.1-67

- 瘤体大，境界不清，与周围组织间无明确界线；
- 瘤体内可见不同分化的区域，在分化好的部分，可见内衬单层血管内皮细胞，外形不规则，常是相互吻合的血管腔；在分化不好的部分，则可见成团成索的肿瘤细胞存在在胶原束间，其中可见少许血管腔，这些肿瘤细胞呈梭形，而且有核的非典型性及丝状分裂象；还有的区域分化程度介于两者，可见不规则形的血管腔，内皮细胞增生，且突入管腔，有大而不规则形的细胞；
- 以网织纤维染色，可见肿瘤细胞位于网织纤维环的内方，或见网织纤维存在在肿瘤细胞的团块中，且包绕着个别的肿瘤细胞；
- 红细胞在分化好的区域较多，均在血管腔中。在分化差的区域，由于血管分化不好或多为实性肿瘤细胞，故红细胞少或无；
- 如果肿瘤在慢性淋巴淤滞的基础上发生，则瘤细胞既源于淋巴管的内皮细胞，又源自毛细血管的内皮细胞。源于前者时，管腔内不存在有红细胞，且肿瘤中细胞成分更多、分化更差。

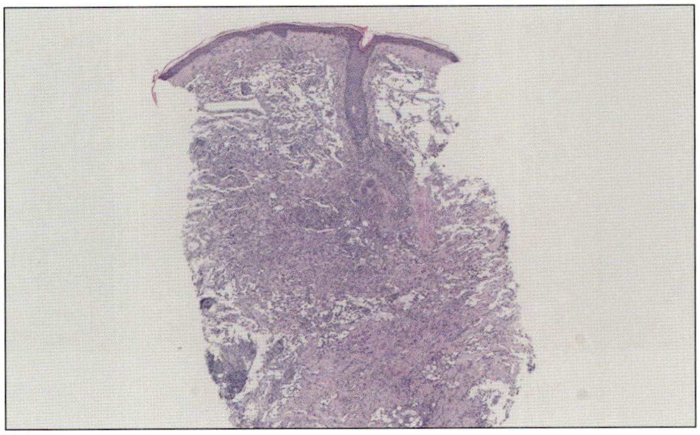

图 23.1-64 **血管肉瘤**
真皮全层部分区域广泛不规则管腔样结构，部分区域大片实体细胞增生

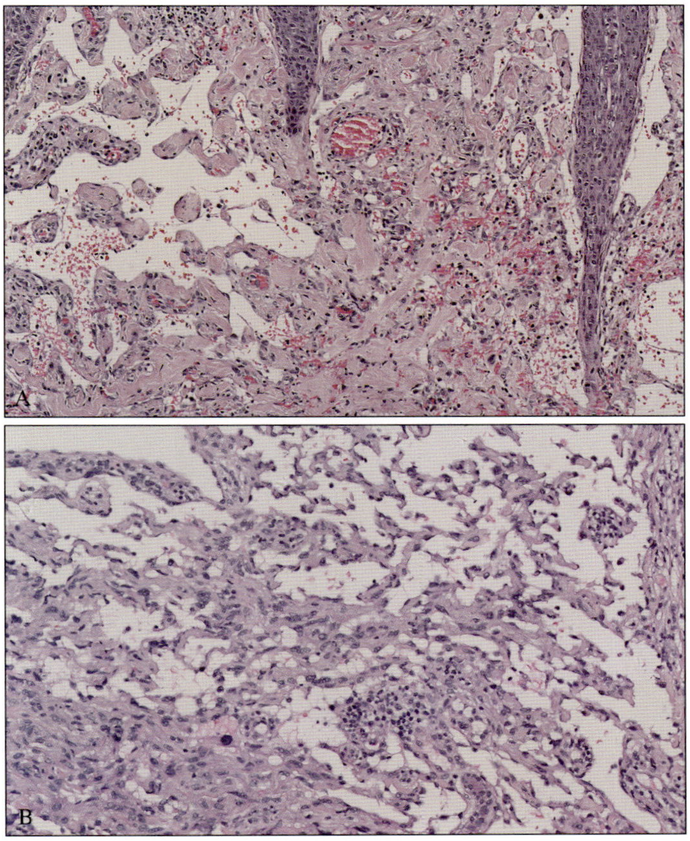

图 23.1-65 **血管肉瘤**
A，B．真皮内不规则血管腔，间质呈乳头状向腔内突起，部分区域有明显血管外红细胞

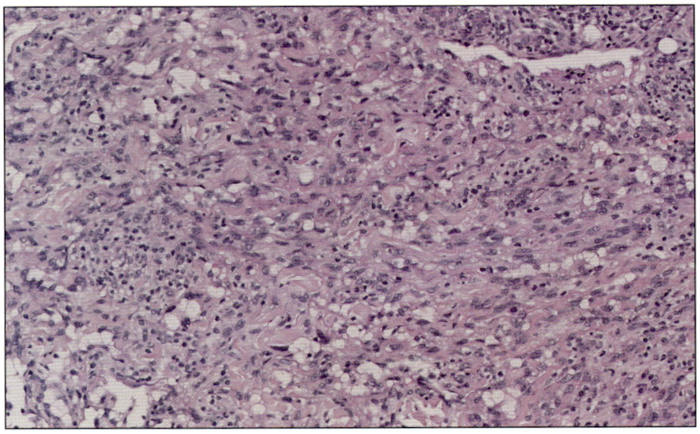

图 23.1-66 **血管肉瘤**
真皮内大片致密梭形细胞增生，间有少许不成熟血管腔

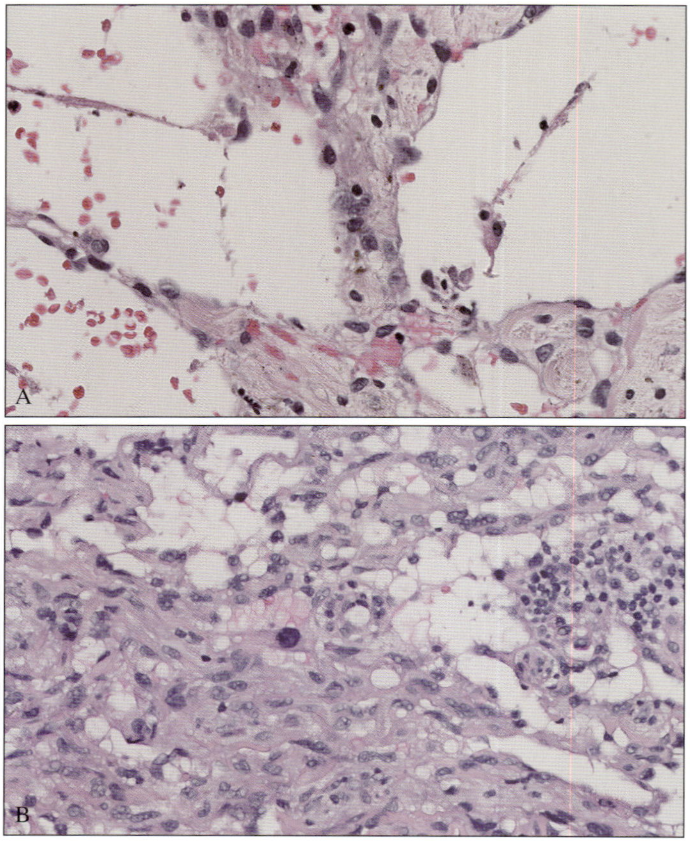

图 23.1-67 **血管肉瘤**
A，B．形成管腔和实体增生的内皮细胞部分核大，深染，不规则

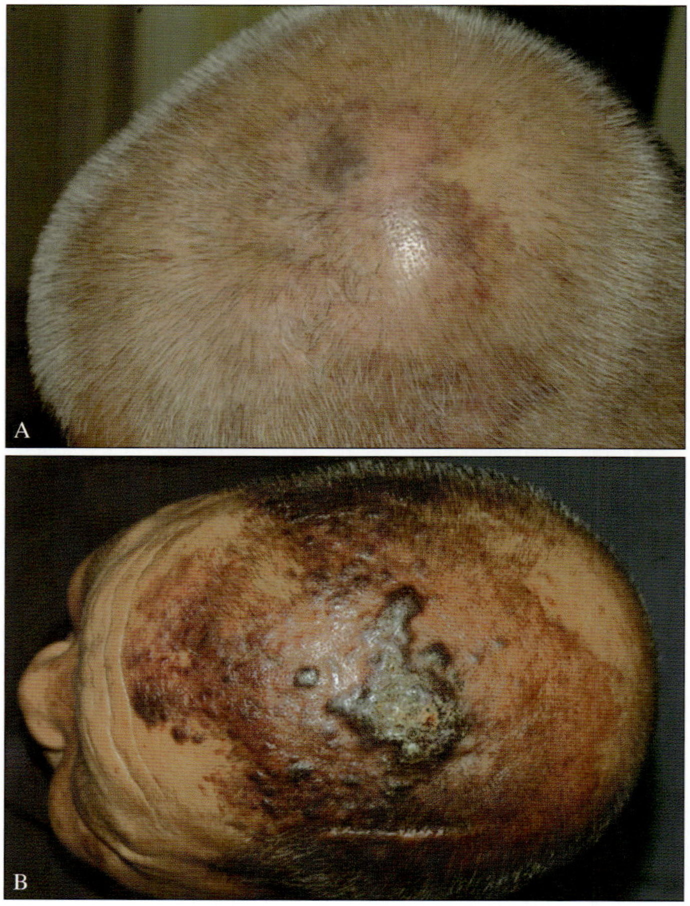

图 23.1-68 **血管肉瘤**

临床特点

本病常见的有两型。一型为发生在老年人头面部的血管肉瘤，初起为潮红或出血性的斑块，无明显自觉症状，它逐渐向四周扩大，并出现结节，发生溃疡（图 23.1-68，图 23.1-69）；另一型发生在慢性淋巴水肿基础上，常见的是乳癌根治术后同侧上肢明显淋巴淤滞，可在此基础上出现发蓝色的结节、肿块（图 23.1-70），病变发展常很迅速。这一型又称为 Stewart--Treves 综合征。血管肉瘤易发生局部及全身性转移，预后不好。

鉴别诊断

与恶性血管周皮细胞瘤鉴别要点是：

（1）血管肉瘤时血管腔的结构更多，外形也更不规则；

（2）以网织纤维染色，在血管肉瘤时肿瘤细胞在网织纤维环的内方，而血管周皮细胞瘤的瘤细胞则在网织纤维环的外方。

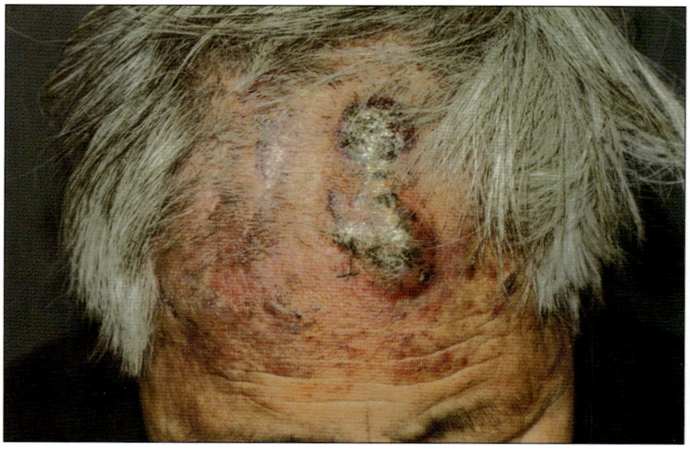

图 23.1-69 **血管肉瘤**

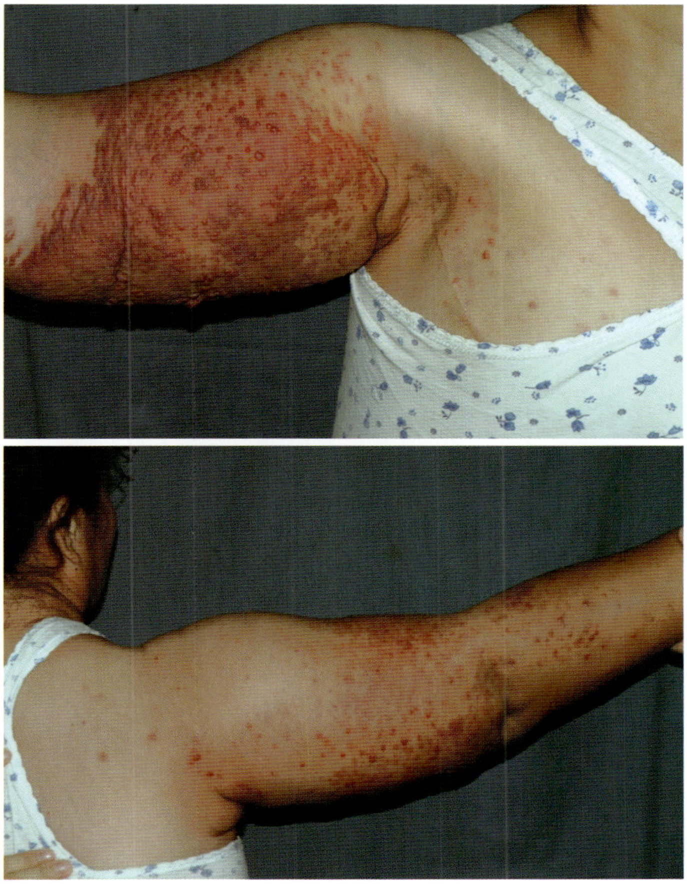

图 23.1-70 血管肉瘤（为乳癌术后）

23.1.27 血管内乳头状内皮细胞增生（intravascular papillary endothelial hyperplasia）

组织病理特点

血管内乳头状内皮细胞增生又称 Masson 假性血管肉瘤（Masson's pseudoangiosarcoma）。

- "肿瘤"大多在血栓静脉的基础上发生，损害境界清楚，与周围组织有明确界线；
- 损害内可见多数胶原结缔组织索及不规则形的腔隙，有的其中有红细胞；
- 腔隙内衬以一至两层血管内皮细胞，有的核染色质较丰富，有的可多核，但并无明显的核非典型性及丝状分裂象；
- 可见内皮细胞增生聚集的团块，其中有小的毛细血管腔；
- 由于内皮细胞增生都发生在血栓的静脉内，因此在损害四周可见到静脉管壁。多数情况下，静脉壁常不完整，或仅部分包绕着损害，此时以弹力纤维染色辨别出原有静脉的弹力膜将有助于诊断。

临床特点

损害单发，以头面及四肢好发，为紫红色的结节或斑块。本病是良性的。

鉴别诊断

与血管肉瘤的鉴别诊断要点是：

（1）本病多见于血栓的静脉内，因此境界清楚，损害较小；

（2）无明显的细胞学非典型性。

23.2 平滑肌组织肿瘤（smooth muscle tumors）

皮肤中有不同类型的肌肉组织，常见真皮上层的立毛肌，它是平滑肌。平滑肌细胞的特点是胞核呈长形、两端钝圆，胞浆嗜酸性，并有空泡。除立毛肌外，乳头、阴囊及血管壁中均有平滑肌。骨骼肌在皮肤中少见，从眼周、口周取材有时可见到眼轮匝肌和口轮匝肌，它们是骨骼肌。骨骼肌细胞的特点是胞核位于周边，胞浆中有多数横纹。皮肤中向骨骼肌分化的肿瘤十分少见，多数是向平滑肌分化的肿瘤，而且绝大多数是良性肿瘤。

23.2.1 平滑肌错构瘤（smooth muscle hamartoma）

组织病理特点

- 真皮内可见多数成熟的平滑肌肌束，它们呈长形、直，具有两端钝圆、与肌纤维长轴一致、长形的核；
- 平滑肌束散在分布，无一定走向；
- 有时可伴大的毛囊。

临床特点

为数厘米大小的斑块，好发于腰部，其上可有轻度色素加深，有的还有毛发。一般在初生时就已存在。

有时平滑肌错构瘤可与浅表色素毛痣伴发。

23.2.2 平滑肌瘤（leiomyoma）

平滑肌瘤有两型：立毛肌型和血管平滑肌型。立毛肌型又有单发、多发和发生在生殖器部位的三种。平滑肌瘤为良性肿瘤，具有良性肿瘤的结构型式特点，即瘤体较小、较浅、界限清楚、表面光滑。当平滑肌收缩时可自觉疼痛。

组织病理特点

图 23.2-1，图 23.2-2

立毛肌型平滑肌瘤（erector leiomyoma）即毛发平滑肌瘤（piloleiomyoma）

- 瘤体由多数与立毛肌相似的平滑肌束所组成，它们的排列杂乱；
- 瘤细胞呈梭形，核亦呈梭形，两端钝圆，位于细胞中央。在横切面上，可见一圆形核位于细胞中央。胞浆内常可见小空泡；
- 瘤细胞大小形状一致，无非典型性，无丝状分裂象；
- 在肌束间有时可见裂隙；
- 瘤体小，浅表，轻度隆起皮面。

临床特点

通常多发，为绿豆至黄豆大、皮色或淡褐色的丘疹或结节，质硬，常有压痛及触痛（图 23.2-3）。见于面部和躯干部等部位。外阴部如男性的阴囊、女性的大阴唇可发生平滑肌瘤，发生在该部位者常为单发性，瘤体内肌束收缩时可出现较为剧烈的疼痛。

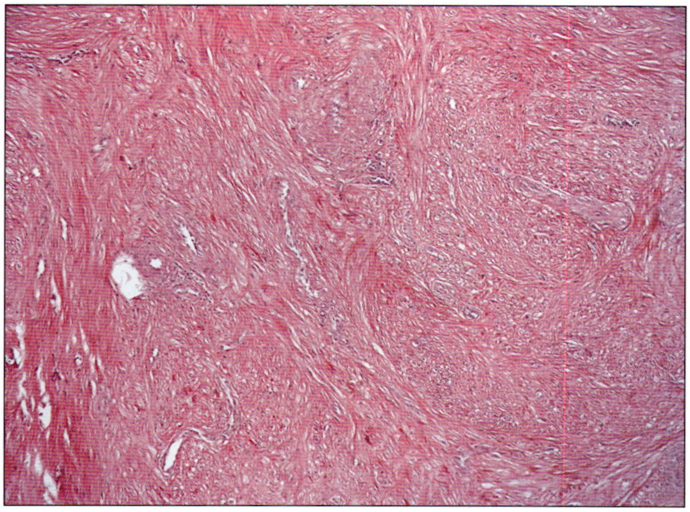

图 23.2-1 **立毛肌型平滑肌瘤**
肿瘤位于真皮浅中层，结构对称，境界清楚

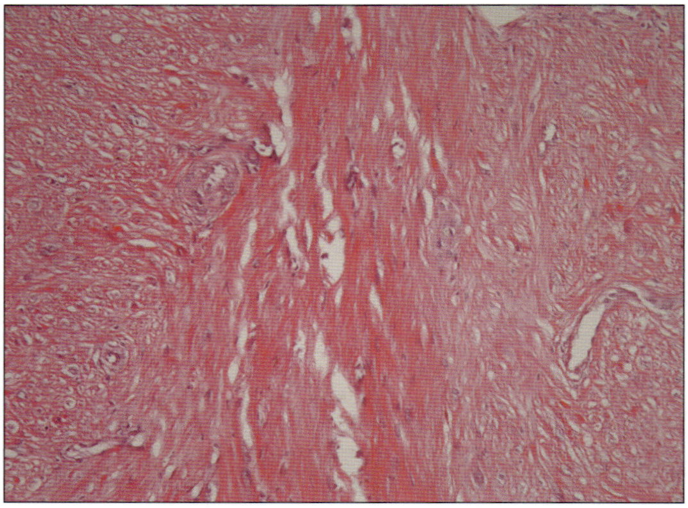

图 23.2-2 **立毛肌型平滑肌瘤**
肿瘤组织由梭形细胞束交织组成，胞浆内常有小空泡

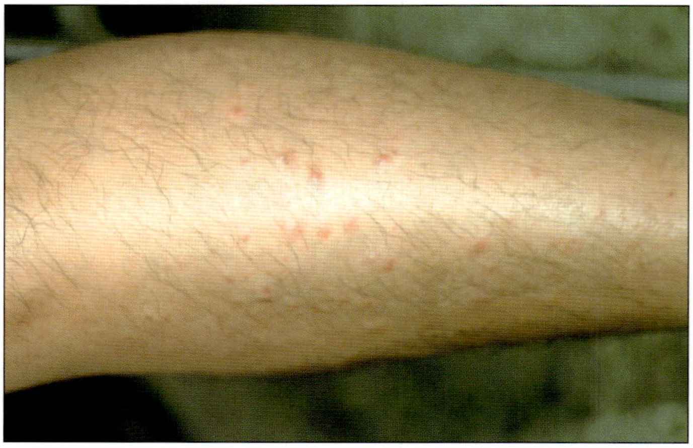

图 23.2-3 **平滑肌瘤**
立毛肌型平滑肌瘤

血管平滑肌瘤（angioleiomyoma）

组织病理特点

图 23.2-4，图 23.2-5，图 23.2-6

- 皮下组织内可见到一个较大静脉，其血管壁上有一个结节，即平滑肌瘤，它由血管平滑肌细胞分化而来；
- 瘤体内为多数平滑肌束，核长、两端钝圆，胞浆内有空泡，细胞无非典型性；
- 瘤体境界清楚，边缘平滑。

血管平滑肌瘤的另一个组织学类型是在皮下组织内有多数大小不同的静脉，具有厚的血管壁，并与管周的平滑肌束交织融合在一起。

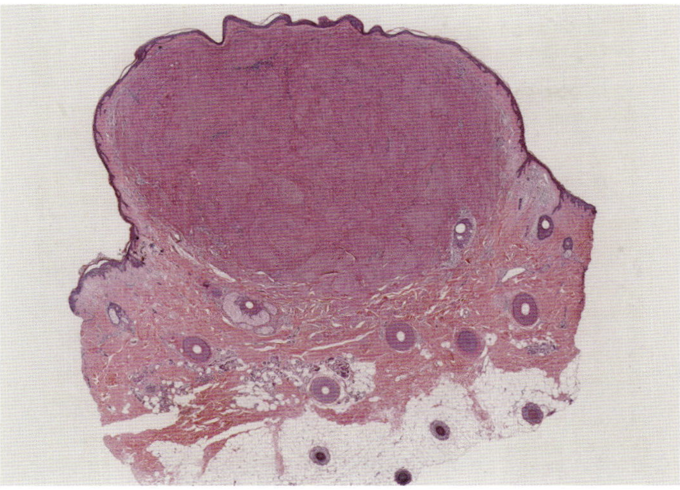

图 23.2-4 **血管平滑肌瘤**
位于真皮深层的境界清楚的梭形细胞团块

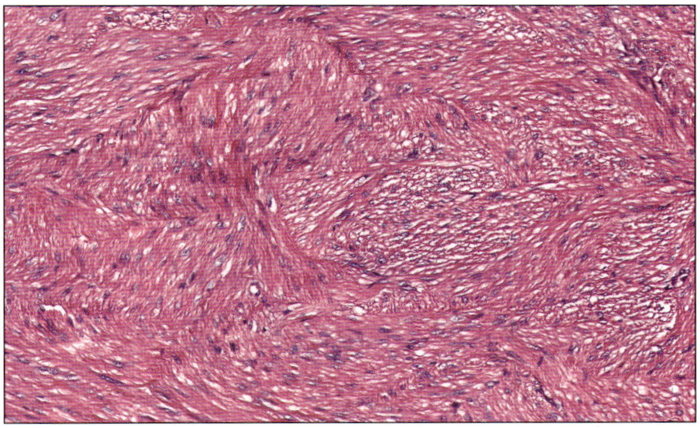

图 23.2-5 **血管平滑肌瘤**
肿瘤组织为梭形细胞束状交织状排列

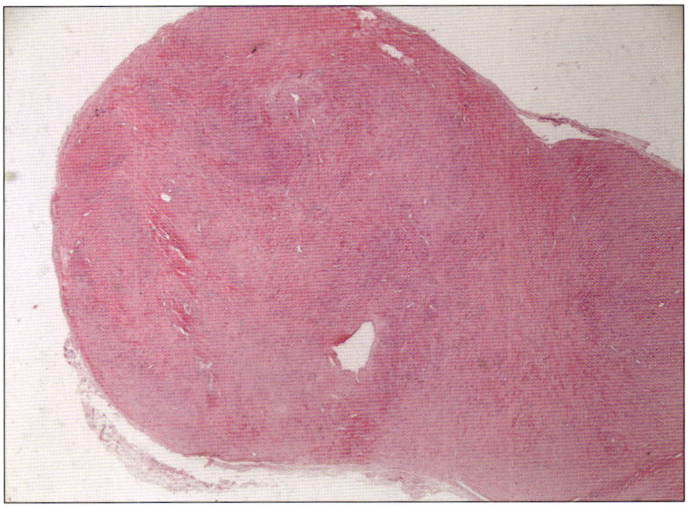

图 23.2-6 **血管平滑肌瘤**
平滑肌细胞特点是梭形细胞横断面的胞浆中有明显小空泡

临床特点

常单发，位于真皮深层及皮下，偶有一短暂的疼痛，系受刺激后肌肉收缩所致。

23.2.3 平滑肌肉瘤（leiomyosarcoma）

组织病理特点

- 肿瘤大，不对称，境界不清楚，向下深达皮下组织，其上表皮萎缩变薄；
- 瘤体由梭形细胞所组成，有的成束，分化好，具有上述平滑肌细胞的特点；但多数区域细胞排列紊乱，核紧密，有明显的非典型性，核大小不一，有明显核仁，较多丝状分裂象及坏死细胞；
- 有时在瘤体内尚可见薄壁、形状各异的血管。

临床特点

本病多发生在子宫及胃肠部，发生在皮肤者少见，可见于下肢等部位。为暗红色实性结节或斑块，较大，稍隆起皮面。系恶性肿瘤，发展快，预后较差。

23.3 脂肪组织肿瘤（adipocytic tumors）

脂肪组织存在于全身各处，皮肤中的脂肪细胞绝大多数位于皮下组织中。皮下组织由脂肪小叶及小叶间隔所组成，脂肪小叶中有脂肪细胞及毛细血管，脂肪细胞的特点是中心透明，核在周边，有些细胞中有空泡。小叶间隔主要为纤维结缔组织，还有较大的血管、淋巴管及神经束。

向脂肪组织分化的皮肤肿瘤大部分是良性的。有时，了解病史和标本取材部位对判断肿瘤的良、恶性是至关重要的。一般来说，良性肿瘤多位于真皮及皮下组织，而脂肪肉瘤几乎无例外地始于深部组织，大的脂肪肉瘤可以向上发展至真皮，但始于浅部组织的脂肪肉瘤是极为罕见的。

23.3.1 浅表脂肪瘤样痣（nevus lipomatosus superficialis）

组织病理特点

图 23.3-1，图 23.3-2

- 主要位于真皮内；
- 在真皮胶原束间可见成群或成索状分布成熟的脂肪细胞，位置浅表者在真皮乳头内亦可见脂肪细胞；
- 真皮内脂肪细胞一般与皮下组织中的脂肪细胞并不相连续，当真皮内有多数脂肪细胞时则真皮与皮下组织间无明确的界线；
- 真皮内胶原纤维、成纤维细胞及血管数量可较正常时增加。

临床特点

皮损为群集、柔软的丘疹或结节，皮色或淡黄色（图 23.3-3，图 23.3-4）。好发于单侧臀部，常在初生时就已存在。真皮中的异位脂肪细胞被认为是来源自血管周围的间叶组织。

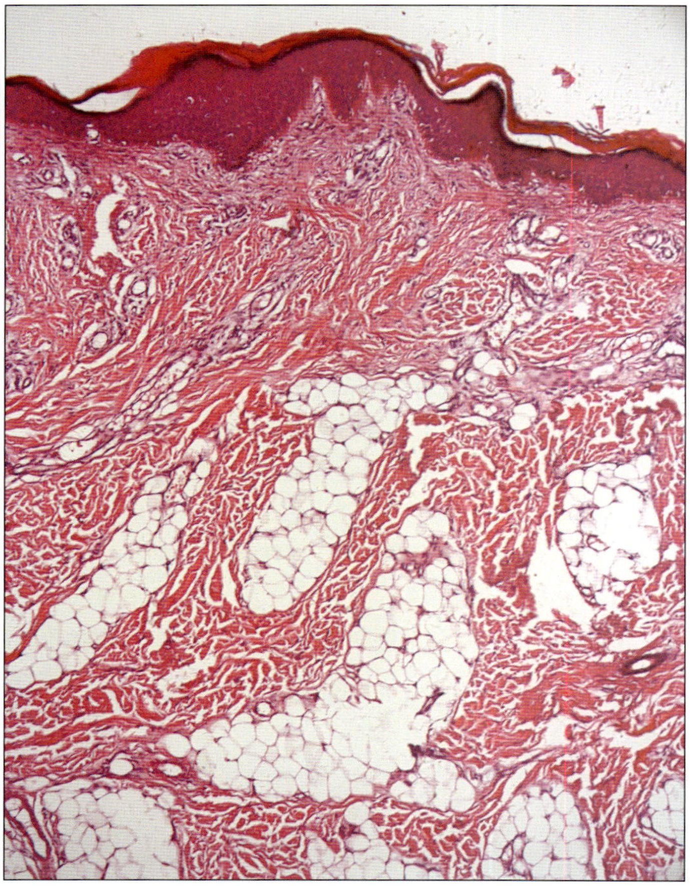

图 23.3-1 **浅表脂肪瘤样痣**
真皮内脂肪组织由成熟的脂肪细胞组成，呈条状或片状

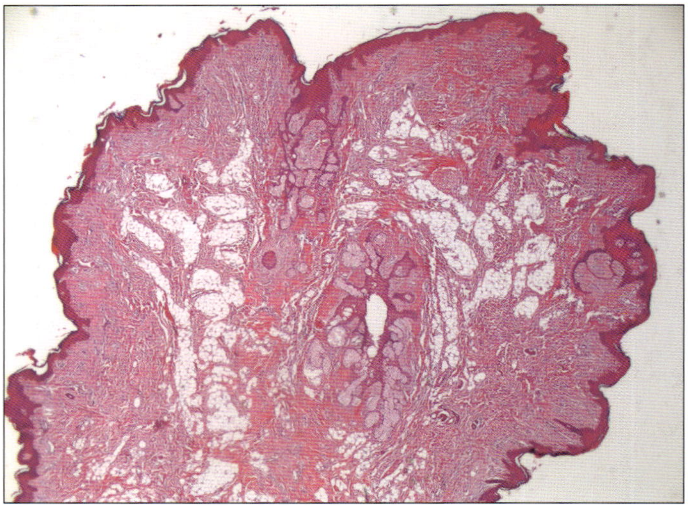

图 23.3-2 **浅表脂肪瘤样痣**
真皮内散在分布的团块状脂肪组织，与皮下脂肪组织不相连

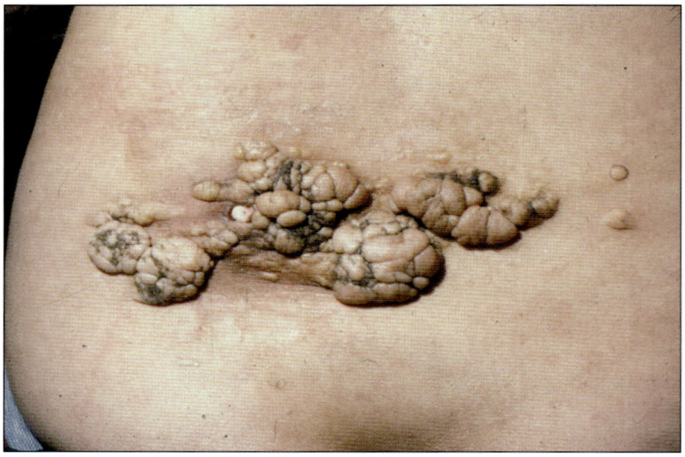

图 23.3-3 **浅表脂肪瘤样痣**

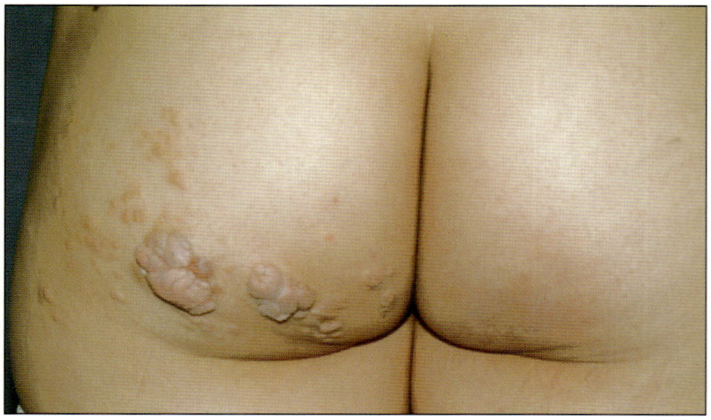

图 23.3-4 **浅表脂肪瘤样痣**

23.3.2 脂肪瘤（lipoma）

组织病理特点

图 23.3-5，图 23.3-6，图 23.3-7

- 肿瘤位于皮下组织，境界清楚，边缘平滑，可由数个瘤细胞小叶，外有结缔组织包绕；
- 肿瘤为成熟脂肪细胞群集而成片状，但没有正常的小叶间隔，这些成熟脂肪细胞与皮下组织中的正常脂肪细胞相同，无法区别，具有空泡胞浆，薄的细胞膜，核在周边。

临床特点

为质地柔软，隆起皮面，圆形或分叶状的肿瘤，边缘平滑，大小不等，可以移动。单发或多发（图 23.3-8）。可发生在任何部位。无自觉症状。

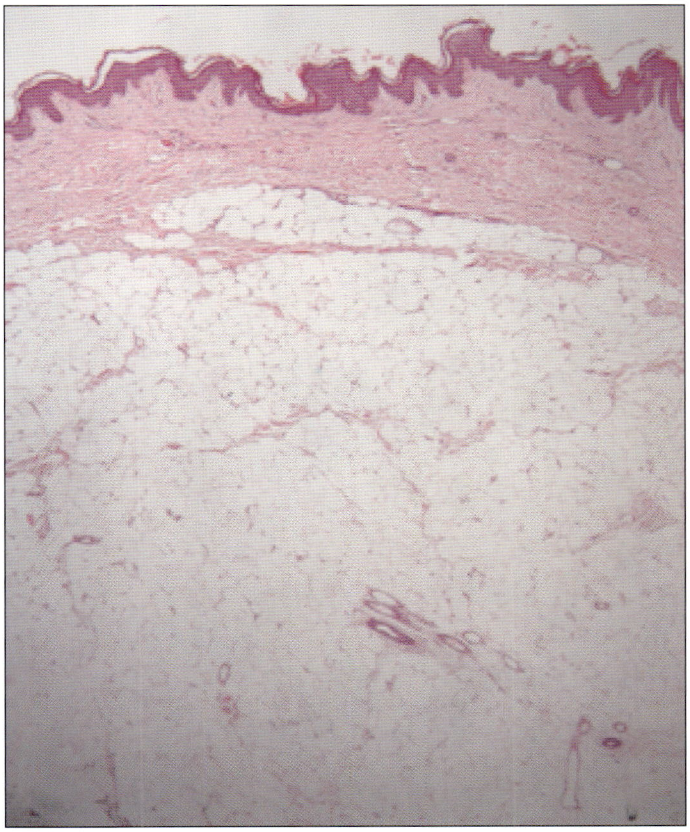

图 23.3-5 **脂肪瘤**
肿瘤位于真皮下，境界清楚。肿瘤组织内没有脂肪小叶分隔

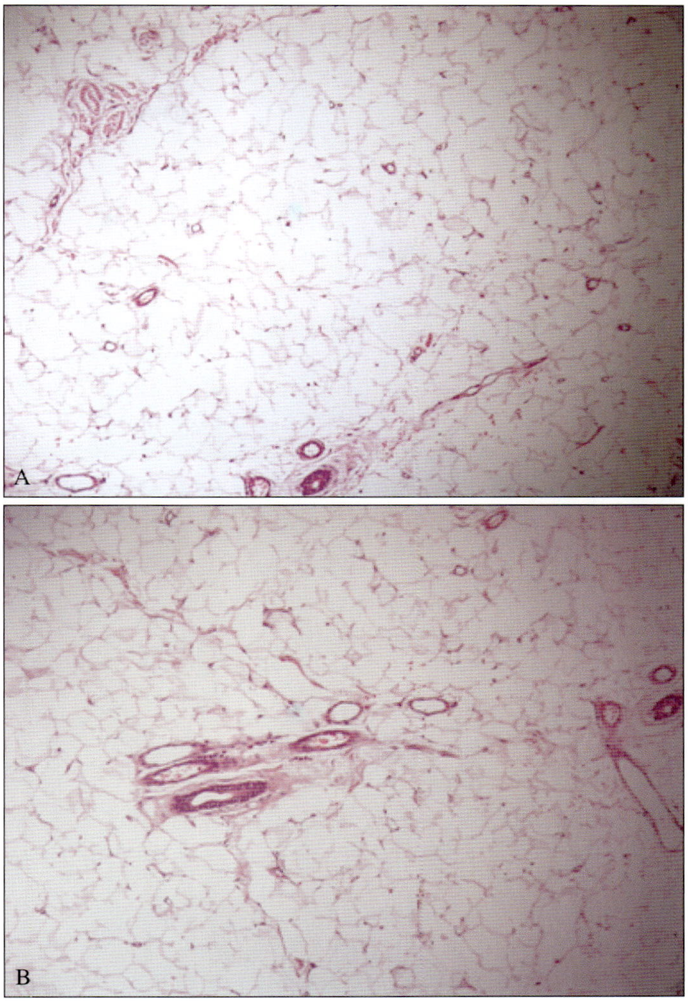

图 23.3-6 **脂肪瘤**
A，B．肿瘤细胞为正常的成熟脂肪细胞

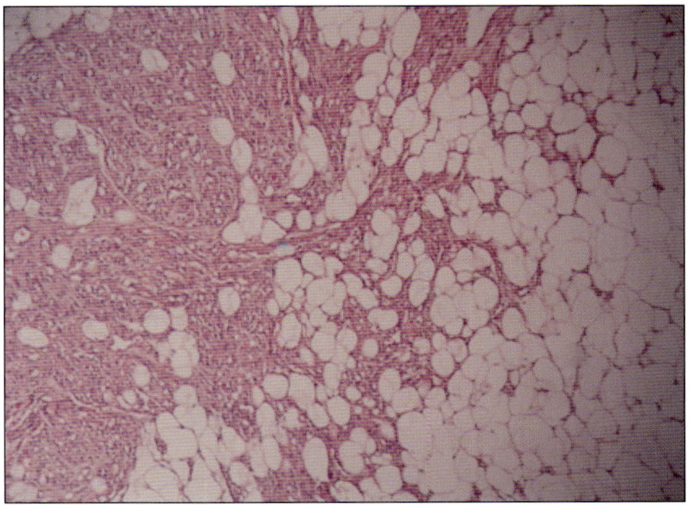

图 23.3-7 **脂肪瘤**

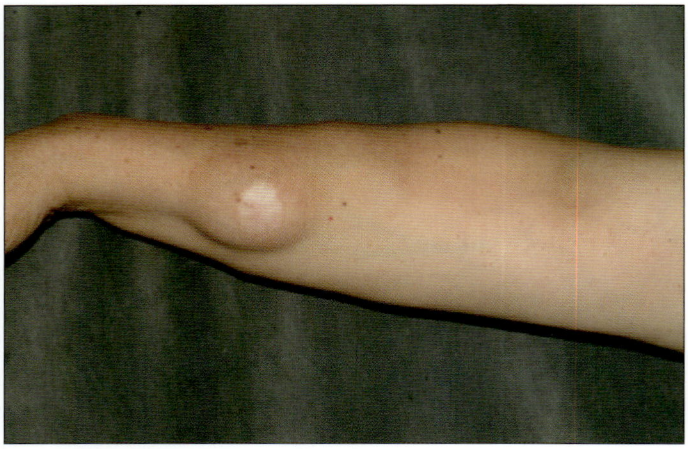

图 23.3-8 **脂肪瘤**

23.3.3 血管脂肪瘤（angiolipoma）

组织病理特点

图 23.3-9，图 23.3-10，图 23.3-11

在脂肪瘤中可见多数毛细血管及小血管，血栓常见，其余改变同上述脂肪瘤。临床表现也大致相同，血管脂肪瘤常有触痛及自发痛。

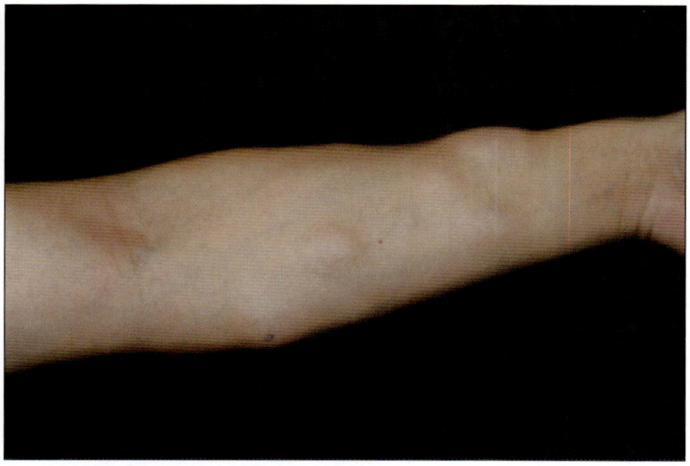

图 23.3-9 **血管脂肪瘤**
在脂肪瘤的基础上出现灶状或片状毛细血管组织

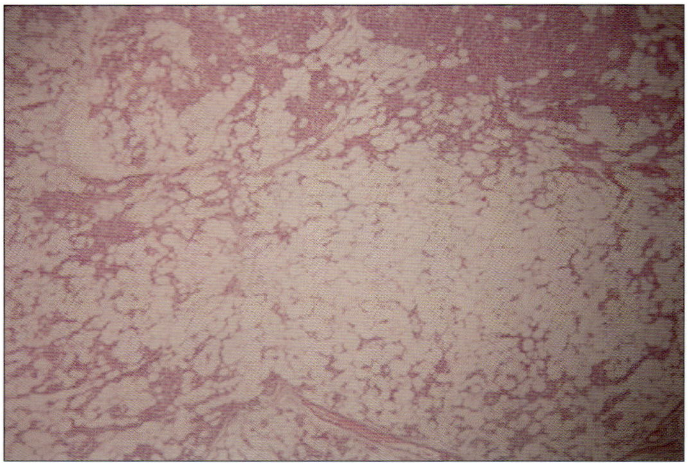

图 23.3-10 **血管脂肪瘤**
血管组织主要为密集的毛细血管

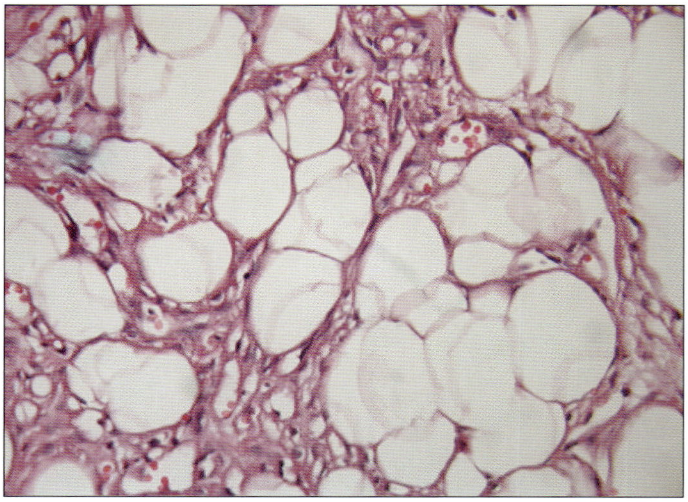

图 23.3-11 **血管脂肪瘤**
毛细血管内皮细胞无异形，部分充血

23.3.4 冬眠瘤（hibernoma）

组织病理特点

图 23.3-12，图 23.3-13

- 肿瘤境界清楚，边缘平滑，外有结缔组织包绕；
- 瘤体主要由大、有清楚胞膜、有丰富颗粒状、嗜酸性粒胞浆，核居中央的细胞所组成，胞内常有多个空泡，这种细胞状如桑葚，故又名桑葚细胞。除此之外，瘤体内还可见大、单空泡，核位于周边的细胞。

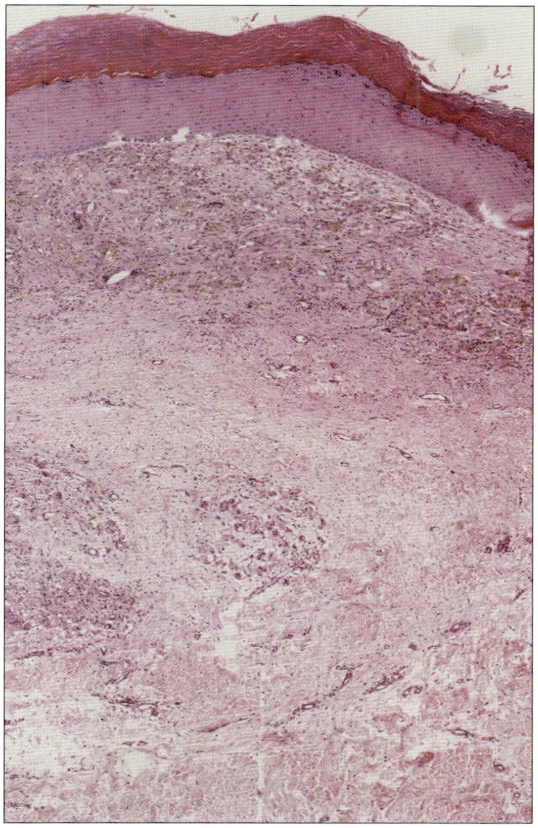

图 23.3-12 冬眠瘤（亦称为蛰伏脂肪）
肿瘤组织为弥漫性含有色素的细胞组成

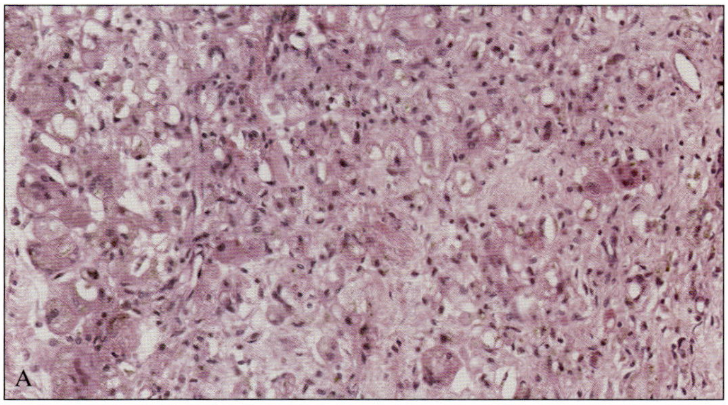

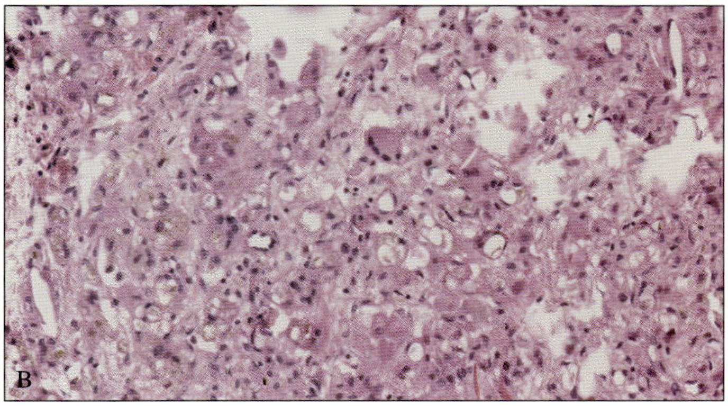

图 23.3-13 冬眠瘤
A，B．冬眠瘤细胞胞浆呈桑葚状，含有棕色颗粒，细胞核位于中央

临床特点

常单发，多见于背部。为直径数厘米的皮下肿物，可隆起皮面，质中。无自觉症状。

23.3.5 梭形细胞脂肪瘤（spindle cell lipoma）

组织病理特点

- 肿瘤位于皮下，境界清楚，外有结缔组织包绕；
- 瘤体由成熟脂肪细胞及形态一致、无非典型性的梭形细胞所组成，有的梭形细胞排列成束；
- 梭形细胞为成纤维细胞，在瘤体内可见由它所产生的数量不等胶原纤维；
- 瘤体内尚可见散布的肥大细胞。

临床特点

为单发的皮下肿物，直径数厘米。多见于老年人的背部及颈项部，无自觉症状。

23.3.6 多形性脂肪瘤（pleomorphic lipoma）

组织病理特点

- 肿瘤位于皮下，境界清楚，边缘平滑，外有结缔组织包绕；
- 瘤体由成熟脂肪细胞及具有大小不等、深染核的脂肪细胞所组成；
- 本病特征的改变是具有多核巨细胞。该细胞胞浆丰富、嗜酸性，核成花瓣状排列，又称花瓣形巨细胞（floret giant cell）；
- 瘤体中有丰富的黏蛋白性基质。

临床特点

与梭形细胞脂肪瘤相同。本病的病理学诊断首先应注意结构型式：具有良性肿瘤的特点。若从细胞学特点，由于瘤细胞的核大小不等，具有花瓣形巨细胞，可误诊为脂肪肉瘤。本病是良性的。

23.3.7 软骨脂肪瘤（chondroid lipoma）

组织病理特点

- 肿瘤位于筋膜或肌肉内，有包膜；
- 成熟脂肪组织中有软骨样结构；
- 可见空泡化脂肪母细胞，分裂象少；
- 间质有大量新生血管，可有硬化和出血。

23.3.8 多发性对称性脂肪瘤病（multiple symmetric lipomatosis）

组织病理特点

- 肿瘤组织无包膜；
- 肿瘤中脂肪细胞较正常小，但大小一致；

临床特点

对称发生于颈部、肩部、胸部、腹部等处皮下组织，为结节或斑块。在成人男性可因压迫气管等器官出现相应症状，此种情况有家族史。

23.3.9 脂母细胞瘤/脂母细胞瘤病（lipoblastoma/lipoblastomatosis）

组织病理特点

- 肿瘤组织分叶状增生；
- 成熟脂肪组织中散在大量脂肪母细胞，此种细胞大，胞浆空泡状，核内有泡沫，核膜锯齿状，无异形性。
- 脂肪组织中也有梭形和星形间质细胞；
- 间质有丰富的黏液和毛细血管网；

临床特点

主要发生于儿童。可有第 8 号染色体异常。好发于四肢皮下。多发者为脂母细胞瘤病。

23.3.10 平滑肌脂肪瘤（myolipoma）

组织病理特点

- 肿瘤有包膜，位于皮下组织内；
- 成熟脂肪组织内散布平滑肌组织；
- 平滑肌细胞形成细短的束状。

23.3.11 脂肪肉瘤（liposarcoma）

组织病理特点

- 瘤体大、境界不清，位于皮下，可向下达到筋膜、肌肉；
- 瘤体内可见多数处于不同分化阶段的脂肪细胞，它们的核大小不一，有圆形、纺锤形，有的核内有空泡，还可见丝状分裂象；
- 瘤体内有多数黏蛋白的沉积，血管增生。

临床特点

见于中老年人，好发于腹部及大腿。为深位、质硬、境界不清的皮下肿物，其上皮肤一般正常。

23.3.12 黏液样脂肪肉瘤（myxoid liposarcoma）

组织病理特点

- 瘤组织内见大量梭形细胞和脂肪母细胞；
- 梭形细胞较小，淡染；
- 脂肪母细胞呈印戒状；
- 间质中有丰富黏液基质；
- 间质中有明显毛细血管网。

临床特点

好发于大腿，为皮下结节和肿块。手术后可复发。

23.3.13 多形性脂肪肉瘤（pleomorphic liposarcoma）

组织病理特点

- 瘤细胞呈束状、旋涡状增生；
- 瘤细胞多形性，有核异形性；
- 多数瘤细胞胞浆嗜酸性红染；
- 有脂肪母细胞。

临床特点

主要发生于老年人深部软组织内。

24 纤维结缔组织肿瘤

成纤维细胞及其所产生的胶原纤维、网状纤维和弹力纤维，还有基质构成了真皮的主要支架。成纤维细胞又称为成纤维细胞，具有长梭形的核，其长轴与胶原纤维平行。幼稚的纤维母细胞核较肥大，有时与组织细胞不易区分，成熟的成纤维细胞则核细长。成纤维细胞的细胞轮廓不清楚。纤维结缔组织肿瘤是指由成纤维细胞及胶原纤维增生所致的疾患。

24.1 结缔组织痣（connective tissue nevus）

组织病理特点

图 24.1-1，图 24.1-2

- 真皮网状层胶原纤维数量明显增加，有时可见胶原束增厚，呈均一化改变；
- 弹力纤维数量可正常、减少或增加，增加时可在胶原纤维束间见到包绕的弹力纤维（弹力纤维需以特殊染色才能显示，在HE染色切片上一般是见不到的）。

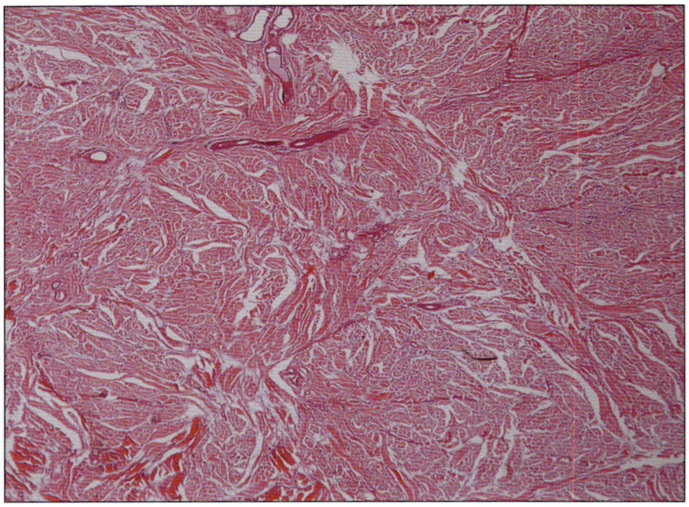

图 24.1-1 **结缔组织痣**
网状层胶原束增厚，部分呈均一化改变

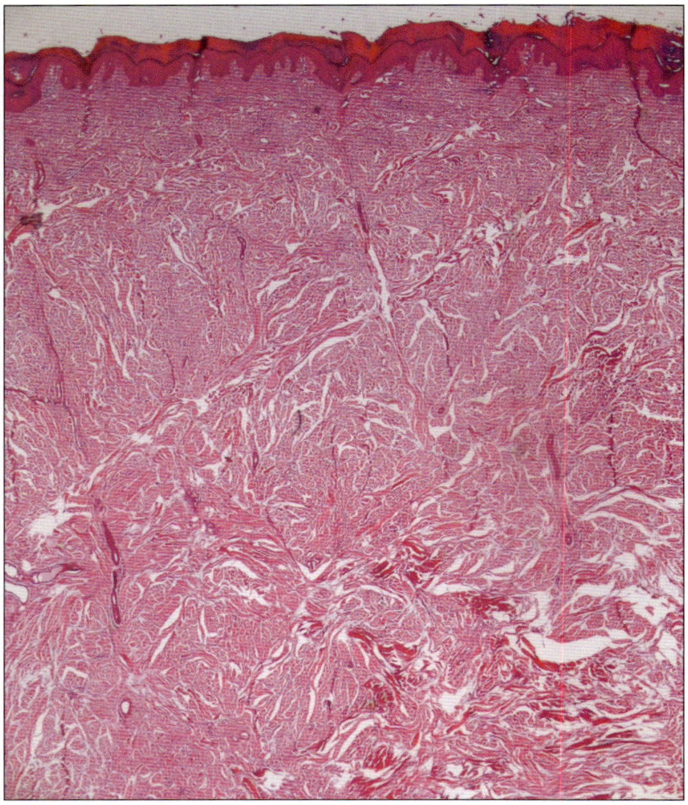

图 24.1-2 **结缔组织痣**
真皮网状层胶原纤维数量增加

临床特点

为淡黄色或棕黄色的结节或斑块，大小不等，外形不甚规则（图24.1-3）。皮损上的毛孔清楚，可如橘皮状或鲛鱼皮样。结缔组织痣是一个错构瘤，可单独发生，也可伴其他疾病。常见的是结节硬化症患者后背或腰骶部见到的结缔组织痣，还可与脆弱性骨硬化症伴发。

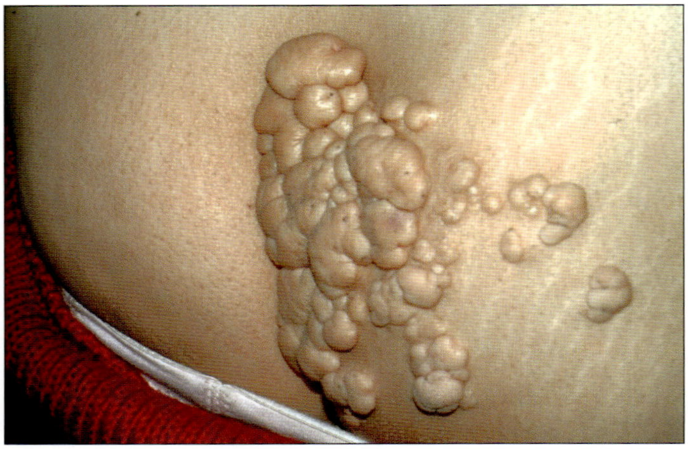

图 24.1-3 **结缔组织痣**
腰背部淡黄色质硬斑块

24.2 皮肤纤维瘤（dermatofibroma）

皮肤纤维瘤又称为真皮纤维组织细胞瘤、结节性皮下纤维化、硬纤维瘤及硬化性血管瘤等，这种不同的命名实质上反映了在皮肤纤维瘤这一基本病理过程的不同阶段可以有不同的特点。皮肤纤维瘤的发生有人认为是成纤维细胞在皮肤受到外伤、昆虫叮咬或毛囊破裂、内容物进入真皮等所产生的一种增生性反应。

组织病理特点

图 24.2-1，图 24.2-2

- 病变部位成纤维细胞数量增加，呈杂乱排列，与它相伴的是较粗的胶原纤维。有时还有组织细胞。在病变周围的成纤维细胞包绕着粗厚的胶原纤维束；有的病例，病变中的胶原纤维可呈现硬化改变，均一红染；
- 病变部位内有时毛细血管明显增多，血管内皮细胞肿胀；
- 病变部位上方或两侧的表皮增生，色素增多，有时向下增生的表皮突可呈现向毛囊的分化，可见小的基底样细胞集合，周围呈栅栏状，下端有毛球及毛乳头的结构；

- 在瘤体与其上方的表皮间常有一狭窄的胶原带。偶尔病变部位表浅，达到真皮乳头层，此时其上表皮可萎缩变薄，表皮突消失；
- 皮肤附属器减少及至消失；
- 免疫组织化学染色显示梭形细胞常表达 vimentin 和 Factor XIIIa，一般不表达 CD34；

组织学上本病病变范围常不甚清晰，但结构对称，增生的成纤维细胞及幼稚的胶原纤维在真皮胶原束间伸展，它们排列杂乱。在有的病例，它们排列成旋涡状、车轮状，与隆突性皮肤纤维肉瘤相似，应予鉴别。在病变周围可见被成纤维细胞包绕的增厚胶原束。瘤体上方及两侧的表皮常增生，表现为表皮突下延，有时可呈现向毛囊的分化。

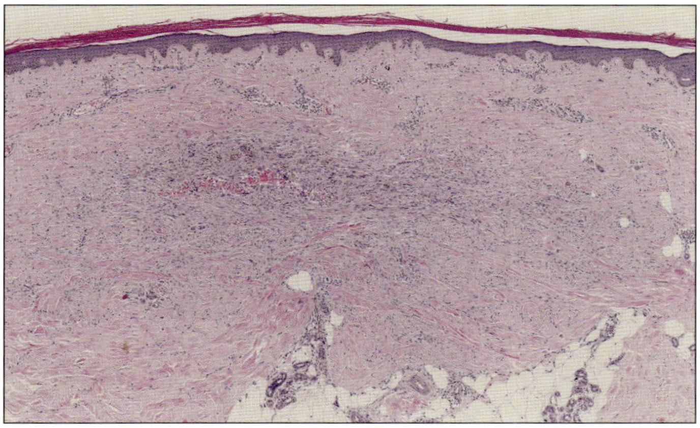

图 24.2-1 **皮肤纤维瘤**
真皮成纤维细胞数量增加，呈杂乱排列；表皮增生，色素增多，表皮突向下增生；瘤本与其上方的表皮间可见胶原带

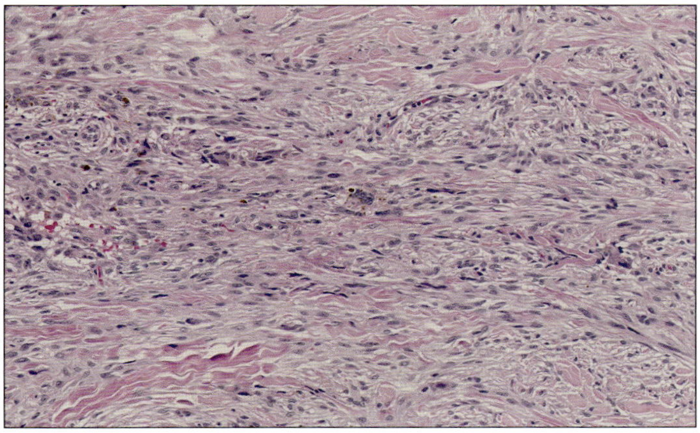

图 24.2-2 **皮肤纤维瘤**
肿瘤细胞呈梭形，伴毛细血管增多及含铁血黄素

临床特点

为褐色或棕褐色稍隆起皮面，半球形的结节，直径约 0.3 ~ 1.0cm，质硬（图 24.2-3），无自觉症状。好发于下肢。

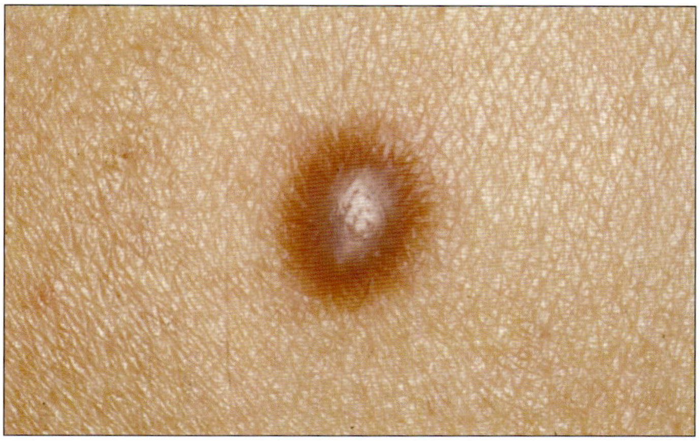

图 24.2-3 **皮肤纤维瘤**
褐色质硬结节，表面光滑

24.3 组织细胞瘤 (histiocytoma)

组织病理特点

图 24.3-1，图 24.3-2

- 瘤体内为多数致密、弥漫以组织细胞为主的浸润，它们具有圆形或卵圆形的核，丰富的胞浆；
- 可见多数泡沫状组织细胞及噬含铁血黄素细胞；
- 有多数成纤维细胞，血管数量多，内皮细胞增生；
- 瘤体上方表皮增生，基底细胞层色素增多。

对于本病的归类目前仍有争论，一般认为若瘤体中以胶原纤维成分为主，则称为皮肤纤维瘤；若瘤体中以细胞成分为主，且有多数脂质及含铁血黄素的沉积则称为组织细胞瘤。Lever 教授将前者称为纤维性皮肤纤维瘤，后者称为细胞性皮肤纤维瘤。近年来，有的学者认为皮肤纤维瘤与组织细胞瘤实质上是一个病，所谓的组织细胞实际上是成纤维细胞，因为成纤维细胞也有吞噬脂质及含铁血黄素的能力。阿克曼教授则认为组织细胞瘤及皮肤纤维瘤可能代表了一个疾病过程不同阶段的表现。它们都可以是局部创伤、木刺扎伤等的结果。在急性炎症消退后，先出现以组织细胞为主的浸润，以吞噬、清除创伤所致的局部出血、沉积的脂质及红细胞所释出的含铁血黄素，并因此而出现了泡沫状组织细胞及噬含铁血黄素细胞，此即肉芽肿性改变，组织学上可称其为组织细胞瘤。以后组织细胞数量逐渐减少，而代之以成纤维细胞，发生纤维化，组织学上就称为皮肤纤维瘤。当然，有的病变可介于此两个阶段之间，既有较多细胞成分，又有较多增生的胶原成分，此时就可称为纤维组织细胞瘤。

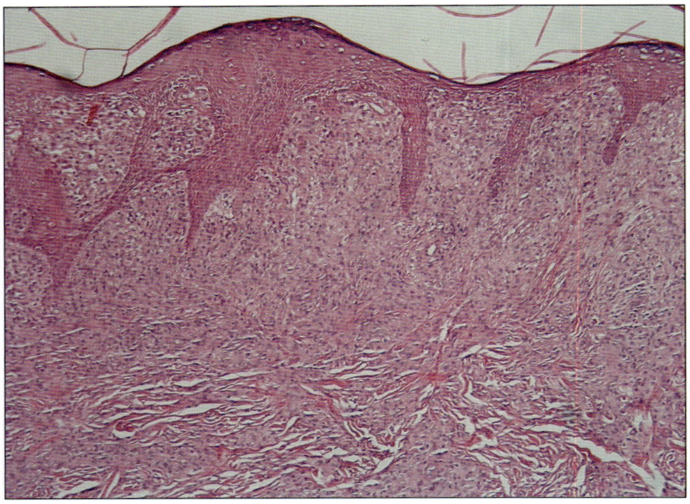

图 24.3-1 **组织细胞瘤**
瘤体内为多数致密、弥漫以组织细胞为主的浸润，瘤体上方表皮增生，基底细胞层色素增多

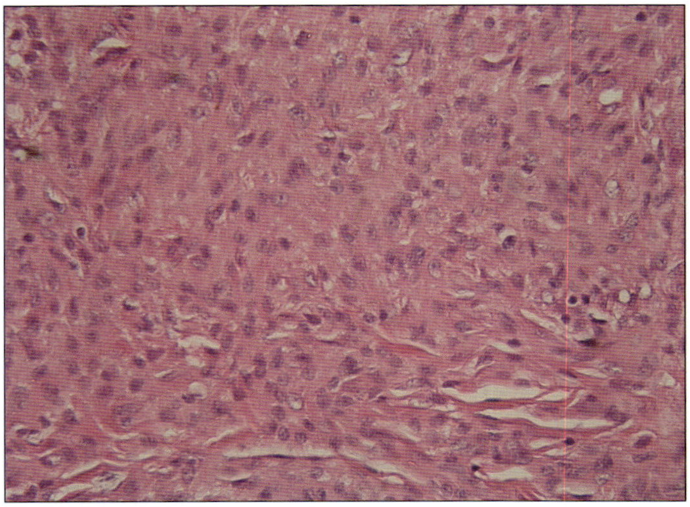

图 24.3-2 **组织细胞瘤**
瘤细胞具有圆形或卵圆形的核，丰富的胞浆

关于皮肤纤维瘤及组织细胞瘤是炎症还是肿瘤也有争论。有的学者包括阿克曼教授认为它们是成纤维细胞对创伤等刺激的一种炎症性反应性增生，而非肿瘤；另一些学者则认为由于瘤体大多持久存在而不消退，因此更可能是肿瘤而非炎症。

临床特点

与皮肤纤维瘤相同。皮肤纤维瘤和组织细胞瘤都是良性肿瘤。虽然瘤体上方表皮可以增生，特别是基底细胞上皮瘤样增生，但极少出现真正的基底细胞上皮瘤。

24.4 巨细胞纤维母细胞瘤（giant cell fibroblastoma）

组织病理特点

该病目前认为是隆突性皮肤纤维肉瘤的幼年型。其特点为：

- 肿瘤内有大量梭形细胞；
- 可见多核巨细胞排列成不规则的腔隙状；
- 部分病例可见细胞排列成编织状；
- 间质丰富。

临床特点

主要发生在儿童，好发在躯干、下肢和腹股沟区域，为皮下结节。无自觉症状。手术后易复发。

24.5 丛状纤维组织细胞瘤（plexiform fibrohistiocytic tumor）

组织病理特点

- 成纤维细胞呈束状或编织状排列；
- 可见到成群的组织细胞样细胞，并有多核细胞；
- 异形性和分裂象少见；
- 可见出血。

临床特点

好发于青少年，特别是男性。主要发生在肩胛部和上肢，为皮下结节，生长缓慢。切除后易复发。

24.6 软纤维瘤（soft fibroma）

组织病理特点

软纤维瘤又称皮赘（skin tag），临床上可分为多发丝状及单发袋状；其特点为（图 24.6-1、图 24.6-2）：

- 丝状生长者表皮轻度增生，棘层肥厚，有时可呈轻度乳头瘤状；单发袋状者表皮常萎缩变薄，表皮突变平；
- 瘤体内为疏松排列的胶原纤维，胶原纤维较为纤细，其中有较多扩张的毛细血管；
- 有时在真皮内可见黑素性痣细胞。此时软纤维瘤实际上为处于消退阶段的黑素细胞性皮内痣。

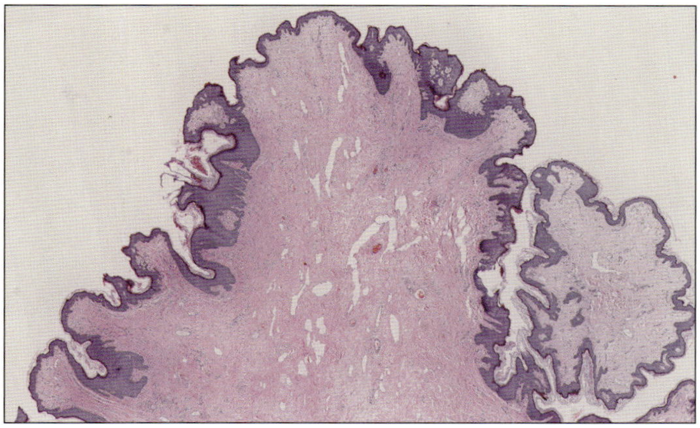

图 24.6-1 **软纤维瘤**
表皮增生，瘤体内为疏松排列的胶原纤维及扩张的毛细血管

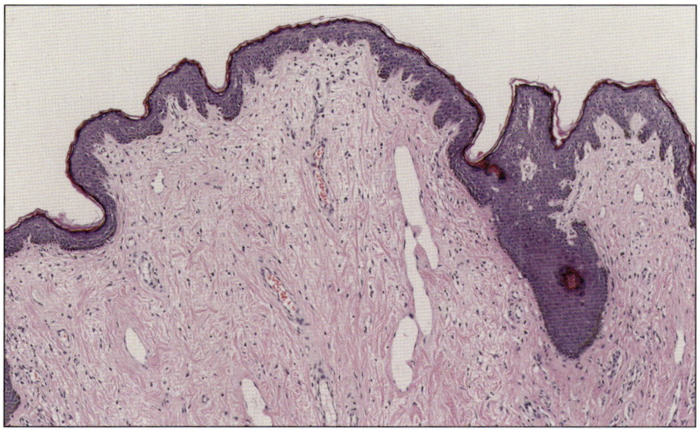

图 24.6-2 **软纤维瘤**
瘤体内胶原纤维纤细，其中有较多扩张的毛细血管

临床特点

多发丝状者好发于颈部，为丝状柔软、隆起皮面的肿物，皮色或淡褐色，表面平滑。单发袋状者好发于躯干、腋部，为 1cm 左右柔软、袋状隆起皮面的肿物（图 24.6-3），底部常有蒂。软纤维瘤多见于中老年女性。

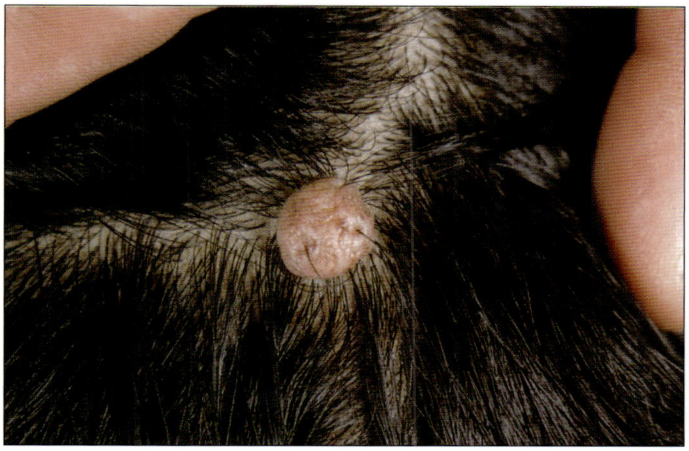

图 24.6-3 **软纤维瘤**
头顶部单发隆起皮面的柔软肿物

24.7 毛周纤维瘤（perifollicular fibroma）及血管纤维瘤（angiofibroma）

组织病理特点

图 24.7-1，图 24.7-2，图 24.7-3

- 毛囊周围结缔组织明显增生，毛囊被粗厚、同心排列的胶原纤维所包绕；
- 基质中多数梭形、星形、肥大的成纤维细胞，有时还有多核的成纤维细胞；
- 毛细血管数目增多、扩张，管周亦可见纤维化，故又称为血管纤维瘤；
- 真皮上层常可见噬黑素细胞；
- 损害隆出皮肤表面。

当以毛周纤维化为主时称为毛周纤维瘤，而以血管周围纤维化为主时则称为血管纤维瘤。有时此两种改变可程度不等的出现在同一皮损中。

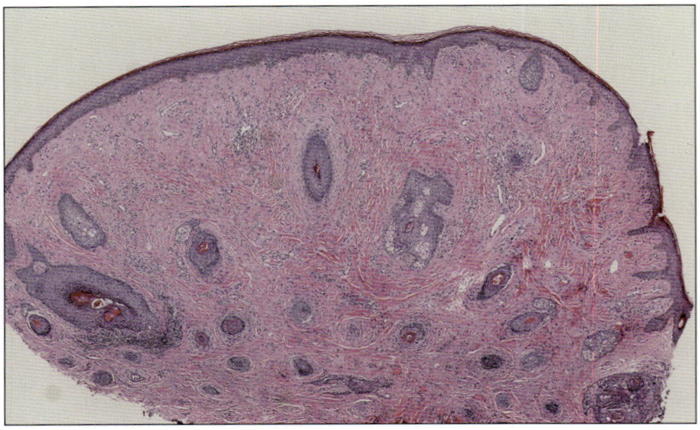

图 24.7-1 **毛周纤维瘤**
毛囊周围结缔组织明显增生

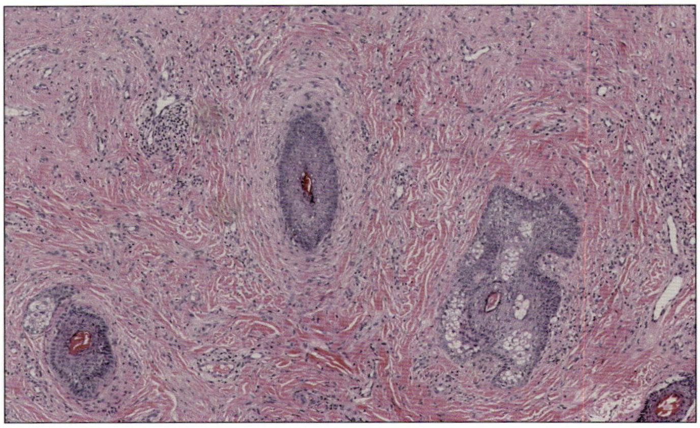

图 24.7-2 **毛周纤维瘤**
毛囊被粗厚、同心排列的胶原纤维所包绕

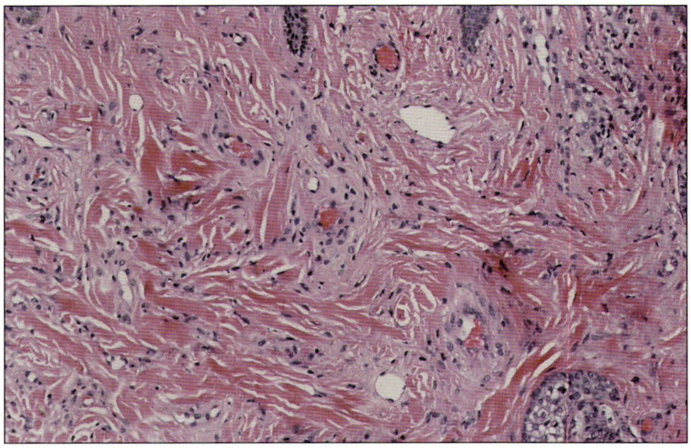

图 24.7-3 **毛周纤维瘤**
毛细血管数目增多、扩张，管周亦可见纤维化

临床特点

图 24.7-4

血管纤维瘤及毛周纤维瘤是结节性硬化症（tuberous sclerosis）的皮肤损害，表现为约 0.2 ～ 0.5cm 大小、黄红色的丘疹或结节，其上有扩张的毛细血管，它们对称地分布于鼻唇沟、颊部及颏部。本病系常染色体显性遗传性，皮损多在儿童期出现，至青春期得到充分发展，可达数百个。由于该皮疹呈黄红色，故在 Pringle 首次描述时将本病命名为“皮脂腺瘤”，其实这是不对的，从组织学上，它或为血管纤维瘤或为毛周纤维瘤改变。

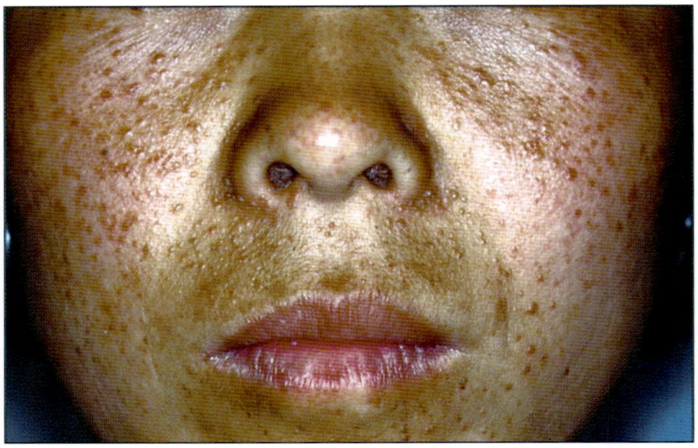

图 24.7-4 **毛周纤维瘤（结节硬化症患者）**
面部对称、多发的约 0.2 ～ 0.5cm 大小、黄红色的丘疹

纤维性丘疹病（fibrous papule）常见于老年人面部、尤鼻部，为单发、皮色、半球形、质硬、直径约 2 ～ 3mm 的丘疹，组织学上亦是血管纤维瘤或毛周纤维瘤。

24.8 复发性婴儿指部纤维瘤（recurrent infantile digital fibroma）

组织病理特点

- 皮损中有多数梭形的成纤维细胞及相互交织的胶原纤维束，它们可自真皮伸展至皮下组织。

- 在许多成纤维细胞的胞浆中可见嗜酸性的包涵体，它们常环绕在核周。这是本病颇为特征性的改变。

电镜已证实上述的成纤维细胞实际为肌成纤维细胞（myofibroblast），嗜酸性包涵体可能系肌细丝融合而成。免疫组织化学染色显示梭形细胞表达 vimentin 和肌肉特异性肌动蛋白（MSA）

临床特点

见于婴儿的指、趾，为单发或多发的纤维性结节，结节可自然消退，但常复发。

24.9 获得性指状纤维角皮瘤（acquired digital fibrokeratoma）

组织病理特点

图 24.9-1

- 损害呈指状隆起皮肤表面；
- 表皮角化过度，棘层肥厚，表皮突常增宽，成分枝状；
- 真皮中可见与表皮垂直走行、增厚、交织的胶原纤维束。

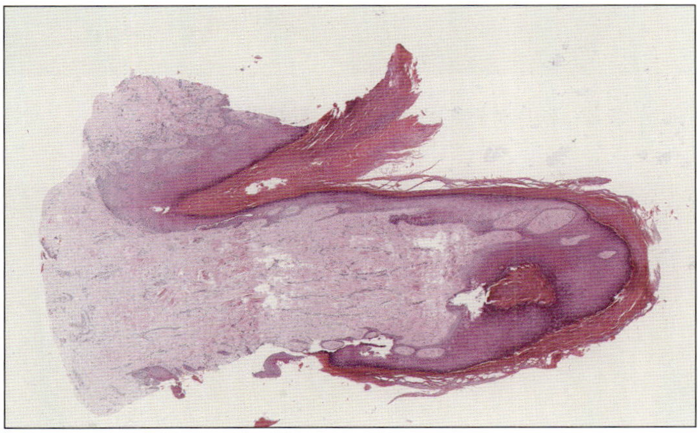

图 24.9-1 **获得性指状纤维角皮瘤**
损害呈指状隆起皮肤表面；表皮角化过度，棘层肥厚，真皮中可见与表皮垂直走行的胶原纤维束

临床特点

图 24.9-2

见于成人的指或趾，为指状或半球形隆起皮肤表面的纤维瘤，部分损害基底可以有衣领状增生包绕。一般为单发，表面有程度不等的角化亢进。

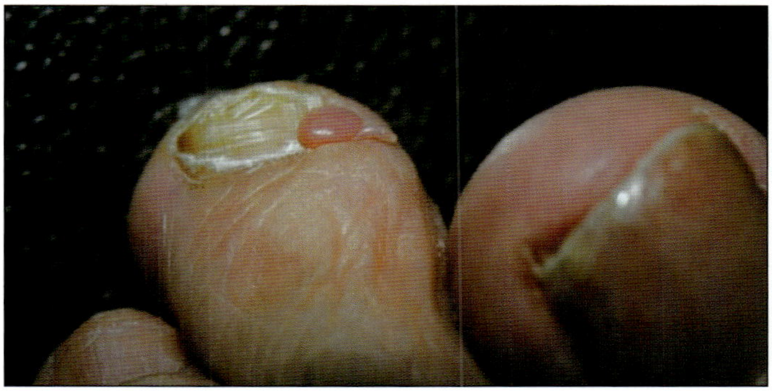

图 24.9-2 **获得性指状纤维角皮瘤**
足趾部指状隆起皮肤表面的纤维瘤

鉴别诊断

本病应与残留的多指（趾）症（rudimentary supernumerary digit、Rudimentary polydactyly）相鉴别。后者常见于第五指（趾）的根部，出生时就已存在，且常为双侧性，组织学上损害内可见多数神经束，特别在损害的基底。

24.10 先天性泛发性纤维瘤病（congenital generalized fibromatosis）

组织病理特点

- 损害位于皮下组织，有富含细胞成分的部分及富含基质的部分；
- 富含细胞成分的部分可见多数核为卵圆形或梭形的成纤维细胞，它们交织成束，以电镜检查已证实这些细胞实际上为肌纤维母细胞；
- 富含基质的部分呈黏液样，其中毛细血管增生。

临床特点

为位于皮下的结节或肿块，在出生时就已存在，损害多发。有的病例损害除了在皮肤外，还见于肌肉骨骼系统及内脏器官，可致死亡。在婴儿期后仍存活者，损害常可自然消退。

24.11 幼年性透明纤维瘤病（juvenile hyaline fibromatosis）

组织病理特点

图 24.11-1，图 24.11-2，图 24.11-3

- 肿瘤由明显成纤维细胞和基质组成；
- 成纤维细胞似软骨样；
- 基质丰富，为嗜伊红均质样物质，PAS 染色阳性。

临床特点

为常染色体显性遗传性疾病。常见于屈曲挛缩的早产儿。好发于头皮，也可见于耳鼻、后背等处，为多发性结节（图 24.11-4、图 24.11-5）。

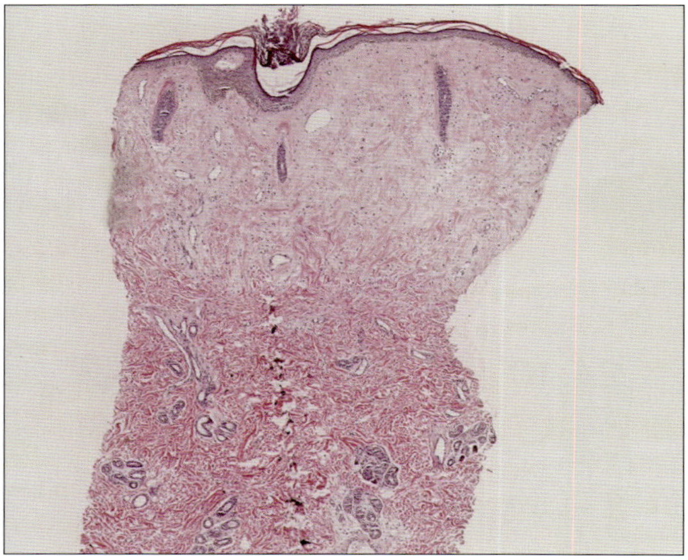

图 24.11-1 **幼年性透明纤维瘤病**
真皮浅层的肿瘤由明显成纤维细胞和基质组成

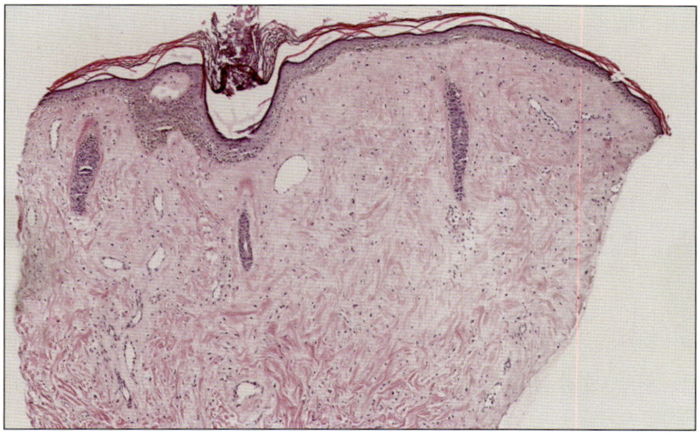

图 24.11-2 **幼年性透明纤维瘤病**
成纤维细胞似软骨样，基质丰富

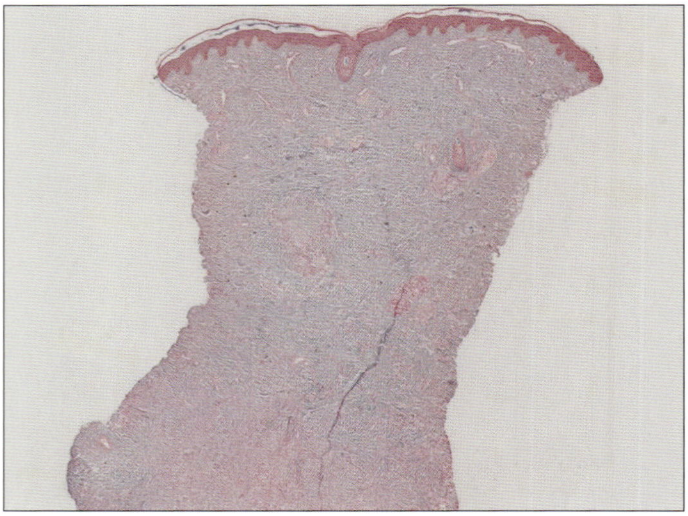

图 24.11-3 **幼年性透明纤维瘤病**
基质丰富 PAS 染色阳性

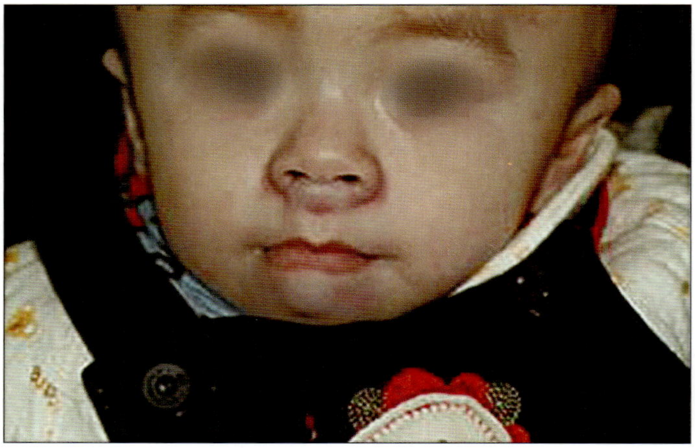

图 24.11-4 **幼年性透明纤维瘤病：面部皮疹**

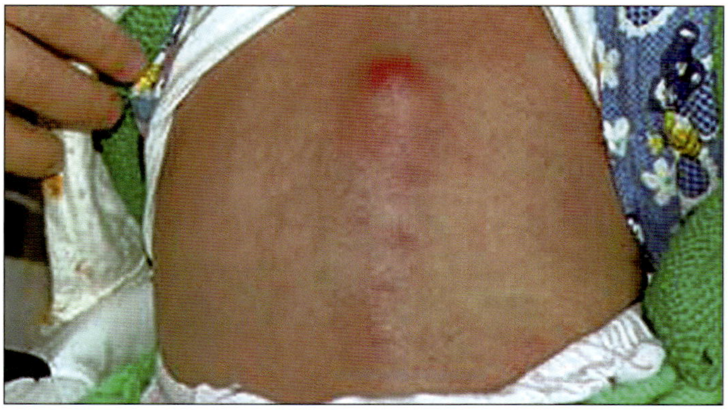

图 24.11-5 **幼年性透明纤维瘤病：背部结节**

24.12 指节垫（knuckle pads）

组织病理特点

- 表皮明显角化过度，棘层增厚；
- 真皮内胶原纤维增多、粗厚。

临床特点

为指间关节背侧扁平隆起性损害，境界清楚，表面粗厚，无自觉症状。有时亦可见于趾间关节背侧。

24.13 腱鞘巨细胞瘤（giant cell tumor of tendon sheath）及腱鞘纤维瘤（fibroma of tendon sheath）

组织病理特点

图 24.13-1，图 24.13-2，图 24.13-3

- 本病发生在腱鞘上；
- 瘤体为分叶状，每个小叶为致密、透明变性的胶原纤维所绕；
- 在富含细胞的区域，多数呈组织细胞状，胞浆内有脂质或含铁血黄素；
- 在细胞成分少的区域，可见纤维性或玻璃样变的基质，其中有成纤维细胞；
- 瘤体内可见散布有胞体大、胞浆深嗜酸性、外形不甚规则、分布不规则的巨细胞，此为本病特征性的改变；
- 腱鞘纤维瘤的瘤体中无噬脂及噬含铁血黄素的组织细胞，多核巨细胞的数量也很少。瘤体中细胞成分也较少，而与纤维性皮肤纤维瘤相似。

临床特点

肿瘤位于腱鞘上，为实性、坚硬，直径 1 ~ 3cm 的皮下肿物（图 24.13-4），好发于手指、手掌及胸部，无自觉症状。不会自然消退。

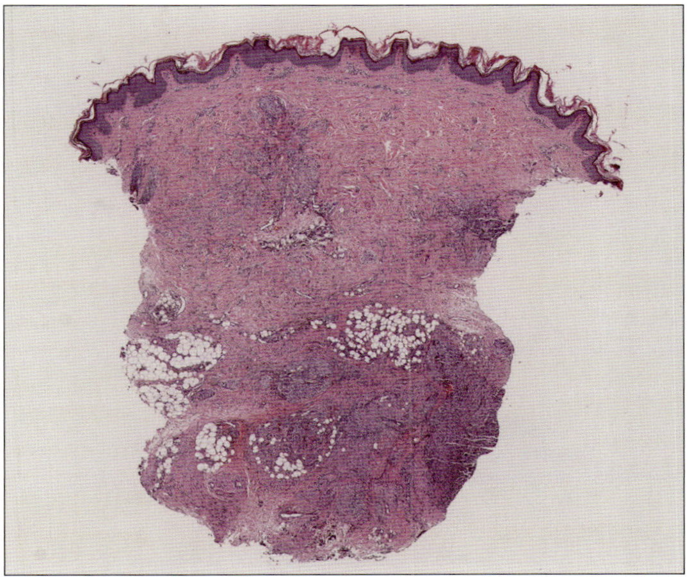

图 24.13-1 腱鞘巨细胞瘤
肿瘤组织位于皮下脂肪层深层

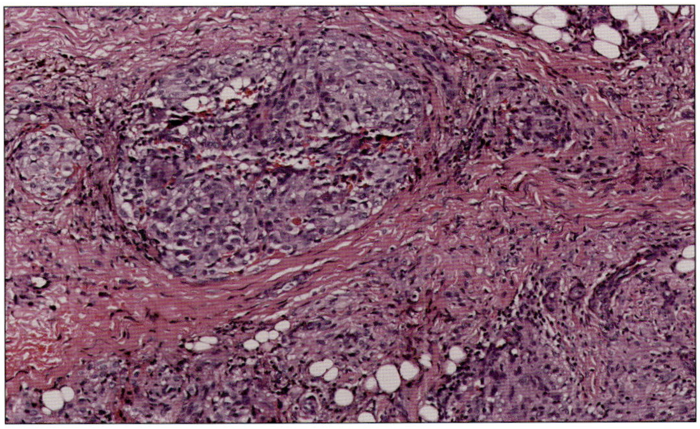

图 24.13-2 腱鞘巨细胞瘤
瘤体为分叶状，由组织细胞样细胞组成

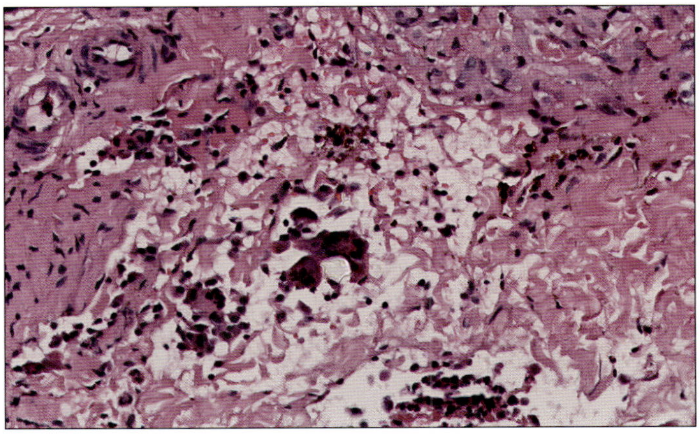

图 24.13-3 腱鞘巨细胞瘤
瘤体内胞体大、胞浆深嗜酸性、外形不甚规则、分布不规则的巨细胞

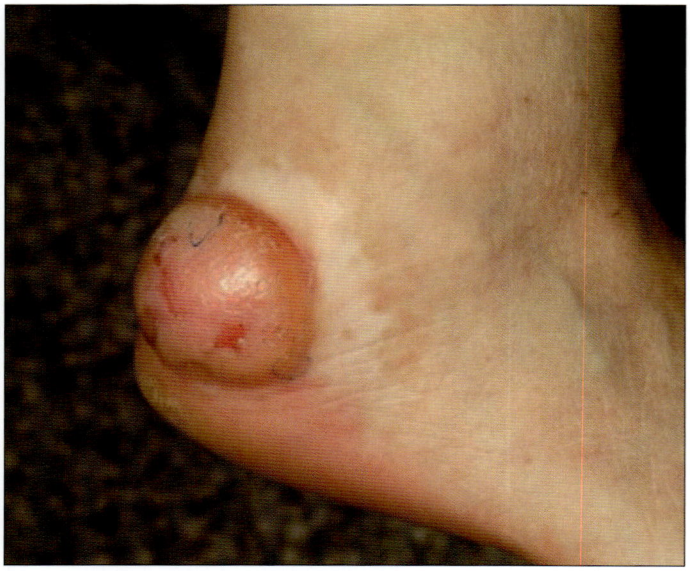

图 24.13-4 腱鞘巨细胞瘤：足踝部皮下肿物

24.14 韧带样瘤（desmoid tumor）

组织病理特点

- 本病发生在肌腱膜上；
- 瘤体内有大量胶原纤维及成纤维细胞，核呈卵圆形或梭形，有的交织成束；
- 瘤体可侵入邻近的骨骼肌，有时在瘤体内可见孤立、变性的肌纤维。

临床特点

为位于皮下实性的肿物，多见于青年女性，可在妊娠后在腹直肌上长出。生长缓慢，可长至拳头大小，为良性肿瘤。电镜检查示上述成纤维细胞为肌纤维母细胞。

24.15 结节性筋膜炎（nodular fasciitis）

结节性筋膜炎又称结节性假肉瘤性筋膜炎（nodular pseudosar comatous fasciitis）

组织病理特点

- 本病发生在筋膜上，并向上至皮下组织中。偶尔本病可始于皮下组织的脂肪间隔；
- 结节中有多数大、多形性的成纤维细胞，它们排列不规则，有较多丝状分裂象，但无核的非典型性；
- 瘤体内可见黏液样基质，胶原纤维及多数血管成分，为毛细血管及裂隙样腔；
- 可见梭形的巨细胞，在胞体中央有 2 ～ 6 个核，有时可见与神经节细胞相似的巨细胞，具有丰富嗜碱性胞浆及 1 ～ 2 个空泡性核；
- 瘤细胞可呈锯齿状侵入皮下组织的纤维性间隔中。电镜检查示瘤体中成纤维细胞为肌纤维母细胞。

临床特点

为实性的皮下结节，直径 1 ～ 5cm，常单发，好发于上臂，患者以中年人居多。本病良性，可以自然消退。

鉴别诊断

由于本病组织相中有多数大、多形性的成纤维细胞，有丝状分裂象，可误诊为纤维肉瘤。本病要点：

（1）无明显核的非典型性；

（2）瘤体内有多数血管成分及成纤维细胞，结合临床资料鉴别一般是不困难的。

24.16 儿童头颅筋膜炎（cranial fasciitis of childhood）

儿童头颅筋膜炎是结节性筋膜炎的一种特殊类型，见于婴儿及儿童。肿瘤很可能从头皮深筋膜上发生，表现为一个生长迅速的皮下结节或肿块。

24.17 隆突性皮肤纤维肉瘤（dermatofibrosarcoma protuberans）

组织病理特点

隆突性皮肤纤维肉瘤为一个分化较好，低度恶性的成纤维细胞来源的肿瘤。其病理特点有（图 24.17-1，图 24.17-2，图 24.17-3）：

- 肿瘤大、宽，境界不清，达到皮下脂肪层或更深；
- 瘤体由多数具有梭形核的细胞束及相互交织的纤细胶原纤维所组成，瘤细胞及胶原纤维可排列成旋涡状或车轮状；
- 梭形细胞常侵犯皮下脂肪层，侵入脂肪小叶、包绕在单个脂肪细胞周围形成“蜂巢”样外观；
- 瘤细胞的分化一般较好，可见轻度核的非典型性及少许丝状分裂象；
- 有时可见泡沫状组织细胞、噬黑素细胞及少许多核巨细胞；
- 瘤体上方表皮萎缩，表皮突变平。

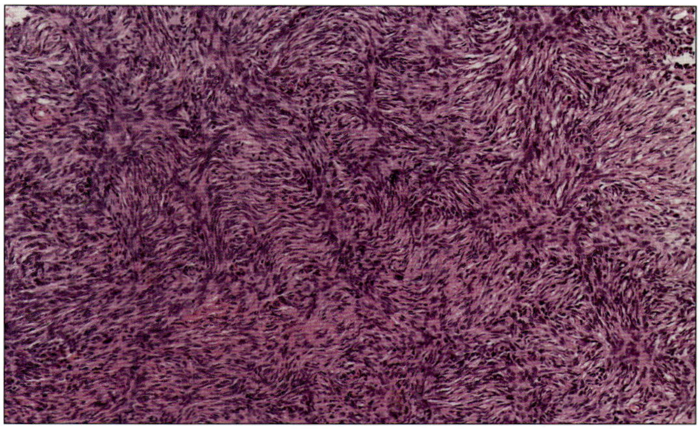

图 24.17-3 **隆突性皮肤纤维肉瘤**
梭形细胞密集排列成旋涡状，细胞异形性不明显

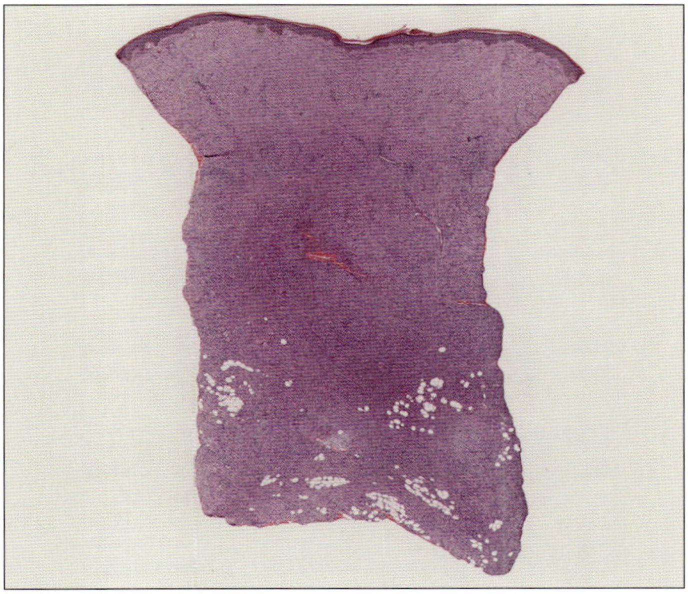

图 24.17-1 **隆突性皮肤纤维肉瘤**
肿瘤由密集的梭形细胞组成，达到皮下脂肪层

组织学以梭形细胞为主的软组织肿瘤种类繁多，部分肿瘤的免疫组织化学染色有一定特征性，对诊断和鉴别诊断有所帮助。隆突性皮肤纤维肉瘤表达 vimentin，其 CD34 染色阳性，Factor XIIIa 染色阴性有助于与皮肤纤维瘤的鉴别诊断。但新近的研究发现，有一部分隆突性皮肤纤维肉瘤可以表达 Factor XIIIa，而一部分皮肤纤维瘤可以表达 CD34。隆突性皮肤纤维肉瘤表达 CD99 及 p75，不表达 CD44，可以作为其与皮肤纤维瘤鉴别的辅助标准。

临床特点

为质硬、暗红色或棕红色肿块隆起皮面，大小不等，无自觉不适。好发于躯干部，但亦可见于其他部位，患者以中年人居多。肿瘤恶性度低，发展极为缓慢，肿块逐渐扩大，可出现结节，甚至破溃。切除后易复发（图 24.17-4，图 24.17-5）。

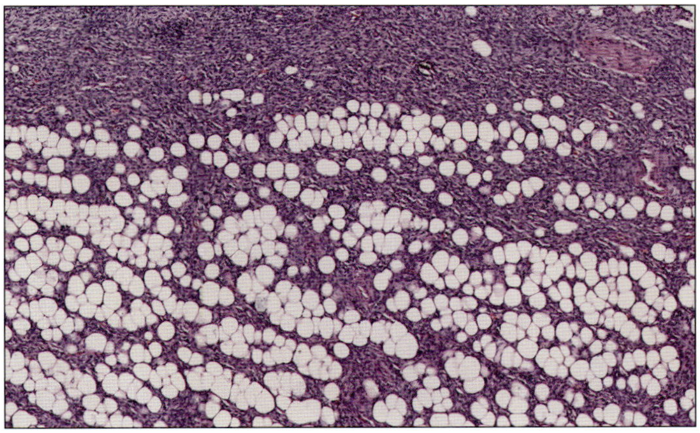

图 24.17-2 **隆突性皮肤纤维肉瘤**
梭形细胞侵入脂肪小叶，形成“蜂巢”样外观

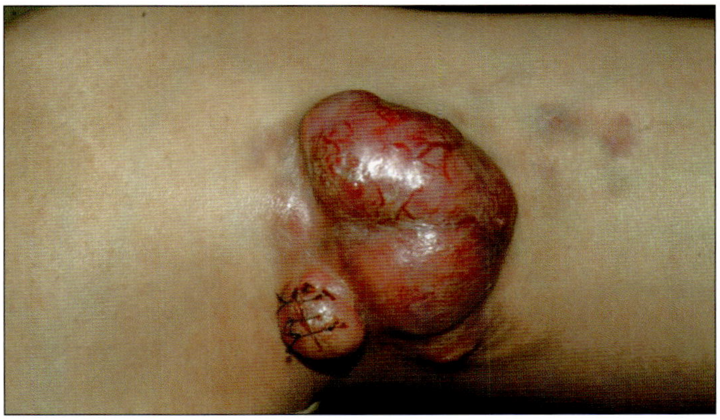

图 24.17-4 **隆突性皮肤纤维肉瘤**
肢体近端的肿瘤

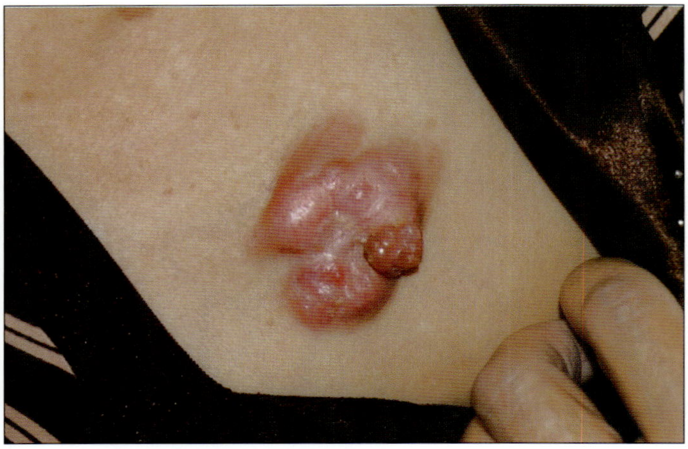

图 24.17-5 隆突性皮肤纤维肉瘤
前胸部肿瘤

24.18 非典型性纤维黄瘤（atypical fibroxanthoma of the skin）

组织病理特点

- 肿瘤浅表，位于真皮内。瘤体较小。其上表皮萎缩变平，可出现溃疡；
- 瘤体内为致密、弥漫的肿瘤细胞，间有少许胶原束；
- 瘤细胞或具有梭形核，成束状排列，与成纤维细胞相似；或具有圆形或肾形核，丰富淡染的胞浆，与组织细胞相似；有的胞浆成泡沫状，有脂滴，而与黄色瘤时的泡沫状组织细胞相似；
- 特征性的是具有大、形状奇特的多核巨细胞，有明显的细胞学非典型性及不典型的核丝状分裂象。

临床特点

本病为恶性纤维组织细胞瘤（下述）的浅表型，为低度恶性肿瘤。可发生在任何部位，以头面部为多见。损害为直径 1 ~ 2cm 的结节，中央可出现溃疡。

24.19 恶性纤维组织细胞瘤（malignant fibrohistiocytoma）

组织学改变的基本特点与上述非典型性纤维黄瘤相似，不同的是本病的瘤体大且深，达到皮下组织或更深，瘤体中细胞的分化程度更差，因此恶性度较皮肤非典型性纤维黄瘤要高，预后亦差。瘤体内除了有特征性、大而形状奇特的多核巨细胞外，还可见具有梭形核，呈旋涡状排列，与成纤维细胞相似的瘤细胞及有丰富嗜酸性胞浆，核不规则形，与组织细胞相似的瘤细胞，有的在胞浆内还有脂滴。

临床上本病的瘤体大，位置深，好发于大腿及臀部。本病易发生局部淋巴结转移及远位肺转移，预后不好。

本病与非典型性纤维黄瘤，以前认为都是由组织细胞而来。目前认为是源自未分化的间质细胞，它既可向成纤维细胞方向分化，又可向组织细胞方向分化，因此在瘤体中可见到此两类细胞。

24.20 纤维肉瘤（fibrosarcoma）

组织病理特点

- 瘤体大，境界不清，位于真皮，皮下组织或更深；
- 瘤体内多数具有梭形核的细胞，有时有较多黏液样的基质；
- 瘤细胞的分化程度在各病例有所区别，分化越差，核越不规整，丝状分裂象越多，胶原成分越少，预后也就越差；
- 以特殊染色可见瘤体内有网状纤维，它们可包绕着单个的肿瘤细胞。

临床特点

肿瘤位于真皮、皮下组织，可侵及肌肉、筋膜等深部组织。瘤体大，其上皮肤紧张、暗红，但很少发生溃疡。本病可发生在任何年龄组。发生在婴儿及儿童者预后较好。发生在青壮年及成人者易出现转移，预后差。

24.21 上皮样肉瘤（epithelioid sarcoma）

上皮样肉瘤的细胞来源目前尚存在争议；其来源可能为组织细胞、成纤维细胞、肌纤维母细胞或间质储存细胞。

组织病理特点

图 24.21-1，图 24.21-2

- 瘤体由上皮样细胞和梭形细胞束交织而成，周边细胞可呈栅状排列；
- 肿瘤细胞较大，可为多边形上皮样细胞，核大深染，有异形性，胞浆丰富，嗜伊红染；另一类为梭形细胞；
- 瘤组织内可有片状坏死；
- 间质有明显纤维结缔组织，可有不同程度炎性细胞浸润；
- 与其他间质性肿瘤比较，本病的免疫组织化学检查有相对特点，除 Vimentin 阳性外，上皮膜抗原（EMA）和细胞角蛋白 CAM5.2 常阳性。

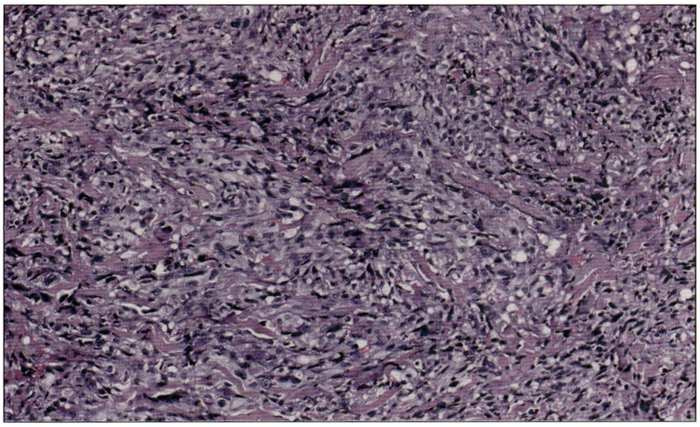

图 24.21-1 **上皮样肉瘤**
瘤体由上皮样细胞和梭形细胞束交织而成

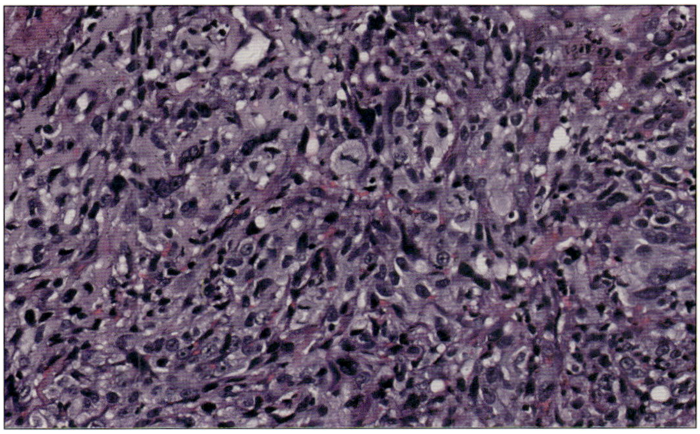

图 24.21-2 **上皮样肉瘤**
肿瘤细胞较大，为多边形上皮样细胞，核大深染，有异形性，胞浆丰富，嗜伊红染；可见核丝分裂象

临床特点

图 24.21-3、图 24.21-4

好发于男性青年；多数损害发生于上肢。初为远端，如手指、手腕出现红色结节，逐渐破溃，形成溃疡，经久不愈。而后沿肢体向心性陆续出现类似损害，最终出现腋窝淋巴结及肺转移。手术切除易复发。临床应与孢子丝菌病鉴别。

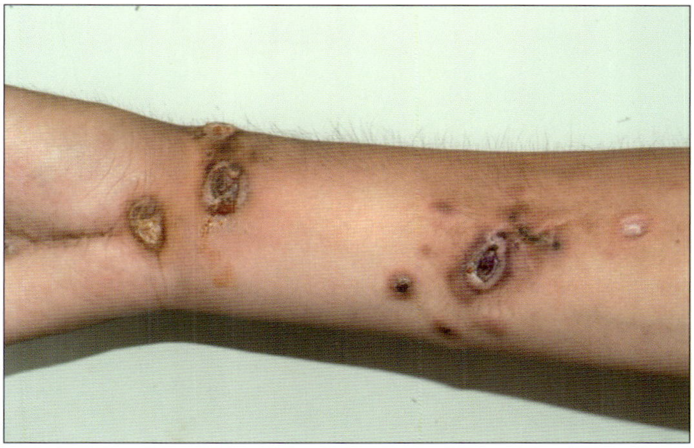

图 24.21-3 **上皮样肉瘤**
沿上肢陆续出现的肿瘤伴溃疡

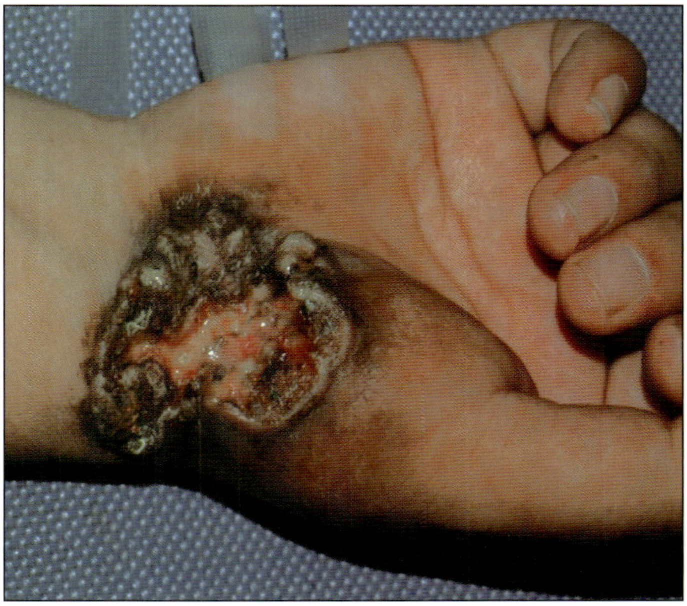

图 24.21-4 **上皮样肉瘤**
肿瘤形成经久不愈的深大溃疡

24.22 浅表血管黏液瘤（superficial angiomyxoma）

组织病理特点

- 肿瘤位于真皮或皮下组织内，无胞膜；
- 肿瘤组织含大量黏液，其中散布有梭形细胞、成纤维细胞和上皮样细胞；
- 黏液中有一些血管增生及淋巴细胞浸润；

临床特点

好发于成人头皮、颈部，为皮内及皮下结节，质软，有波动感，似囊肿，生长缓慢，可破溃。手术后易复发。

25 组织细胞及淋巴细胞肿瘤

25.1 组织细胞肿瘤（histiocytomatosis）

在病理学中，“组织细胞”的概念相对比较模糊并且存在争议。以往，“组织细胞”用来形容组织中胞核较大、淡染、胞核呈圆形、肾形，有切迹，且胞浆丰富的细胞。随着免疫组化技术的发展，目前组织细胞被认为包括如下几种细胞：

1．巨噬细胞：巨噬细胞源自骨髓，在血循环中为单核细胞，进入皮肤后则称为组织细胞 / 巨噬细胞，特点是核较大，淡染，呈圆形、肾形，有切迹，胞浆丰富。它在组织中起到“清道夫”的作用，专司清理组织中衰老死亡的细胞等。在炎症性皮肤病中，若出现以巨噬细胞为主的浸润称为肉芽肿。巨噬细胞表达 CD45、CD68、CD14 及 CD163，不表达 S100，CD1a 或 Factor XIIIa。

2．树突状细胞：大部分树突状细胞也源自骨髓，常驻在皮肤、淋巴结及其他器官中。皮肤中的树突状细胞包括：

（1）Langerhans 细胞：Langerhans 细胞是一个特殊类型的组织细胞，源于骨髓，位于表皮内。Langerhans 细胞是表皮内的抗原递呈细胞，负责捕获和处理表皮内的抗原，并在淋巴结内将其呈递给 T 细胞。Langerhans 细胞胞浆内具有特征性的 Birbeck 颗粒，S100 染色阳性表达、CD1a、CD207 及 CD45，不表达 CD68 及 Factor

XIIIa。目前认为组织细胞增生症 X 是 Langerhans 细胞增生所致。

（2）真皮树突状细胞：真皮树突状细胞位于真皮血管周围，其来源尚不完全清楚。真皮树突状细胞表达 CD14、CD163、Factor XIIIa，不表达 S100 或 CD1a。

（3）未定类组织细胞：这一部分组织细胞的来源尚存在争议。它们通常表达 CD45、S100 及 CD1a，但胞浆中没有 Birbeck 颗粒。

随着人们对组织细胞认识的加深，组织细胞肿瘤的分类也出现了变化。例如，既往的“组织细胞吞噬性脂膜炎”中的一部分目前被认为属于皮下脂膜炎样 T 细胞淋巴瘤（25.2.8），既往的“恶性组织细胞增生症”也分归类为几种恶性的组织细胞肉瘤。关于皮肤组织细胞增生性疾病的分类目前尚无很理想的方法。依据组织细胞协会与 WHO 于 1997 年发表的组织细胞疾病的分类方法，皮肤的组织细胞增生类疾病可以分为以下几类。

1．生物学行为非恶性的：

（1）树突状细胞相关：Langerhans 细胞组织细胞增生症、幼年黄色肉芽肿及相关疾病、孤立性组织细胞瘤伴树突状细胞表型。

（2）巨噬细胞相关：嗜血细胞综合征（原发与继发）、Rosai-Dorfman 病、孤立性组织细胞瘤伴巨噬细胞表型。

2．恶性生物学行为的：单核细胞相关（白血病）、树突状细胞相关的组织细胞肉瘤、巨噬细胞相关的组织细胞肉瘤。

在本章中，我们着重讨论 Langerhans 细胞组织细胞增生症、Rosai-Dorfman 病及组织细胞肉瘤。幼年黄色肉芽肿及其相关疾病参见章节（8.6.1）

25.1.1 Langerhans 组织细胞增生症（Langerhans cell histiocytosis）

Langerhans 组织细胞增生症目前认为是由 Langerhans 细胞增生形成的疾病，既往被称为组织细胞增生症 X（Histiocytosis X）。其临床表现多样，从皮疹到系统累及成为一个病谱，而病理表现具有一些基本的相似性（图 25.1-1、图 25.1-2）：

组织病理特点

- 真皮内致密、弥漫的混合类型细胞浸润，以组织细胞为主，还有淋巴细胞、中性粒细胞及数量不等的嗜酸性粒细胞；
- 组织细胞浸润在真皮浅层呈带状，有亲表皮性，表皮内可以出现似 Pautrier 脓肿样的组织细胞集合；
- 组织细胞胞体较大，直径约 15 ~ 25μm，细胞核呈肾形或有切迹，伴丰富的嗜酸性的细胞质；电镜检查这些组织细胞内可见 Birbeck 颗粒，进一步证实本病系 Langerhans 细胞的增生所致；
- 部分组织细胞胞浆可呈泡沫状，并可出现多核组织细胞；
- 部分病例组织细胞具有明显的核非典型性，大小不等，形状不规则，染色质丰富，有丝状分裂象。这些病例往往预后不好。患者常为婴儿，病变广泛，发展迅速；
- 在免疫组织化学中，浸润的组织细胞表达 CD1a、HLA-DR、S100 及 CD207；不表达 CD68、Mac387 等巨噬细胞标记；

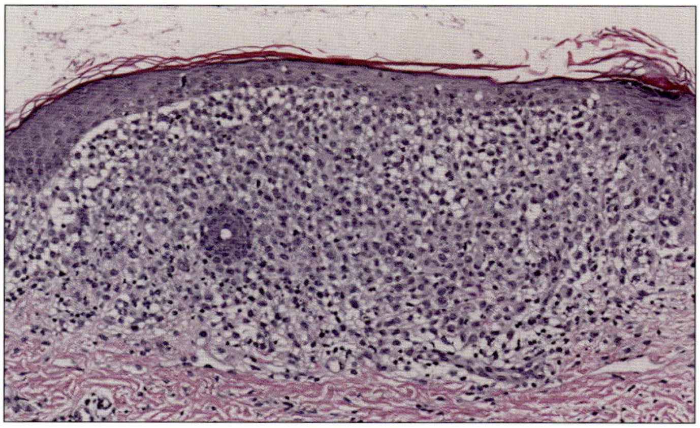

图 25.1-1 Langerhans 组织细胞增生症
真皮浅层呈带状密集的组织细胞浸润，细胞有亲表皮性

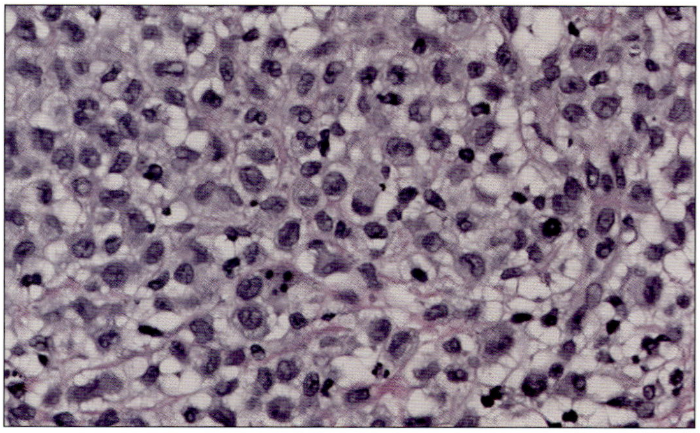

图 25.1-2 Langerhans 组织细胞增生症
组织细胞胞体较大，细胞核呈肾形或有切迹，伴丰富的嗜酸性的细胞质

临床特点

图 25.1-3、图 25.1-4

Langerhans 细胞组织细胞增生症的临床表现非常广泛，可累及多个器官，其中 80% 的患者有皮肤表现。既往，人们把本组疾病人为的分为 Letterer-Siwe 病、Hand-Schuller-Christian 病和嗜酸性肉芽肿 3 种病。这 3 种病均可出现皮肤损害。Letterer-Siwe 病最为常见，典型损害为泛发性、上附痂屑的棕褐色丘疹，有发热，肝、脾、淋巴结肿大等全身症状，多发生在婴儿，预后不好。

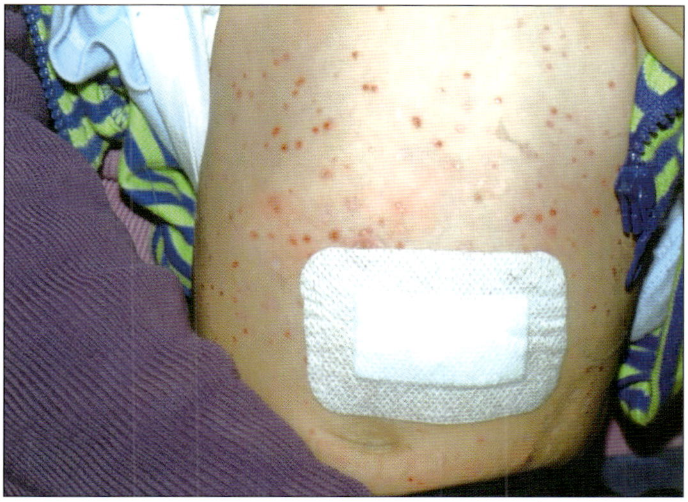

图 25.1-3 Langerhans 组织细胞增生症
患儿躯干泛发的棕红色丘疹

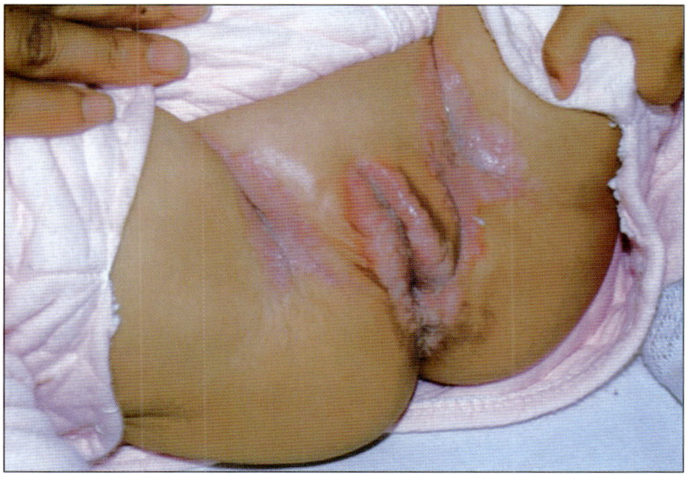

图 25.1-4 Langerhans 组织细胞增生症
腹股沟及会阴、肛周多发密集的淡红色结节，融合成斑块

25.1.2 Rosai-Dorfman 病（Rosai-Dorfman disease）

Rosai-Dorfman 病既往被称作窦组织细胞增生症伴多发淋巴结肿大（sinus histiocytosis with massive lymphadenopathy）；但目前人们认为 Rosai-Dorfman 病更加适合用于命名这个疾病，因为并不是所有的组织细胞增生均发生在淋巴窦内。而皮肤是结外疾病最常见的累及部位，大于 10% 的患者出现皮肤表现，其病理表现具有一定的特征性

组织病理特点

图 25.1-5，图 25.1-6，图 25.1-7

- 真皮密集的大的、多角形的组织细胞浸润，伴淋巴细胞及浆细胞；
- 浸润的组织细胞胞体大，胞浆弱嗜酸性，可呈泡沫状；细胞核可呈泡状并可出现多核组织细胞；
- 出现特征性的淋巴细胞移入现象（emperipolesis），即组织细胞的丰富胞浆中包裹完整的淋巴细胞或其他炎症细胞；
- 组织细胞间可见结节状的淋巴细胞浸润伴明显的浆细胞；
- 在免疫组织化学中，浸润的组织细胞表达 CD68、Mac387 和 S100，不表达 CD1a 或 CD207；

临床特点

皮肤 Rosai-Dorfman 病表现为多发的丘疹或结节，亦可表现为黄瘤样的斑块、色素沉着斑或脓疱。系统累及可出现多发的颈淋巴结肿大、发热、贫血及血沉增加及高免疫球蛋白血症。病程慢性，一般为良性过程，部分皮疹可自行消退（图 25.1-8）。

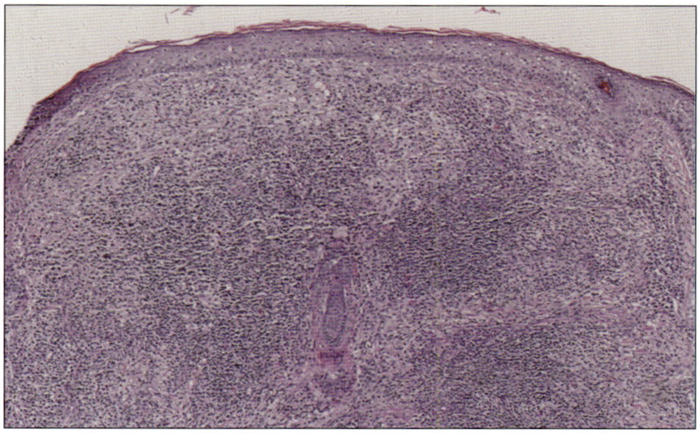

图 25.1-5 Rosai-Dorfman 病
真皮密集的组织细胞浸润（淡染区），伴淋巴细胞及浆细胞浸润（深染区）

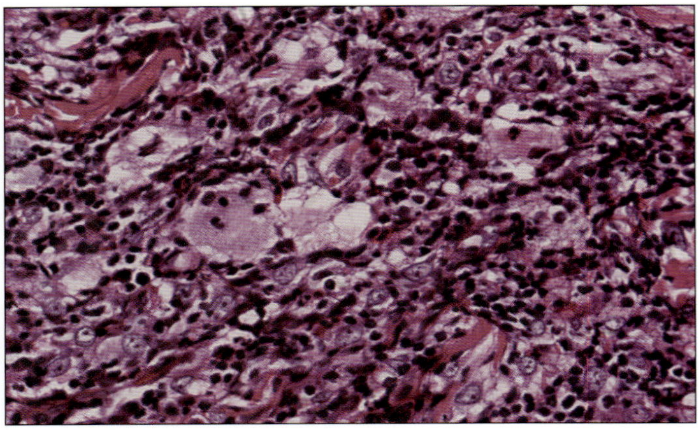

图 25.1-6 Rosai-Dorfman 病
组织细胞内淋巴细胞移入现象

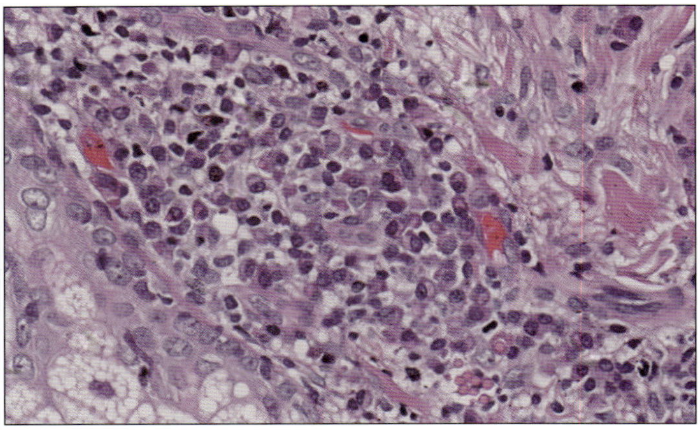

图 25.1-7 Rosai-Dorfman 病
组织细胞间结节状的淋巴细胞及浆细胞浸润

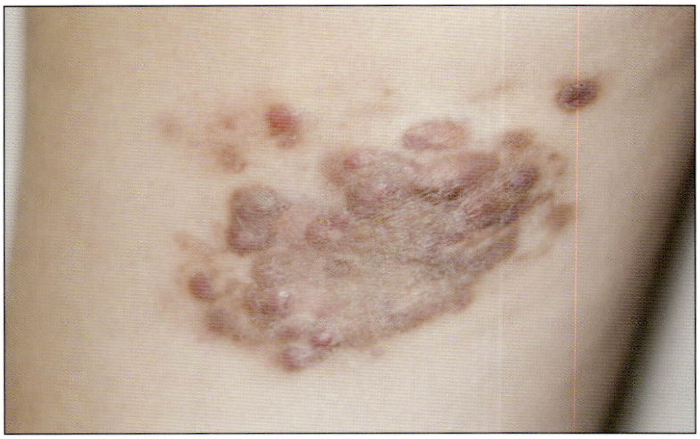

图 25.1-8 Rosai-Dorfman 病
大腿部群集的结节，融合成斑块

25.1.3 组织细胞肉瘤（histiocytic sarcoma）

组织细胞肉瘤既往被称为恶性组织细胞增生症（malignant histiocytosis）或组织细胞性髓样网织细胞增生症（histiocytic medullary reticulos-is），是组织细胞的恶性增生。病理表现为：

- 在真皮、主要是真皮中下层及皮下脂肪内多数肿瘤细胞的浸润；
- 肿瘤细胞为组织细胞，具有多形性。有的分化好，具有圆形或卵圆形核，丰富淡染的嗜酸性胞浆；有的则分化不好，核大小不等，呈异形性，有不典型丝状分裂象；
- 可见有的组织细胞内吞噬了红细胞，核尘及其他细胞碎片。
- 亦可见多核巨细胞、泡沫细胞或梭形组织细胞；
- 浸润细胞表达 CD68、溶菌酶，亦可表达 S100 蛋白，但不表达 CD1a 和 CD207。

临床特点

组织细胞肉瘤可见于任何年龄，以青壮年多见。为全身性疾病，患者可有高热，肝、脾、淋巴结肿大，全血减少。皮损表现为大小不等的暗红色斑块或结节，有的中心破溃。本病预后差。

25.2 淋巴细胞肿瘤（lymphoproliferative diseases）

皮肤的淋巴细胞肿瘤主要包括原发于皮肤的皮肤淋巴瘤以及淋巴细胞的良性增生。依据细胞来源的不同，皮肤淋巴瘤可分为皮肤 T 细胞淋巴瘤（cutaneous T Cell Lymphoma，CTCL）及皮肤 B 细胞淋巴瘤（cutaneous B Cell Lymphoma,CBCL）。2005 年世界卫生组织（WHO）与欧洲癌症研究与治疗组织（EORTC）依据临床表现、组织病理学、细胞免疫标记及分子生物学特点制定了皮肤淋巴瘤的分类标准（表 25.2-1）。本章即以该分类为基础，讨论各个疾病的组织病理学特点。除原发于皮肤的淋巴细胞肿瘤以外，还有一些系统性的淋巴瘤会出现皮肤表现，如霍奇金病、系统性间变性大细胞淋巴瘤、血管免疫母细胞淋巴瘤等；这些疾病是皮肤淋巴瘤重要的鉴别诊断，鉴于篇幅原因不在本章节讨论。

来源于不同细胞的皮肤淋巴瘤有不同的组织学特点：皮肤T细胞淋巴瘤大多侵及真皮乳头层及表皮，呈带状浸润，有一定的亲表皮性，如临床上较为多见的蕈样肉芽肿。皮肤B细胞淋巴瘤主要侵犯真皮网状层，表皮一般不受累，可出现无浸润带（grenz zone）。但这些区别不是绝对特异性的，皮肤淋巴瘤的诊断需要结合临床、组织病理、细胞免疫标记及分子生物学的表现综合诊断。

除了淋巴瘤外，皮肤中更常见的是淋巴细胞的良性增生。这些淋巴细胞增生大多是炎症性、反应性的。假性淋巴瘤在炎症部分已作了讲述，它的性质一般认为是一种反应性的增生，是炎症而非肿瘤，但它在组织学上可与恶性淋巴瘤相混淆，故在此重点介绍鉴别诊断要点。

表 25.2-1 2005 年 WHO-EORTC 皮肤淋巴瘤分类

皮肤T细胞淋巴瘤
• 蕈样肉芽肿（MF）
• 蕈样肉芽肿变异型及亚型
– 亲毛囊性蕈样肉芽肿
– 帕哲样网状细胞增生症
– 肉芽肿性皮肤松弛症（GSS）
•Sézary 综合征
• 原发性皮肤 CD30+ 淋巴细胞增生性疾病
– 原发性皮肤间变性大细胞淋巴瘤（ALCL）
– 淋巴瘤样丘疹病（LyP）
• 皮下脂膜炎样T细胞淋巴瘤
• 结外 NK/T 细胞淋巴瘤，鼻型
• 原发性皮肤外周T细胞淋巴瘤，非特指型
– 原发性皮肤侵袭性亲表皮性 CD8+ T 细胞淋巴瘤（暂定）
– 皮肤 γ/δT 细胞淋巴瘤（暂定）
– 原发性皮肤 CD4+ 小 / 中等大多形性T细胞淋巴瘤（暂定）
皮肤B细胞淋巴瘤
• 边缘带B细胞淋巴瘤（MALT-type）
• 滤泡中心性B细胞淋巴瘤
• 弥漫大B细胞淋巴瘤，腿型
• 弥漫大B细胞淋巴瘤，其他型
– 血管内大B细胞淋巴瘤
造血细胞前体肿瘤
• 母细胞性浆样树突状细胞细胞肿瘤

25.2.1 假性淋巴瘤（pseudolymphoma）

假性淋巴瘤这个病名因为容易引起误导已经逐渐被摒弃。根据其病理及细胞免疫学特点，目前该疾病被称为B细胞皮肤淋巴样增生（B-cell cutaneous lymphoid hyperplasia）。

组织病理特点

图 25.2-1，图 25.2-2

- 表皮正常，偶可增生，不伴淋巴细胞亲表皮性；
- 真皮内致密的结节状或弥漫性以淋巴细胞为主的浸润，还可见嗜酸性粒细胞、中性粒细胞和浆细胞等的浸润；
- 病变以真皮上半部为主，或真皮上半部与下半部大致相等密度的炎症浸润，可达皮下脂肪层；

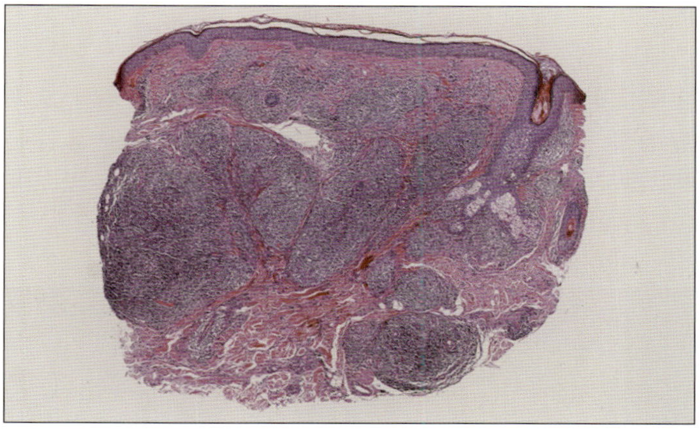

图 25.2-1 **假性淋巴瘤**
真皮内致密的结节状淋巴细胞为主的浸润

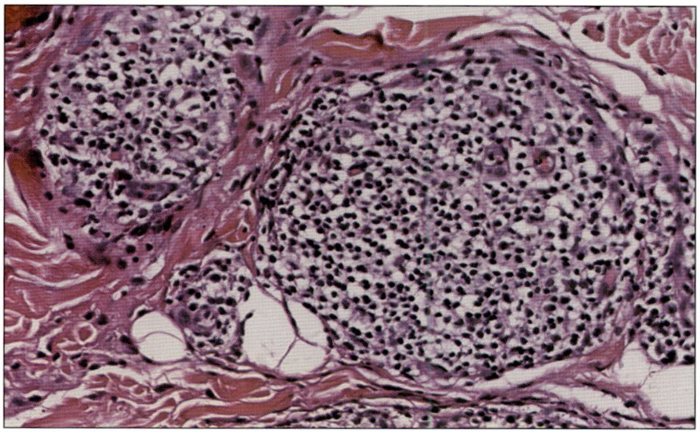

图 25.2-2 **假性淋巴瘤**
浸润细胞以小淋巴细胞为主，淋巴细胞形状大小较为一致，不伴细胞核非典型性

淋巴细胞形状大小较为一致，均为小淋巴细胞，不伴细胞核非典型性；

- 血管数目增多，管壁增厚，内皮细胞肿胀；
- 偶见生发中心，其中可见为巨噬细胞所吞噬的核尘，称为 Tingible 小体；

在免疫组织化学染色中，浸润的淋巴细胞往往是成熟 T 细胞（CD2、CD3、CD5）与成熟 B 细胞（CD20，CD79a）的混合浸润，以 B 细胞为主，伴组织细胞（CD68）；亦可以见到表达 CD1a 及 S100 的树突状细胞。淋巴滤泡染色 CD10 阳性，一般不表达 Bcl-2。浆细胞可见免疫球蛋白 kappa 和 lambda 轻链的表达。

临床特点

临床上可表现为单发或多发性结节或斑块，色淡红、棕红色，常呈半球形隆起皮肤表面，大小约 0.5 ~ 2.0cm，表面平滑，无鳞屑结痂，不出现溃疡，一般无明显自觉症状或仅感轻度瘙痒，好发于头面部及上肢（图 25.2-3）。患者全身淋巴结不肿大，一般情况好。虫咬皮炎常出现假性淋巴瘤的反应，一个典型例子是疥疮结节。取阴囊上的疥疮结节作组织病理学检查常可见典型假性淋巴瘤的改变，但我们在临床上并不作假性淋巴瘤的诊断。

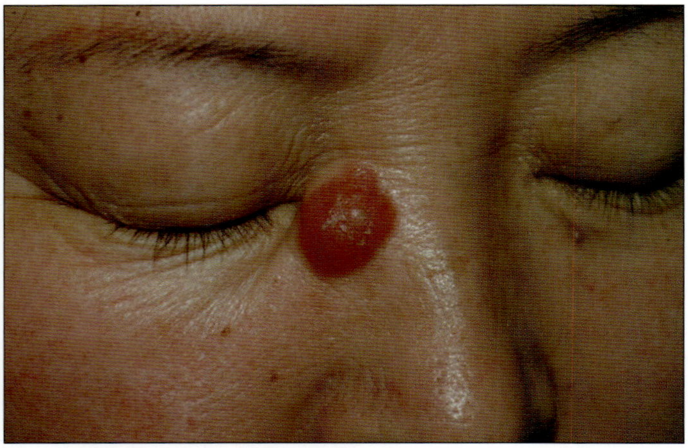

图 25.2-3 **假性淋巴瘤**
鼻背部单发的红色结节，表面光滑，无鳞屑结痂

鉴别诊断

应与皮肤淋巴瘤相鉴别。鉴别诊断的前提是活检标本的取材要好，取材足够深。取标本时切忌用镊子挤压，因为淋巴细胞十分娇嫩，挤压易造成细胞形态变形，影响判断。此外，标本最好用刀切，不用环钻。

鉴别要点

（1）结构型式上，皮肤淋巴瘤的瘤体较深，以真皮下部为主，而皮肤淋巴样增生的浸润一般以真皮上部为主，或真皮上下部大致相仿，很少侵及皮下组织；

（2）皮肤淋巴瘤的浸润为单一的肿瘤性淋巴细胞，而皮肤淋巴样增生为混合类型细胞浸润，除淋巴细胞外，还有嗜酸性粒细胞、浆细胞及组织细胞等；

（3）从细胞学特点上，皮肤淋巴瘤的瘤细胞有非典型性，多数丝状分裂象，而皮肤淋巴样增生的细胞主要是小淋巴细胞，无细胞核非典型性。

25.2.2 蕈样肉芽肿（mycosis fungoides，MF）

蕈样肉芽肿是皮肤 T 细胞淋巴瘤中最常见的亚型，其发病率占皮肤淋巴瘤的 50% 左右。从临床表现上，蕈样肉芽肿的皮损可分为斑片、斑块、肿瘤及红皮病，每种皮损具有相应的组织病理学特点：（图 25.2-4 ～图 25.2-9）

早期损害（斑片）

- 真皮浅层血管周围稀疏的以淋巴细胞为主的浸润，真皮乳头有时轻度水肿；
- 表皮内有单个或小的聚集的淋巴细胞浸润，伴有轻度海绵水肿，但无海绵水肿性微水疱形成；
- 表皮内的淋巴细胞常常呈“串珠状”排列在基底层，细胞核周围有空晕；
- 淋巴细胞核通常是正常的，表皮内的淋巴细胞核可呈非典型性；

充分发展期损害（斑块）

- 真皮浅层及深层血管周围中等致密的以淋巴细胞为主的浸润；真皮浅层淋巴细胞浸润可呈带状或苔藓样；
- 表皮内、有时也在附属器上皮中有许多体积较大、染色较深、核不规则的淋巴细胞，它们或单个或成小的集合，有时不典型淋巴细胞可在增生的表皮中集合成为 Pautrier 微脓疡；
- 表皮棘层增厚，角化不全，表皮内可见个别坏死的角质形成细胞；
- 在充分发展的斑块损害中可见嗜酸性粒细胞、浆细胞、甚至中性粒细胞浸润；
- 偶见毛囊上皮内黏蛋白的沉积。

晚期损害（结节及肿瘤）

- 真皮全层、甚至皮下脂肪可见致密结节或弥漫性不典型淋巴细胞浸润，核大、不规则、有的具有脑回状核；
- 可以伴嗜酸性粒细胞、中性粒细胞的浸润，但也可仅仅是由不典型淋巴细胞所组成的单一形态细胞浸润；
- 在表皮内不典型淋巴细胞的浸润可有可无。可见 Pautrier 微脓疡；
- 毛囊上皮可出现黏液变性（黏蛋白沉积）；
- 皮肤损害表面可发生溃疡；
- 一部分肿瘤期的皮损可以出现大细胞变（Large cell transformation），即皮损中 25% 以上的浸润细胞为超过正常淋巴细胞大小 4 倍以上的大的异形细胞。

红皮病

- 与斑片期和斑块期的组织病理损害相似；
- Pautrier 微脓疡和细胞异形性可以不十分明显。

蕈样肉芽肿从斑片期到肿瘤期的进展过程中，肿瘤性 T 细胞在皮损中的比例逐渐增加，而反应性 T 细胞在皮损中的比例逐渐减少。早期蕈样肉芽肿的浸润细胞可能多数是反应性的 T 细胞，因此需要与炎症性皮肤病相鉴别。与炎症性皮肤病相比，蕈样肉芽肿具有如下较为特征性的表现：

（1）淋巴细胞亲表皮性及 Pautrier 微脓疡；

（2）淋巴细胞核周有空晕；

（3）淋巴细胞在表皮基底层呈“串珠样”排列；

（4）表皮内的淋巴细胞具有扭曲的细胞核。

在绝大多数的蕈样肉芽肿中，浸润的肿瘤性 T 细胞表达成熟的记忆性辅助性 αβT 细胞表型，即表达 CD3、CD4、CD45RO，不表达 CD8；随着疾病的进展，肿瘤性 T 细胞可出现全 T 细胞抗原（CD2、CD3、CD5、CD7）的丢失；CD7 的丢失虽然不是蕈样肉芽肿特征性的表现，但其丢失，尤其是表皮内淋巴细胞 CD7 的丢失有助于鉴别早期蕈样肉芽肿以及炎症性皮肤病。约 10% 的进展期蕈样肉芽肿表达细胞毒性蛋白，如 Granzyme B 或 TIA-1；另外，在蕈样肉芽肿大细胞变的情况下，母细胞化的大的异形淋巴细胞可表达 CD30。在早期蕈样肉芽肿中，T 细胞受体重排阳性率并不高，因此并不作为早期疾病的诊断标准。

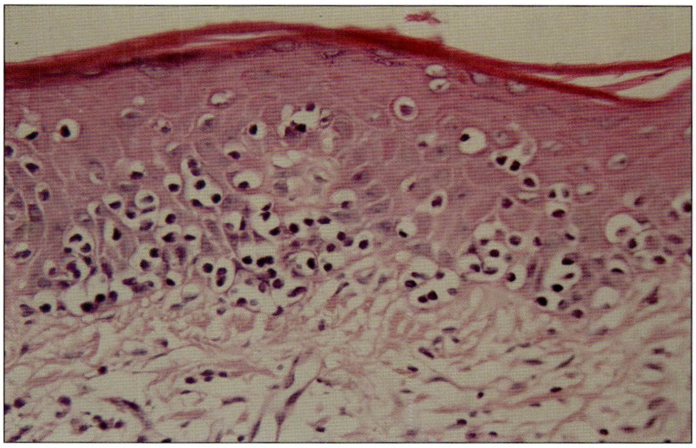

图 25.2-4 **蕈样肉芽肿（斑片）**
表皮内有单个或小的聚集的淋巴细胞浸润，淋巴细胞核轻度异形性

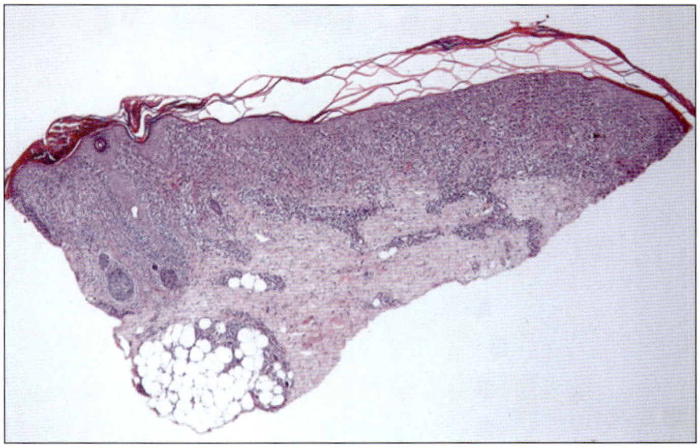

图 25.2-5 **蕈样肉芽肿（斑片）**
真皮浅层及深层血管周围致密的以淋巴细胞为主的浸润；真皮浅层淋巴细胞浸润呈带状

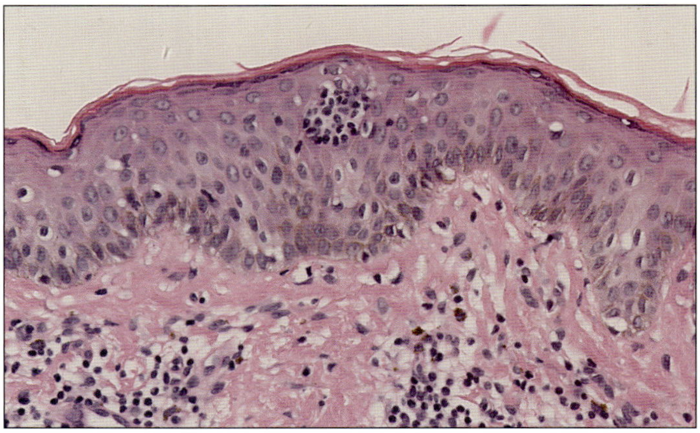

图 25.2-6 **蕈样肉芽肿（斑片）**
异形性的淋巴细胞在表皮中融合形成 Pautrier 微脓肿

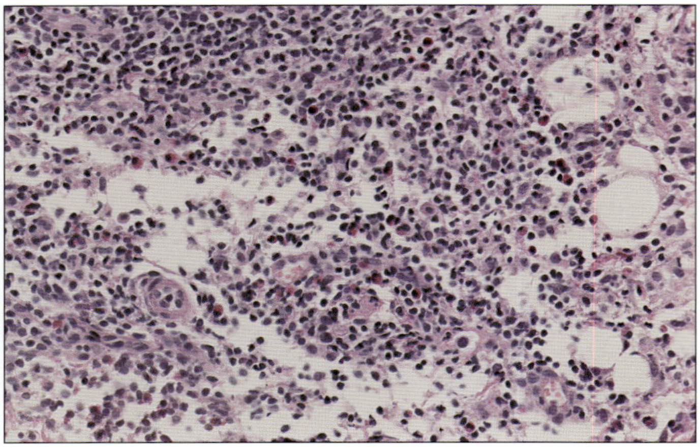

图 25.2-7 **蕈样肉芽肿（斑片）**
充分发展的皮损中见散在嗜酸性粒细胞浸润

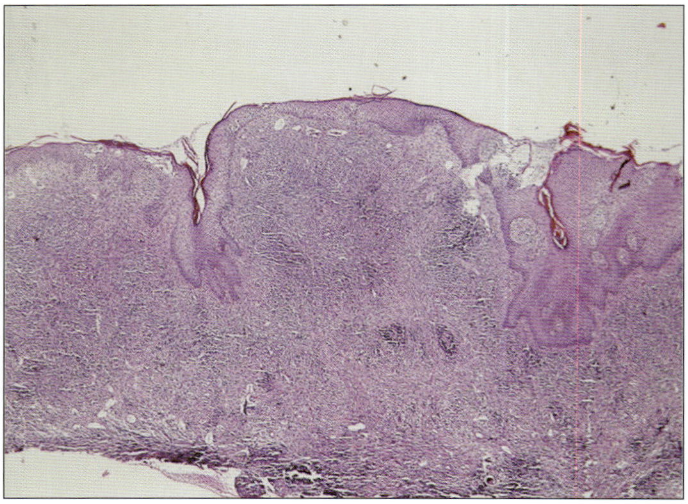

图 25.2-8 **蕈样肉芽肿（肿瘤）**
真皮全层密集的弥漫性淋巴细胞浸润

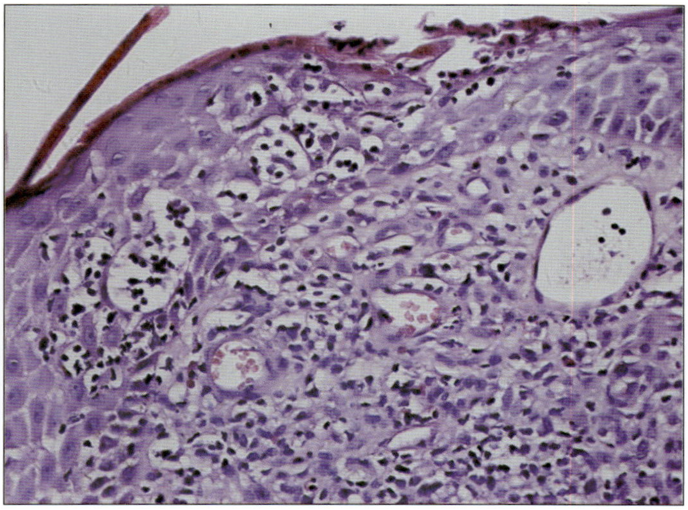

图 25.2-9 **蕈样肉芽肿（肿瘤）**
浸润的淋巴细胞异形性明显，在表皮内形成 Pautrier 微脓肿

临床特点

蕈样肉芽肿病程慢性，可分为 4 个阶段即红斑期、斑块期、肿瘤期和红皮病期（图 25.2-10 ～图 25.2-13）。

红斑期：以前又称蕈样前期和湿疹样期，皮疹缺乏特异性，主要为淡红色、黄红色的轻度鳞屑性斑片，皮损大小不等，分布常较广泛，不易消退，持续存在，自觉程度不等的瘙痒；

斑块期为暗红色、棕红色浸润性斑块，大小不等，圆形或不规则形，它常在红斑基础上发生，也可在正常皮肤上出现；

肿瘤期为隆起皮面、暗红色或棕红色的结节或肿块，表面可有溃疡。肿瘤期患者可有淋巴结肿大、肝脾肿大，头发稀少脱落等全身症状；

红皮病型的蕈样肉芽肿可以表现为全身的红斑、肿胀、异色，可以伴或不伴斑块、肿瘤性皮损，常伴浅表淋巴结肿大及系统症状。

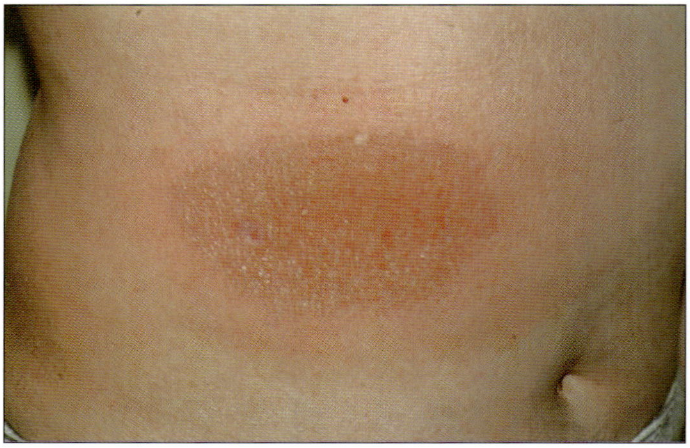

图 25.2-10 **蕈样肉芽肿（斑片）**
躯干部界限清楚的红斑，伴异色及轻度鳞屑

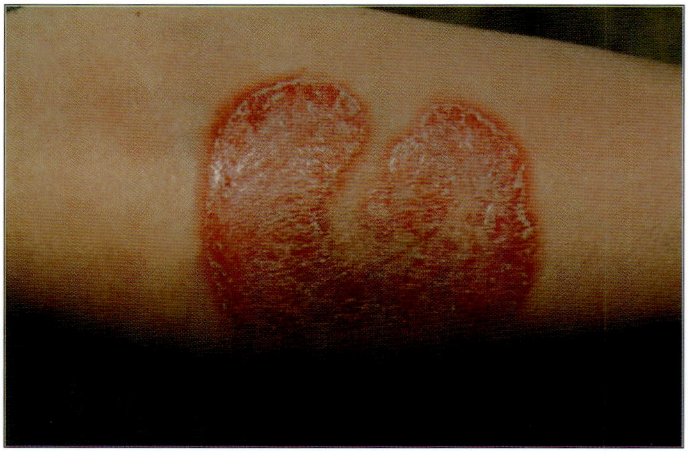

图 25.2-11 **蕈样肉芽肿（斑片）**
暗红色浸润性斑块，边界清楚、不规则

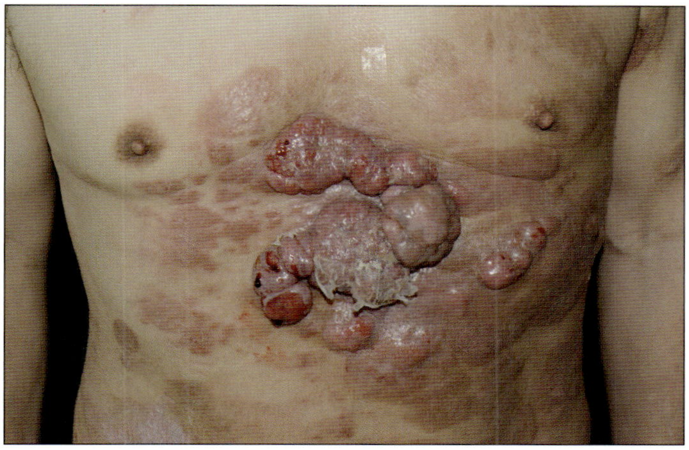

图 25.2-12 **蕈样肉芽肿（肿瘤）**
斑块的基础上出现肿块，伴糜烂及溃疡

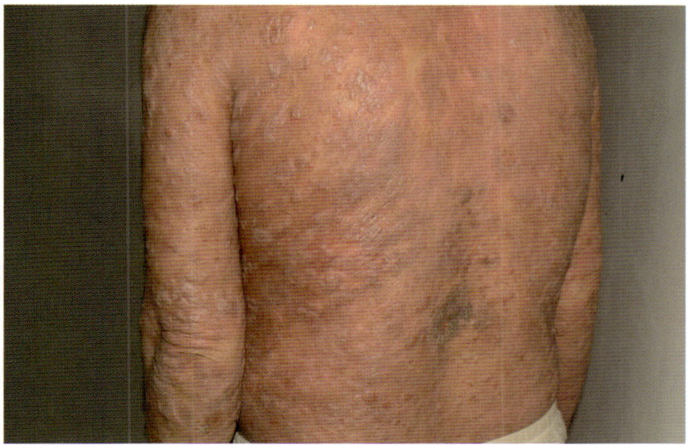

图 25.2-13 **蕈样肉芽肿（红皮病）**
全身弥漫浸润性红斑，伴斑块

以上 4 期可循序演变。在同一患者可同时出现以上不同阶段的皮损。病程进展一般很缓慢，十余年甚至数十年。有的患者病情可停滞在红斑期或斑块期而不再进展。但也有的患者病情进展迅速，很快出现结节、肿瘤，侵犯淋巴结、外周血、骨髓、内脏，甚至死亡。

25.2.3 帕哲样网状组织细胞增生症 (pagetoid reticulosis)

帕哲样网状组织细胞增生症，又称为 Woringer-Kolopp 病 (Woringer-Kolopp disease)，为一种限局类型的蕈样肉芽肿。组织学上与蕈样肉芽肿斑块期类似（图 25.2-14）：浸润细胞有明显的亲表皮性，在表皮内可见核大、深染，形态不规则的淋巴细胞，胞浆少、但透明、在核周呈晕状，与 Paget 细胞有些相似故名。有时数个浸润细胞聚集成巢。真皮内有轻度淋巴细胞、组织细胞等的浸润，真皮内细胞异形性不明显。在免疫表型上，肿瘤性的淋巴细胞来源于 αβT 细胞，可以表达 CD3+CD4+CD8- 的表型，亦可以表达 CD3+CD4-CD8+ 的表型。肿瘤细胞表达皮肤淋巴细胞抗原 CLA，可以解释其高度亲表皮性。

皮损主要见于下肢，尤其是小腿，为单发或数片暗红鳞屑性浸润性斑块（图 25.2-15）。

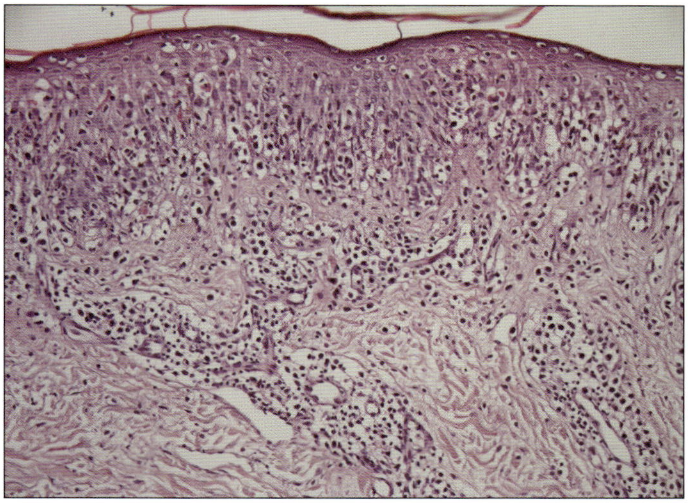

图 25.2-14 **帕哲样网状组织细胞增生症**
淋巴细胞明显的亲表皮性，浸润细胞核大、深染、胞浆透明，在核周呈晕状

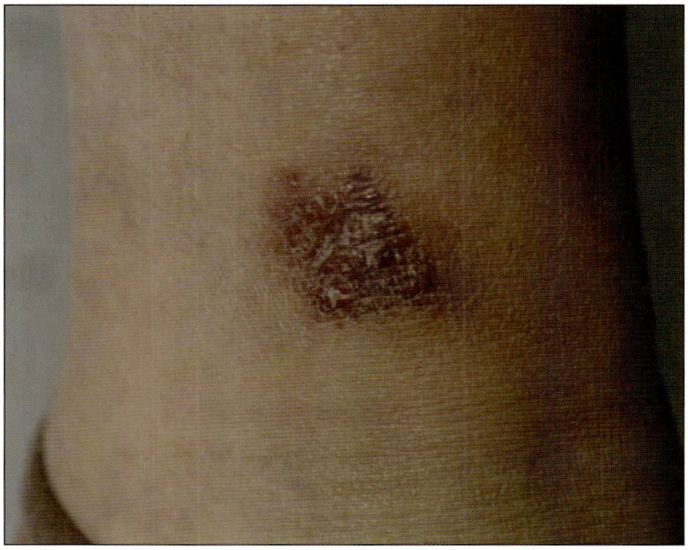

图 25.2-15 **帕哲样网状组织细胞增生症**
小腿单发的暗红色斑块

25.2.4 肉芽肿性皮肤松弛症（granulomatous Slack Skin，GSS）

肉芽肿性皮肤松弛症（granulomatous Slack Skin，GSS）是 MF 的又一异型，它具有 MF 的结构型式及细胞学特点，同时还有肉芽肿样改变（图 25.2-16、图 25.2-17）：

- 可见向表皮性；
- 充分发展期真皮及皮下组织内弥漫性小淋巴细胞为主浸润，细胞核扭曲状；
- 浸润中有明显多核巨细胞，特征为多核巨细胞很大，胞核多达 20 个以上；
- 晚期真皮纤维组织疏松，弹力纤维明显减少。

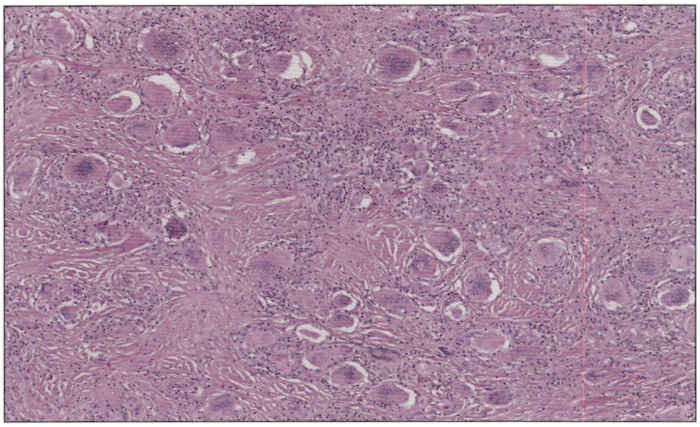

图 25.2-16 **肉芽肿性皮肤松弛症**
真皮内弥漫的小淋巴细胞及多核组织细胞浸润

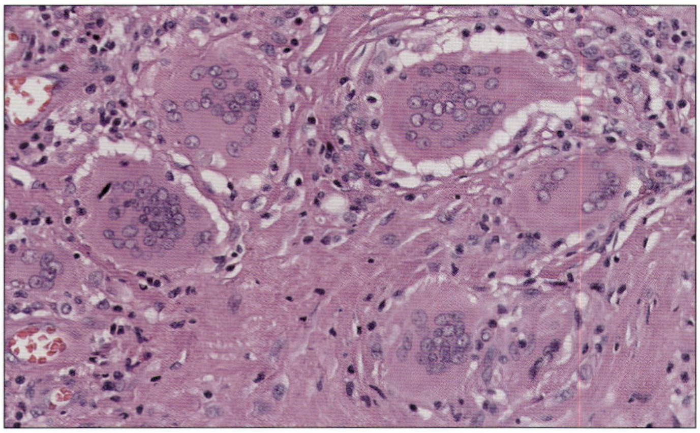

图 25.2-17 **肉芽肿性皮肤松弛症**
多核组织细胞胞体巨大，胞核多达 20 个以上

在免疫表型上，浸润性的淋巴细胞为 CD3+CD4+ 的 T 细胞；而多核巨细胞表达巨噬细胞的标记 CD68；皮损中偶见 CD30+ 的大细胞。

临床特点

图 25.2-18，图 25.2-19

发生于成年男性，皮损好发于腋窝、腹股沟区等皱褶部位。初期为暗红色结节和斑块，浸润明显，可发生破溃。晚期损害变软，松弛，下垂。某一时期可见到不同阶段的损害。

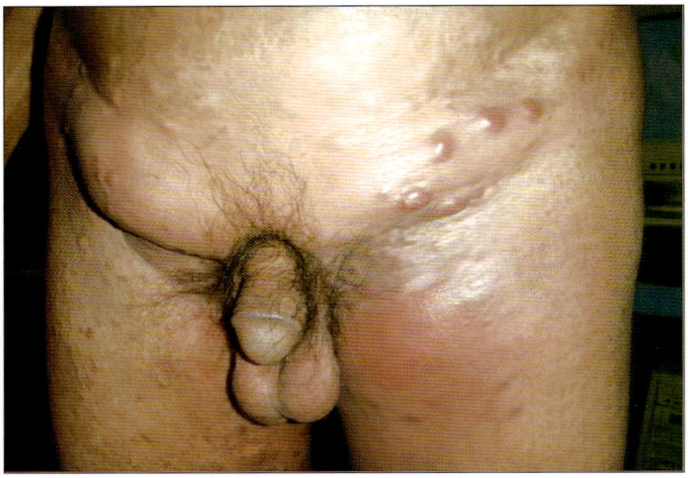

图 25.2-18 **肉芽肿性皮肤松弛症**
腹股沟区域明显的肿块

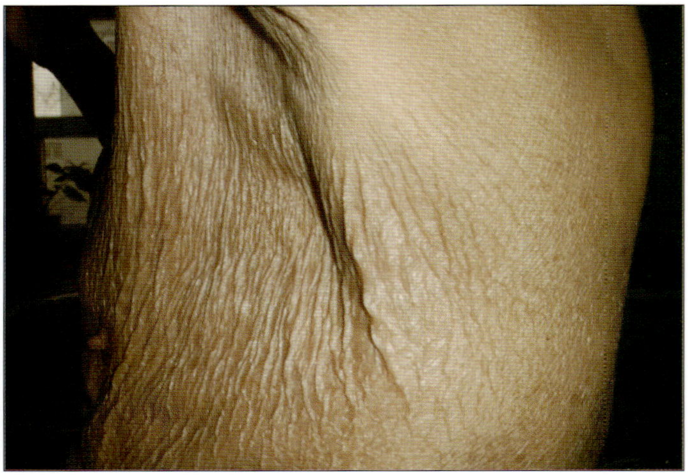

图 25.2-19 **肉芽肿性皮肤松弛症**
晚期损害变软，松弛，下垂

25.2.5 亲毛囊性蕈样肉芽肿（folliculotropic mycosis fungoides，F-MF）

亲毛囊性蕈样肉芽肿是蕈样肉芽肿的一个变异型；特点为淋巴细胞的亲毛囊性伴或不伴毛囊黏蛋白变性。既往被称作蕈样肉芽肿伴毛囊黏蛋白变性的疾病类型即

属于这一亚型。

组织病理特点

图 25.2-20 ～图 25.2-22

- 真皮全层、尤其是毛囊周围密集的小到中等大异形淋巴细胞浸润；
- 异形淋巴细胞侵犯毛囊上皮，可在毛囊上皮中形成 Pautrier 微脓疡，淋巴细胞亲表皮性可以不明显；
- 部分可伴毛囊上皮的黏蛋白变性，阿申兰染色阳性；
- 常伴嗜酸性粒细胞、浆细胞等混合炎症细胞的浸润；
- 免疫组织化学标记与蕈样肉芽肿相同。

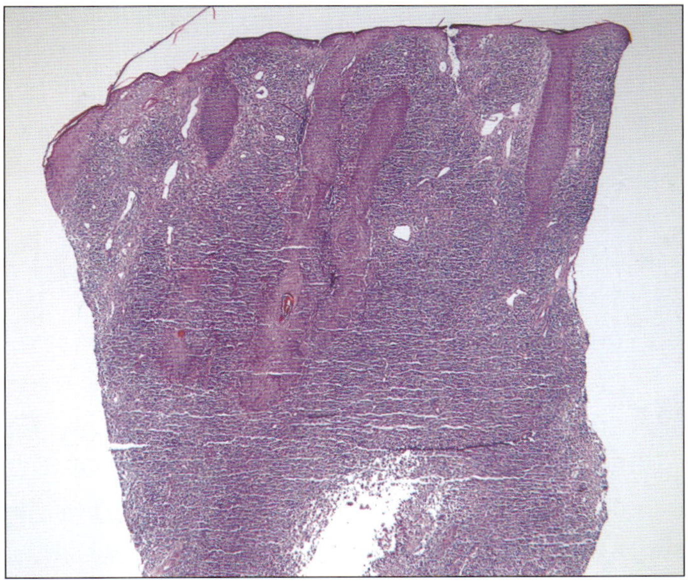

图 25.2-20 **亲毛囊性蕈样肉芽肿**
真皮全层、尤其是毛囊周围密集的异形淋巴细胞浸润

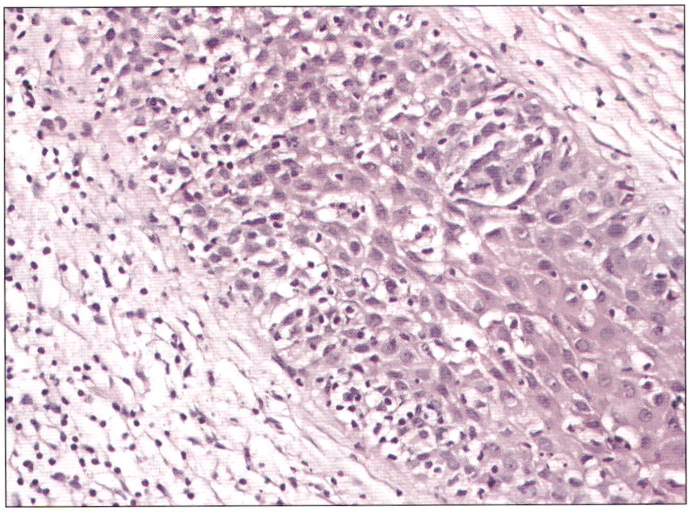

图 25.2-21 **亲毛囊性蕈样肉芽肿**
异性淋巴细胞侵犯毛囊上皮

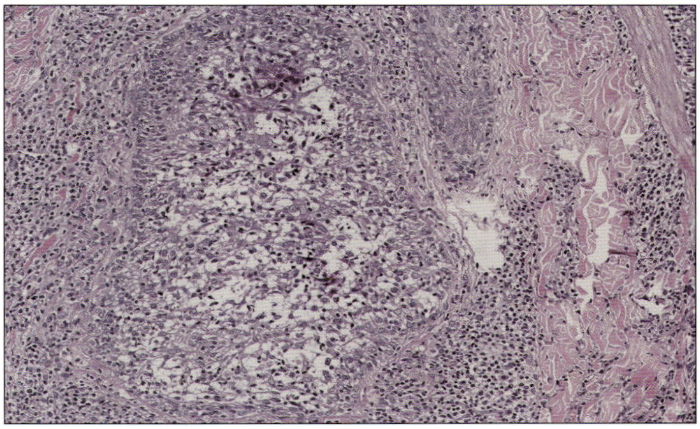

图 25.2-22 **亲毛囊性蕈样肉芽肿**
毛囊上皮的黏蛋白变性

临床特点

图 25.2-23，图 25.2-24

好发于成年男性，皮损主要侵犯头面部，出现群集的毛囊性的丘疹、结节，可以融合成斑块或肿块，常伴脱发；头皮、眉毛处浸润性斑块上的脱发区是亲毛囊性蕈样肉芽肿的重要临床特征；患者常常伴明显的瘙痒。

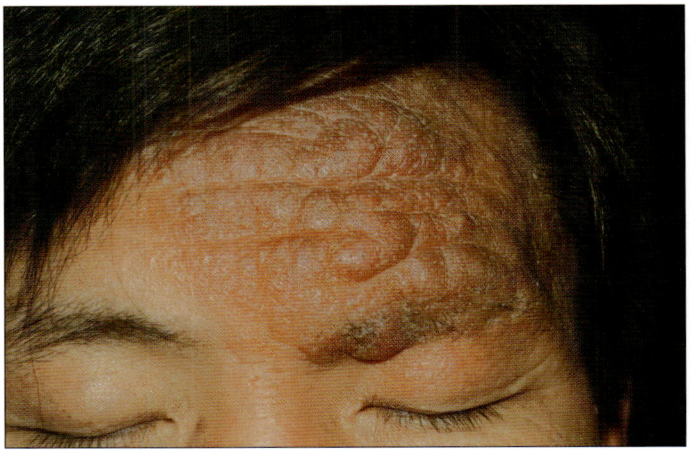

图 25.2-23 **亲毛囊性蕈样肉芽肿**
额面部毛囊性的结节，融合成斑块，伴眉部脱毛

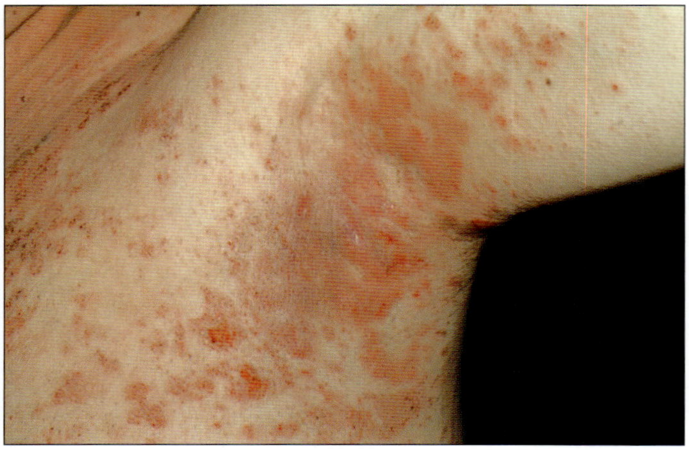

图 25.2-24 亲毛囊性蕈样肉芽肿
腋下毛囊性丘疹伴腋毛脱落

25.2.6 Sézary 综合征（Sézary syndrome）

Sézary 综合征是一种白血病性的皮肤 T 细胞淋巴瘤，以外周血出现特征性的肿瘤性 T 细胞——Sézary 细胞为特点。既往被称为红皮病性的蕈样肉芽肿，但目前普遍认为 Sézary 综合征与蕈样肉芽肿是相对独立的疾病。

患者外周血中的 Sézary 细胞是异常增生的 T 淋巴细胞，该细胞核大，染色质丰富，有明显的非典型性，即形态不规则，大小不等，可见较多丝状分裂象。皮肤组织病理与蕈样肉芽肿斑片及斑块期类似，亲表皮性可以不明显，不常见 Pautrier 微脓疡。临床上为全身浸润性红斑，多数脱屑，毛发脱落，自觉明显瘙痒；伴全身浅表淋巴结肿大，最后可出现皮肤的溃疡、骨髓或内脏侵犯，全身情况日益恶化而死亡。

25.2.7 原发性皮肤 CD30+ 淋巴细胞增生性疾病（primary cutaneous CD30 lymphoproliferative disorders）

原发性皮肤 CD30+ 淋巴细胞增生性疾病是皮肤 T 细胞淋巴瘤中的第二大类，以组织学中大的、间变性的 CD30+ 的肿瘤性 T 细胞为特征。CD30 分子属于肿瘤坏死因子受体家族的一种，常常表达在活化的淋巴母细胞表面。这一组疾病从生物学行为良性的淋巴瘤样丘疹病（lymphomatoid papulosis，LyP），到侵袭性的原发性皮肤间变性大细胞淋巴瘤（primary cutaneous anaplastic large-cell lymphoma，PCALCL）形成了一个病谱。虽然各自有相应的组织学特点，LyP 与 PCALCL 单从病理上有时很难区分，需要结合临床特点加以鉴别。

25.2.7.1 原发性皮肤间变性大细胞淋巴瘤（primary cutaneous anaplastic large-cell lymphoma，PCALCL）

组织病理特点

图 25.2-25 ～图 25.2-27

- 真皮全层直至皮下脂肪层弥漫致密的中 - 大的单一核细胞浸润；
- 浸润细胞大部分为间变性的大淋巴细胞，即核大、深染，核形不规则，核仁明显，胞浆丰富的细胞，细胞异形性明显，可以呈多形性或免疫母细胞样。这样的间变性大细胞占浸润细胞的 75% 以上；
- 肿瘤周边可见小淋巴细胞、嗜酸性粒细胞、中性粒细胞、组织细胞等炎症细胞；
- 可以伴亲表皮性，可以不明显；
- 肿瘤组织中可以出现坏死、血管侵犯以及神经周围的浸润；
- 免疫组织化学染色中浸润细胞通常表达 CD4、CD30 及 CLA，可以有不同程度的 CD2、CD3、CD5 及 CD7 的表达，CD8 通常阴性；通常表达细胞毒性蛋白 Granzyme B 及 TIA-1；对于皮肤原发的 PCALCL 而言，肿瘤细胞一般不表达 EMA 及 ALK；在侵及皮肤的系统性间变性大细胞淋巴瘤中，一部分肿瘤因为 t(2;5) 异位染色体的存在，可以有 ALK 的高表达。

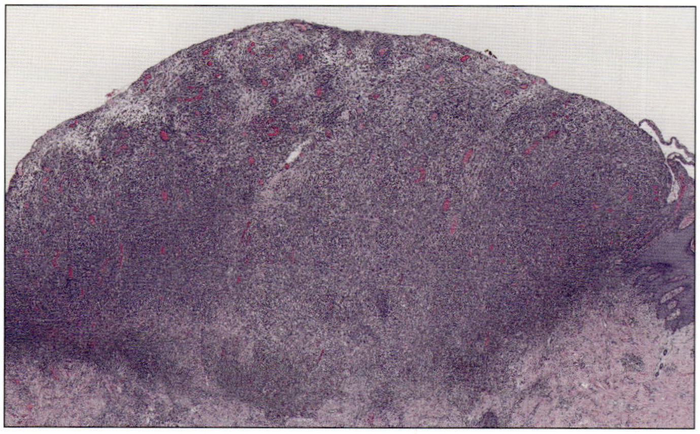

图 25.2-25 原发性皮肤间变性大细胞淋巴瘤
真皮全层弥漫致密的淋巴细胞浸润

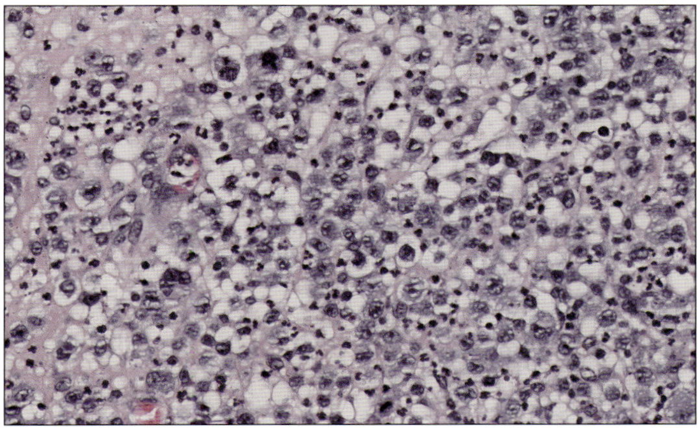

图 25.2-26 **原发性皮肤间变性大细胞淋巴瘤**
浸润细胞核大、深染，核形不规则，核仁明显，胞浆丰富

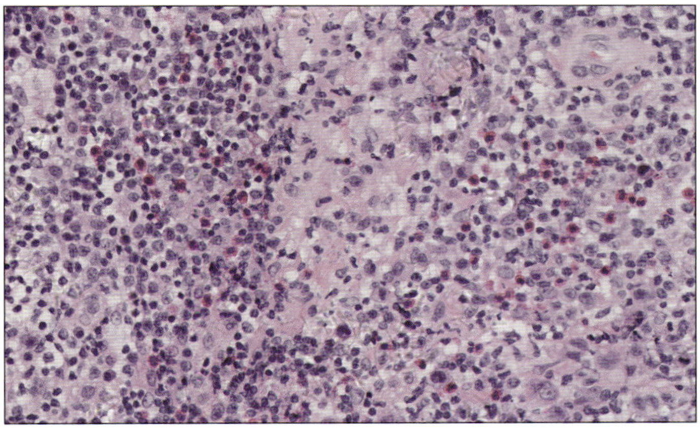

图 25.2-27 **原发性皮肤间变性大细胞淋巴瘤**
肿瘤周边可见小淋巴细胞、嗜酸性粒细胞等炎症细胞浸润

临床特点

好发于成年男性，表现为单发的或局限的结节、肿瘤，常伴溃疡；部分皮疹可自行消退并复发，易累及局部引流区域淋巴结（图 25.2-28）。

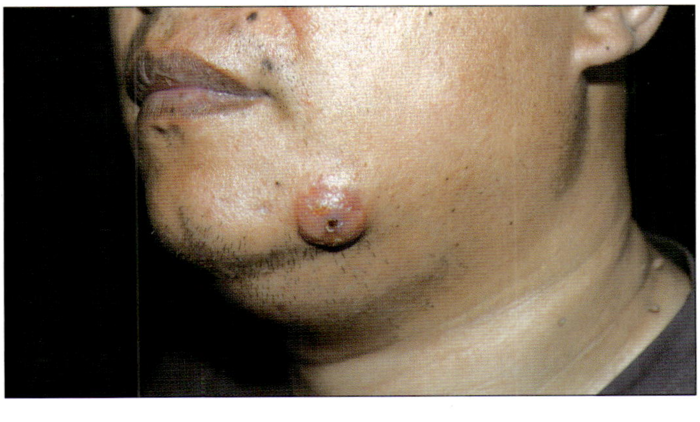

图 25.2-28 **原发性皮肤间变性大细胞淋巴瘤**
面部单发的结节伴浅溃疡

25.2.7.2 淋巴瘤样丘疹病（lymphomatoid papulosis，LyP）

淋巴瘤样丘疹病的疾病性质目前尚不清楚，既往人们倾向于认为其是一个炎症过程，但 2005 年 WHO/EORTC 已经将其归为皮肤 T 细胞淋巴瘤。有约 10% ～ 20% 的病例最终进展成皮肤间变性大细胞淋巴瘤，但多数病例预后良好。

组织病理特点

图 25.2-29，图 25.2-30

淋巴瘤样丘疹病的组织病理具有异质性，从病理上可分为 A、B、C、D 四个比较明确的亚型，这四型之间的病理表现有交叉。

A 型（常规型）

这是 LyP 最常见的病理类型。病理表现为：

- 真皮内呈楔形分布混合类型炎症细胞浸润，包括小淋巴细胞、散在的大的不典型间变性淋巴细胞、浆细胞、中性粒细胞及嗜酸性粒细胞，真皮浅层炎症浸润致密呈苔藓样；
- 表皮轻度增生，其中也可见不典型单一核细胞的浸润；偶见散在的坏死角质形成细胞。
- 界面空泡改变；
- 免疫组织化学染色大的异形淋巴细胞表达 CD4 及 CD30。

B 型（蕈样肉芽肿样型）

病理表现为真皮内楔形或带状的小 - 中等大小多形性淋巴细胞的浸润，与斑块期蕈样肉芽肿相似

- 淋巴细胞亲表皮性明显，可以形成明显的 Pautrier 微脓疡；
- 浸润的淋巴细胞表达 CD4+，大的异性淋巴细胞少见，CD30 可以是阴性的；
- 这一类型的 LyP 与 MF 在组织学上有时难以鉴别，明确诊断需要结合临床及病史。

C 型（间变性大细胞淋巴瘤样型）

这一类型的 LyP 在组织学上与 PCALCL 类似，真皮的炎症细胞较少，浸润细胞主要为单一密集的大的间变性淋巴细胞，这些异形淋巴细胞表达 CD4 及 CD30。同样，这一类型 LyP 与 PCALCL 的鉴别需要结合临床表现。

D 型（皮肤侵袭性亲表皮性 CD8+ 细胞毒性 T 细胞淋巴瘤样型）

这一类型是最新被描述的一种类型。病理表现类似皮肤侵袭性亲表皮性 CD8+ 细胞毒性 T 细胞淋巴瘤。

- 真皮中楔形、结节状或带状的异形淋巴细胞浸润；

- 肿瘤细胞明显的亲表皮性，可伴有表皮的增生；
- 浸润的异形淋巴细胞强烈表达CD8，并表达CD30，而CD4染色通常为阴性。

这一类型的LyP在组织学上与帕哲样网状组织细胞增生症、皮肤侵袭性亲表皮性CD8+细胞毒性T细胞淋巴瘤类似，需要结合临床特征及免疫组织化学标记来鉴别。

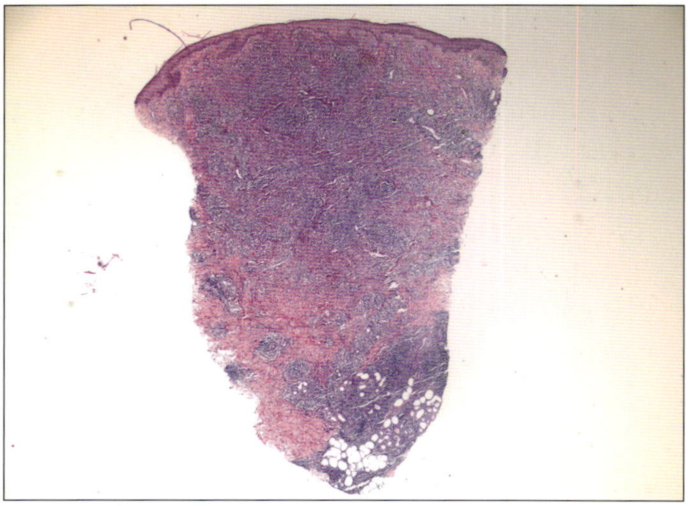

图 25.2-29 **淋巴瘤样丘疹病**
真皮内楔形的炎症细胞浸润

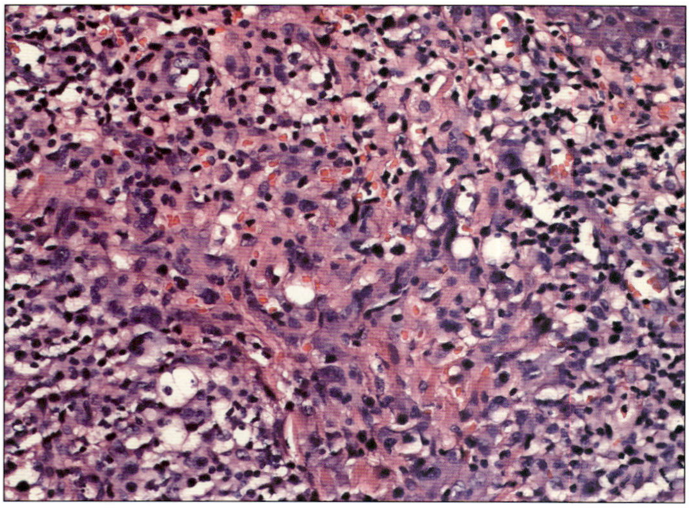

图 25.2-30 **淋巴瘤样丘疹病**
浸润细胞以小淋巴细胞为主，散在大的不典型淋巴细胞内

临床特点

四种病理类型的LyP在临床表现及预后方面没有区别，本病应与急性痘疮样苔藓样糠疹鉴别。这两种病的皮肤表现大致相同，均呈多形性，基本皮疹为暗红色的斑丘疹、丘疹及结节，伴坏死及结痂；单一皮疹可自愈，遗留瘢痕，但反复发作。但淋巴瘤样丘疹病的皮疹持续、结节更大、浸润更深、病程更长。约10% ~ 20%的淋巴瘤样丘疹病患者可进展为侵袭性淋巴瘤，包括间变性大细胞淋巴瘤或蕈样肉芽肿。若淋巴瘤样丘疹病患者的丘疹损害演变成大的结节，甚至溃疡性结节，提示病情已经进展（图 25.2-31）。

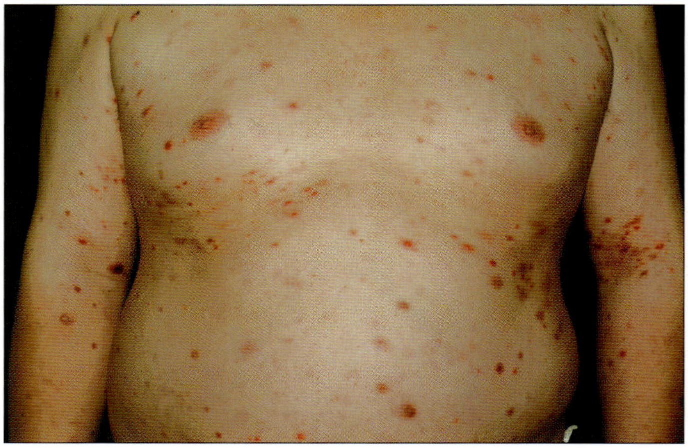

图 25.2-31 **淋巴瘤样丘疹病**
躯干四肢多发的暗红色丘疹，伴坏死、结痂

25.2.8 皮下脂膜炎样T细胞淋巴瘤（subcutaneous panniculitis-like T-cell lymphoma，SPTL）

皮下脂膜炎样T细胞淋巴瘤是细胞毒性T细胞来源的淋巴瘤，主要侵犯皮下脂肪层。

组织病理特点

图 25.2-32、图 25.2-33
- 皮下组织为主致密淋巴细胞为主浸润；
- 浸润细胞可围绕在脂肪细胞周围呈花环状；
- 部分细胞较大，核大，深染，不规则，胞浆丰富，淡红染；
- 可见到多核巨细胞和组织细胞样细胞，并有吞噬现象；
- 免疫组织化学染色显示浸润细胞表达betaF1、CD3、CD8，及细胞毒性蛋白Granzyme B和TIA-1，不表达CD4。

临床主要发生于成人。表现为下肢、躯干多发性结节、斑块，疼痛，可破溃。可伴发热、全身不适等表现。病程比较迁延，晚期可侵犯淋巴结、肝脾、骨髓等内脏器官。

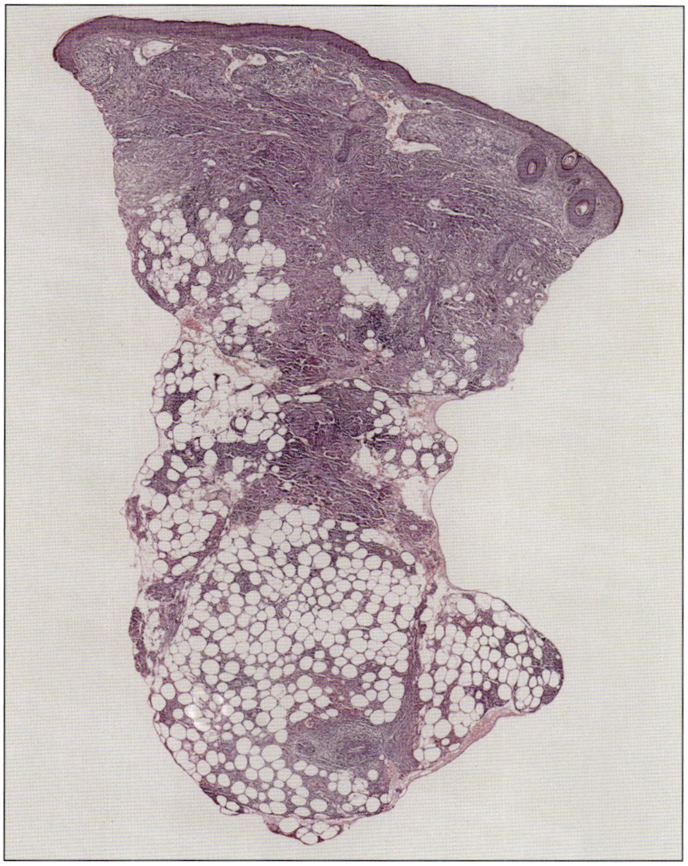

图 25.2-32 **皮下脂膜炎样 T 细胞淋巴瘤**
真皮全层及皮下组织致密的淋巴细胞为主的浸润

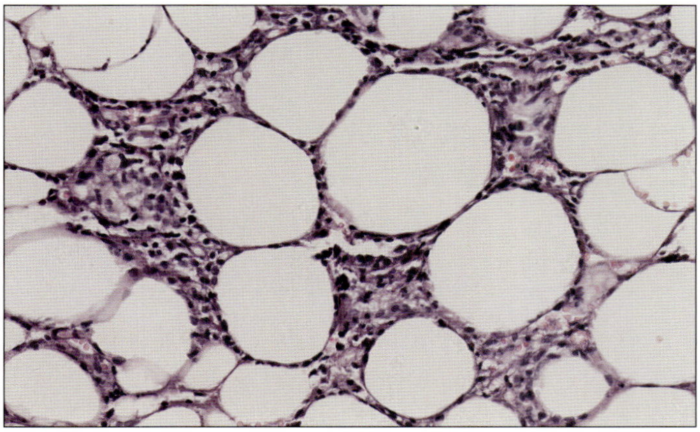

图 25.2-33 **皮下脂膜炎样 T 细胞淋巴瘤**
浸润细胞围绕在脂肪周围呈花环状，部分细胞胞体大、异形性明显

25.2.9 结外 NK/T 细胞淋巴瘤，鼻型（extranodal NK/T-cell lymphoma，nasal type）

结外 NK/T 细胞淋巴瘤，鼻型是一类来源于 NK 细胞或细胞毒性 T 细胞，与 EB 病毒相关的淋巴瘤。鼻腔为最常见的发病部位，其次是皮肤。

组织病理特点

图 25.2-34 ～图 25.2-36

- 真皮全层甚至皮下组织致密的淋巴细胞为主的浸润；
- 浸润细胞明显的亲血管性，伴血管破坏及明显坏死；
- 浸润细胞核大、深染、不规则；
- 可伴炎症细胞浸润，包括小淋巴细胞、组织细胞、浆细胞及嗜酸性粒细胞；
- 免疫组织化学染色中肿瘤细胞表达 CD2、CD56、胞浆 CD3ε，及细胞毒性蛋白 Granzyme B、TIA-1 及穿孔素，不表达胞膜 CD3；原位杂交约 95% 的病例可检测到 EB 病毒编码 RNA（epstein-Barr virus encoded RNAs）

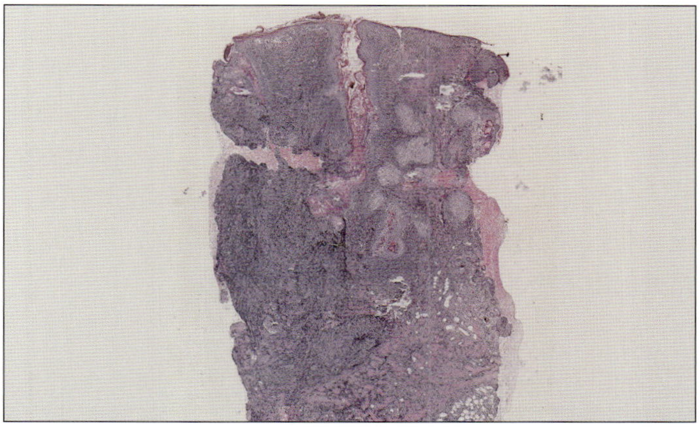

图 25.2-34 **结外 NK/T 细胞淋巴瘤，鼻型**
以真皮全层甚至皮下组织致密的淋巴细胞为主的浸润

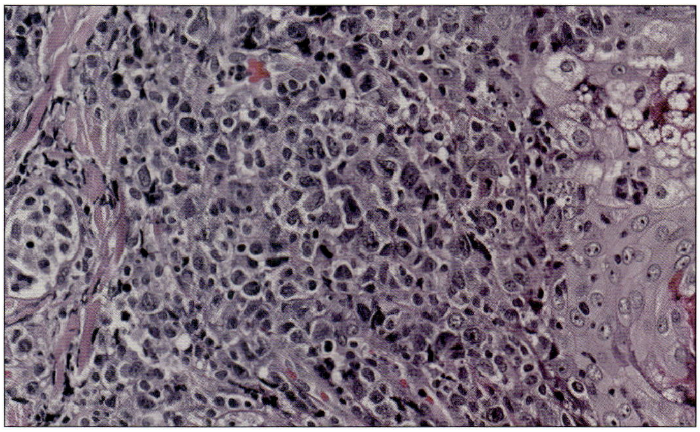

图 25.2-35 **结外 NK/T 细胞淋巴瘤，鼻型**
浸润细胞核大、深染、不规则，异形性明显

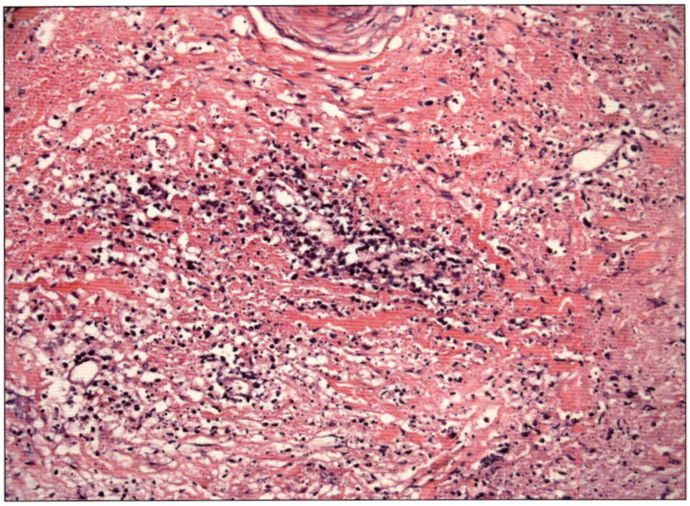

图 25.2-36 **结外 NK/T 细胞淋巴瘤，鼻型**
浸润细胞明显的亲血管性，伴血管破坏及明显坏死

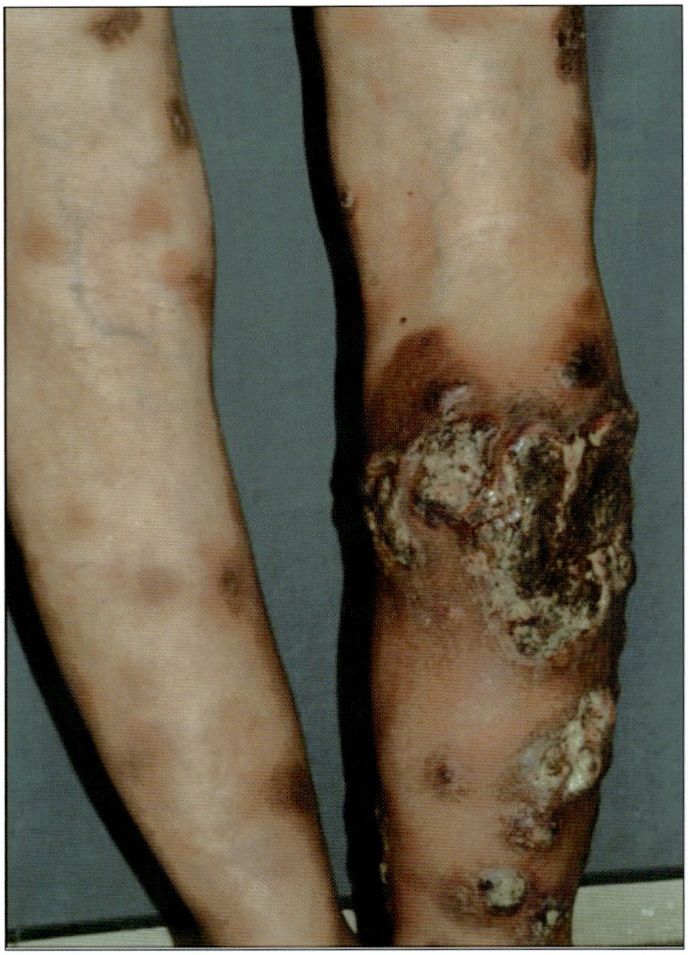

图 25.2-38 **结外 NK/T 细胞淋巴瘤，鼻型**
四肢躯干多发的结节及肿瘤，伴明显溃疡坏死

临床特点

图 25.2-37，图 25.2-38

本病多见于亚洲及中南美洲，患者表现为面中部的肿瘤，伴鼻堵及鼻出血；亦可表现为四肢躯干多发的结节或肿瘤，常伴溃疡；可有发热、乏力和体重减轻等系统症状；预后差，易侵犯淋巴结及内脏器官，仅有皮肤损害的患者中位生存时间仅为 27 个月。

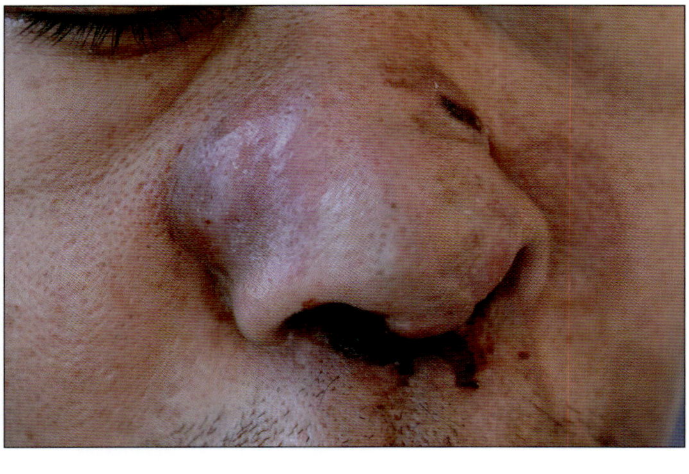

图 25.2-37 **结外 NK/T 细胞淋巴瘤，鼻型**
鼻背部肿块伴鼻出血

25.2.10 原发性皮肤外周 T 细胞淋巴瘤，非特指（Primary cutaneous peripheral T-cell lymphoma, unspecified）

这一类疾病中包括一些异质性、无法被分类的 T 细胞淋巴瘤，在目前的 WHO/EORTC 分类中，其中包括 3 个暂时分类的亚型：

25.2.10.1 原发性皮肤侵袭性亲表皮性 CD8+ 细胞毒性 T 细胞淋巴瘤（primary cutaneous aggressive epidermotropic CD8+ cytotoxic T-cell lymphoma）

这一疾病亚型以亲表皮的 CD8+ 细胞毒性 T 细胞的浸润及侵袭性的临床表现为特点。

组织病理特点

图 25.2-39、图 25.2-40

- 淋巴细胞明显的亲表皮性，可伴表皮角质形成细胞坏死、水疱甚至溃疡形成；
- 淋巴细胞中等到大，细胞异形性明显；
- 皮肤附属器被侵犯、破坏，常伴亲血管性及血管破坏；
- 免疫组织化学染色浸润细胞表达CD3、CD8、betaF1、CD45RA及细胞毒性蛋白Granzyme B、穿孔素及TIA-1，不表达CD4、CD45RO、CD2、CD5；一般不伴EB病毒的感染。

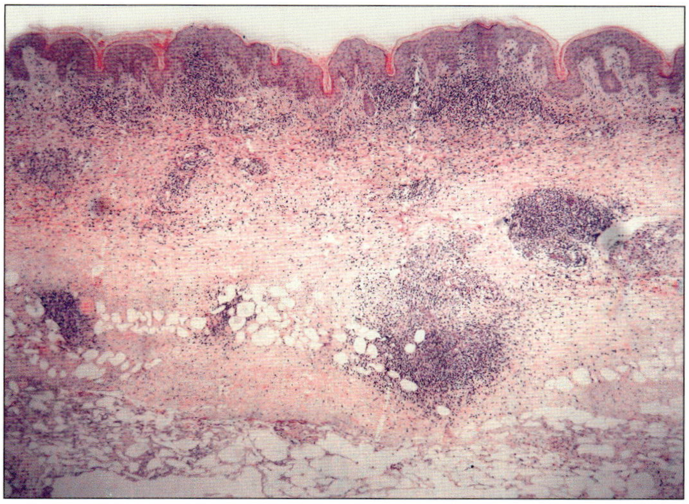

图 25.2-39 **原发性皮肤侵袭性亲表皮性 CD8+ 细胞毒性 T 细胞淋巴瘤**
真皮全层结节状淋巴细胞浸润；淋巴细胞亲表皮性明显

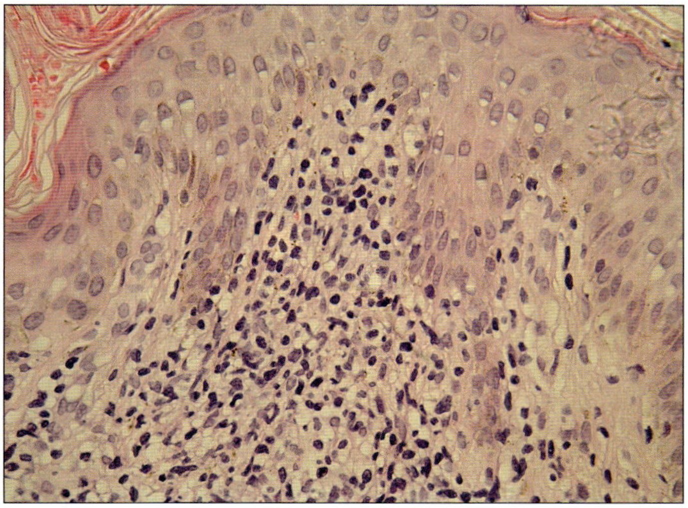

图 25.2-40 **原发性皮肤侵袭性亲表皮性 CD8+ 细胞毒性 T 细胞淋巴瘤**
亲表皮的淋巴细胞核大、深染、细胞异形性明显

临床特点

图 25.2-41

本病表现为局限或播散的结节、肿瘤伴中心溃疡及坏死，亦可以表现为多发浅表的、角化过度的斑片或斑块；疾病侵袭性强，预后差。

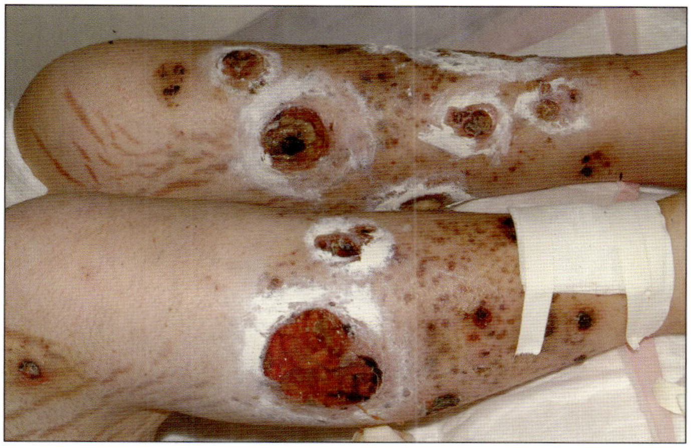

图 25.2-41 **原发性皮肤侵袭性亲表皮性 CD8+ 细胞毒性 T 细胞淋巴瘤**
四肢躯干多发的结节，结节迅速发展成溃疡

25.2.10.2 皮肤 γ/δ T 细胞淋巴瘤（cutaneous gamma/delta T-cell lymphoma）

这一疾病由成熟的、活化的细胞毒性T细胞克隆性增生而成，包括既往分类中一部分γ/δT细胞表型的皮下脂膜炎样T细胞淋巴瘤。

组织病理特点

- 以真皮全层甚至皮下组织致密的淋巴细胞为主的浸润；
- 淋巴细胞可有亲表皮性、亲血管性，亦可围绕在脂肪细胞周围呈花环状；
- 浸润细胞胞体大、核深染、异形性明显；

免疫组织化学染色示浸润细胞表达CD2、CD3、CD56，不表达CD4、CD8及betaF1；冰冻组织染色可表达TCR-delta；

临床上本病好发于四肢，表现为多发的溃疡坏死性的结节或肿块；皮下脂肪层侵犯的病例可伴嗜血综合征，预后差。

25.2.10.3 原发性皮肤 CD4+ 小 / 中多形性 T 细胞淋巴瘤（primary cutaneousCD4 small/ medium-sized pleomorphic T-cell lymphoma）

这一疾病以与蕈样肉芽肿类似的小-中等大小多形性CD4+T细胞浸润为特征，但临床上并无蕈样肉芽肿的斑片、斑块期皮损。

组织病理特点

图 25.2-42、图 25.2-43

- 真皮内甚至皮下脂肪层散在的或结节状密集的淋巴细胞浸润；
- 浸润淋巴细胞多数细胞核较小，亦可出现一定比例的较大的异性淋巴细胞；
- 免疫组织化学染色示浸润细胞表达 CD3 及 CD4，不表达 CD8 及 CD30，一般不表达细胞毒性蛋白；

临床特点

本病表现为单发的斑块或结节，好发于头颈部及躯干上部，预后好（图 25.2-44）。

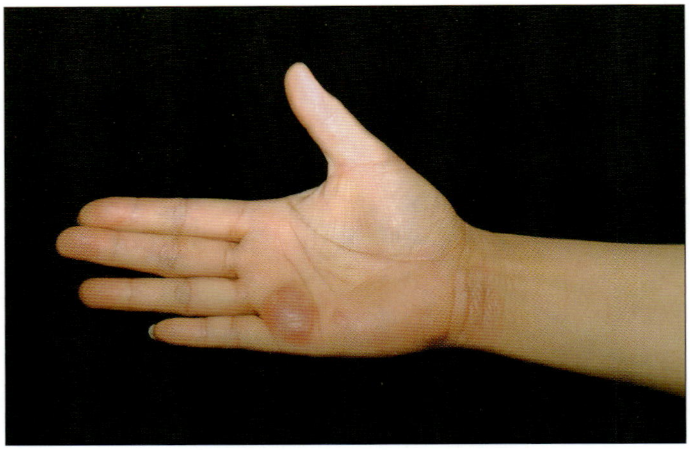

图 25.2-44 **原发性皮肤 CD4+ 小 / 中多形性 T 细胞淋巴瘤**
单发的暗红色结节，表面光滑，无破溃

25.2.10.4 原发性皮肤外周T细胞淋巴瘤，非特指（primary cutaneous peripheral T-cell lymphoma，unspecified）

这是一类目前尚不能归类于任何一型皮肤 T 细胞淋巴瘤的疾病。因此，该疾病的诊断是排除性诊断，需要除外已经有明确分类的皮肤淋巴瘤。

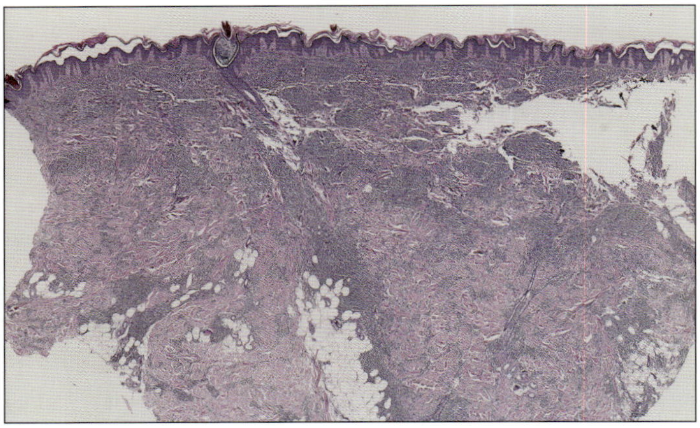

图 25.2-42 **原发性皮肤 CD4+ 小 / 中多形性 T 细胞淋巴瘤**
真皮内至皮下脂肪层结节状密集的淋巴细胞浸润

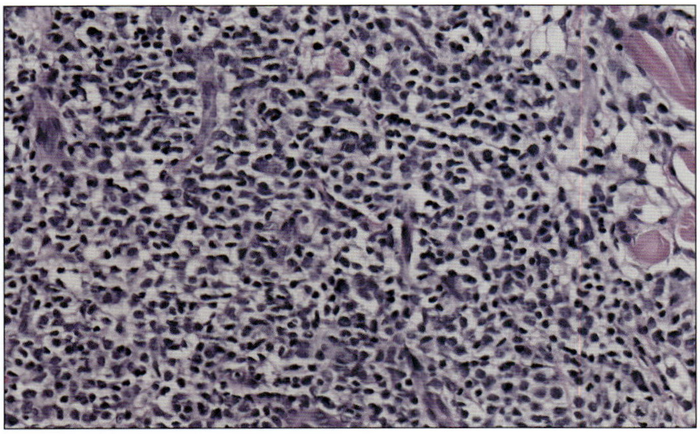

图 25.2-43 **原发性皮肤 CD4+ 小 / 中多形性 T 细胞淋巴瘤**
浸润淋巴细胞多数细胞核较小，散在大的异形细胞

25.2.11 原发性皮肤边缘带 B 细胞淋巴瘤（primary cutaneous marginal-zone B-cell lymphoma）

本病的浸润细胞由边缘带 B 细胞、淋巴浆细胞样细胞及浆细胞组成，包括了既往被定义的原发性皮肤免疫细胞瘤、皮肤髓外浆细胞瘤等。

组织病理特点

图 25.2-45 ～图 25.2-48

- 真皮结节状或弥漫的淋巴细胞浸润，表皮不受累；
- 浸润细胞由小淋巴细胞组成，部分细胞核不规则、胞浆丰富、色淡；常伴浆细胞浸润；
- 反应性的淋巴滤泡常见；
- 免疫组织化学染色示浸润的小淋巴细胞表达 CD20、CD79a 和 bcl-2，不表达 CD5、CD10 或 bcl-6；反应性的淋巴滤泡表达 CD10 及 bcl-6，不表达 bcl-2；浆细胞表达 CD138 和 CD79a，并显示轻链限制性。

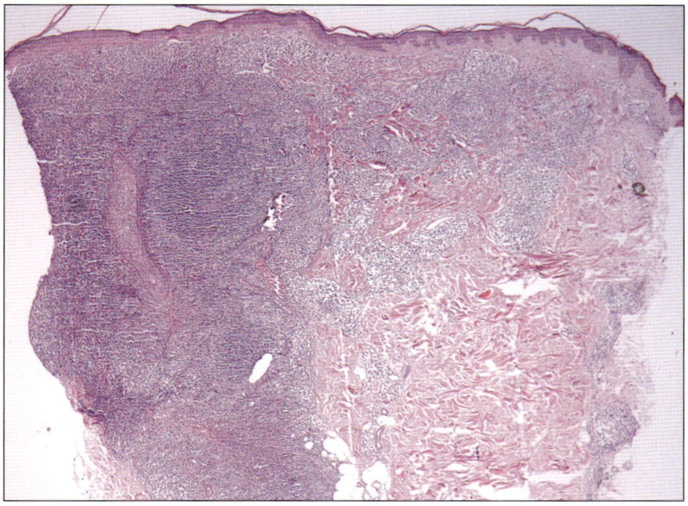

图 25.2-45 **原发性皮肤边缘带 B 细胞淋巴瘤**
真皮全层结节状淋巴细胞浸润，可见淋巴滤泡结构

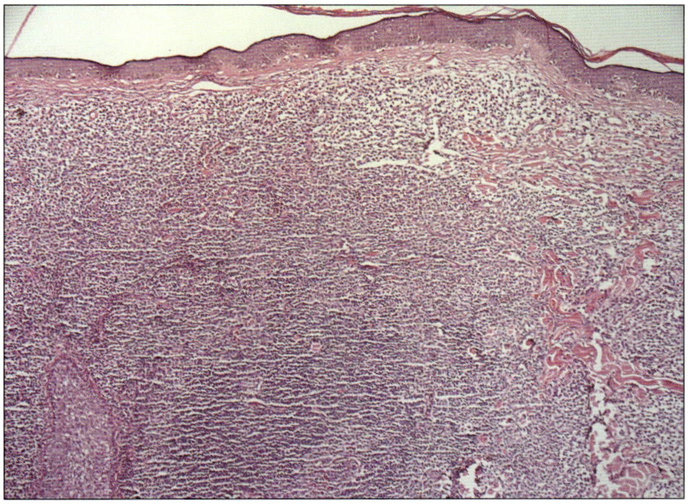

图 25.2-46 **原发性皮肤边缘带 B 细胞淋巴瘤**
浸润细胞无亲表皮性，在表皮下形成无浸润带

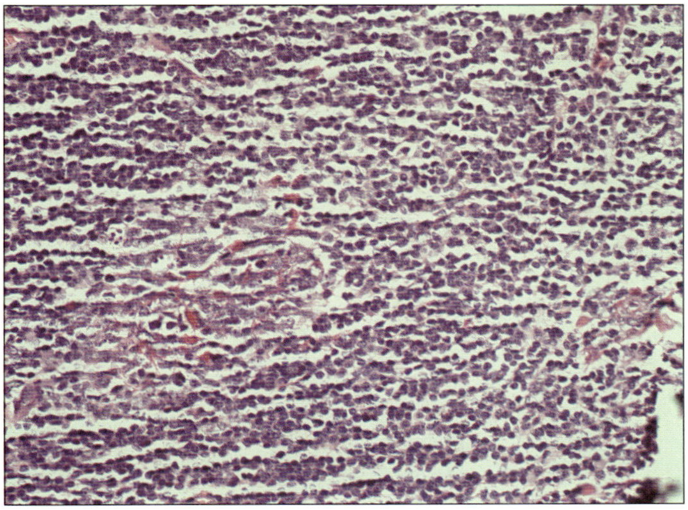

图 25.2-47 **原发性皮肤边缘带 B 细胞淋巴瘤**
浸润细胞由小淋巴细胞组成，部分细胞核不规则、胞浆丰富

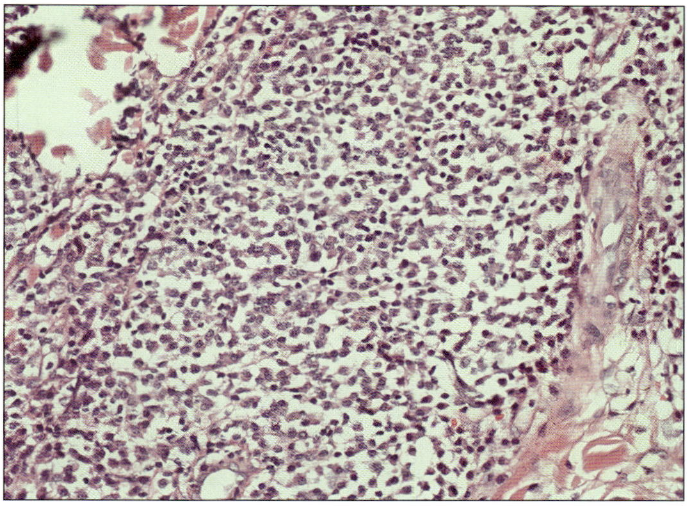

图 25.2-48 **原发性皮肤边缘带 B 细胞淋巴瘤**
伴浆细胞结节状浸润

临床特点

图 25.2-49

该病表现为好发于躯干和上肢的紫红色丘疹、结节及斑块，发展缓慢，极少出现破溃，部分皮疹可自行消退，侵犯至皮肤外部少见。

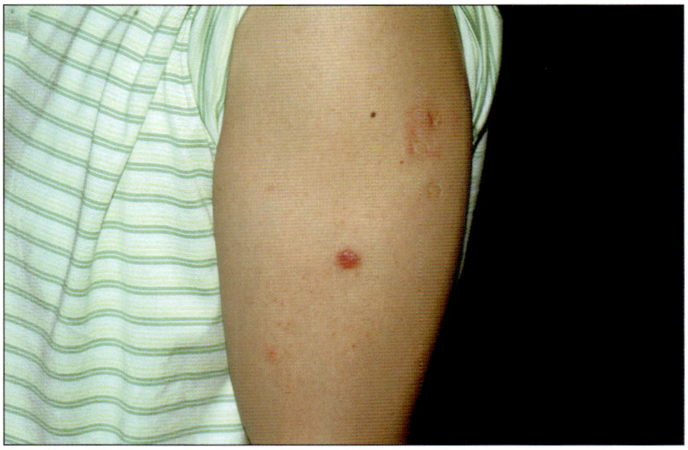

图 25.2-49 **原发性皮肤边缘带 B 细胞淋巴瘤**
上肢散在的暗红色结节

25.2.12 原发性皮肤滤泡中心淋巴瘤（primary cutaneous follicle-center lymphoma）

原发性皮肤滤泡中心淋巴瘤是由滤泡中心的 B 细胞肿瘤性增生形成的淋巴瘤

组织病理特点

- 真皮全层结节状或弥漫性淋巴细胞浸润，无亲表皮性；
- 浸润淋巴细胞胞体较大、胞浆较丰富，细胞核不规则，可出现分叶状核；
- 可见淋巴滤泡样结构，但滤泡多不完整，边缘带减少或消失；
- 免疫组织化学染色显示浸润细胞表达 CD20、CD79a，及 bcl-6，在淋巴滤泡样的结构中可以有 CD10 的表达，不表达 CD5、CD43 或 bcl-2、MUM1。

临床上本病好发于头部或躯干部，表现为单发或局限性多发的结节、斑块或肿块，发展比较缓慢，溃疡少见，皮肤外侵犯少见。

25.2.13 原发性皮肤弥漫大 B 细胞淋巴瘤，腿型（primary cutaneous diffuse large B-cell lymphoma，leg type）

原发性皮肤弥漫大 B 细胞淋巴瘤，腿型，是一个以滤泡中心母细胞及免疫母细胞克隆性增生为特征的疾病。

组织病理特点

图 25.2-50 ～图 25.2-52

- 真皮全层至皮下脂肪层弥漫密集的单一性淋巴细胞浸润；
- 淋巴细胞核大、细胞核呈空泡状、核仁明显，呈滤泡中心母细胞样或免疫母细胞样；核丝分裂象常见；
- 免疫组织化学染色中浸润细胞表达 B 细胞标记 CD20 及 CD79a，亦表达 bcl-2、bcl-6 及 MUM-1，不表达 CD10；

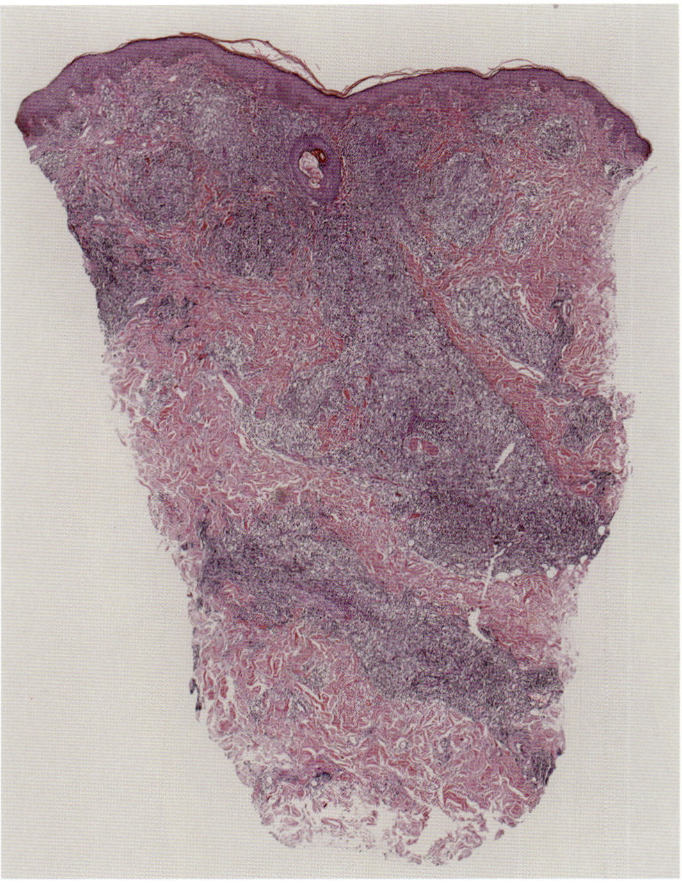

图 25.2-50 **原发性皮肤弥漫大 B 细胞淋巴瘤，腿型**
真皮全层至皮下脂肪层弥漫密集的单一性淋巴细胞浸润

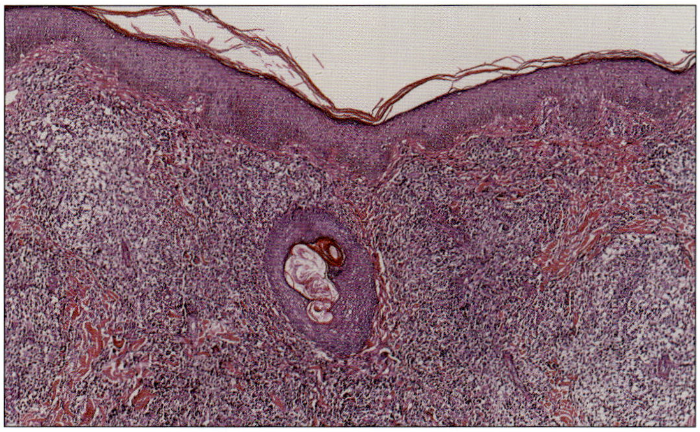

图 25.2-51 **原发性皮肤弥漫大 B 细胞淋巴瘤，腿型**
浸润细胞与表皮之间有无浸润带

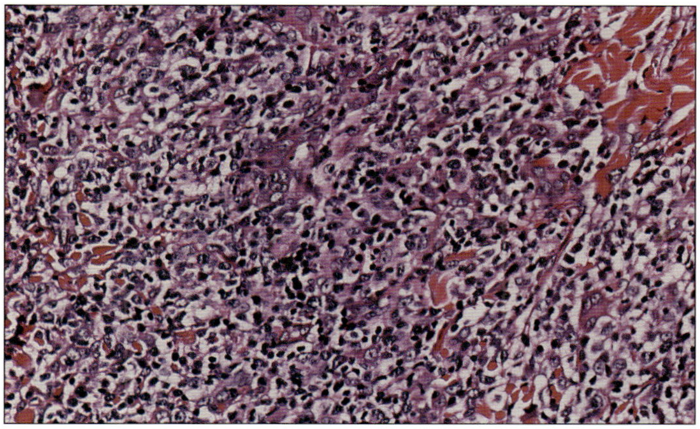

图 25.2-52　**原发性皮肤弥漫大 B 细胞淋巴瘤，腿型**
淋巴细胞核大、细胞核呈空泡状、核仁明显，呈滤泡中心母细胞样或免疫母细胞样

临床特点

本病好发于老年人，尤其是老年女性，表现为腿部多发的快速增长的暗红色肿瘤，较常累及淋巴结及其他器官（图 25.2-53）。

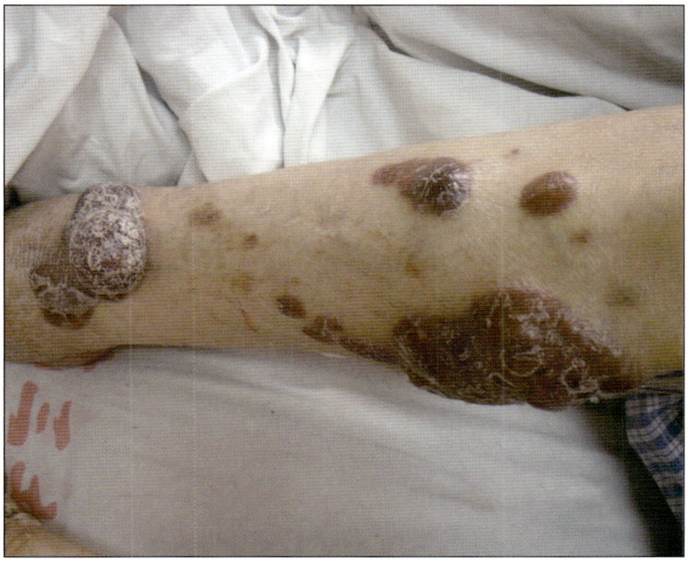

图 25.2-53　**原发性皮肤弥漫大 B 细胞淋巴瘤，腿型**
腿部多发的快速增长的暗红色肿瘤

25.3　肥大细胞增生症（mastocytosis）

本病主要侵犯皮肤，根据临床上的不同特点可分为单发性肥大细胞瘤、色素性荨麻疹、弥漫型皮肤肥大细胞增生症及大疱型肥大细胞增生症等。其中单发性肥大细胞瘤（又称结节性色素性荨麻疹）、色素性荨麻疹已分别在第二部分 6.1.15 中作了讲述。

各型肥大细胞增生症的共同特点是真皮内有弥漫性或结节性或散在肥大细胞的浸润。肥大细胞具有深染、圆形或卵圆形的核，胞浆内有多数细小的异染性颗粒。用姬姆萨染色或甲苯胺蓝染色可清楚地显示这些颗粒。若在活检前摩擦了皮损，此时肥大细胞内的颗粒将释出而大为减少，但释出的组胺等炎症介质将使真皮内血管明显扩张，而且在扩张的血管周围有嗜酸性粒细胞浸润。大疱性肥大细胞增生症时为表皮下大疱，疱内有肥大细胞及嗜酸性粒细胞，疱下真皮内有多数肥大细胞浸润。

肥大细胞增生症绝大多数病例都是良性的，组织学上浸润、增生的肥大细胞大小、形态一致，无核的非典型性。

恶性肥大细胞增生症又称为白血病性肥大细胞增生症，本病极为少见。组织学上可见核的非典型性，大小不一，有丝状分裂象，且瘤细胞还散布在胶原束间。骨髓穿刺示肥大细胞数目明显增多，并且有核的非典型性。血循环中亦有异常肥大细胞。临床上皮肤浸润变厚，呈象牙黄色，自觉瘙痒。本病预后不好。

26
皮肤转移癌

26.1 皮肤转移癌（cutaneous metastatic carcinoma）

皮肤转移癌是指内脏肿瘤转移至皮肤，可直接蔓延，如乳腺癌患者皮肤上出现癌肿结节，也可经淋巴或血行转移至皮肤，如胃癌、肺癌患者皮肤上出现的癌肿结节。当然皮肤癌本身亦可发生转移，除局部转移外，还可经淋巴、血行远位转移，如恶性黑素瘤就较易发生远位血行转移。

组织病理特点

- 在血管、淋巴管中发现有肿瘤细胞；
- 肿瘤细胞散布于真皮胶原束之间，典型的是成单列的瘤细胞，如列阵哨兵排列于胶原束间；
- 肿瘤细胞成团块状或单个散布于真皮下部和（或）皮下脂肪；
- 肿瘤细胞可引起胶原纤维明显硬化，示红染、僵硬；
- 肿瘤细胞与正常皮肤结构间无联系；
- 肿瘤细胞大小不一，核染色质丰富，深染，形状不规则，可见丝状分裂象；
- 炎症细胞浸润相对少，甚或无。

以上所列是转移癌共同的组织学特点。从转移癌的细胞学特点有时可有助于判断原发肿瘤的部位，如印戒细胞见于转移性胃腺癌，燕麦细胞见于转移性肺癌等。

乳腺癌转移至皮肤大多经淋巴管，在原有肿瘤的附近（图 26.1-1）或后背部出现一个或多个结节（图 26.1-2），它们可以发生溃疡，有时转移肿瘤成斑块状固定于皮肤内，似盔甲状又名盔甲癌（图 26.1-3）。组织学的特点（图 26.1-4 ～图 26.1-6）：在真皮及皮下组织的淋巴管内常可见成巢或成索的肿瘤细胞。真皮内有瘤细胞的团块，有的呈腺样排列。在胶原束间有成单行排列的肿瘤细胞。

肺癌转移至皮肤可通过血行或淋巴管，皮肤上有一个或数个结节，无自觉症状。组织学的特点是瘤细胞小，彼此紧密排列成巢，称为燕麦细胞“oat cells”。

胃肠道癌转移至皮肤大多通过血行。组织学特点是瘤细胞内常含有黏蛋白。肿瘤细胞大、圆，由于黏蛋白将核挤压至一边而似印戒状，称为印戒细胞（signet-ring cells）。瘤细胞集合成腺状或呈不规则的团块状。

肾癌转移至皮肤都通过血行，组织学特点是瘤细胞大、多角形，胞浆苍白淡染，有空泡，核位于中央，染色浅，有明显核仁。瘤细胞可排列成管状或腺样结构。瘤体中有多数血管成分。

肝癌转移至皮肤，组织学上或表现为肝细胞癌，癌细胞排列成不规则的柱状，或表现为腺癌（胆管癌），可见内含胆汁的腺泡状结构。

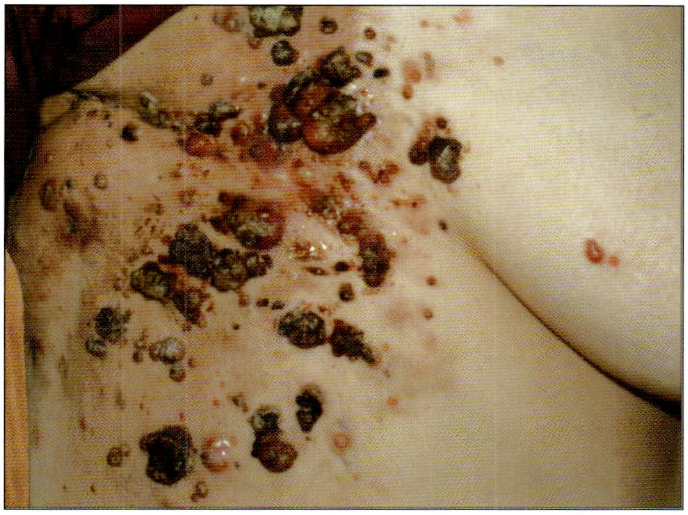

图 26.1-1 **乳腺癌皮肤转移**
乳腺癌手术部位出现多发的红色结节

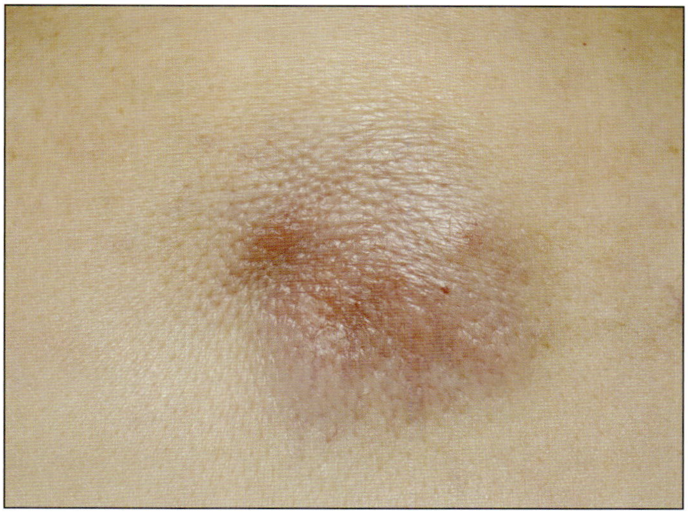

图 26.1-2 **乳腺癌皮肤转移**
背部浸润性的暗红色斑块

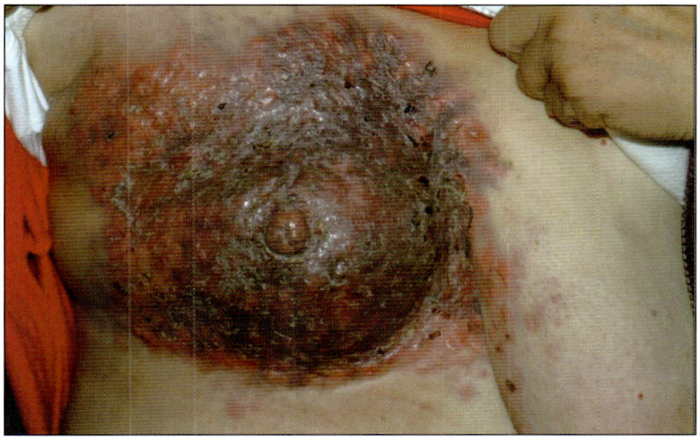

图 26.1-3 **乳腺癌皮肤转移**
盔甲癌，乳腺癌皮肤转移形成盔甲样

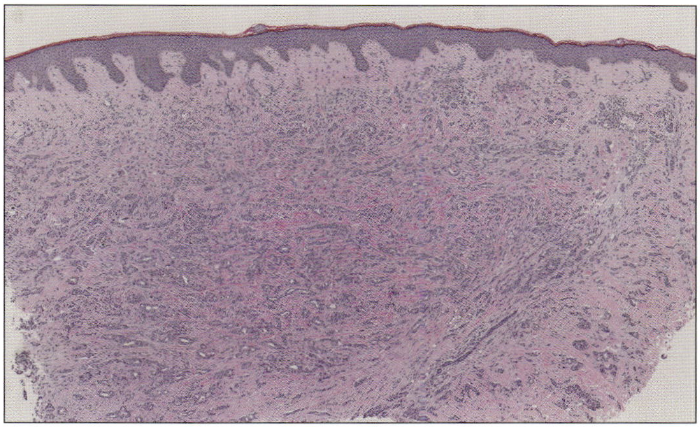

图 26.1-4 **乳腺癌皮肤转移**
真皮全层胶原束间密集的肿瘤细胞浸润，表皮无受累

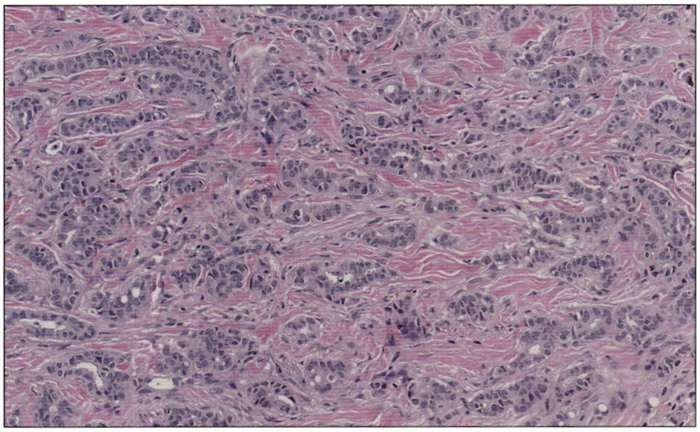

图 26.1-5 **乳腺癌皮肤转移**
胶原束间浸润细胞排列成索条状，部分形成腺腔样结构

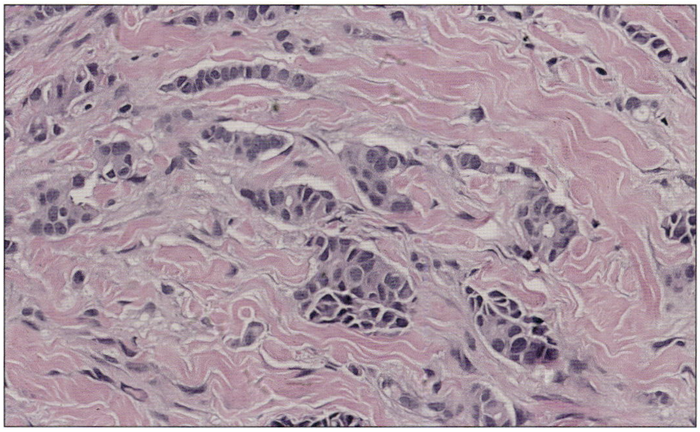

图 26.1-6 **乳腺癌皮肤转移**
淋巴管内可见成索的肿瘤细胞团块

26.2 白血病的皮肤表现（cutaneous manifestations of leukemia）

白血病是造血系统细胞的恶性肿瘤，常见的有淋巴细胞性白血病及粒细胞性白血病，还有单核细胞性白血病。按病程又有急性和慢性之分。白血病的诊断需依靠骨髓穿刺及末梢血象所见。非特异性皮疹包括红斑、丘疹、水疱、荨麻疹（图 26.2-1）及各种出血性损害如瘀点、瘀斑、牙龈出血、鼻出血等，可伴有瘙痒。特异性皮疹以暗红色、棕红色或紫红色的浸润性斑块及结节为多（图 26.2-2，图 26.2-3），皮损质较硬，有的可溃破。初起时少，以后可渐增多，全身散在。

特异性皮损的组织学检查所见（图 26.2-4，图 26.2-5）：

- 真皮内弥散或结节状瘤细胞浸润，浸润在皮下组织内亦可见到；
- 瘤细胞还常散布于胶原束间，有时可呈列阵哨兵式；
- 瘤细胞的类型与白血病的类型一致，有细胞学的非典型性，大小不一，有核的异形性。一般无法从皮损浸润细胞的类型判断白血病的类型；
- 血管腔内可见到异形的白血病细胞；
- 表皮一般不受侵，个别病例可出现溃疡；
- 损害内有时可见较广泛的血管外出血。

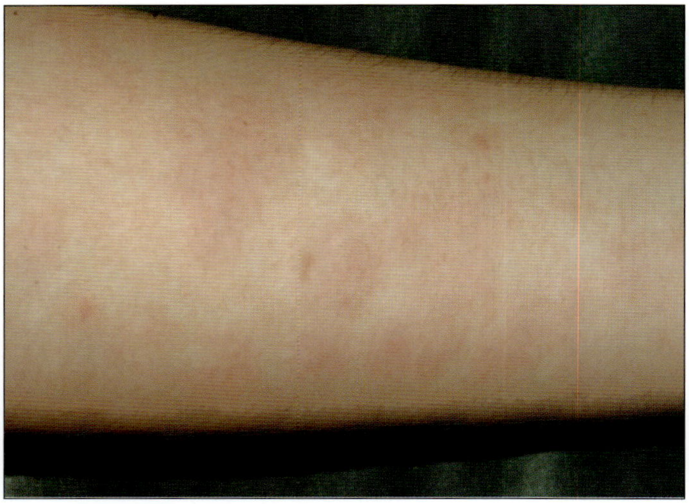

图 26.2-1 **皮肤白血病：（非特异性皮疹）**
躯干四肢风团样皮疹

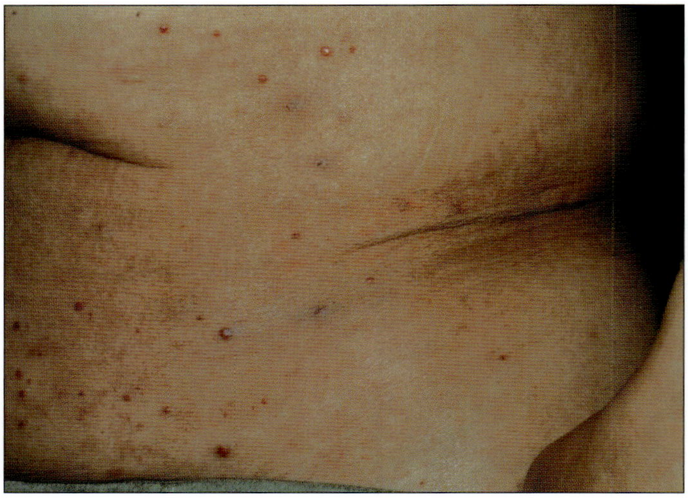

图 26.2-2 **皮肤白血病：（特异性皮疹）**
躯干四肢多发密集的浸润性丘疹

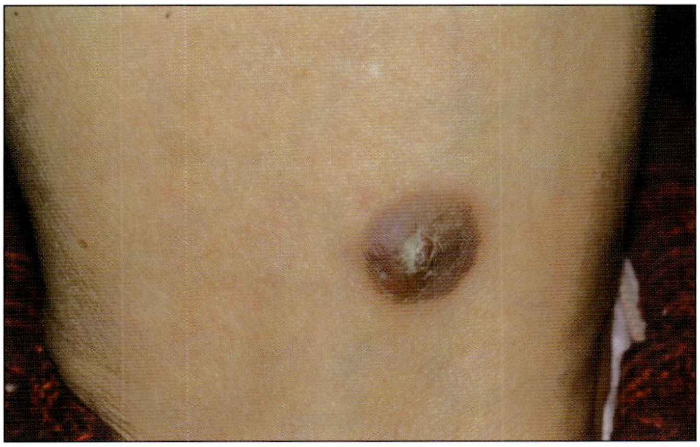

图 26.2-3 **皮肤白血病：（特异性皮疹）**
皮肤上的暗红色结节

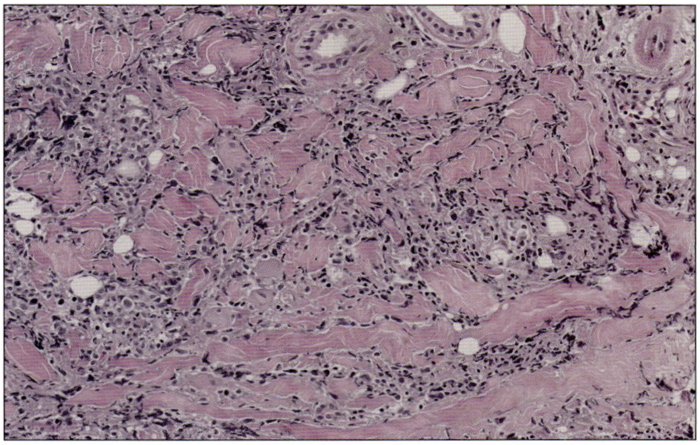

图 26.2-5 **皮肤白血病**
肿瘤细胞排列于胶原束间，有明显的细胞异形性

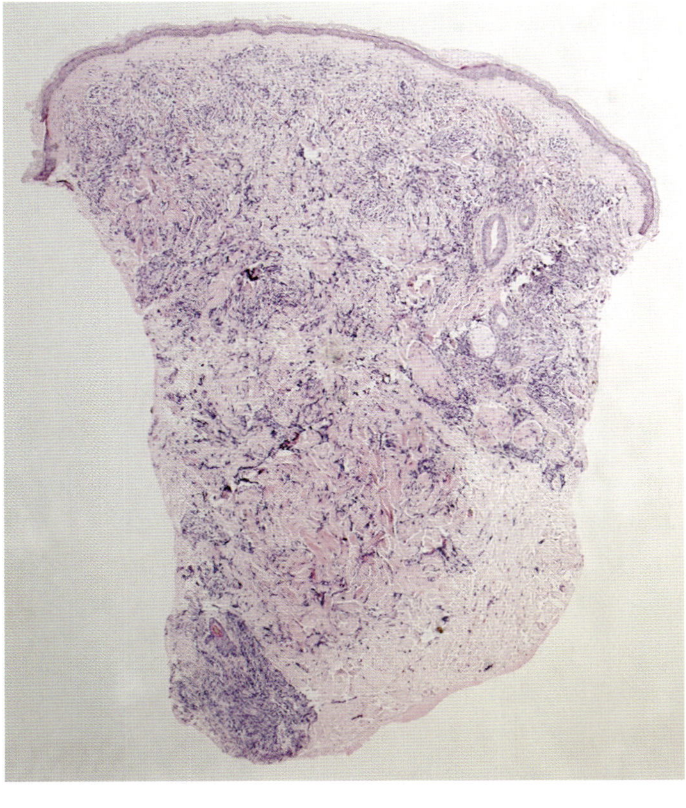

图 26.2-4 **皮肤白血病**
真皮全层及皮下组织中肿瘤细胞的浸润，肿瘤细胞与表皮间有无浸润带，瘤细胞主要排列于胶原束之间

中英文专业词汇索引

J

K

L

M

N

P

Q

R

S

T

W

X

Y

Z

附　　录

图目录